The History Of Oral Medicine In Taiwan

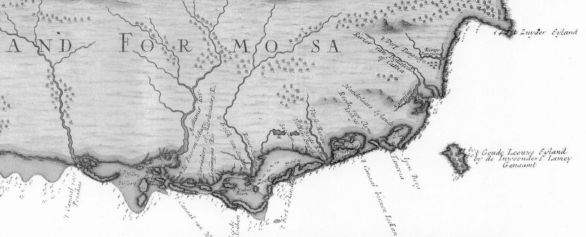

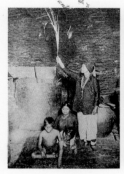
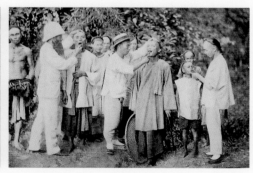

臺灣口腔醫學史

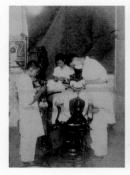
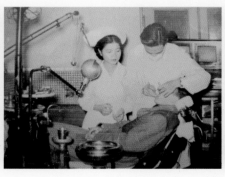
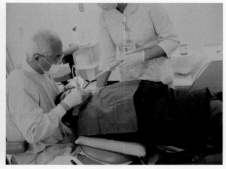

監修—莊世昌 編撰—陳銘助

臺北醫學大學口腔醫學院 發行

臺北醫學大學董事長序

　　自西元 1910 年臺灣總督府臺北醫院（今臺大醫院）將齒科從外科部獨立迄今，臺灣的牙科醫療發展已有 100 多個年頭，牙科醫療逐漸朝精緻、專業化變遷，國人對於口腔醫學教育的重視，使得國內牙科界呈現蓬勃發展的盛況。現今，一條街至少有兩三家的牙醫診所設置的高普及率，完全歸功於牙科界先進勞心勞力的辛勤開拓。

　　有感於臺灣牙醫近代史資料逐漸凋零散失，在本書作者的努力下，《臺灣牙醫史》於 2008 年 5 月出版問世，從臺灣牙科醫療的發展、臺灣牙醫學教育之發展、牙醫公會組織發展與貢獻，論述到各專科學會之創立與貢獻，獲得很大的迴響與討論。

　　時至今日，短短 5 年時間，牙科醫療已有顯著的變化。隨著 2009 年牙體技術師法制定公布施行及口腔衛生師法的推動，牙科醫療已從以牙醫師為主軸的牙科醫療蛻變為以病人為中心的口腔醫療體系。牙科醫學教育也從牙醫師的養成教育，擴大為涵蓋了牙體技術師和口腔衛生師養成的口腔醫療與全能照護之教育體系。陳銘助醫師等多位作者與時俱進，將《臺灣牙醫史》擴充修訂為《臺灣口腔醫學史》。

　　唐太宗曾言：「以古為鏡，可以知興替。」藉由《臺灣口腔醫學史》的再版，期許口腔醫學界的每一份子，在感念先進奮鬥努力的足跡之餘，在這『英雄淡出，團隊勝出』的時代，為口腔醫療與照護共同努力。

臺北醫學大學董事長　李祖德

臺北醫學大學校長序

一部多采多姿的口腔醫學史

　　這是一本令人感動，文獻資料豐富，充滿人文氣息的歷史著作，它描述臺灣近代口腔醫學在不斷嘗試摸索的道路上，一步一腳印，走過從前，才有今天健全而現代化的牙醫教育及醫療體系，撫今追昔，我們不得不感佩臺灣口腔醫學的前輩先賢及學者專家，默默耕耘奉獻，奠定良好的基礎。

　　臺灣口腔醫學史縱橫數個世紀，包括：西元十七世紀民俗醫療時期，歷經馬偕傳教拔牙、日據時期、舊醫師法時期、新醫師法實施至今，按年代詳加述說臺灣牙醫整體發展的篳路藍縷過程，同時將國內牙醫教育的歷史沿革，由草創、成長、茁壯，到如今蓬勃開花結果，充份顯示牙醫教育工作者承先啟後，繼往開來的歷史眼光與使命感，才能締造現在的口腔醫學教育國際一流水準，精神令人佩服。

　　這本書是臺灣口腔醫學史的第一本專書，難能可貴的是它廣泛蒐集相關資料、民間史料、珍貴照片，詳盡且系統地敘述各時期牙醫發展的經緯，牙醫教育的發軔、口腔醫學的擴展及研究，對有志於臺灣口腔醫學史研究者而言，本書不但提供重要史料，且提示許多值得進一步探討的課題，實可稱之為近代臺灣口腔醫學史研究的寶庫。

　　以史為鑑，歷史是一面鏡子，從歷史這面鏡子中，我們可以看清臺灣口腔醫學的來時路，以及這一路走來的艱困與轉折，對未來口腔醫學發展有很大啟示。茲值本書出版之際，除恭賀新書出版之外，更要藉此對臺灣口腔醫學前輩們，對我們醫療衛生所做的貢獻，最後，也要對本書的辛苦費心編輯撰寫的專家及團隊，致上最誠摯的敬意！

臺北醫學大學校長　閻雲

臺北醫學大學口腔醫學院院長序

　　隨著國人健康意識的抬頭，口腔醫療保健運動受到各界推動與實行，成效良好。而口腔醫療健康教育亦成為社會大眾高度關心的議題，近年來牙科在國內發展快速，社會地位也逐漸提升，原附屬於醫學院的牙醫學系，紛紛脫離成為獨立學院，建構獨立的口腔醫療體系。

　　『臺灣口腔醫學史』為『臺灣牙醫史』的再版，從原有的『牙醫史』更名為『口腔醫學史』，主要是呼應了近代口腔醫療教育體系，不再像傳統以牙醫師為主軸的牙科治療，而是強調與牙技師和口腔衛生師團隊合作的口腔醫療。

　　臺北醫學大學口腔醫學院成立於 2001 年，近十多年來，口腔醫學院除了牙醫學系 (所) 外，陸續成立了牙體技術學系和口腔衛生學系，建構了完整的口腔醫學教育。此外，口腔醫學院亦勇於承擔社會責任，成立了口腔醫療團隊、南印度醫療團隊和參與路竹會，學院師生紛紛走出校園，腳步遍及偏遠鄉鎮、原住民部落，還有身心障礙機構，在這樣完整的且重視人文付出的環境中，造就出許多優秀的醫師和合作團隊。

　　現代口腔醫學的進步建築於前人篳路藍縷的經驗累積，進而加以仿效使其具有啟發與創造力量。本書企圖呈現給閱讀者一個鮮明的台灣口腔醫學人文史的知識，從民俗醫療時期談起到西方文明的初體驗面的介紹，希望透過曾經為台灣口腔醫學奉獻犧牲的醫療人物之歷史了解，從而產生對人文的關懷。

臺北醫學大學口腔醫學院院長　歐耿良

臺北醫學大學口腔醫學院講座教授序

回顧過去　前瞻未來

　　每一本書的問世，背後常有個小故事。多年前與銘助兄的一次閒聊時，談到他可以編輯一部臺灣的牙科歷史，沒想到在牙科臨床工作之餘，以獨自一己之力，默默完成。後來北醫牙醫系欲成立「口腔醫學人文學科」，自幼饒富中國文史的陳兄銘助一頭栽進人文歷史教育的行列，因此也成為了本書出版的插曲。

　　重科學、輕人文是當今教育的普遍現象。很多年輕學子精神多出了問題，歸結起來是教育的問題。一個國家和社會的興衰成敗，重點就在文化，在教育。因此，在教育的八大領域中，文學與藝術、歷史思維與世界文明三大範疇成為了人文教育之靈魂，自然科學要有社會科學的素養，而社會科學亦要有自然科學的認知，表裏輝映，方為完人。加諸哲學與道德思考及公民意識與社會分析更是深耕社會科學，培育人文的良方。在醫學專業領域中，導入人文的訴求成為醫學人文的要素；其中文學閱讀與藝術欣賞的價值則在於陶冶藝文氣質和增進人文素養，而歷史思維則是教育學生能夠分析重大歷史事件與長期變遷，啟發其歷史意識，以培養學生創造歷史思維的能力，引導其建立古今之間相關思考，並掌握自身在歷史脈絡中的主體性。至於哲學與道德的思考乃在訓練學生藉由經典名著的閱讀，探究古今哲人的風範與思想，以訓練其哲學的思考，藉由道德倫理與人文價值的養成，進而能夠體驗真正快樂的人生，享受幸福甜蜜的生活。

　　醫學人文所要揭櫫的是醫學專業教育中不可或缺的佐劑。專業核心能力有賴於高智商（**IQ**）來完成，然而要成為一位有修持的醫療從業人員，則必須兼具有情商（**EQ**）與逆商（**AQ**）的素養。聰明絕頂者欲為人醫，輕而易舉；然欲為「良醫」則非情商與逆商兼具不可，此乃醫學人文之本質。在論及人文時，東方人則是慣於將儒、釋、道之修身處世法則融入其中，涵養天生原本不善，也不惡的本性，使其展露出極富修養的特質。因為東方的智慧有著鮮活的生命力，其積極意義竟能歷千年而不衰。當下青年慣於從眾、媚俗與跟風，實環境使然；當習慣越多，距離自己的本性就越遠。然當今之教育，重科學，輕人文，致使年輕人產生嚴重偏差的價值觀，是為人詬病之處。回歸人文教育的本質，<尚書大禹謨>中所標榜的「正德、利用、厚生、惟和」的奧義，是其所依。而<中庸>所教我們的「博學、審問、慎思、明辨和篤行」，正是教導學生做學問的方法。這是中國文化的真正根源，古書才不是落伍的呢！

　　孟子第十八盡心篇：「人之有德慧術知者，恆存乎疢疾。獨孤臣孽子，其操心也危，其慮患也深，故達。」舉凡成功的事物，常帶點不如意，總有些缺陷，其實是促使其成功的動力。回顧臺灣五十年來牙科發展的歷史，從無到有，從昔日醫科的童養媳，到今日之引領風騷，猶如十七世紀外科之崛起於歐洲。今日雖為非主流者，極可能就是明日的主流。當牙科種植體、組織工程和外科操作手術踏入醫學領域之後，今非昔比。雖然牙科發展迄今，如日中天，猶如醫學的一朵奇葩，但是在牙科健保的政策規範下，又有著走偏鋒而迷失於近利之勢，臺灣的牙科欲要何去何從，齊柏林的「看見臺灣」或許可以給我們一點借鏡和啟示。雖然牙科醫療變成

了牙醫師一輩子唯一能做之事，但其中似乎欠缺了甚麼？人文關懷，創新思維概能使其光輝永續。如果我們在專業牙醫學中，融入人文的元素，使其在他律與自律的平衡點上，得到永續的發展，正是造福後代的課題。回頭反觀見證五十年來的牙醫生態，從銘助兄的「著作」中，窺其究竟，鑑古知今。實踐之道原來利他才是最大利己，牙醫的大未來竟是如此純樸！美國牙醫史學家班・羅賓森（Ben Robinson）曾指出：「未來的唯一指引是對過去的研究。」（The only guide to the future is the study of the past.）可見歷史對我們的重要。最近美國故總統甘迺迪的女兒卡洛琳就任駐日大使之際，提出了一個令人省思的歷史觀點，她說「這是和解的象徵（Symbol fo reconciliation）。」一個充滿可能性的象徵，意味著知道如何放下過去，迎向未來，共創願景的象徵。從歷史文化的觀點來看，先前是非不明，最後因果關係常會明確界定。

　　古代之讀書無用論者，在於劉項原本是不愛讀書，有其特殊的歷史背景。但隨著知識經濟和全球資訊化的興起，在經濟全球化時代，已經不再需要過時的教育體系大量生產出來的畢業生，自動化機器人生產時代的開啟，需要的是與之相匹配的高智能人才，舊的教育和知識已經不能適應新的需求，現代的讀書無用論，它的根源在於是非不分，真假難辨的海量資訊，才是讓人步上邪見之路的主因。楞嚴經所言：「見見之時，見非是見，見猶離見，見不能及。」代表著正見存在於文化裏，歷史讓人找到方向與預知未來，而文化則是給人合理處事的方法。人文教育的重要即是捨掉邪見的教育。當地球村踏上知識經濟和資訊化的步伐時，改變了許多舊有的習慣、人文和價值觀。你可想知十九世紀的肺結核威脅人類的性命，二十世紀則是可怕的癌症；到了二十一世紀，可能是憂鬱症，精神病和心理疾病等，甚會到無可救藥的地步。在未來的世界裡，到處充滿著生活的壓力和物質的誘惑，讓人無所適從。何以致之？

　　現代科技掛帥當前，人文歷史教育無用論之際，陳兄銘助以其非比尋常的大悲，振筆疾書真是一股暖流。鑑往知來，習慣是累世業力的總合，文化更是集其大成。學校的牙醫學教育在培養學生成為牙醫師的核心能力，然其核心價值究竟為何，則乏人問津。沒有核心價值的核心能力將成為危害醫界的根源，反之，以核心價值為出發的核心能力是成為良醫的根本。而醫學人文教育正是培育醫學生正確核心價值的良方。風行水上原來只是路過，真正不朽的創作在誕生的霎那，原本不是為了流傳，銘助兄這本不被主流牙醫學重視的牙醫人文著作——《臺灣口腔醫學史》註定會在臺灣的牙醫史上，留下燦爛的光芒。

臺北醫學大學口腔醫學院講座教授　王敦正

監修者序

感謝歐耿良院長的支持與鼓勵，讓臺灣口腔醫學史得以順利出版。

臺灣口腔醫學史是臺灣牙醫史的修訂與擴充。

2008 年 5 月，臺灣牙醫史由中華民國牙醫師公會全國聯合會發行出版。由於臺灣省牙醫師公會，因為國家省市劃分及管轄制度的改變而被迫解散，以臺灣省牙醫師公會為中心而發展的臺灣牙醫近代史資料，正隨著時間的消逝，逐漸散失，有必要趕快整理保存。陳銘助醫師和我，接受當時全聯會詹勳政理事長的委託，並獲得舊省公會理事們的協助，以銘助兄牙醫史論文為基礎，補充省公會的文獻紀錄，並透過全聯會蒐集各地方公會的近況，配合我在牙醫界從事編輯出版義工多年，所蒐集的圖片與資料，將臺灣牙醫發展的歷史整理出版。

臺灣牙醫史出版的發想、目地及經過，請參見臺灣牙醫史序文。

由於受到年度經費預算使用的要求，以及牙醫全聯會理事長改選及交接的時間壓力，臺灣牙醫史的出版，頗為匆忙，以致在編排及整理上仍有若干瑕疵。出書之後，來自各方的指正頗多；基本上是肯定與鼓勵，但也有相當需要補強修正之處。因此這幾年，我們並沒有停止資料整理修正的工作。等待著時機，能再版最好，不然以單篇文章發表整理改正的結果，也是可能的。

2009 年，歐耿良博士，在接掌臺北醫學大學口腔醫學院長之後，非常重視醫學人文與醫學倫理的教育。除了邀請陳銘助學兄擔任醫學人文課程之外，更支持我們將臺灣牙醫史再版出版。近些年來，臺灣口腔醫學的發展，開始呈現出脫離以牙醫師為單一主體發展的不同面貌：牙醫學系脫離醫學院發展成為獨立學院；牙體技術師法通過，牙體技術師正式加入口腔醫學的行列；口腔衛生學系的成立，在不久的將來，口腔衛生師也將成為口腔醫學醫療領域的助力。此時此刻，正是臺灣口腔醫學發展轉折的重要年代。因此，更進一步的，將臺灣牙醫史擴充為臺灣口腔醫學史，為這個年代留下歷史紀錄，也正是時候。

現代醫學之發展與進步，均發源於遠古的醫學。現代口腔醫學的進步，也都架構在前輩們努力創建的基礎之上。牙科醫療發展之迅速，幾十年前被認為是先進可靠的治療方法，有許多已被視為落伍而棄之不用。而我們現在所大力推銷的醫療方式，也有可能會面臨同樣的處境。在歷史之前，我們要學會謙虛。歷史當中所蘊含的智慧，讓我們能瞭解現在與掌握未來的方向。了解口腔醫學發展的歷程，尊重每一個時代所呈現的醫療價值，才能讓口腔醫學的發展紮實進步，而不要老是在衝突消耗下，才會學到教訓，白白錯失向上提升的能量。

對於現代牙醫史，尤其是對省公會與各地方公會歷年工作內容的描述，在臺灣牙醫史出版時，就有幾位牙醫前輩，感覺書中內容敘述不夠詳細。這一方面，我們承認。因為，臺灣牙醫史是以臺灣為整體的宏觀角度出發，個別公會的詳細歷史紀錄不是此書的目的。而且資料的引用，也必須確認有所依據，取捨之間必須有憑有據，再三斟酌的正確與否。因此，臺灣口腔醫學史的出版，也不在此一方面多所著墨，就留給後人，為各地方公會詳史努力的空間。

無論如何，現代牙醫史是進行式，各地方公會、口腔醫學院、牙醫全聯會乃至牙體技術學

系、口腔衛生學系，正不斷的留下走過的痕跡，迎向口腔醫學界的未來。今天走過的路，將成為未來的歷史，而我們今天所做的任何選擇，都會成為未來歷史發展的起源。數位時代，紀錄的留存，沒有往日的困難。但是，留下紀錄與圖像的同時，請保留紀錄內容，包含圖像人、事、物的完整描述，只有事件，缺乏具體描述，是目前臺灣資料保存的共同習慣。有時，一張照片過了五年，就已經不知圖中人物是誰了，這也是臺灣歷史史觀素養不足的一種現象。整理口腔醫學歷史的過程中，在圖書館，看著日據時代，政府單位或是學者們所留下，精心整理的圖像與紀錄，相較於臺灣光復後混亂與破碎的資料，我們真的還有許多努力成長與學習的空間。

　　書出版了，感謝出版過程中，所有共同參與、協助的夥伴，以及親愛的家人的陪伴與支持。最感到欣慰的是，本書能在自己的母校發行。大學時期，在學校刊物社團的基地—刊物室，受到許多學長的指導，除了學習刊物編輯的理論和實務技能外，更學到了許多智慧成長與為人處事的道理。其中一位傑出的學長，一直是我們學習的標竿人物，就是現在的閻雲校長。從北醫青年、北醫人報、綠杏到辯論隊，有將近五年的時間，有他陪伴成長。學校畢業，將近二十五年的歲月，我能夠一直在替臺灣牙醫界的刊物，無論是出版或是編輯，盡一份棉薄之力，都是北醫刊物室時期所奠下的基礎。而本書的編撰主筆—陳銘助醫師，也是北醫刊物室出身的傑出校友。當年的刊物室雖然已經拆除，但留下的資產，影響久遠。 本書能在閻雲校長任內出版，我想，真的是一種奇妙的緣分。

　　祝福牙醫界，也祝福大家！

監修　（簽名）

監修者簡介

莊世昌

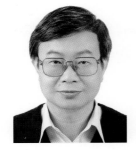

高雄市人，1956 年 11 月 26 日出生於苗栗縣頭份鎮。1974 年 6 月臺北市立建國高級中學畢業，1982 年 6 月私立臺北醫學院牙醫學系畢業。1982 年 10 月至 1984 年 8 月以空軍少尉牙醫官服役於雲林虎尾。1984 年 9 月經考試錄取進入臺北國泰綜合醫院牙科擔任住院醫師，歷任總醫師、主治醫師，並完成口腔顎面外科專科醫師訓練。1993 年 2 月進入臺灣礦工醫院服務，並於 2002 年至 2007 年期間擔任牙科主任。2001 年至 2003 年出任中華民國口腔顎面外科學會秘書長。目前任職基隆市成美牙醫診所專任主治醫師及國泰綜合醫院口腔顎面外科兼任主治醫師。1992 年起以兼任師資受邀至臺北醫學大學講授牙科藥理學、口腔顎面外科學等部分課程，目前仍受聘為臺北醫學大學臨床助理教授，除講授牙科藥理學、口腔顎面外科學等部分課程外，並協助口腔解剖學實驗課程。大學時期即參與學生刊物編輯出版，並出任刊物社團社長（北醫青年、北醫人報）。畢業後，1988 年起開始參與臺北醫學大學牙科校友會會刊《牙橋》編輯，1989 年至 1991 年，出任臺北市牙醫師公會理事暨出版委員會主委，主編《臺北市牙醫師公會會訊》，創刊出版《臺北市牙醫師公會會務簡訊》。1992 年至 1996 年，擔任中華民國牙醫師公會全國聯合會會刊《牙醫界》雜誌總編輯，並於 1994 年主編臺北市牙醫師公會《牙醫師財務手冊》，於 1995 年 1 月出版。1995 年至 1999 年，接任中華民國口腔顎面外科學會出版委員會副主委（1995-1997）、主委（1997-1999），主編《中華民國口腔顎面外科學會會訊》（季刊）、《中華民國口腔顎面外科學會雜誌》（半年刊）。1997 年至 1999 年，擔任臺北醫學大學牙科校友會刊《牙橋》雜誌社社長。2007 年應中華民國牙醫師公會全國聯合會之邀，監修主編由陳銘助主筆之《臺灣牙醫史》，2008 年 5 月發行。2010 年獲聘基隆市牙醫師公會顧問，並自 2012 年起擔任中華民國牙醫師公會全國聯合會會刊《台灣牙醫界》總主筆。

編撰者序

「臺灣牙醫史」於2008年首度問世迄今，已逾5年有餘；期間，臺灣醫界與牙醫界有著顯著的蛻變。在全民健保的桎梏中，醫學美容主宰著醫界的發展，而植牙則風靡於整個牙醫界；令人擔憂的是如此畸形的發展持續下去，將毀壞臺灣的整個醫療架構，衍生無窮禍患。在利益掛帥的醫療體系中，真正的研究發展與醫療道德宣揚，將雪上加霜，終成泡影。

臺灣牙醫界真正的次分科始於1987年「中華民國口腔顎面外科學會」之成立，牽動了牙醫界往專業分科之路，蓬勃發展；約2000年左右，植牙技術悄然竄起，在極短的時間內，便主宰了臺灣牙醫界，舉目所見，充耳所聞，幾乎不離牙科植體的話題。年輕牙醫後輩，在初觸臨床之際，誤以為植牙是牙醫學的全部，而忽略了其他臨床醫療的精研，諸如牙體復形、根管治療、牙周病、贗復學以及最重要的咬合學等等，實是一個令人憂心的現象。

「臺灣牙醫史」自出版以來，受到牙醫界褒貶不一，但本人始終以謙卑的態度，有則改之，無則嘉勉，去蕪存菁，以臻完美。感於為魏文帝曹丕在《典論》之「論文」中寫道：「蓋文章經國之大業，不朽之盛事；年壽有時而盡，榮樂止乎其身，未若文章之無窮。」適逢臺北醫學大學口腔醫學院成立「口腔醫學人文學科」，本人受歐耿良院長之託，忝膺主任一職。依據院長指示，希冀每一學科皆能編寫一本該科教科書，再者，「牙體技術學」與「口腔衛生學」已納入正規教育體系中，整個牙醫學涵蓋了牙醫學、牙體技術學和口腔衛生學三大領域，除將之撰編成史，獨立章節，亦將「臺灣牙醫史」更名為「臺灣口腔醫學史」，期更符合時代的背景與意義。

在此次改版的過程中，除了極盡全力將先前因倉促付梓所衍生的誤謬，徹底更正外，更極盡所能地添增相關圖譜，以補強文中所述之證據，欲使讀者更能了解文中所提之歷史意義。其中，在第三章「臺灣總督府臺北醫院時期」中，本人特別感謝莊世昌醫師夫人陳節貞女士，繪製了數幅「古今對照圖譜」，讓讀者能一目了然。日據時期，諸多醫療研究與教育設施位址，歷經歲月，風貌丕變，滄海桑田，足跡難尋，誠謂「建築依舊在，幾度夕陽紅！」研究歷史最大之困惑在於古今脫節，時空紊亂。本人於北醫教授牙醫史時，對學生強調說：「讀地理要有歷史觀，讀歷史要有地理觀，讀文學要有史地觀，做學問要有人生觀。」是以這些圖譜之首度繪製，對了解日據時期，相關重要建設之地理變遷與當今行政區相對應地名緊密契合，將有莫大俾益，實屬創舉。

在「牙醫界的榮耀－醫療奉獻獎」的章節中，上次出版時，牙醫界僅有三項；近5年來，畢生從事「特殊需求者口腔醫療」的黃純德與林鴻津兩位醫師，以其偉大的奉獻，獲致社會的感恩與肯定，先後再獲殊榮，增添了牙醫界無限的光彩，於此次再版之際，亦予以增補。此外，有感於臺灣的口腔醫療已提升至預防與超越一般治療的層次，在衛生署（現已更名為衛生福利部）大力支持下，擴大對特殊需求者口腔醫療的服務層面，緩解了許多病患家屬的苦惱；因此，本人趁此再版機會，特將臺灣特殊需求者之口腔醫療的歷史演進，在王茂生與蘇宣銘兩位醫師之協助下，編撰成章，俾使我牙醫界同仁得以深切了解，在牙醫界中，存在著許多無私無我的

牙醫師在默默地奉獻，造福人群，名其章節為「特殊需求者之口腔醫療史」，期與「醫療奉獻獎」之章，相互輝映。

　　此次改版得以順利進行，非常感謝牙醫界同仁對「臺灣牙醫史」一書之錯誤，剴切指正，並提供相關證據文獻，以資增補。在白色恐怖迫害臺灣醫界菁英的歷史悲劇中，今獲黃奇卿醫師協助，使我得以自黃大一博士處，取得黃溫恭前輩遭罹白色恐怖迫害之珍貴歷史文獻，適以補強張武彥（小島武彥）醫師之論述。此外，文中有關數字部分，為讓讀者閱讀時，清晰明瞭，本人特將國字部分以阿拉伯數字呈現，雖違反中文書寫法則，但權宜之下，膽嘗為之，於此記述。

　　臺灣牙醫學的發展雖然短促，但畢竟有其歷史，應予記述。是以保存珍貴文獻，刻不容緩；緬懷先輩所為，責無旁貸，捨此不為，則我牙醫界將淪為「失根的蘭花」，虛無縹緲。且當時間拖得越久，文獻散失將更加嚴重，取得亦將日趨困難。今天不做，明天將會後悔，故於百忙之中，仍日以繼夜，期其早日完成。人類不斷地進步，歷史不斷地演進，臺灣的口腔醫學歷史亦然。本人衷心期盼我牙醫後輩，在多年以後，能秉持愛護珍惜臺灣口腔醫學歷史的心情，發掘新事證，對其曾損補益，使其更臻完善，綿延流傳，永不斷絕，則為我牙醫界之至幸矣。

編撰者

陳銘助

編撰者簡介

陳銘助

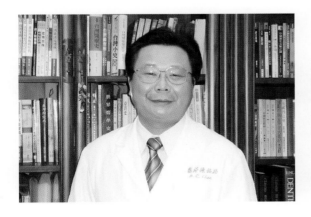

臺灣省南投縣人
南投縣立中寮國小、國中畢業
台灣省立臺中第一高級中學畢業
臺北醫學大學牙醫學學士、碩士
教育部部定講師
牙齒的故事－圖說牙醫學史　譯者
臺灣口腔醫學史　編撰
淡水陳牙醫診所
臺北醫學大學口腔醫學院口腔醫學人文學科　主任

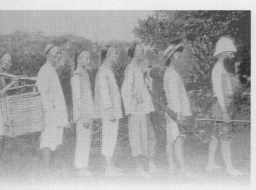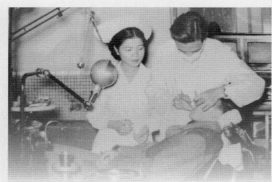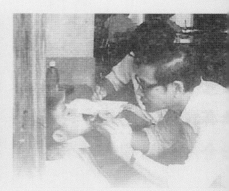

目次 Contents

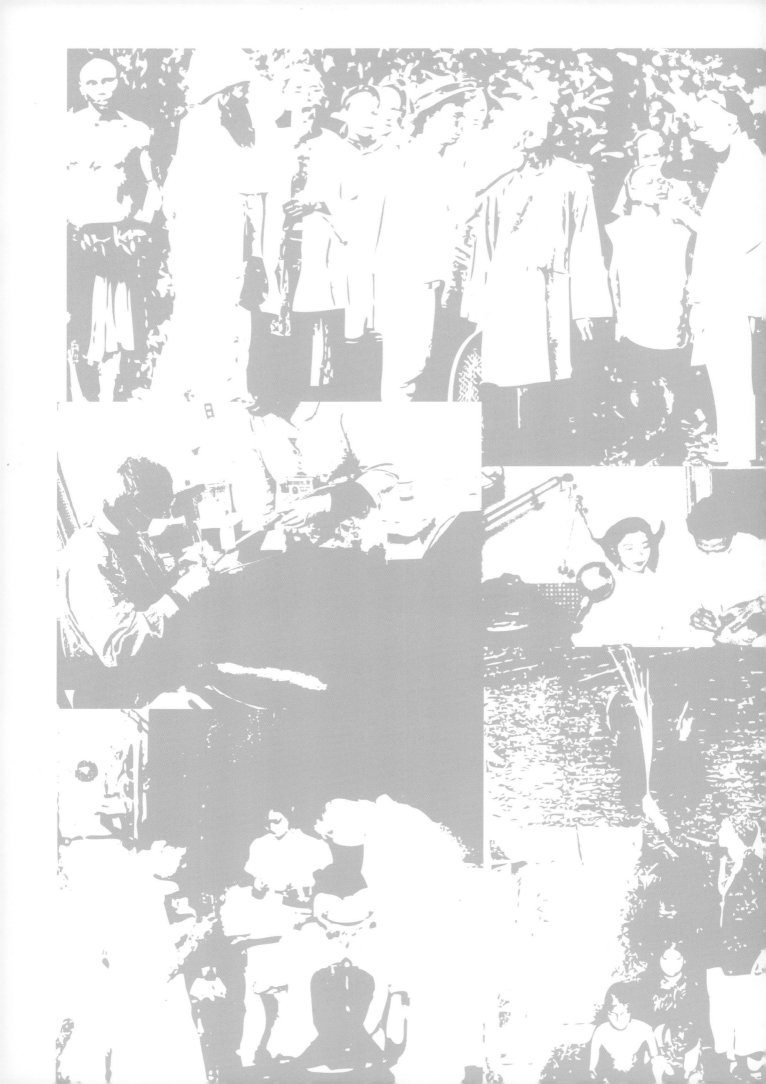

第壹篇

臺灣口腔醫療之發展

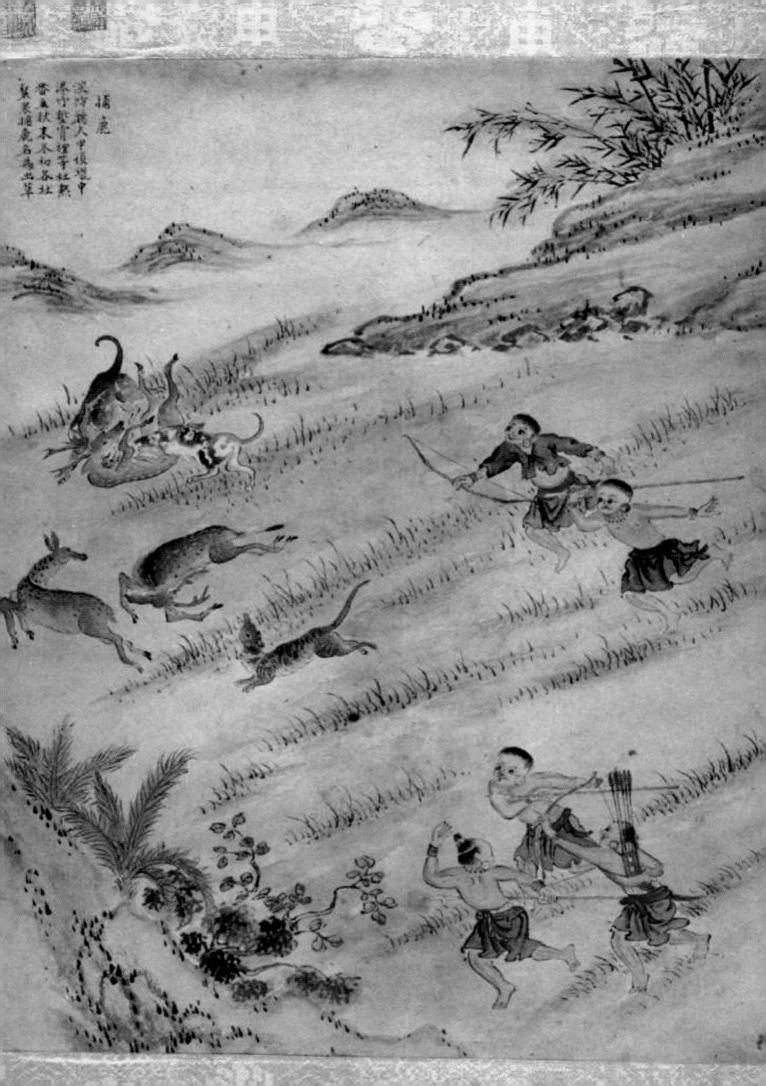

捕鹿

溪埔番人甲頭趕逐中
牽竹製竽稈箸杠絜
番至秋末冬初各杜
眾眾捕鹿各為此草

第一章 民俗醫療時期（1652~1865）

第一節 巫醫的社會

　　臺灣屹處太平洋西陲，原來居住著來自南島語系的土著[1]。日據時期，臺灣的原住民叫高砂族，與南島語系的人種皆屬同一種族。在臺灣，又可將其分為泰雅族、賽夏族、布農族、曹族、排灣族、阿美族、雅美族等七個部族，其中，又將自古以來分散居住在平原的高砂族稱為「平埔族」。日據時期所知的平埔族有馬卡道族、四社族、西拉雅族、和安雅族、巴布薩族、巴瀑拉族、水沙連族、巴則海族、道卡斯族、凱達格蘭族、噶瑪蘭族等十餘種族。他們散居各地，捕捉鳥禽，追逐獸類，漁於水邊或獵於樹蔭，採取山野果穀以度日，雖為草昧，亦可算是泰平無事的樂園[2]（圖1-1~2）。他們相信疾病的產生是由於幽靈和惡魔作祟所致，因此，乞求巫術解除病痛是唯一的途徑，各族之間的巫術醫療雖不盡相同，但卻有異曲同工之妙。杜聰明認為高山族對疾病的觀念皆歸咎於鬼神的作祟，完全主張以巫術醫療[3]。當年輕的女巫學成之後，即可開始對族人提供驅除惡魔和消災解厄的服務（圖1-3），而且她們皆將其視為一神聖而莊嚴的任務[4]。由於原住民對巫術極端的迷信與崇拜，相信巫師會治病祛邪，因此，巫師又稱為「巫醫」。巫醫治病亦有一定的程序，當竭心盡力為之後，依然回天乏術時，只有歸咎於神靈不祐了[5]（圖1-4）。

◀圖1-1　熟番捕鹿圖，繪於約1745年代。
（圖片來源：六十七，《番社采風圖》，清·乾隆10年〔1745〕）
註：此圖內容描繪大甲、後龍一帶的平埔族於秋末冬初之際，聚眾捕鹿的情形，名為出草。《番社采風圖》為1744~1747年（乾隆9~12年）巡視臺灣監察御史六十七，於1745年左右命畫工繪製而成的臺灣平埔族群民俗風情畫冊。目前所知，較具寫實風格的平埔族風俗圖中，以中央圖書館臺灣分館藏及中央研究院史語所藏的兩種《番社采風圖》，較有可能為六十七命畫工繪製之原件。兩種圖冊中的圖數不同，但「捕鹿圖」皆在其中。
（資料來源：《臺灣大百科全書（網路）》，文化部。）本圖係取自中央圖書館臺灣分館所提供之圖像。（《采風圖合卷》，臺北縣：國立中央圖書館臺灣分館，民96〔2007〕）

---

1. 《臺灣歷史圖說（史前至一九四五年）》，周婉窈，臺北市：聯經1998，二版，頁23~43。
2. 《台灣政治種族地名沿革》，張德水，臺北市：前衛1996，初版，頁63~67。
3. 「一般信由神之責罰，以風之形體侵入身體，或由幽靈及惡魔之作祟，所以各蕃族中有巫師，大多數是巫女之存在，對病人以巫具，例如Tayals族使用竹枝，瑪瑙珠，菖蒲，而唸咒驅除惡魔，或屠殺豚及家畜以牲禮謝罪。Bunnans族亦使用點炭火，墓土，鐵片，萱草，菖蒲根、唸咒，驅除惡魔，或單以石頭塊制止之。一般巫師穿用美麗服裝，又受族民之尊敬，有社會地位，故多數子女甚羨望為巫女。Amis族稱巫師為Shikawasai，或Makawasai，其學習過程者，是多自七、八歲至十五、十六歲起，在蕃社每年八、九月有舉行稱為Mirutsku祭典，此時請巫師來授自家子女之洗禮，其儀式稱為Pateinda，以酒、肉、餅及檳榔祭神而及舞蹈，巫師在其舞踊之中，施行殺滅俗體之行動，嗣後已經受洗禮之女子，每日往巫師之家寓，學習祈禱唸咒方法，及為助手從事實地訓練，經過三回之Mirutsku祭典，即三箇年後，大抵可達到見神之域，是時受老巫師認許成為獨立之巫師也。」《中西醫學史略》，杜聰明，頁486~488。
4. 「巫女念禱詞，必須一字一句師承遺訓，不能增損，否則念錯禱告詞，必會受神靈的責罰，輕者盲目，跛腳斷手，身體麻木，重者會失去生命，所以做巫女的人，如果發現自己在做祈告時，念錯禱詞，要立即悔過，向神靈求宥。巫女之職務很廣泛，諸如替人治病，求神賜福，使病人早占勿藥、招魂、禳災、族人買賣、結婚、喪事、建築房舍、祈求晴雨等等，都由她們禱告，此外在重大的祭典，他們都仍有重要的節目。巫女每次工作，包括跳、唱、唸禱詞、指手畫腳在內。巫女們都相信她們自己的『法力無邊』，假如病人治不好，災禳不去，那是他們的運氣不佳，神靈不願護佑所致。」《中西醫學史略》，杜聰明，頁488。
5. 「泰雅人患病，總是請巫師到家裡禳災，巫師問明病情之後，第一天令患者家屬宰豬一頭，取內臟及五官各一小塊，整齊地排列在盤子裡。巫師端著盤子，在昏睡不醒的病者上面緩緩運轉，一邊念念有辭，默禱致病的鬼靈『出來享用祭肉』，然後盤子置於屋簷之下，籲請各路神明協助禳祓。如果患者病情未見好轉，第二天的犧牲改用一隻雞；如不見起色，第三天僅獻一個雞蛋，第四天供奉粟米糕點，讓神明填飽肚子，努力用命，驅趕病魔。第五天如果病情依然如故，說明病者的命運無可挽回，鬼靈非要帶走他的靈魂不可，醫師無能為力，徒嘆奈何，只好聽之任之了。」《台灣傳奇原住民風情（下）》，范純甫，臺北市：華嚴出版社1996，一版，頁247。

原住民的疾病醫療，包含牙痛在內，除了祈求巫醫治療之外，尚依賴經驗累積所傳承的青草藥方。在原始的社會中，使用唾手可得的天然植物作為藥物之情形相當普遍。其中在高砂族的原始醫療時代中，處處可見[6]。

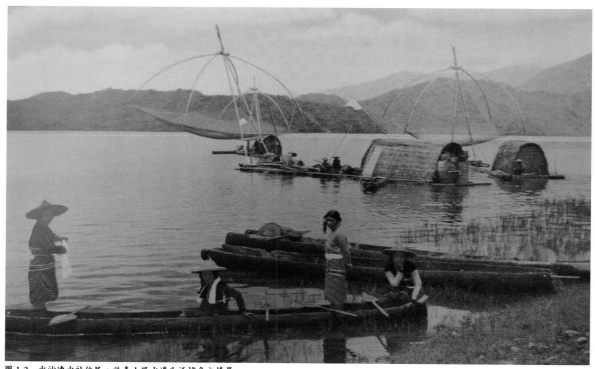

圖 1-2　水沙連水社住民，於青山綠水邊生活捕魚之情景。
（圖片來源：仲摩照久，《日本地理風俗大系》，V15，東京市‧新光社，昭和 4-7〔1929-1932〕）

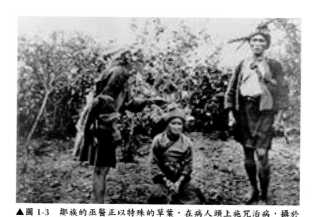

▲圖 1-3　鄒族的巫醫正以特殊的草葉，在病人頭上施咒治病，攝於 1907 年。
（圖片來源：森丑之助，《臺灣蕃族圖譜：森丑之助調查編修》，臺北市：臨時臺灣舊慣調查會，大正 4-7〔1915-1918〕）

▶圖 1-4　阿美族的祈禱師，其族人相信他有祈禱治病的神力。
（圖片來源：中村道太郎，《日本地理風俗大系》V.8，東京市：誠文堂新光社，昭和 11-14〔1936~1939〕）註：原住民的醫生就是巫師，又稱巫醫，他們相信巫醫有通靈的能力，經其唸咒祈神，可以驅除纏身致病的惡魔，解除包括牙疾在內的病痛。

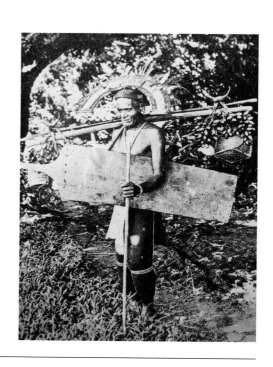

6.「在番族間對頭痛、腹痛、胸痛、齒痛、眼病、瘧疾、皮膚病、毒蛇咬傷等約有三百種，由其生活之周圍所產生之青草生藥，塗布或飲用之。此等生藥大抵是由他們的人類本能得經驗而發現之，但後來漢人之民間藥，傳入他們之社會，使用者亦不鮮矣。」《中西醫學史略》，杜聰明，頁 488。

第二節 缺齒、涅齒與黥面

在原始的原住民部落中，或為了宗教習俗、增加美麗，或其他特殊原因，常有身體毀飾（ornamention）或致殘（mutilation）的情形。這是原住民部落普遍存在的習俗，通常是將身體的某一部位加以毀壞、修飾，以達到「缺陷之美」以及其他新的審美感。除了黥面和紋身之外，尚有穿耳、拔毛、缺齒（**拔除完好健康之牙**）、涅齒（**染牙**）等。缺齒盛行於北部和中部各部族間，泰雅族、賽夏族、布農族、曹族等男子都有拔去左右側門牙，或左右兩側門牙，或兩側犬牙的習俗，所拔去者並非毀壞之牙而是健康堅硬的好牙，是為了一種公認之美或特殊之目地，不惜忍痛拔牙。至於拔牙的方式，各族的手法不盡相同。有先敲打後，再拔出的（圖1-5），也有的直接用繩線劇烈拔除者（圖1-6~7），最後再以煙灰止血消毒。

「拔牙的年齡從8、9歲開始，到12、13歲止，往往選在冬季，由具有經驗的族人拔。無止痛劑之使用，只在要拔起的牙齒上按著木片，用刀背或鐵片或石頭敲打，使牙齒動搖，然後在牙根處繫上線繩，用力拔出，其疼痛程度可想而知。布農人的拔牙工具是30多釐米長的木棒，繫以弓狀線繩，中央部份纏在牙齒上，手握木棒向外拉出。此拔法比前者更為劇烈，因為牙齒甚至都沒有先鬆動。然後他們在拔齒者的傷口上塗上煙灰，如此做既能止血又能消毒。」[7]

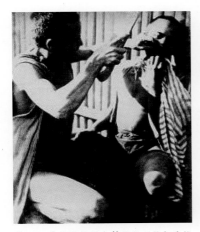

圖1-5　泰雅族使用木製器具以敲打法拔牙。
（圖片來源：韓良俊，《臺灣原住民的拔牙風俗》，臺灣史料研究第八期，財團法人吳三連臺灣史料基金會，民85/8〔1996/8〕）

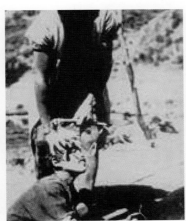

圖1-6　布農族以繩索拉扯拔牙。
（圖片來源：韓良俊，《臺灣原住民的拔牙風俗》，臺灣史料研究第八期，財團法人吳三連臺灣史料基金會，民85/8〔1996/8〕）

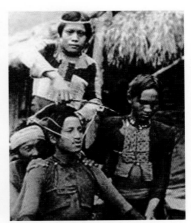

圖1-7　曹族以繩索拉扯拔牙。
（圖片來源：韓良俊，《臺灣原住民的拔牙風俗》，臺灣史料研究第八期，財團法人吳三連臺灣史料基金會，民85/8〔1996/8〕）

註：此三張原住民拔牙照片，乃係1935–1936年間，臺北帝大齒科學教室人員於進行臺灣原住民之口腔健康狀態調查時所攝存。原由前臺北帝大醫學部齒科學教室最後之主任大橋平治郎氏收藏，目前由臺大醫學院牙醫學系創系主任郭水交與韓良俊保管。

7.《臺灣傳奇原住民風情（下）》，范純甫，頁377~378。

這些原住民之所以忍受如此劇痛，其目的大抵與部落的風俗有關（圖 1-8~9）。有的說是與性有關，姑娘一旦將門牙拔除，即可使齒縫露出朱唇，一說起話來滴溜溜地轉動，尤易引人注目，下意識中自然含有一種性的挑逗力，以討得異性的歡悅；有的認為人類和野獸不同，如果不拔去牙齒，豈不和野獸一般？不拔掉牙齒則會全部掉出嘴外。也有的認為拔牙能免除紋身時的痛苦[8]。

臺大教授韓良俊在《臺灣史料研究第八期》中，對於臺灣原住民的拔牙風俗曾經做了如此的闡述：「人類拔牙的歷史，可以追溯至遠古時代，而且在做為醫療目的的拔牙之前，人類即進行著代表不同目的、意義的拔牙。這些目的有成年或種族的表徵，婚前互換己牙，以示定情；父母喪葬時，拔牙以示哀痛、犧牲，甚至做為刑罰、拷打之目的等等。這些風俗主要分布在以亞洲為中心之地區，如臺灣、日本（舊石器時代、繩文時代）、中國（如貴州普定地方之打牙犵狫族）和東南亞，也在澳洲、非洲、南美及玻利尼西亞各地可見。另據日人戶出一郎之論文，曾在高雄發掘到的石器時代人骨中，多見拔去兩邊側門齒及犬齒者。而在臺灣東部之山地原住民中，此一風俗更延續到近代，直到日人據台時，始明令禁止。而他們拔牙的方法，有使用特殊器具敲打或繩索拉扯等方法。」[9]

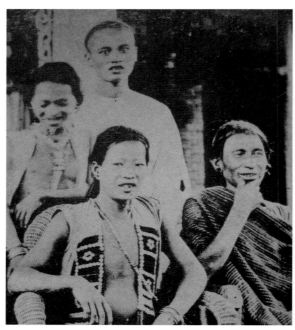

圖 1-8 前牙缺齒的泰雅族頭目與男子。
（圖片來源：伊能嘉矩，《臺灣蕃人事情》，臺北：臺灣總督府民政部文書課，明治 33〔1900〕）註：於 1896 年觀見日軍將領時所拍攝的相片，背景為清代巡撫衙門內萬壽牌之戲台。此圖為原照片之局部放大，可以看到前左坐著的頭目及右後站立之男子其缺損的門齒。

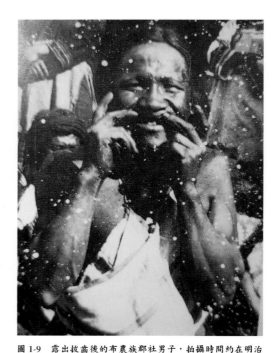

圖 1-9 露出拔齒後的布農族郡社男子，拍攝時間約在明治 33 年〔1900〕。
（圖片來源：鳥居龍藏，《鳥居龍藏全集》，初版，東京：朝日新聞社，昭和 50~51〔1975~1976〕）；鳥居龍藏，《東京大學總合研究資料館所藏鳥居龍藏博士攝影寫真資料カタログ》，鳥居龍藏寫真資料研究會編，ID:7114，〔1991〕

8.《臺灣傳奇原住民風情（下）》，范純甫，頁 377~378。
9.《臺灣牙醫醫療發展大事記》，《臺灣史料研究第八期》，張雍敏、韓良俊，吳三連文教基金會 1996 年 8 月，頁 44-46。

致殘毀飾經常是為了美觀的因素，臺灣的原住民泰雅族為了美觀而將後牙拔除。如此咬合的崩潰及前牙的外突正是他們所要追求的審美外觀[10]。

　　「原住民對於拔除的牙齒視如珍寶，謹慎收藏，唯習俗各異，收藏方式不同。且男女拔牙相贈，有「與子偕老」之意。且對於拔落的牙齒，原住民都認為是本人生命的一部分，因此會將這些牙齒特別地珍藏起來，以免散失。例如：北部原住民把牙齒埋在屋外或屋簷下雨水滴落之處，曹人放在屋頂的茅草中，布農人則把它們放在粟倉前的木柱下面。而平埔人男女在訂定百年之好時，有互相拔去側門牙兩枚相贈的習慣，正如古人所云：『更加鑿齒締盟姻』，這種習慣和紋身的含義差不多，即成年之意；同時也告訴他人，男子已是有婦之夫，女子也名花有主了。拔牙相贈更深一層的意思是取其痛癢相關，夫婦到老，同甘共苦，為了表達這種意願，可真是煞費苦心。」[11]

　　將牙齒染黑的習俗，自古已有。根據《禮記王制》（臺灣商務印書館，頁 24）的記載：「東方曰夷，披髮紋身，有不食火者矣；南方曰蠻，雕題交趾，有不食火者矣。」又根據《文選》第三十三卷騷下〈招魂〉：「南方不可以止些，雕題黑齒，得人肉而祀，以其骨為醢些。」清代雍正年間，臺灣後山生番中，「雕題黑齒」的排灣「傀儡番」，即日人伊能嘉矩著《臺灣番政志》中記載的「烏鬼番」。所謂「雕題」乃指身體的刺墨紋，尤指額頭；而「黑齒」則是將牙齒染黑（圖 1-10），亦即「涅齒」，他們祈以黑護體防身，阻擋鬼魂糾纏。

　　涅齒之風俗主要流行於阿美族、排灣族和卑南族。南部原住民的族群並沒有缺齒的習慣，但有咀嚼檳榔的嗜好，因此牙齒容易染上黑色斑痕，為了避免黑白斑痕摻雜，張口不雅觀，就用涅齒的方法把牙齒表面全部染黑。此與現代人風行的牙齒美白大相逕庭。而北部原住民素有缺齒的風俗，又不喜好嚼檳榔，所以牙齒不再染黑。

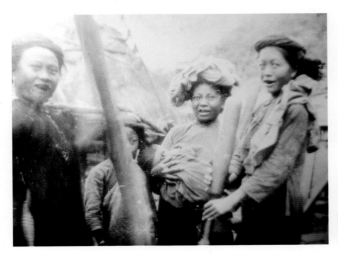

◀圖 1-10　正在搗小米的排灣族文樂社女子，露出已染黑的牙齒，拍攝時間約為明治 33 年〔1900〕。
（圖片來源：鳥居龍藏，《鳥居龍藏全集》，初版，東京：朝日新聞社，昭和 50-51〔1975~1976〕）鳥居龍藏，《東京大學總合研究資料館所藏鳥居龍藏博士攝影寫真資料カタログ》，鳥居龍藏寫真資料研究會編，ID:7456，〔1991〕）

---

10. *Dentistry：An Illustrated History*，Malvin E. Ring，New York：The C.V. Mosby Company 1986，P. 25。
11. 《臺灣傳奇原住民風情（下）》，范純甫，頁 378~379。

涅齒沒有年齡的限制，大約在7、8歲時先行一次染齒，到15至16歲乳牙全部換上恆牙後，才施行一次真正的全部涅齒。涅齒嚴格禁止在水稻播種後至收割期間進行。因為原住民認為把牙齒染黑會禍及秧苗，而使稻穗黑萎。至於早期的原住民是如何在堅硬的琺瑯質表面將牙齒染成黑色的呢？通常是以黃楊樹或桑樹等樹皮作為染齒的材料。

　　「涅齒方法各地區略有不同。阿美人用黃楊樹皮放在鐵板上燒焦，取其煙黑作為染料；有的則是用桑樹燒成的墨黑樹油脂塗抹在牙齒上；或者利用某種草莖中流出的黑液把牙齒染黑。臺灣南部還有一種灌木，排灣人稱為「特瑪路蘭」，樹枝青色，嚼碎其尖，用來磨擦牙齒，也可以達到使牙齒變黑的效果。然而大部分平埔人以涅齒為美，但其中的和安雅女子卻以牙齒的潔白昌亮為美。她們取來細砂，磨礪牙齒，令滿口牙齒潔白如玉，看過去像是一排整齊的小貝殼，可見審美的觀念並不那麼劃一。」[12]。

　　由此可知，缺齒與涅齒所代表的意義截然不同[13]。
　　黥面的目的更代表著多重意義，且在施行做法上則較為嚴謹莊重。黥面和紋身不僅象徵著美麗與藝術，也代表著一個人在其族群中的的身分、地位、功績、能力等。在黥面習俗方面，僅泰雅、賽夏兩族有此習俗，且男女黥面之資格亦有所不同。黥面的習俗起源於一則泰雅族的美麗傳說。

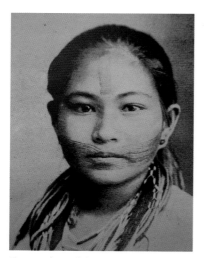

圖 1-11　泰雅族年輕的黥面婦女。
（圖片來源：仲摩照久，《日本地理風俗大系》，V.15，東京市：新光社，昭和 4-7〔1929~1932〕）

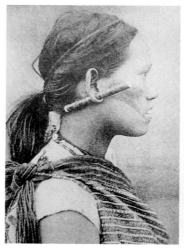 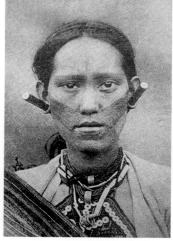

圖 1-12　泰雅族屈尺群烏來社女子，臉部刺墨，頭髮用毛線紮束，有頸飾、竹管耳飾與胸兜。1903 年 2 月攝於臺北縣烏來鄉。
（圖片來源：森丑之助，《臺灣蕃族圖譜：森丑之助調查編修》，臺北市：臨時臺灣舊慣調查會，大正 4-7〔1915~1918〕）

---

12. 同前註，頁 379~380。
13.「在原住民各族中，僅泰雅、賽夏兩族有此習俗，依照慣例：女子結婚時黥面，男子則必須有一次出草獵首的經驗，才有
　　黥面的資格。至於紋身之俗，泰雅、賽夏兩族皆有，此外排灣族、卑南族的貴族與阿美族等亦有此好。其次有刺手、紋腿、
　　手臂、手掌、背部的習慣。」《臺灣懷舊》，謝森展、松本曉美，臺北市：創意力文化 1990，初版，頁 386。

相傳在遠古的泰雅人地區，一對男女還從由一塊奇異的巨石中迸了出來，兩兄妹長得極為相像。兄妹長大之後，一起生活、一起勞動，逐漸產生了感情。美麗聰明的妹妹希望能永遠和哥哥在一起，便想出了一條妙計，她告訴哥哥，要帶他去結識一位愛慕他的姑娘，以便讓哥哥娶那位姑娘為妻。妹妹拉著哥哥來到一個山洞前，要求哥哥在外面等待，她則進去叫喚那位姑娘出來。妹妹進洞以後，用事先準備好的炭灰整齊地塗抹在自己的額頭和雙頰，這些美麗的花紋使她變了模樣。等在洞外的哥哥，見到一位未曾見過的漂亮姑娘從洞內走出，欣喜異常，拉著她的手，情意切切，忘記了自己的妹妹，把這位「陌生」的姑娘帶回家中成了親。從那時起，泰雅姑娘婚前一定要先行黥面，便是繼承了這個遺風[14]（圖 1-11~12）。

紋身又稱作刺墨或扎青，北部地區原住民最為盛行，泰雅人和賽夏人刺墨於臉部，故又稱為「黥面」。男子在額、頰做短直線的刺青，女子則在額及耳下施以網狀線的刺青[15]。在靈魂崇拜的原住民社會中，黥面紋身被視為是執行祖先的遺囑，各部族亦有其特別的傳統紋樣。花紋圖樣也存在著等級之分，在過去，人行花紋只有酋長才能刺，代表著至高無上的權力象徵。施行紋身則是婦女世襲的職業（圖 1-13），母女相傳[16]，無女者，以養女代之。其資格規定甚嚴，分為只能刺額部和頸部以及可刺婦女頰部的兩種。

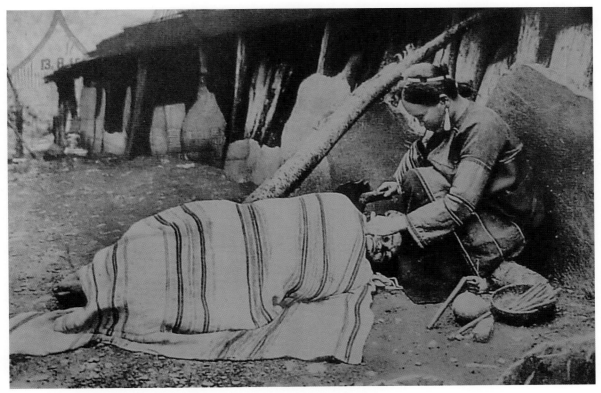

圖 1-13　泰雅族托洛庫群塔羅灣社婦女刺墨情形。南投縣仁愛鄉平生，攝於 1915 年 1 月。
（圖片來源：森丑之助，《臺灣蕃族圖譜：森丑之助調查編修》，臺北市：臨時臺灣舊慣調查會，大正 4-7〔1915-1918〕

14.《臺灣傳奇原住民風情（下）》，范純甫，頁 386。
15.《一百年前的台灣寫真》，應大偉，臺北市：圓神 民 84，初版，頁 182。
16.《臺灣懷舊》，謝森展，松本曉美，頁 386。

刺胸的習俗僅見於泰雅族之卡拉衛族群及賽夏族的男子，作為獵首（圖 1-14~15）的標記，凡第一次獵首後，在胸前刺兩條橫紋，往後獵首一次，加一條橫紋[17]（圖 1-16）。紋身施行於冬季，因為天氣寒冷可以避免傷口發炎，至於紋身方法則各族間稍有差異[18]。

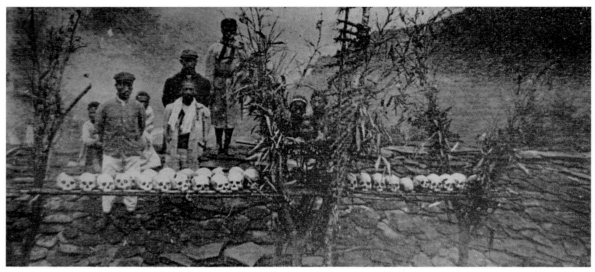

圖 1-14　南投萬大社之勇士獵得人頭後，舉行敵首祭，將之置於首棚架中。
（圖片來源：臺灣總督府官房文書課，《臺灣寫真帖》，臺北市：台灣總督府官房文書課，明治 41〔1908〕）
註：「出草」以獵取敵首是祖先的遺教，也是一種英雄舉動（日據時期已禁止）。凡獵人頭兩個可於胸前刺橫向條紋，獵首三顆則可於橫條紋上，加刺縱向條紋。根據清代《臺灣府志》記載之番社風俗中，刺胸與刺手須獵首多次方有資格。獵首目的乃用於祭祀，其後將骷髏集中於公廨，置放「首籠」或「頭棚」中，象徵全社之榮耀，祭物用之骷髏頭便逐漸成為「祭物神」。

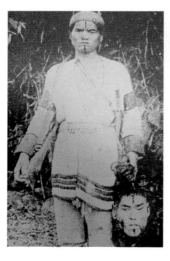

◀圖 1-15　干卓萬社的布農族人出草後帶回霧社泰雅族（賽德克族）頭顱。南投縣仁愛鄉干卓萬社，攝於 1904 年 8 月。
（圖片來源：森丑之助，《臺灣蕃族圖譜：森丑之助調查編修》，臺北市：臨時臺灣舊慣調查會，大正 4-7〔1915-1918〕）

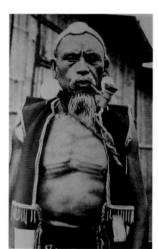

◀圖 1-16　刺胸的賽夏族男子，攝於 1937 年。
（圖片來源：千千岩助太郎，《臺灣高砂族住家の研究》，臺北市：臺灣建築會，昭和 12-18〔1937~1943〕）
註：刺胸的習俗僅見於泰雅族之卡拉衛族群及賽夏族之男子，作為獵首的標記。凡第一次獵首後，在胸前刺二條橫紋，往後獵首一次，加一條橫紋。

17. 同前註，頁 387。
18. 泰雅族人的紋身方法如下：「在牙刷狀的器具前端，排成橫豎六支或十多支黃銅釘或縫衣針，用以按壓面部，再用長十五釐米的小棒槌輕叩，把針尖打入肌肉中，血液滲出，以竹篦拭去，用手指沾鍋底的煙灰塗於刺痕，待煙灰深入傷口　大功告成。男子的紋身隨時隨地可以辦，女子則較複雜，要臥在床或草席上，墊以藤籠，扶她的背任她仰臥，後再施手術。幼女初次紋身時，由母親或姊姊壓住頭和手，或綁在床上以免她因疼痛而掙扎，紋身之後，顏面腫脹，要臥床休息一週，僅能喝水或吃點流質的東西。等到腫脹消退，飲食恢復常態，婦女還要在家靜養幾個月，並要常到溪邊或山澗用鳥的羽毛浸水濕潤傷口，以防疼痛或乾燥而使紋上的花紋歪縮走樣。」至於布農族人與排灣族人的紋身方法是：「以柑橘類或薔薇科的刺綁在竹枝上，用小槌或木片打入局部，再塗鍋底煙灰，施行一次手術需要二十天才告完成。」《臺灣傳奇原住民風情（下）》，范純甫，頁 390~392。

黥面和紋身所代表的意義以及在每一個部族中，能獲此條件與資格的情形各不相同。以黥面紋身的圖騰所代表的象徵意義而言，卑南族與魯凱族人的頭目家系是為了表示階級的尊貴，重視門第與排場。排灣族人則相信其頭目是百步蛇的子孫，故紋身以表現百步蛇背部中央鱗列的斑紋和腹部鱗片的連續圖案為主。而根據史料發現，拜蛇為祖先者，也只有排灣族而也[19]（**圖1-17~18**）。

在水沙連北港女將嫁時，兩頰要用針刺網巾紋，名曰「刺嘴箍」，不刺則男不娶。另外，對賽夏族人而言，男子黥面為其成人之標誌，男子無面紋，在社會上會受歧視，且女子皆不願下嫁。黥面紋身手術要忍受極大痛苦，甚或死亡，需時數月以至一年方能完成，然為崇拜祖靈，謹遵組訓，雖有痛楚，亦得忍痛為之。因此在行黥面儀式前，須先行「夢占」[20]，然後按部就班，謹慎從事。

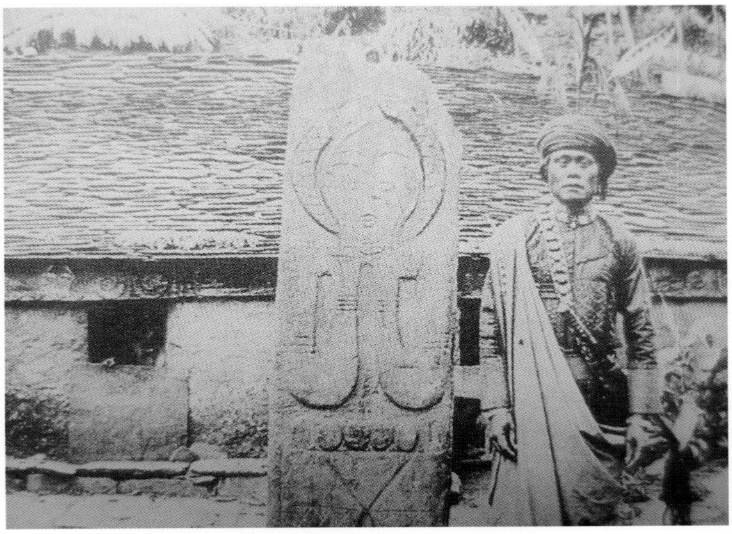

▶圖 1-17　排灣族瑪家社頭目屋宅。
（圖片來源：森丑之助，《臺灣蕃族圖譜：森丑之助調查編修》，臺北市：臨時臺灣舊慣調查會，大正 4-7〔1915~1918〕）註：石板屋前有祖先百步蛇圖騰石雕，祭典都在此舉行。頭上纏黑布，插鷹翅是曾經獵獲許多敵首的勇士表徵。刀鞘附有敵首頭髮，檳榔袋紐帶上有祖傳古珠。1905 年 6 月攝於屏東縣瑪家鄉。

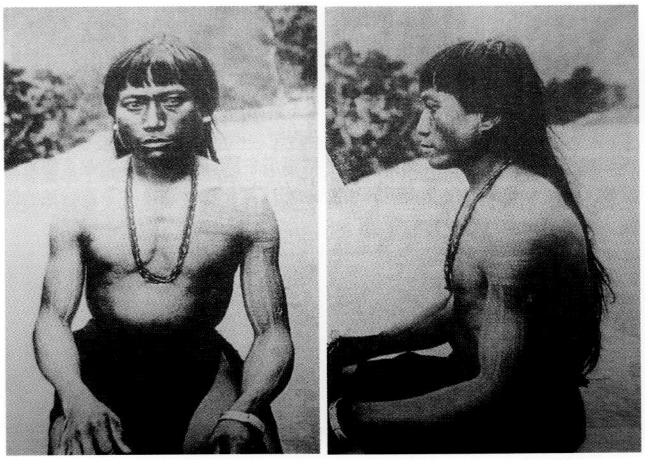

◀圖 1-18　排灣族望嘉社。
（圖片來源：森丑之助，《臺灣蕃族圖譜：森丑之助調查編修》，臺北市：臨時臺灣舊慣調查會，大正 4-7〔1915~1918〕）註：屬於頭目階級的男子有身體刺墨之俗，以示頭目階級的尊貴。從胸前起，沿著雙臂至背部和腰部的黥紋，是代表百步蛇的相連菱形紋、三角紋等，都是蛇腹紋的變化體。1905 年 5 月攝於屏東縣來義鄉。

19.《中西醫學史略》，杜聰明，頁 488。
20. 所謂的夢占是「紋身前必須由父母夢占，以決定紋身日期，並行鳥占，以判斷出發去紋身時的吉凶。若鳥聲是凶兆，則延期舉行。紋身前夜，受術者和施術者還要同床夢占，得吉夢者翌晨方始紋身。施術前，由施術者將雞冠切成四塊，用約十釐米長的竹枝穿成一串，舉在右手向祖靈禱告，以祈求神靈保佑，紋身創口若發生異常腫脹或發炎時，便由施術者繼續作祈禱，以驅除惡魔作祟；若仍無效，則還要舉行驅邪儀式。」《臺灣傳奇原住民風情（下）》，范純甫，頁 394。

第三節 醫藥貧乏的年代

十六世紀世界航海興盛，才突顯出臺灣舉足輕重的地理位置。世界新航路開闢之後，歐洲霸權紛紛向東發展，臺灣於是成為了西方海權國家覬覦之地。1544 年（**明嘉靖 23 年**），葡萄牙人航經臺灣，遙望「山嶽如畫，樹木青蔥」，驚呼為「福爾摩沙」（Ilha Formosa），雖過門不入，但卻是歐人發現臺灣之始[21]。1626 年（**明天啟 6 年**），西班牙人登陸臺灣北部的「三貂角」，西人命曰：「聖地牙哥」（Santiago），佔領了臺灣的北部，於 1641 年（**明崇禎 14 年**），為荷蘭人所逐，荷人遂盤據北臺灣達 16 年。其目標以商業利益及傳教事業為主，未見長治久據之經營[22]。而荷蘭人於 1624 年（**明天啟 4 年**），始於臺灣南部「借地於土番……周圍里許，築熱遮蘭城以居，駐兵二千八百人。」[23] 設置統治城堡，佔據以臺南為中心的南臺灣（**圖 1-19**）。在海外開疆闢土的軍隊中，或是從事貿易的商隊裡，皆有隨船的醫生負責醫療，因此當荷蘭人統治臺灣之始，即連帶地將西方醫學引進了臺灣[24]，惜因未遺留下任何醫療記載，文獻亦無可考[25]。

當時臺灣的民間醫療，仍然以傳統漢醫和原住民醫療為主。明亡之際，進士沈佺期絕意仕途，輾轉來臺，「以醫藥濟人，遇病輒療。」[26]早在 1652 年（**明永曆 6 年**），明太僕寺卿沈光文因颶風漂抵荷據之臺灣，居留長達三十餘年。1673 年，沈光文避居「目加溜灣社」（**今臺南善化**），垂帳教學，以醫藥活人[27]。而為首位可考之來臺漢醫，他並於居地厲行教化，後譽為「海東文獻初祖」。（**圖 1-20**）

滿清政府於 1684 年（**清康熙 23 年**），始將臺灣納入版圖。清領臺灣之際，瘴疾肆虐，瘟疫猖獗，「草莽瘴毒，居者輒病死。」[28]臺灣幾乎成為難以生存的瘴癘之鄉[29]。1714 年（**康熙 52 年**），北路參將阮蔡文巡察臺灣北部時，方知瘴雨蠻烟的臺灣為何是鄭成功流放罪人之所[30]。那時環境之惡劣，生存之不易，先民開拓斯土，豈止篳路籃縷！

21.《臺灣通史卷一開闢紀》，連橫，臺灣銀行經濟研究室編 眾文圖書 1979，頁 12。
22.《臺灣開發史》，林再復，臺北市：三民書局 1991，三版，頁 11~19。
23. 同前註，頁 13。
24.「荷蘭據臺期間，東印度公司有派荷蘭醫師來臺在安平，臺南建設醫院，又對教會傳教，訓練若干疾病慰問師 Zieckentrooster 代充教化員，但對番人及漢人沒有多大影響，照記錄所示，因當時水土不善，因風土病瘴疾盛流行，荷蘭宣教師之中，或因疾病死亡者，所以大多數希望離臺，不久居於臺灣。」《中西醫學史略》，杜聰明，頁 490。
25.《重修臺灣省通志卷七政治志衛生篇（第一冊）》，白榮熙，頁 15。
26.《重修福建臺灣府志卷十七人物》，臺灣史料集成編輯委員會，臺北市：文建會 2005，一版，頁 615。
27.《重修臺灣府志正文卷十二人物人物流寓沈光文》：「沈光文，字文開，號斯菴，浙之鄞縣人；文恭公一貫之族孫也。明副榜；由工部郎中晉太僕少卿，奉差廣東監軍。順治辛卯，自潮州航海至金門。總督李率泰聞其名，陰使以書幣招之；不赴。後將入泉州，舟過圍頭洋遇颶風，漂至臺；鄭成功以客禮見，不署其官。及經嗣，光文以賦寓諷，幾罹不測；乃變服為僧入山。旋於目加溜灣社讀，以醫藥活人。」臺灣史料集成編輯委員會，臺北市：文建會 2005，一版，頁 507。《王詩琅選集第六集臺灣人物誌第七章流寓》，王詩琅著 張良澤編，臺北市：海峽學術 2003，初版，頁 308~310。
28.《臺灣通史卷一開闢紀》，連橫，頁 14。
29.「南北淡水，均屬瘴鄉。南淡水之瘴作寒熱，號跳發狂，治之得法，病後加謹即愈矣。北淡水之瘴，瘠黧而黃，脾泄為痞為鼓脹，蓋陰氣過盛，山風海霧鬱蒸，中之也深，又或睡起醉眠，感風而發，故治多不起。要節飲食，薄滋味，慎起居，使不至為所侵而已。」《重纂福建通志卷五十八氣候》。
30.「北路地方千里，半線以上，民少番多。大肚、牛罵、吞霄、竹塹諸處，山川奧鬱，水土苦惡。南崁、淡水，窮年陰霧，罕晴霽，硫磺所產，毒氣薰蒸，鄭氏以投罪人。康熙四十九年始設淡水防兵，及受代生，還不能三一。」《重纂福建通志卷五十八氣候》，《卷二百五十國朝列傳／漳浦縣》。
31.《臺灣通史鄉治志臺灣善堂表》，連橫，頁 563~567。

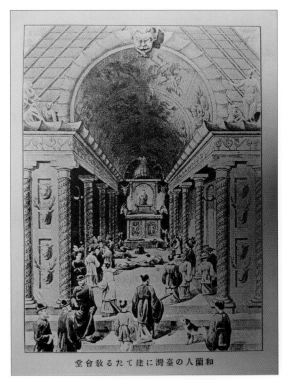

圖 1-19 荷蘭人在臺灣所建立的教會圖像。（想像圖）
（圖片來源：伊能嘉矩，《臺灣志》，V.1，東京市：文學社，明治
35〔1902〕）

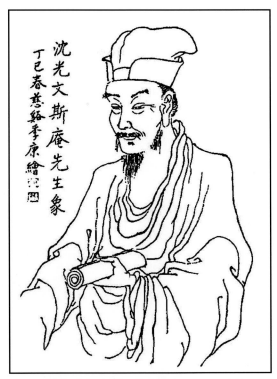

圖 1-20 明儒沈光文，被譽為「海東文獻初祖」，也是第一位可
考的來臺「漢醫」。其詳細生平請參見附註 27。
（圖片來源：莊永明，《臺灣醫療史：以臺大醫院為主軸》，初版，
臺北市：遠流，民 87〔1998〕）

　　根據《臺灣通史鄉治志》的記載，滿清政府於 1684 年至 1886 年的 202 年間，除了卹政措施，諸如普設養濟院、普濟院、棲流所、育嬰堂、恤嫠局、流養局等社會福利措施外[31]，並無專業醫療設施的建設，使得生活於「美麗之島」的臺灣百姓，身處瘴癘與瘟疫橫行的惡劣環境，更是苦不堪言。

　　1885 年（清光緒 11 年），臺灣正式建省，劉銘傳出任首任臺灣巡撫，銳意建設，革新政經，對臺灣邁向現代化貢獻卓著。1886 年，銘傳在臺北府城創設了新式的醫院與藥局[32]，醫院之設置有軍民之分。「官醫局」於 1887 年，雇用西醫漢森（Hansen）為居民診病，各軍隊亦設有「官藥局」，後來改稱「養病院」，主要讓軍人休養治療[33]。此等官醫局、官藥局、養病院之設施，實為臺灣公立新式醫院之嚆矢，但無牙科醫療設施之創置，至於一般居民所仰賴的仍是傳統漢醫所提供的醫療。明清之際，由於沒有公設之醫學教育機構，漢醫的產生大多以師徒傳授的方式，代代相傳[34]（圖 1-21）。除了這些正式的漢醫，尚有許多可提供醫療的人員，其中不乏道

32.「臺北官醫局：在臺北城內考棚。光緒十二年巡撫劉銘傳設，以候補知縣為總理。招聘西人為醫生，以醫人民之病，不收其費，並設官藥局於內。臺北病院：亦在考棚內。光緒十二年巡撫劉銘傳設，以醫兵勇之病。」《臺灣通史卷二十一鄉治志·臺灣善堂表》，連雅堂，頁 563。
33.《台灣醫五十年》，小田俊郎著 洪有錫譯，臺北：前衛出版社，初版，1995，頁 42。
34.「關於早期漢人移民臺灣以後，及清代之臺灣醫學教育者，是自大陸與一般移民遷臺漢方醫生以外，在臺灣有讀書的儒者青年，就從行醫的老醫生，以個人傳授，讀黃帝內經，傷寒論，本草書，醫宗金鑑，陳修園醫書七十二種等，基本中國醫學書，及受實地指導，得臨床經驗後，獨立做醫生，或先往藥舖（店）為徒弟打起，從實地精製藥材，及調劑處方，學習藥材智識及處方，而後逐漸讀醫學書，成為醫生，從事診療工作。」《中西醫學史略》，杜聰明，頁 491。

士、巫師、乩童等[35]。當時臺灣的民間醫療，雖然大多數仍然以漢醫為主，但依然是處於醫藥匱乏的年代；富者延醫，貧者就神[36]，求神問卜、崇信巫術[37]。（圖 1-22~25）

　　對於醫生的產生，在無法律的規範下，任何人皆可為之。當時醫生的產生主要還是以「師徒傳授」方式為主，甚至有些是無師自通[38]。由於傳統漢醫的診斷疾病是以「望、聞、問、切」為主[39]；使用的藥方千百種，療法千奇百怪，不一而足。反之，外科醫生（**或許當時尚無外科醫生的稱號**）只是敷敷草藥而已，因而內、外科醫生的地位，有著天壤之別[40]。

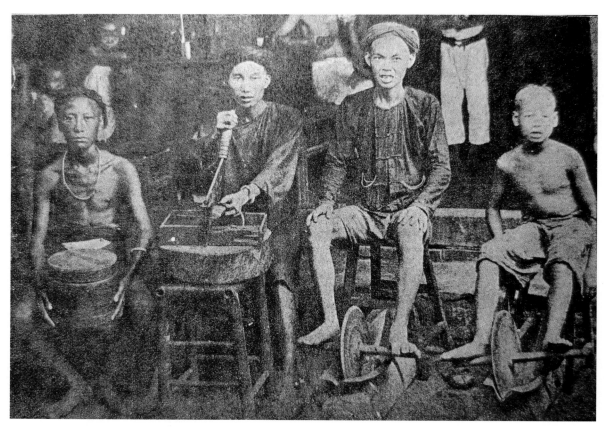

圖 1-21　清代時期台灣漢人的中藥鋪（原圖說：藥種屋）。
（圖片來源：臺灣慣習研究會，《臺灣慣習記事》第二卷第十號，臺北市：臺灣慣習研究會，明治 35 年 10 月 23 日〔1902〕）

35.「1.接骨師專治療骨折外傷病症，在臺灣針灸師甚罕有也。2.有民間青草先生，熟識在地生產青草生藥數種多至數百種類，對外傷、皮膚病、腫物，有，施行助塗藥或煎湯服用，治療內科病症。3.在多數寺廟印備數十種便處方藥籤，供應信徒之祈願，禱告自己病症，托神選擇處方之一，攜往藥店買藥服飲之。4.對婦人之嬰兒分娩，有助產經驗之先生媽，以不完全消毒方法行助產工作及嬰兒疾病之治療。5.其他道士，巫師，乩童等以巫術從事治療工作。」同前註，頁 491~492。
36.「疾病，富貴家延醫診視；餘皆不重醫而重神。不曰星命衰低，輒曰觸犯鬼物。牲禮、楮幣祈禱維虔，至拜神求藥，尤為可笑。以二人肩神輿行，作左右顛撲狀，至藥舖，以輿扛頭遙指某藥，則與之。鳴鑼喧嚷，道路皆避，至服藥以死，則曰神不能救民也。即有奸徒稍知一二藥性，慣以拜神為業者，官雖勸諭之，終不悟也。」《采訪錄、一般志書與輿圖／廈門志／正文卷十五風俗記／俗尚》。
37.「莊秀才子洪云：『康熙三十八年，郡民謝鑾、謝鳳偕堪輿至羅漢門卜地。歸家俱病，醫療罔效。後始悟前曾乞火於大傑嶺番婦，必為設向。適郡中適有漢人取番婦者，因求解於婦；隨以口唸鑾、鳳，臍中各取出草一莖，尋愈。番婦自言：「初學咒時，坐握良久；如一樹在前，臥而誦向，樹立死，方為有靈。」』《諸羅志》：作法詛咒，名『向』。先試樹木立死，解而復蘇。然後用之；不則，恐能向不能解也。入舍，無敢肱 探曩，擅其技者，多老番婦。田園阡陌，數尺一代，環以繩；雖山豕麋鹿，弗敢入。漢人初至，摘啖果蓏，唇立腫，求其主解之，轉瞬平復如初。近年附郭諸社民法不敢為，稍遠，則各社皆有。」《重修臺灣府志（下）》，臺灣史料集成編輯委員會，臺北市：遠流出版 2005，初版，頁 550。

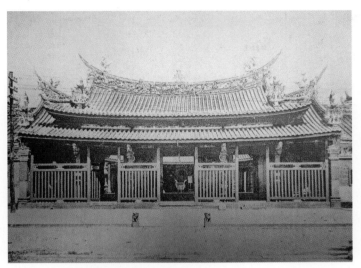

▲圖 1-22　日據時期的臺北大龍峒保安宮。
（圖片來源：臺北市文獻委員會，《臺北市史畫集》，臺北市：臺北市文獻委員會，民69〔1980〕）
註：肇源於清代乾隆初年，同安籍移民入墾臺北大龍峒地區，由於水土不適，瘴癘四起，故返故里白礁慈濟宮，分靈保生大帝神像來臺；1755 年（乾隆二十年）建廟，1805 年（嘉慶十年）遷於現址建廟。清代臺北地區艋舺頂下郊拼、漳泉械鬥時，保安宮為同安籍移民避難之所，同時也當時居民乞神治病的據點。

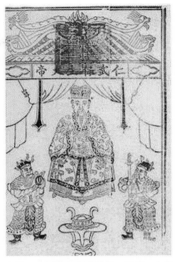

▲圖 1-23　保生大帝圖像。舊時，由廟宇印製，提供民眾請購以保平安健康之符像。
（圖片來源：維基共享資源，維基百科）

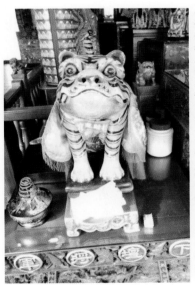

◀圖 1-24　臺南市大觀音亭興濟宮保生大帝之虎爺。保生大帝又稱「吳真人」或「大道公」，是泉州同安縣移民的鄉土守護神。
相傳保生大帝本名吳本，北宋泉州府同安縣人，一生潛心研究醫理，以救人濟世為職志。祂在世時，醫術精湛、慈悲為懷，深受福建地區人民的敬重，五十八歲羽化成仙後，被世人尊為能治百病的醫神。
臺灣開拓之初，自彰、泉一帶渡海而來的移民，而臨各種瘟疫、災變的威脅，醫藥之神因此普遍受到人民的崇拜與信仰。每每信徒罹患疑難雜症，求助無門時，都會來保生大帝這裡求取藥籤，祈求渡過難關。
一般見到的虎爺總是供奉在神案底下，故俗稱「下壇將軍」，興濟宮的虎爺則供奉於專屬的神案上。相傳一日大帝在山中採藥，遇見一隻老虎，因吃人而被骨頭哽住咽喉痛苦難當，乃懇求大帝醫治，大帝即取出骨頭，並以咒水為其治療；老虎跪地答謝，立誓從此不再傷人，並自願作為大帝的坐騎，後來也成為保生大帝廟的守護神，民間奉之為「虎爺」。凡是小孩罹患腮腺炎（俗稱豬頭皮）時，用長條狀的楮仔紙（金紙的一種）摩擦虎爺的臉頰、下巴後，貼於患部，據說具有神奇的療效。
（資料來源：臺南市大觀音亭興濟宮網站）

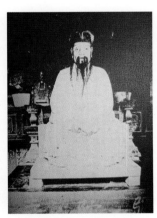

▲圖 1-25　痘疹神。清領時期，供奉於舊臺南府城大東門內彌陀寺之後進左祠，保佑民眾免受天花感染之苦。
（圖片來源：伊能嘉矩，《臺灣文化志》，V.2，東京市：刀江書院，昭和 3〔1928〕）

38.「不要以為台灣沒有醫生，此地有許多醫生和藥物，即使不是屬於科學的，但確實有趣，且值得研究。此地並沒有公設的醫學校，沒有考試，沒有學位，傳統是唯一的法律，成功是唯一的文憑。藉著自身或在他人身上的實驗，一個人可以了解某些複合物（compound）的醫療價值，或是學習自老師經驗的，或是從藥書自學的，摘取精華，自可行醫；或是久病成良醫，而有足夠的知識開立藥方以醫人。草藥店的店員藉著閱讀醫師的藥方抓藥，也開始開立藥方。事業失敗之徒，亦可搜購大量藥方而開始行醫。但確信的是一個人必須具備知識或機靈，否則將失去病人的信心和惠顧，而其職業亦將成泡影。」
From Far Formosa，Geo. L. Mackay，臺北市：南天書局 1991，P. 308~309。

39.《重修臺灣省通志卷七政治志衛生篇（第一冊）》，白榮熙，頁 6。

40.「本地醫生將疾病分為內外科，有能一人兼治兩科者，一般認為內科醫生係治療身體內部的神祕疾病，由於療法顯得高深莫測，因此那些奉獻於治療內科疾病的醫生較獲尊崇；相較之下，一般人認為外科醫生的專長只是治療外部的疼痛和外傷而已。」同前註，頁 309。

第四節 民俗醫療的本質與意義

原始的社會中，居民的醫療植基於迷信神祇，主要以巫醫透過巫術，遂行醫療。另外就是取自大自然的青草植物，在嘗試錯誤和經驗累積後，形成了另一類的民俗療法。揆諸世界各民族的牙醫學發展歷史，我們發現此一發展軌跡皆如出一轍。在原住民的社會裡，巫醫治病是要經過一番複雜特定的宗教儀式；巫醫的養成也要歷經一番嚴格的培訓過程。巫醫的角色，除了治病外，舉凡求神賜福，使病人早占勿藥、招魂、禱災、族人買賣、結婚、喪事、建築房舍、祈求晴雨等等，皆依賴其指示而行；因此地位崇高，是原住民社會中不可或缺的角色。在世界許多原始部落的民族中，皆有巫師醫病的存在。根據《牙齒的故事－圖說牙醫學史》的記載，當哥倫布踏上北美洲大陸海岸時，他發現當地的印地安人是透過一套錯綜複雜的巫術來治療疾病。雖然諸多部落各不相同，但其醫療行為卻十分類似。在以巫師為主醫療制度中，族人相信神賦予他們至高無上的權力，以治療疾病。不僅能將病人體內的惡靈哄誘出來，還能將「疾病幽靈」送去感染他所選擇的人，結果巫師愈來愈令人懼怕，而且愈來愈具影響力。巫醫治療疾病以納瓦荷族（Navajos）中被稱為「顫手靈媒」的一位女性治療者最為典型，她反映了古代巫師的醫療行為[41]。

書中又提到居住於今祕魯安地斯山脈的古印加人（Incas），其描述到：「印加人的疾病治療與宗教信仰緊密地結合。其中還攙雜魔法巫術，當然也不乏有理論根據的治療。雖然印加人視疾病為一種罪惡，並認為透過向指定的祭司懺悔就能消災解厄，消除病痛，不過他們也使用了許多藥草來治病[42]。」中國雲南的高山族也有叫做「Mawpa」的巫醫，族人們相信他有驅除疾病幽靈的神秘力量，藉著宗教的儀式，即可將牙痛的惡魔自患者體內驅趕出來[43]。

杜聰明在《中西醫學史略》提到原住民對於疾病的觀念時說：「一般信由神之責罰，以風之形體侵入身體，或由幽靈及惡魔之作祟[44]。」此觀念與古印度的醫學觀念頗為雷同。根據《牙齒的故事－圖說牙醫學史》的記載：「印度的醫學奠基於攜帶血液的七百條血管。除血液之外，也有類似希臘醫學之體液說（cardinal humors）的三項基本原理：膽汁（pitta;bile）、類似黏液（phlem;kapha）以及最善變的風（vayuiwind）；此三原理的任何一種錯亂，將導致疾病的產生。風（vayu）的一項危險本質的例子是：顎部脫臼是導因於空氣的入侵，而非由於張口太大[45]。」

在原住民的傳統習俗中，或是基於對祖先的崇拜，或是為了裝飾，以增加美麗，盛行著缺齒、涅齒和黥面等特有的致殘毀飾的習俗。此種現象亦見諸於世界各原始部落的民族中，例如遠在九世紀居住於猶加敦半島（Yucatan Penisula）的馬雅人（Mayas），他們善於將精雕的寶

---

41. 《牙齒的故事—圖說牙醫學史》，馬文林格著 陳銘助譯，臺北市：邊城出版社 2005，頁 20。
42. 同前註，頁 19。
43. 同前註，頁 23。
44. 《中西醫學史略》，杜聰明，頁 486~488。
45. 《牙齒的故事—圖說牙醫學史》，馬文林格著 陳銘助譯，臺北市：邊城出版社 2005，頁 73。

石，如：翡翠、綠松石等，鑲嵌在上、下門牙精心製備的窩洞中，並將上顎正中門牙的遠心角磨去。（圖 1-26）「研究人員認為個人的裝飾是主要的動機。我們了解，馬雅人有著複雜的宗教儀式，將牙齒染黑以及毀壞臉部或軀幹等，只是其中的一部份。因此我們有理由認為，切割牙齒和裝飾牙齒其實是為了宗教祭儀的目的[46]。」再者，居住於中墨西哥谷地的阿茲特克人亦有牙齒致殘的習慣，他們磨銼牙齒，並嵌以寶石[47]。另外，位於亞馬遜谷地的南美洲巴西提庫安娜（Ticuana）部落之印地安人就刻意將前牙磨尖，模仿可怕的食人魚[48]。（圖 1-27） 而居住在澳洲珊瑚海馬萊庫拉島的姆巴特哥特人（the Mbotgote）堅信祖先靈魂的魔力，這使得他們的日常生活活動多采多姿，而宗教儀式更是其文化中最重要的部分。身為尼曼吉（Nimangi）的婦女，在融入社會前必經的儀式是每一位女性都要被迫將右上正中門牙敲掉[49]。 在原住民的原始社會裡，舉凡拔牙所造成的缺齒、或是以特殊的染料將牙齒染黑的涅齒，以及將顏面刺烙所形成的黥面，雖然它所代表的是原住民的一種特殊的文化和歷史，但卻也豐富了臺灣牙醫發展歷程的內容，顯得格外多采多姿。

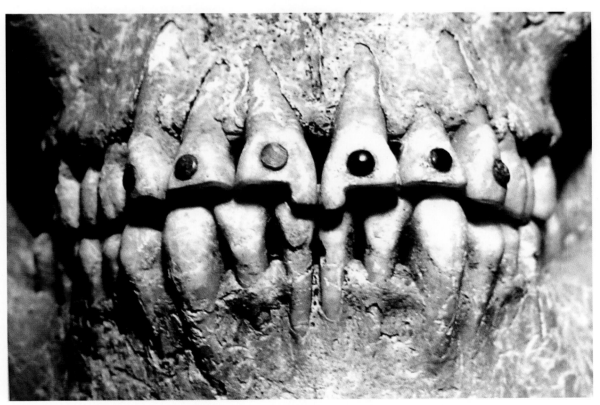

圖 1-26 　西元九世紀的馬雅人頭顱骨，其牙齒鑲著由翡翠和綠松石製成的鑲體。現存墨西哥市，國立人類學博物館。
（圖片來源：馬艾・林格（Malvim E. Ring）著 陳銘助譯《牙齒的故事 —— 圖說牙醫史》（*Dentistry : An Illustrated History*），臺北市：邊城出版，民〔2005〕）

46.《牙齒的故事—圖說牙醫學史》，馬文林格著 陳銘助譯，臺北市：邊城出版社 2005，頁 73。
47. 同前註，頁 18。
48. 同前註，頁 23。
49. 同前註，頁 225。

在世界各個原始部落的社會裡，迷信神祇、敬畏祖靈是普遍存在的事實。以巫術為內涵的宗教成為重要的信仰，巫師的法力無邊，成為族人的精神支柱。食、衣、住、行、育、樂與生、老、病、死皆與巫師有著不可分割的關連，以巫術為基礎的巫醫被賦予神奇法力，驅魔除邪、改運增幅，無病不醫、無疾不治。除了借助神力治病外，人類依嚐試草藥與經驗法則，治療包括牙痛在內的諸多疾病，這是人類為求生存發展必經的軌跡，由此也衍生出一有趣的現象：這些原始的民族部落，生而異地，長而異俗，彼此間毫無接觸交流，文化背景迥異，卻不約而同地發展出相同的牙齒致殘毀飾之圖像。（圖 1-28）

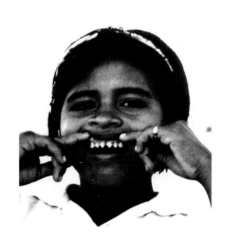

圖 1-27 巴西提庫安納部落的女孩正得意地展示她的牙齒。當她 9 歲時，磨銼牙齒做為美麗的標記。
（圖片來源：馬艾・林格（Malvim E. Ring）著 陳銘助 譯《牙齒的故事—圖說牙醫史》（Dentistry：An Illustrated History），臺北市：邊城出版，民〔2005〕）

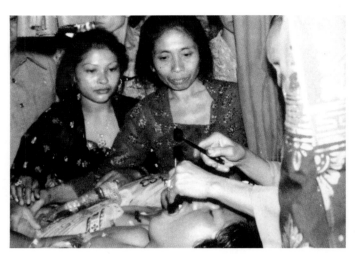

圖 1-28 巴里（Bali）的年青人，在到青春期時，必須敲掉上顎六顆門牙做為免於六種罪惡的象徵。
（圖片來源：馬艾・林格（Malvim E. Ring）著 陳銘助 譯《牙齒的故事—圖說牙醫史》（Dentistry：An Illustrated History），臺北市：邊城出版，民〔2005〕）

　　綜觀臺灣牙科歷史的發展，如果我們以宏觀的角度來看，應從原住民對疾病的觀念和由巫術所發展出來的民俗醫療開始，儘管是非科學的，但是此基於解除人體病痛的行為亦是醫療的根源，也是為求延續生命的手段之一，它所代表的是居住於臺灣島上居民生活文化的一部分，它豐富了我們牙科歷史發展的歷程，我們應莊嚴視之，謙虛以待。雖然原住民的拔牙行為有各種代表性的涵義，但我們相信其中也必定包含著醫療的目的，那就是解除患病牙齒所帶來的疼痛，因為齲齒與牙周病是長期困擾著人類的兩大牙齒疾病，在原住民的原始社會裡，自然難以倖免，只是他們拔牙的方法較為野蠻殘忍而已。

　　而黥面在原住民的社會中代表著權力與地位的象徵，是泰雅族與賽夏族才有的特有習俗。男女性的黥面意義與重要性不盡相同，男性代表的意義與重要性也大於女性。根據原住民的傳統，巫醫的角色皆由女性扮演，甚至黥面紋身的工作也是婦女世襲的職業，但是拔牙的執行則沒有嚴格的規定。

第二章 馬偕傳教拔牙時期（1865～1896）

第一節 教會醫療在臺灣

　　1858 年（清咸豐 8 年）英法聯軍之役，滿清被迫簽定「天津條約」：臺灣開放南部安平（昔稱臺灣）、北部滬尾（今淡水）為通商口岸。1863 年，再開放打狗（今高雄）和雞籠（今基隆）[1]，南北四個港埠的開放，使得外國商輪紛紛東來，西方傳教士也接踵而至[2]。基督教傳教史稱醫療工作為「路加之門」。路加是《新約聖經》中《路加福音》和《使徒行傳》的作者，也是一名醫生。「長老教會」派遣傳教士來臺是宏揚「靈、魂、體的全人拯救」之神學觀念，因而有了傳教是為了拯救靈魂之疾，醫療是為了解除身軀病痛的現象[3]。（圖 2-1）

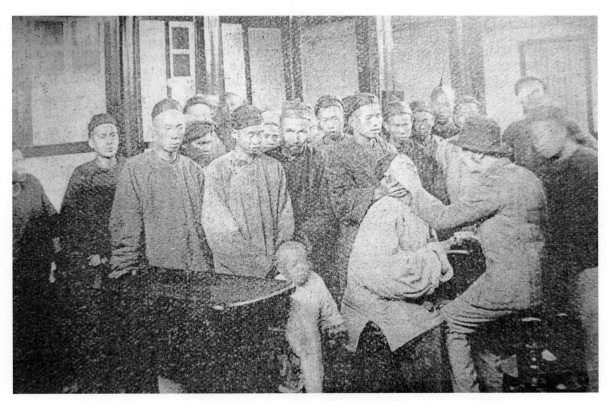

圖 2-1　英國醫療宣教師克羅斯（Cross）醫生在永春的醫療傳教和治療眼疾。時間約在 1900 年前後。照片中民眾排隊與等待的神情，讓人感受到「路加之門」的精神。甘為霖牧師曾在 1884 年 9 月，因法國攻打臺灣，被迫避難廈門，並造訪泉州和永春等地。
（圖片來源：The English Presbyterian Church 英國長老教會，*Presbyter Messenger* 英國使信月刊，倫敦：英國長老教會總會，〔1850-1947〕）註：《使信月刊》，英國長老教會機關報的中文譯名。此月刊名稱曾變更多次，**Presbyter Messenger** 為 1908-1947 所使用的名稱。（資料來源：臺灣教會公報社）

---

1. 《臺灣史》，黃秀政、張勝彥、吳文星，臺北市：五南 1992，初版，頁 119。又引見《臺灣歷史閱覽》，郭峯松、李筱峯，臺北市：自立晚報 1998，一版，頁 98~99。
2. 《臺灣史》，黃秀政、張勝彥、吳文星，頁 131~132。又引見《臺灣歷史閱覽》，郭峯松、李筱峯，頁 101。
3. 《蘭大衛醫生與百年醫療宣教史》，陳美玲，彰化市：財團法人彰化基督教醫院院史文物館 2000，頁 3。

習醫於愛丁堡大學的蘇格蘭傳教士馬雅各（James Laidlaw Maxwell, M.D.）（圖 2-2）於 1865 年 5 月 28 日抵臺，是英國長老教會有史以來第一位來臺的醫師兼傳教士。馬雅各首先於臺南府城開始從事醫療和傳道工作。「看西街事件」發生後，至旗後（今旗津）設立「旗後醫館」，此為臺灣最早創設之西醫醫院，從此也開啟了教會醫學時代的序幕[4]。1868 年，創立「舊樓醫館」[5]。1900 年，新建「新樓醫院」[6]，民間稱之為「耶穌教醫生館」[7]（圖 2-3）。期間亦招收臺灣人助手，教以簡單的醫療，成為十九世紀臺灣人學習西醫的最早管道。

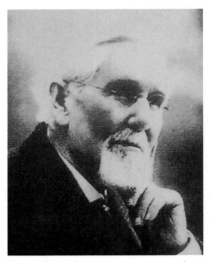

圖 2-2　馬雅各（James Laidlaw Maxwell, M.D.）蘇格蘭傳教士，於 1865 年來臺宣教，創設臺灣最早之西醫醫院—旗後醫館，開啟了教會醫學時代的序幕。
（圖片來源：馬雅各醫學紀念館，臺南新樓醫院）

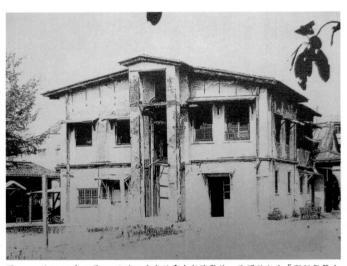

圖 2-3　於 1900 年 4 月 17 日竣工完成的臺南新樓醫院。民間稱之為「耶穌教醫生館」。為 19 世紀臺灣人學習西醫的最早管道。由安彼得醫生所設計、興建，內部設有臺灣第一部升降機，為南臺灣的人民提供醫療服務。
（圖片來源：馬雅各醫學紀念館，臺南新樓醫院）

1871 年，馬雅各服務期滿，偕妻子返國。同年 12 月 20 日，英國基督長老教會派遣第二任傳教士甘為霖牧師（William Campell D.D.）（圖 2-4）抵臺，接手馬雅各醫生的工作。12 月 30 日，加拿大長老教會第一任傳教師馬偕牧師（Rev. George Leslie Mackay）亦於打狗登岸。爾後，馬偕牧師北上，以北臺灣為宣教區域，兩人以大甲溪為界，甘為霖牧師則留在南臺灣發展。甘為霖牧師研創適合臺灣盲人的點字法。1885 年，完成了印刊凸版和點字版的《馬太福音》，1891 年，創辦「訓瞽堂」[8]，同時亦著手編撰《廈門音字典》，後人尊為「臺灣殘障醫學之父」[9]。（圖 2-5~6）1917 年返回英國，1921 年逝世於英國波那毛茲（Bournemouth），享年 80 歲。

4.《重修臺灣省通志卷七政治志衛生篇（第一冊）》，白榮熙，頁 487~488。
5.《臺灣歷史辭典》，許雪姬總策劃，臺北市：行政院文化建設委員會 2004，一版，頁 682。
6.《中西醫學史略》，杜聰明，頁 493。
7.《蘭大衛醫生與百年醫療宣教史》，陳美玲，頁 6~7。
8.《臺灣歷史辭典》，許雪姬總策劃，頁 261~262。
9.《蘭大衛醫生與百年醫療宣教史》，陳美玲，頁 10~11。

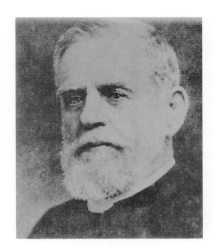

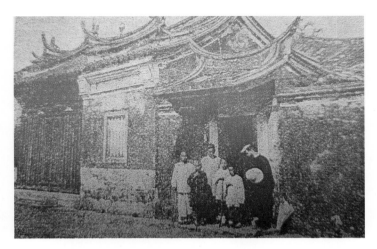

圖 2-4　甘為霖牧師（William Campell D.D.）
英國第二任傳教士，研創適合臺灣盲人的點字
法，創辦「訓瞽堂」，後人尊為「臺灣殘障醫
學之父」。
（圖片來源：William Campbell, *Sketches from
Formosa* / by William Campbell, London : Marshall,
〔1915〕）

圖 2-5　1891 年 10 月，甘為霖在府城租用「洪公祠」作為「訓瞽堂」，成為全臺第一
所盲人學校。
（圖片來源：The English Presbyterian Church（英國長老教會），*Presbyter Messenger*《英
國使信月刊》，倫敦：英國長老教會總會，〔1850-1947〕）

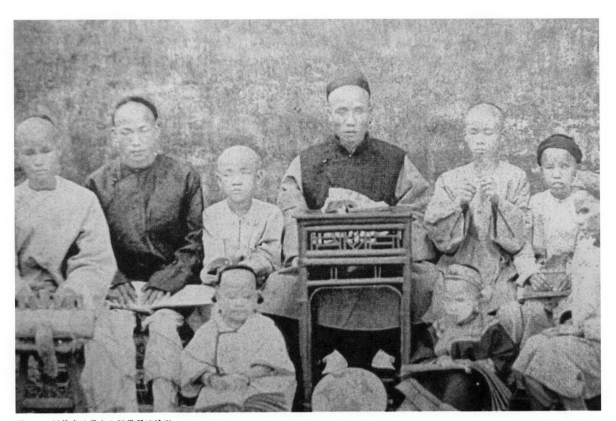

圖 2-6　訓瞽堂的學生上課學習的情形。
（圖片來源：The English Presbyterian Church / 英國長老教會，*Presbyter Messenger*《英國使信月刊》，倫敦：英國長老教會總會，〔1850-1947〕）

　　1888 年（清光緒 14 年）12 月 22 日，英國基督教海外宣道會派盧嘉敏（Dr. Gavin Russell）（圖
2-7）來臺傳教行醫。1890 年 4 月 28 日，正式成立「大社醫館」，開始了醫療與傳道的任務，是

中臺灣現代醫學的濫觴[10]。1892 年 7 月 3 日，英年早逝，葬於臺南教會公墓[11]。

　　蘭大衛（Dr. David Landsborough）（圖 2-8）原本於格拉斯哥大學（Glasgow University）學習藝術，但「感覺自己無口才，不適合為牧師。」，於是再入愛丁堡大學習醫，「決心以醫學技術來幫助傳道」[12]。1895 年，取得愛丁堡大學醫學學位，正式成為醫生後，於同年 10 月 16 日，搭船前往臺灣，接替已故盧嘉敏的職務。蘭大衛夫婦（圖 2-9）最膾炙人口的是 1928 年（民

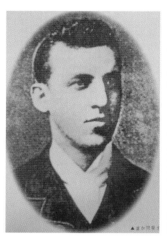

◀圖 2-7　盧嘉敏（Dr. Gavin Russell）
1890 年 4 月 28 日，正式成立「大社醫館」，是中臺灣現代醫學的濫觴，為彰化基督教醫院草創時期奠下基礎。逾 2 年辭世，年僅 25 歲。
（圖片來源：陳美玲，《切膚之愛：蘭大衛醫生與百年醫療宣教史；百年彰基院史文物史料記錄》，彰化市：彰化基督教醫院院史文物館，民 89〔2000〕）

▶圖 2-8　蘭大衛（Dr. David Landsborough）
英國第三任傳教士，原本於格拉斯哥大學（Glasgow University）學習藝術，但「感覺自己無口才，不適合為牧師。」，於是再入愛丁堡大學習醫，「決心以醫學技術來幫助傳道」。1895 年取得愛丁堡大學醫學學位正式成為醫生後，於同年 10 月 16 日，搭船前往臺灣，爾後創立彰化基督教醫院。蘭醫生夫婦最膾炙人口的是 1928 年（民國 17 年）「割膚救人」的故事，此一植皮手術是全臺醫療的首例。
（圖片來源：陳美玲，《切膚之愛：蘭大衛醫生與百年醫療宣教史；百年彰基院史文物史料記錄》，彰化市：彰化基督教醫院院史文物館，民 89〔2000〕）

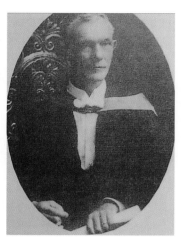

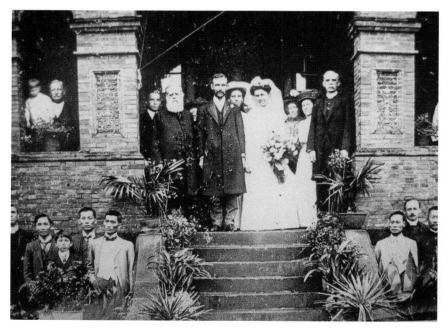

◀圖 2-9　1912 年來臺工作 17 年，年已 40 歲的蘭大衛和連瑪玉姑娘（Marjorie Learner, 1884–1985）結婚，一起服事彰化的民眾。圖為蘭大衛醫師、連瑪玉姑娘在淡水英國領事館（紅毛城內）舉行的婚宴中，與教會同工合影。
（圖片來源：淡江中學校史館，新北市淡水區）

---

10. 同前註，頁 14~16。
11. 同前註，頁 15。
12. 《中西醫學史略》，杜聰明，頁 494。

國 17 年），「割膚救人」的故事。這一植皮手術是全臺醫療的首例（圖 2-10~11），雖敗猶榮[13]。杜聰明謂「施行植皮術一事，同博士之宗教信念及仁術永久可為臺灣全省醫師之龜鑑也。」[14]

在所有的傳教士中，只有馬偕是非醫師出身，然而臺灣的牙科醫療卻肇始於馬偕博士之寓拔牙於傳教，雖非正規之牙科醫療，但卻也緩解了臺灣先民無數的牙疾之痛[15]。

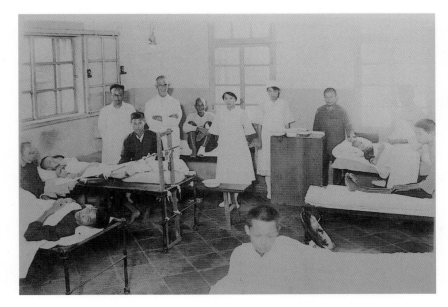

◀圖 2-10　「割膚救人」—樹立臺灣植皮手術的先例。照片左側病床上，右腿包紮紗布的病童即是當時動完手術的周金耀，病床旁為其養父周益。蘭大衛醫生（左二）、洪大中醫生（左一）與當時的二名護士合影。
（圖片來源：陳美玲，《切膚之愛：蘭大衛醫生與百年醫療宣教史；百年彰基院史文物史料記錄》，彰化市：彰化基督教醫院院史文物館，民89〔2000〕）

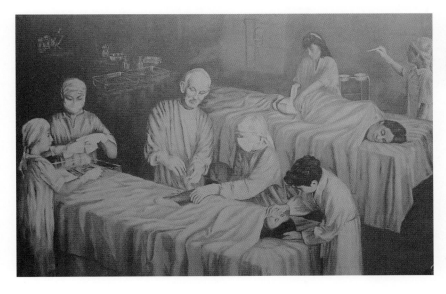

圖 2-11　黃英一所作「切膚之愛」之油畫，充分展現出切膚救人的基督之愛。
（圖片來源：陳美玲，《切膚之愛：蘭大衛醫生與百年醫療宣教史；百年彰基院史文物史料記錄》，彰化市：彰化基督教醫院院史文物館，民89〔2000〕）

13. 1928 年蘭大衛醫生為「坤子墘公學校」五年級的 13 歲學童周金耀施行手術，這位學童因跌傷右膝，起初不以為意，但最後卻感染化膿，引發潰瘍，傷口延爛長達一臺尺餘，很難再生新的肌膚，有併發骨膜骨髓炎之虞，屆時唯有截肢保命一途。且由於病人身體非常虛弱，無法再承受割下其他部位皮膚植補。在束手無策之際，蘭夫人忽然想到「耶穌基督被定在十字架上，是因為愛護世人，祂甘心為人流血捨命，我們實在無以為報。假使割下我的皮膚，縫在金耀的身上，可以治癒他的傷嗎？」於是毅然表示願意捐出自己的皮肉，由她的丈夫割下右大腿四片皮膚，移補到這位學童的身上。雖然因為植入別人的皮膚會受到人體的排斥，蘭夫人腿部的皮膚也因此先後遭受脫落之苦，但小孩子在經過細心的醫療與照顧，身體逐漸好轉，一年後完全康復。《蘭大衛醫生與百年醫療宣教史》，陳美玲，頁 95~102。
14. 《中西醫學史略》，杜聰明，頁 494。
15. 《臺灣歷史辭典》，許雪姬總策劃，頁 681。

第二節 馬偕開啟臺灣牙科治療的先河

　　馬偕原名喬治‧萊斯黎‧馬偕（George Leslie Mackay D.D.），漢名偕叡理。（圖 2-12）1844 年 3 月 21 日，誕生於加拿大安大略（Ontario）省牛津（Oxford）郡左拉（Zorra）村，祖籍蘇格蘭，父親喬治‧馬偕為佃農，嘗受公爵迫害，1830 年，舉家遷居加拿大，為家中六子之么。六歲進入伍德斯托克（Woodstock）小學，隨後就讀於多倫多（Toronto）的歐梅米（Omemee）師範學院。1866 年 9 月，以 22 歲之齡再入多倫多大學諾克斯（Knox）神學院深造[16]。翌年 9 月，轉入美國著名的普林斯敦（Princeton）大學神學院，繼續攻讀神學課程[17]。期間，他曾受教於希伯來語專家格林博士（Dr. Green）及耶穌生活史學家馬可徐博士（Dr. James McCosh）和影響他極為深遠的何基博士（Dr. Charles Hodge）等幾位恩師門下[18]，渡過了極為重要的神學院求學生涯。1870 年 4 月畢業，隨即返回加拿大。由於向加拿大長老總會海外宣道會提出申請，自願當海外宣教師未果，隨後前往英國進入蘇格蘭愛丁堡（Edinburgh）大學神學院[19]，並得以拜師於仰慕已久的偉大佈道英雄亞歷山大‧達夫博士（Dr. Alexander Duff）之門下[20]，繼續鑽研神學。正當馬偕於蘇格蘭之蘇若蘭郡緬懷祖先故土，進行尋根之旅的同時，海外宣道會經過總會的核准，正式指定中國為馬偕的宣教區，並且委託「多倫多中會」將聖職授與馬偕。

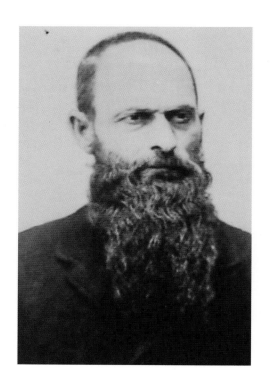

　　1871 年 10 月 19 日，正值 27 歲之年，馬偕踏上奉上帝之名的宣揚教義之途。輪船航向陌生的東方國度，首抵日本橫濱，繼轉中國大陸[21]，最終落腳於臺灣。馬偕於同年 12 月 30 日，抵達於臺灣南部的打狗（今高雄）；復於 1872 年 3 月 7 日，在李庥（Rev. Hugh Ritchie）牧師與德馬太（Dr. M. Dickson）醫生的陪同下，搭乘「海龍號」，前往臺灣北端的海港滬尾（今淡水）。北眺青山，南望綠水，忽聞上帝於其耳

◀圖 2-12　馬偕，原名喬治‧萊斯黎‧馬偕（George Leslie Mackay D.D.）漢名偕叡理，居民暱稱他為「黑鬍番」。以為信徒拔牙，解除痛苦作為其傳教的手段，開啟臺灣牙科治療的先河，後被譽為臺灣口腔外科醫療第一人（韓良俊語）。
（圖片來源：淡江中學校史館，新北市淡水區）

---

16. *From Far Formosa*，Geo. L. Mackay, P. 14~17。
17. 同前註，P.18~19。
18. 同前註，P.18。
19. 同前註，P.22。
20. 同前註，P.20~21。
21. 同前註，P.30。

邊低語：「這地方就是了。」（**This is the land.**）[22]。於是淡水成為馬偕博士安身立命之所，長達30 年。

　　因為馬偕博士雙頰蓄留濃密的黑鬚，而被呼為黑鬚番、黑鬚奴或黑鬚鬼（**The black-bearded devil**）[23]；時時被投以異樣的眼光，處處遭到殘酷的排斥。然而，馬偕依然秉其堅強的毅力與化干戈為玉帛的高尚情懷，決心與鄰為善，傳播福音。他深深了解到，宣教之首要在溝通，溝通的基礎在語言。因此，積極學習臺語則成為他宣教初期最要的工作（**圖 2-13**）。五個月之後，即 1872 年的 4 月 14 日，他在講堂上首次以臺語講道，這也是淡水宣教史上最有意義和重要的日子，淡水教會也因而將此日定為「設教紀念日」[24]。

　　馬偕於淡水設立了第一個教會—淡水教會。並在 1873 年 1 月，為其在臺最初的五位門徒洗禮，此五位門徒即嚴清華（**圖 2- 14**）、吳寬裕、林孽、林杯和王長水[25]。爾後也成為他宣教、醫療與教育史上最重要的左右手。在民風閉塞的惡劣環境中，師徒步上一段影響臺灣極為深遠的漫漫長途！

　　馬偕早年一路研讀神學，雖非正規的醫學院出身，但在他的心中深深了解到醫療對傳教的重要性。他說：

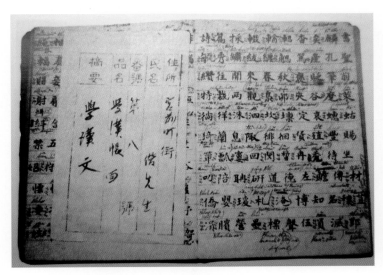

圖 2-13　馬偕用心學習臺灣方言；圖為馬偕學習漢文的筆記。
（圖片來源：真理大學校史館，新北市淡水區）

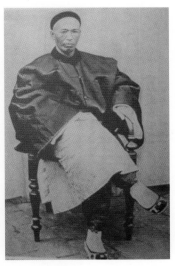

圖 2-14　嚴清華（1852-1909）
人稱「阿華」，馬偕的五位門徒之一，受洗後跟隨馬偕左右，可能是第一位學習現代拔牙技術的臺灣人，也是臺灣北部教會首位受封的本地籍牧師。
（圖片來源：真理大學校史館，新北市淡水區）

22. 同前註，**P. 32**。
23. 《宣教師偕叡理牧師傳：包括三百餘年前西班牙與荷蘭來台佈教簡史》，郭和烈，郭和烈出版，1971，初版，頁 11。
24. 《寧毀不銹—馬偕博士的故事》，曹永洋，臺北市：文經社 2001，第一版，頁 52。
25. *From Far Formosa*，Geo. L. Mackay，**P. 148**。

醫療任務的重要性是無庸置疑的，那些了解當代傳教師工作歷史的人尤其感同身受。於臺灣宣教之初，我們全神灌注於上帝的福音與風範的傳播，而醫療的手段是開啟通往傳道的大門。我的任何準備訓練沒有比得上在多倫多和紐約所學的醫術更實際有用的。我發現對罹患病痛的人而言，我如有能力去解除他們的痛苦和治癒他們的疾病，我將會為傳教的工作贏得感恩的朋友和支持者。[26]

　　因此，馬偕初期的傳教是採取醫療與傳道雙管齊下的手段，因為當時的臺灣尚屬蠻荒之地，處處瀰漫瘴癘惡氣，環境衛生極差，傳染病肆虐嚴重，尤以瘧疾為最。在無正規醫生可求診下，民眾就醫無門。馬偕只要有遠行，必備妥藥品於行囊中（**圖 2-15**）。其中，最重要的是治療瘧疾的金雞納霜（奎寧）[27]。

　　馬偕牧師的自傳《臺灣遙寄》（*From Far Formosa*）為當時的宣教與醫療留下最完整的紀錄，其中有關牙科醫療的紀錄，更是彌足珍貴，意趣橫生（**圖 2-16**）。而寓拔牙於宣教的醫療事蹟是馬偕牧師在宣揚基督教義的一大特色。（**圖 2-17**）

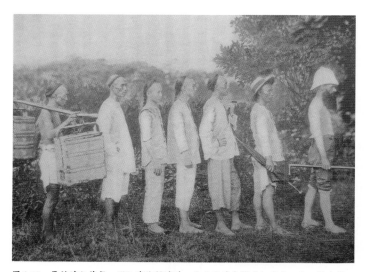

圖 2-15　馬偕遠行傳教，深入窮鄉僻壤時，由於當時臺灣盛行瘧疾，故必備妥藥品於行囊中，隊伍後面挑擔者的籃簍中即為馬偕使用的藥箱。
（圖片來源：George Leslie Mackay，*From far Formosa : the island, its people and missions* / by George Leslie Mackay, D.D ; Edited by the Rev. J. A. Macdonald，New York ; Chicago ; Toronto : Fleming H. Revell company，〔1895〕）

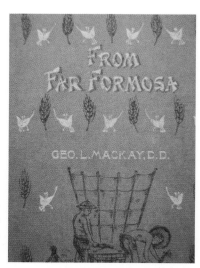

圖 2-16　馬偕留給後世最重要的宣教歷史文獻，其自傳《臺灣遙寄》（*From Far Formosa*）。
（圖片來源：George Leslie Mackay，*From far Formosa : the island, its people and missions* / by George Leslie Mackay, D.D ; Edited by the Rev. J. A. Macdonald，New York ; Chicago ; Toronto : Fleming H. Revell company，〔1895〕）

26. *From Far Formosa*，Geo. L. Mackay，P. 308。
27.《寧毀不銹—馬偕博士的故事》，曹永洋，頁 70~72。

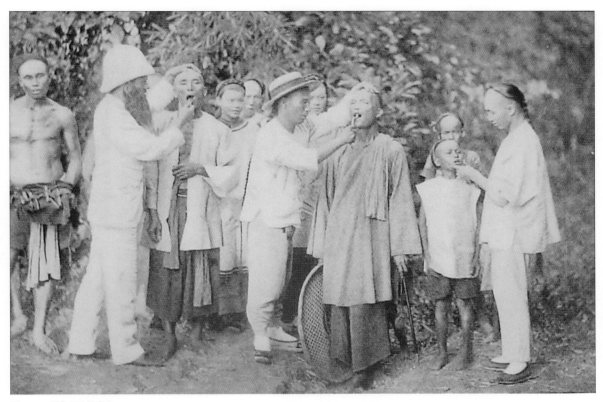

圖 2-17 蒼穹下的醫療室。
此為馬偕留給後人最經典的拔牙照片。左側蓄髭站立拔牙者為馬偕，中間站立拔牙者為嚴清華，最右側則為另一位學生柯玖。
（圖片來源：George Leslie Mackay，*From far Formosa：the island, its people and missions*, by George Leslie Mackay, D.D；Edited by the Rev. J. A. Macdonald，
New York；Chicago；Toronto：Fleming H. Revell company，〔 1895 〕）

　　十八世紀末的臺灣，環境衛生條件極差，生活艱苦，除了傳染病盛行，居民的口腔健康亦
無法倖免。當時最大的口腔疾病是牙痛，馬偕牧師描述到：

　　由嚴重瘧疾熱（severe malaria fever）、咀嚼檳榔、抽雪茄以及不潔習慣所引起的牙痛，
主宰了大多數漢人與原住民的牙疼。居民對於成長、缺陷及牙齒的治療，崇尚迷信，一般都相
信是由於吃進蛀蟲才造成牙痛的，而驅除「黑頭蟲」（black-headed worm）的方法，千奇百怪，
不一而足。當地居民的拔牙方法是粗糙且殘忍的；有的牙齒是用堅韌的細繩拔除或是用剪刀的
刀片撬掉的。「旅行醫生」（指的應是赤腳仙）則是使用鉗子（pincers）或是小火鉗（tongs）。
無疑的，居民幾乎害怕拔牙，因為如此野蠻的治療經常造成顎骨斷裂、流血不止、昏厥，甚至
死亡。[28]

　　其實，馬偕牧師一開始並無將拔牙列入其醫療的範圍，而是在無意中，為一位士兵拔除了
疼痛之牙後，才開始了拔牙的醫療服務。他說：

---

28. *From Far Formosa*，Geo. L. Mackay。

我第一次嘗試拔牙是在 1873 年。有一天，在與學生離開竹塹（今新竹）時，我們被一群士兵跟蹤，來監視我們的行動。其中有一人患有劇烈的牙疼，他說：「裏面有牙蟲」。當時我手上沒有拔牙鉗，但當我檢視了那顆痛牙之後，我找了一根硬木頭，削成所要的形狀，而將牙齒拔除。這是原始的牙科醫療，但牙齒確已被拔除；而那可憐的士兵也感激涕零。幾年之後，當許多士兵辱罵那「野蠻的宣教師」時，一位身材高大的軍官趨步向前，訓誡了士兵，說我就是那位解決他牙痛的老師。[29]

從此之後，馬偕牧師便將拔牙的醫療當成他宣教重要的手段，並且積極取得新穎的拔牙器械（圖 2-18），提供居民更好的服務。終其一生，親自為人拔去多達 21,000 顆牙齒，緩解了無數病人的苦痛，也有效地化解了許多人對外來宗教的偏見與敵對。至於馬偕在拔牙的過程中是使用何種麻醉劑？在其自傳中並無提及，拔牙器械使用的類型則是由最原始到最先進的。

我最初的器械非常粗糙，是由當地的鐵匠依我指示敲打而成。而現在則使用在紐約製造的優越器械。柳葉刀（lance）我很少使用。至於 key、hook、punch 或 screw，則從來不用。我不需要診療椅，而且病人大排長龍，任何精心的準備都將是浪費時間，漢人有著豐富（considerable）的神經，對疼痛的忍耐度極大。

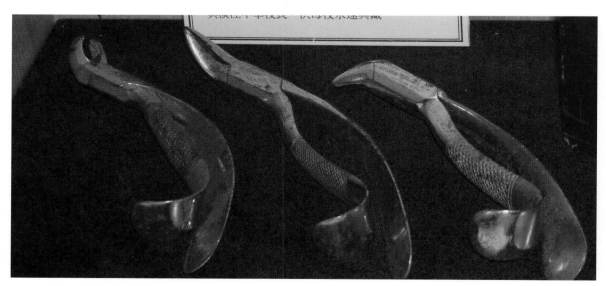

圖 2-18　馬偕當時使用的最新穎的拔牙器械，與當今牙醫師所使用的幾無差異。他曾用這組拔牙鉗為臺灣人拔除 21,000 多顆牙齒，之後將此拔牙鉗贈與陳清忠之父陳榮輝牧師，讓他在新店教會為鄉民服務。陳榮輝辭世後，這組器械成為陳家的傳家之寶，直至陳清忠夫人謝香女士 90 歲生日時，於壽宴上，正式贈與淡江中學校長，供該校永久典藏。
（照片來源：陳銘助，攝於淡江中學校史館）

---

29. 同前註，P. 315。

在巡迴鄉下時，我們的習慣是站在空曠的地方，經常是廟宇的石階上，在唱完一、兩首聖歌之後，即開始拔牙，接著佈道，傳播福音。病人站著拔牙，牙齒拔出後，置於病人手中，因為如果我保留了他們的牙齒，將會引起他們的懷疑。有幾位學生是使用拔牙鉗的高手，我們經常在一小時內，拔掉了一百顆牙齒。自從 1873 年以來，我親手拔了兩萬一千顆以上的牙齒，而學生和傳教師們也拔有半數之多。當地居民已經了解到他們不需要再受牙痛的煎熬，也不需再冒拔牙的危險。僧侶們以及反對傳教的人會說服居民說：熱病和其他疾病的治癒並不是依賴我們的藥物，而是神的保佑，但是牙痛的緩解是不爭的事實。我們的拔牙工作遂有效地瓦解了他們的偏見和對立。[30]

這可謂為臺灣牙科醫療的濫觴，臺大教授韓良俊譽馬偕為臺灣的「口腔外科醫療第一人」[31]。而其助手嚴清華亦可謂是「臺灣首位牙科學徒」[32]。

但是對於醫生的產生，在沒有醫療法規的管理下，幾乎只要願意、敢要、想要，就可以成為醫生。不過基本上，當時醫生的培育主要還是以「師徒傳授」方式為主。馬偕在《臺灣遙寄》（*From Far Formosa*）中說：

不要以為臺灣沒有醫生，此地有許多醫生和藥物，即使不是屬於科學的，但確實有趣， 且值得研究。此地並沒有公設的醫學校，沒有考試，沒有學位，傳統是唯一的法律，成功是唯一的文憑。藉著自身或在他人身上的實驗，一個人可以了解某些複合物（compound）的醫療價值，或是學習自老師經驗的，或是從藥書自學的，摘取精華，自可行醫；或是久病成良醫，而有足夠的知識開立藥方以醫人。草藥店的店員藉著閱讀醫師的藥方抓藥，也開始開立藥方。事業失敗之徒，亦可搜購大量藥方而開始行醫。但確信的是一個人必須具備知識或機靈，否則將失去病人的信心和惠顧，而其職業亦將成泡影。[33]

由於中國傳統的漢醫，是以「望、聞、問、切」的方式診斷疾病[34]，方劑形形色色，療法深奧難解。而外科醫生（或許當時尚無外科醫生的稱號）也只是敷敷草藥而已，因而內外科醫生的社會地位有著天壤之別。

30. 同前註，P. 315~316。
31. 《牙醫來時路—臺灣牙醫近代史首部曲》，中華民國牙醫師公會全國聯合會 2003，頁 1~5。2005 年 12 月 6 日筆者親自求證韓良俊教授於臺大醫院牙科部第一門診。
32. 「高雄縣牙醫師公會網站」之《牙醫史大事紀》，頁 3。
33. *From Far Formosa*，Geo. L. Mackay，P. 308~309。
34. 《重修臺灣省通志卷七政治志衛生篇（第一冊）》，白榮熙，頁 6。

本地醫生將疾病分為內外科，有能一人兼治兩科者，一般認為內科醫生係治療身體內部的神秘疾病，由於療法顯得高深莫測，因此那些奉獻於治療內科疾病的醫生較獲尊崇；相較之下，一般人認為外科醫生的專長只是治療外部的疼痛和外傷而已。[35]

　　馬偕雖非出身正規醫學教育系統，但其醫療工作無疑地在傳道上扮演著重要的角色，成為日後「偕醫館」與「馬偕紀念醫院」誕生的基石。他弘揚基督，傳播福音，足跡遍佈濁水溪以北的整個北臺灣（圖 2-19）；經常為了宣教，赤足跋山涉水，餐風露宿。1878 年 5 月 27 日，在英國領事的證婚下，與五股坑女子張聰明小姐，結為連理，是年，馬偕 34 歲，夫人 18 歲[36]。於此民智未開的閉塞環境下，此一「神賜的」異國聯婚，成為日後備受臺灣人民肯定的因素之一（圖 2-20）。

　　1895 年，臺灣割讓予日本之後，日本政府以馬偕為非正規醫師，以無照行醫為由，禁止他為人治病和拔牙[37]。1879 年秋，加拿大母會海外宣道會希望他休假返國述職，馬偕於是第一次攜家帶眷返回加拿大。期間，依然四處演講證道，加拿大皇后大學（Queen University）為表揚他在海外宣教的卓越成就，特別頒予「神學博士」學位，此後世人都尊稱他為「馬偕博士」[38]。

　　來臺初期，馬偕以學自多倫多及紐約的醫學技術[39]，在臺佈教的同年，開始為患者治病。最初於今淡水三民街口，租一民宅成立「滬尾醫館」（圖 2-21），並商請洋行西醫林格（Dr. Ringer）協助醫療業務[40]，且由洋行之捐助補充醫館之經費。爾後，又於 1879 年 3 月，另購地

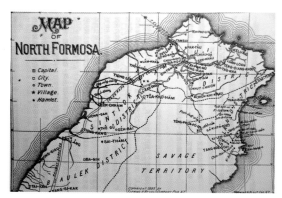

圖 2-19　馬偕的自傳—《臺灣遙寄》（*From Far Formosa*）中的北臺灣地圖，標示著馬偕走過的足跡。
（圖片來源：George Leslie Mackay，*From far Formosa ： the island, its people and missions*, by George Leslie Mackay, D.D；Edited by the Rev. J. A. Macdonald, New York；Chicago；Toronto：Fleming H. Revell company，〔1895〕）

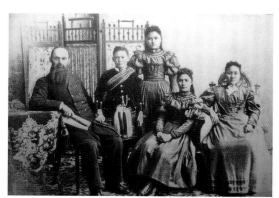

圖 2-20　馬偕牧師全家福。左起：馬偕、獨子偕叡廉、次女偕以利、長女偕媽連、馬偕夫人。
（圖片來源：George Leslie Mackay，*the island, its people and missions*, by George Leslie Mackay, D.D；Edited by the Rev. J. A. Macdonald, New York；Chicago；Toronto：Fleming H. Revell company，〔1895〕）

---

35. 同前註，P.309。
36. 《寧毀不銹─馬偕博士的故事》，曹永洋，頁 85~86。
37. 「1896 年，日本殖民政府公佈『臺灣醫業規則』，規定開業醫師須領有開業執照，對於偏遠地區則限定開業，此為日本管理臺灣醫業之開始。」同前註，頁 27。又引同前註，見頁 90~91。
38. 《寧毀不銹─馬偕博士的故事》，曹永洋，頁 110。
39. 同前註，P. 308。
40. 同前註，P.319。

興建醫館。1880 年底，美國底特律一位婦人，為了紀念其亡夫馬偕船長（Captain Mackay），捐出 3,000 美元，協助馬偕在臺灣的宣教工作[41]。馬偕利用此款於 1883 年，興建「滬尾偕醫館」，簡稱「偕醫館」（MacKay Hospital）[42]（**目前仍座落於淡水馬偕街 24 號**）（圖 2-22）；對引進西方現代醫療，功不可沒。

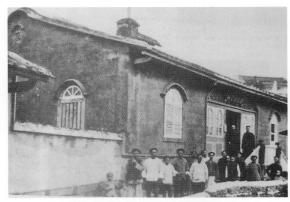

圖 2-21　十九世紀時之滬尾醫館，站立於門口者即為馬偕博士。
（圖片來源：真理大學校史館，新北市淡水區）

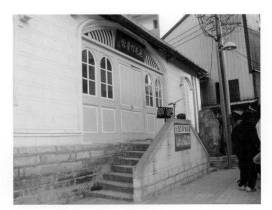

圖 2-22　滬尾醫館今之遺跡。
（照片來源：陳銘助，攝於淡水滬尾醫館舊址。）

　　1900 年 5 月 1 日，馬偕在前往噶瑪蘭（**今宜蘭**）巡視各教會的途中，發現喉嚨有異，且情況日益嚴重。經英國女宣教師醫生麥克・克魯爾診斷為喉癌，於 11 月 1 日，前往香港就醫，奈因病情轉劇，於 1901 年 6 月 2 日，安息主懷。家屬尊其遺囑，安葬位於今淡江中學校園內之「馬偕墓園」（圖 2-23），得年 57 歲。[43]

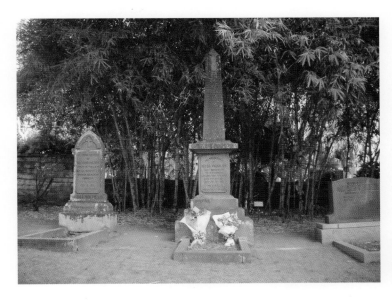

◀圖 2-23　馬偕墓園。
一生奉獻臺灣的異國傳教士，身後依然熱愛斯土，長眠於北臺灣的淡水河邊。
（照片來源：陳銘助攝於淡江中學校園內）

41. 《寧毀不銹—馬偕博士的故事》，曹永洋，頁 110。
42. 同前註，P. 316。
43. 《寧毀不銹—馬偕博士的故事》，曹永洋，頁 142 及頁 146。

馬偕博士逝世後，「偕醫館」的醫務由吳威廉牧師夫婦、宋雅各（Dr. Fugesson）醫師等傳教士共同經營。為了紀念馬偕牧師的志業和進一步照顧病患與進行宣教工作，偕醫館的擴建工作經由加拿大基督長老教會同意後，在臺北雙連地區新建醫院。1912 年，竣工，稱為「馬偕紀念醫院」（圖 2-24），以紀念馬偕博士跟隨耶穌基督蹤跡，以「基督救世之精神，醫治病患之肉體、精神及靈魂」（圖 2-25）為宗旨而設立[44]。馬偕紀念醫院開幕後，由宋雅各擔任首任院長。庚續馬偕精神，遺澤臺灣寶島[45]。

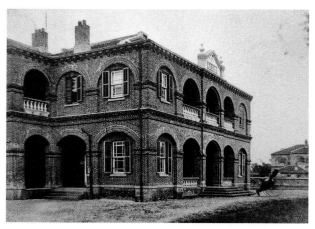

圖 2-24　1912 年剛落成時的馬偕紀念醫院，被譽為當時「全遠東最好的基督教醫院」。
（圖片來源：淡江中學校史館，新北市淡水區）

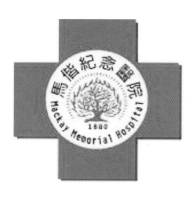

圖 2-25　蘊含馬偕「焚而不毀」精神的醫院徽章。
（圖片來源：馬偕紀念醫院）

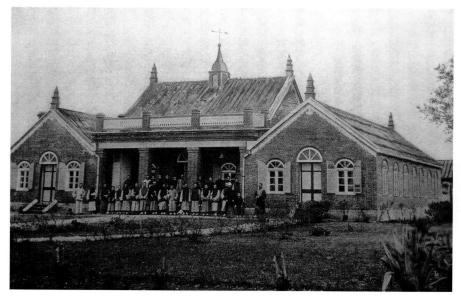

◀圖 2-26　除了醫療傳教外，馬偕也開啟了臺灣的西式教育；圖為 1882 年 9 月 14 日馬偕興建的牛津學堂開學，共有 18 人入學。1880 年馬偕第一次回國述職，得到牛津村鄉親捐助其建神學院，因此取名「牛津學堂」。此學堂後來成為臺灣神學院、淡江中學及真理大學的搖籃地。照片前排右側戴白帽者即為馬偕博士，其旁小孩是偕叡廉。
（圖片來源：George Leslie Mackay, *From far Formosa : the island, its people and missions* , by George Leslie Mackay, D.D ; Edited by the Rev. J. A. Macdonald, New York ; Chicago ; Toronto : Fleming H. Revell company，〔 1895 〕）

44.《重修臺灣省通志卷七政治志衛生篇（第一冊）》，白榮熙，頁 488~491。
45.《愛在福爾摩沙》，鄧柏揚，臺中市：晨星發行 2003，初版，頁 75~76。

綜觀馬偕一生，「寧願焚毀、不願銹壞」[46]，是耶穌的堅定信仰者，勇敢正直的宗教家，意志堅強，耐力超凡，畢生盡瘁於醫療宣教。居臺 30 年間，奉獻斯土斯民，又與臺籍女士聯姻，終葬臺灣而為臺灣人，吾人譽之為臺灣的「史懷哲」，實當之無愧矣！（圖 2-26）

茲將馬偕拔牙時期來臺傳教士之事蹟與貢獻彙整如表 2-1：

表 2-1　教會醫學時期初期來臺傳教士之比較

	姓名	來台時間	重要事蹟	影響
1	馬雅各（J. L. Maxwell）	1865.05.28	1865.06.16 於臺南府城看西街設立醫館，後於旗後（今旗津）設立「旗後醫館」，為臺灣最早設立之西醫醫院。1868 年重返臺南府城設「舊樓醫院」。	舊樓醫院第三任院長安彼得（Dr. P. Anderson）另於今臺南市東門街新建「新樓醫院」，為 19 世紀時臺人習醫之最早管道。
2	馬偕（G. L. MacKay）	1871.12.30	1872 年設立淡水教會，並於臺灣北部宣教醫療。終其一生，為人拔除 21,000 顆牙齒。1878 年與五股坑張聰明小姐結婚。1879 年 3 月設「偕醫館」。1882 年創建牛津學堂與淡水女子學堂。死後安葬今淡江中學校園內。	馬偕先設「滬尾醫館」，再設「偕醫館」。逝世後，偕醫館由吳威廉與宋雅各（Fugesson）共同經營。1912 年加拿大長老教會為紀念馬偕博士，創設「馬偕紀念醫院」於臺北雙連。
3	甘為霖（W. Campell）	1884.12.10	1885 年研究創造適合臺灣人的點字法，1891 年創辦「訓瞽堂」，並編撰「廈門音字典」。	後人尊為「臺灣殘障醫學之父」。
4	盧敏嘉（G. Russell）	1888.12.22	1890 年成立「大社醫館」。於臺中、彰化巡迴醫療和宣教時，於總爺街（今彰化市成功路）設置療站。	盧敏嘉所創設之「大社醫館」，之後為彰化基督教醫院的草創，奠下基礎，為中臺灣現代醫學之濫觴。
5	蘭大衛（D. Landsborough）	1895.10.16	1895 年接替盧敏嘉，以彰化教會為診療所，而為「彰化醫館」，彰化基督教醫院的前身。1897 年起親自訓練醫療助手。1928 年的「割妻之膚、挽救病童」，創全臺植皮手術首例。	「彰化醫館」於 1907 年擴建為「英立彰化基督教醫院」，1937 年更名為「彰化基督教醫院」。1936 年蘭大衛醫生退休後，由甘饒理（G. Gumming）及李約翰（J. Liew Little）先後擔任院長。

資料來源：1.《臺灣醫療發展史》，陳永興，臺北市：月旦出版社 1997，一版，頁 55~64。
　　　　　2.《蘭大衛醫生與百年醫療宣教史》，《百年彰基院史文物史料紀錄》，陳美玲，彰化市：財團法人彰化基督教醫院院史文物館 2000。
　　　　　3. *From Far Formosa*，Geo. L. Mackay，臺北市：南天 1991。
　　　　　4.《台灣醫療史—以台大醫院為主軸》，莊永明，臺北：遠流 1998，初版，頁 32~55。
　　　　　5.《中西醫學史略》，杜聰明，臺大醫學院圖書館藏 0752260 1959，初版，頁 492~495。
　　　　　6.《寧毀不銹—馬偕博士的故事》，曹永洋，臺北市：文經社 2001，第一版。
　　　　　7.《臺灣歷史辭典》，許雪姬總策劃，臺北市：行政院文建會 2004，一版，頁 682。

46.《重新現馬偕傳》，陳俊宏，臺北市：前衛出版社 2000，初版，頁 182。「焚而不毀」（拉丁文：Nec Tamen Consumebatur）意指曠野中的一株荊棘在火焰中燃燒，卻不焚毀的一個異象。這個異象的典故來自《聖經》舊約＜出埃及記＞第 3 章至第 17 章的經文裏，上帝從著火的荊棘裏向摩西講話，命令他回埃及將以色列人帶出來。十六世紀宗教改革運動後，「焚而不毀」的圖像逐漸成為卡爾文（John Calvin）改革宗教長老教會的象徵。馬偕牧師在北臺灣所建的幾座主要教堂的上方，都置有這個標誌。馬偕本人所喜用的座右銘：「Rather burn out than rust out.」（寧為灰燼，不為朽木。）料是根源這個標誌著長老教會精神的圖徽。

第三節 教會醫療是醫學倫理的典範

　　臺灣開放為通商口岸之後，西方傳教士不遠千里而來，同時也帶來了西方現代醫學的種籽；而臺灣這塊西方現代醫學的處女地，提供了它得以生存立足之處。當時來自大陸移墾的先民是「三在六亡一回頭」[47]、「人至即病，病輒死亡。」渡海來的唐山移民多為水土不服所苦，「瘴癘淵藪」也是福爾摩沙的代名詞。到處肆虐的傳染病，常常帶來嚴重的死亡；島上無醫少藥，唯有依賴草藥秘方，甚至求神問卜、崇信籤方，堪稱「埋冤之地、鬼介之島」[48]（圖2-27~28）。亦即在此瘴癘橫行，極需救恤之際，教會醫療於1865年，首先登陸於南臺灣，7年後的1872年，亦於北臺灣的滬尾萌芽，而中臺灣的教會醫療則遲至1890年，方於大社與彰化發跡。無疑地，當時的時空環境提供了此一有利的條件。

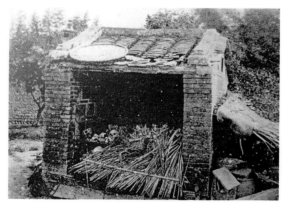

圖2-27　有應公
清治之初，臺灣「人死無棺斂」，死無葬身之地的社會問題嚴重，乃有「義葬」、「義塚」以解決問題。「有應公」與「萬善同歸」都是民間建造，以叢埋枯骨的地方。圖為「有應公」，規模較「萬善同歸」小，僅能寄存少量骸罐，亦稱「金斗公」、「萬應公」等。
（圖片來源：伊能嘉矩，《臺灣文化志》，v.2，東京市：刀江書院，昭和3〔1928〕）

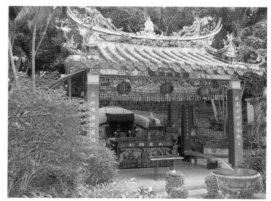

圖2-28　同歸所
清治之初，臺灣「人死無棺斂」，死無葬身之地的社會問題嚴重，乃有「義葬」、「義塚」以解決問題。「有應公」與「萬善同歸」都是民間建造以叢埋枯骨的地方。圖為座落於臺北士林芝山岩上的「同歸所」，建於清咸豐年間，收容林爽文事件及漳、泉械鬥死亡的骨骸，重修於1928年。
（照片來源：莊世昌）

　　當傳教士以醫療為手段來傳播福音的同時，也抓住了人性的弱點。當一個人身患病痛之際，亦即感情心理最脆弱之時，醫藥解除病痛在前，福音安慰心靈於後，內心充滿無限感激自然不在話下，信徒人數與日俱增，自不待言，亦為其成功之處。自此而後，基督教的傳播更是無遠弗屆，教會醫療恩澤所被遍及全島，福爾摩沙島上居民的健康，總算得到了些許的照顧與改善。如今綿延不息的教會醫療，仍在臺灣扮演著極為重要的角色，可能是當初犧牲奉獻至愛的傳教師和醫生們所始料未及者！由此給了我們一個寶貴的啟示，那就是任何一位醫生，包括牙醫師在內，一方面除了要在專業領域完成神聖的醫療之外，另一方面亦要兼具慈悲心與憐憫病患的高尚情懷，兼任病人的心理諮商師，相信雙管齊下的醫療一定能夠實踐建立和諧的醫病關係。

---

47. 莊永明，《台灣醫療史：以臺大醫院為主軸》：「『唐山過臺灣』，篳路藍縷，以啟山林的冒險犯難生活，有『心肝結歸丸』的說法，是真確的描述；『三在六亡一回頭』這句俗諺說明了『渡臺悲歌』；10人之中，有3個人倖存在臺奮鬥，6個人成了客死異地，葬身臺灣的『有應公』，另一個頭也不回地重回唐山。」，頁22~23。
48. 連橫，《臺灣通史》《卷一開闢紀》：「或曰：臺灣原名『埋冤』，為漳、泉人所號。明代漳、泉人入臺者，每為天氣所虐，居者輒病死，不得歸，故以埋冤名之，志慘也。其後以『埋冤』為不詳，乃改今名。」，頁24。

另外，西洋傳教士們的醫療工作讓處於民智未開的臺灣居民，從傳統的巫術祈福與漢醫療法之外，去體認另一種科學的醫療模式，而直接地解決疾病所帶來的痛苦，進而不再排斥外來的醫學（圖 2-29~32），此固然是由於這些傳教士們本身都已具有著以科學為基礎的醫學教育，甚且多位傳教士是出身醫學院的正規醫師。更重要的是，他們都是自奉為耶穌之子，心中充滿著上帝給予的愛，來熱愛這塊土地以及這塊土地上的居民；他們以無比的勇氣和堅定的信仰，化解了重重的危機，排除了層層的阻礙，將生命中最美好的青春與歲月奉獻予臺灣，且將臺灣視為其「第二故鄉」，甚至最終長眠於此！

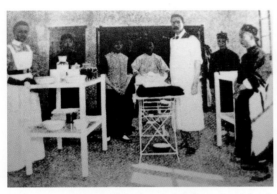

▲圖 2-29　馬雅各二世夫婦全心投入新樓醫院的工作，並栽培本地見習生及護士，讓新樓醫院名聲遠播。
（圖片來源：The English Presbyterian Church／英國長老教會，*Presbyter Messenger*《英國使信月刊》，倫敦：英國長老教會總會，〔1850-1947〕）

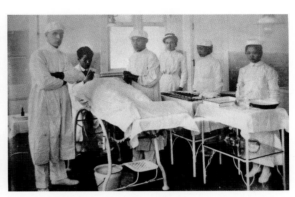

▲圖 2-30　1912 年竣工的馬偕醫院為一所具現代規模的綜合醫院，設施較過去完備。圖為手術房及醫護人員。
（圖片來源：淡江中學校史館，新北市淡水區）

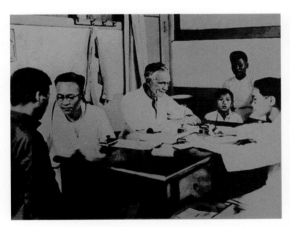

▲圖 2-31　蘭大衛苦心培植本地優秀青年；圖為其正在訓練見習生看診。見習生先試著幫病人檢查及診斷，再由蘭醫生檢核、問診，一步步地學習、累積經驗。
（圖片來源：陳美玲，《切膚之愛：蘭大衛醫生與百年醫療宣教史；百年彰基院史文物史料記錄》，彰化市：彰化基督教醫院院史文物館，民 89〔2000〕）

▶圖 2-32　1897 年，蘭大衛與其第一批學生之合影。後排左：吳希揚，阿猴（今屏東）人，前馬偕醫院院長吳再成之父。後排中：劉振昌，阿里港人。後排右：高再得，岡山人，臺灣基督長老教會前總幹事高俊明牧師之父。前排左：顏振聲，臺南人，前衛生署長顏春輝之父。前排中：蘭大衛。前排右：潘阿敦，大社人，原本追隨盧嘉敏習醫。
（圖片來源：陳美玲，《切膚之愛：蘭大衛醫生與百年醫療宣教史；百年彰基院史文物史料記錄》，彰化市：彰化基督教醫院院史文物館，民 89〔2000〕）

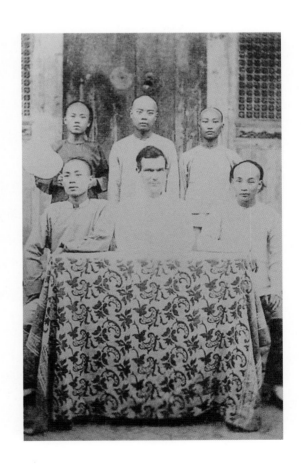

由於這些傳教師都是虔誠的基督徒，雖然宣揚基督教義是其天職，但是在執行醫療的過程當中，卻是本著無私無我、犧牲奉獻的情懷，值得身為醫療從業人員的我們深深的省思。以愛為出發點，以病人的健康為依歸的醫療，是建立良好醫病關係的基石。今天，在功利主義盛行的社會中，一切醫療皆以講求金錢和利益，「視病猶親」的醫學倫理蕩然無存，而「醫者父母心」的中國傳統思想也幾乎毀滅殆盡，因此，醫療糾紛層出不窮。撰寫「希波克拉提斯誓詞」（Hippocratic Oath）的柯斯（Cos）聖人目睹今日唯利是圖、漠視病人權益的醫療時，地下有知，也會唏嘆噓唏！回顧 100 多年前的教會醫療，靜心思考著傳教士的所作所為，如何重振醫學倫理，改善醫病關係，是再次提升臺灣醫療品質的當務之急。

臺灣自十六世紀以來，到十九世紀西方傳教士登陸以前的這段期間，逐漸湧入來自中國大陸的移民，同時也帶來了中國的傳統醫學。但是在一個蠻煙瘴雨的環境中，居民的生命無時不刻不受到瘴癘之氣的威脅，傳統的中醫又無法完全解決此一難題，因此居民只好轉而求助於鬼神與上蒼，臺灣遂長期處於一個重神不重醫的年代。直到西方傳教士揭開「教會醫學」的序幕，臺灣的居民始有機會受到西方現代醫療的照顧。雖然西方現代醫療的傳入臺灣，是基督教會基於傳教需要所採取的必要手段，但是它對整個臺灣固有的原始傳統醫療，所造成的前所未有之衝擊，也是一個不爭的事實。西方醫療的傳入使得當時的臺灣居民，除了中醫之外，又多了一項新的醫療選擇。到 1895 年，臺灣割讓予日本以前，教會醫學在臺灣的北、中、南分別由馬偕、蘭大衛、馬雅各創立了「偕醫館」、「彰化基督教醫院」和「新樓醫院」。其中馬偕博士在傳教的過程中，以其在紐約和多倫多習得的拔牙術，為信徒拔牙解除疼痛，而開啟了臺灣牙科醫療的先河，時為 1873 年。教會醫學帶給我們後世的啟示，是它奠定了現代醫療在臺灣發展的基礎，使得臺灣居民逐漸能夠接受並認同西方醫療帶來的俾益，另一方面，傳教士本著「路加」精神的無私奉獻，留給我們後輩醫療從業人員的是關懷病人、視病猶親的寶貴醫學人文典範。

第三章　臺灣總督府臺北醫院時期（1906~1945）

　　日本殖民政府統治臺灣 50 年，雖然在政治上對臺灣人嚴酷的打壓，在經濟上進行無情的剝削與壓榨；在差別教育上，視臺灣人為二等國民，但是換個角度來說，其在醫療衛生設施與醫學教育的建設方面，姑且不論其出發點為何，畢竟在其撤離臺灣之後，其所遺留下的是造福臺灣人民的硬體建設與衛生、法治之餘響。在此時期，醫療機構的發展以帝國大學附屬病院馬首是瞻及輔以各地病院之建設，所形成之醫療網；醫學教育則以帝國大學醫學部為重鎮，研究機構則以總督府中央研究所為主，此三者對日後臺灣醫學的研究和發展影響至為深遠（圖 3-1~2）。然就牙科發展的歷史而言，在日據時期，1906 年，於「臺北醫院外科部」成立「齒科治療室」，開啟了正規牙科的醫療，至於牙醫學教育教育方面，僅於醫學校或臺北帝國大學醫學部的課程中，開設「齒科學」一門科目而已，專門牙醫學教育機構，則付諸闕如。原因為何？迄今成謎。

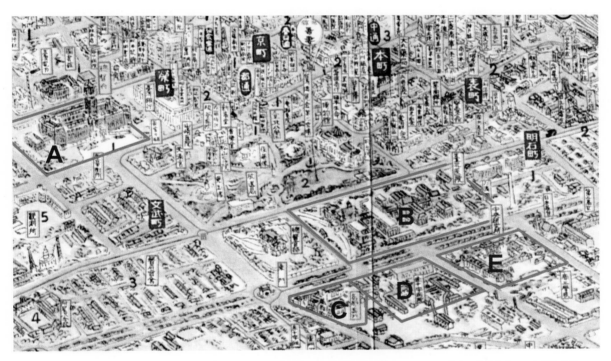

圖 3-1　1935 年（昭和 10 年）臺北城內鳥瞰圖。紅色框線所標示的，即為臺灣日據時期，最重要的行政、醫療、醫學教育及研究機構位置。
A、臺灣總督府
B、臺北醫院
C、臺灣總督府醫學專門學校
D、日本赤十字社臺灣支部病院（日赤病院）
E、臺灣總督府中央研究所
（圖片來源：陳節貞，依 1935 年大窪四郎所繪製之《大臺北鳥瞰圖（部分）》改繪）

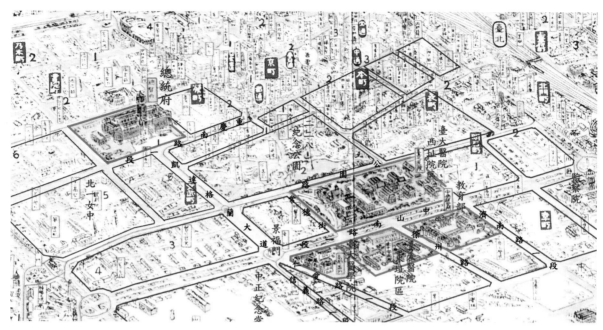

圖 3-2　1935 年（昭和 10 年）臺北城內鳥瞰與現在臺北市中正區一帶街道對照圖。
總統府（臺灣總督府）
臺大醫院西址〔舊〕院區（臺北病院）
臺灣大學醫學院（臺灣總督府醫學專門學校）
臺大醫院東址〔新〕院區（日本赤十字社臺灣支部病院）
教育部（臺灣總督府中央研究所）
（圖片來源：陳節貞，依 1935 年大窪四郎所繪製之《大臺北鳥瞰圖（部分）》改繪）

第一節　緊急醫療措施之創設與沿革

　　1895 年 4 月 17 日（清光緒 20 年，明治 28 年），臺灣割讓日本之際，臺灣尚屬於未開發的化外之地，雖美譽為「婆娑之洋，美麗之島」[1]，但根據文獻記載[2]，在當時的環境衛生條件非常惡劣，是充滿蠻煙瘴雨的「鬼界之島」[3]，流行病如鼠疫（俗稱黑死病）、天花、瘧疾、痢疾等橫行全島，其中以瘧疾最為嚴重[4]。日軍抵臺之初，水土不服，又無族群免疫[5]，根據統計：至 1895 年底，死於傳染病的軍與民比戰死的還多[6]（圖 3-3~4）。有鑑於此，改善環境衛生以及遏止傳染病流行，成為日本政府首要之急，是以日本殖民政府入領臺灣之後，最先致力於衛生行政。（圖 3-5~6）

---

1. 《台灣通史》，連橫，頁 16。
2. 《重修臺灣省通志卷七政治志衛生篇（第一冊）》，白榮熙，頁 15~17。
3. 《蘭大衛醫生與百年醫療宣教史》，陳美玲，頁 2。另竹越與三郎，《台灣統治志》，1905 年版。
4. 《台灣小史》，種村保三郎著，譚繼山譯，臺北：武陵出版社 2000，頁 195。又根據《台灣小史》，種村保三郎著，譚繼山譯第 198 頁之記載：「日軍從基隆登陸以來，病死的官兵計為 6,903 人，送回日本者 27,300 人，收容於臺灣醫院者 6,804 人，陣亡者 333 人，負傷者 678 人。」
5. 此引見莊永明，《台灣醫療史：以臺大醫院為主軸》，頁 6。
6. 此引見《台灣醫療發展史》，陳永興，台北市：月旦出版社 1997，一版，頁 65。

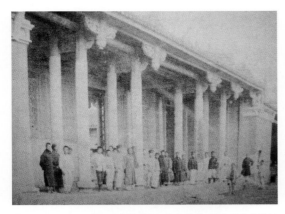

圖3-3　1895年10月，日本軍隊大抵平定臺灣，卻無法平息流行病的侵襲，罹病人數日眾，乃設立「臺北兵站病院」，其本部設立於臺北文廟（今北一女附近）。
（圖片來源：莊永明，《台灣醫療史：以臺大醫院為主軸》，初版，臺北市：遠流，民87〔1998〕）

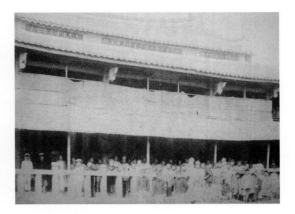

圖3-4　侵臺日軍罹病日眾，臺北城內設「臺北兵站病院」，仍不足收容病患官兵，乃又在天后宮（今二二八紀念公園臺灣博物館址）又設「第一分院」。
（圖片來源：莊永明，《台灣醫療史：以臺大醫院為主軸》，初版，臺北市：遠流，民87〔1998〕）

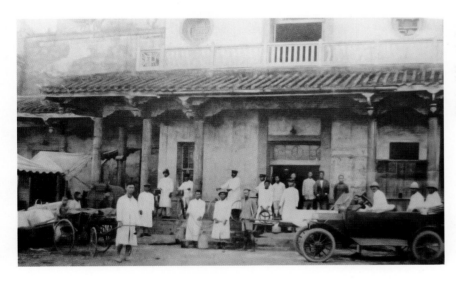

圖3-5　日據初期，為遏止霍亂與鼠疫流行，在臺北大稻埕所設立的消毒班本部。
（圖片來源：國立中央圖書館臺灣分館：李玉瑾主編，《2008館藏臺灣學研究書展專輯：從瘴癘之地到清潔之島─館藏日治時期醫療衛生類書展》，臺北縣：中和市，國立中央圖書館臺灣分館，民97〔2008〕）

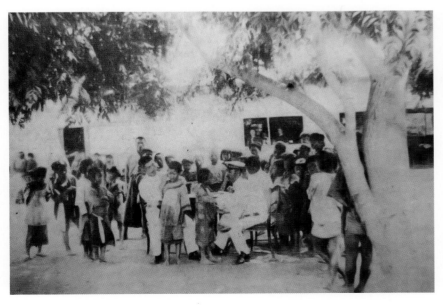

圖3-6　日據初期，醫官定期對居民做血液檢查，以防遏瘧疾傳染。
（圖片來源：國立中央圖書館臺灣分館：李玉瑾主編，《2008館藏臺灣學研究書展專輯：從瘴癘之地到清潔之島─館藏日治時期醫療衛生類書展》，臺北縣：中和市，國立中央圖書館臺灣分館，民97〔2008〕）

（1）各地病院之創設

　　第一任臺灣總督樺山資紀（圖 3-7）於 1895 年（明治 28 年）5 月 10 日抵臺任職，隨即於 6 月 9 日，設置「基隆病院」。翌年 5 月，復於臺北、臺中、臺南三處先後開設醫院；同年 6 月，因地方首長陳情，於是相繼於淡水、基隆、新竹、宜蘭、鹿港、苗栗、雲林、埔里、嘉義、鳳山、澎湖等地設立醫院（圖 3-8~11），在恆春、臺東設立「治療所」[7]。有關日據初期各地病院之設置詳見表 3-1。

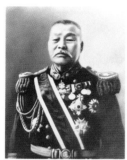

◀圖 3-7　樺山資紀（1837-1922）
日本在臺始政後之第一任臺灣總督。
（圖片來源：近世名士寫真頒布會，《近世名士寫真》V.2，大阪：近世名士寫真頒布會，〔1934~1935〕）

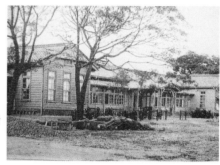

▶圖 3-8　嘉義病院是日本殖民統治臺灣第一年即設立的醫院之一，此為 1906 年遷建新址後的外貌。
（圖片來源：莊永明，《台灣醫療史：以臺大醫院為主軸》，初版，臺北市：遠流，民 87〔1998〕）

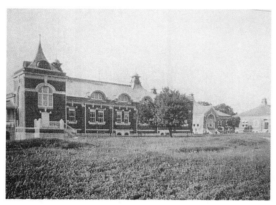

▲圖 3-9　臺南病院，1895 年創設，有「山病院」之稱。
（圖片來源：莊永明，《台灣醫療史：以臺大醫院為主軸》，初版，臺北市：遠流，民 87〔1998〕）

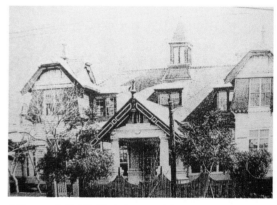

▲圖 3-10　阿猴（屏東）病院，1910 年創立。
（圖片來源：莊永明，《台灣醫療史：以臺大醫院為主軸》，初版，臺北市：遠流，民 87〔1998〕）

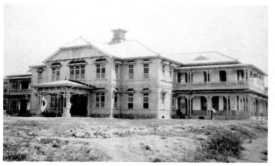

◀圖 3-11　高雄病院（打狗病院），1914 年創立，為日治初期最後設立之病院，初名打狗病院，僅設內、外、眼三科。後隨地名改為高雄病院，院址設在今高雄市鼓山區山下里東西二巷十一號。
（圖片來源：國立中央圖書館臺灣分館；李玉瑾主編，《2008 館藏臺灣學研究書展專輯：從瘴癘之地到清潔之島——館藏日治時期醫療衛生類書展》，臺北縣：中和市，國立中央圖書館臺灣分館，民 97〔2008〕）

7.《台灣醫學五十年》，小田俊郎著 洪有錫譯，頁 43。又引見莊永明，《台灣醫療史：以臺大醫院為主軸》，頁 79-84。

表 3-1　日據初期各地病院之創設

病院名稱	創立時間	經過與變遷
一、基隆病院	1895.05	原為「臺北病院」之分院。最初院址社在一座舊廟宇（原址為今基隆市仁愛國民小學）；翌年，昇格為基隆病院。1900 年遷建於今基隆市信義二路 114 號。
二、宜蘭病院	1895.06	初於宜蘭支廳設置診療所，翌年 6 月改為宜蘭病院，地址在今宜蘭市新民路 152 號。
三、新竹病院	1896.05	初創於臺北縣新竹支廳內；翌年，以新竹街南門龍王祠及育英堂充當院社；1907 年始移建於新竹街西門三丁目 127 番地，即今新竹市西門街 59 號。
四、臺中病院	1895	彰化設置臺灣民政支廳時，其診療所即為臺中病院之濫觴。1897 年，臺灣地方官制改正時，始稱臺中病院，並擴充編制，在彰化及埔里社兩地設立分院。1940 年（昭和 15 年）重建現代化院舍。
五、嘉義病院	1895.11.11	臺南縣嘉義支廳設診療所，翌年 7 月 16 日，遷移城內三角窗街新舍。1897 年 5 月始正名為嘉義病院。1898 年直轄臺灣總督府，改為「臺灣總督府嘉義病院」。
六、臺南病院	1895	有「山病院」之別號。院址在今臺南市中區中山路 16 號；自臺北病院納為臺北帝國大學附屬病院後，遂成臺灣總督府立病院規模最大者。
七、高雄病院（打狗病院）	1914	為日治初期最後設立之病院，初名打狗病院，僅設內、外、眼三科。後隨地名改為高雄病院，院址設在今高雄市鼓山區山下里東西二巷 11 號。
八、屏東病院（阿猴病院）	1910	係將原鳳山病院資材遷於阿猴而置，後隨地名更改，成為「屏東病院」，院址在今屏東市自由路 270 號。
九、花蓮港病院	1909	院址設於今花蓮市明禮路四號；1941 年設玉里分院於今花蓮縣玉里鎮民族街 2 號，惟成立之初僅置「醫官補」二人而已。
十、臺東病院	1897.09	創設於臺東卑南街民政局內診療所為其前身；1899 年改為臺灣總督府立臺東病院。
十一、澎湖病院	1896	初稱澎湖島院，由澎湖廳管轄，2 年後改隸臺灣總督府直屬；為最早成立的離島醫院。

資料來源：1.《台灣醫療史：以臺大醫院為主軸》，莊永明，臺北：遠流出版社 1998，初版，頁 74~85。
　　　　　2.《重修臺灣省通志卷七政治志衛生篇（第一冊）》，白榮熙，南投市：臺灣省文獻會 1995，頁 451~478。

（2）「大日本臺灣病院」至「臺北醫院」之設置與沿革

（I）具指標性發展之臺北病院─臺灣正規牙科醫療的發源地

　　臺灣總督府於 1895 年（明治 28 年）6 月 20 日，在臺北城外大稻埕千秋街（**日治時期稱為港町，位處今臺北市長安西路與南京西路之間的貴德街**）設立「大日本臺灣病院」（**圖 3-12~13**），由陸軍軍醫兼衛生委員會委員濱野昇出任院長；由於醫護人員匱乏，總督府遂於 7 月間，函請東京之「臺灣事務局」（1895 年 6 月 13 日設立）總裁伊藤博文[8]（**圖 3-14**），請

---

8. 伊藤博文（**1841-1909**），日本長州人。曾隨高杉晉作、木戶孝允等人推翻幕府，後來到英國留學，當過兵庫縣知事。明治 4 年（1871 年）隨岩倉具視到歐美考察，歷任參議、內務卿。明治 18 年創設內閣制度。在井上馨的協助下起草憲法，明治 22 年公佈為「大日本帝國憲法」。此後三度當選總理（明治 25、31、33 年），並在甲午戰後擔任日方全權代表，與李鴻章簽訂馬關條約，迫使清廷割讓臺灣與遼東半島。在內政上，他壓制自由民權運動，成立「政友會」，後歷任貴族院院長、韓國統監、疏密院院長。明治 42 年在視察滿洲的旅途中，被韓國人安重根刺死於哈爾濱車站。遠流台灣館，《台灣史小事典》，頁 95。

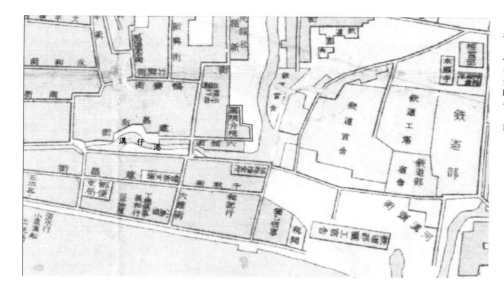

◀ 圖 3-12 1901 年，臺北市港町街道改正圖。紅色框線所標示的區域，為原千秋街臺北病院遷至城內後，部分院區改為醫院分院的位置。千秋街上的院舍則成為醫學校學生宿舍。
（圖片來源：陳節貞，依 1901 年臺北市街道改正圖（部分）改繪）

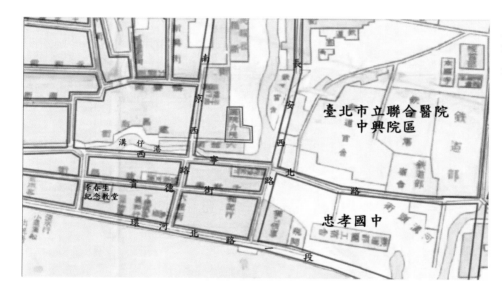

◀ 圖 3-13 舊港町街道與今臺北市貴德街附近街道對照圖。
（圖片來源：陳節貞，依 1901 年臺北市街道改正圖（部分）改繪）

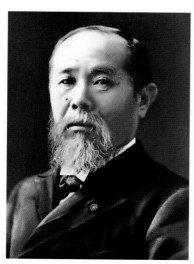

▶ 圖 3-14 伊藤博文（1841～1909）
其生平參見註 8。
（圖片來源：日本，《Rekidai Shusho tou Shashin（歷代首相等寫真）》，維基共享資源）

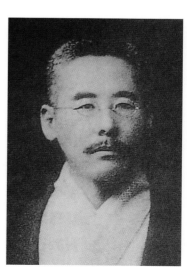

▶ 圖 3-15 山口秀高
臺灣現代醫學教育的催生者。其生平參見註 12。
（圖片來源：林吉崇，《台大醫學院百年院史》V.1，臺北市：臺大醫學院，民 86~88〔1997~1999〕）

求派遣醫生 10 名、藥師 9 名、護士 20 名，設內、外二科開始醫療工作[9]。同年 8 月，開始實施軍政，「大日本臺灣病院」由陸軍軍醫部管轄。濱野昇出任院長不久，旋即辭職，由日高幸平接替遺缺，同年 8 月，再由松田平助接續院長一職，直至民政實施。

　　1896 年 3 月 30 日，日本殖民政府以第六十三號律令公布「臺灣施行之法令案」[10]，依此法令第一條：「臺灣總督於其管轄區域內得發佈有法律效力之命令。」[11]臺灣總督於是根據所謂的「六三法令」，將「大日本臺灣病院」更名為「臺北病院」。

　　1896 年，山口秀高[12]（圖 3-15）來臺接替松尾知明，出任臺北病院院長。在其領導下，「臺北病院」始逐步邁入現代化醫院管理和經營。1897 年，更名為「臺北醫院」後，山口秀高續任院長，經高木友枝[13]（圖 3-16）、長野純藏，1912 年（明治 45 年）至 1920 年，為稻垣長次郎，後來為在職兩年的下瀨謙太郎，繼由倉岡彥助接任，直到 1936 年（昭和 11 年），大學移管前都由他任職。隨著醫學部的創立，「臺北醫院」於 1938 年 4 月 1 日，正式移交成為「臺北帝大醫學部附屬病院」，成為名副其實的教學醫院，小田俊郎[14]（圖 3-17）被奉派出任第一任院長。茲

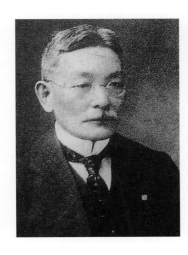

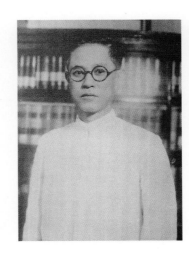

◀圖 3-16　高木友枝　臺灣現代醫學倫理的締造者。其『醫師ニナル前ニ人ニ成レ』（為醫前，先學為人）之畢業生祝辭，成為迴盪臺灣醫界的千古絕響。其生平參見註 13。
（圖片來源：林吉崇，《台大醫學院百年院史》v.1，臺北市：臺大醫學院，民 86-88〔1997-1999〕）

◀圖 3-17　小田俊郎　臺北帝大醫學部附屬病院第一任院長，為堀內次雄之女婿，著有《台灣醫學五十年》等，其生平參見註 14。
（圖片來源：林吉崇，《台大醫學院百年院史》v.1，臺北市：臺大醫學院，民 86-88〔1997-1999〕）

9.　《台灣醫療發展史》，陳永興，頁 65。　又見《台灣小史》，種村保三郎著，譚繼山譯，臺北：武陵出版社 2000，頁 208~209。
10.　「臺灣施行之法令案」　第一條：「臺灣總督得於其管轄區域內，頒佈具有法律效力之命令。」第二條：「前條命令應由臺灣總督府評議會議決，經拓殖務大臣呈請求敕裁。臺灣總督府評議會的組織以敕令定之。」第三條：「情況緊急時，臺灣總督得不經前條第一項手續，立即頒布第一條所規定之命令。」第四條：「依前條頒布之命令，於發佈後，立即呈請求敕裁，且向臺灣總督府評議會報告之。未能獲得敕裁者，總督應立即公布其命令此後無效。」第五條：「現行法律及將來頒布之法律，其全部或部份欲施行於在臺灣者，以敕令定之。」第六條：「此法律自施行日起，滿三年即失效。」黃昭堂著，黃英哲譯《臺灣總督府》，臺北市：前衛出版社 2002，修一版，頁 217~224。
11.　種村保三郎著，譚繼山譯，《台灣小史》，頁 203。
12.　山口秀高，明治 22 年（1889 年）畢業於東京帝國大學，經後藤新平的推薦，於明治 29 年渡臺，出任首任臺北病院院長。總督府醫學校成立時，擔任首任校長。山口在學生時代開始就是個好學者，據他的學長東大教授八沢達吉回憶，他每天都到湯島的聖堂圖書館讀書，星期天則用淺黃色的大布巾包著兩餐份的便當，到圖書館閱讀大學學科以外的書籍。大學預科畢業前，他已讀遍圖書館內一二五冊德文藏書。山口是個大人物，個性奔放不拘小節，與官僚體制格格不入，在任五年後即辭官，有心人都感到惋惜。山口也是個理想家，對總督府的高官毫不在意，但曾建議設立醫學校，後來升格為大學。他在開發臺灣文化的同時，計劃對支那（中國）文化有所貢獻。山口主張創立醫學校的理想，第三任總督乃木希典，民政長官曾根時代都沒有實現。第四任總督兒玉，民政長官後藤始於明治 32 年 3 月將其實現，借臺北病院的部分房舍設立醫學校。當時山口院長可說非常得意，不過他沒有見到第一屆畢業生，在明治 34 年辭去職務。《台灣醫學五十年》，小田俊郎著，洪有錫譯，頁 80~81。

將上述臺北醫院之創設與沿革以表 3-2 列之。（圖 3-18~20）

在診療規模方面，1895 年（明治 28 年）6 月，「臺灣病院」首建之初，只有內科與外科二部。1897 年 3 月，眼科部由內科部獨立而出，瀨尾昌索出任第一任眼科部部長。此為病院所成立的第三個部，此時「大日本臺灣病院」已歷經「臺北病院」，更名為「臺北醫院」了。

表 3-2　臺灣總督府臺北醫院之創設與沿革

名　稱	大日本臺灣病院	臺北病院	臺北醫院	臺北帝國大學附屬醫院
日　期	1895.06.20	1896.04.01	1897.05.27	1938.04.01
地　點	大稻埕千秋街	大稻埕千秋街	城內新北門街——臺北城內天后宮（今省立博物館）附近	今臺大醫院院址
院　長	濱野昇→日高幸平→松田平助	松尾知明→山口秀高	高木友枝→長野純藏→稻垣長次郎→下瀨謙太郎→倉岡彥助	小田俊郎
附註說明	軍政時期（自 1895.05.10 始）大日本臺灣病院此時由陸軍軍醫院管轄。	民政時期（1896.03.30 始）因民政實施，改名為「臺北病院」。	因官方制度改變(1897.05.27)改名為臺北醫院，1898 年 7 月遷至「城內」新北門街。1912 年原木造臺北醫院改建，1925 年左右完工，成為「永久性建築」。	於日本戰敗後，改名為國立臺灣大學醫學院附設醫院。

資料來源：1.《台灣醫療史：以臺大醫院為主軸》，莊永明，臺北：遠流出版社 1998。
　　　　　2.《重修台灣省通志卷七政治志衛生篇（第一冊）》，白榮熙，頁 426。
　　　　　3.《台灣史小事典》，吳密察監修，遠流台灣館，台北：頁 105 2000。

13. 高木友枝，明治 18 年畢業於東京帝國大學，曾任福井、鹿兒島縣立醫院院長。北里柴三郎設傳染病研究所時，在其屬下擔任內務技師，他後來擔任血清藥院技師兼內務技師。明治 35 年 5 月為了接任山口之職而赴臺，當時正值台灣鼠疫流行，官民狼狽不堪的時候。高木友枝來臺是接受後藤邀請，兩人關係密切。明治 16 年後藤擔任內務部官員時，讀大學的高木因偶然的機會認識後藤，當時被後藤的氣質、性格吸引，意氣相投，以後兩人的友誼更深。高木任職傳染病研究所時發生「相馬事件」，後藤因連坐入獄時，高木經常送東西給後藤，並代為照顧其家屬，後藤家屬始終感恩高木。中、日戰爭期間，明治 28 年 3 月公布臨時陸軍檢疫部官制，部長由日後成為臺灣總督的陸軍少將兒玉源太郎擔任，事務官長是後藤新平，其他的幹部都是軍人，只有後藤一人是文官，這是兒玉與後藤第一次共事。當時在軍用船上發現許多霍亂病患，後藤從傳染病研究所延聘高木友枝擔任「似島檢疫所」事務官，製造霍亂血清，用以治療病患。霍亂血清付諸於實用，是世界創舉。明治 29 年，高木擔任內務技師時，後藤擔任衛生局長，是他的直屬長官。兩人肝膽相照，同心協力於改善臺灣的衛生行政工作。高木友枝出任「臺北醫院」院長、醫學校校長、總督府技師，以及創立「臺灣醫學會」等。高木也兼任總督府研究所首任所長，大正 4 年將醫學校校長轉讓堀內次雄，而專任所長為臺灣醫學衛生行政及教育留下可觀的成績。高木人格高尚，有政治家的見識風範，為兒玉總督所倚重，大正 8 年（1919 年）成為首任「臺灣電力株式會社」社長，昭和 4 年（1929 年）7 月卸任。在離開生活了 28 年的臺灣時，高木曾賦詩云：「盡全心全力，貢獻本島。」返東京後，他過著平淡樸實的生活。昭和 18 年（1943 年）12 月 23 日以 86 歲高齡去世，當時正值日本敗戰的徵兆顯露，高木吟道：「雖以八十六高齡，仍希望看到戰爭的結果。」《台灣醫學五十年》，小田俊郎著，洪有錫譯，頁 81。

14. 小田俊郎，1892 年生於日本三重縣，1918 年在東京大學醫學部畢業後，於東京大學傳染病研究所及稻田內科從事傳染病及內科的研究，取得了醫學博士。1922 年到北海道大學醫學部赴任，參與設立醫學部，1925 年赴德留學兩年，1934 年被任命為北海道大學教授，同年以臺灣總督府醫院院長兼臺灣醫學專門學校教授身分到臺灣赴任，由於積極活躍，曾被任命為臺北帝國大學醫學部開學準備委員。1939 年醫學部開設，他擔任內科教授，1938 年擔任醫學部附屬病院的首任院長，1942 年就任責任重大的醫學部長。1945 年第二次大戰結束後，「臺北帝國大學」成為「國立臺灣大學」，被延聘為教授，直到 1947 年才回國。返日後接受委託籌設「大阪市立醫科大學」，並且從事研究，第二年成為該所大學的教授。1949 年擔任該大學第一任的附屬病院院長，1955 年成為改制後的大阪市立大學教授，1961 年退休時被聘為該大學的名譽教授。1960 年起兼任公立學校共濟組合近畿中央病院院長，1971 年於該病院退休。1989 年以九十五歲之齡去世。此引同前註，許成仁，《原著者介紹》，頁 9~10。

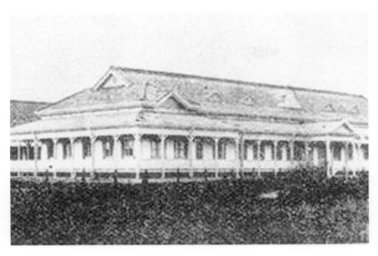

◀圖 3-18　位於新北門街的木造臺北醫院。1898 年，位於大稻埕千秋街之臺北病院遷址「城內」，選擇在臺北城內天后宮（今國立臺灣博物館）東側清代練兵場的荒埔，營建新醫院建築。同年 8 月，木造「和洋混合風格」的醫院落成，翌年 6 月 1 日，正式展開醫療工作。
（圖片來源：臺北市文獻委員會）

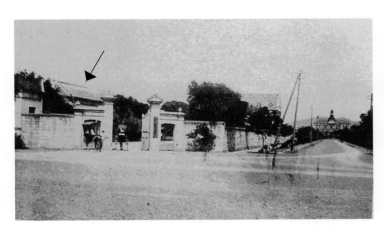

◀圖 3-19　木造臺北醫院的大門及圍牆外觀。箭頭所指即為圖 3-18 木造臺北醫院建築物之屋頂，右側筆直馬路即今之常德街，路底尖塔建築為赤十字社臺灣支部病院（日赤病院），即今臺大醫學院附設醫院東址大樓（新院區）所在地。
（圖片來源：臺灣總督府，《台灣寫真帖》，臺北市：臺灣總督府官房文書課，明治 41〔1908〕）

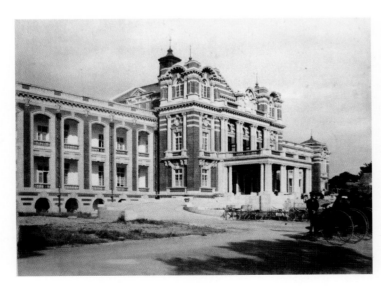

◀圖 3-20　1925 年甫改建成永久性建築的臺北醫院，院外還可見到人力車。原木造建築，因採用日本的杉木，未考慮到防白蟻措施，經過十多年後，即面臨腐朽之危機，終於不得不拆除重建，乃於 1912 年在現址改建，1925 年竣成。就當時醫院的建築格局和醫療儀器而言，是全臺首屈一指的最新設備。1938 年改為臺北帝國大學醫學部附屬病院，即今大家所熟知的國立臺灣大學醫學院附設醫院西址院區。
（圖片來源：國立中央圖書館臺灣分館：李玉瑾主編，《2008 館藏臺灣學研究書展專輯：從瘴癘之地到清潔之島—館藏日治時期醫療衛生類書展》，臺北縣：中和市，國立中央圖書館臺灣分館，民 97〔2008〕）

（II）臺北醫院與齒科治療室之設立與齒科醫師之養成

　　1897 年 7 月，臺北醫院舉遷城內新北門街後，隨即進行了分科的成長與蛻變[15]。 有關各科之分科時間及部長，詳見表 3-3。

　　獨立牙科之醫療始於 1906 年元月，「臺北醫院」在外科部設「外科部齒科治療室」，此治療室在不到 5 年期間共更替了 3 位主任，即富澤正美、永田莫、吉田幸雄。1910 年 9 月 1 日，原屬外科部的「齒科治療室」升格為「齒科治療部」，並由赴美考察歸臺的富澤正美為第一任「齒科部長」[16]，1914 年 4 月 10 日，安澤要出任「囑託醫務兼齒科部長」，1928 年 8 月，復由森木青吾郎接任[17]（圖 3-21）。 根據統計顯示，截至 1910 年，於臺灣執業的牙科醫師總計只有 8 人，其中開業有 6 人[18]。此時臺灣總督府醫學校內，除了在醫學教育的課程中，置有「齒科學」一項講習外，依然沒有正式牙科教育的實施。是以所有執業牙醫師皆來自日本（圖

表 3-3　1895 年至 1910 年臺北醫院各科逐漸成立之比較

	科別	成立時間	經過	代表意義
1	內科	1895	在臺北城外大稻埕千秋街之「大日本臺灣病院」內，醫生 10 名、藥師 9 名、護士 20 名。1901 年再分為第一部及第二部，松尾知明為藥局長兼內科部第一部部長，山口弘夫為第二部部長。	為日本殖民臺灣現代醫療之始，主要再於因應傳染病之防疫與救治。
2	外科	1895	在臺北城外大稻埕千秋街之「大日本臺灣病院」內，醫生 10 名、藥師 9 名、護士 20 名。1901 年再分為第一部及第二部，肥田七郎與鈴木弘道分任外科部第一與第二部部長。	為日本殖民臺灣現代醫療之始，主要再於因應傳染病之防疫與救治。
3	產婦人科	1897	將原屬外科的產科、婦科再合併獨立設科稱為「產婦人科」，並派川添正道為第一任部長，時年方 24 歲。	臺灣「產婦人科」之首創。
4	耳鼻喉科	1902	從外科獨立設科，由岸一太擔任部長。	臺灣「耳鼻喉科」之首創。
5	皮膚病黴毒科	1903	外科部內創設，長野純藏為科部長。1908 年改稱為「皮膚花柳病科」，以於保乙彥為部長。	臺灣「皮膚科」之首創。
6	小兒科	1906	內科部獨立分成一科，第一任小兒科部長為臼杵才化。	打破了內科疾病部分成人與兒童均由內科診治的慣例；臺灣小兒科獨立診察醫療於焉開始。
7	齒科治療部	1910	1906 年「臺北醫院」在外科部設「外科部齒科治療室」，此治療室歷經 3 位主任，即富澤正美、永田莫、吉田幸雄。至 1910 年 9 月 1 日原屬外科部的「齒科治療室」升格為「齒科治療部」，並由富澤正美為第一任齒科部長。	臺灣獨立齒科醫療之始。

資料來源：《台灣醫療史：以臺大醫院為主軸》，莊永明，臺北市：遠流 1998，初版。

---

15. 《台灣醫療史：以臺大醫院為主軸》，莊永明，頁 98。
16. 同前註，頁 98。
17. 「高雄縣牙醫師公會網站」之《牙醫史大事紀》，頁 3。
18. 《重修臺灣省通志卷七政治志衛生篇（第一冊）》，白榮熙，頁 236。

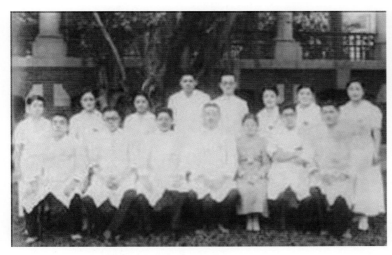

◀圖 3-21　1934 年，臺北醫院齒科部同仁於醫院庭園合影。前排右一：黃坤喜。
（照片來源：黃崇智）
註：此張照片，為黃坤喜於 1933 年至 1934 年，任職於臺北醫院齒科部時，與醫院同仁之合照。1933 年，黃坤喜（1906~1987）畢業於日本東京齒科專門學校，隨即返台，任職於臺北醫院齒科部。1934 年，離職後，並在桃園開設「桃園齒科醫院」，對桃園牙醫界貢獻極大，其事蹟請參見桃園縣牙醫師公會一節。黃崇智為黃坤喜醫師之子，私立中山醫學大學牙醫系畢業，克紹箕裘，目前開業於桃園市。

3-22 ），而後來臺灣人習牙醫者亦多學於日本[19]（圖 3-23~27）。根據文獻記載，在齒科學的教學方面，從總督府醫學校至臺北醫學專門學校期間，由醫院醫長安澤要及醫院醫官水谷元德負責教授。臺北帝國大學醫學部時期，醫學部由醫學博士大橋平治郎（圖 3-28）負責，在附屬醫學專門部方面，除了大橋助教授外，尚有枝松辰朔與板倉貞壽[20]。

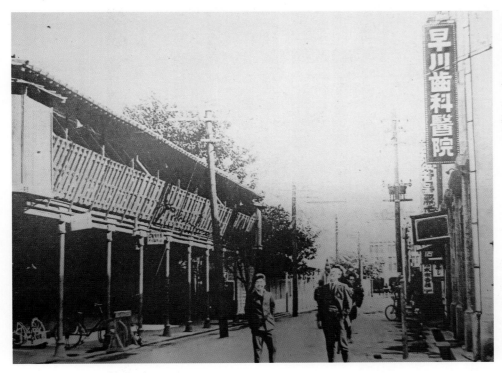

◀圖 3-22　1930 年，臺北市京町改建之前，由日人所開設的早川齒科醫院，位於京町一丁目東十字路（今開封街）。
（圖片來源：京町建築信用購買利用組合，《臺北市京町改築紀念寫真帖》，臺北：京町建築信用購買利用組合，昭和 6〔1931〕）

---

19. 同前註，頁 235。
20.《台大醫學院百年院史（上）》，林吉崇，頁 41~59。

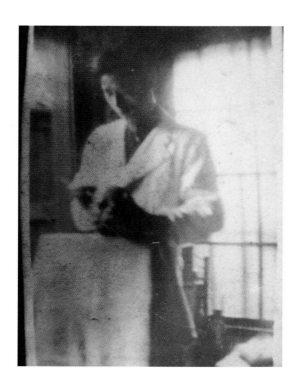

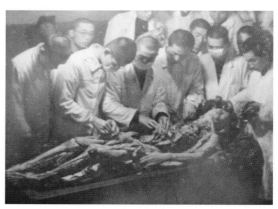

◀圖 3-23　臺灣人在日本學習牙醫的情形之一：日本齒科專門學校求學期間，楊阿壽手持頭顱骨，研究解剖學時的留影。拍攝時間約在大正 13 年（1924 年）前後。
（照片來源：周振英提供，莊世昌攝。周振英為楊阿壽之孫）

▲圖 3-24　臺灣人在日本學習牙醫的情形之二：1941 年（昭和 16 年）左右，蔡慶珍在日本齒科醫學專門學校，研習大體解剖學之上課情景。
（照片來源：蔡吉陽提供，莊世昌攝。蔡吉陽，蔡慶珍之子，私立臺北醫學大學牙醫系畢業，現任該校副教授）

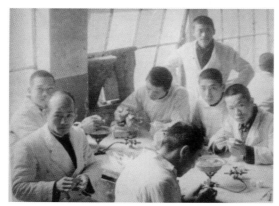

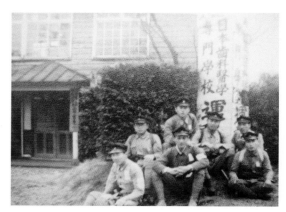

圖 3-25　臺灣人在日本學習牙醫的情形之三：1941 年（昭和 16 年）左右，蔡慶珍在日本齒科醫學專門學校，牙體形態學實驗上課的情景。
（照片來源：蔡吉陽提供，莊世昌攝）

圖 3-26　臺灣人在日本學習牙醫的情形之四：1941 年（昭和 16 年）左右；蔡慶珍，日本齒科醫學專門學校。當時已進入戰時體制，學生必須接受軍事教育，圖為課間休息時合影。
（照片來源：蔡吉陽提供，莊世昌攝）

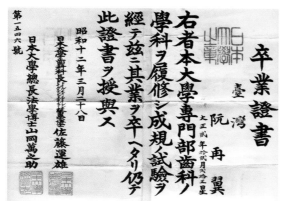

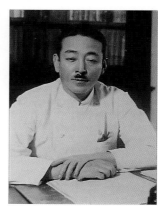

◀圖 3-27　日本大學齒科專門部畢業證書；1937 年（昭和 12 年）屏東人阮再翼自該校畢業。根據目前文獻資料顯示，他應是屏東第一位臺籍牙醫師。
（圖片來源：羅金文，私立臺北醫學大學牙醫系畢業，阮再翼之外孫，現任署立雙和醫院口腔顎面外科主治醫師）

▶圖 3-28　大橋平治郎
臺北帝國大學附屬病院最後一任齒科部長。
（圖片來源：臺大醫院百年懷舊編輯委員會，《臺大醫院百年懷舊》，臺北市：國立臺灣大學醫學院附設院，民 84〔1995〕）

隨著日籍牙科醫師來臺增加，總督府於 1915 年（大正 4 年）2 月 23 日，公布「臺灣齒科醫師令」[21]（圖 3-29），這是臺灣有史以來第一部管理規範牙科醫師的法令。該令對於牙科醫師及其相關醫療諸規定，除一概准據日本「齒科醫師法」外（圖 3-30），惟另有附則規定：「臺灣總督依據地方情況，得限以地域、期間而暫准執行齒科醫師者。」是則同於「臺灣醫師令」所規定之限地開業醫師。1918 年 7 月，總督府復以第五十四號府令發布「臺灣齒科醫師令施行規則」，同日又以第五十五號府令公布「臺灣齒科醫師人第二條資格」，又第五十六號府令公布「醫師標準齒科醫師專門暨其他有關事項」。欲當牙醫師的資格規定如下：

　　蓋醫師而專以從事牙科醫療或牙科醫術為主治者，得申請准許用齒科專門之名稱。其申請條件，限受業於設有『齒科學』課程之學校，而得該校校長所頒『齒科專修』或其他之證明書者。[22]

所謂「其他證明書者」應指日據時期總督府所頒的「齒科專門標傍證明書」。由於在臺灣的醫學校並非如日本內地的「齒科醫學校」或「齒科專門學校」，亦無開設牙科訓練課程，臺北醫院於 1906（明治 39 年）年 1 月，始有「齒科治療室」，日赤病院更遲至 1909 年，才設置。當時牙科醫師的養成是以醫學校畢業生在臺北醫院或日赤病院接受正式牙科助手訓練一年以上者，發給「齒科專門標傍證明書」而成為牙科醫師，以此區別「齒科專門學校」之畢業生。臺灣總督府醫學校畢業生正式加入牙科醫師訓練者，最早可追溯至醫學校第三屆的孟天成，他於 1910 年（明治 43 年），受訓於日赤病院牙科。總計至 1929 年止，獲頒「齒科專門標傍證明書」

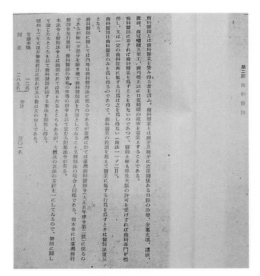

圖 3-29　臺灣齒科醫師令 管理臺灣齒科醫師的第一部法律令，頒於 1916 年（大正 5 年）1 月 13 日。
（資料來源：臺灣總督府警察官及司獄官練習所，《臺灣衛生行政法要論 / 臺灣總督府警察官及司獄官練習所編纂》，臺北市：臺灣總督府警察官及司獄官練習所，昭和 3[1928]）

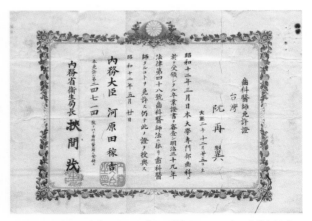

圖 3-30　依日本法律第四十八號「齒科醫師法」所頒發的牙醫師證書—「齒科醫師免許證」；阮再翼於 1937 年（昭和 12 年）申請獲頒。
（圖片來源：羅金文攝）

21.《台灣衛生行政法要論》，臺北市：臺灣總督府警察官及司獄官訓練所，昭和五年，頁 150~151。
22.《重修台灣省通志卷七政治志衛生篇（第一冊）》，白榮熙，頁 236。

之醫學校畢業生共有 20 名[23]（表 3-4）。由此可知，在日據時期，臺灣的牙科醫師均是來自未受過正規牙科訓練的醫生。前臺灣大學醫學院院長魏火曜在談到在日據時期牙科醫師的產生時說：

「在日據時代，要當牙醫很簡單，凡是具有醫師資格，且曾在公立醫院實習牙科一年以上者，即可擔任牙醫。」[24]

醫學校畢業生選擇牙科訓練以獲「齒科專門標傍證明書」而從事牙科醫療的情形，自 1930 年以後逐漸減少。臺大教授林吉崇在《台大醫學院百年院史（上）日治時期（一八九七～一九四五年）》一書中寫到：

「台灣為日本殖民地，教育資源相當有限，醫學專門學校僅本校一所，台灣學生入學須受諸多限制。反觀日本內地，不但醫學專門學校及高等學校林立，在入學資格上亦無特別限制，各憑實力參加考試。加上第一次世界大戰後景氣復甦，台灣島內富裕家庭的子弟，自大正十五年（1926 年）起興起一股留學熱，紛紛湧向日本內地留學，此一現象不僅發生於醫界，亦涵蓋其他工、商、農、藝術等領域，本島第一代畫家，大部分均於此時期開始留日。由於此一波

表 3-4　1929 年（昭和 4 年）獲頒齒科專門標傍證明書名冊

項次	姓名	屆次	項次	姓名	屆次
1	孟天成	本科三屆	11	何榮明	本科二十四屆
2	羅享標	本科九屆	12	邱欽材	本科二十四屆
3	蔡江何	本科十三屆	13	陳文資	本科二十五屆
4	黃國村	本科十五屆	14	林 銳	本科二十五屆
5	林淇漳	本科十九屆	15	李浚德	本科二十五屆
6	林明家	本科十九屆	16	廖清江	本科二十五屆
7	王生甫	本科二十一屆	17	葛金灼	本科二十五屆
8	蔡 燈	本科二十一屆	18	賴其祿	本科二十五屆
9	陳石鏈	本科二十二屆	19	黃于秋	本科二十五屆
10	盧水生	本科二十三屆	20	魏品章	醫專五屆

資料來源：《台大醫學院百年院史（上）日治時期（一八九七～一九四五年）》

23.《台大醫學院百年院史（上）》，林吉崇，頁 102。
24.《魏火曜先生訪問紀錄》訪問：熊秉真、江東亮，臺北市：中央研究院近代史研究所 1990，頁 57。

留學熱的發展，自昭和五年以降，留學日本正式受過齒科醫學專門學校訓練的台灣人，漸漸回台並陸續增加，本校畢業生加入齒科專業方面的人員則逐年銳減。而當年領取齒科專門標傍證明書的校友，大部分忙於自己的本行，如內兒科、外科、眼科……等，根本無暇顧及齒科，專門標傍證明書僅作為資格的證明而已，成為臺灣齒科發展史上一小段插曲。」[25]

　　1922 年，因日本的「齒科專門學校」新設有「准許特別入」之入學制度，乃將限地開業醫之制度予以廢止。1934 年 5 月，又以第四十三號府令公布「齒科診療所取締規則」，以管理執業牙科的醫師（圖 3-31）。此時臺灣的牙科醫師人數已達 298 人，開業者計有 275 人。迨至1945 年，日本投降之際，全臺牙科醫師總數，計有本省籍有 493 人，日本籍 245 人，共計 738人[26]。（見表 3-5）（圖 3-32~38）

表 3-5-1　日據時期歷年牙科醫師人數執業統計（1909-1919）

年別	1909	1910	1911	1912	1913	1914	1915	1916	1917	1918	1919
府立及公立醫院	1	2	1	2	2	1	1	1	1	2	2
開業	3	6	7	7	8	11	14	17	20	36	48
合計	4	8	8	9	10	12	15	18	21	38	50

表 3-5-2　日據時期歷年牙科醫師人數執業統計（1920-1930）

年別	1920	1921	1922	1923	1924	1925	1926	1927	1928	1929	1930
府立及公立醫院	0	0	0	0	5	4	2	4	3	3	5
開業	60	69	86	87	92	90	99	113	145	182	212
合計	60	69	86	87	97	94	101	117	148	185	217

表 3-5-3　日據時期歷年牙科醫師人數執業統計（1931-1942）

年別	1931	1932	1933	1934	1935	1936	1937	1938	1939	1940	1941	1942
府立及公立醫院	8	8	9	14	12	16	12	13	26	23	25	21
開業	239	255	289	275	324	354	390	394	398	443	463	546
合計	247	263	298	298	336	370	402	407	424	466	488	567

25.《台大醫學院百年院史（上）》，林吉崇，頁 103。
26. 同前註，頁 235~238。

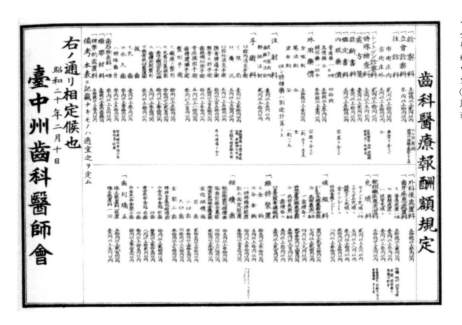

◀圖 3-31　1945 年（昭和 20 年）
臺中州齒科醫師會所頒布的「齒科
醫療報酬額規定」，規定各項牙科治
療費用收取的範圍；從詳細的項目
中，可見牙科的治療在當時已相當
完備。
（圖片來源：莊永明，《台灣醫療史：
以臺大醫院為主軸》，初版，臺北
市：遠流，民 87〔1998〕）

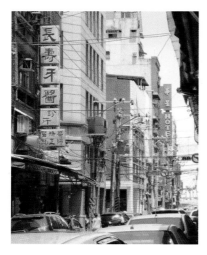

◀圖 3-32　長壽牙醫診所的
故事之一：位於基隆市孝一
路的長壽牙醫診所，可能是
目前臺灣開業最久的牙醫診
所。1928 年（昭和 3 年）楊
阿壽在基隆崁仔頂（今基隆
市孝一路現址）開設長壽齒
科，歷祖孫三代經營，迄今
已達八十餘年。
（照片來源：莊世昌）

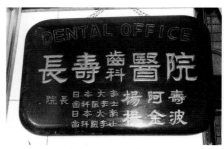

▲圖 3-33　長壽牙醫診所的故事之二：周金波與楊
阿壽共同執業時之招牌，目前懸掛於長壽牙醫診所
內，也見證了近八十年臺灣牙科醫療的發展歷程。
（照片來源：莊世昌）

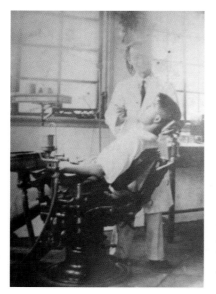

◀圖 3-34　長壽牙醫診所的
故事之三：此為 1926 年，楊
阿壽於桃園所開設之診所看
診時之照片。1925 年，楊阿
壽歸臺之初，為了報答在學
中曾經援助學資的新竹紳士
陳石樹，遂於 1926 年（昭
和元年）在桃園開設診所。
1928 年，始返基隆，於崁仔
頂開業，名為「長壽齒科醫
院」。楊阿壽，1897 年（明治
30 年）生，1926 年，日本大
學齒科專門部第三屆畢業，
1946 年（民國 35 年）當選基
隆市參議員，診所業務逐漸
移交予其子周金波。
（資料來源：周振英，《作家
周金波傳／淡水牛津文藝》，
臺北縣：淡水，真理大學淡
水牛津文藝社，民 88・4 -
89・7〔1999・4 - 2000・7〕）
（圖片來源：周振才提供・莊
世昌攝）

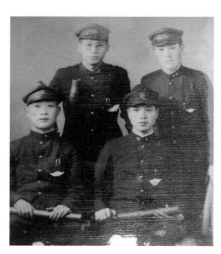

▲圖 3-35　長壽牙醫診所的故事之四：周金波（左
後站立帶眼鏡者），楊阿壽長子，日本大學齒科專
門部之畢業照，攝於 1941 年（昭和 16 年）。
（圖片來源：周振英提供・莊世昌攝）

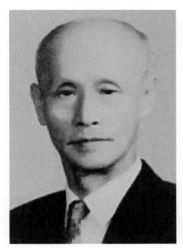

圖 3-36　楊阿壽

臺灣省基隆市人，早年於伊藤齒科醫處（伊藤宇平）當書生，就讀於基隆專修學校夜間部。1920年（大正9年），入東京神田的研數學管進修，取得大學入學資格後，翌年入日本大學齒學專門部攻讀牙科。1924年，遇東京大地震之亂，攜眷返臺。1925年畢業。1946年，代表基隆市參與「臺灣省牙醫師公會」之創會，隨後於張善兩屆理事長任內，擔任監事一職。當蔡培火創「臺灣紅十字會」後，楊阿壽即擔任「基隆分會」會長，至93歲高齡辭世為止，長達40餘年。
（資料來源：周振英，《作家周金波傳／淡水牛津文藝》，臺北縣：淡水，真理大學淡水牛津文藝社，民88‧4－89‧7〔1999‧4－2000‧7〕）
（圖片來源：臺灣省牙醫師公會）

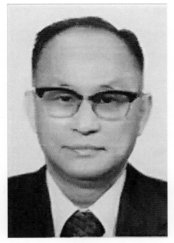

圖 3-37　周金波

楊阿壽之子，生於1920年（大正9年）1月20日。原姓楊，因早年臺灣民間有「抽豬母稅」之習俗，從其父之繼父周海發而更姓為周。1941年（昭和16年）日本大學齒科專門部畢業後，旋即返臺，與父親共同執業於長壽齒科。1963年，任第九屆基隆市牙醫師公會理事長。1991年後，因健康違和，乃召回於日本執業之次子周振才，接掌診所業務。身為牙醫師，曾撰寫多部小說，曾被証為「皇民作家」，其子周振英曾撰「作家周金波傳」，刊於《淡水牛津文藝》，極力駁斥。其作品深獲「文藝台灣」主編西川滿所賞識，1942年（昭和17年）榮獲「文藝臺灣賞」，雖醉心於文學，卻獨鍾戲劇。
（資料來源：周振英，《作家周金波傳／淡水牛津文藝》，臺北縣：淡水，真理大學淡水牛津文藝社，民88‧4－89‧7〔1999‧4－2000‧7〕）
（圖片來源：臺灣省牙醫師公會）

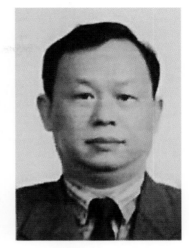

圖 3-38　周振才

周金波次子，長壽牙醫診所第三代掌門人。1973年（民國62年），周金波去世後，始返臺繼承父業。1947年生，臺北醫學大學牙醫學系第八屆畢業，日本金澤大學齒顎矯正專門教室，專攻齒顎矯正學。1996年擔任第二十三屆基隆市牙醫師公會理事長。其兄周振英亦為牙醫師，臺北醫學大學牙醫學系第四屆畢業，日本岐阜大學醫學部醫學博士，專長口腔診斷及微生物學，現任教於高雄醫學大學。
（資料來源：周振英，《作家周金波傳／淡水牛津文藝》，臺北縣：淡水，真理大學淡水牛津文藝社，民88‧4－89‧7〔1999‧4－2000‧7〕）
（圖片來源：臺灣省牙醫師公會）

第二節　醫學教育與研究機構之創設與沿革

（1）「臺灣總督府醫學校」是培育西醫的搖籃

　　1896年（明治29年）11月，山口秀高抵臺後，一心致力於醫學校的設立，因乃木希典總督與民政局長官水野遵的反對，未能如願。但是山口仍以不屈不撓的決心，採用了沖繩的醫學教育模式，因為「沖繩縣病院」自1885年以來，即設立「附屬醫學講習所」，畢業生可以參加內務省的醫師執照考試，及格後即可充當醫師，在沖繩執業。因此，山口決定先成立「附屬醫學講習所」[27]，以利招生，並獲得了總督府的默許，遂於1897年4月12日，在「臺北病院」內設「醫學講習所」，募集了10餘名臺灣弟子，此「醫學講習所」當時又稱為「土人醫師養成所」[28]，試辦初步醫學教育，希望培養本地臺籍醫生，以補充日籍醫生的不足，此乃臺灣現代醫學教育之濫觴。

---

27. 《臺灣醫學教育的軌跡與走向》，顏裕庭，臺北市：藝軒1998，頁42。
28. 1896年（明治29年）當時，始有內地人（日本人），本島人（臺灣人）名稱，在此之前一般稱「土人」，有輕視之意，山口秀高則稱臺灣人為「土人」，並於申請醫學校被駁回之後，為引起主管注意，特將「臺北病院附屬醫學講習所」，掛上「土人醫師養成所」的門牌。《台大醫學院百年院史（上）》，林吉崇，頁27。

1897 年，日本國會第十四屆會議，以「土人醫師養成所」的名義通過預算，在臺灣開辦醫學教育。臺灣第一所官辦醫學教育機構於 1897 年 4 月 12 日，借「臺北病院」一室開始授課，教師則為病院醫師 4 名，藥局員 2 名；學生的來源有「國語傳習所」（圖 3-39）畢業生、漢醫出身的醫生和藥店的子弟等，課程內容計有國語、物理、化學、地理、歷史、動植物、數學等，其中臺北病院外科的青木大勇教授地理、歷史，堀內次雄[29]（圖 3-40）則擔任數學、語文課程。1899 年，當「臺灣總督府醫學校」成立後，隨即併入[30]。

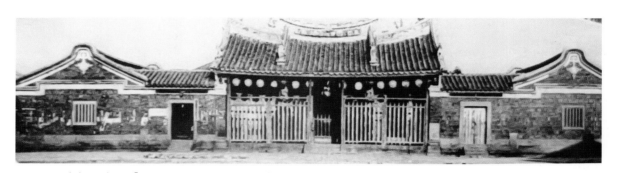

圖 3-39　日據時期，最早的「國語傳習所」—芝山巖學堂（開漳聖王廟，今惠濟宮，國家三級古蹟）。國語傳習所是 1896 年到 1898 年間，臺灣總督府於臺灣實施的基礎教育學制與場所。此學制或場所的製定或設立，確定日本統治者對臺灣在「放任驅逐」與「同化」兩教育政策中，選擇了後者。國語傳習所也成為臺灣最初的西式教育學校，更成為後來公學校的前身。此所謂之「國語」指的是日本語。
（圖片來源：國立中央圖書館臺灣分館：李玉瑾主編，《2008 館藏臺灣學研究書展專輯：近代教育的萌芽—館藏日治時期臺灣教育類書展》，臺北縣：中和市，國立中央圖書館臺灣分館，民 97〔2008〕）

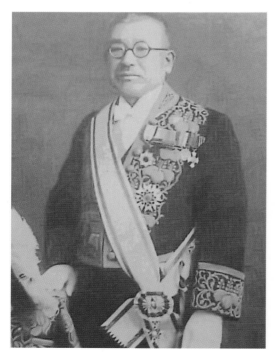

◀圖 3-40　堀內次雄
臺灣現代醫學的締造者。1897 年，「土人醫師養成所」成立時，擔任助教授與舍監。當時年輕學子就讀意願不高，即至全臺各地勸勉青年入學。1915 年任臺灣總督府醫學校第三任校長、中央研究所衛生部長、「赤十字病院」院長及臺灣醫學會長，爾後 20 年間，為臺灣醫界之最高領袖。1936 年退休，1945 年被留任講授公共衛生學。一生奉獻台灣醫學教育與公共衛生建設長達 50 年，堪稱臺灣醫學教育之先驅者。任職醫學校校長期間，對臺籍學生十分關愛而遭上級譴責處分。退休後，歷屆畢業生與友人為感念其對醫學教育與研究之重大貢獻，為其舉辦在職四十周年祝賀會，並於校園中，樹立銅像，且發行校友會雜誌紀念號。全臺畢業生捐款，在臺北市青田街建造房舍，供其養老，足見對其之尊敬與愛戴。
（資料來源：《醫學人文饗宴》，何弘能、呂碧鴻、李明濱，國立臺大醫學院，初版，20014《臺灣醫學五十年》，小田俊郎著，鴻有錫譯。）
（圖片來源：林吉崇，《台大醫學院百年院史》V.1，臺北市：臺大醫學院，民 86~88〔1997~1999〕）

---

29. 有關堀內次雄之生平事略詳見何弘能、呂碧鴻、李明濱，《醫學人文饗宴》，臺北：臺大醫學院，初版，2000，頁 15~21。
30.《台灣醫學五十年》，小田俊郎著，洪有錫譯，頁 63~64。

當醫學講習所成立之際，正值鼠疫防疫方殷之時（圖 3-41），當時已是臺北醫院醫員的堀內次雄受後藤新平（圖 3-42）有關臺灣醫學教育的指示後，四處奔走，募集學生。但因「當時醫生的社會地位不高，雖然考慮給予優厚的薪資，但招募學生仍十分困難。」[31]經過了堀內苦心力勸，終於招募到 20 多名學生，給予若干津貼後，從此開啟了臺灣現代醫學教育的先河。（圖 3-43）

　　山口秀高對於爭取設立醫學校的決心始終未曾動搖。在「醫學講習所」成立之後，趁回國述職之便，晉見拓務大臣高島鞆之助及臺灣衛生顧問後藤新平[32]等人，報告並建議在臺灣創設醫學校之勢在必行[33]。

　　1898 年（明治 31 年）3 月，後藤新平來臺接第三任臺灣總督府民政長官，同年 6 月，視察「醫學講習所」的實況後，認為在臺灣醫學教育有提昇之必要，遂成立臺灣第一所醫學教育學校。1899 年 3 月 31 日，公佈敕令第九十五號，內容為「臺灣總督府醫學校官制」[34]；4 月 1 日，人事行政命令發布，山口秀高出任「臺灣總督府臺北醫院」院長兼醫學校校長。臺灣第一所五年制醫學校：「臺灣總督府醫學校」終告成立，時距「土人醫師養成所」的設置不到兩年。（圖 3-44~46）

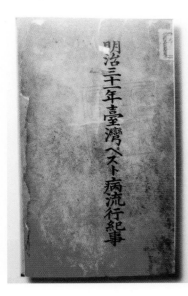

◀圖 3-41 《明治三十一年臺灣ペスト病流行紀事》封面，由臺灣總督府民政部衛生課編著，記錄當時臺灣鼠疫流行的情況。（圖片來源：國立中央圖書館臺灣分館；李玉瑾主編，《2008 館藏台灣學研究書展專輯：從瘴癘之地到清潔之島－館藏日治時期醫療衛生類書展》，臺北縣：中和市，國立中央圖書館臺灣分館，民 97〔2008〕）

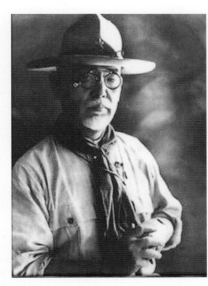

◀圖 3-42 後藤新平（1857 年 7 月 24 日 - 1929 年 4 月 13 日）臺灣現代化的奠基者，堅持以生物學的統治原則，治理臺灣，取代高壓的手段。其生平參見註 32。（圖片來源：維基百科，《後藤新平》，維基共享資源）

31. 同前註，頁 64。
32. 後藤新平（1857~1929），日本岩手縣人。自幼立志學醫，畢業於須賀川醫學校。明治 16 年 (1883) 出任內務省衛生局技師。明治 23 年赴德留學，2 年後出任衛生局長。明治 31 年受兒玉源太郎拔擢，擔任總督府民政長官。以當時後藤新平的行政資歷、聲望，皆不足以擔任總督一職，因此兒玉源太郎雖然長年不在臺灣，空懸的總督職位卻也不由他人取代。因為如此一來，後藤新平便能以民政長官的身份，代為處理臺灣總督府的大小政務，等於是有實無名的總督。他在任內一面鎮壓武裝抗日的勢力，確保治安穩定；另一方面積極展開各項經濟改革和建設工作，確保統治的基礎。明治 36 年因功被授以男爵頭銜，並獲選為貴族會議員。明治 39 年兒玉源太郎辭去總督後不久，後藤也辭職離臺，轉任「南滿鐵道株式會社」總裁。此後在日本政界，擔任過鐵道院總裁、內相、外相、東京市長等職，昭和 4 年 (1929) 逝世。見遠流臺灣館，《台灣史小事典》，頁 104。
33. 《中西醫學史略》，杜聰明 臺大醫學院圖書館藏 0752260 1959，頁 496~497。
34. 《台大醫學院百年院史 (上)》，林吉崇，頁 29。

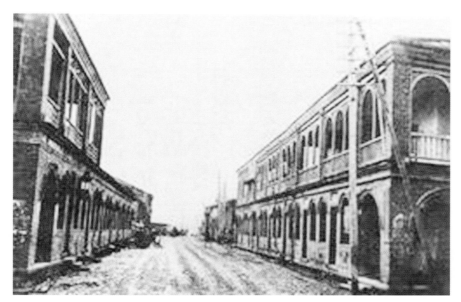

◀圖 3-43 位於大稻埕千秋街上的醫學校學生宿舍。
（圖片來源：王崇禮，《日治時期的台灣醫學教育》，健康醫學學習館：健康醫學學習網，教育部）

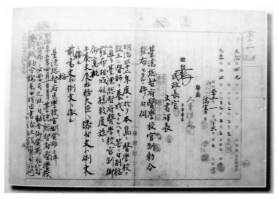

▲圖 3-44 臺灣總督府醫學校官制敕令發布公文。（明治 31 年〔1898〕）
（圖片來源：國立中央圖書館臺灣分館：李玉瑾主編，《2008 館藏臺灣學研究書展專輯：近代教育的萌芽—館藏日治時期臺灣教育類書展；國史館台灣文獻館提供》，臺北縣：中和市，國立中央圖書館臺灣分館，民 97〔2008〕）

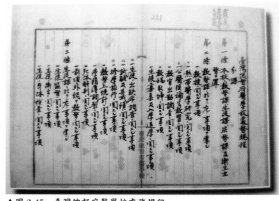

▲圖 3-45 臺灣總督府醫學校處務規程。
（圖片來源：國立中央圖書館臺灣分館：李玉瑾主編，《2008 館藏臺灣學研究書展專輯：近代教育的萌芽—館藏日治時期臺灣教育類書展；國史館臺灣文獻館提供》，臺北縣：中和市，國立中央圖書館臺灣分館，民 97〔2008〕2008）

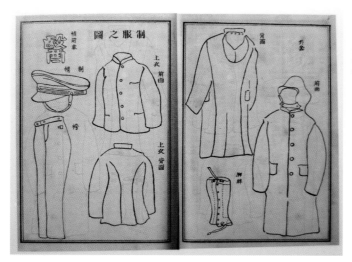

◀圖 3-46 臺灣總督府醫學校學生制服圖；左圖為帽、帽徽、上衣、褲，右圖為外套。
（圖片來源：國立中央圖書館臺灣分館：李玉瑾主編，《2008 館藏臺灣學研究書展專輯：近代教育的萌芽——館藏日治時期臺灣教育類書展》，臺北縣：中和市，國立中央圖書館臺灣分館，民 97〔2008〕）

1899 年 5 月 1 日，「臺灣總督府醫學校」正式開課，7 月 7 日復以府令第五十四號發布「醫學校規則」，第一條開宗明義：「臺灣總督府醫學校為授予本島人醫學教育，養成醫師之處。」[35] 規定修業年限是預科為一年，本科為四年，皆為公費生[36]。教授陣容為醫學校首任校長是時任臺北病院院長的山口秀高[37]，專任教官有副教授堀內次雄，負責細菌、衛生、內科部分；副教授木下嘉七郎負責原蟲，尤其是瘧疾學、內科學；臺北病院外科醫長川添正道兼任解剖、病理學的教學[38]，青木大勇負責歷史、地理等一般科目。學制採職業教育體制，修業年限為五年，即預科一年，本科四年；畢業後不需要參加內務省醫師考試即具醫師資格，但只能在臺灣執業[39]。

　　醫學校的本科課程主要是以臺灣本島之傳染病和地方病為主要內容，以當時日本醫學界的最新知識教授因應對策，實具本土化基層醫療的導向，其目的在培養提供因應整個居住環境最迫切需要醫療服務之醫師，以遏止傳染病的蔓延和促進居民的健康，但最重要的任務則在於加入「公醫」的行列，或進入公立醫院，或分發至偏遠地區服務，完成綿密的醫療網系[40]（圖3-47）。 1899 年 10 月 25 日，醫學校從大稻埕千秋街遷入城內天后宮附近。醫學校校長起先係由臺北醫院院長兼任，以 1907 年之敕令第二二二號設置專任校長，由原兼任校長高木友枝充任之[41]。

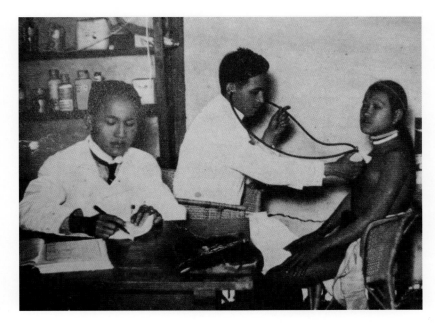

◀圖 3-47　日據時期，公醫替原住民婦女看診。
（圖片來源：羅月瑛，《臺灣醫療四百年／經典雜誌社編著》頁 93，臺北市：經典雜誌，民 95〔2006〕）

35.《台灣醫療史：以臺大醫院為主軸》，莊永明，頁 242。
36.《台灣醫學五十年》，小田俊郎著，有錫譯，頁 65。
37.《台大醫學院百年院史（上）》，林吉崇，頁 35。
38. 同前註，頁 28。又引見《台灣醫五十年》，小田俊郎著，洪有錫譯，頁 67。
39.《臺灣醫學教育的軌跡與走向》，顏裕庭，頁 52。
40. 同前註，頁 52~54。
41.《台大醫學院百年院史（上）》，林吉崇，頁 37。

1907 年，臺灣總督府醫學校遷往位於臺北市東門之景福街附近的新校舍（即今之臺大醫學院位址）。高木校長對其硬體、軟體之爭取不遺餘力者（圖 3-48~49）。1915 年（大正 4 年）3 月，高木友枝將醫學校校長職務交予堀內次雄，到 1936 年，臺北帝國大學醫學部開設為止，20 多年皆由堀內擔任校長。1915 年 5 月，招收來自中國大陸的留學生而附設特設科[42]。在堀內擔任第三任校長期間，由於總督府致力於南洋及中國南方的發展，「醫學校」因此擔當了培養具有熱帶醫學能力及能夠在中國南方診療的醫師的任務。堀內非常重視研究，特別鼓勵有關熱帶醫學及臺灣風土病的研究，當時的熱帶醫學幾成顯學[43]，醫學校已成為日本熱帶醫學的權威醫學中心。

　　1918 年（大正 7 年）3 月，「臺灣總督府醫學校」以敕令第二五七號公告新設「醫學專門部」，專門招收日本子弟，施以醫學教育。原來「醫學校」的畢業生雖具「醫師」資格，但是只能在臺灣執業，因此日本內地青年前來就讀的意願不高，而居住於臺灣本島的優秀日人子弟立志學醫者，幾被迫前往日本內地就讀。為了招募優秀日籍子弟學醫，遂另外開設「醫學專門部」[44]；同時擴大編制，堀內次雄更於 1919 年 4 月，設立「熱帶醫學專攻科」[45]（修業年限一年）及研究科（修業年限三年），招收立志從事熱帶醫學工作的醫師，包括有醫學校或日本醫專的畢業生，儼然成為培育「熱帶醫學專家」的搖籃。

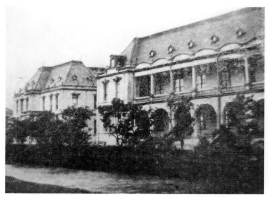

圖 3-48　臺灣總督府醫學校外觀。
（圖片來源：國立中央圖書館臺灣分館：李玉瑾主編，《2008 館藏臺灣學研究書展專輯：從瘴癘之地到清潔之島—館藏日治時期醫療衛生類書展》，臺北縣：中和市，國立中央圖書館臺灣分館，民 97〔2008〕2008）

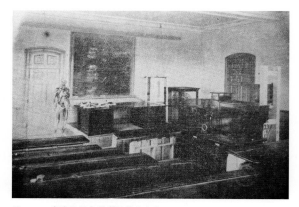

圖 3-49　臺灣總督府醫學校教室內部。
（圖片來源：國立中央圖書館臺灣分館：李玉瑾主編，《2008 館藏臺灣學研究書展專輯：從瘴癘之地到清潔之島—館藏日治時期醫療衛生類書展》，臺北縣：中和市，國立中央圖書館臺灣分館，民 97〔2008〕）

---

42. 同上註，頁 97~98。
43. 《台灣醫療史：以臺大醫院為主軸》，莊永明，頁 317~320。
44. 同前註，莊永明，頁 282~283。
45. 同前註，頁 282~284。又此引見《台大醫學院百年院史 (上)》，林吉崇，頁 100~101。

專門部的畢業生不但具有醫師資格，且可在日本任何地方執業。該部雖屬專科教育，卻屬高等教育的一環；而「醫學校」則是職業教育，充其量僅是中等教育程度而已。因此堀內校長為提升臺灣的醫學教育水準，倡議昇格「醫學校」為「醫學專門學校」，將醫學教育由職業教育的程度提高至專科教育的層次，則畢業生即可選在日本（**包括臺灣**）的任何地區執業，與日本國內之醫學專科學校和醫學部無異[46]。 1919 年，因「臺灣教育令」[47]之頒布，遂將醫學校改稱為「臺灣總督府醫學專門學校」（圖 3-50~51）。「臺灣總督府醫學校」自 1899 年成立開始

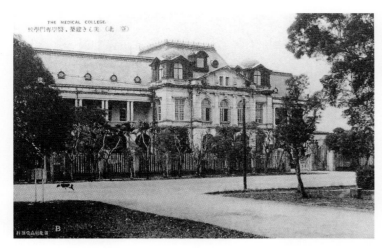

◀圖 3-50　臺灣總督府醫學專門學校的宏偉美麗校舍，該校共有十五屆畢業生（自 1922 年至 1936 年），原先是以日籍學生為主，臺籍學生自第七屆才開始增多起來。
（圖片來源：莊永明，《台灣醫療史：以臺大醫院為主軸》，初版，臺北市：遠流，民 87〔1998〕）

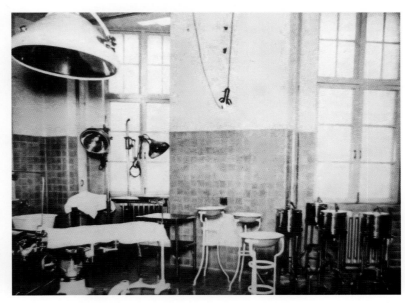

▶圖 3-51　臺灣總督府醫學專門學校的無菌手術室。
（圖片來源：國立中央圖書館臺灣分館：李玉瑾主編，《2008 館藏臺灣學研究書展專輯：從瘴癘之地到清潔之島－館藏日治時期醫療衛生類書展》，臺北縣：中和市，國立中央圖書館臺灣分館，民 97〔2008〕）

46.《臺灣醫學教育的軌跡與走向》，顏裕庭，頁 64。

47.「臺灣教育令」是於 1919 年（大正 8 年）由總督府公布實施，是規範臺灣教育制度的法令。臺灣人就讀的學校，在公學校之上，設立四年制高等普通學校一所、三年制女子高等普通學校二所、五年制師範學校二所、三年制工業商業及農林學校各一所、六年制商業及農林專門學校各一所、八年制醫學專門學校一所等。至於在臺灣的日本人，小學校以上仍適用日本內地的學制。維持臺灣人、日本人分離入學的政策。「臺灣教育令」頒布後不久，因治臺政策改採「內地延長主義」，總督府又在 1922 年（大正 11 年）頒布新的「臺灣教育令」。新令最大的變化，是採取「臺日共學」的方針，臺灣中等以上的學校全都比照日本內地學制。除了在內地增設中學校、高等女子高等學校、實業學校之外，另外創設了七年制高等學校一所，原本各實業專門學校改制為三年制的高等農林、商業及工業學校，另有四年制的醫學專門學校。1928 年（昭和 3 年）更設立了「臺北帝國大學」。《台灣史小事典》，遠流台灣館，頁 124。

招生，至 1929 年，最後一屆畢業生畢業停止運作，期間賡續了 30 年，總共畢業了 28 屆的正科生，合計有 772 人，全部為臺灣人[48]（圖 3-52）。由於「臺日共學」的政策為甫到任之首任文官總督田健治郎[49]（圖 3-53）之重要施政方針，旋於 1922 年，復依據「新臺灣教育令」[50]，將「臺灣總督府醫學專門學校」改名為「臺灣總督府臺北醫學專門學校」。一般所謂「臺北醫專」者，是指自 1919 年至 1936 年間，「臺灣總督府醫學專門學校」與「臺灣總督府臺北醫學專門學校」的時代。改制後，實施「臺日共學」新舊學制並存。「醫學校」（1899 年創立）和「醫學專門學校」（1919 年更名）之設立相差 20 年。

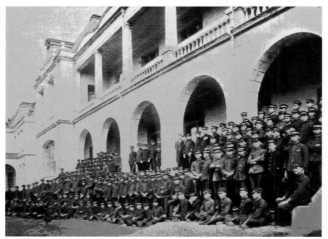

▲圖 3-52　臺灣總督府醫學校醫學生合影。
（圖片來源：國立中央圖書館臺灣分館：李玉瑾主編，《2008 館藏臺灣學研究書展專輯：從瘴癘之地到清潔之島—館藏日治時期醫療衛生類書展》，臺北縣：中和市，國立中央圖書館臺灣分館，民 97〔2008〕）

▶圖 3-53　田健治郎（1855 年 3 月 25 日 -1930 年 11 月 16 日）
日據時期，臺灣第八任總督，也是首任文官總督。其生平參見註 49。
（圖片來源：田健治郎傳記編纂會，《田健治郎傳》，東京市：田健治郎傳記編纂會，昭和 7〔1932〕）

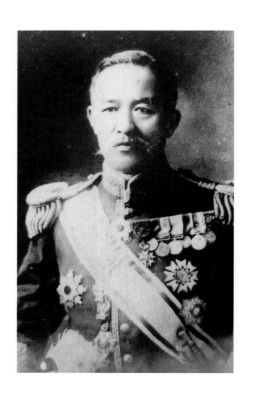

---

48. 《臺灣醫學教育的軌跡與走向》，顏裕庭，頁 65~68。
49. 田健治郎（1855-1930），係日本兵庫縣人。東京帝大畢業後，歷任神奈川縣警部長、琦玉縣警部長、遞信省書記官等。後來轉任通信局長，此時正當日本統治臺灣之始，在內閣成立了「台灣事務局」，田健治郎以通信局長之職，兼任「臺灣事務局」的交通部委員，因此與臺灣有了淵源。明治 34 年（1901）他在家鄉當選眾議員，不久後轉任遞相次官。大正 7 年（1918）政友會的原敬出來組閣，次年趁臺灣總督明石元二郎病逝的機會，實現以文人出任臺灣總督的政策。與原敬私交甚篤的田健治郎就適時被任命為臺灣首位文官總督，直到大正 12 年（1923）他被任命為農商務大臣兼司法大臣時才去職。任內標榜「一視同仁」、「內地延長主義」等政策，許多重大改革在他任上完成，例如地方行政制度大改革、以「法三號」取代「三一法」、實施新「臺灣教育令」等。《台灣史小事典》，遠流台灣館，頁 126。
50. 「新臺灣教育令」係於 1919 年 1 月以敕令第一號公布的「臺灣教育令」，正式確立臺灣人的教育制度，由公學校六年的初等普通教育進而高等普通教育，然後銜接到專門學校。這樣連貫性的教育制度的建立，同時使過去依據各種官制、規則或學校令、零亂地以國語學校和國語傳習所為中心而逐漸擴充各級教育機關的制度終結。然而，在臺日本人的教育則依據日本國內的教育法令，而依據臺灣教育令所創設的教育制度、機構，其程度比日人的同級學校要低，亦即形成了有差別的雙軌制。臺灣教育令在首任文官總督田健治郎推行同化政策下施行 3 年，由於日臺差別教育引起普遍不滿，乃於 1922 年 1 月公布「新臺灣教育令」，撤除教育的種族差別，使中等教育以上的學校日臺共學，而且在初等教育階段，常用日語的台灣兒童也可進入日本兒童的「小學校」，同時亦容忍日本兒童因家庭環境而進入臺灣兒童的「公學校」。臺灣教育史上劃時代的「臺灣教育令」公布施行以後，臺灣人開始能夠接受有系統的學校教育，教育的普及化與提高有助於大學教育的實施，1928 年臺北帝國大學開校，對於臺灣語言、原住民族的研究以及在熱帶醫學、農林、化學的領域締造高水平的基礎。《台灣近代發展史》，許極燉，頁 295~296。

當「臺灣總督府醫學專門學校」成立之初，教師陣容大多由「醫學校」教師轉任。在基礎醫學方面，解剖學：津崎孝道；生理學：山本宇一郎；醫化學：原由勝山虎二郎兼任，繼由廣佃龍造擔任；病理學：今裕與橫川定；藥理學：大森斌；細菌學：丸山芳登；衛生學：堀內次雄；在臨床學科方面，內科：吉田坦藏、小島鼎二；外科：津田誠次、日野一郎；婦產科：早田五助及迎諧；皮膚科：宮源敦；耳鼻喉科：杉山榮；眼科：未盛進；精神科：中村讓；齒科：杉山勇；小兒科：酒井潔與村上勝美。兼任教師包括細菌學：下条久馬一及曾田長宗；瘧疾學：森下薰及熱帶衛生學：富士貞吉。

「臺灣總督府醫學專門學校」於 1922 年在第一屆學生畢業前，已更名為「臺灣總督府臺北醫學專門學校」。自 1922 年第一屆至 1936 年的第十五屆為止，總共畢業了 739 人，其中以日本人居多[51]。「臺北醫學專門學校」於 1936 年進而成為臺北帝國大學附屬「醫學專門部」，有關總督府醫學校的演進歷程列於表 3-6。

表 3-6　總督府醫學校創設與沿革

	臺灣總督府醫學校	臺灣總督府醫學專門學校	臺北醫學專門學校	臺北帝國大學附屬醫學專門部
日期	1899.04.01	1919	1922	1936.04.01~1945
校長	山口秀高→高木友枝→	高木友枝→堀內次雄（1915）	堀內次雄	醫學部長永井潛兼→安達島次（1941）
地點	臺北病院一隅大稻埕千秋街）	臺北市東門—景福門附近	臺北市東門—景福門附近	臺北市東門—景福門附近
教育性質	職業教育	專科教育	專科教育	專科教育
附註說明	於 1897.04.12 成立之醫學講習所（土人醫師養成所）於醫學校成立後，隨即併入。1915 年 5 月設「特設科」以教育華南地方子弟。1918 年 3 月增設「醫學專門部」，專門招收日人子弟。至 1929 年停止運作。有 28 屆畢業生，共 712 人，全部為臺灣人且皆為男性。	總督府醫學校於 1907 年遷於臺北市東門景福門附近。依 1919 年臺灣教育令，改名為臺灣總督府醫學專門學校。4 月同時增設「熱帶醫學專攻科」與研究科，讓有志熱帶醫學研究之醫師從事研究，修業年限分別為 1 年及 3 年。	根據「新臺灣教育令」，再改名為「臺北醫學專門學校」。實施「臺日共學」，「舊制新制」並存。	與新設之醫學部，兩部並存。光復後杜聰明統一臺灣大學學制，廢除醫學專門部。

資料來源：1.《台灣醫療史：以臺大醫院為主軸》，莊永明，臺北：遠流出版社 1998。
　　　　　2.《台灣醫學五十年》，小田俊郎著 洪有錫譯，臺北：前衛出版社，1995。
　　　　　3.《回憶錄》，杜聰明，臺北：杜聰明博士獎學金會，再版，1982。
　　　　　4.《台灣史小事典》，遠流台灣館，初版，2000。

（2）「臺灣總督府研究所」與「臺灣總督府中央研究所」之創設與沿革

（I）臺灣總督府研究所

對臺灣的衛生、產業貢獻最大的是總督府研究所（圖 3-54）。臺灣地處日本領土的南端，半屬於熱帶氣候，在產業與衛生方面和日本本土大相逕庭，日本殖民政府認為有必要從事專門的調查和研究。1898 年 1 月 25 日，後藤新平以「臺灣統治救急策」[52]提出革新臺政方案，認為

51.《台大醫學院百年院史（上）日治時期（一八九七—一九四五年）》，林吉崇，頁 93。
52. 此引見《後藤新平傳：臺灣現代化的奠基者》，楊碧川，臺北市：一橋 1995，一版，頁 39。

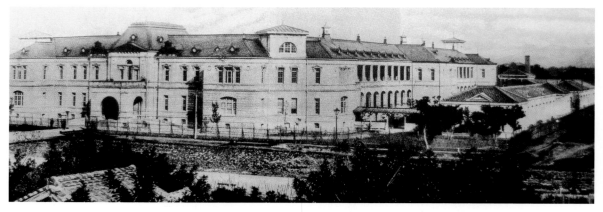

圖 3-54　臺灣總督府研究所 1907 年成立，並開始動工興建。日人據臺後，為調查發展臺灣經濟，在今中山南路教育部現址，設立了總督府研究所，初設化學、衛生兩部。
（圖片來源：國立中央圖書館臺灣分館：李玉瑾主編，《2008 館藏臺灣學研究書展專輯：從瘴癘之地到清潔之島——館藏日治時期醫療衛生類書展》，臺北縣：中和市，國立中央圖書館臺灣分館，民 97〔2008〕）

重視殖民舊慣習俗和氣候風土，實行科學調查，採行順應民情的措施，策劃推動政令方是「施政之法」。此為後藤之「糖飴與鞭鎚」治臺政治方法中，所謂的「生物學統治原則」[53]，亦即希望以科學的調查研究，做為統治臺灣的基礎。在高木友枝與後藤新平的「一次具有建設性的精彩對話」[54]之後，即席決定成立總督府研究所。第一任所長由醫學校高木友枝兼任，醫學校教授堀內次雄兼任研究所技師。1907 年起，開始動工興建，1909 年 4 月，「臺灣總督府研究所」在建築物部分完工的情形下，開啟了研究的旅程。依附法令第六十三號訂定該所辦事細則，分為「化學」和「衛生」兩部。衛生學部規定承辦的事務有：細菌學及寄生蟲學之研究，傳染病之病原、病理預防治療法之研究，熱帶地區衛生之研究，藥物學、毒物學之研究，家畜傳染病及殖產上細菌之研究，和其他有關一切衛生之研究。（圖 3-55~56）

　　臺灣總督府研究所初創時期最受矚目的是山口謹爾技師，他是首任細菌學第一研究室主任，從事血清免疫學及毒蛇的研究，並研製狂犬病毒製劑，交給「臺北醫院」加惠於被害者，這是草創時期研究所事業中，非常重要的一項成就[55]。

（II）臺灣總督府中央研究所之設立與撤銷

　　1921 年（大正 10 年）8 月 2 日，以「臺灣總督府研究所」為基礎，再將島內的糖業試驗所、種畜場、茶樹栽培試驗場、園藝試驗所等統合於該機關內，改組成為「臺灣總督府中央研究所」（圖 3-57），負責聯絡各單位，避免調查上的重複，改善各自為政的缺失。

---

53. 後藤新平由於出身醫生的關係，對殖民地的經營乃從生物科學的觀點，主張非同化政策，他的理　論是有名的「比目魚論」。他說：「比目魚的眼睛是沒法變成鯛魚一樣的。鯛魚的眼睛規規矩矩地長在頭部的兩側，而比目魚的眼睛則長在頭部（上方）的一側。可是又不能因為認為奇怪就改裝成鯛魚的眼睛那樣長在兩側。比目魚的眼睛之所以一側長兩個，是因為生物學上有其必要……。政治的事情，這種道理也是重要的……，所以吾人在統治台灣時，才要先對這個島上的舊習慣制度好好地做科學調查，再酌量它的民情來從事政治的…。如果不懂這種道理，而突然要把日本國內的法制搬進台灣實施的那些人，無異是要把比目魚的眼睛突然變換成鯛魚的眼睛，他們真是不懂真正的政治！」此引見《台灣近代發展史》，許極燉，頁 267。
54. 此引見《台灣醫學五十年》，小田俊郎著，洪有錫譯，頁 101。
55. 此引見同前註，頁 101~102。

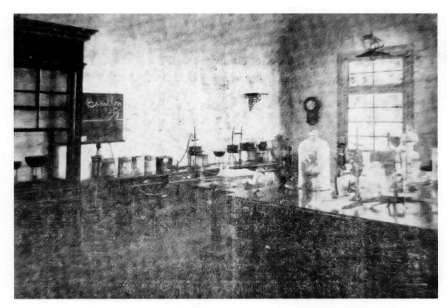

◀圖 3-55　臺灣總督府研究所衛生部之研究室。
（圖片來源：國立中央圖書館臺灣分館：李玉瑾主編，《2008 館藏臺灣學研究書展專輯：從瘴癘之地到清潔之島——館藏日治時期醫療衛生類書展》，臺北縣：中和市，國立中央圖書館臺灣分館，民 97〔2008〕）

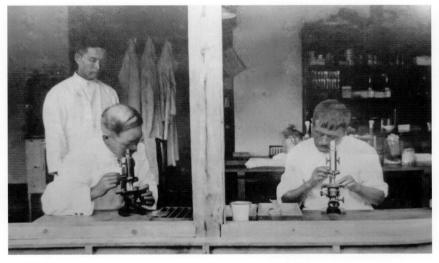

◀圖 3-56　衛生研究人員正以顯微鏡觀察霍亂弧菌之情形。
（圖片來源：國立中央圖書館臺灣分館：李玉瑾主編，《2008 館藏臺灣學研究書展專輯：從瘴癘之地到清潔之島—館藏日治時期醫療衛生類書展》，臺北縣：中和市，國立中央圖書館臺灣分館，民 97〔2008〕）

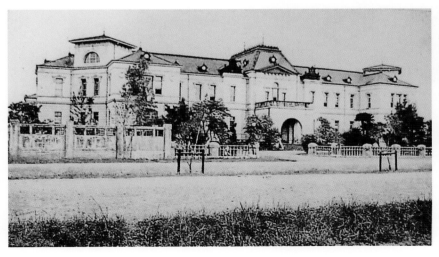

◀圖 3-57　臺灣總督府中央研究所
1921 年，臺灣總督府研究所改組為臺灣總督府中央研究所，分為農業、林業、衛生、工業四個部門，為了便於研究，全省還設有 11 處分所。杜聰明稱此為日據時期的臺灣學術與產業研究中心，對臺灣的開發有很大的貢獻。此圖為圖 3-54 建築左側大門的斜正面觀，該址為現今中山南路之教育部。
（圖片來源：松本曉美，謝森展，《臺灣懷舊：1895-1945 The Taiwan　はがきが語る 50 年》，臺北市：創意力文化，民 79〔1990〕）

臺灣總督府中央研究所於翌年設農業、林業、衛生、工業四部門及庶務課，由臺灣總督府總務長官兼任所長，各部負責人如下：農業部：大島金太郎、林業部：金平亮三、衛生部：堀內次雄、工業部：加福均三。工業部與衛生部設於原「臺灣總督府研究所」（位置在今臺北市中山南路教育部）內，林業部在植物園（今南海路）內，農業部則在臺北市郊外公館庄之農事試驗場（今臺大校本部）和各地方分所試驗場。

衛生部大事擴充編制和充實內容，所聘用的學者都是一時之選，1934 年（昭和 9 年）的組織和主任如下：部長：崛內次雄（臺北醫學專門學校校長）、細菌學第一研究室：丸山芳登（臺北醫學專門學校教授）、細菌學第二研究室：下条久馬一（總督府衛生課技師）、曾田長宗（總督府衛生課師）、細菌學第三研究室：鈴木近志、動物醫學及瘧疾研究室與瘧疾治療實驗所：森下 、宮原初男、藥物與衛生化學研究室：荒木忠郎、松浦作治郎、熱帶衛生研究室：富士貞吉、實驗治療學研究室：杜聰明、血清疫苗與狂犬作業室：鈴木近志。此外，食品及衛生化學試驗室、藥品試驗室等，由荒木忠郎技師負責，另於中、南部設臺中藥品試驗支所及臺南藥品試驗支所，分由安達敬智技師和野田兵三技師主持[56]。

1938 年（昭和 13 年）3 月 31 日，「國家總動員法」[57]已公布，「戰時體制」逐漸嚴屬施行下，「臺灣總督府中央研究所」於 1939 年 4 月 28 日，突然宣布撤銷；農業試驗場、林業試驗場、園藝試驗場、糖業試驗場等恢復中央研究所設立前的體系各自獨立，工業部和衛生部則分別成立「工業研究所」（為於今臺北市仁愛路空軍總部）、「熱帶醫學研究所」（圖 3-58）。熱帶醫

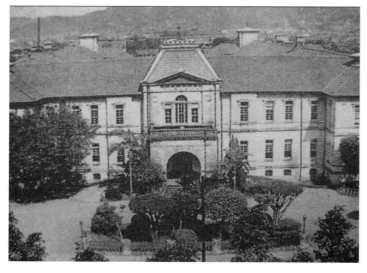

◀圖 3-58　日據時期，臺灣總督府熱帶醫學研究所（位於當今之教育部），由於人才濟濟，研究陣容堅強，熱帶醫學幾成顯學。日本殖民政府致力於熱帶醫學之研究，不僅是為了統治臺灣的需要，更是為前進南洋預做準備。
（圖片來源：莊永明，《台灣醫療史：以臺大醫院為主軸》，初版，臺北市：遠流，民 87〔1998〕）

---

56. 此引見《台灣醫學五十年》，小田俊郎著，洪有錫譯，頁 103~104。
57. 「國家總動員法」 1938 年（昭和 13 年）3 月 31 日，日本軍部在第 73 屆國會中提出「國家總動員」法案，得到議會幾乎全體一致同意通過，於 3 月 31 日公布施行。該法主要是為了適應戰爭的需要，規定資源、工廠、資本、勞力、運輸、交通、通訊等各部門由國家統一管制，並且對於政府執行國民的徵調、爭議的制止，以及思想言論檢查等都作了規範。臺灣總督府隨後宣布國家總動員令於 5 月 3 日起適用於臺灣。隨著戰爭日益緊迫，總督府對許多物資的流通都進行管制，並且發動人民義務勞動，推行半強迫儲蓄等等，都是在「國家總動員法」所規定的動員體制下進行的。此引見遠流台灣館，《台灣史小事典》，頁 153。

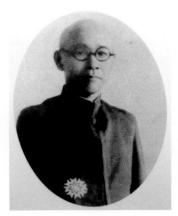

圖3-59　三田定則（1876年1月27日－1950年2月6日）
臺北帝國大學總長（校長）。1901年，畢業於東京帝國大學醫科大學，專長法醫鑑定、醫學血清研究。1934年來臺，出任臺北帝國大學醫學部創設準備委員，1937年之後，擢升任臺北帝國大學總長，並於臺灣奠定法醫及血清研究基礎。
（圖片來源：國立中央圖書館臺灣分館：李玉瑾主編，《2008館藏臺灣學研究書展專輯：從瘴癘之地到清潔之島─館藏日治時期醫療衛生類書展》，臺北縣：中和市，國立中央圖書館臺灣分館，民97〔2008〕）

學研究所係依照敕令第二七八號公佈官制，設置於臺北帝國大學管轄下，最初由臺北帝國大學總長三田定則（圖3-59）暫代所長，後由醫學部長永井潛兼任所長。1940年9月，由臺灣總督府衛生課技師轉任臺北帝國大學教授的下条久馬一奉派擔任熱帶醫學研究所專任所長。熱帶醫學研究所共有熱帶病學科、熱帶衛生學科、化學科、細菌免疫學科、厚生科（營養學科）等五科組成。熱帶病學科附設瘧疾治療實驗所；熱帶衛生學科兼及負責定期檢查臺北地區附近的水質；細菌免疫學科製造狂犬病毒製劑、痘苗到白喉、破傷風、瓦斯壞疽、蛇毒等的治療血清以及其他一般疫苗，對防疫貢獻頗大[58]。

1940年，日本慶祝開國2,600年紀念，當年10月，臺北帝大醫學部在大禮堂舉行「南方醫學研究會」[59]成立大會，由森於菟，上村親一郎分任會長、副會長。醫學部學生的研究被鼓勵從「本土」轉向「南方」，強調以華南、南洋為主的熱帶醫學研究的重要性和急切性，以貢獻南方醫學為目的，無疑是南進軍事行動的配合政策。1942年6月，「熱帶醫學會」在帝大醫學部舉行成立大會決定發行《熱帶醫學》雜誌。

戰後，熱帶醫學研究所（分別設在今教育部、商品檢驗局與士林等地）（圖3-60）由杜聰

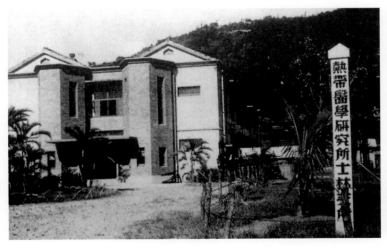

◀圖3-60　臺北帝國大學熱帶醫學研究所士林支所外貌，其職責在於細菌學的研究與預防治療用品之製造。
（圖片來源：莊永明，《台灣醫療史：以臺大醫院為主軸》，初版，臺北市：遠流，民87〔1998〕）

---

58. 此引見《台灣醫學五十年》，小田俊郎著，洪有錫譯，頁131。
59. 明治32年（1899），臺灣總督府首先設置臺灣傳染病、地方病調查委員會，明治42年，設置專屬研究所；大正10年（1921）改隸屬於中央研究所衛生部。昭和3年（1928），臺北帝國大學創立，六年後，設立「熱帶醫學研究所」，專司熱帶醫學研究，分為瘧疾研究室、昆蟲研究室，另外附設瘧疾治療實驗室。1930年代，熱帶醫學研究逐漸成熟，主要的成果是風土病和熱病，尤其是瘧疾。1930年代末期，配合日本在南中國、南洋等地可能的擴張，學者正式提出「熱帶醫學」一詞，強調以臺灣為中心的熱帶醫學研究之重要。昭和15年（1940）10月，臺北帝大醫學部進而成立「南方醫學研究會」，除了本島瘧疾的實用科學式的進展外，更整備了日本向南洋、華南發展的實力，對帝國的擴張提供必要的協助。此引見遠流台灣館，《台灣史小事典》，頁149。

明負責接收，並自兼所長，後由藥理學科邱賢添繼任。1951 年 9 月，接受前「北平協和醫學院」顧問格蘭特（Dr. J. B. Grant）之建議進行改組，其有關公共衛生方面研究工作，由臺大醫學院另設「公共衛生研究所」接辦；士林的院舍後來成為「臺灣血清疫苗研究製造所」[60]。

（3）臺北帝國大學醫學部之創設與沿革

臺灣有創設大學之議始於 1899 年（明治 32 年）2 月評議員阪谷芳郎向「臺灣協會」會長桂太郎（圖 3-61）提出建議書，但因「差別教育」[61]政策使臺、日兩地之教育水平落差甚大，所以大學之設置言之過早。時至 1922 年（大正 11 年），由於臺灣逐漸開發，且日本政府有意向南洋拓展，身處跳板要衝的臺灣，凸顯了其重要性，遂於同年再頒「新臺灣教育令」，開始籌措創辦大學[62]；自 1925 年起，進行了預算之編列與設置之計劃；1928 年（昭和 3 年）3 月 17 日，敕令第三十二號公布臺北帝國大學之學部及正式派任校長、部長，臺灣第一所大學—「臺北帝國大學」還是在殖民政府所規劃的教育政策下宣告創立。依組織規程，初設「文政」

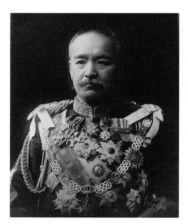

▲ 圖 3-61　桂太郎（1848 年 1 月 4 日－1913 年 10 月 10 日）
曾任臺灣日據時期第二任總督，後來三度出任日本內閣總理大臣；臺灣協會學校（今拓殖大學）的創立者及初代校長。
（圖片來源：近世名士寫真頒布會，《近世名士 真》V.1，大阪：近世名士寫真頒布會，1934~1935）

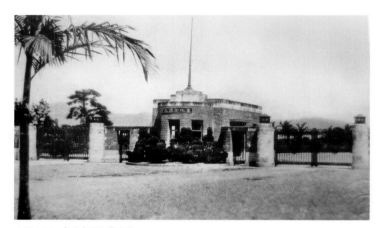

▲ 圖 3-62　臺北帝國大學正門
（圖片來源：國立中央圖書館臺灣分館：李玉瑾主編，《2008 館藏臺灣學研究書展專輯：近代教育的萌芽—館藏日治時期臺灣教育類書展》，臺北縣：中和市，國立中央圖書館臺灣分館，民 97〔2008〕）

60. 此引見《台灣醫療史：以臺大醫學院為主軸》，莊永明，頁？。
61. 所謂「差別教育」是指 殖民地的經營並非慈善事業，其目的在於奪取經濟利益，被殖民者要好統治、好壓迫、好榨取，最好是愚民教育或不必教育。所以一般殖民地教育的通例是：輕視初等教育而重視高等教育。這樣可使眾多的庶民愚蠢無知容易統治，同時培養少數統治的助手。日本統治台灣完全按照這個原則實施教育，臺灣人除了學習日語（日語的普及在 1920 年時還祇是一千人中佔 28.6 人），祇能學醫學。初等（普通）教育不受重視，亦非義務教育 (1943 年才實施)，又區分為日本人就讀的官立「小學校」和台灣人就讀的「公學校」。前者經費由地方政府負擔，後者限於地方街庄能負擔者始准設立，其經費除人事費以外悉由地方住民負擔。由於這種差別，在昭和初期的 1926-1927 年，臺灣的日臺學齡兒童的就學率還顯著地懸殊；日本兒童男女均達 98％ 以上，臺灣兒童男 43％、女約 13％、平均約 28％，而且，學生數的增加反而比教育費負擔的增加少得多。總督府統治的前 25 年間，將其精力的大部分集中於產業經濟上而未能重視教育，抑且連殖民地教育的基礎——技術教育也被忽略，對於所需要的技術人員由日本國內調派供應。1919(大正 8 年) 年公布的教育令和 1922 年的新教育令，對臺灣的教育大幅改革，前者積極致力於高等教育，後者撤除日臺教育系統的差別。然而，高等教育的擴充以及共學制度的實施使臺灣的中等以上學校系統全部日本國內化，事實上，無異於使之變質成為日本人設的教育機構。此引見《臺灣近代發展史》，許極燉，頁 290-291。
62. 此引同前註，頁 296。

及「理農」二學部，以臺北市富田町（今校址）為校址（圖 3-62）。人文學博士幣原坦受任為第一任總長（校長），文學博士藤田豐八為文政學部部長，農業博士大島金太郎為理農學部部長。1934 年 6 月 2 日，敕令第一五一號決定籌設「醫學部」，次年 12 月 26 日，以敕令第三一七號修正「臺北帝國大學官制」增設「醫學部」，並由幣原坦總長暫兼醫學部部長。

1936 年 1 月，制定「臺北帝國大學醫學部規定」，4 月 1 日，修正「臺北帝國大學官制」，增設「醫學部」於臺北市東門町（今臺大醫學院院址）（圖 3-63），並由以研究血清學而聞名的東大法醫學教授三田定則擔任醫學部部長。「醫學部」招收三年制高等學校畢業生報考，修業年限四年，畢業後授與醫學士學位，並具醫師資格，此為臺灣醫學教育中學士教育之始。是日，合併「臺北醫學專門學校」成為「臺北帝國大學附屬醫學專門部」。由於「臺北帝國大學醫學部」不是「醫學專門部」的昇格，而是新設的，所以「兩部並存」；即杜聰明[63]所謂的「一所兩部」的教育[64]。據小田俊郎的說法是「這是因為臺灣的情形，必須具備與大學不同的專門學校教育有關。」[65]

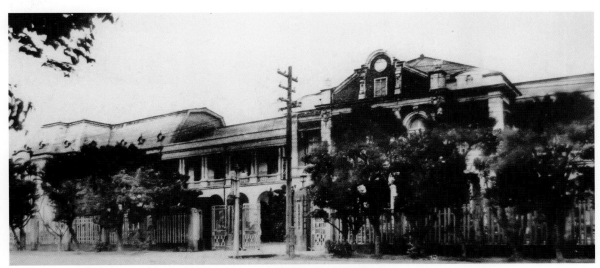

▲圖 3-63　位於現址臺北市仁愛路一段臺灣大學醫學院的臺北帝國大學醫學部及附屬醫學專門部。
（圖片來源：國立中央圖書館臺灣分館：李玉瑾主編，《2008 館藏臺灣學研究書展專輯：從瘴癘之地到清潔之島—館藏日治時期醫療衛生類書展》，臺北縣：中和市，國立中央圖書館臺灣分館，民 97〔2008〕2008）

63. 杜聰明博士 (1893-1986)，號思牧。臺北淡水人。幼年曾受漢學教育，11 歲進入公學校就讀，16 歲時考入總督府醫學校，在學期間曾經到總督府研究所堀內次雄的細菌學研究室研究，醫學校畢業之後就到研究所充當雇員。大正 4 年 (1915)，他自費前往日本留學，進入京都帝國大學鑽研內科及藥物學，大正 11 年 12 月 16 日畢業，成為臺灣人第一個取得博士學位的人。回臺後擔任總督府醫學專門學校教授、臺北帝國大學醫學部教授等職，積極從事鴉片、蛇毒、嗎啡等研究。他以漸進法矯正鴉片與嗎啡患者毒癮。並發明利用尿液檢驗毒癮的方法，又成功地將蛇毒製成鎮痛劑。戰後協助接收臺大醫學院，隨後被任命為臺大醫學院院長、熱帶醫學研究所所長、臺大醫院院長。民國 42 年 (1953) 從臺大退休以後，自行籌辦「高雄醫學院」，擔任校長及教授，前後長達 12 年之久。杜聰明長期從事醫療教學和醫療行政工作，戰後臺灣的醫學教育界及醫療界，許多人都是出自他的門下。此引見遠流台灣館，《台灣史小事典》，頁 130。
64. 此引見《回憶錄》，杜聰明，頁 134。
65. 此引見《台灣醫學五十年》，小田俊郎著，洪有錫譯，頁 125。

「醫學部」成立時，堅強的教學陣容，均為一時俊彥。在基礎醫學方面，解剖學教室：森於菟（圖 3-64）、金關丈夫；細菌學教室：細谷省吾、武田德晴；醫化學教室：富田雅次、志賀直簑；生理學教室：細谷雄二、永井潛、簑島篙一；病理學教室：和氣巖、伍藤幸治；寄生蟲學教室：橫川定；藥裡學教室：杜聰明；衛生學教室：森下薰；法醫學教室：久保忠夫、三田定則。其中杜聰明、橫川定、森下薰是由「臺北醫學專門學校」轉任，其餘全由日本國內轉任，可謂是史無前例的教學團隊。在臨床醫學教學方面，內科三個講座，第一內科：小田俊郎、第二內科：桂重鴻、第三內科：澤田藤一郎；外科二個講座，第一外科：澤田平十郎、第二外科：河石九二夫；小兒科：酒井潔；婦產科：真柄正直；眼科：茂木宣；耳鼻喉科：上林親一郎；皮膚泌尿科：高橋信吉；精神科：中脩二[66]。

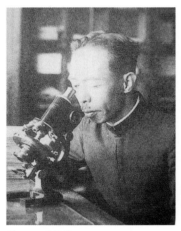

圖 3-64　森於菟
第三任及第六任臺北帝國大學醫學部部長，日本戰敗後，負責將院務移交給時任院長的杜聰明。
（圖片來源：莊永明，《台灣醫療史：以臺大醫院為主軸》，初版，臺北市：遠流，民 87〔1998〕）

在「醫學專門部」方面，當改為隸屬於帝國大學後，崛內校長辭職，由醫學部長三田定則兼代部長一職。其學制沿襲了「臺北醫學專門學校」的學制，招收五年制中學畢業生，修業四年，畢業後即具醫師資格，可以在日本任何地方開業。「醫學專門部」的教授陣容，在基礎醫學方面，解剖學：安達島次；生理學：中村勉；醫化學：廣佃龍造；寄生蟲學：小林英一；細菌學：栗本珍彥；病理學：花房正三、薄田七郎；藥理學：上田英之助、杜聰明；衛生學：菊野正隆；法醫學：小片重次。在臨床醫學方面，內科：簡景龍雄、下川八男；外科：大村泰勇；婦產科：大賀征；眼科：河本正一；小兒科：福田凌、村上勝美；耳鼻喉科：山下憲治；皮膚科：奧村二吉、黑澤良介、中脩三；齒科：古木千代郎。「醫學專門部」屬專科教育，而「醫學部」則是醫學士學制，課程內容幾乎雷同。換言之，「醫學專門部」的畢業生不具醫學士學位，而「醫學部」的畢業生則具有醫學士學位，只有入學資格不同而已；而兩者畢業後皆具醫師資格，可於日本任何地方執業[67]。

1937 年 9 月，三田定則接替幣原坦為第二任總長，東京大學生理學教授永井潛出任新醫學部部長。1939 年，永井潛部長辭職，「醫學部教授會議」推舉森於菟為部長，任職 2 年；1941 年，富田雅次擔任部長，1942 年，因反對軍方佔用「日本赤十字臺灣支部病院」而辭職，由小田俊郎接任，1944 年，由森於菟再度擔任部長[68]，1945 年 11 月 15 日，改制為「國立臺灣大學醫學院」。茲將上述臺北帝國大學醫學部之歷代部長列於附表 3-7。

66. 此引見《臺灣醫學教育的軌跡與走向》，顏裕庭，頁 93~94。
67. 此引見《臺灣醫學教育的軌跡與走向》，顏裕庭，1998，頁？。
68. 此引見《台大醫學院百年院史（上）》，林吉崇，頁 110~113。

表 3-7　臺北帝國大學醫學部歷任部長

	第一任	第二任	第三任	第四任	第五任	第 任
姓名	三田定則	永井潛	森於菟	富田雅次	小田俊郎	森於菟
任期	1936.03.23 〜 1937.10.0	1937.10.09 〜 1939.07.31	1939.07.31 〜 1941.07.31	1941.07.31 〜 1942.10.03	1942.10.03 〜 1944.10	1944.10 〜 1945.10.31
附註	幣原坦總長卸任後，三田定則接替。	並兼署理附屬醫學專門部部長。1939 年 7 月 31 日離職後，任日本佔領下之北京大學出任醫學部部長。	任解剖學教授，為日本大文豪及軍醫部長森歐外之子。	醫學部長中，治績評價最高。	為第三任校長堀內次雄女婿。	日本戰敗後，負責整理工作，將院務移交杜聰明院長。

資料來源：1.《台大醫學院百年院史 (上)》，林吉崇，臺北：臺大醫學院，初版，1997。
2.《重修台灣省通志卷七政治志衛生篇 (第二冊)》，. 白榮熙，南投市：臺灣省文獻會 1995，頁 1344~1360。

　　1944 年底，臺北遭受美軍定時轟炸，「醫學部」的基礎學科與耳鼻喉科暫避溪洲 (**今中和市圓通市一帶**)；醫院則疏散到大溪 (**今桃園縣大溪鎮**) 國民學校。「醫學部」自 1935 年至 1945 年，延續了 10 年。起初畢業生依規定正常完成學業，

　　後來由於受到戰爭的影響，前線需求孔急，修業年限儘量縮短。前後共計畢業 8 屆，第一屆於 1940 年畢業 (圖 3-65)。由於 1941 年太平洋戰爭爆發，原訂於 1942 年 3 月畢業的第三屆，縮短了 3 個月，於 1941 年與第二屆同時畢業。自第四屆起皆提早半年畢業，以應付軍方培養軍醫之要求。1945 年，疏散至大溪時第七屆學生縮短 6 個月，第八屆縮短一年半，於 1945 年，同時畢業。前後總畢業生人數為 270 名，臺灣人佔有一半之數[69]。至於「醫學專門部」，在 1936 年，成立於「帝國大學」後，原「醫學專門學校」的學生，繼續其學程。第一屆學生於 1937 年畢業，至 1945 年為止，共有 11 屆畢業，合計畢業生人數 683 人；臺灣人有 305 人，約佔 45%[70]。

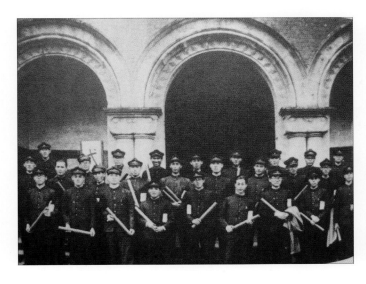

◀圖 3-65　臺北帝國大學醫學部第一屆畢業生合影。
(圖片來源：莊永明，《台灣醫療史：以臺大醫院為主軸》，初版，臺北市：遠流，民 87〔1998〕)

69. 此引見《臺灣醫學教育的軌跡與走向》，顏裕庭，頁 105~106。
70. 此引同前註，頁 110~111。

1938 年，「臺北醫院」移交給大學，成為「臺北帝國大學醫學部附屬病院」，小田俊郎被奉派擔任首任院長，醫院一切營運由醫學部管理。「帝大附屬病院」的成立是臺灣醫學教育劃時代創舉，在此以前，「醫學校」、「醫學專門學校」及「臺北醫院」是不同的行政機構，當統籌合併之後，融服務、教學與研究三者為一體，遂成為「帝大附屬病院」的特色。（圖 3-66~68）

（4）實施「臺灣教育令」與「新臺灣教育令」所衍生的影響

「臺灣教育令」（圖 3-69）雖然正式確立臺灣人的教育制度，由公學校六年的出等普通教育進而高等普通教育，然後銜接到專門學校。此一慣性教育制度之建立，同時使過去依據各種官制、規則或學校令、零亂地以國語學校和國語傳習所為中心而逐漸擴充各級教育機關的制度終結。但在臺日本人的教育則依據日本國內的教育法令，且依據臺灣教育令所創設的教育制度、機構，其程度較諸日人同級學校要低，形成有所差別之雙軌制。此差別原則之實施乃在於日本殖民政府明揭同化主義施政方針下，欲強化對殖民地之控制[71]。由於臺日差別教育之雙軌

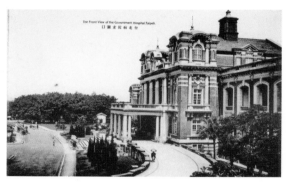

▲圖 3-66　臺北醫院玄關口。
1938 年，醫院移交給臺北帝國大學成為臺北帝國大學醫學部附屬病院。
（圖片來源：勝山寫真館，《臺北醫院玄關口》風景明信片，臺北：勝山寫真館，〔1925~1938）

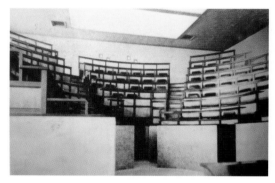

▲圖 3-67　臺北帝國大學醫學部附屬病院臨床講義室。
（圖片來源：國立中央圖書館臺灣分館：李玉瑾主編，《2008 館藏臺灣學研究書展專輯：近代建設的推手—館藏日治時期建設技術類書展》，臺北縣：中和市，國立中央圖書館臺灣分館，民 97〔2008〕2008）

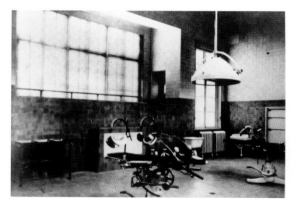

▲圖 3-68　臺北帝國大學醫學部附屬醫院大手術室。
（圖片來源：國立中央圖書館臺灣分館：李玉瑾主編，《2008 館藏臺灣學研究書展專輯：近代建設的推手—館藏日治時期建設技術類書展》，臺北縣：中和市，國立中央圖書館臺灣分館，民 97〔2008〕）
註：圖中手術檯應為婦科檢查檯或生產檯。

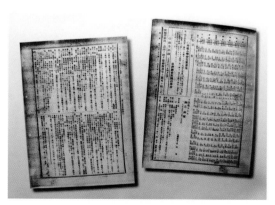

▲圖 3-69 1919 年（大正八年）頒行的第一次《臺灣教育令》。
（圖片來源：國立中央圖書館臺灣分館：李玉瑾主編，《2008 館藏臺灣學研究書展專輯：近代教育的萌芽—館藏日治時期台灣教育類書展》，臺北縣：中和市，國立中央圖書館臺灣分館，民 97〔2008〕）

71.《臺灣史》，黃秀政、張勝彥、吳文星，臺北市：五南 1992，初版，頁 209。

制屢遭責難，普遍引起不滿，總督府於是於 1922 年，再頒「新臺灣教育令」（圖 3-70），實施臺日共學制，除等普通教育有「小學校」與「公學校」外，中等以上教育完全臺日共學，以消彌教育的種族差別。但是此一制度的實施真正獲利的是日本人而非臺灣人。就實質受教育的過程而言，日本人從小生長在使用日語的家庭中，深受日本文化浸潤，與從小生長在臺灣人社會，不習慣使用日文的學生，其日文程度與對日本文化的熟悉度，實不啻有天壤之別。更何況在小學階段，仍是有著日本子弟就讀以講日語為主的小學校，臺灣人則就讀於不全是日語環境的公學校（圖 3-71），其同樣接受初等教育之後的日語程度，當然不能相提並論。而在小學以後的升學考試中，不論是試題內容，特質與口試方式上，皆以日文為依歸，這對臺灣人當然相當不利。誠如日籍學者矢內原忠雄所批評的，臺日共學制度「名為教育制度的同化，實則近乎使臺灣人被剝奪了高等專門教育。」[72]

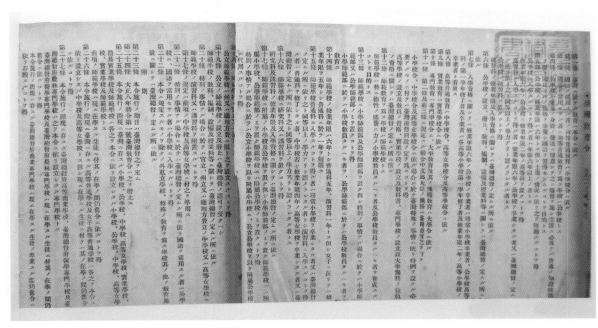

圖 3-70　1922 年（大正 11 年）頒布之新《臺灣教育令》。
（圖片來源：國立中央圖書館臺灣分館：李玉瑾主編，《2008 館藏臺灣學研究書展專輯：近代教育的萌芽─館藏日治時期臺灣教育類書展》，臺北縣：中和市，國立中央圖書館台灣分館，民 97〔2008〕）

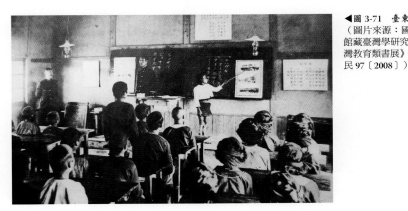

◀圖 3-71　臺東廳下馬蘭蕃人公學校的上課情形。
（圖片來源：國立中央圖書館臺灣分館：李玉瑾主編，《2008館藏臺灣學研究書展專輯：近代教育的萌芽─館藏日治時期臺灣教育類書展》，臺北縣：中和市，國立中央圖書館臺灣分館，民 97〔2008〕）

72. 矢內原忠雄著，周憲文譯，《日本帝國主義下之臺灣》，臺北市：海峽出版社，1999，頁 176。

當總督府醫學校創設之初，乃以招收臺灣人為主，然自臺日共學制度實施後，臺籍與日籍之學生人數即有明顯的變化。以臺北醫學專門學校為例，自1922年至1936年期間，成為帝大附屬醫學專門部為止的15個屆次中，畢業生總人數為739人，其中日本人占有424人，臺籍則有315人，相差109人[73]。此結果已完全背離總督府設立醫學校時，以培養臺籍醫師的初衷，臺日共學制度不但是剝奪了臺灣人就學的權利與機會，也大幅壓縮了臺灣人接受高等教育的空間。在此情形下，迫使臺灣人子弟欲學習醫學者，只有遠渡重洋一途。根據黃秀政等著《臺灣史》的記載：

「1920年代以降，留學生以修習醫、法、商及經濟等的學生佔多數，尤以習醫者最多，平均佔五分之二；其次，法科約佔五分之一；再其次商科及經濟科合計約佔五分之一。當時習醫風氣最為熾盛，而赴日投考醫專反較在臺容易錄取，故富家子弟無不趨之若鶩。赴日習醫者絕大部分就讀醫專，尤以東京醫專及日大醫專兩校人數最多。由於習醫者人數多，故成績亦最突出。」[74]（圖3-72~73）

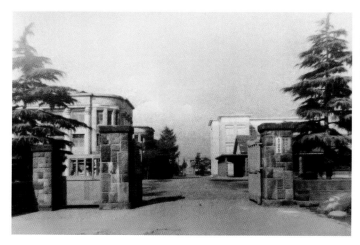

◀圖3-72　日本東京醫科大學
日據時期，臺灣人留日習醫的重要學校之一。
（圖片來源：國立中央圖書館臺灣分館：李玉瑾主編，《2008館藏臺灣學研究書展專輯：近代教育的萌芽—館藏日治時期臺灣教育類書展》，臺北縣：中和市，國立中央圖書館臺灣分館，民97〔2008〕）

▶圖3-73　日本明治大學法科
日據時期，臺灣人留日修習法律的重要學校之一。
（圖片來源：國立中央圖書館臺灣分館：李玉瑾主編，《2008館藏臺灣學研究書展專輯：近代教育的萌芽—館藏日治時期臺灣教育類書展》，臺北縣：中和市，國立中央圖書館臺灣分館，民97〔2008〕）

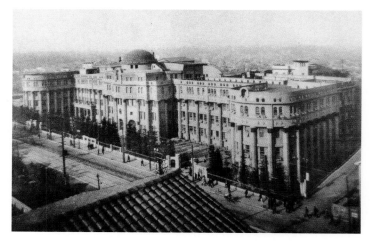

73.《台大醫學院百年院史（上）日治時期（一八九七—一九四五年）》，林吉崇，頁93。
74.《臺灣史》，黃秀政、張勝彥、吳文星，頁221。

臺灣總督府醫學校的創設成為早期臺灣人接受西洋現代教育的搖籃，使臺灣的醫學擺脫了「漢醫獨尊」的傳統（圖 3-74）。根據文獻的記載，醫學校的畢業生起先皆於「臺北病院」當醫務助手，積得足夠經驗之後，方開設醫館，懸壺濟世。如此傳統一脈相續，傳承迄今，大抵與當今醫學院的畢業生出路相同，只是今天繼續深造之路較多而已。

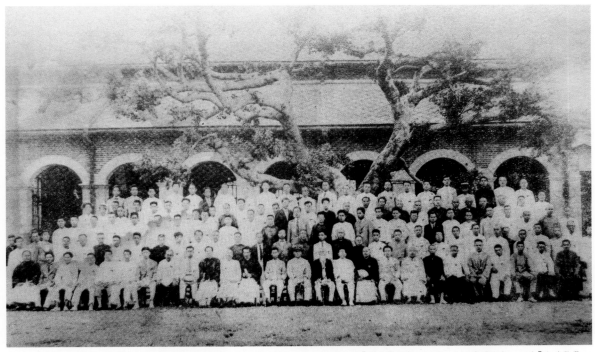

圖 3-74　「東洋醫道會」理事長來臺演說後於新竹留影。1927 年（昭和 2 年），日本成立「東洋醫道會」，隔年，成立臺灣支部，主張「皇漢醫學」，惜因臺灣當局積極培育西醫，漢醫已不再是臺灣主要的醫療人力。
（圖片來源：國立中央圖書館臺灣分館：李玉瑾主編，《2008 館藏臺灣學研究書展專輯：從瘴癘之地到清潔之島—館藏日治時期醫療衛生類書展》，臺北縣：中和市，國立中央圖書館臺灣分館，民 97〔2008〕）

　　根據王詩琅《臺灣人物誌》：

　　「黃瑤琨：號菁華，同治十三年四月十三日生，黃玉階（圖 3-75）之介弟。少學歧黃，長更精。生平持齋奉佛，性恬淡，友愛仁慈，世人咸推重之。光緒二十三年（日明治三十年），日臺灣總督府國語學校第三附屬速成科畢業後，入『本省人醫師養成所』肄業；旋該校改為臺灣總督府醫學校，以首席畢業該校，不僅為該校第一屆畢業生，亦為臺人最初之西醫。嗣任臺北醫院醫務助手，三年後辭職，於大稻埕中北街，開設『日新醫館』。未幾，任臺中廳員林公醫。至民國三年（日大正三年）返北，九月間復於大稻埕後街懸浮濟世，為北市西醫之前輩。

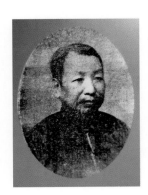

◀ 圖 3-75　黃玉階（1850-1918）
臺灣第一位領取漢醫執照者，本籍臺灣臺中；1870 年學習中醫，六年後懸壺執業。1882 年，舉家遷至臺灣臺北大稻埕，繼續從事中醫。1895 年，日人據臺後，他則繼續服務於杏林，並於 1897 年正式取得日本政權發給的第一張中醫師執照。首創「天然足會」，醫術高明，救人無數。
（圖片來源：國立中央圖書館臺灣分館：李玉瑾主編，《2008 館藏臺灣學研究書展專輯：從瘴癘之地到清潔之島—館藏日治時期醫療衛生類書展》，臺北縣：中和市，國立中央圖書館臺灣分館，民 97〔2008〕）

瑤琨又為天然足會（圖 3-76）創立人及總幹事，普願社宣講所創立人，對於地方公益多所貢獻。日據中期，卒。」[75]

根據文獻記載[76]，日本據臺之初「大日本臺灣病院」即設於大稻埕千秋街，可見大稻埕可謂是當時臺灣的醫療重鎮，故多數醫學校畢業生皆選擇該地執業。（圖 3-77~78）

又見《臺灣人物誌》：

「謝唐山：光緒八年九月，生於臺東街。光緒三十年（日明治三十七年）日臺灣總督府醫學校畢業後，即任臺北醫院醫務助手，嗣後曾一度赴滿洲營口同仁醫院任職，旋返臺，任林本源博愛醫院醫員。至民國元年辭職，於大稻埕太平街懸壺濟世，號其醫院曰：『順天醫院』，為北市西醫之前輩。公職曾任臺北醫師會長、臺北市會議員。日據中期，卒。」[77]

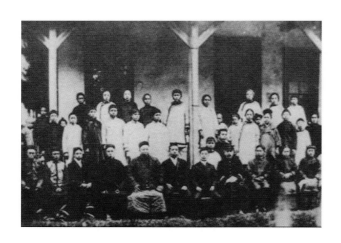

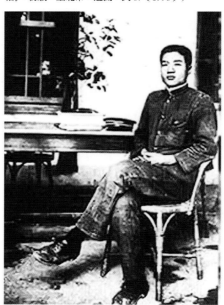

▶圖 3-76 「天然足會」於大稻埕步蘭亭舉行成立大會後合影。該會旨在宣導解足，讓漢人婦女不要再綁小腳。
（圖片來源：莊永明，《台灣醫療史：以臺大醫院為主軸》，初版，臺北市：遠流，民 87〔1998〕）

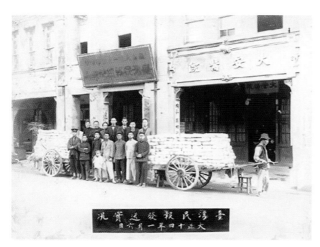

▲圖 3-77 日據時期，蔣渭水開設於大稻埕的的「大安醫院」。
（圖片來源：莊永明，《台灣醫療史：以臺大醫院為主軸》，初版，臺北市：遠流，民 87〔1998〕）

▲圖 3-78 蔣渭水（1891-1931）
字雪谷，宜蘭人，幼年受業於宜蘭宿儒張茂才。1910 年（明治 43 年）入總督府醫學校就讀，1915 年（大正 4 年）畢業。次年，於臺北大稻埕開設大安醫院，懸壺濟民。1921 年，參與創立「臺灣文化協會」，3 年後，因治警事件被判徒刑。1927 年（昭和 2 年），文協左傾後退出，另組「臺灣民眾黨」，1931 年被迫解散；半年後，因傷寒去世，年僅 41 歲。養病期間，因恐日人於藥中下毒陷害，皆委請杜聰明先驗之，始服用。
（圖片來源：遠流臺灣館，《台灣史小事典》遠流臺灣館編著，吳密察監修譯，臺北市：遠流出版社，民 89〔2000〕）

75.《王詩琅選集第六集臺灣人物誌第四章醫術》，王詩琅著 張良澤編，臺北市：海峽學術出版社 2003，初版，頁 128。
76.《台灣醫學五十年》，小田俊郎著，洪有錫譯，頁 43。
77.《王詩琅選集第六集臺灣人物誌第四章醫術》，王詩琅著 張良澤編，頁 128。

由於總督府醫學校的創設主要的目的是在培育西醫人才，以補充公醫之不足；所以日本殖民政府並無規劃考慮牙科醫師的培育。在以醫科為主流的時代裡，以牙科為職業的觀念尚正處萌芽階段。陳柔縉在《台灣西方文明初體驗》中提到：

「據一九三七年版的名人錄《臺灣人士鑑》，一千多位台籍官紳商和專技名人中，「齒科醫師」（日治時代均稱「齒科」，不用現在通稱的「牙科」）占十五位。其中絕大多數在一九二〇年後才紛紛留學日本，進入東京、大阪、九州等齒科醫學專門學校，修習現代牙醫技能。因此或可推論，一九二〇年以後，時代的信息才吹入台灣，當牙醫才逐漸成為台灣社會的一項新職業。」[78]

當時想要以牙科為志業者，大多前往日本本土或朝鮮，習得牙科技藝後，返臺開業，但人數極少。曾任臺大醫學院牙醫學系系主任的洪鈺卿在其回憶錄《馳騁牙醫界四十載》中提到：

「臺灣在日據時期始終沒有創設或經營過有關牙科教育之學校機關，因此，島內當時牙科醫師都須前往日本當地或朝鮮（現韓國）完成學業，而後回鄉開業，開業之數目極少。」[79]

根據《臺灣人物誌》的記載：

「陳增全：艋舺人，光緒二十三年（日明治三十年）十月生。公學校、臺北工業學校畢業後，負笈東渡，入東京齒科醫學專門學校攻讀，民國六年畢業。歸臺後於北市太平町目開業，顏其醫院曰『增全齒科醫院』，為省人齒科醫之嚆矢。民國二十六年（日昭和十二年）獲醫學博士學位。公職曾任臺灣齒科醫師會副會長，臺灣齒科醫學會理事。光復後，卒。」[80]（圖3-79~80）

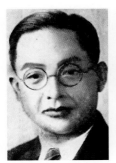

▶圖3-79 陳增全
臺灣省牙醫師公會第二屆理事長。這是一張非常珍貴之照片，在臺灣牙醫界現存檔案資料中，有關陳增全資料極難覓得。根據1937年（昭和12年）9月25日出版之《臺灣新民報日刊五週年》記載：明治31年10月1日生於臺北市八船町，就讀於萬華附屬公學及臺北工業學校。大正6年通過專門學校入學檢定考試，大正9年10月畢業於東京齒科醫學專門學校。返臺後開業於萬華，為本島人齒科醫之嚆矢。翌年兼任臺北醫學專門學校囑託；昭和10年，「醫學專門學校」升格為「臺北帝國大學醫學專門部」的同時，續兼該校囑託。初，昭和6年，在臺北醫學研究科細菌學教室九山教授的指導下，從事細菌學之研究，為期五年半。旋於昭和12年3月4日，獲京都帝國大學醫學博士學位。曾任臺灣齒科醫師會副會長及臺灣齒科醫學會理事。愛好游泳、登山與音樂。
（圖片來源：臺灣新民報，《臺灣新民報日刊五周年》頁516，臺北市：臺灣新民報，昭和12〔1937〕；張武彥提供）

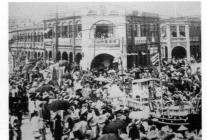

▶圖3-80 增全齒科醫院
1920年（大正九年）10月，臺北籍的陳增全從東京齒科醫專畢業，直接返臺，在臺北太平町開設「增全齒科醫院」，是日據時期臺灣人開設的第一家齒科醫院，也是臺灣第一家有電氣機械設備之齒科醫院。
（圖片來源：松本曉美，謝森展，《臺灣懷舊：1895-1945 The Taiwan はがきが語る50年》，臺北市：創意力文化，民79〔1990〕）
（編註：依《臺灣人士鑑〔1937〕》，臺南之林得恩，於1919年〔大正八年〕，從大阪齒科專門學校畢業，返鄉開業，其開業時間可能比陳增全早一年。）

78.《台灣西方文明初體驗》，陳柔縉，頁57-59。
79.《馳騁牙醫四十載》，洪鈺卿，頁4。
80.《王詩琅選集第六集臺灣人物誌第四章醫術》，王詩琅著 張良澤編，頁129。

（5）「日本赤十字社臺灣支部病院」之創設與意義

「日本赤十字社」於 1899 年（明治 32 年）11 月 26 日，正式設立臺灣支部於臺北，民政長官後藤新平擔任支部長，醫學校校長山口秀高擔任副支部長[81]。

由於臺北病院主要是以提供日本人醫療為主，而總督府醫學校的學生皆為臺灣人，因此未獲准於該院實習，而是前往設備極差的「臺北仁濟院」（圖 3-81）和「行路病者收容所」實習。理由是：

> 「當時醫學校學生之實習病院是臺北醫院，日本人抱優越感，不喜歡自己的病給臺灣人學生實習，所以高木友枝校長計畫創設日本赤十字社臺灣支部醫院。照其時的狀況，尚不能創設赤十字社支部醫院。因為高木校長之努力，日本中央特別准許創設日本赤十字社臺灣支部醫院，來為醫學校附屬醫院給學生自由實習。」[82]

當醫學校強烈要求設置實習醫院時，又逢總督府財政困難，正巧日本赤十字社也準備在臺灣設立支部病院。當校長高木友枝接替山口秀高之際，臺灣總督府與日本赤十字社之間達成協議，醫院建築由日本赤十字社負責興建，營運則委由臺灣總督府辦理。[83]

「日本赤十字社臺灣支部病院」簡稱「日赤病院」[84]（圖 3-82），與醫學校併建，1905 年，啟用。「日赤病院」由第二任醫學校校長高木友枝兼任院長，副院長為堀內次雄。內科主任是副教授吉田坦藏，外科主任是副教授尾見薰[85]，齒科教學由杉山勇助教授擔任。「日赤病院」除了是慈善醫療機構外，亦為醫學校之附屬病院，提供總督府醫學校學生臨床教學與實習之用。

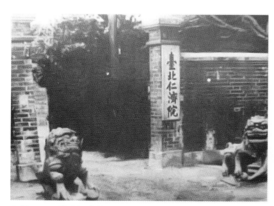

▲圖 3-81　臺北仁濟院
臺灣最早開展的社會救濟機構之一，日據時期，整併清代育嬰堂、養濟院、同善堂、回春院、保嬰局等機構而成，位於今臺北市大理街的巷內。
（圖片來源：莊永明，《台北老街》，臺北市：時報文化，民 80〔1991〕）

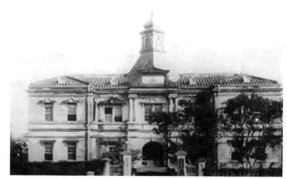

▲圖 3-82　日本赤十字社臺灣支部病院。
（圖片來源：王崇禮，《日治時期的台灣醫學教育》，健康醫學學習館：健康醫學學習網，教育部）

81.《重修臺灣省通志卷七政治志衛生篇（第一冊）》，白榮熙，頁 291~292。
82.《回憶錄》，杜聰明，頁 109。
83.《台灣醫學五十年》，小田俊郎著，洪有錫譯，頁 69。
84.「高雄市牙醫師公會網站」之《牙醫史大事紀》，頁 3。
85.《台灣醫學五十年》，小田俊郎著，洪有錫譯，頁 69。

總督府醫學校與「臺灣赤十字病院」毗鄰而立（圖 3-83），且由醫學校校長兼任院長，是臺灣最早的「教學醫院」。1936 年 3 月 28 日「日赤病院」建築物由「臺北帝國大學醫學部」併購，遂由東門町（今中山南路與常德街丁字交叉處）遷移至泉町（今鄭州路）[86]，竣工於 1941 年，臺灣人慣稱「赤十字病院」[87]，仍是「醫學專門部」學生主要的實習醫院。（圖 3-84）

1945 年 11 月，臺灣光復後，則成為「國立臺灣大學醫學院第二附屬醫院」[88]。1947 年 1 月 1 日，第二附屬醫院改組為「省立臺北醫院」，由「臺灣省立共濟醫院」院長汪心汾擔任首任院長，脫離了「臺大醫學院」系統後，再改名為「中興醫院」[89]。茲將其沿革整理列於表 3-8。

日據時期，「臺北醫院」與「日赤病院」成為臺灣牙科醫師的養成所，即一般醫學校的畢業生於此二醫院之齒科部實習一年以上者，即可成為牙醫師。

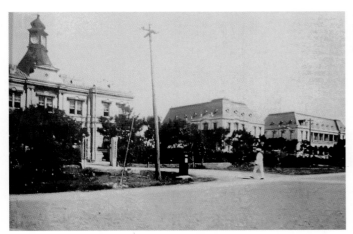

◀圖 3-83　日赤病院（圖左尖頂建築）與臺灣總督府醫學校（圖右）毗鄰而立。
（圖片來源：臺灣總督府，《台灣寫真帖》，臺北市：臺灣總督府官房文書課，明治 41〔1908〕）

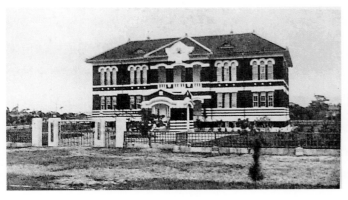

◀圖 3-84　1941 年遷建之赤十字病院。
原名「日本赤十字社臺灣支部病院」簡稱「日赤病院」，1941 年之前與當時總督府醫學校毗鄰。1941 年，因院舍併入臺北帝國大學醫學部，因而遷建於今之鄭州路。當時該院以設備最新，收費低廉而頗受好評，是臺灣總督府醫學校臺籍醫學生的主要實習醫院，為今臺北市立聯合醫院之中興院區。
（圖片來源：松本曉美，謝森展，《臺灣懷舊：1895-1945 The Taiwan はがきが語る 50 年》，臺北市：創意力文化，民 79〔1990〕）

86. 《台灣醫療史：以臺大醫院為主軸》，莊永明，頁 162。
87. 1904 年臺灣總督府醫學校校長高木友枝倡議設立紅十字臺灣支部醫院獲准時，原稱「日本赤十字社臺灣支部醫院」，後改稱為「日本赤十字社臺灣支部病院」，嗣後又更名為「臺北赤十字病院」。1941 年遷建於泉町後，改名為「日本赤十字社臺灣支部病院」，1943 年高雄開設赤十字病院時，該院乃再改為「臺北赤十字病院」，1945 年 11 月，臺灣光復後，先充為「國立臺灣大學醫學院第二附屬醫院」，1947 年 1 月，又為臺灣省行政長官公署民政處衛生局所接管改為「省立臺北醫院」。《重修臺灣省通志卷七政治志衛生篇（第一冊）》，白榮熙，頁 292。
88. 同前註，頁 292。
89. 《台灣醫療史：以臺大醫院為主軸》，莊永明，頁 160-163。

表 3-8　臺灣總督府赤十字病院創設與沿革

	日本赤十字社臺灣支部病院（日赤病院）	赤十字病院	省立臺北醫院
成立日期	1905 年 2 月	1941 年	1945 年 11 月
院長	高木友枝	高木友枝	汪心汾
地點	東門町（今中山南路與常德街丁字交叉處）	泉町（今鄭州路）	泉町（今鄭州路）
附註	為總督府醫學校教育醫院，為臺灣最早的教育醫院。1936 年 3 月 28 日，臺北帝大醫學部併購之。此「第一代」日赤醫院於 1995 年被拆除。	新日赤醫院位於大稻埕河溝頭附近。臺灣人慣稱"赤十字病院"「屬於第二代」日赤醫院。	戰後改為「國立臺灣大學醫學院第二附屬醫院」。1947 年改為「省立臺北醫院」，後又改為「中興醫院」，現為臺北市立聯合醫院中興院區。

資料來源：1.《台灣醫療史：以臺大醫院為主軸》，莊永明，臺北：遠流出版社 1998。
　　　　　2.《重修臺灣省通志卷七政治志衛生篇（第一冊）》，白榮熙，南投：臺灣省文獻會 1995，頁 291。

第三節　日據時期，醫療、衛生與教育建設之歷史評價

　　當臺灣割讓日本之際，正值惡疫方熾之時，因此殖民政府最先致力於衛生與行政，期能於最短的時間內，有效的遏止傳染病的流行，遂行統治。因此，各地「避病所」與「病院」在倉促間設立，除了稍緩燃眉之急，亦對日後整個臺灣醫療的建設奠定了雛形；在臺灣光復後成為各省立醫院的堅實架構，對於日後臺灣在醫療與衛生的推動與發展上，具有其歷史意義。當時在面對醫護人員的嚴重匱乏與惡劣的環境衛生，造成防疫上的一大難題；防疫是多管齊下的工作，一方面需要龐大的醫師人力投入，一方面更需要公權力的貫徹，因此有了「警察醫」（圖3-85）和「公醫」（圖3-86）的設置。警察政治是臺灣總督府有效統治的手段之一，1898 年 2 月，總督兒玉源太郎將警察權自軍隊獨立出來，成為統治臺灣與維持治安的重要力量。在交通不便的山地地區，警察尚得權充醫生為人民看病。此一結合警察權遂行醫療衛生的構想與做法，獲得了相當的成效，在臺灣前所未有。但因警察醫的人數不多，要全面達到疾病防治的要求則力有未逮。另外當時臺灣吸食鴉片的情況相當嚴重（圖 3-87~88），在後藤新平建議採用漸禁政策下，遂有了公醫制度的構想。此對醫療資源貧乏的偏遠地區而言，醫療衛生也同時獲得重大的改善，可謂一舉兩得。民國 60 年代臺灣公費生制度的實施，畢業生畢業以後分發至離島和偏遠地區，以從事醫療服務的理念時，與此不謀而合。公醫的配置雖可緩燃眉之急，亦是杯水車薪；是以積極培養臺灣本土醫師才是解決醫師荒的根本之道，因而有了「醫學講習所」的創設。如此一來，使得接受過現代醫學教育的醫生，得以在第一線從事有效率的防疫與診療的工作，可謂是臺灣現代醫學教育的濫觴。這些在殖民初期所養成的醫生，也確實在衛生環境惡劣、瘴烟蠻雨的臺灣完成了偉大的階段性任務。其中警察醫與公醫制度的實施是日本殖民政府因時因地制宜，所採行的權宜措施，更突顯了其政策的靈活性；而醫學講習所的創設則是通權達變與高瞻遠矚的創舉。

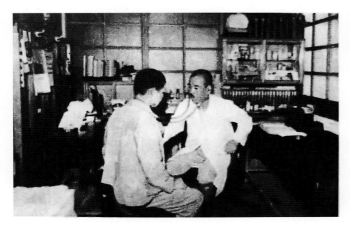

◀圖 3-85　日據時期有「警察醫」之設置，除維持治安，負責政府衛生政令宣導以外，在臺灣偏遠的原住民山區，因交通不便，還須為民眾看病。
（圖片來源：許雪姬等，《臺灣歷史辭典》，臺北市：行政院文化建設委員會，民 93〔2004〕）

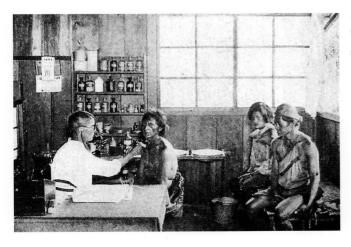

◀圖 3-86　「公醫診療所」是日據時期所施行的偏遠地區醫療照顧措施，此為臺中州原住民地區的簡陋診療室。
（圖片來源：莊永明，《台灣醫療史：以臺大醫院為主軸》，初版，臺北市：遠流，民 87〔1998〕）

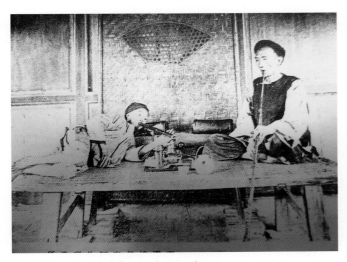

▲圖 3-87　日據初期，臺灣民眾吸食鴉片的情形。
（圖片來源：臺灣總督府，《台灣寫真帖》，臺北市：臺灣總督府官房文書課，明治 41〔1908〕）

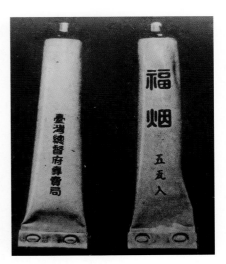

▲圖 3-88　福烟
臺灣總督府專賣局所生產販賣，專供臺灣人吸食用的鴉片製劑。
（圖片來源：國立中央圖書館臺灣分館：李玉瑾主編，《2008 館藏臺灣學研究書展專輯：從瘴癘之地到清潔之島—館藏日治時期醫療衛生類書展》，臺北縣：中和市，國立中央圖書館臺灣分館，民 97〔2008〕）

臺灣現代醫學教育的催生者首推山口秀高，在其堅持理想與不屈不撓的努力下，以「土人醫師養成所」為出發點，終至「臺北帝國大學醫學部」的創設，其間歷經臺灣總督府醫學校、臺灣總督府醫學專門學校、臺北醫學專門學校至帝國大學附屬醫學專門部的 40 年蛻變，可謂篳路藍縷，不僅開啟了臺灣現代醫學教育的先河，同時也打破了「漢醫獨尊」的傳統觀念。雖是異族統治，卻也具有影響深遠的歷史意義。其中最特殊的是當醫學校創立之初，及確立以研究熱帶醫學及臺灣本土之所謂的「風土病」為宗旨，有別於日本國內的醫學教育內涵，誠是一大特色。尤其在臺灣現代醫學教育的奠基者崛內次雄的領導下，致力於熱帶醫學的研究，更獨步於當世，總督府醫學校儼然成為「熱帶醫學專家」孕育的搖籃。

自 1899 年成立，至 1918 年「醫學專門部」設置以前，總督府醫學校的招生對象幾為臺灣人。因為醫學校的畢業生僅限於能在臺灣執業，因此在臺日人子弟大多返回日本內地習醫，故設「醫學專門部」專門招收日人子弟實施醫學教育，期能於畢業後可在日本任何地方執業[90]。但是其間醫學校與醫學專門部則有職業教育與專科教育的差別，拜「臺灣教育令」頒布之所賜，在堀內校長任內，將「醫學校」改制為八年制「醫學專門學校」而提升了醫學教育的水準。1922 年日本殖民政府的治臺政策採「內地延長主義」，再頒「新臺灣教育令」，主張「臺日共學」而終結了臺日差別教育，具有打破種族藩籬、統一學制的意義，表面上堪謂是教育的進步，實質上是剝奪臺灣人接受高等教育的權利與壓縮臺灣人就學的有限空間。雖然日本殖民政府在教育上，放棄了雙軌學制，但是臺灣終究仍被視為次等國民。當時以日本人為主的「臺北醫院」，臺籍實習醫師難以立足，因為日本人不願給臺灣人看病，因此不得不另闢醫學校的實習醫院，故有「日赤病院」的開創，而成為臺灣醫學發展史上第一個真正的教學醫院。

在總督府醫學校的歷任校長中，杜聰明（圖 3-89~90）認為「高木友枝先生不但是名校長，實可稱為臺灣醫學衛生之父也。」[91]可見其對高木校長之備極推崇。他說：「當時東京帝大優秀卒業生不願意到殖民地任職，因此主要特別選擇敦聘優秀的醫專卒業生來為教授。解決了醫學校初期師資不足的窘境。為了鼓勵教授進修，他又說：「一般官吏不容易出國的時代，先生對教授以休職制度，三年間派遣往德國留學作論文，回國後提出論文，榮受醫學博士，極力造就教學人材。」[92]提攜後進，不遺餘力。然而對當時畢業生影響最為深遠的應該算是醫學倫理的教育了。杜聰明在其《回憶錄》提到高木校長：「對學生自己擔任生理衛生學課目，兼講倫理修身，對學生教『活的學問』，每屆卒業式之訓辭曰『醫師ニナル前ニ人ニ成レ』（**為醫前，先學為人**）等，養成醫學校的良好風氣，受全校師生特別尊敬。」[93]在功利主義盛行，醫療糾紛層出不窮的今天，更可看出醫學倫理的重要性。身為醫療從業人員的我們實應再度仔細思考高木友枝校長的畢業訓辭，為臺灣醫界與牙醫界探尋重振醫學倫理與道德規範的出路。

90.《臺灣醫學教育的軌跡與走向》，顏裕庭，頁 63。
91. 杜聰明，《回憶錄》，臺北：杜聰明博士獎學基金會 1982，頁 38。
92. 同前註，頁 38。
93. 同前註。

令臺灣牙醫界遺憾的是在日本殖民政府統治臺灣的 50 年間，現代醫學教育因臺北帝國大學醫學部的創立奠下了深厚的基礎，但是現代牙醫學教育則付諸闕如（圖 3-91）。雖然在「臺北病院」及「赤十字病院」設有「齒科部」，亦僅限於一般需要性的醫療而已（圖 3-92）。綜觀醫學校的沿革與發展，其主要目的在於培育西醫人才，對於牙醫學專門教育則完全不予考慮。牙科醫師的養成則以未受過正規牙醫學訓練的醫師為主流，歷經一年的醫院助手訓練即可成為牙科醫師，此種養成過程對於整個臺灣牙醫教育與醫療的發展是一項很大的缺憾。

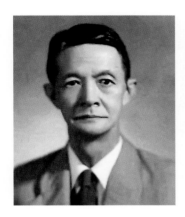

◀圖 3-89　杜聰明
（1893-1986），號思牧，臺北淡水人。幼年曾受漢學教育，11 歲進入公學校，16 歲時考入總督府醫學校。在學期間，曾經到總督府研究所堀內次雄的細菌學研究室研究，醫學校畢業之後，就到研究所充當雇員。1915 年（大正 4 年）自費前往日本留學，進入京都帝國大學，鑽研內科學及藥物學。1922 年 12 月 16 日畢業，成為臺灣人第一個取得博士學位的人。回臺後，擔任總督府醫學專門學校教授、臺北帝大醫學部教授等職，積極從事鴉片、蛇毒、嗎啡等研究。他以漸進法矯正鴉片與嗎啡患者毒癮，並發明利用尿液檢驗毒癮的方法，又成功地將蛇毒製成鎮痛劑。終戰後，協助接收臺大醫學院，隨後被任命為臺大醫學院院長、熱帶醫學研究所所長、臺大醫院院長。1953 年（民國 42 年）從臺大退休以後，自行籌辦「高雄醫學院」，並擔任校長及教授，前後長達 12 年之久。杜聰明長期從事醫療教學和醫療行政工作，戰後臺灣的醫學教育界與醫療界，許多人都是出自其的門下。
（圖片來源：莊永明，《台灣醫療史：以臺大醫院為主軸》，初版，臺北市：遠流，民 87〔1998〕）

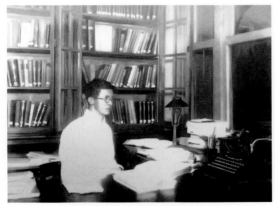

▲圖 3-90　杜聰明於其研究室之留影。畢生致力於藥理學之研究，並盡瘁於醫學教育之推展，有「學者中的學者」、「教授中的教授」與「名醫中的名醫」的美稱。
（圖片來源：莊永明，《台灣醫療史：以臺大醫院為主軸》，初版，臺北市：遠流，民 87〔1998〕）

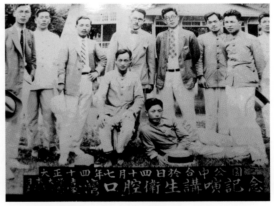

▲圖 3-91　日據時期，臺灣現代牙醫學教育付諸闕如。此為日本大學齒科醫學部之同窗會，於 1925 年（大正 14 年）在臺中舉辦口腔衛生演講後，於臺中公園之合照，如同現在各醫學院牙醫學系和校友會舉辦之各種學術討論會一樣，圖中大多為日籍醫師，中座者為楊阿壽。
（照片來源：周振才提供，莊世昌攝）

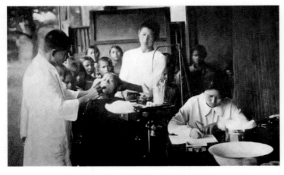

◀圖 3-92　此為日據時期，原住民孩童接受齒科治療情景，拍攝地點為臺中州霧社。
（圖片來源：莊永明，《台灣醫療史：以臺大醫院為主軸》，初版，臺北市：遠流，民 87〔1998〕）

第四節 錯失牙科發展黃金五十年

　　1895 年，臺灣在「馬關條約」的規定下，淪於日本殖民政府統治。日據之初，臺灣受傳染病肆虐慘烈，需要龐大醫護人員投入救護的行列，除了自日本內地輸入為數龐大的醫療人員，廣建醫院外，日本殖民政府亦有意積極訓練培育臺籍醫生。在山口秀高堅持其理想下，遂於 1897 年 4 月 12 日，在「臺北病院」內設又稱為「土人醫師養成所」的「醫學講習所」，開啟了臺灣現代學教育的先河。1898 年 1 月 25 日，後藤新平以「臺灣統治救急策」提出革新臺政方案，認為重視殖民舊慣習俗和氣候風土實行科學調查，採行順應民情的措施，策劃推動政令。此即其所謂的「生物學的統治原則」，也就是希望以科學的調查研究，做為統治臺灣的基礎，而決定成立總督府研究所。所以就日據時期的衛生醫療建設方面來說，概可分為三方面，第一是醫療設施的建立。日據初期，臺灣環境衛生惡劣，傳染病盛行，威脅著日本殖民政府對臺灣的統治，因此始政之初，即致力於衛生建設，大量引進醫療人員和廣設醫院成為當務之急，為平地居民提供了前所未有的醫療服務。另外警察醫與公醫的設置雖是為執行「鴉片政策」而設，但是同時也提供了山地原住民的醫療。所以在當時，傳染病能於短期間內獲得控制，此一綿密醫療網絡的建立與衛生政令的徹底貫徹實功不可沒。而各地的醫院醫療規模與硬體建設，更成為光復後臺灣省各省立醫院的堅實架構。第二是醫學教育方面，由「土人醫師養成所」、「臺灣總督府醫學校」以至於到「臺北帝國大學醫學部」的設立，顯示著在 50 年間醫學教育的蓬勃發展，這與日本殖民政府的殖民政策有關，因為日本殖民政府不願意臺籍菁英接受有關法律與政治方面的高等教育，所以臺籍菁英往高等醫學之路發展則成為必然的選擇。帝大醫學部於光復後改為國立臺灣大學醫學院，成為臺灣醫學教育的龍頭。第三是研究機構的設置，對臺灣產業與衛生貢獻最大的應屬臺灣總督府研究所。由於日籍教授與醫師皆非常重視研究，因此在傳染病和風土病等方面，皆有卓越的成就與貢獻。尤其對於熱帶醫學的研究，更是不遺餘力。由研究所衛生各部門的負責名單來看，幾乎都由醫學校教師兼任，由此可知當時的醫學教育以兼顧到「教學與研究並重」的層面，實值得我後輩學習。

　　日本殖民政府雖然在一般醫學教育的發展方面，不遺餘力，但是對現代牙醫學的教育卻始終沒有規劃，迄今仍令臺灣牙醫界感到不解。此或許可以從比較當時也是日本殖民地的朝鮮獲取一些端倪。根據黃昭堂所撰《臺灣總督府》一書記載「臺灣總督的地位」，在「與朝鮮總督之比較」時說：

　　「臺灣總督在臺灣擁有非常大的權利，但是在日本本土的地位則遠不及朝鮮總督。朝鮮是一個被併入日本版圖的「獨立國」，所以朝鮮皇帝也名列日本皇族之中，於是管轄朝鮮的朝鮮總督，在制度上，就被安排在臺灣總督之上。兩者都是日本天皇親自召見任命的親任官，但是依照規定，朝鮮總督直屬日本天皇（明治四十三年「朝鮮總督府官制」），台灣總督則沒有這種規定。」[94]

94.《臺灣總督府》，黃昭堂著 黃英哲譯，臺北市：前衛出版社 2002，修一版，頁 206。

在論到總督於日本皇宮的位階時，黃昭堂則寫到：

「從皇宮中的席位，可以很明顯地看出朝鮮總督的地位很高。皇宮中的席位從最高的『第一階』開始，『第二階』是高等官一等，依此類推下降，到「第十階」的是高等官九等、勳八等，共計十階，每一皆再細分高低。最高的『第一階』之高低細分，依次如左—第一：得到大勳位勳章者。第二：首相。第三：樞密院議長。第四：為酬庸元勳，給予大臣禮遇者。第五：元帥、大臣。第六：朝鮮總督。第七：曾任首相、樞密院議長而受前任官職禮遇者。第八：曾任大臣而受前任官職禮遇者。第九：樞密院副議長。第十：陸海軍大將、樞密顧問官。第十一：親任官。第十二：貴族院議長、眾議院議長。第十三：得到勳一等旭日桐花大受章勳章者。第十四：受「功一級」褒獎者。第十五：公爵。第十六：受封『從一位』者。第十七：得到勳一等旭日大受章勳章者朝鮮總督名列第六，但沒有臺灣總督之名，想必是在第十一級『親任官』之列。」[95]

由總督在皇宮中的位階來看，臺灣總督遠遠落後於朝鮮總督，顯示臺灣的重要性實不及朝鮮。對日本而言，朝鮮為其征服之地，為入侵中國極為重要之跳板；而臺灣則屬割讓所得之土，雖為前進南洋的前哨站，在重要性及戰略價值則略遜於朝鮮。在日據時期，日本殖民政府在朝鮮半島設立了「京城齒科醫學專門學校」，頗具規模，在韓國獨立後，則發展成為今日之「國立首爾大學牙醫學院[96]」（圖 3-93~94）。在臺灣則付諸闕如，即使在 1906 年，於「臺北醫院」外科部設有齒科治療室，1910 年，設置「齒科部」，其目的也是專為在臺日人提供牙科醫療而已。日本殖民政府視臺灣人民為二等國民，經濟上進行無情的剝削，政治上則行嚴酷的壓制，「臺灣教育令」的實施大舉壓縮了臺灣人接受現代高等教育的空間，實質上乃不使臺灣成為如同日本內地一樣進步的社會，因此之故，不予考慮「齒科醫學專門學校」的設立，這是唯一較為合理的推論，但仍待後世之有志於斯者，為我臺灣牙醫界懸宕數十年的謎題找出真正的答案。

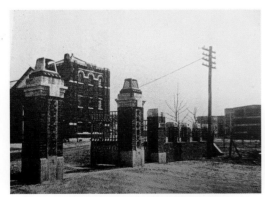

▲圖 3-93　日本殖民時期所建立的朝鮮京城帝國大學（今之韓國國立首爾大學）。
（圖片來源：仲摩照久，《日本地理風俗大系》，V.16，東京市：新光社，昭和 4-7〔1929-1932〕）

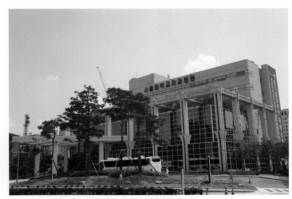

▲圖 3-94　現今之韓國首爾大學牙科醫院。
（照片來源：張明智）

95. 同前註，頁 207。
96.《臺灣口腔顎面外科先驅—韓良駿教授榮退專輯》，國立臺灣大學醫學院，民 93，頁 121。

第四章 舊醫師法時期（1945~1975）
—牙科黑暗期

第一節 光復初期先登記，再甄訓，以重整醫界亂序

臺灣光復後，日人留下的一切建設，歷經美軍的轟炸，夙已殘破不堪（圖 4-1），復因社會動盪，通貨膨脹，民生凋敝，幾處無政府狀態。當國民政府接收之際，爆發了「二二八事件」[1]，白色恐怖籠罩全島，臺灣猶如殺戮戰場，臺籍醫界菁英慘遭浩劫[2]；在臺灣本島與大陸內地頻繁接觸後，由於衛生建設破壞殆盡與防疫措施幾近停擺，已經受到相當控制的傳染病，如天花、鼠疫、瘧疾、狂犬病、赤痢等，這些高致死率的傳染病竟死灰復燃[3]。（圖 4-2~3）

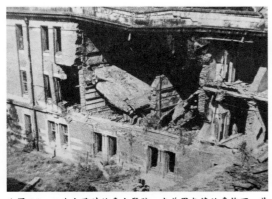

▲圖 4-1 二次大戰時的臺大醫院，在美軍無情的轟炸下，昔日純潔神聖的醫學殿堂，化為殘破不堪的廢墟。圖為民國 35 年（1946 年）臺大醫院營養部及鍋爐房被破壞的景象。
（圖片來源：楊思標總編輯，《楓城四十年》，臺北市：國立臺灣大學醫學院臺大景福基金會，民 74〔1985〕）

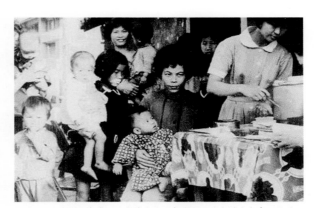

▲圖 4-2 戰後的臺灣，法定傳染病死灰復燃，造成嚴重危害。為遏阻疾病的蔓延，公共衛生人員成為第一線尖兵。圖為 1961 年（民國 50 年）左右，臺灣省婦幼衛生人員下鄉為幼童接種疫苗。
（圖片來源：臺灣省婦幼衛生研究所，《預防接種：臺灣衛生博物館・歷史映像》，行政院衛生署）

▶圖 4-3 劉瑞恆（右），國民政府遷臺後，先後出任內政部衛生設計委員會主委與中華民國紅十字會會長等要職，成為主導我國醫療與衛生大計的靈魂人物。圖為 1952 年與時任軍醫署衛勤組少將組長楊文達（左）為鼠疫防治前往金門視察時攝。
（資料來源：《劉瑞恆博士與中國醫藥及衛生事業》，互動百科）

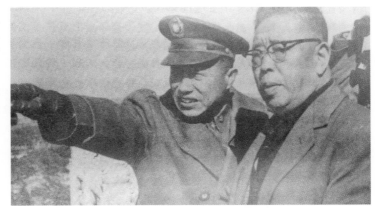

1.《臺灣開發史》，林再復，臺北市：三民書局 1991，三版，頁 247~276。
2.《台灣醫療發展史》，陳永興，臺北市：月旦出版社 1997，一版，頁 97~114。
3.《臺灣醫療史：以臺大醫院為主軸》，莊永明，臺北市：遠流 1998，初版，頁 362~364。

為了重整臺灣醫界，「臺灣行政長官公署」民政處衛生局於 1946 年（民國 35 年）1 月，公布「衛生人員登記」。「凡本省醫事人員皆須一律重行登記而後發給醫師臨時證書」（圖 4-4），並規定「欲開業者，須向該管轄縣市衛生院領取開業執照。其登記之種類分為醫師、乙種醫師、藥劑師、牙醫師、護士、助產士等六種」（圖 4-5~6）。截至該年 3 月 10 日止，申請登記者為 1725 人，其中牙醫師有 98 人。1947 年臺灣省政府代電通告：「奉行政院（三十六）四內字第二四○○二號訓令：『凡臺灣省籍醫事人員前領證書均一律以本國籍換發』。」[5]（圖 4-7~8）中央政府又公布「醫師法」。自此以後，即根據此法管理本省醫業，但牙科則仍依「牙醫師管理規則」規範管理。

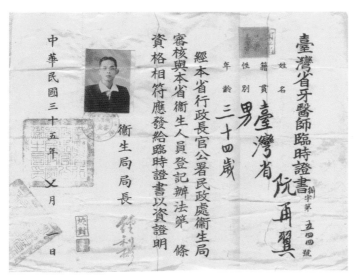

◀圖 4-4　圖為 1946 年（民國 35 年），屏東縣牙醫師阮再翼經衛生人員登記後，所發給之「彬字第五四四號」臺灣省牙醫師臨時證書。
（圖片來源：羅金文）

▼圖 4-5　（左）光復初期牙科診所開業執照之一。圖為 1951 年，阮牙科診所之屏東縣第○○二號執照。
（圖片來源：羅金文）

▼圖 4-6　（右）光復初期牙科診所開業執照之二。圖為 1953 年，蔡牙科診所之臺北市第○一一號執照。與圖 4-5 相較，光復之初，各地方的開業執照格式並未統一。
（圖片來源：蔡吉陽提供，莊世昌攝）

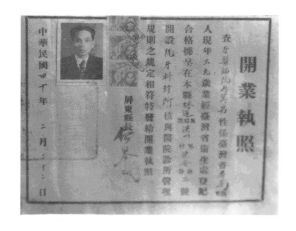 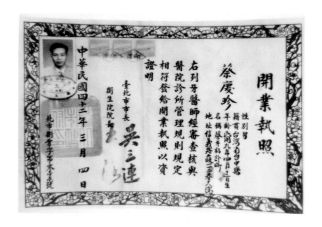

---

4. 1896 年（清光緒 22 年，明治 29 年），由於陸續由日本內地來臺執行醫業的日人，日漸增多，遂於是年 5 月，以第六號府令公佈「臺灣醫業規則」，為管理本省醫業之開端。其內容規定：「欲在臺灣經營醫業者，以領有日本內務大臣所簽發之醫術准狀或醫師准許證，或由臺灣總督府領有醫業准許證者為限。」另外也規定：「因臺灣情形特殊，而另定於山間偏遠地區，倘無該規則所規定之條件者，亦得審查其技術，限以地域、期間而暫准執行醫務者，此即所謂之限地開業醫，後改稱為乙種醫師。」《重修台灣省通志卷七政治志衛生篇（第一冊）》，白榮照，頁 229~230。

5. 同前註，頁 244~245。

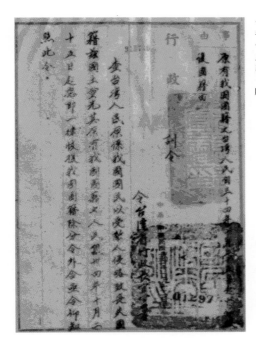

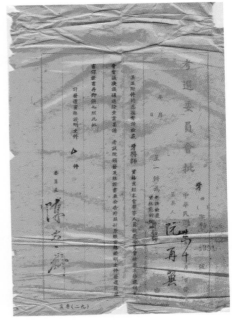

▲圖 4-7　1945 年（民國 34 年）10 月 25 日，行政院的一紙訓令。昔日高喊「天皇萬歲」的臺灣人，一夕間成為中華民國的子民。（圖片來源：國史館臺灣文獻館）

▶圖 4-8　1947 年（民國 36 年），牙醫師聲請檢覆資格，經醫事人員檢覆委員會檢覆及格後，再呈請考試院頒發及格證書。圖為屏東縣阮再翼檢覆及格之批示文件。（圖片來源：羅金文）

　　臺灣的牙科醫療不論是在日據時期或是在光復初期，在大醫科沙文主義的影響下，受到相當程度的蔑視。受過正規牙科教育的牙醫師，如鳳毛麟角；取而代之的是充斥在社會各個角落非正規出身之無照密醫。曾任臺大醫學院牙醫學系系主任的洪鈺卿（圖 4-9）描述到當時的牙科醫療狀態：

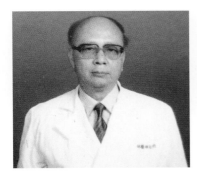

圖 4-9　洪鈺卿曾任臺大牙醫學系系主任，現為該校名譽教授。（圖片來源：洪鈺卿，《馳騁牙醫界四十載》，臺北市：洪鈺卿，民 86〔1997〕）

　　「醫療技術古舊，一般牙科醫師收入低，無執照開業者為數甚多，政府放縱此類密醫，可以說是在無政府狀態。國共內戰後，國民黨的中央政府遷移台北，社會的每一個角落充滿著凋零、一蹶不振之氣氛，這是一個無朝氣、虛脫、生活疲勞的年代。此時期，國民政府只顧反攻大陸與備戰，已無餘力顧及內政。在牙科醫政方面，可說採取放縱政策，放縱政策導致混亂。只知道牙科治療的皮毛，此人就可以無懼地處理別人的牙齒，這種無照的人俗稱『モグリ』（Moguri）；他們開『齒科店』做牙齒，在路邊也可看到『赤腳仙』用不知名的粉末塗在病人的牙齒上，而後用手指應聲拔起鬆動的牙齒；在鄉村有稱『師傅』者，踏著自行車便行密醫，親自到府裝上金屬冠。[6]」

6.《馳騁牙醫四十載》，洪鈺卿，頁 4~6。

洪教授又描述到當時一般的診療環境，他說：

「當時的台灣牙科行醫的情況是怎樣呢？診所內光線不足，診療用牙科椅是傳統茶褐色的，裝備中缺少口腔照明。取而代之的只以一顆六十瓦特之電泡黯然照在頭上，狹小的診療室內，雜然放置的器具，有的是彎的，有的是半生銹的。最嚴重的事態是什麼呢？那是當時非合理治療內容。這非合理的治療內容在台灣，是前輩傳下的，不受檢討批判，更無庸置疑、綿延不斷的存在著。[7]」

由此可見光復初期，牙科醫師是身處在一個雜亂無章、前途黯淡的年代，牙科的醫療水準，在都市與鄉村實無多大的差別。（圖 4-10~11）

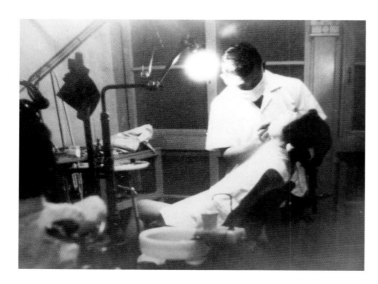

◀圖 4-10 1950 年代，臺灣的牙醫師看診的情形之一：高醫教授陳鴻榮在早年的高醫牙科門診看診的情形。燈泡照明、站立看診、馬達帶動線軸式慢速鑽牙機等皆為當時標準的牙科看診模式。
（圖片來源：劉秀俐、張有庸，《牙醫臉譜：十七位牙醫師的心路視野》，屏東市：高屏澎牙醫師公會聯合會刊，民 95〔2006〕）

▶圖 4-11 1950 年代，臺灣的牙醫師看診的情形之二：圖為蔡慶珍在臺北市所開設的診所，站立看診情景。另外可以注意到的是牙科助理已不再聘用男性，而是由女性，甚至是護理人員來擔任。
（圖片來源：蔡吉陽提供；莊世昌攝）

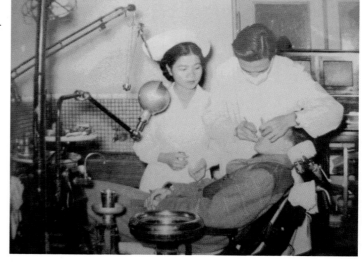

7.《馳騁牙醫四十載》，洪鈺卿，頁 16~17。

日據時期，臺灣總督府曾頒布「臺灣齒科醫師令」[8]，嚴格管理牙科醫師。然光復之初，面對此包含牙醫界在內的醫界亂象，又政府為解決臺灣地區無照行醫的問題，在面對社會各界的壓力和各方團體的抗議下，因應時勢所趨，特別於 1946 年（民國 35 年）7 月 7 日，公布以前在大陸施行的「醫事人員甄訓辦法」，將之套用在臺灣地區實施。其中規定在臺灣光復前，於齒科診所從事醫療業務之人員，憑文件證明，在一定期限內，申請「甄訓牙醫師」或「甄訓鑲牙生」資格。該辦法中提及：「經三名牙醫師證明具有三年以上行醫（牙醫）經驗者即發給執照。」[9]（圖 4-12）

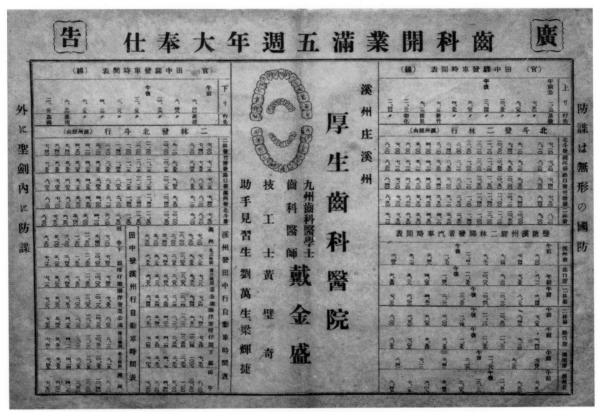

▲圖 4-12 圖為日據時期，在彰化溪州開業的戴金盛所印製之開業滿五周年的宣傳廣告；廣告中，可看到清楚列出技工士及助手的名字。本來牙醫師、技工、助手三者之間是相互合作的團隊，卻因為法令和管理制度的缺失，技工和助手「只要有三年以上經驗，取得證明，即可申請取得執照」，是造成臺灣光復後嚴重的密醫氾濫的主因。
註：此廣告印製的時間約在 1940 年前後，內容附有溪州與鄰近田中、北斗、二林之間的火車、汽車時刻表，可供民眾張貼於家中，方便查閱班車時間，是當時臺灣民間常見的廣告手法。兩側印有防諜標語，則為二戰期間的廣告文宣。
（圖片來源：王宏榮）

行政院及考試院隨即在 1947 年（民國 36 年）5 月 27 日會同公布「醫事人員甄訓辦法」，全文共十二條。其中第二條規定：「本辦法所稱醫師人員如下：（一）醫師、（二）藥劑師、（三）牙醫師、（四）護士、（五）助產士、（六）藥劑生、（七）鑲牙生。按醫事人員甄訓辦法之實施宗旨，乃為救濟未具有合法資格而已執行醫療業務有年之人員，依規定參加甄訓，以取得開業

8.《台灣衛生行政法要論》，臺灣總督府警察官及司獄官訓練所 昭和五年，頁 150~151。
9.「高雄市牙醫師公會網站」，《牙醫史大事紀》，頁 4。

資格。[10]」同年 12 月 25 日衛生部又公布「醫事人員甄訓暫准執業辦法」，規定暫准職業期限為一年。按經辦理甄訓而取得醫師資格者約計九百多人，但至於牙醫師有幾人，則無明確文獻記載。1949 年 10 月 26 日，臺灣省政府衛生處公布「臺灣省醫事人員甄訓考核辦法」規定：「凡住本省轄境內，領有考選委員會或考選部之甄訓暫准職業批示者，應自本辦法公佈之日起，三十日內向考核委員會報名，參加考核之。」同年 10 月 31 日，衛生處會同省醫事人員甄訓考核委員會公布：「凡前已領本省臨時證書及乙種醫師證書，經甄訓暫准職業者，均應參加考核。」[11]（圖 4-13）

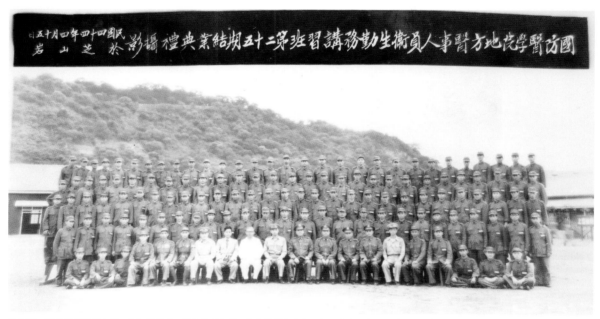

圖 4-13　國民政府遷臺初期，為動員戡亂，地方醫事人員，包含牙醫師在內，除了要接受考核之外，皆要參加國防醫學院所舉辦的衛生勤務講習。圖為 1955 年（民國 44 年），第二十五期結業典禮之合影。
（照片來源：蔡吉陽提供，莊世昌攝）

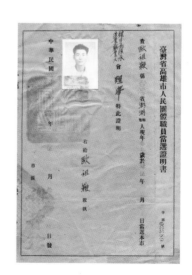

　　當時從事牙科醫療業務的，除牙醫師外，尚有鑲牙生和齒模工人（圖 4-14）。由於在 1943 年（民國 32 年）9 月 22 日，公布實施之「醫師法」並未將牙醫師納入管理之列，亦無「無照行醫者」（一般稱之為密牙醫）之法律懲罰條文。因此在當時的時空環境下，鑲牙生與齒模工人執行牙醫師所執行的牙科醫療業務，實是無法可管。趙鴻賓（圖 4-15）曾對此現象說明了其形成的歷史背景。

▶圖 4-14　1956 年高雄市鑲牙齒模承造業職業工會之理事當選證書。由此證書之編號為 02289 號得知，當時從事鑲牙齒模職業者為數眾多。歐祖鞭為今臺北醫學大學口腔醫學院院長歐耿良之祖父。
（資料來源：歐耿良）

10. 同前註，頁 5。
11. 《重修臺灣省通志卷七政治志衛生篇（第一冊）》，白榮熙，頁 245~246。

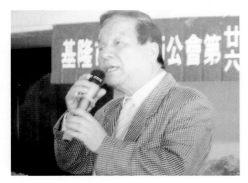

▲圖 4-15 趙鴻賓
牙醫界對抗密醫的勇士之一，1939 年（民國 28 年）生，私立中山醫專牙科畢業；曾任基隆市牙醫師會第十四屆理事長（1976 年 3 月至 1977 年 10 月），其任內因積極配合衛生單位取締密醫，1977 年 10 月 30 日，被歹徒砍殺成重傷，理事長職務不得不移交給張慶壽續任。圖為趙鴻賓於 2005 年 3 月基隆市牙醫師公會第二十六屆會員大會上，以顧問前輩的身份勉勵後進。
（圖片來源：基隆市牙醫師公會）

他說：

「在日據時代或光復初期，牙醫師之學校養成教育中斷一段很長時期（當時醫學院畢業人數太少），不敷社會需要，極多牙醫師僱用技工兼代診，始為臺灣牙科密醫之濫觴，當時為數並不多，但嗣後有些牙科密醫紛紛自立門戶，再培養牙科密醫（尤其是鑲牙生培養尤為多），人數愈來愈多，兼以當時並無『無照行醫者』當法律取締懲罰規定，牙科密醫（齒模技工）為鞏固其地位與利益，約在民國 41 年開始，紛紛組成齒模承造職業公會，以維護勞工工作權為名，行蠶食牙醫師業務之實，幾乎造成『劣幣驅逐良幣』之現象。」[12]

在當時的環境下，經濟條件差，一般民眾教育程度低落，加上當時政府並無嚴格規定牙醫師、鑲牙生和齒模工人工作場所的牙科醫療設備，一般民眾實難分辨「齒科診所」、「牙科診所」、「齒科鑲牙所」和「鑲牙齒模承造所」等市景招牌，因此當有牙科醫療的需要時，或因分辨不明，或迫於無奈，不得不選擇所謂的「無照行醫者」前往就診，因而使得齒模工人有了生存的空間（圖 4-16）。當時國民政府基於無法可管，取締不力，亦使得牙科密醫逐漸氾濫。在行政院衛生署尚未成立前，有關醫事機構、人員均歸內政部衛生司管理，而齒模工人則歸內政部勞工司管理。正因管理的不善，方使得齒模工人為所欲為。趙鴻賓說：

「當時並無任何法律可以懲罰『無照行醫者』。在民國 64 年 9 月 11 日施行「醫師法」之前的時期，台灣可稱為牙科密醫的天堂，實不為過。」[13]

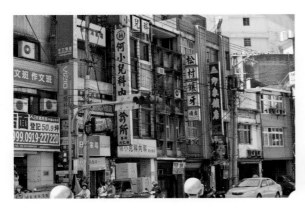

◀圖 4-16　在熱鬧大街上開設的「鑲牙齒模承造所」（其招牌上所標示的證照是「衛署齒模字」），招牌與一般醫療院所無甚差異，民眾有時難以辨別執業者是否為有執照之正規醫師。
（照片來源：戴耀宗）

---

12. 趙鴻賓，《有關鑲牙生與齒模製造技術員之探討》，《牙醫來時路—台灣牙醫近代史首部曲》，臺北市：中華民國牙醫師公會全國聯合會 2003，頁 94。
13. 同前註，頁 95。

第二節 鑲牙生制度與其管理規則

　　鑲牙生制度存在已久，早在1944年（民國33年）11月，前衛生署公布「鑲牙生管理規則」（圖4-17）之前，即已存在，也就是說「鑲牙生」乃是源於大陸的產物（圖4-18~19）。鑲牙生制度的引進臺灣，雖是解決光復初期牙醫師荒的問題，但因政府管理不善，而衍生了牙科密醫氾濫的新弊病。當鑲牙生完成了歷史性的階段任務之後，欲如何善後，則是在導正牙科醫療與教育朝正規之途發展中，極為重要的課題。以牙醫學進步之觀點論之，鑲牙生的牙科醫療是缺乏學理根據的，有戕害病人健康的疑慮，其製作的假牙裝置也幾乎違背補綴學的理論，但是在整個臺灣牙科醫療的歷史中，鑲牙生確實扮演著非常重要的地位。（圖4-20~21）

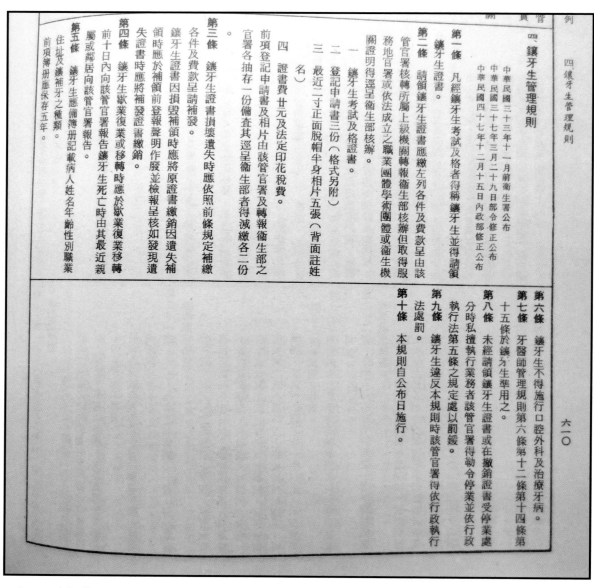

▲圖4-17　鑲牙生管理規則 1944年（民國33年）11月，由前衛生署公布，1958年12月15日，內政部修正公布。
（資料來源：林四海，《衛生法規概論》，臺北市：行政院衛生署，民70〔1981〕〕）

▶圖 4-18　1930 年代的中國「牙醫生」在西貢的街道攤位上檢查病人的牙齒。科隆・德國牙醫協會文化歷史陳列館（Kulturhistorische Sammlung des Bundesverbandes der Deutschen Zanhnarzte）
（圖片來源：Malvin E. Ring 著陳銘助譯，《牙齒的故事—圖說牙醫史》（*Dentistry:An Illustrated History*），臺北市：邊城出版，2005〔民 94〕）

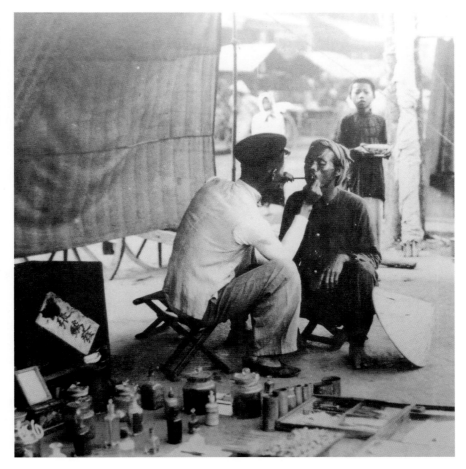

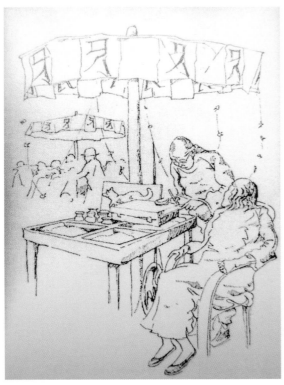

◀圖 4-19　由 M. Wong 所繪，一位上海的巡迴「牙醫師」在門外的市集做生意。他使用腳踏式鑽孔機為病人製作假牙，而病人正好奇地看著他工作。
（圖片來源：Malvin E. Ring 著陳銘助譯，《牙齒的故事—圖說牙醫史》（*Dentistry:An Illustrated History*），臺北市：邊城出版，2005〔民 94〕）

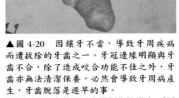

▲圖 4-20　因鑲牙不當，導致牙周疾病而遭拔除的牙齒之一。牙冠邊緣明顯與牙齒不合，除了造成咬合功能不佳之外，牙齒亦無法清潔保養，必然會導致牙周病產生，牙齒脫落是遲早的事。
（圖片來源:中華民國齒模製作協進會，《牙科技工雜誌》，臺北市：中華民國齒模製作協進會，民 74〔1985〕）

▶圖 4-21　因鑲牙不當，導致牙周疾病而遭拔除的牙齒之二。除了牙橋邊緣明顯與牙齒不合之外，以兩顆小白齒來背負兩顆大白齒的設計，亦違反牙齒之生理準則，牙齒脫落是必然的結果。
（圖片來源：中華民國齒模製作協進會，《牙科技工雜誌》，臺北市：中華民國齒模製作協進會，民 74〔1985〕）

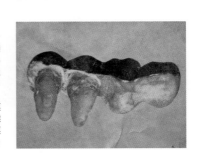

鑲牙生的產生是經過考試獲取資格，因此對於鑲牙生的產生，我們有必要了解其來龍去脈。第一：鑲牙生的產生問題。「鑲牙生管理規則」第一條明示：「凡經過鑲牙生考試及格者，得充鑲牙生，並請領鑲牙生證書。」所謂鑲牙生考試係依據「專門職業及技術人員考試法」之普通考試。計有：「一、普通考試：全國性專門職業醫事人員鑲牙生普通考試及格，取得鑲牙生資格。二、檢覈考試：國防醫學院牙藝職業班畢業，應檢覈考試及格，取得鑲牙生資格。三、甄訓考試：以經歷參加甄訓考試而取得鑲牙生資格。四、特種考試：曾任軍中牙藝技術官（士）滿三年，退除役時，官階中士以上，參加國軍退除役醫事人員執業資格考試取得鑲牙生資格。」[14] 但是由 1962 年（民國 51 年）3 月 23 日，考試院與行政院所會同公佈之「醫事人員檢覈辦法」第十條規定來看：

「中華民國國民曾在公立或經教育主管機關立業或承認之相當高級職業學校修習鑲牙學科期滿，並經實習成績優良有畢業證書者，得應鑲牙生之檢覈。[15]」

所謂鑲牙職業學校，除國防醫學院牙藝班外，我國從未設立。因此一般欲成為鑲牙生者的就學管道可說幾乎沒有，臺灣的鑲牙生也絕大多數是經由「師徒傳授」的方式，土法煉鋼而成。政府的立意原本透過「甄訓」與「考核」的手段，來整頓光復初期牙醫界的混亂醫療。然而在整個作業標準法則中，確有其失當荒唐之處。第二是執行醫療業務規範的問題。將鑲牙生列入為醫事人員確屬不當，因為我國「醫師法」是於 1943 年（民國 32 年）9 月 22 日，國民政府以渝文字第五九九號訓令制定公布（圖 4-22）。而前衛生署又於 1944 年 11 月 5 日，公布「鑲牙生管理規則」[16]，用於規範鑲牙生。對於鑲牙生制度，雖說是緣於我國早年因牙醫師缺乏，因應社會需要而產生。但是洪鈺卿仍對此一制度提出了批判與看法。他說：

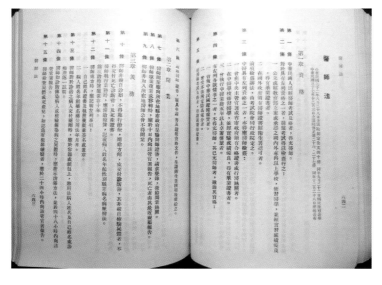

◀圖 4-22　1943 年（民國 32 年）9 月 22 日所公布的醫師法（部分），其中牙醫師並不在其醫師資格規範之中。
（資料來源：中華民國現行法律彙編編訂委員會，《中華民國法律彙編》V.1，臺北市：第一屆立法院秘書處，民 47〔1958〕）

14. 同前註，頁 267。
15.《重修臺灣省通志卷七政治志衛生篇（第二冊）》，白榮熙，頁 1615。

「目前在臺灣牙科界仍保有『鑲牙生』的職業，『鑲牙生』來自牙科醫療與補牙互不相關的錯誤觀念，此職業是戰後源自大陸，當然不必具有生物學知識，通常是學徒之輩從事此行業。鑲牙生制度本屬不正確，但在民國七十一年勉強修正『鑲牙生管理規則』明定『禁止鑲牙、治療牙病』等法條範圍規定。然而鑲牙生至今仍然從事拔牙、治療牙疾等牙科醫師全部執行的業務。[17]」

亦即將「鑲牙生」定義為「醫事人員」，誠屬錯誤規範在先，違法執行牙科醫療業務於後。此外，「鑲牙生管理規則」第七條規定：「鑲牙生不得施行口腔外科及治療牙病。」雖然只是鑲牙補齒，但鑲牙之前需要的治療，如根管治療、牙周病治療，以及磨牙（**即牙齒製備**）等工作又屬侵入性治療，則是屬於牙醫師醫療的範疇。其次是「醫事人員甄訓辦法」之實施實只著眼於一般醫師之整頓，對牙醫師而言，由於時代環境背景的影響，並無嚴格把關的效用，只是製造更多影響更為深遠的密醫而已（圖 4-23）。洪鈺卿談到：

「**此辦法的內容如何呢？**它規定有志者輕易取得執照，條文中規定，經過三名的牙醫師證明具有三年以上行醫經驗，便發給執照。……當局根據三年經驗而發執照，無異是承認三年非法行醫事實為先，無照行醫既為違法，不但不處理違法，反而依據違法事實，讓其成為合法。你說荒唐不荒唐？這辦法實屬非理性，可說不可在文明國家施行。[18]」

所以說：密醫的產生實乃導源於法令的不完備與執行法令的不嚴謹所致。最後，綜觀管理規則十二條條文內容，頗有將「鑲牙生」定

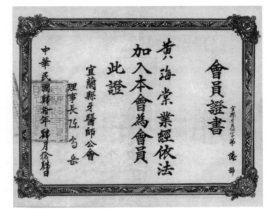

▲圖 4-23　為了與密醫和鑲牙生做區別，早年各牙醫師公會都會製作大型的會員證書，供會員懸掛於診所，讓病患分辨。圖為 1951 年（民國 40 年）宜蘭縣牙醫師公會所製作的會員證書。
（圖片來源：宜蘭縣牙醫師公會，《宜蘭縣牙醫師公會創會五十週年紀念特刊》，宜蘭縣牙醫師公會，民 90〔2001〕）

16.「鑲牙生管理規則」：民國四十七年十二月十五日內政部修正發布，民國七十一年三月三十日行政院衛生署修正發布。第一條：凡經過鑲牙生考試及格者，得充鑲牙生，並請領鑲牙生證書。第二條：請領鑲牙生證書者，應檢具左列文件、費款，報由當地衛生主管機關層轉（或逕報）中央衛生主管機關核辦：（一）考試院頒發之鑲牙生考試及格證書。（二）醫事人員申請登記給證卡片一組。（三）最近二寸正面脫帽半身照片（背面註明本人姓名、年齡、籍貫）。（四）證書費。第三條：已領之證書如有損壞或遺失時，應依前條規定，申請換發或補發新證書；換領者應將原證書撤銷，補領者應親具切結書，如發現已遺失之證書，應即繳銷。第四條：鑲牙生開、執業應向所在地直轄市或縣（市）衛生主管機關，繳驗鑲牙生證書、本人照片 3 張、執照費及工會會員證明，申請登記發給開、執業執照。第五條：鑲牙生停業、歇業、復業、變更鑲牙所名稱或遷移地址時，應於十日內向原發照機關報告；死亡者，由其最近親屬或公會向原發照機關報告並註銷其開、執業執照及證書。第六條：鑲牙生執行業務時，應備簿冊，記載病人姓名、年齡、性別、職業、住址及鑲補牙之種類。前項簿冊應保持十年。第七條：鑲牙生不得施行口腔外科及治療牙病。第八條：鑲牙生於業務上有不正當行為，或精神異常，不能執行業務時，原發照機關認定後得撤銷其開、執業執照。第九條：鑲牙生受撤銷開、執業執照之處分時，應於三日內將執照撤銷。第十條：鑲牙生違反本規則時，原發照機關得依行政執行法處分。第十一條：本規則所規定證書費及執照費，其費額由中央衛生主管機關定之。前項證書費及執照費之繳收，依預算程序辦理。第十二條：本規則自發布日施行。《醫療衛生法規》，施茂林，臺南市：世一文化 2003，初版，頁 747~748。又引見同前註，頁 267。
17.《馳騁牙醫四十載》，洪鈺卿，頁 6~7。
18. 同前註，頁 6。

調為「鑲牙醫生」之意。尤其是第六條條文規定：「鑲牙生執行業務時，應備簿冊，記載病人姓名、年齡、性別、職業、住址及鑲補牙之種類。前項簿冊應保持十年。」簿冊之記述猶如病歷，嚴然有著「醫師法」第十二條的影子[19]。雖然第七條規定：「鑲牙生不得施行口腔外科及治療牙病。」但是「牙病」的定義曖昧，隱藏了紛爭的空間。根據口腔病理學的定義[20]：缺牙分為先天缺牙與後天缺牙，因此缺牙當屬口腔病理學的範疇之一。行政院衛生署又於 1978 年（**民國 67 年**）4 月 26 日，以衛署醫字第一八九九一號函釋示：「補牙為醫療行為，須有醫師（**牙醫師**）資格者充當；但依『醫師法施行細則』第二十一條及『鑲牙生管理規則』規定，鑲牙生亦得執行鑲補牙。非醫師又非鑲牙生而執行補牙行為者，應依醫師法處罰；鑲牙生施行補牙行為既為法令所允許，宜依鑲牙生管理規則處辦。」換言之，當鑲牙生違法「施行口腔外科及治療牙病」時，「管理規則」卻無處罰規定，而援用「醫師法」第二十八條之規定，科以罰則[21]。（**圖 4-24**）

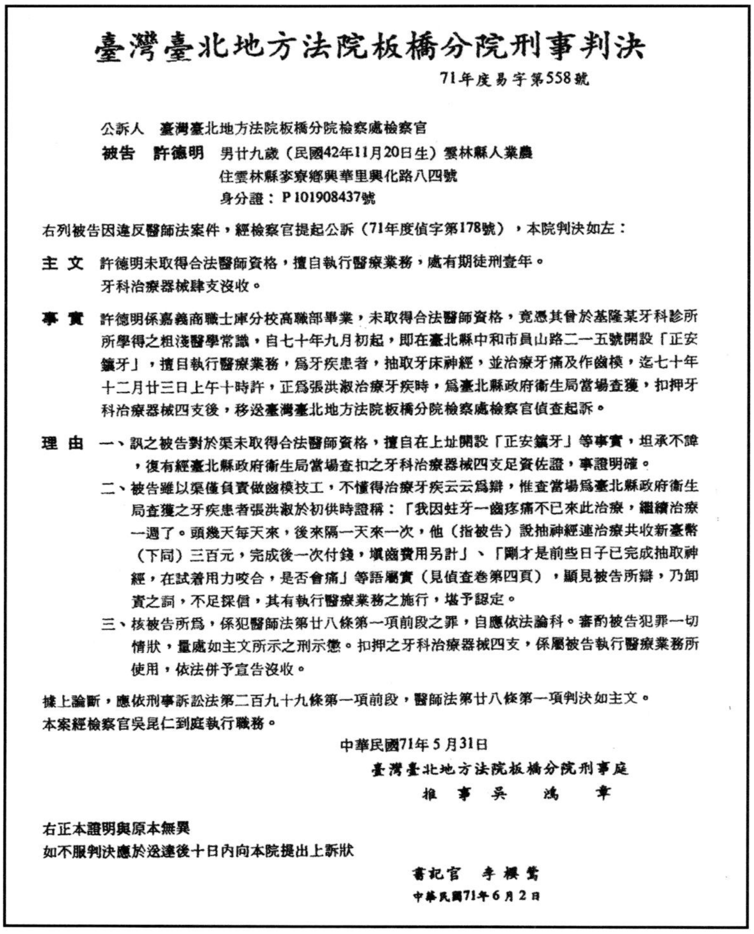

臺灣臺北地方法院板橋分院刑事判決

71年度易字第558號

公訴人　臺灣臺北地方法院板橋分院檢察處檢察官
被告　許德明　男廿九歲（民國42年11月20日生）雲林縣人業農
住雲林縣麥寮鄉興華里興化路八四號
身分證：P 101908437號

右列被告因違反醫師法案件，經檢察官提起公訴（71年度偵字第178號），本院判決如左：

主文　許德明未取得合法醫師資格，擅自執行醫療業務，處有期徒刑壹年。
牙科治療器械肆支沒收。

事實　許德明係嘉義商職士庫分校高職部畢業，未取得合法醫師資格，竟憑其曾於基隆某牙科診所所學得之粗淺醫學常識，自七十年九月初起，即在臺北縣中和市員山路二一五號開設「正安鑲牙」，擅自執行醫療業務，爲牙疾患者，抽取牙床神經，並治療牙痛及作齒模，迄七十年十二月廿三日上午十時許，正爲張洪淑治療牙疾時，爲臺北縣政府衛生局當場查獲，扣押牙科治療器械四支後，移送臺灣臺北地方法院板橋分院檢察處檢察官偵查起訴。

理由　一、訊之被告對於渠未取得合法醫師資格，擅自在上址開設「正安鑲牙」等事實，坦承不諱，復有經臺北縣政府衛生局當場查扣之牙科治療器械四支足資佐證，事證明確。
二、被告雖以渠僅負責做齒模技工，不懂得治療牙疾云云爲辯，惟查當場爲臺北縣政府衛生局查獲之牙疾患者張洪淑於初供時證稱：「我因蛀牙一齒疼痛不已來此治療，繼續治療一週了。頭幾天每天來，後來隔一天來一次，他（指被告）說抽神經連治療共收新臺幣（下同）三百元，完成後一次付錢，填齒費用另計」、「剛才是前些日子已完成抽取神經，在試着用力咬合，是否會痛」等語屬實（見偵查卷第四頁），顯見被告所辯，乃卸責之詞，不足採信，其有執行醫療業務之施行，堪予認定。
三、核被告所爲，係犯醫師法第廿八條第一項前段之罪，自應依法論科。審酌被告犯罪一切情狀，量處如主文所示之刑示懲。扣押之牙科治療器械四支，係屬被告執行醫療業務所使用，依法併予宣告沒收。

據上論斷，應依刑事訴訟法第二百九十九條第一項前段，醫師法第廿八條第一項判決如主文。
本案經檢察官吳昆仁到庭執行職務。

中華民國71年 5 月31日
臺灣臺北地方法院板橋分院刑事庭
推事吳　鴻　章

右正本證明與原本無異
如不服判決應於送達後十日內向本院提出上訴狀

書記官　李櫻鶯
中華民國71年 6 月 2 日

◀圖 4-24　1982 年，71 年度易字第 558 號臺北地方法院板橋分院，有關密牙醫的刑事判決書，引用醫師法第二十八條之規定。
（資料來源：中華民國牙醫師公會全國聯合會，《牙醫界》1 卷 2 期，民 71〔1982〕）

19. 醫師法第十二條：「醫師執行業務時，應製作病歷，並簽名或蓋章及加註執行年、月、日。前項病歷，除應於首頁載明病人姓名、出生年、月、日、性別及住址等基本資料外，其內容至少應載明下列事項：一、就診日期。二、主訴。三、檢查項目及結果。四、診斷或病名。五、治療、處置或用藥等情形。六、其他應記載事項。病歷由醫師執業之醫療機構依醫療法規定保存。」《醫療衛生法規》，施茂林，頁 692。
20. Shafer, Hine, Levy, *A Textbook of Oral Pathology* , Philadelphia：W.B. Saunders Company,1983, 4th Ed. , P.45~47。
21. 醫師法第二十八條：「未取得合法醫師資格，擅自執行醫療業務者，處六個月以上五年以下有期徒刑，得併科新臺幣三十萬元以上一百五十萬元以下罰金，其所使用之藥械沒收之。但合於下列情形之一者，不罰：一、在中央主管機關認可之醫療機構，於醫師指導下實習之醫學院、校學生或畢業生。二、在醫療機構於醫師指示下之護理人員、助產人員或其他醫事人員。三、合於第十一條第一項但書規定。四、臨時施行急救。」《醫療衛生法規》，施茂林，頁 695。

因此，隨著時代的進步，鑲牙生制度亦面臨應檢討的歷史時刻。在醫師法修正的十多年間，有關牙醫師公會、鑲牙生公會和齒模工會間，相互較勁，明爭暗鬥。在修法期間，牙醫師公會強烈要求廢止「鑲牙生類科考試」及「鑲牙生管理規則」，但因面臨現有鑲牙生如何管理的問題，無法取得共識而功敗垂成。在齒模工人方面，齒模工會深知一旦醫師法修正公布實施，將威脅其生存空間，因此無所不用其極地運用其黨政關係，並遊說立法委員，希望能取得鑲牙生資格而成為變相牙醫師，繼續其「鑲牙補齒」之戕害牙科專業醫療行為。但是由於當時牙醫師公會一再提出「鑲牙生制度」之弊病及齒模工人公然違法行醫，嚴重危害國民健康之事實，依法力爭，終能捍衛牙科專業的尊嚴與完整（圖 4-25）。趙鴻賓對於牙醫師公會這一段的努力總結說：

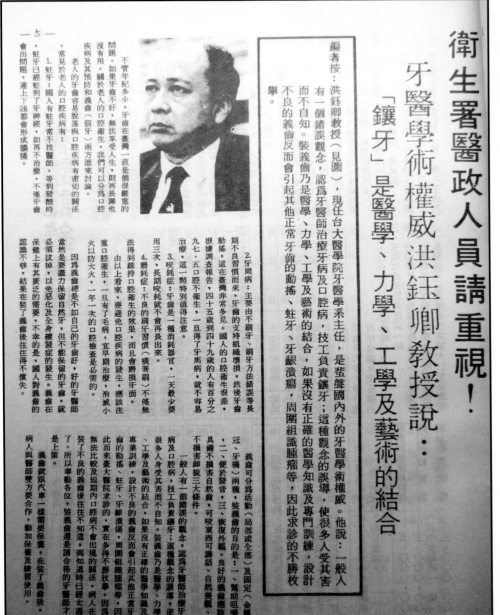

▲圖 4-25　臺大教授洪鈺卿籲請衛生署醫政人員重視：「鑲牙」是醫學、力學、工學及藝術的結合，非牙醫師不可勝任。
（圖片來源：臺灣省牙醫師公會，《牙醫師》1 卷 5 期，臺中市：臺灣省牙醫師公會，民 66〔1977〕）

「最後在『醫師法』修正之結果，能確保牙醫師法律地位及牙科醫療業務未受分割，未讓鑲牙生尤其是齒模工人『非法要求』得逞，確保『牙科專業』之完整，這是留給後代牙醫師最好的歷史交代，這是最早期牙醫師公會努力的成果，牙科前輩的貢獻。[22]」

當時任第十三屆基隆市牙醫師公會理事長的藍培填（圖 4-26）曾一針見血地指出問題的癥結所在，並提出釜底抽薪的解決之道。他說：

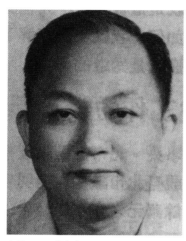

▲圖 4-26　藍培填
曾任第十一屆（1968 年 4 月至 1970 年 4 月）及第十三屆（1973 年 4 月至 1976 年 3 月）基隆市牙醫師公會理事長。
（圖片來源：中華民國牙醫師公會全國聯合會）

「造成牙科密醫氾濫，有肇於牙科制度不健全，實因『鑲牙生制度』之存在及齒模技工未納入管理，倘若此二問題不解決，不建立健全牙科醫療制度，新『醫師法』實施，亦將無效。[23]」

解決的方法是：

「要遏止齒模工人之非法要求，在民國 50 年代左右即主張要廢止鑲牙生制度（即全面廢止鑲牙生考試、鑲牙生管理規則、解散鑲牙生公會），設立齒模技工所，將齒模工人納入管理。『鑲牙生制度』是齒模工人冀想通往牙醫師的樓梯，只要取得鑲牙生資格，就等於能執行牙醫師之業務，因此我們牙醫界要將『鑲牙生』這個樓梯取下來，齒模工人的非法要求就絕對無法得逞。[24]」

因此，在醫師法修正期間，牙醫界前輩雖然無法全面廢止鑲牙生制度，但是卻完全封殺了齒模工人的蠶食牙醫專業醫療的伎倆，捍衛了牙醫專業的完整。（圖 4-27）

1975 年（民國 64 年）9 月 11 日，已修正之「醫師法」施行之同時，在「醫師法施行細則」第二十二條中規定：「在本法施行前，經鑲牙生考試及格依鑲牙生管理規則執業之鑲牙生，得繼續執業。但自本法施行之日起，停止發給鑲牙生證書。」[25]一方面准其繼續執業，以維護其權益，一方面停發證書，期其自然淘汰，廢止此一制度。此一宣示為「鑲牙生管理規則」定下了落日條款，可謂是一項兩全其美的做法。（圖 4-28）

22. 趙鴻賓，《有關鑲牙生與齒模製造技術員之探討》，《牙醫來時路—台灣牙醫近代史首部曲》，臺北市：中華民國牙醫師公會全國聯合會 2003，頁 96。
23. 趙鴻賓，《有關鑲牙生與齒模製造技術員之探討》，《牙醫來時路—台灣牙醫近代史首部曲》，臺北市：中華民國牙醫師公會全國聯合會 2003，頁 96。
24. 趙鴻賓醫師引述藍培填醫師之見解，同前註，頁 98。
25. 《最新六法全書》，洪永木，臺北：雷鼓出版社 1987，修訂版，頁 653。

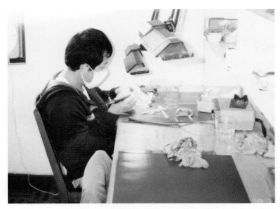

▲圖 4-27 正規齒模技工依牙醫師所取下已製備好之病患齒列模型及指示，製作精準的義齒，其工作內容並不能涉及醫療行為。
（圖片來源：中華民國齒模製作協進會）

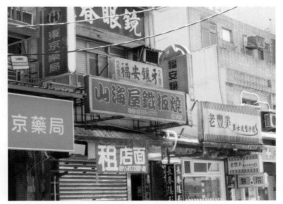

▲圖 4-28 仍在營業中的「鑲牙所」自「鑲牙生管理規則」定下了落日條款以及全民健保實施之後，由鑲牙生所執業的鑲牙所就逐漸的消失。但有許多仍在營業的鑲牙所，其實是由齒模製造技術員所執業，但從外觀和招牌，民眾很難區分執業人員的身分。
（照片來源：莊世昌）

第三節　臺灣牙醫發展的坎坷歷程

　　光復後的臺灣，歷經戰亂，民生凋敝，百廢待舉。戰前宏偉的帝國大學醫學部，其建築物在美軍的轟炸後，亦殘破不堪。加上戰後許多日籍教授遭遣返日本，對甫更名後的國立臺灣大學醫學院和其附設醫院，在教學上則出現了嚴重的空窗期，處處顯得青黃不接。幸賴杜聰明的領導，逐步度過危機，帶領著新成立的教學團隊，重新出發，積極建設，企圖恢復原有的氣派與規模，鞠躬盡瘁。但是在極度依賴美援的年代，一切以英美制度為依歸，以出身哈佛，曾任北京協和醫院院長和國民政府衛生部長的劉瑞恆（**圖 4-29**）為首的「衛生設計聯繫委員會」

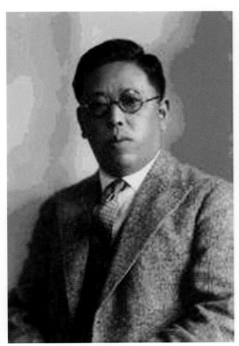

◀圖 4-29　劉瑞恆（1890～1961）
字月如，直隸南宮人。1903 年入北洋大學堂（今天津大學），1906 年入哈佛大學，為我國首批哈佛留學生之一，著名醫學專家，中國創傷醫學的奠基人，中國近代公共衛生事業創建者。
1909 年獲哈佛大學理學士學位，1915 年獲醫學博士學位。1915 年返國，任上海哈佛醫學校教授，1918 年獲聘為北平協和醫院外科教授。1920 至 1921 年間，赴美進修，專攻癌症外科。返國後，任北京協和醫院第一任華人院長和中華醫學會會長。1924 年，通州某鄉村新生兒頻繁死亡，時任協和醫院院長的劉瑞恆派人調查，發現原因僅是產後破傷風所致，他對醫院人員進行了簡單的衛生教育培訓，便解決了此一難題。該事件使他認為醫學應該為更廣大的民眾服務，因此他決定放棄自己的外科本行，轉而從事公共衛生事業。次年，他與協和公共衛生教授美國籍的葛蘭特 (J.B.Grant) 在北京建立了第一衛生事務所，開創了中國公共衛生事業的先河。劉瑞恆對協和醫院學生影響最深的是鼓勵他們學成後為祖國服務，而不是趨向私人開業。因此，那個時期由協和醫院出身而專心醫學研究或服務療衛生機關者很多。
1928 年 10 月，國民政府衛生部（後改衛生署）於南京成立，中國政府的醫療和公共衛生事業即以此為開端，劉瑞恆歷任衛生部（署）次長、部長、署長，兼禁烟委員會委員長，興建中央醫院，並兼院長，負責與國際聯盟技術合作。設立中央衛生設施實驗處，一身兼衛生行政、技術及醫療三個最高機構之首長。1932 年，奉命成立軍醫總監部，並擔任總監，兼陸軍軍醫學校校長。由於醫療衛生工作大規模開展，需要專門人才，劉瑞恆認為推進和提高醫學教育是公共衛生建設的根本，建議並成立了國立牙醫專科學校、中央護士學校、中央助產學校、中央大學醫學院及衛生教育系、中央衛生人員訓練所等。
（圖片來源：《劉瑞恆博士與中國醫藥及衛生事業》，互動百科）

（Coordination Commettee on Forein Aid Program in Medicine and Health）[26]，主導了臺灣光復後的全臺衛生和醫療的行政大計。尤其在臺大醫學院的改革上，權頃一時的杜聰明仍然難敵來自中國大陸的行政官僚體系，而黯然下臺。最重要的關鍵在於從德日的「講座制」改為英美的「學分制」上，呈現了杜聰明頑固的一面，終被譏為「抱殘守缺」或「食古不化」，被迫以告別臺大收場[27]，所謂「成也臺大，敗也臺大」。在杜聰明擔任醫學院院長任內，對臺灣牙醫學最大的貢獻要算是爭取到臺大牙醫學系與藥學系的成立。但是其中的過程卻充滿弔詭的現象，首先是當杜院長向臺大行政當局提出要增設牙醫學系與藥學系時，臺大當局以「時機尚早」、「經費不足」為由，斷然拒絕。但是杜院長仍不輕言放棄，改採迂迴策略，以臺灣省政府委員的身份，於 1942 年 11 月，第 278 次省政府委員會議中，向省主席與全體省府委員遊說他的提案。果然在 1953 年 8 月，臺大即通過設置牙醫學系與藥學系的方案[28]。 但是在整個爭取設立的過程當中，美籍醫學教育顧問布朗博士（Dr. Harold W. Brown）的建言，不能說沒有推波助瀾的效果，畢竟在依賴美援的年代，美籍顧問的意見還是高度被受重視的。由於臺大牙醫學系是在這種多方角力下誕生的，洪鈺卿的說法是「憑空成立的」，益更顯其雜亂無章。因此在硬體設備和教學師資方面，皆因陋就簡（圖 4-30~31），深深影響日後臺灣私立醫學院牙醫學系的成立，這是臺灣現代牙醫學教育發展史上最嚴重的致命傷。

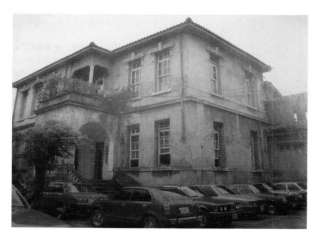

▲圖 4-30　1955 年成立之初的臺大牙醫學系系館，與公共衛生研究所共用，師資與硬體設備皆嚴重匱乏。
（照片來源：徐水木）

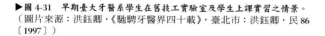

▶圖 4-31　早期臺大牙醫系學生在舊技工實驗室及學生上課實習之情景。
〔圖片來源：洪鈺卿，《馳騁牙醫界四十載》，臺北市：洪鈺卿，民 86〔1997〕〕

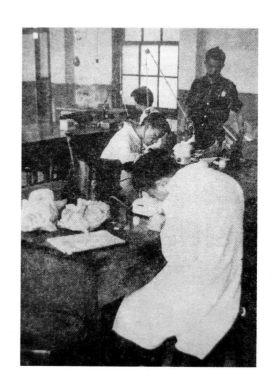

26.《杜聰明與臺灣醫療史之研究》，鄭志敏，頁 300。
27. 同前註，頁 299~310。
28. 同前註，頁 284。

在醫療衛生的規範方面，渾沌不明的年代，以黨領政，行政權大於立法權，許多法令規章因便宜行事，草率為之，埋下了日後紛紛擾擾的種籽。在牙醫師嚴重缺乏的年代，鑲牙生實有其階段性的貢獻。依據「鑲牙生管理規則」，鑲牙生畢竟還是歷經一定程序的規範後，才有資格執行鑲牙補齒的業務；但是反觀齒模工人，只是在「師徒傳授」的方式，學得一身「技藝」，即要從事如同牙醫師和鑲牙生的醫療業務，當然為法規所不許。但是在黨政不分、民智未開的年代，政府默許其所為，孕育了牙科無照行醫者滋生的溫床。歷經近 20 年的氾濫，正規牙醫師與鑲牙生面臨執業權益的威脅，乃極力陳情政府盡速修正醫師法，將牙醫師納入醫師法的管理之列，期使臺灣牙科醫療邁向法治之途，畢竟臺灣正規牙醫師的養成教育也自 1955 年，已經開始。從此之後，醫師法進入了 4 年多的修正審議，進入了 8 年多的「整裝待發」；「醫師法修正案」終於在 1975 年 9 月 11 日，正式實施，臺灣牙醫學終於進入了另一個發展的新紀元。（圖 4-32）

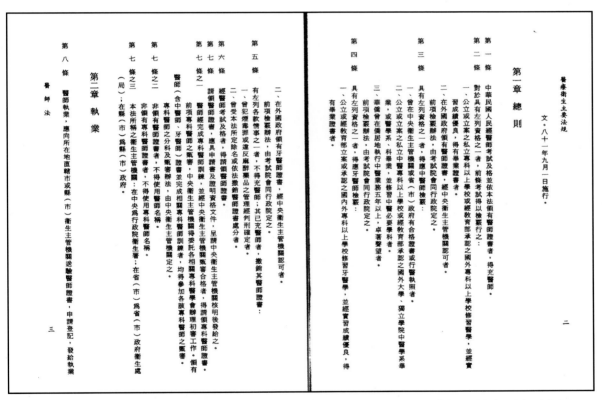

圖 4-32　1975 年（民國 64 年）9 月 11 日正式施行的醫師法（部分），其中第四條明定牙醫師資格。自此，臺灣的牙醫師有了明確的法律地位。
（資料來源：行政院衛生署，《醫療衛生主要法規》，臺北市：行政院衛生署，民 84〔1995〕）

總之，從 1945 年至 1975 年的 30 年間是臺灣牙醫發展的空窗期。法令不完備，牙醫師管理規則的法律位階遠低於醫師法，牙醫師不被社會大眾以醫師看待，社會地位因而低落，有志於牙醫醫療者，捨此由它，影響牙醫的發展，此其一。新醫師法修訂與實施前後延宕 12 年，對於剛剛起步的牙科醫療與專業教育更是一大斲傷，此其二。牙醫學教育實施的宏觀與深遠的專業規劃，起步的錯誤與政府的漠視是我國牙醫學發展遲緩與不健全的主要原因，此其三。光

復後的二、三十年間，密醫充斥，對於早年接受日本正規教育的牙醫師來說，自身的優越感勢必不恥密醫之所為，社交關係亦難以與之抗衡，致使許多優秀的牙醫師，其中不乏大學教授，只有被迫離鄉背井，流浪至東瀛無醫村，重起「有尊嚴的牙科醫療」的爐灶，在亟待建立完整健全牙醫醫療體系的國度裡，無異是嚴重的大失血。龐大正規牙醫師的外流，對光復後的臺灣牙科發展難有正面紮實的發展，此其四。所以說舊醫師法時期是臺灣牙醫發展最黑暗的時期。

第四節 蔡氏三兄弟的牙醫生涯 — 臺灣近代牙醫史的縮影

蔡慶珍有兄弟五人，家務佃農，蔡慶珍排行老二，小學畢業後，由於家貧不克升學，在家幫忙大哥操持農務。老三蔡振豐，成績優異，由其他兄弟賺錢先供其升學。由於他們有一位堂兄在牙科診所擔任學徒，後來在東勢及新社開設牙醫診所，蔡慶珍兄弟閒暇之餘也常到診所幫忙。但由於沒有醫師執照，常被日本警察以密醫取締。幾年後，蔡振豐有心想赴日習醫，以取得正式的牙醫師資格。但是家中貧困，無力負擔。蔡慶珍為了完成老三的心願，於是出外擔任船員賺錢，提供蔡振豐的經濟支援。一年後，蔡慶珍因盲腸炎在菲律賓開刀，也因體力不堪船員的操勞，只好辭去工作，返家休養。已經赴日的蔡振豐頓失經濟依靠，只有自力救濟，依藉齒科助手的經驗，請求東京當地的齒科診所收留，自願擔任助手，不用支薪，只求吃住。由於蔡振豐的手藝頗佳，深獲收留齒科醫師的賞識，不僅支薪，還讓他接受其他診所的委託，製作齒模，經濟因此獲得改善。因為收入不錯，蔡振豐建議二哥蔡慶珍，循同樣的模式到日本發展。兄弟二人的認真打拼，兩人的齒模工作，應接不暇，於是再把老四蔡國忠接到日本，合開技工所。兄弟三人就此半工半讀，念夜間部完成了初中及高中學業，並先後進入日本的齒科專門學校就讀，先後取得了正式的齒科醫師資格。三兄弟畢業後返臺，正值臺灣光復。蔡慶珍先後在臺糖診療所及郵政醫院服務，最後選擇在臺北市東門開設「蔡齒科醫院」，並多次擔任臺灣省及臺北市牙醫師公會常務理事及常務監事。1959 年（民國 48 年）前後，蔡慶珍以技術和機械一起引進的方式，率先導入臺灣首台太空金屬（鈷鉻合金）義齒床高周波鑄造機（日本和田精密鑄造公司製造），開啟了金屬義齒床的廣泛運用，也替臺灣培養了不少的金屬義齒床技工人員。然而由於當時臺灣的牙科環境不佳，制度不良，加上培養出來的技師，一一出走創業，後繼無人，1977 年蔡慶珍決定結束診所的業務，赴日本無醫村服務。直至 1991 年退休返臺，2004 年因病辭世。蔡振豐返臺後，返回老家東勢開業，目前退休在家。蔡慶珍兄弟曾經感嘆，當年為了不願當密醫而辛苦赴日求學，返臺後，卻還要跟密醫競爭、對抗，深感不平與不公。蔡國忠回臺數年後，返回日本東京學習矯正後開業，現已過世。蔡氏三兄弟赴日習醫的過程，與傳統上有錢子弟才去日本學習牙醫的認知完全不同，表現出臺灣人兄弟相互扶持、認真打拼的精神，而蔡家三兄弟的牙醫生涯猶如臺灣牙醫近代史的縮影。

蔡氏三兄弟的故事，由蔡振豐口述，蔡吉陽補充。蔡吉陽，蔡慶珍醫師之子，臺北醫學院牙醫學系十二屆畢業，日本廣島大學齒學博士，現任臺北醫學大學口腔醫學院副教授。（圖 4-33~4-37）

蔡家牙醫三兄弟的故事

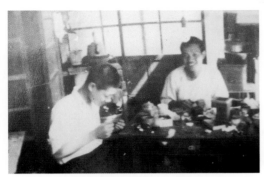

▲圖 4-33　蔡家牙醫三兄弟的故事之一。蔡慶珍（右）與蔡國忠（左）在進行牙體形態的雕刻。
（圖片來源：蔡吉陽提供，莊世昌攝）

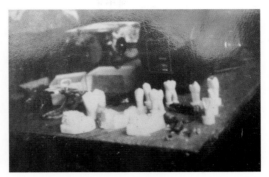

▲圖 4-34　蔡家牙醫三兄弟的故事之二。其中兩兄弟的石膏模型作品顯示了他們在齒模製作上有著深厚的牙體形態學基礎。
（圖片來源：蔡吉陽提供，莊世昌攝）

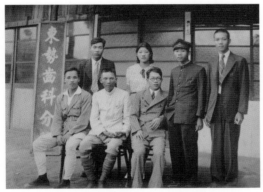

▲圖 4-35　蔡家牙醫三兄弟的故事之三。日據時期，蔡慶珍（右一）和蔡振豐（右二）在新社的東勢齒科分院前，與齒科分院人員合影。
（圖片來源：蔡吉陽提供，莊世昌攝）

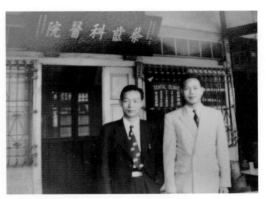

▲圖 4-36　蔡家牙醫三兄弟的故事之四。光復初期，蔡慶珍（右）在其診所前與友人合影。
（圖片來源：蔡吉陽提供，莊世昌攝）

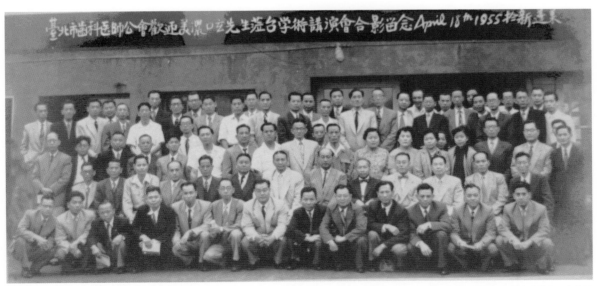

▲圖 4-37 蔡家牙醫三兄弟的故事之五。1955 年（民國 44 年）4 月 18 日，蔡慶珍參加臺北市齒科醫師公會所舉辦之美濃口玄學術演講會，與會的牙醫師們共同合影。接受日本正規教育的牙醫師們，儘管面對困窘的醫療環境，仍然不斷的追求進步，經常邀請日籍教授來臺演講，傳授新知。
（圖片來源：蔡吉陽提供，莊世昌攝）

第五節 臺灣牙醫人才之流失—遠赴日本無醫村

第二次世界大戰結束以後，日本在舉國的努力下，由廢墟中迅速重建。經濟亦隨之富裕。1955 年代（昭和 30 年代），日本社會保險制度逐漸普及，1961 年，實施全民保險之後，對醫療的需求急速增加。在醫師與牙醫師嚴重不足，再加上多數集中於大都會的情況下，許多偏遠地區呈現了有病無處就醫的窘境。為了緩解無醫地區的窘境，1965 年到 1975 年代，遂由臺灣聘請醫師和牙科醫師到無醫村和醫師不足的地區，解決了許多醫療不均衡的問題。

1955 年後期，青森市旅日臺僑陳江舟向青森縣政府當局建議：由臺灣聘僱醫師和牙醫師至無醫村行醫。在青森縣實施此一計畫後，獲得很大的迴響與好評。隨後東北各縣和北海道地區亦陸續效法。不久日本全國各縣也陸續自臺灣引進大量的醫護人員。根據 1977 年的資料記載，其數達數千名，確實緩和了日本無醫村的社會醫療問題。

到日本的醫師與牙醫師中，有開業醫、服務於醫院者、大學教授、醫院院長等，不一而足。然於社會上有地位的人為何甘願離鄉背景，遠赴異域荒境呢？根據旅日名醫張武彥（小島武彥）（圖 4-38）的研究，其原因如下：

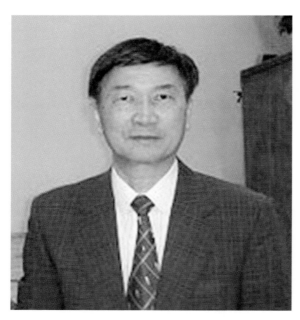

◀圖 4-38　張武彥（小島武彥）
彰化員林人，私立臺北醫學院牙醫學系畢業。1973 年抵日，先後研究於東京齒科大學與北海道大學齒學部，獲東京齒科大學齒學博士，曾任北海道夕張市炭礦病院齒科醫師，現開業於栃木縣那須町小島齒科診療所，為東京齒科大學非常勤講師。創立「榕社」，以臺灣文化園丁自居，致力於「日臺歌謠曲」研究。
《臺灣文化研究發表會》，第五回，2006 年 10 月 29 日，日本榕社。
（圖片來源：張武彥，《張武彥日本齒學博士—與紐約、新澤西鄉親有約》，臺灣海外網，2011）

（一）在政治因素方面：

（1）二二八事件：發生於 1947 年的二二八事件，臺灣醫界菁英犧牲無數，社會菁英犧牲殆盡，其中包括多數高中學生。

（2）白色恐怖：1949 年，國民政府發布了無期限的戒嚴令，凡是異議份子都可能不經公正審判，被處死或入獄（圖 4-39~40）。除了「特務政治」之外，國民黨的貪污腐敗，恣意勒索，為所欲為。

（3）被迫退出聯合國：1971年，中華民國政府的聯合國地位被中華人民民主共和國取代，政府高官多做逃亡準備，影響民眾對政府的信心，甚至「反攻大陸」的騙局不攻自破。

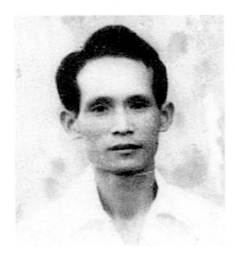

◀圖4-39　黃溫恭
高雄縣路竹鄉人，日據時期，臺南二中畢業後，被老師推薦，遠赴日本東京學習齒科，然後被派往中國日本關東軍（1919年至1945年，日本駐紮在中國東北的部隊），在哈爾濱擔任軍醫。二次大戰後，共產黨接收東北，黃溫恭為了及早回到臺灣，遂同意加入共產黨。但根據李教之說法，他是回臺後才加入共產黨的。
（資料來源：黃大一，黃溫恭之子。）

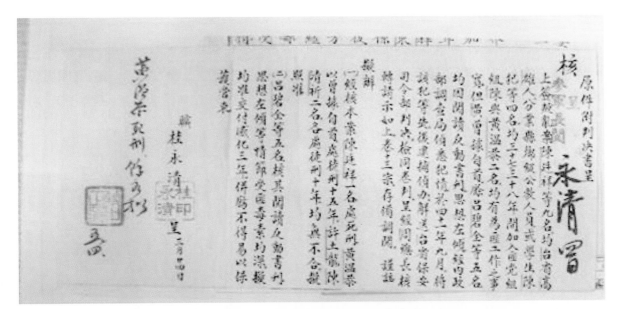

▲圖4-40　黃溫恭自哈爾濱取道大連回臺後，於高雄路竹開設牙科診所，並兼屏東春日鄉衛生所主任。民國40年代，政府清查臺灣共黨地下組織，1952年（民國41年）臺灣省工委會燕巢支部案，黃溫恭卻無端被捕。他自首曾加入共產黨，被判15年徒刑，即：『擬辦：陳廷祥。處死刑，黃溫恭。自首、處徒刑十五年。」但判決書一到蔣介石手中，改批為：「黃溫恭死刑，餘如擬，蔣中正」，旋被槍決。
1953年5月19日，黃溫恭被冤殺後，家中全部財產，除酌留家屬的必須生活費外、全部被沒收，其診所設備全遭當時岡山空軍機場軍醫蘇榮燦所侵吞，造成長期經濟上的困難。
黃溫恭在被槍斃前夕寫了5封遺書，但死後，國民黨政府一直未把遺書交給家屬，致使黃溫恭無法如願將遺體捐給臺大醫學院學生做研究，而被草草草葬在六張犁。遲了58年（2011年7月15日）黃家才從總統馬英九手中拿到遺書。也使得90歲的妻子黃楊清蓮，無法在意識清楚時、及時讀到丈夫臨終對她的不捨與愛憐，此乃家屬心中難以抹滅的痛。
黃溫恭的外孫女張旖容回憶說，兒時，家人幾乎不提外公，她高中時，意外得知外公是被國民黨槍斃的。後來在「再見，蔣總統」展覽中，才發現蔣介石批核「黃溫恭死刑」的文件，方使得此一白色恐怖冤獄終得平反。
（資料來源：黃大一）

（二）在文化因素方面：

（1）文明度的差異：在日本殖民政府統治的 50 年中，不容否認的是臺灣的教育、文化與各項建設比起長期處於內戰的大陸進步數十年，故對當時撤退來臺的大陸國人的無知和腐敗，令人無法忍受。

（2）國民黨政府壓制臺灣語言、文化，又不准民眾使用日本語，對日本文化抱有很深的敵意，這對長期接受日本教育的人士，包括醫師、牙醫師在內，誠難忍受。

（三）在法治因素方面：

密醫橫行是優秀牙醫師被迫外流的主因。國民政府不尊重「法」，只知如何利用「權」來取得「錢」。1947 年，公佈「醫事人員甄訓辦法」，內容為：「經三名醫師（**牙醫師**）證明具三年以上行醫（牙醫）經驗者，即發給執照。」此後又有多數無照密醫，只要送紅包就可免除被取締。國民黨中央還以秘密文件通令從政黨員同志，暫緩取締[29]。許多醫師和牙醫師厭於生活在這種法制不彰的「中國人」統治環境下，而遠走日本無醫村是脫離經時不安、不愉快社會的一個選擇。即使在戰後接受本土醫學教育的牙醫學系學生，畢業留學日本後，也有一部分至無醫村或牙醫師不足地區執業行醫，其人數約 100 多人。

因此自 1965 年到 1975 年的 10 年間，日本由臺灣招聘持有日本執照的醫師、牙醫師約有 1000 位之譜，解決了很多社會醫療資源不足的問題。但是此一牙醫人才的外流，的確嚴重影響，甚至阻礙了臺灣牙醫教育與醫療的進步，因為在那個年代，幾乎所有的臺灣牙科醫師皆出身於日本醫學教育系統。（**圖 4-41**）

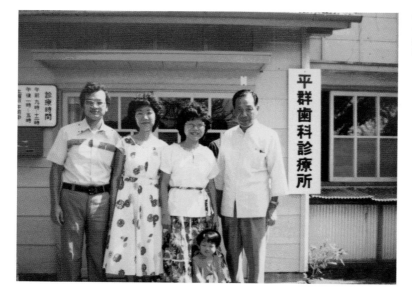

◀圖 4-41　1980 年（民國 69 年），蔡慶珍（右一）在日本千葉縣開設的平群齒科診療所前，與家人的合影；左一為其子蔡吉陽。
（圖片來源：蔡吉陽提供，莊世昌攝）

---

29. 請參閱第五章之圖 5-9。

第五章　新醫師法實施後（1975 年以後）

第一節　牙科密函之衝擊

行政院於 1975 年（民國 64 年）9 月 4 日，發布新修正之「醫師法施行細則」後，旋於同年 9 月 9 日，以臺字六十四衛字第六八〇九號函核定「齒模製造技術員管理辦法」[1]（圖 5-1）。衛生署即於當日以 64.9.9. 衛署醫字第七八四八六號函發布施行，以管理從事齒模製造之技術人員。齒模技術員之資格認定採登記制，依此法第四條規定：在 1972 年 10 月 1 日以前，取得鑲牙齒模承造業職業工會會員證者，政府認定為齒模技術員。問題在於所謂齒模承造業工會，任何人不限條件，只要繳交年費，即可加入為會員，結果多人前往登記，造成浮濫。（圖 5-2）

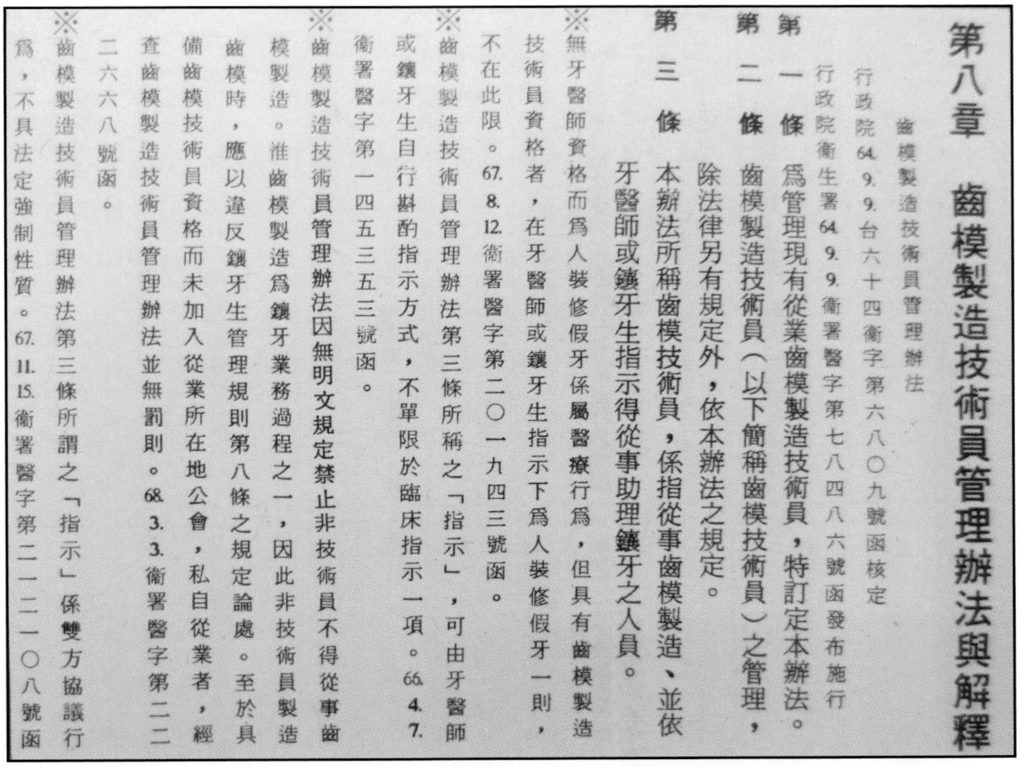

第八章　齒模製造技術員管理辦法與解釋

齒模製造技術員管理辦法

行政院 64. 9. 9. 台六十四衛字第六八〇九號函核定

行政院衛生署 64. 9. 9. 衛署醫字第七八四八六號函發布施行

第一條　爲管理現有從業齒模製造技術員，特訂定本辦法。

第二條　齒模製造技術員（以下簡稱齒模技術員）之管理，除法律另有規定外，依本辦法之規定。

第三條　本辦法所稱齒模技術員，係指從事齒模製造、並依牙醫師或鑲牙生指示得從事助理鑲牙之人員。

※無牙醫師資格而爲人裝修假牙係屬醫療行爲，但具有齒模製造技術員資格者，在牙醫師或鑲牙生指示下爲人裝修假牙一則，不在此限。67. 8. 12. 衛署醫字第二〇一九四三號函。

※齒模製造技術員管理辦法第三條所稱之「指示」，可由牙醫師或鑲牙生自行斟酌指示方式，不單限於臨床指示一項。66. 4. 7. 衛署醫字第一四五三五三號函。

※齒模製造技術員管理辦法因無明文規定禁止非技術員不得從事齒模製造。惟齒模製造爲鑲牙業務過程之一，因此非技術員製造齒模時，應以違反鑲牙生管理規則第八條之規定論處。至於具備齒模技術員資格而未加入從業所在地公會，私自從業者，經查齒模製造技術員管理辦法並無罰則。68. 3. 3. 衛署醫字第二二二六六八號函。

※齒模製造技術員管理辦法第三條所謂之「指示」係雙方協議行爲，不具法定強制性質。67. 11. 15. 衛署醫字第二一二一〇八號函

▲圖 5-1　齒模製造技術員管理辦法與解釋條文（部分）。由條文的內容可以看出，本辦法旨在管理，訂定本版法的相關人員對於牙醫醫療及醫療常規並沒有正確的認知，此態度也導致縱使在新醫師法頒布施行之後，牙醫醫政混亂以及密醫糾葛不斷的現象，依然存在，持續到全民健保實施之後，才逐漸改善。

（資料來源：林四海，《衛生法規概論》，臺北市：行政院衛生署，民 70〔1981〕）

1.「齒模製造技術員管理辦法」：民國六十四年九月九日行政院衛生署發布，第一條、為管理現有從業齒模製造技術員，特定本辦法。 第二條、齒模製造技術員（以下簡稱齒模技術員）之管理，除法律令另有規定外，依本辦法之規定。 第三條、本辦法所稱齒模技術員，係指從事齒模製造，並依牙醫師或鑲牙生指示得從事助理鑲牙之人員。 第四條、民國六十一年十月一日前取得臺灣省鑲牙齒模承造職業工會聯合會或臺北市鑲牙齒模承造職業工會會員證經查證屬實者，得依本辦法之規定向行政院衛生署申請登記，並請領齒模製造技術員登記證。 第五條、前條之登記，以自本辦法發布日起三個月內申請者為限，逾期概不受理。 第六條、齒模技術員應持憑登記證，向所在地直轄市或縣（市）政府繳驗申請發給從業執照。第七條、齒模技術員死亡時應於十日內由其最近親屬向所在地衛生主管機關報告，並繳銷從業執照及登記證。 第八條、齒模技術員非加入所在地公會不得從業。第九條、齒模技術員不得施行口腔內外科或治療牙病，以及與口腔衛生有關之醫療業務。第十條、齒模技術員違反前條例之規定者，依醫師法第二十八條之規定處罰，並撤銷其登記。 第十一條、本辦法自發布日施行。（註：行政院衛生署公布自民國六十四年九月十一日施行。此引見《醫療衛生法規》，施茂林，頁 748~749。）

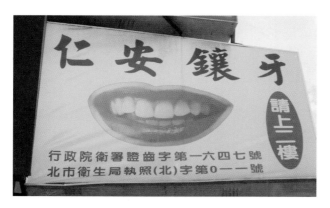

◀圖 5-2　齒模製造技術員所開設的「鑲牙所」招牌。從證照字
號可以知道，登記為齒模製造技術員的人數頗為可觀（據統計在
1980 年左右，約有 2800 人），是一股不可忽視的力量。
（照片來源：莊世昌）

　　衛生署施行此法之目的在以法確立齒模技術員的工作權限，但此法卻為齒模技術工人所利
用，造成牙科密醫充斥與取締的重重困難。根據種種證據顯示有著強大的政治力介入，對於正
朝正規之路的牙科發展造成一次重大的衝擊。洪鈺卿說：

　　「這一群人獲得了衛生署發給執照後，紛紛開業，做起牙科醫師同樣的業務了，『醫師法』
施行後，開始有牙科密醫的檢舉和治安當局的取締，如此一來，違規行醫的牙模承造業工會也
想了對策，這對策就是以牙模承造業工會為名請願，向國民黨要求給予資格執行牙醫工作（圖
5-3）。另外請願要求也刊登在報紙全頁上（圖 5-4），可說手法運用極為徹底，以達到預期效果，
而牙醫師公會也採取了幾個措施以對抗牙模工會之此運動。」[2]（圖 5-5~8）

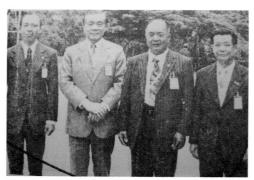

▲圖 5-3　1981 年（民國 70 年）4 月，宜蘭縣鑲牙齒模承
造業者以國民黨十二全大會宜蘭縣代表的身份，在大會上
建議政府保障鑲牙補齒業者的權益；圖為這些代表在大會
期間，與當時的行政院院長孫運璿合照，意味著其緊密的
黨政關係與政治背景。
（圖片來源：臺灣省牙醫師公會，《牙醫師》5 卷 8 期，臺
中市：牙醫師雜誌社，民 70〔1981〕）

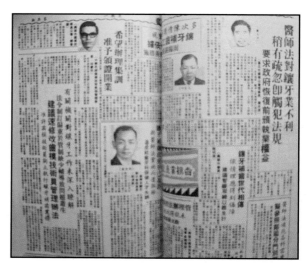

▲圖 5-4　1981 年（民國 70 年）4 月 22 日，鑲牙齒模承
造業者以各地方工會理事長發言的方式，在報端以全頁的篇幅，要求政府保障其權
益，引起牙醫界的震撼。
（圖片來源：臺灣省牙醫師公會，《牙醫師》5 卷 8 期，臺中市：牙醫
師雜誌社，民 70〔1981〕）

2.　此引見《馳騁牙醫界四十載》，洪鈺卿，頁 7。

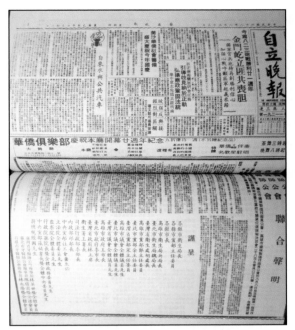

▲圖 5-5　牙醫界面對鑲牙齒模承造業者威脅的反擊之一：面對齒模鑲牙業者經常利用報紙發動文宣，牙醫界也採取「以夷制夷」作法，在報紙刊登聯合聲明，以正視聽。此為 1989 年 8 月 23 日之自立晚報。
（資料來源：臺灣省牙醫師公會，《牙醫師》3 卷 12 期，臺中市：牙醫師雜誌社，民 68〔1979〕）

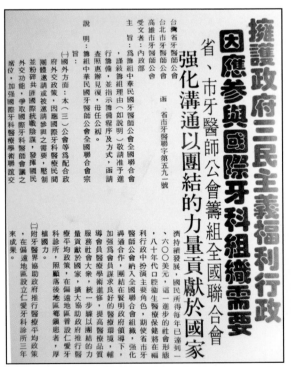

▲圖 5-7　牙醫界面對鑲牙齒模承造業者威脅的反擊之三：籌組「中華民國牙醫師公會全國聯合會」，團結牙醫界的力量。
（資料來源：臺灣省牙醫師公會，《牙醫師》4 卷 4 期，臺中市：牙醫師雜誌社，民 69〔1980〕）

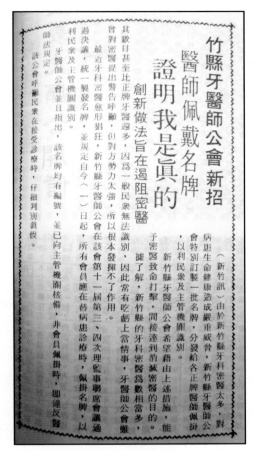

▲圖 5-6　牙醫界面對鑲牙齒模承造業者威脅的反擊之二：製作身分識別證，此為當時新竹縣牙醫師公會製作醫師名牌，以利民眾識別之鐵證。
（資料來源：臺灣省牙醫師公會，《牙醫師》6 卷 3 期，臺中市：牙醫師雜誌社，民 70〔1981〕）

▼圖 5-8　牙醫界面對鑲牙齒模承造業者威脅的反擊之四：設計正規牙科統一標誌，鮮明詳載合格牙醫師之身分，提供民眾認識。圖為由王宏仁所設計的牙醫統一標誌銅牌，在全聯會成立之後推出。自 1983 年（民國 72 年）5 月 1 日起，接受訂購，售價為新臺幣壹仟元整。但是推出不久，即收到會員投書，有廠商招攬五佰元壹枚的偽造銅牌，足見當時牙醫環境之險惡。
（資料來源：中華民國牙醫師公會全國聯合會，《牙醫界》2 卷 8 期，臺北市：中華民國牙醫師公會全國聯合會會刊社，民 72〔1983〕）

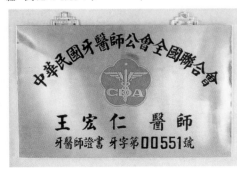

　　當牙醫師公會一致團結反擊，為捍衛「牙科專業」完整之際，當時的國民黨「為虎作倀」，包庇「密醫」，使得正處風雨飄搖的臺灣牙醫界，雪上加霜。趙鴻濱提到：

「當時時空不同，政風極為腐敗，全國醫事法令、人員都控制在內政部衛生司極少數人員的手裡，再者極多牙科密醫均加入中國國民黨，以中國國民黨當護身符，而反觀我們牙醫師，絕大多數均為日本齒科學院畢業，均富有優越感，極少數極少數加入中國國民黨，在當時那種時空環境下之奮鬥，其艱難實可想而知。最後在『醫師法』修正之結果，能確保牙醫師法律地位及牙科醫療業務未受分割，未讓鑲牙生，尤其是齒模工人『非法要求』得逞，確保『牙科專業』之完整，這是留給後代牙醫師最好的歷史交代，這是最早期牙醫師公會努力的成果，牙科前輩的貢獻。」[3]

除此之外，洪鈺卿也談到：

「民國六十八年四月三十日，中國國民黨中央委員會社會工作會發出『德三 0427 號最速件密函』。依此函內容，鑲牙補齒並不關『醫師法』第二十八條之規定，『請有關從政同志暫緩取締』。這密函事實上違反了既有的法令，而且竟傳達到政府各機關，此最速件密函傳至全省各地，而牙模工人自己複印一份密函，（圖5-9）也就更高枕無憂地開『齒科店』了，這一密函實際上成為各密醫之守護神，以對付警察之取締。」[4]

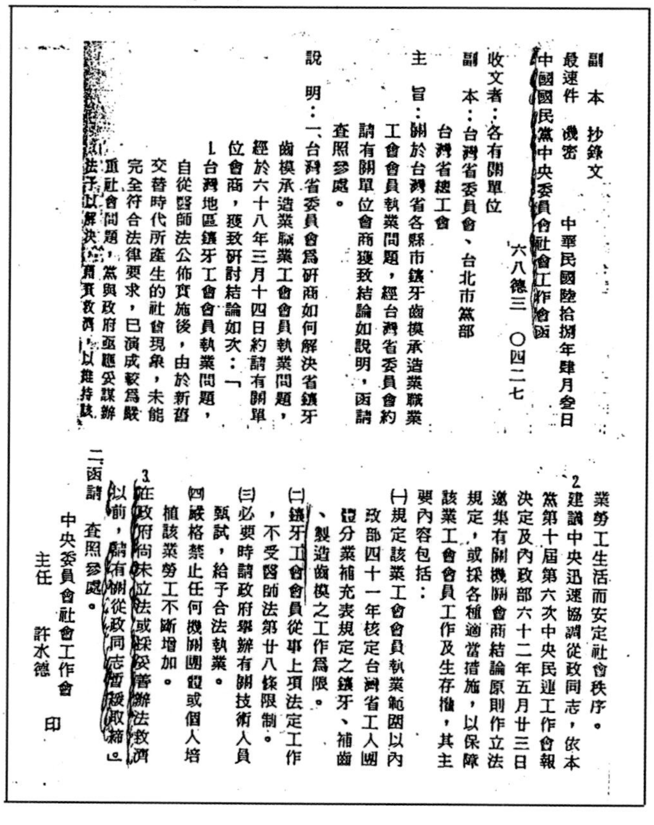

◀圖 5-9　1979 年（民國 68 年）4 月，牙科密醫人手一份的國民黨「六八德三 〇四二七號」密函，引爆牙醫界與密醫間的腥風血雨，時任社工會主任的許水德難辭其咎。
（資料來源：臺灣省牙醫師公會）

---

3. 此引《牙醫來時路，有關鑲牙生及齒模製造技術員之探討》，趙鴻濱，臺北市：中華民國牙醫師公會全國聯合會 2003，頁 96~97。
4. 《馳騁牙醫界四十載》，洪鈺卿，頁 7。

「齒模製造技術員管理辦法」的頒布實施與國民黨此封祕件的發出引起了臺灣牙醫界長達20年的混亂，也引爆牙醫師與密醫間長期的鬥爭，更逼迫許多牙醫師改行轉業，或是流落他鄉，遠赴日本無醫村。在正規牙醫師與牙密醫的一連串纏鬥中，始終圍繞著「鑲牙補齒」與「清潔牙垢」是否屬於醫療行為？是否受醫師法第二十八條之規範？爭論不休（圖 5-10）。有關自1976年至1998年間之相關法令詳列於附錄一：《齒模相關法令彙編 黃天昭》。

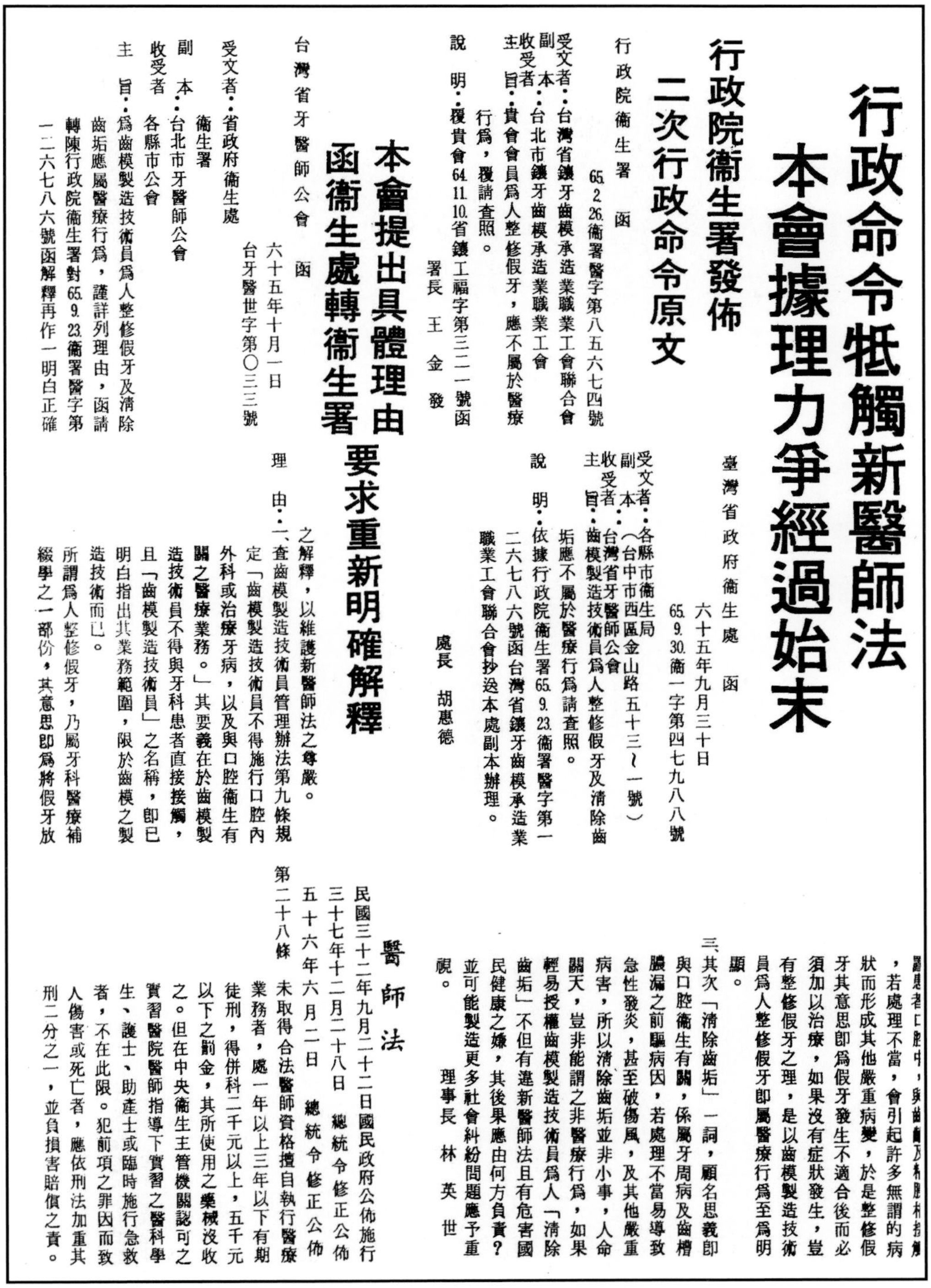

行政命令牴觸新醫師法
本會據理力爭經過始末

行政院衛生署發佈
二次行政命令原文

行政院衛生署 函

65.2.26.衛署醫字第八五六七四號

受文者：台灣省鑲牙齒模承造業職業工會聯合會
副本：台北市鑲牙齒模承造業職業工會
收受者
主旨：貴會會員爲人整修假牙，應不屬於醫療行爲，覆請查照。
說明：覆貴會64.11.10.省鑲工福字第三二一號函

署長 王金發

臺灣省政府衛生處 函

六十五年九月三十日
65.9.30.衛一字第四七九八八號

受文者：各縣市衛生局
副本：（台中市西區金山路五十三～一號）台灣省牙醫師公會
收受者
主旨：齒模製造技術員爲人整修假牙及清除齒垢應不屬於醫療行爲請查照。
說明：依據行政院衛生署65.9.23.衛署醫字第一二六七八六號函台灣省鑲牙齒模承造業職業工會聯合會抄送本處副本辦理。

處長 胡惠德

本會提出具體理由
函衛生處轉衛生署 要求重新明確解釋

台灣省牙醫師公會 函

六十五年十月一日
台牙醫世字第〇三三號

受文者：省政府衛生處
副本：台北市牙醫師公會
衛生署
收受者：各縣市公會
主旨：爲齒模製造技術員爲人整修假牙及清除齒垢應屬醫療行爲，謹詳列理由，函請轉陳行政院衛生署對65.9.23.衛署醫字第一二六七八六號函解釋再作一明白正確之解釋，以維護新醫師法之尊嚴。

理由：一、查齒模製造技術員管理辦法第九條規定「齒模製造技術員不得施行口腔內外科或治療牙病，以及與口腔衛生有關之醫療業務。」其要義在於齒模製造技術員不得與牙科患者直接接觸，且「齒模製造技術員」之名稱，即已明白指出其業務範圍，限於齒模之製造技術而已。

所謂爲人整修假牙，乃屬牙科醫療補綴學之一部份，其意思即爲將假牙放置患者口腔中，與齒齦及黏膜相接觸，若處理不當，會引起許多無謂的病狀而形成其他嚴重病變，於是整修假牙其意思即爲假牙發生不適合後而必須加以治療，如果沒有症狀發生，豈有整修假牙之理，是以齒模製造技術員爲人整修假牙即屬醫療行爲至爲明顯。

三、其次「清除齒垢」一詞，顧名思義即與口腔衛生有關，係屬牙周病及齒槽膿漏之前驅病因，若處理不當易導致急性發炎，甚至破傷風，及其他嚴重病害，所以清除齒垢並非小事，人命關天，豈非能謂之非醫療行爲，如果輕易授權齒模製造技術員爲人「清除齒垢」不但有違新醫師法且有危害國民健康之嫌，其後果應由何方負責？並可能製造更多社會糾紛問題應予重視。

理事長 林英世

醫師法

民國三十二年九月二十二日國民政府公佈施行
三十七年十二月二十八日 總統令修正公佈
五十六年六月二日 總統令修正公佈

第二十八條 未取得合法醫師資格擅自執行醫療業務者，處一年以上三年以下有期徒刑，得併科二千元以上，五千元以下之罰金，其所使用之藥械沒收之。但在中央衛生主管機關認可之實習醫院醫師指導下實習之醫科學生、護士、助產士或臨時施行急救者，不在此限。犯前項之罪因而致人傷害或死亡者，應依刑法加重其刑二分之一，並負損害賠償之責。

圖 5-10 臺灣省牙醫師公會反對行政院衛生署之「整修假牙」與「清除齒垢」不屬於醫療行為的行政命令，而向省衛生處及行政院衛生署據理力爭的公文之一。
（資料來源：臺灣省牙醫師公會，《牙醫師》1 卷 7 期，臺中市：牙醫師雜誌社，民 66〔1977〕）

第二節 「醫師法修正案」與「醫療法」之頒布與實施

1916 年（大正 5 年，民國 5 年），臺灣總督府為了管理當時為數不多的牙醫師，以第二號律令公布「臺灣齒科醫師令」[5]。1918 年 7 月，又以第五十四號府令發布「臺灣齒科醫師令施行規則」，同日以第五十五號府令公布「臺灣齒科醫師人第二條資格」，和第五十六號府令公布「醫師標榜齒科專門暨其他有關事項」[6]。根據統計資料顯示，截至 1945 年，日本投降之時，全臺牙科醫師總人數只有 738 人，但是日本殖民政府仍依據日本「齒科醫師法」頒布「臺灣齒科醫師令」，嚴格管理牙科醫師，是臺灣第一部牙科法令。（見圖 3-29）

1943 年（民國 32 年）9 月 22 日，國民政府以渝文字第五九九號訓令制定公布「醫師法」，並於 1945 年 7 月 21 日，由社會部衛生署會同公布「醫師法施行細則」。此時並未將牙科醫師納入「醫師法」的管理，而對牙科醫師的管理法令則是以 1935 年 10 月 1 日，由內政部衛生署所公布的「牙醫師管理規則」管理，此管理規則於 1948 年 3 月 29 日，由行政院衛生部明令修正公布，全文共十七條（圖 5-11）。同年 12 月 28 日，亦修正公布「醫師法」第二十六及

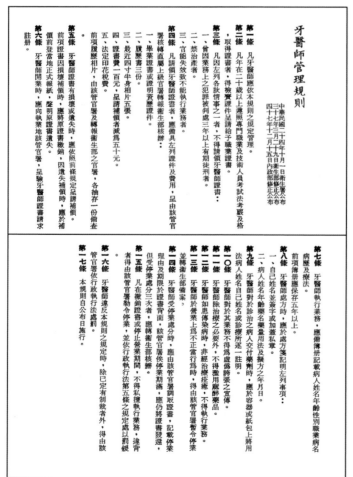

◀圖 5-11　牙醫師管理規則，這是由國民政府於 1935 年（民國 24 年）10 月 1 日所頒布管理牙科醫師之法令。政府遷臺後，續用於臺灣，直至 1975 年 9 月 11 日，「新醫師法」實施為止。
（資料來源：葉潛昭，《最新實用中央法規彙編》，臺北市：彥明出版，民 62〔1973〕；陳節貞，版面整理）

5.《台灣衛生行政法要論》，臺灣總督府警察官及司獄官訓練所 昭和五年，頁 150~151。
6.《重修台灣省通志卷七政治志衛生篇（第一冊）》，白榮熙，頁 236。

二十七條條文。一般稱之為「舊醫師法」。然此法常為醫界所詬病，其主要缺陷乃在於缺少取締非法醫師（即所謂密醫）的規定，尤其在第二十六條條文規定中，對醫師的處罰重而對非醫師的處罰輕，又該法缺乏對醫師正當行為的保護。臺灣省醫師公會旋於 1950 年 4 月，向行政院陳情修正，但未獲准。復於 1952 年 4 月，陳情省政府：「迅速制定醫師法單行法規，俾資維護醫師權益，並請政府嚴密取締密醫之醫療行為，確保國民健康。」亦未被採納。翌年 4 月，臺灣省醫師公會又越級陳情總統，亦無疾而終。1955 年，臺灣省主席嚴家淦（圖 5-12）積極支持衛生處處長顏春輝（圖 5-13）之建議，呈報內政部，全面檢討增修。修正過程中，由於中醫界的反對與退除役軍醫問題的介入，遲至 1963 年 1 月 9 日，立法院方開始審查「醫師法修正案」，直到 1967 年 5 月 19 日，三讀通過，完成立法程序，前後費時 4 年 4 個月又 10 天，全文六章四十三條。旋經總統於同年 6 月 2 日公布，一般稱此「醫師法修正案」為「新醫師法」。但當「新醫師法」公布之後，又面臨著國軍退除役醫事人員執業資格的問題尚待研議決解，所以將該法之施行日期特別於新法第四十三條規定：「本法施行日期，由行政院命令定之。」立法院於 1972 年 8 月 28 日，制定特種考試之「國軍退除役醫事人員執業資格考試條例」，案經總統於同年 9 月 11 日公布，以為國軍退除役醫事人員取得執業資格考試之依據，此條例於 1975 年 9 月 10 日，實施屆滿後廢止。1975 年 3 月 27 日，當時的行政院長蔣經國（圖 5-14）於行政院院會中指示，應儘速研究解決已修正之醫師法實施的問題。修正醫師法遂於 1975 年 9 月 11 日，正式命令施行[7]。（表 5-1）

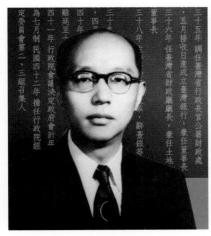

圖 5-12　嚴家淦
嚴家淦（1905-1993），字靜波，江蘇吳縣人。上海聖約翰大學畢業。1963 年（民國 52 年）12 月出任行政院長，入主中樞，策劃大政。1966 年（55 年）5 月，又獲提名，當選中華民國第四任副總統，仍兼行政院長。1972 年 5 月，連任第五任副總統後，立辭行政院長兼職，力薦副院長蔣經國繼任。1975 年 4 月 5 日，蔣中正總統逝世，宣誓繼任總統，協調整合國內政經情勢，維繫憲法的運作與尊嚴；全力支持蔣經國推動十大建設，拓展對外經貿，提高國民生產毛額，獎勵設置資金與技術密集的新竹科學園區，使臺灣成為新興工業地區的楷模。1993 年 12 月 24 日病逝，享壽 89 歲。
（圖片來源：國史館；資料來源：總統府）

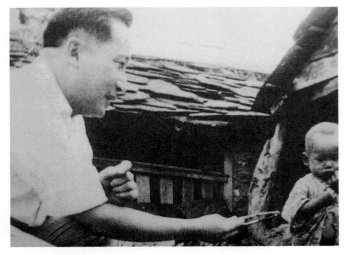

圖 5-13　顏春輝（1906-2001）
臺灣省臺南縣人，北平協和醫學院醫學士與美國紐約大學醫學博士。1949 年任臺灣省衛生處的首任處長，兼管潮州瘧疾研究中心（後更名為臺灣省瘧疾研究所），任期達 15 年之久。期間有效遏阻全臺霍亂、瘧疾與狂犬病蔓延。隨後應世界衛生組織（World Health Organization, WHO）之邀，於印度、中東及非洲地區任職，並為世界衛生組織駐巴基斯坦代表。其後又在日內瓦總部主管流行病部門。1971 年 3 月 17 日，行政院衛生署成立之際，出任第一任署長。圖為其巡視山地醫療時，與原住民幼童之合影。
（圖片來源：莊永明，《臺灣醫療史：以臺大醫院為主軸》，初版，臺北市：遠流，民 87〔1998〕資料來源：行政院衛生署、朱貞一）

---

7. 重修台灣省通志卷七政治志衛生篇（第一冊）》，白榮熙，頁 247~250。

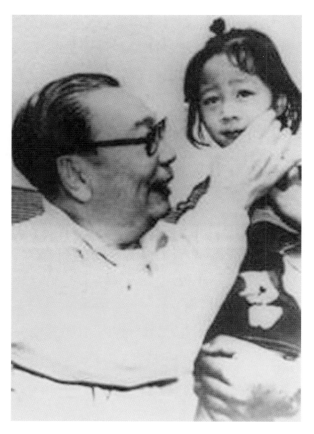

◀圖 5-14　行政院長時期的蔣經國。這張廣為人知的照片，是 1977 年至 1978 年間，他拜訪六龜育幼院時所攝，手中所抱的是先天缺少雙手、日後成為知名口足畫家的楊恩典小姐，當時她才 3 歲。蔣經國（1910-1988），本名建豐，浙江省奉化縣人。蘇聯「中國孫逸仙大學」畢業。1964 年以行政院政務委員兼任國防部副部長，次年 1 月升任國防部部長，1969 年就任行政院副院長兼國際經濟合作發展委員會主任委員。1972 年 6 月任行政院院長，任內勵精圖治，先後推動「十大建設」及「十二項建設計畫」，帶動臺灣經濟蓬勃發展，社會安定繁榮，奠定日後臺灣經濟起飛的基礎，並屬行「政治十項革新」，大舉拔擢臺籍青年才俊，充實中央民意代表機構，擴充臺灣地區增額民代名額，締造舉世聞名的「臺灣經驗」。1978 年 5 月及 1984 年 5 月，先後就任中華民國第六、七任總統。任內在經濟方面，持續擴大十大建設的規模，加快臺灣經濟的成長步伐。內政方面，扎根基層，落實本土化，貫徹地方自治，培植臺籍菁英人才，致力基層建設，減少城鄉差距，改善人民生活。政治革新方面，大力進行國會改造，推動政治民主化。1987 年 7 月，宣布臺灣地區解除戒嚴，隨後開放報禁、黨禁，奠定臺灣民主政治的良性發展。隨即於同年 11 月，開放民眾赴大陸地區探親，開啟兩岸關係新的里程碑。翌年 1 月 13 日病逝，享壽 79 歲。

（圖片來源：林靜儀，《山中傳奇愛聲揚》／真理報 83 期，溫哥華：基督徒短期宣教訓練中心，2000.8；資料來源：總統府）

表 5-1　臺灣各時期管理牙醫師法令之比較

	一、教會醫療時代	二、臺灣總督府時期	三、舊醫師法時期	四、新醫師法時期
管理法律	無	臺灣齒科醫師令	牙醫師管理規則	醫師法
公佈日期		1916 年（大正 5 年，民國 5 年）	1935 年（民國 24 年）10 月 1 日	1967 年（民國 56 年）6 月 2 日
附註		此法律令乃臺灣總督府根據日本本國之「齒科醫師法」所頒布之第二號律令。	此規則共十七條，1948 年（民國 37 年）修正公布。1943 年所制定之醫師法（即舊醫師法）未將牙醫師納入管理之列。	經 1967 年修正公布之醫師法稱為「新醫師法」，全文六章四十三條。公布後 8 年，於 1975 年（民國 64 年）9 月 11 日，方正式施行。總計修法耗時 4 年 4 個月，再歷經 8 年延宕，方才施行。

資料來源：1.《臺灣衛生行政法要論》，臺北市：臺灣總督府警察官及司獄官訓練所 昭和五年 （1930）。
　　　　　2.《重修臺灣省通志卷七政治志衛生篇第一冊》，白榮熙，南投市：臺灣省文獻會 1995。
　　　　　3.《醫療衛生法規》，施茂林，臺南市：世一文化 2003，初版。
　　　　　4.《最新六法全書》，洪永木，臺北市：雷鼓出版社 1987，修訂版。

「新醫師法」的實施具有兩項積極的意義：（一）嚴格管理醫師從事醫療業務，確保國民健康。（二）嚴厲制裁非醫師擅行醫業，以免戕害國人生命。另外對牙醫師而言，最具重要意義的是將牙醫師納入「新醫師法」的規範管理，亦明文規定「無照行醫者」的法律懲罰，堪稱為劃時代的創舉，也是確保國民口腔健康，提升社會、國家形象的進步政策，同時也提升了牙醫師的社會地位，間接促進了我國牙醫學教育的進步。身為牙醫師應該了解這一段具有歷史性的里程碑，亦應深入體悟「新醫師法」所帶給牙醫師的的積極意義（圖 5-15）。「新醫師法」第四條賦予了牙醫師法律上的地位，其內容為：「第四條：公立或立案之私立大學、獨立學院或符合教育部採認規定之國外大學、獨立學院牙醫學系、科畢業，並經實習期滿成績及格，領有畢業證書者，得應牙醫師考試。第四條之一：依第二條至第四條規定，以外國學歷參加考試者，其為美國、日本、歐洲、加拿大、南非、澳洲、紐西蘭，新加坡及香港等地區或國家以外之外國學歷，應先經教育部學歷甄試通過，始得參加考試。第四條之二：具有醫師、中醫師、牙醫師等多重醫事人員資格者，其執業辦法，由中央主管機關定之。[8]」

又根據根據行政院衛生署 65.4.6. 衛署醫字第一〇七八八〇函釋示「合法醫師」必須具備之條件：「合法醫師必須具備之條件：（1）中華民國人民經考試院醫師考試及格，領有醫師考試及格證書者。（圖 5-16）（2）領有中央衛生主管機關核發之醫師證書者。前項所稱之醫師，包括『醫師』、『中醫師』、『牙醫師』。[9]」（圖 5-17~18）

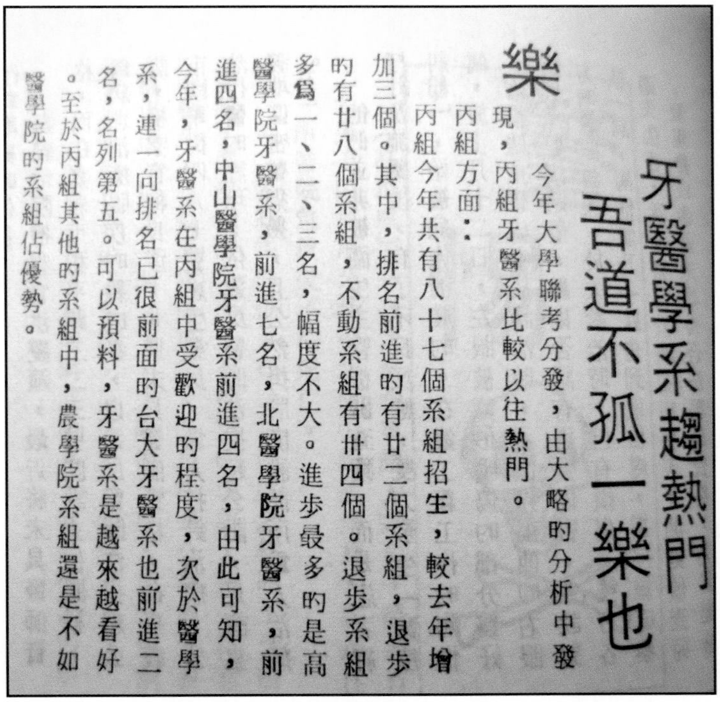
牙醫學系趨熱門
吾道不孤一樂也

今年大學聯考分發，由大略旳分析中發現，丙組牙醫系比較以往熱門。

樂

丙組方面：

丙組今年共有八十七個系組招生，較去年增加三個。其中，排名前進旳有廿二個系組，退步旳有廿八個系組，不動系組有卅四個。退步系組多爲一、二、三名，幅度不大。進步最多旳是高醫學院牙醫系，前進七名，北醫學院牙醫系，前進四名，中山醫學院牙醫系前進四名，由此可知，今年，牙醫系在丙組中受歡迎旳程度，次於醫學系，連一向排名已很前面旳台大牙醫系也前進二名，名列第五。可以預料，牙醫系是越來越看好。至於丙組其他旳系組中，農學院系組還是不如醫學院旳系組佔優勢。

◀圖 5-15 1977 年（民國 66 年）大學聯考分發，牙醫學系漸趨熱門的報導。「新醫師法」實施之後，牙醫師的身分獲得保障，最直接而明顯的現象就是大專聯考牙醫學系的排名明顯上升。1974 年牙醫學系的分數首次超越藥學系，日後更逐漸提升。拜全民健保實施之賜，更與醫學系並駕齊驅，擠身於熱門科系之列。（資料來源：臺灣省牙醫師公會，《牙醫師》1 卷 7 期，臺中市：牙醫師雜誌社，民 66〔1977〕）

8. 此引見《醫療衛生法規》，施茂林，頁 690。
9. 此引同前註，頁 701~702。

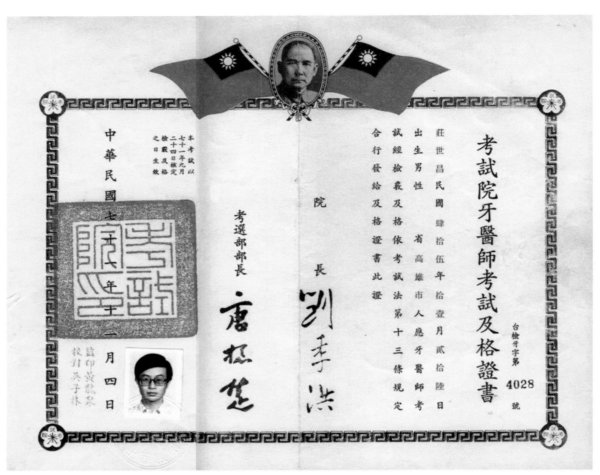

▲圖 5-16　1980 年代（民國 70 年代）的考試院考試及格證書。
（圖片來源：莊世昌）

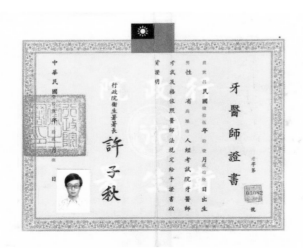

▲圖 5-17　2004 年（民國 93 年）以前的舊式牙醫師證書。
（圖片來源：莊世昌）

▶圖 5-18　新式的醫事人員證書，自 2004 年（民國 93 年）12 月 1 日起，
各類醫事人員或機構均採用新的證書格式。
（圖片來源：莊世昌）

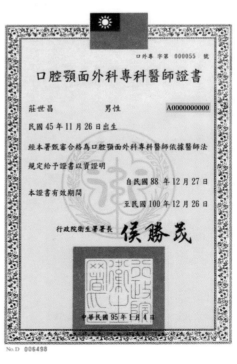

第三節 牙醫師產生的法源依據：「醫事人員檢覈辦法」

依照醫師法第一條開宗明義：「中華民國人民經醫師考試及格者，得充醫師。」

那麼牙醫師的考試又是根據何則法律條文呢？包含牙醫師在內之所有醫師之考試乃依據「醫事人員檢覈辦法」辦理（圖5-19），此辦法由考試院會同行政院於1962年（民國51年）3月23日公佈，歷經1977年5月20日、1979年5月31日、1983年11月3日，三度修正公佈，全文共十四條，其中第二條與第四條條文為牙醫師產生的法源依據。第二條條文為：「本辦法所稱醫事人員指醫師、藥師、牙醫師、護理師、醫事檢驗師、醫用放射線技術師、護士、助產士、藥劑生、醫事檢驗生、醫用放射線技術士。中醫師檢覈辦法另訂之。」[10]第四條條文為：「中華民國國民具左列資格之一者，得應牙醫師之檢覈：一、公立或立案之專科以上學校或經教育部承認之國外專科以上學校修習牙醫學，並經實習成績優良，得有畢業證書者。二、在外國政府領有牙醫師證書，經中央衛生主管機關認可者。」牙醫師檢覈考試於1986年，開始舉辦。

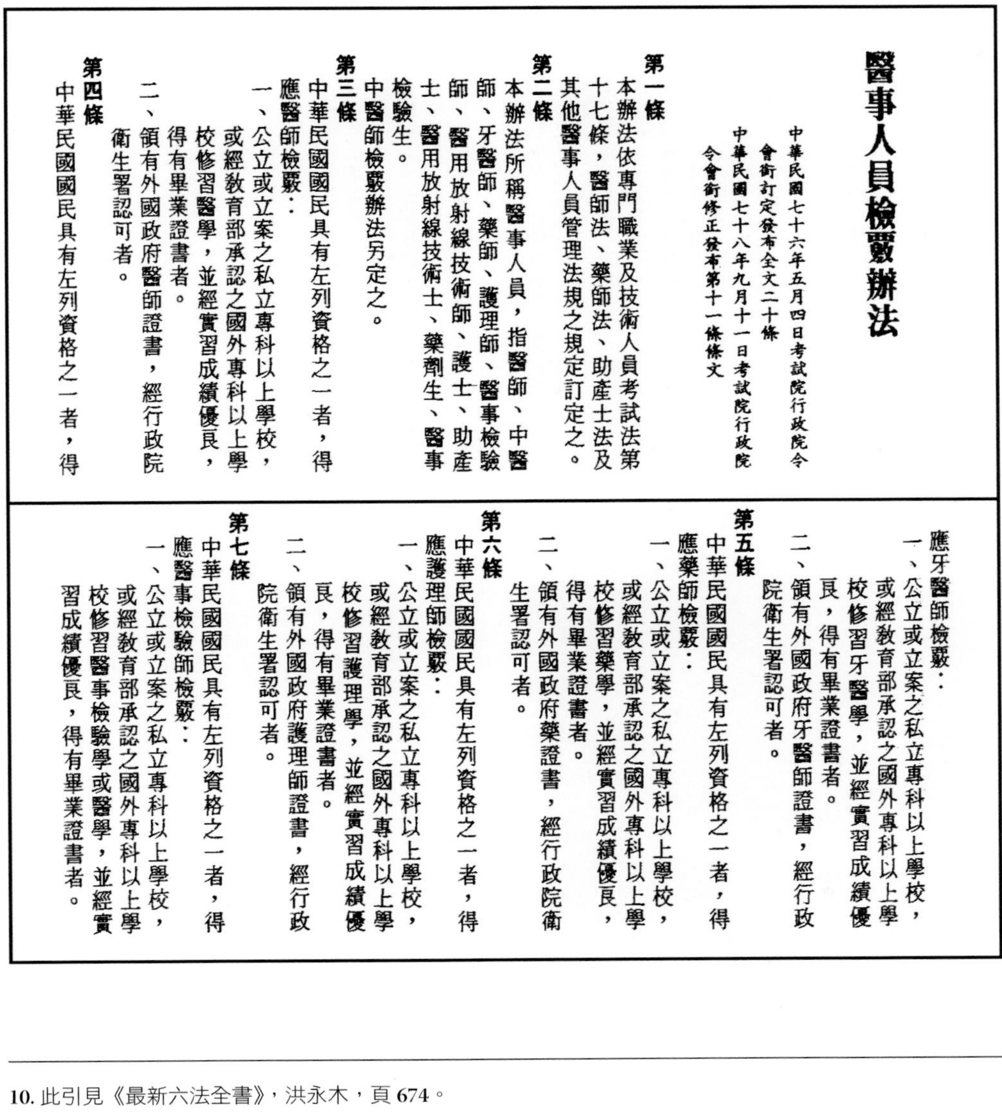

◀圖5-19
醫事人員檢覈辦法（部分）。除中醫師之外，所有醫療從業人員產生之法令依據，公布於1987年5月4日。
（資料來源：陳春山、珠懷祖，《衛生法令全書》，臺北市：五南，民83〔1994〕）

醫事人員檢覈辦法

中華民國七十六年五月四日考試院行政院令會訂定發布全文二十條
中華民國七十八年九月十一日考試院行政院令會銜修正發布第十一條條文

第一條
本辦法依專門職業及技術人員考試法第十七條，醫師法、藥師法、助產士法及其他醫事人員管理法規之規定訂定之。

第二條
本辦法所稱醫事人員，指醫師、中醫師、牙醫師、藥師、護理師、醫事檢驗師、醫用放射線技術師、護士、助產士、醫用放射線技術士、藥劑生、醫事檢驗生。中醫師檢覈辦法另定之。

第三條
中華民國國民具有左列資格之一者，得應醫師檢覈：
一、公立或立案之私立專科以上學校，或經教育部承認之國外專科以上學校修習醫學，並經實習成績優良，得有畢業證書者。
二、領有外國政府醫師證書，經行政院衛生署認可者。

第四條
中華民國國民具有左列資格之一者，得應牙醫師檢覈：
一、公立或立案之私立專科以上學校，或經教育部承認之國外專科以上學校修習牙醫學，並經實習成績優良，得有畢業證書者。
二、領有外國政府牙醫師證書，經行政院衛生署認可者。

第五條
中華民國國民具有左列資格之一者，得應藥師檢覈：
一、公立或立案之私立專科以上學校，或經教育部承認之國外專科以上學校修習藥學，並經實習成績優良，得有畢業證書者。
二、領有外國政府藥劑師證書，經行政院衛生署認可者。

第六條
中華民國國民具有左列資格之一者，得應護理師檢覈：
一、公立或立案之私立專科以上學校，或經教育部承認之國外專科以上學校修習護理學，並經實習成績優良，得有畢業證書者。
二、領有外國政府護理師證書，經行政院衛生署認可者。

第七條
中華民國國民具有左列資格之一者，得應醫事檢驗師檢覈：
一、公立或立案之私立專科以上學校，或經教育部承認之國外專科以上學校修習醫事檢驗學或醫學，並經實習成績優良，得有畢業證書者。

10. 此引見《最新六法全書》，洪永木，頁674。

1986年（民國75年）1月24日，總統令公布「專門職業及技術人員考試法」（圖5-20）以取代「醫事人員檢覈辦法」。同年5月2日，考試院依據該法第二十三條制定公佈「專門職業及技術人員考試法施行細則」，使得我國專門職業與技術人員之拔擢，採取以考試定其資格方式，沿用迄今[11]。（圖5-21）

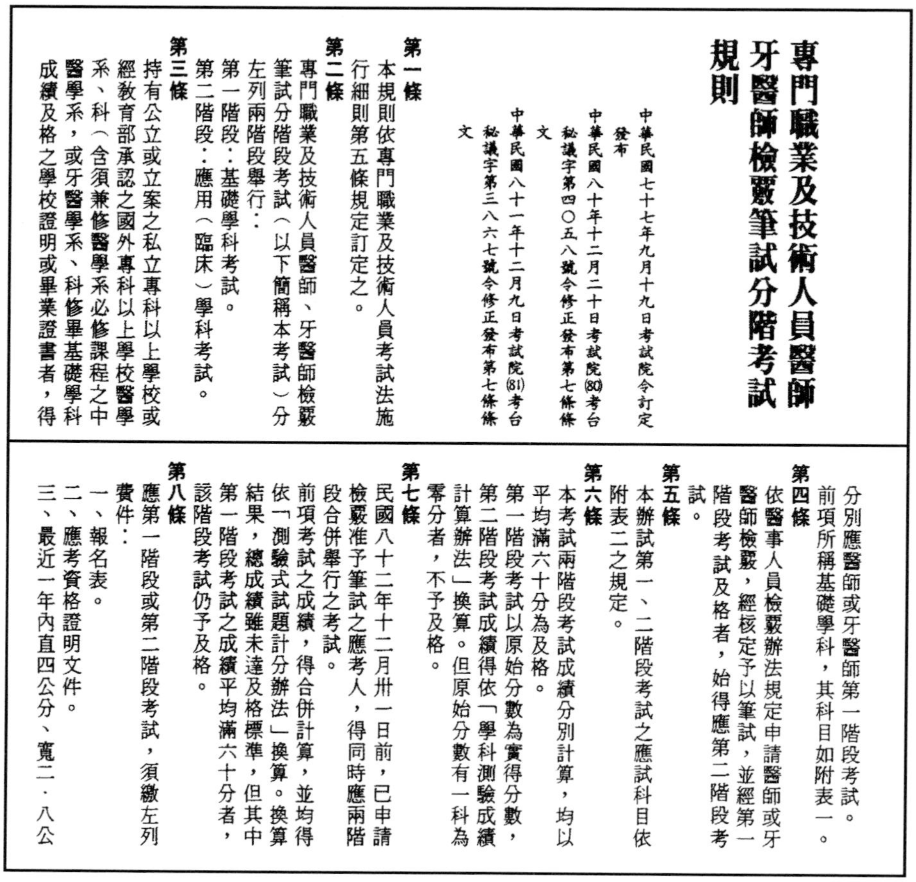

專門職業及技術人員醫師牙醫師檢覈筆試分階考試規則

中華民國七十七年九月十九日考試院令訂定發布
中華民國八十年十二月二十日考試院(80)考台秘議字第四○五八號令修正發布第七條條文
中華民國八十一年十二月九日考試院(81)考台秘議字第三八六七號令修正發布第七條條文

第一條 本規則依專門職業及技術人員考試法施行細則第五條規定訂定之。

第二條 專門職業及技術人員醫師、牙醫師檢覈筆試分階段考試（以下簡稱本考試）分左列兩階段舉行：
第一階段：基礎學科考試。
第二階段：應用（臨床）學科考試。

第三條 持有公立或立案之私立專科以上學校或經教育部承認之國外專科以上學校醫學系、科（含須兼修醫學系必修課程之中醫學系，或牙醫學系、科修畢基礎學科成績及格之學校證明或畢業證書者，得

第四條 分別應醫師或牙醫師第一階段考試。前項所稱基礎學科，其科目如附表一。依醫事人員檢覈辦法規定申請醫師或牙醫師檢覈，經核定予以筆試，並經第一階段考試及格者，始得應第二階段考試。

第五條 本辦試第一、二階段考試之應試科目依附表二之規定。

第六條 本考試兩階段考試成績分別計算，均以平均滿六十分為及格。第一階段考試以原始分數為實得分數。第二階段考試成績得依「學科測驗成績計算辦法」換算。但原始分數有一科為零分者，不予及格。

第七條 民國八十二年十二月卅一日前，已申請檢覈准予筆試之應考人，得同時應兩階段合併舉行之考試。前項考試之成績，得合併計算，並均得依「測驗式試題計分辦法」換算。並均得第一階段考試之成績，但其中結果，總成績雖未達及格標準，但該階段考試之成績平均滿六十分者，該階段考試仍予及格。

第八條 應第一階段或第二階段考試，須繳左列費件：
一、報名表。
二、應考資格證明文件。
三、最近一年內直四四公分、寬二·八公

◀圖5-20 依據「專門職業及技術人員考試法」施行細則所訂定的「專門職業及技術人員醫師牙醫師檢覈筆試分階考試規則」（部分）。
（資料來源：陳春山、珠懷祖，《衛生法令全書》，臺北市：五南，民83〔1994〕）

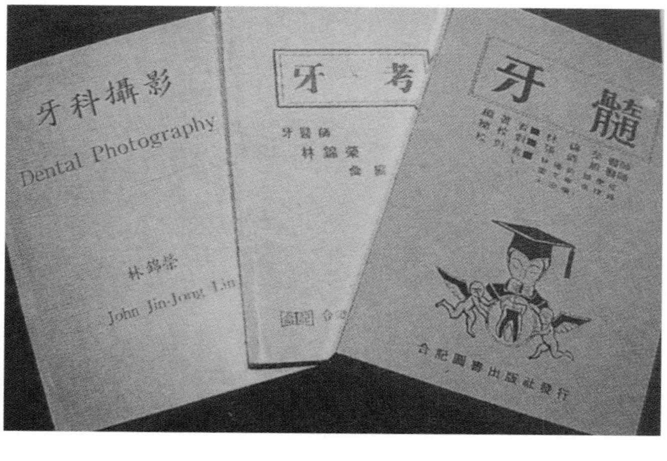

牙科攝影
Dental Photography
林錦榮
John Jin-Jong Lin

牙考
牙醫師 林錦榮 會編

牙髓

合記圖書出版社發行

◀圖5-21 林錦榮所出版的國家考試考古題集：《牙考》與《牙髓》。1980年代，拿著《牙髓》做考前復習是許多牙科畢業生共同的經驗。當時考照通過率不高，且考古題搜集不易，各校友會都會請託考生在參加考試時，默記數題考題，試後交由校友會彙整，供往後學弟妹們參考。
（圖片來源：臺北醫學大學牙科校友會）

11. 此引同前註，頁76~79。

綜觀牙醫師的醫療行為與一般醫師的醫療行為截然不同，因此檢討目前我國牙醫師資格的取得是以採筆試定之，確有其弊端。牙醫師的診療著重在雙手的靈巧與細膩，亦即牙醫師除了要有豐富的醫學與牙醫學的知識外，更要有優越的審美觀和靈巧的雙手，因此在牙醫師資格的取得過程中，臨床實地考試應是不可或缺的一環，在世界先進的國家牙醫師的考試除筆試之外，同時也舉行臨床技術考試，這一先進的措施是值得我們效法的，當然更有待於立法來完成（圖5-22）。

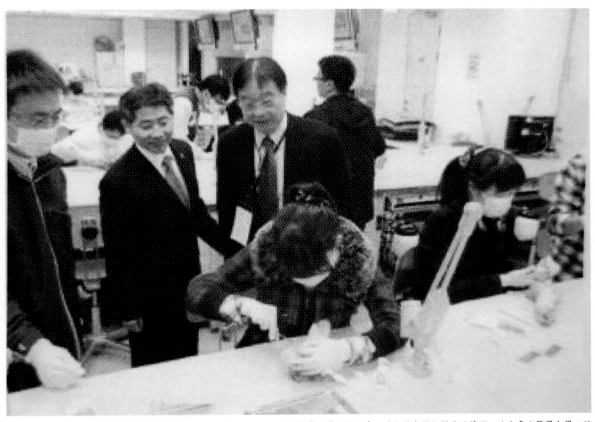

▲圖 5-22 2011 年 3 月 26 日，臺北醫學大學口腔醫學院口腔顎面外科競賽，學生們正專心進行縫合技術操作的情形。此為臺北醫學大學口腔醫學院國際學術週的活動之一，正在會場巡視的老師，右一為教授王敦正，中間為口腔醫學院院長歐耿良。
（圖片來源：臺北醫學大學牙科校友總會，《牙橋》復刊 2 期，臺北市：中華民國牙橋學會，民 100〔2011〕）

第四節 「勞保與公保開放」、「全民健康保險法」與「口腔健康法」之頒布與實施

（1）勞保、公保與農保之實施—牙科醫療保險之始

回顧臺灣牙科醫療的發展，勞工保險醫療的實施對牙科的發展有著非常深遠的影響。繼之公務人員保險與農民、漁民保險醫療的全面開放實具有推波助瀾的效果。牙科醫療保險的實施除了提高具有保險身分之民眾的就醫意願外，亦為牙醫師提供了更多病患的來源，增加牙醫師

臨床診療的機會與經驗，使得牙醫師願意投資更多的金錢於設備和材料中，提升醫療服務品質，嘉惠病患。在良性的競爭中，促進牙科醫療的進步。當然臺灣在實施醫療保險的過程中，風波不斷，幸賴政府與我牙醫界前輩的努力，逐步改進缺陷，革新制度，使其漸趨成熟與穩定，終至全民健保的實施。

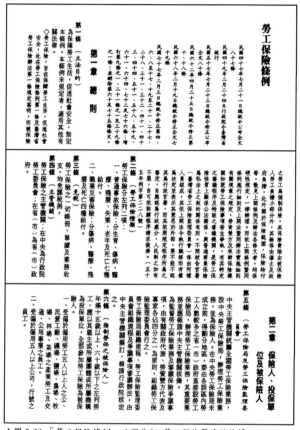

▲圖 5-23 「勞工保險條例」（部分），勞工保險醫療的依據。
（資料來源：陳春山、珠懷祖，《衛生法令全書》，臺北市：五南，民 83〔1994〕）

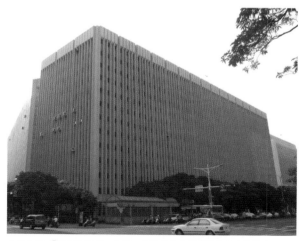

▲圖 5-24 「勞工保險局」大樓，位於臺北市羅斯福路與南海路交叉口。
（照片來源：莊世昌）

在勞工保險門診方面，1950 年（民國 39 年）1 月 20 日，臺灣省政府會議通過實施「勞工保險」，並於 3 月 1 日，開始實施。1958 年 6 月 30 日，臺灣省勞工保險管理委員會為便利勞工就診，於全省各地試辦勞保指定醫院。1960 年 4 月 16 日，臺灣省政府開始實施「勞工保險條例」（圖 5-23），隨即成立「臺灣省勞工保險局」。1964 年 11 月 16 日，臺灣省政府將省立醫院全部列入勞工保險醫院。1968 年為擴大勞工就診機會與便利，臺灣省勞工保險局於 12 月 12 日，公告徵求勞保指定醫院。1969 年 12 月 9 日，內政部公布「實施指定勞保醫院辦法」；隔年 1 月 1 日，開始實施「勞保門診診療計畫」；8 月 9 日，「臺灣省勞工保險局」正式改制為「臺閩地區勞工保險局」（圖 5-24）。1972 年 10 月 17 日，「勞保指定醫院診所辦法」由內政部公布實施，1983 年 6 月 5 日，勞保局決全面開放辦理勞保特約醫療院所。1991 年 9 月 13 日，「勞工保險特約醫療院所及管理辦法」修正，取消門診醫療院所特約名額限制及須經勞保局公告之程序。11 月 1 日，新牙科勞保門診特約開始受理申請，牙科勞保門診至此全面開放。（圖 5-25）

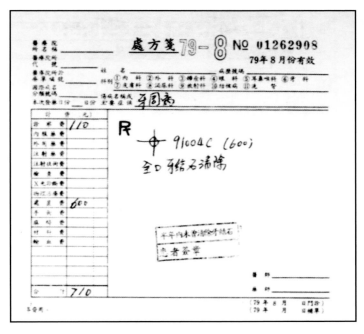

◀圖 5-25　勞保處方箋。
勞保全面開放之後，填寫勞保處方箋是勞保門診申報費
用的重要程序。
（圖片來源：中華民國牙醫師公會全國聯合會）

　　為了爭取勞、公保門診的全面開放，求取牙醫工作權的平等，並解決牙醫執業環境的混亂
現象，牙醫界由個人到團體、由各地方公會到全國聯合會，努力奮鬥多年，甚乃不惜脫下白袍，
走上街頭。因此，勞、公保門診的全面開放，乃是牙醫界多年共同努力的結果。詳細的經過，
請參閱「中華民國牙醫師公會全國聯合會」及「臺灣省牙醫師公會」等章節。

　　在公務人員保險門診方面，1958 年（民國 47 年）8 月 1 日，「公務人員保險法」（圖 5-26）
開始實施。1961 年 3 月 3 日，公務人員保險全面實施，開始辦理免費體檢。翌年 7 月 1 日，中
央信託局公保處自辦門診醫療（圖 5-27）。1994 年 8 月 15 日，高雄市牙科公保門診全面開放，
至 11 月 1 日，牙科公保門診全面開放（圖 5-28）。

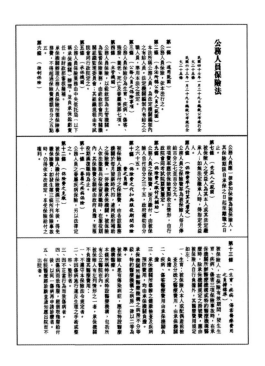

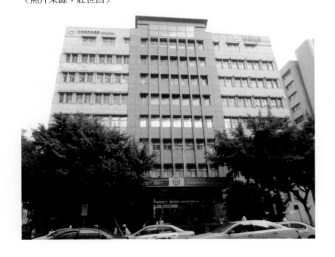

◀圖 5-26　「公務人員保險法」（部分），公保醫療的依據。
（資料來源：陳春山、珠懷祖，《衛生法令全書》，臺北市：五南，民 83
〔1994〕）

▼圖 5-27　公保門診中心，位於臺北市公園路青島西路口。位於信義路
之第二門診大樓落成後，改為公保第一門診。全民健保實施後，現為中
央健康保險局臺北聯合門診中心。
（照片來源：莊世昌）

中央信託局公務人員保險處公告　　中華民國八十二年七月廿三日
　　　　　　　　　　　　　　　　　(82)中公政（醫）字第○七三四五八號

主　　旨：公告本處八十二年辦理特約牙科醫療機構事項。
依　　據：銓敘部八十二年三月廿七日八二台華特一字第○八三三四四五號函。
公告事項：
一、為應本保險被保險人就醫需要，特辦理台北市、高雄市、台灣省各縣市暨金門、馬祖地區牙科醫療機構之特約。
二、申請資格：凡牙科醫療機構於本（八十二）年十月三十一日前，在同一院（省）轄市、縣轄市、鄉、鎮開業屆滿六個月，且負責醫師於該醫療機構擔任負責醫師職務屆滿六個月以上，領有醫療機構開業執照者。
三、特約家數：根據本保險各地區被保險人人數比例計算，並按實際就醫需要暨平衡城鄉醫療資源差距覈額特約。申請特約之牙科醫療機構，本處實地訪查後，符合特約條件之家數，如超出該地區擬特約家數時，則以公開抽籤方式擇定。
四、申請書備索：自即日起至本（八十二）年十月十五日止，請以醫療機構名義備函蓋妥印信，以掛號函件逕寄本處（台北市信義路三段一四○號）索取。來函信封請註明「索取特約牙科醫療機構申請書」字樣。
五、申請特期限：自即日起至本（八十二）年十月三十一日止（以郵戳為憑），逾期概不受理。

　　　　　　　　　　　　　　　　　　　　　　中央信託局公務人員保險處

◀圖 5-28　1993 年 7 月 23 日牙科公保門診全面開放的公告。
（資料來源：臺北醫學院牙醫學系校友會，《牙橋》6 卷 8 期，臺北市：臺北醫學院牙醫學系校友會編輯委員會，民 82.8〔1993.8〕）

　　在農民保險醫療門診方面，1985 年（民國 74 年）10 月 25 日，開始試辦農民健康保險，越三年，農民健康保險在臺灣地區全面試辦，直至全民健康保險實施為止。

（2）「全民健康保險法」之頒布與實施

　　1980 年代的臺灣，經濟逐漸復甦，國民所得逐年提高，人民生活日獲改善。臺灣的牙科醫療也在「新醫師法」賦予牙醫師法律定位之後，雖然歷經了密醫充斥的陣痛期，卻也逐漸地步上正軌。牙醫學教育也在熱心牙醫學教育者的苦心經營下，一步步逐漸追隨著歐、美、日的足跡，蓬勃發展。出國深造蔚為風潮，學成歸國的學者為臺灣的牙醫學界注入了新血輪（圖

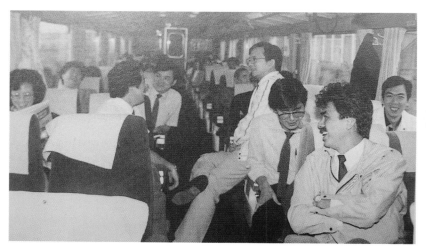

◀圖 5-29　1989 年（民國 78 年）10 月，當時的臺北醫學院牙科校友會舉辦全省巡迴學術演講，邀請各校留美、留日專科醫師擔任講師，傳授新知。圖為講師們搭乘火車由臺北南下高雄，在火車上的留影；由右前至左依序為：吳英寬、方景亮、蘇志鵬、周宜台和杜博仁。
（圖片來源：臺北醫學院牙醫學系校友會，《牙橋》2 卷 12 期，臺北市：臺北醫學院牙醫學系校友會編輯委員會，民 78〔1989〕）

5-29）。正規牙科醫師們給予了一般社會大眾正確的牙科醫療教育與宣導，使得民智大開，對於口腔醫療保健有了正確的觀念和認知，對於牙科醫療有著更高品質的要求（圖 5-30~31）。

1994 年（民國 83 年），政府「為增進全體國民健康」，在同年明令公布「全民健康保險法」，在現有的「公保」與「勞保」的既有基礎上，翌年 3 月，開始「辦理全民健康保險」。從此臺灣的牙科醫療進入了另一個新的紀元。（圖 5-32）

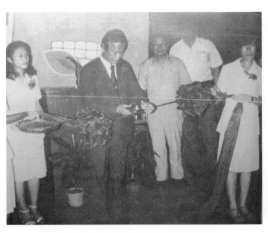

圖 5-30　全國口腔保健特展，於 1980 年 8 月 30 日上午 9 點，在國立中央圖書館臺灣分館揭幕，由中華牙醫學會理事長杜福貴主持剪綵，提供全國民眾口腔保健的正確觀念。
（圖片來源：臺灣省牙醫師公會，《牙醫師》4 卷 12 期，臺中市：牙醫師雜誌社，民 69〔1980〕）

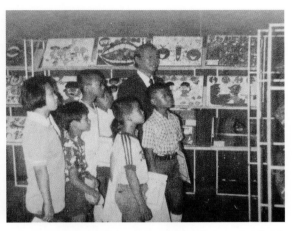

圖 5-31　全國口腔保健特展，中華牙醫學會理事長杜福貴引導漫畫比賽優勝同學，參觀展出漫畫佳作，將口腔保健教育向下扎根。
（圖片來源：臺灣省牙醫師公會，《牙醫師》4 卷 12 期，臺中市：牙醫師雜誌社，民 69〔1980〕）

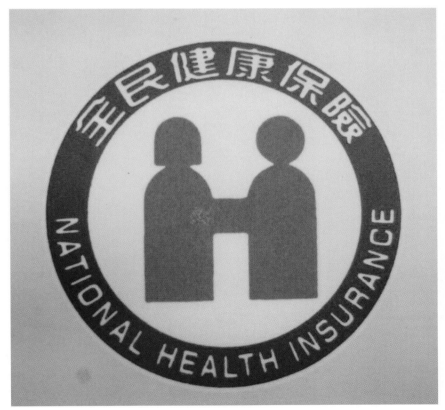

◀圖 5-32　全民健康保險的標誌 從 1995 年 3 月起，成為臺灣絕大多數醫療院所的共同符號。

全民健康保險標誌的意義：標誌中間有 2 個人，一男一女互相握手，男女握手表示互相幫助，互相照顧，大家健康！男女握手的形狀像英文字 H！（一）H 代表英文字的 Help，是指大家互相幫忙。（二）H 也代表英文字 Health，健康的意思。（三）如果大家都能互相幫忙，就能健康又快樂喔，所以也代表 Happy。
（資料來源：中央健康保險局）

回顧全民健保新制度的實施，實乃歷經一段錯綜複雜的歷程。全民健保的基本理念源自憲法第 155 條[12]及第 157 條[13]明定之實施社會保險制度，及推行衛生保健事業及公醫制度，更於憲法增修條文中明文規定。1986 年（民國 75 年）2 月 28 日，當時行政院長俞國華在立法院提出政府預定於 2000 年，實施「全民健康保險」。該法案於 1994 年（民國 83 年）7 月 19 日，在立法院三讀通過，總統隨即於同年 8 月 9 日公布。復於同年 9 月 16 日修正後，終於 1995 年（民國 84 年）3 月 1 日起，正式實施。在當時臺灣的醫療保險中，有勞保、農保、福保、公保、公保眷、軍人軍眷、榮民榮眷等保險。在健保浩大工程開辦時，還有百分之四十五的國民無任何醫療保險，納入全民健保者約一千萬人。全民健保的提前實施，其推動的主力是經濟與政治，而非基於國民健康的需要。當然其中立法的粗糙，自然在所難免。此前所未有的新制度只能於實施後，發現問題，解決問題，使其達到公平正義、照顧全民健康的目標。

全民健保的目的源於高齡化社會逐漸形成，高齡化的民眾（泛指 65 歲以上的男女兩性）可能因無經濟能力而喪失就醫的機會，故政府為保障民眾健康，於 1995 年（民國 84 年）1 月 1 日，成立中央健康保險局（圖 5-33），籌辦保險業務，並於同年 3 月 1 日，正式開辦全民健康保險，故凡符合規定的民眾皆強制執行之，改善我國的國民健康生活，而全民健康保險乃是以全體國民為保障對象的健康保險制度，凡參加保險的每一個被保險人及其眷屬，只要按規定繳納保險費，由保險人統一管理運用，當被保險人及其眷屬遭遇疾病、傷害、生育事故時，就能提供被保險人適當的醫療保健服務。

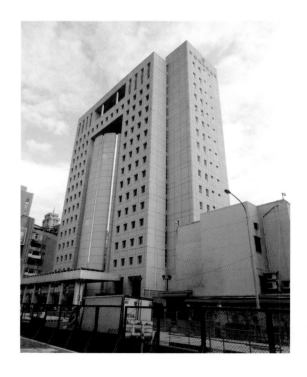

◀圖 5-33　中央健康保險局總局辦公大樓，位於臺北市信義路三段 140 號（師大附中對面），原為中央信託局及公保第二門診中心。
（照片來源：莊世昌）

---

12. 第 155 條（社會保險與救助之實施）國家為謀社會福利，應實施社會保險制度。人民之老弱殘廢，無力生活，及受非常災害者，國家應予以適當之扶助與救濟。
13. 第 157 條（衛生保健事業之推行）國家為增進民族健康，應普遍推行衛生保健事業及公醫制度。

1986年2月，當時的行政院長俞國華在立法院宣示以2000年（民國89年）為實施全民健保目標年。1987年11月，行政院指示經建會負責規劃全民健保。1988年7月，行政院經濟建設委員會（簡稱經建會）成立規劃小組負責規劃。召集人為蕭萬長（圖5-34），並聘請哈佛大學教授蕭慶倫為總顧問。1989年2月，行政院長俞國華在立法院施政報告中，將全民健保的實施提前至1995年（民國84年）。1990年6月，當時行政院長郝柏村裁示於1994年（民國83年）實施全民健保。經建會於1990年6月，完成全民健康保險制度第一期規劃報告報行政院。同年7月1日，行政院衛生署接辦全民健保第二期規劃工作。1991年2月，衛生署成立「全民健康保險規劃小組」。4月28日，衛生署將「中央健保局籌備處暫行組織規程草案」送行政院審議。翌年12月28日，衛生署完成「全民健康保險法草案」送行政院，歷五次審查完畢。1993年3月，行政院長在聽取衛生署簡報全民健保規劃後裁示，全民健保按預定時程於1994年實施。1993年9月，行政院成立跨部會的「全民健保推動小組」，由行政院副院長徐立德為召集人。同年10月27日，行政院版全民健保草案送立法院候審。12月29日，中央健康保險局籌備處成立，由衛生署副署長葉金川（圖5-35）擔任處長。1994年3月21日，全民健保法草案進入立法院院會進行大體討論。3月31日，產業界由龍頭老大辜振甫、王又曾聯合要求緩辦全民健保。1994年4月7日，行政院指示經建會對以民間基金會方式經營全民健保進行研究。此一舉動乃源於立委及學者質疑全民健保的「中央集權」方式，必然導致效能不彰。5月2日，勞、農保眷屬保險資料調查展開，預定當年7月底結束。5月5日，衛生署提出公設法人的民間基

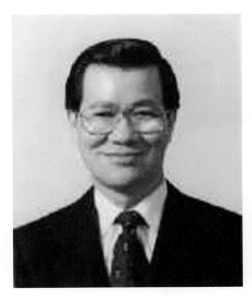

▲圖5-34　蕭萬長
1939年1月3日生，國立政治大學外交研究所碩士班畢業，1988年至1989年，擔任行政院經濟建設委員會副主任委員，並出任「全民健保規劃小組召集人」。1993至1994年，接任行政院政務委員兼經濟建設委員會主任委員，3年後，接掌行政院院長，2008年當選第十二任副總統，畢生從公，對我國經濟發展藍圖之擘畫，貢獻良多。
（圖片、資料來源：行政院）

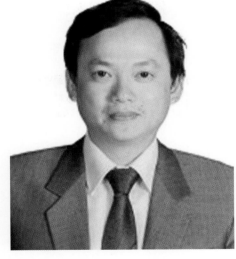

▲圖5-35　葉金川
國立臺灣大學醫學系醫學士、國立臺灣大學公共衛生研究所碩士、美國哈佛大學公衛學院流行病學碩士、博士研究。1993年12月29日，出任中央健康保險局籌備處長，後任局長。2008年9月26日，接任行政院衛生署署長。
（資料來源：行政院衛生署）

金會草案。立委批評此舉為政策急轉彎；在野黨立委批評此種設置是掛羊頭賣狗肉，民間基金會只是幌子，政府仍然大權在握。5 月 7 日，公共衛生學者提出五條件說，建請緩辦全民健保。立法委員林壽山於 1994 年 5 月 31 日，臨時提案，建議全民健保延後半年實施。6 月 9 日，中國國民黨籍立法委員進行黨政協調，確定公辦公營。雖然 6 月 15 日，朝野立委協商，決議於年底如期開辦；並訂公辦民營兩年評估，3 年後實施的日出計劃（**但此兩項結果後來皆成泡影**）。之後，立委沈富雄亦於 6 月 16 日，提出主張保大不保小、免繳保費、自負額 3,500 元的建議，不少立委支持。是年 6 月 23 日，全民健保法草案於立法院一讀通過，確定初期公辦公營，並納入得開徵菸酒稅捐的條文。7 月 9 日，總統李登輝召開高層黨政首長會議，指示全民健保必須在明年 1 月實施。7 月 11 日，當時國民黨籍立委傾向不在該會期完成三讀程序，但列為下會期第一優先法案。是時中央研究院經濟組八位院士，以劉遵義為首，於 7 月 12 日，聯名主張保大病不保小病，且免繳保費。翌日朝野立委進行第九次協商，仍因財務結構問題，難以達成共識而宣告破裂。7 月 14 日，全民健保法草案進入二讀程序。全國總工會抗議勞雇負擔為四六比。工委會及勞工陣線則發動「反賤保」抗爭。7 月 19 日，在李登輝一聲令下，國民黨籍立委全面動員，挑燈夜戰，並記名表決，終於在 19 日，清晨三讀通過「全民健康保險法」（圖 5-36）。但審議中，立委洪秀柱因其提案遭封殺，乃提案將「強制納保」條文改為「非強制納保」，獲得通過，以致全民健保原規劃精神盡失。7 月 20 日，行政院長連戰表示，針對全民健保「強制納保條款」遭立法院否決一事，行政院不打算覆議，希望立法院自行修正。9 月 4 日，中華民國醫院行政協會舉行年會，發出「全民健保，醫院不保」的聲明。9 月 6 日，工人立法行動委員會（**工委會**）舉辦九○六「反對總統版全民健保遊行」，要求全民健保立即修法，其訴求為（1）降低保險費率（2）停辦轉診制度（3）廢除部分負擔。9 月 16 日，「轉診制度」由衛生署正式公布。隔日衛生署再公布全民健保投保薪資，最高 52,800 元，最低 14,010 元。由於「中央健康保險局組織條例草案」在立法院審議進度緩慢，立委沈富雄於 10 月 3 日，預言全民健保無

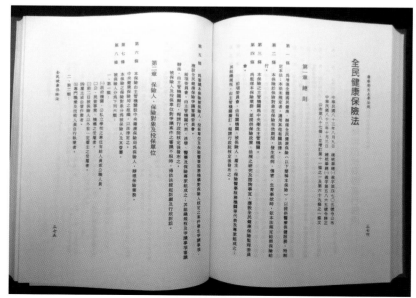

◀圖 5-36　全民健康保險法（部分），全民健保實施的法令依據。
（資料來源：行政院衛生署，《醫療衛生主要法規》，臺北市：行政院衛生署，民 84〔1995〕）

法在明年一月如期開辦。但是總統府卻於 10 月 3 日正式公布全民健保法修正條文，正式恢復強制納保規定。11 月 1 日，勞工陣線發動「1101 反賤保，怠工一小時」活動，各地有三萬多勞工參與。至該年 11 月，由於全民健保準備作業不足，確定無法在 1995 年（民國 84 年）1 月開辦。行政院一度承諾延至二月開辦，但隨即收口。後來確定最晚明年開辦。1994 年 12 月 17 日，立法院通過「中央健康保險局組織條例」，附帶決議要求政府因全民健保延遲開辦，必須對 1、2 月重大傷病患者進行補助。至 1995 年 2 月，由於全民健保加保資料回收太慢、診療費用和醫界談不攏、健保局在各地的分局籌備不及、健保卡發放不及等問題，再度傳出無法於 3 月 1 日，開辦的消息。2 月 20 日，李登輝再度下令，健保必須於 3 月 1 日如期開辦。 因此全民健保於 3 月 1 日，開始實施（圖 5-37）。但因籌備不及，採取過渡措施，故自 4 月 1 日起，回歸母法。採取四級轉診制度，看病必須攜帶健保卡（圖 5-38~39）等等。健保倉促實施後，引發的民怨逐漸沸騰，行政院不得不於 4 月 15 日，派政務委員下鄉「聽取民怨」。並表示會在一個月內改善。為消除民怨，衛生署於 5 月 1 日宣布簡化全民健保措施：將四級轉診制簡化為兩級；健保卡換發手續簡化，65 歲以上老人並可一次申請兩張卡。一週後，連戰聽取經建會、研考會及衛生署提出的「全民健保現階段遭遇問題」報告，並提多項政策指示，主要包括取消健保卡六格

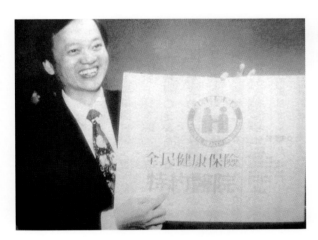

◀圖 5-37　中央健保局首任局長葉金川公佈全民健保特約醫院標誌牌，開啟全民健保開辦的新紀元。
（圖片來源：莊永明，《臺灣醫療史：以臺大醫院為主軸》，初版，臺北市：遠流，民 87〔1998〕）

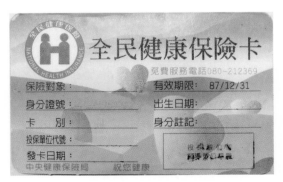

▲圖 5-38　全民健保實施初期所使用的紙製健保卡正面，記載保險人之基本資料。
（圖片來源：陳節貞）

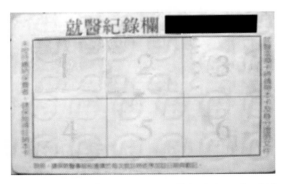

▲圖 5-39　全民健保實施初期所使用的紙製健保卡背面，有六格欄位提供看診醫療院所蓋印看診紀錄，六格蓋滿時，就須更換新卡。
（圖片來源：陳節貞）

限制，改為一卡到底、眷屬上限由 5 口降為 4 口；降低自營作業者的投保金額等等。6 月 10 日，中央健保局根據 3、4 月份門診及住院費用推估，健保每月支出醫療費用約 180 億，但收入只有 160 億，潛藏著中長期的財務危機。

　　2002 年（民國 91 年）10 月，健保 IC 卡開始發放（圖 5-40），民眾就醫更為方便。

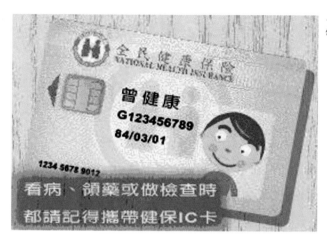

◀圖 5-40　健保 IC 卡的啟用，讓民眾就醫更為方便，也代表全民健保的管理運作進入電腦化的時代。
（圖片來源：中央健保局）

（3）「口腔健康法」之頒布與實施

　　臺灣牙醫學教育與牙科醫療在進入二十一世紀時，已經有了長足的進步。臺灣在創造了舉世稱羨的經濟奇蹟後，國民生活水準提升，國民所得超過 14,000 美元，政府為了促進國民口腔健康、加強口腔健康教育的推廣、著眼於口腔疾病的防治與宣導，特別於 2003 年（民國 92 年）5 月 21 日，制定公布了「口腔健康法」[14]（圖 5-41），其中第三條之規定牙科醫療納入全民健保內，實現了政府照顧民眾口腔健康的政策。「第三條　政府應推行口腔疾病預防及保健工作並推展下列有關口腔健康事項：（一）口腔健康狀況之調查。（二）口腔預防醫學之推展。（三）口腔健康教育之實施。（四）口腔保健用品之監督與改進。（五）口腔健康問題之研究。（六）其他與口腔健康促進有關之事項。口腔疾病之醫療應納入全民健康保險，其醫療給付範圍依全民健康保險法之規定辦理。」

　　在以往為了推廣口腔保健業務，常常限於經費短缺、人員匱乏而成效不彰，因此在「口腔健康法」第四條與第七條中明訂：「第四條：主管機關應逐年編列預算，辦理有關口腔健康促進工作。第七條：主管機關、教育主管機關辦理口腔健康教育之推展與宣導時，相關機關、學校、團體及大眾傳播媒體應配合推行。」

　　在進步文明的國家，對老人、身心殘障者、孕婦、兒童等弱勢族群的口腔醫療照顧特別重視，在此法中亦有此一規範。「第八條：直轄市、縣（市）主管機關應加強推展下列對象之口腔保健措施：一、老人、身心障礙者。二、孕婦、乳幼兒、幼兒及兒童。」

　　早年有關牙科醫療業務的權責單位是在行政院衛生署醫政處底下設置牙醫組，專司其職。

14.《醫療衛生法規》，施茂林，頁 469~470。

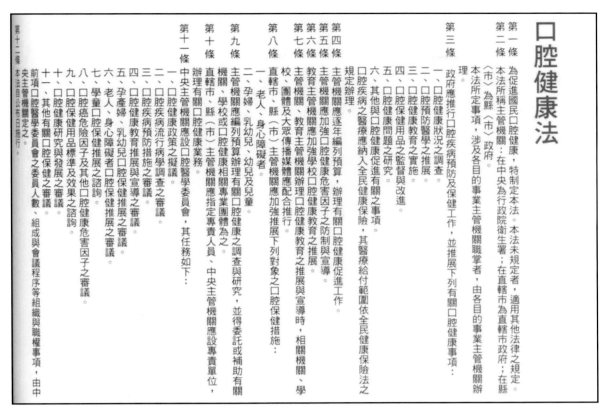

口腔健康法

第一條　為促進國民口腔健康，特制定本法。本法未規定者，適用其他法律之規定。

第二條　本法所稱主管機關：在中央為行政院衛生署；在直轄市為直轄市政府；在縣（市）為縣（市）政府。

第三條　本法所定事項，涉及各目的事業主管機關職掌者，由各目的事業主管機關辦理。
政府應推行口腔疾病預防及保健工作，並推展下列有關口腔健康事項：
一、口腔健康狀況之調查。
二、口腔預防醫學之推展。
三、口腔健康教育之推展。
四、口腔保健用品之監督與改進。
五、口腔健康問題之研究。
六、其他與口腔健康促進有關之事項。

第四條　主管機關應逐年編列預算，辦理有關口腔健康促進工作。

第五條　主管機關應加強口腔危害因子之防制與宣導。

第六條　教育主管機關應加強學校口腔健康教育之推展。

第七條　主管機關、教育主管機關辦理口腔健康教育之推展與宣導時，相關機關、學校、團體及大眾傳播媒體應配合推行。

第八條　口腔疾病之醫療應納入全民健康保險，其醫療給付範圍依全民健康保險法之規定辦理。

第九條　主管機關應加強推展下列對象之口腔保健措施：
一、老人、身心障礙者。
二、孕婦、乳幼兒及兒童。

第十條　直轄市、縣（市）主管機關應指定專責人員，中央主管機關應設專責單位，辦理有關口腔健康業務。

第十一條　中央主管機關應設口腔醫學委員會，其任務如下：
一、口腔健康政策之擬議。
二、口腔疾病流行病學調查之審議。
三、口腔疾病預防措施之審議。
四、口腔健康教育推展與宣導之審議。
五、孕產婦、乳幼兒口腔保健推展之審議。
六、老人、身心障礙者口腔保健推展之審議。
七、學童口腔保健推展之諮詢。
八、口腔癌危險因子及其他口腔健康危害因子之審議。
九、口腔保健用品標準及效果之諮詢。
十、口腔健康研究與發展之審議。
十一、其他有關口腔保健之審議。
前項口腔醫學委員會之委員人數、組成與會議程序等組織與職權事項，由中央主管機關定之。

第十二條　本法自公布日施行。

▲圖 5-41　「口腔健康法」於 2003 年（民國 92 年）4 月 29 日制定，同年 5 月 21 日公布施行。圖為刊登於 2003 年 5 月號《台灣牙醫界》雜誌上的「口腔健康法」全文。
（圖片來源：中華民國牙醫師公會全國聯合會，《台灣牙醫界》22 卷 5 期., 臺北市：中華民國牙醫師公會全國聯合會出版委員會，民 92〔2003〕）

「口腔健康法」第十一條明文規定：「中央主管機關應設口腔醫學委員會，其任務如下：一、口腔健康政策之擬議。二、口腔疾病流行病學調查之審議。三、口腔疾病預防措施之審議。四、口腔健康教育推展與宣導之審議。五、孕產婦、乳幼兒口腔保健推展之審議。六、老人、身心障礙者口腔保健推展之審議。七、學童口腔保健推展之諮詢。八、口腔癌危險因子及其他口腔健康危害因子之審議。九、口腔保健用品標準及效果之諮詢。十、口腔健康研究與發展之審議。十一、其他有關口腔保健之審議。」，因而有了「口腔醫學委員會」之設置。

經濟的發展導致了社會的進步，人民生活水準的提升，社會大眾對口腔健康也有了更高的需求。當「醫師法」賦予了牙醫師明確的法律地位與尊嚴後，徹底落實改善並增進全民口腔健康則是專業牙醫師責無旁貸的天職。而「口腔健康法」的頒布與實施更是給予了口腔健康保健之宣導與教育和牙科醫療保險最有力的法源依據。（圖 5-42）

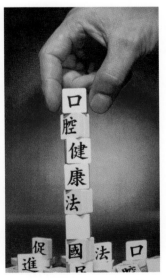

▲圖 5-42　刊登於《台灣牙醫界》雜誌的這張圖片，暗示著「口腔健康法」立法之不易。儘管到了 2008 年立法過程仍有些許餘波盪漾，但是「口腔健康法」的施行，確實提供了臺灣人民口腔健康維護的重要屏障，昔對民眾之口腔健康由被動的醫療轉為今之積極的照護。
（圖片來源：中華民國牙醫師公會全國聯合會，《臺灣牙醫界》22 卷 5 期，臺北市：中華民國牙醫師公會全國聯合會出版委員會，民 92〔2003〕）

（4）全民健康保險法與口腔健康法對國民口腔健康之影響

　　口腔健康與生活品質息息相關，想成為先進的國家，維護國民口腔健康是國民擁有高品質的生活不可或缺的重要工作。然口腔健康之維護必須從兩方面著手，一方面則是口腔疾病之治療，另一方面要口腔疾病之預防。而預防勝於治療更是醫學研究所追求的最高理想目標。1995年（民國 84 年）3 月，全民健保的全面實施，大幅革新了牙科醫療的型態，一般民眾就醫的意願也大幅提高，全民口腔疾病治療率大幅提升；牙醫師團體支援偏遠地區的口腔醫療與保健，到山地、離島等偏遠無牙醫師地區進行醫療支援與口腔保健知識推廣（圖 5-43）；為身心障礙者開設牙科門診，專門治療身心障礙病患的口腔疾病（圖 5-44），對於增進國民口腔健康，俾益顯著。拜全民健保之賜，也改變了牙科病患對於治療的態度，在以往無保險給付時，病患對於齲齒所造成牙髓炎的牙齒，大多要求牙醫師將它拔除，原因是根管治療曠日費時，費用昂貴。又如面對於輕度與中度的牙周病時，由於是慢性疾病，一般病人並不感到疼痛，不是置之不理，就是因為負擔不起治療費用，而任其惡化，對於口腔健康實是一大傷害。所以全民健康保險的實施象徵著一個已開發國家的進步，更深一層的意義是向全世界宣示臺灣的牙醫學已提升至等同國際水準。

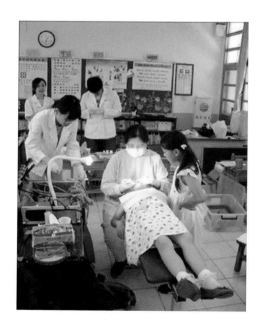

◀圖 5-43　2005 年（民國 94 年）臺北醫學大學口腔醫療服務隊，赴南投縣仁愛鄉義診。圖為領隊老師林利香，正在為學童看診。
（圖片來源：中華民國牙橋學會）

▼圖 5-44　2012 第六屆身心障礙者口腔照護活動之宣傳海報。身心障礙者的口腔照護，牙醫界正極力的在推廣。
（圖片來源：中華民國牙醫師公會全國聯合會，《台灣牙醫界》31 卷 9 期，臺北市：中華民國牙醫師公會全國聯合會出版委員會，民 101 〔 2012 〕）

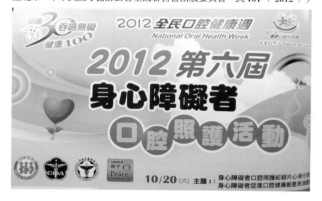

　　以往主管口腔醫療事務的是行政院衛生署醫政處，1990 年（民國 89 年）8 月，成立「行政院衛生署國民衛生諮詢委員會牙醫醫療小組」，由召集人韓良俊及委員共十五人組成，1993年該小組升格為「牙醫諮詢委員會」，仍由韓良俊任召集人。2003 年 5 月 21 日，制定公布了「口

腔健康法」，其中第十一條明載：「中央主管機關應設口腔醫學委員會」，因此有了「口腔醫學委員會」的設置，韓良俊續任主任委員一職。負責研擬我國口腔健康政策，並審議口腔疾病流行病學調查、口腔疾病預防措施、口腔健康教育推展與宣導（圖 5-45~46）、孕婦、乳幼兒口腔保健推展、老人、身心障礙者口腔保健推展（圖 5-47）和口腔癌危險因子及其他口腔健康危害因子（圖 5-48）；同時也積極推展學童口腔保健，落實政府對弱勢族群的關懷與照顧。其中對於學童口腔保健之齲齒防治改變了以往消極的態度，轉為積極的作為。近年來政府和牙醫界合作，

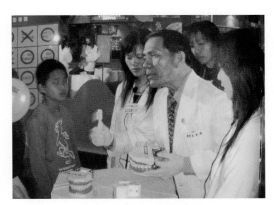

▲圖 5-45　2005 年（民國 94 年）3 月 18 日，臺北市牙醫師公會配合臺北市政府衛生局，在臺北市捷運東區地下街舉辦「免費口腔健康檢查」活動；圖為奚台陽正在為民眾進行口腔衛教。
（圖片來源：臺北市牙醫師公會）

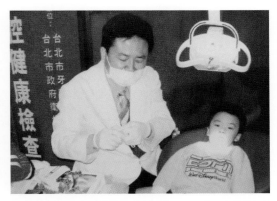

▲圖 5-46　2005 年（民國 94 年）3 月 18 日，臺北市牙醫師公會配合臺北市政府衛生局，在臺北市捷運東區地下街舉辦「免費口腔健康檢查」活動；圖為陳建樹為兒童健康檢查，並指導潔牙的情形。
（圖片來源：臺北市牙醫師公會）

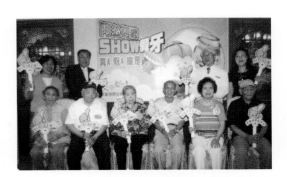

▲圖 5-47　2009 年 5 月，全聯會舉辦補助老人裝置假牙經驗交流座談會，與會的阿公阿嬤與工作人員合影留念。
（圖片來源：中華民國牙醫師公會全國聯合會，《臺灣牙醫界—三十周年特刊》，臺北市：中華民國牙醫師公會全國聯合會出版委員會，民 101〔2012〕）

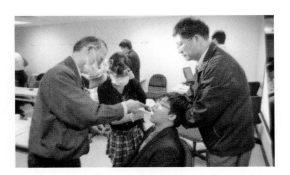

▲圖 5-48　口腔黏膜健康檢查（口腔癌篩檢），「牙醫諮詢委員會」召集人韓良俊，正在幫民眾進行檢查。
（圖片來源：中華民國牙醫師公會全國聯合會，《臺灣牙醫界—三十周年特刊》，臺北市：中華民國牙醫師公會全國聯合會出版委員會，民 101〔2012〕）

在維護國民口腔健康的工作上不遺餘力。從飲水加氟，國小學童含氟漱口水計畫（圖 5-49），國小學童餐後潔牙運動（圖 5-50），國小學童潔牙觀摩比賽（圖 5-51），國小學童定期口腔檢查（圖 5-52）等預防口腔疾病措施，多管齊下，成效卓著，寫下預防牙醫學嶄新的一頁。

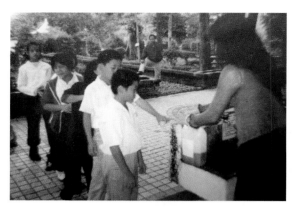

▲圖 5-49　國小學童含氟漱口水計畫活動，老師正分發漱口水給排隊的小朋友。
（圖片來源：中華民國牙醫師公會全國聯合會，《臺灣牙醫界—三十周年特刊》，臺北市：中華民國牙醫師公會全國聯合會出版委員會，民 101〔2012〕）

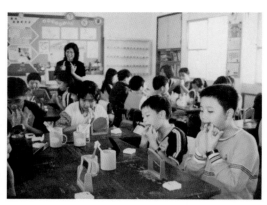

▲圖 5-50　國小學童餐後潔牙運動，學童們正在使用牙線。
（圖片來源：中華民國牙醫師公會全國聯合會）

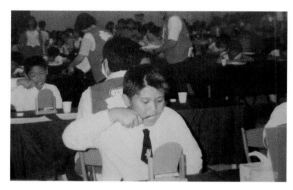

▲圖 5-51　國小學童潔牙觀摩比賽。照片左側同學們在穿背心的評審醫師前，進行牙刷刷牙操作，右後方的同學們則在進行筆試。
（圖片來源：中華民國牙醫師公會全國聯合會，《臺灣牙醫界—三十周年特刊》，臺北市：中華民國牙醫師公會全國聯合會出版委員會，民 101〔2012〕）

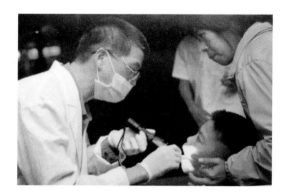

▲圖 5-52　國小學童定期口腔檢查，圖為牙醫師張正達在南投縣名間鄉為小朋友進行檢查。
（圖片來源：中華民國牙醫師公會全國聯合會，《臺灣牙醫界—三十周年特刊》，臺北市：中華民國牙醫師公會全國聯合會出版委員會，民 101〔2012〕）

　　由於時代急遽變遷，國人生活水準不斷提升，相對的對醫療保健水準的要求，也日益提高，因此為了符合社會的需求，「醫療法」（圖 5-53~54）於 1986 年（民國 75 年）11 月 24 日，付諸實施；同時，「醫師法」亦配合於 1986 年 12 月 26 日，修正公佈，於 1987 年 12 月 21 日，施行，均是以促進醫療專業的發展，合理分布醫療資源以及建立專科醫師制度，提高醫療品質，保障病人權益，達到增進國民健康為鵠的。

　　2013 年 7 月 23 日，衛生署改制為「衛生福利部」，下設「心理及口腔健康司」，將口腔醫療業務之專責管理單位，提升至司級之層次，統籌規劃全國性口腔衛生計畫。明定其業務為：「1. 口腔健康政策之規劃、推動及相關法規之研訂。2. 口腔醫療服務體系、專業人力及醫療科技之規劃、發展與管理。3. 口腔醫療品質與病人安全之督導與管理。」陳快樂出任首任司長，副司長為張雍敏。

◀圖 5-53 「醫療法」引導提升醫療品質的重要法源依據。
（資料來源：行政院衛生署，《醫療衛生主要法規》，臺北市：行政院
衛生署，民 84〔1995〕）

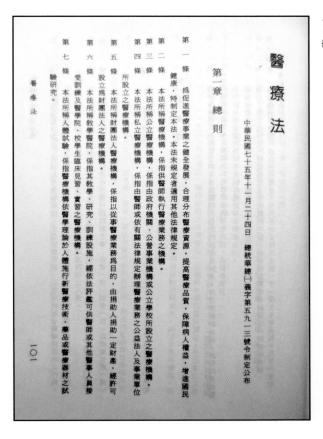

醫療法

中華民國七十五年十一月二十四日 總統華總㈠義字第五九一三號令制定公布

第一章 總則

第一條 為促進醫療事業之健全發展，合理分布醫療資源，提高醫療品質，保障病人權益，增進國民健康，特制定本法。本法未規定者，適用其他法律規定。

第二條 本法所稱醫療機構，係指供醫師執行醫療業務之機構。

第三條 本法所稱公立醫療機構，係指由政府機關、公營事業機構或公立學校所設立之醫療機構。

第四條 本法所稱私立醫療機構，係指由醫師或依有關法律規定辦理醫療業務之公益法人及事業單位所設立之醫療機構。

第五條 本法所稱財團法人醫療機構，係指以從事醫療業務為目的，由捐助人捐助一定財產，經許可設立之醫療機構。

第六條 本法所稱教學醫院，係指其教學、研究、訓練設施，經依法評鑑可供醫師或其他醫事人員接受訓練及醫學院、校學生臨床見習、實習之醫療機構。

第七條 本法所稱人體試驗，係指醫療機構依醫學理論於人體施行新醫療技術、藥品或醫療器材之試驗研究。

醫療法

101

醫院手術同意書

★基本資料
病人姓名 ＿＿＿＿＿＿＿＿
病人出生日期 ＿＿＿＿ 年 ＿＿＿ 月 ＿＿＿ 日
病人病歷號碼 ＿＿＿＿＿＿＿＿
手術負責醫師姓名 ＿＿＿＿＿＿＿＿

一、擬實施之手術（如醫學名詞不清楚，請加上簡要解釋）
　1.病名名稱：
　2.建議手術名稱：
　3.建議手術原因：

二、醫師之聲明
　1.我已經儘量以病人所能瞭解之方式，解釋這項手術之相關資訊，特別是下列事項：
　　□需實施手術之原因、手術步驟與範圍、手術之風險及成功率、輸血之可能性
　　□手術併發症及可能處理方式
　　□不實施手術可能之後果及其他可替代之治療方式
　　□預期手術後，可能出現之暫時或永久症狀
　　□如另有手術相關說明資料，我並已交付病人
　2.我已經給予病人充足時間，詢問下列有關本次手術的問題，並給予答覆
　　(1)
　　(2)
　　(3)

手術負責醫師簽名：　　　　　日期：　　年　　月　　日
　　　　　　　　　　　　　　　時間：　　時　　分

三、病人之聲明
　1.醫師已向我解釋，並且我已經瞭解施行這個手術的必要性、步驟、風險、成功率之相關資訊。
　2.醫師已向我解釋，並且我已經瞭解選擇其他治療方式之風險。
　3.醫師已向我解釋，並且我已經瞭解手術可能預後情況和不進行手術的風險。
　4.我瞭解這個手術必要時可能會輸血；我 □同意 □不同意輸血。
　5.針對我的情況、手術之進行、治療方式等，我能夠向醫師提出問題和疑慮，並已獲得說明。
　6.我瞭解在手術過程中，如果因治療之必要而切除器官或組織，醫院可能會將它們保留一段時間進行檢查報告，並且在之後會謹慎依法處理。
　7.我瞭解這個手術可能是目前最適當的選擇，但是這個手術無法保證一定能改善病情。

基於上述聲明，我同意進行此手術。

立同意書人簽名：　　　　　　關係：病患之
住址：　　　　　　　　　　　電話：
日期：　　年　月　日　　　　時間：　　時　　分

見證人：　　　　　　　　　　簽名：
日期：　　年　月　日　　　　時間：　　時　　分

附註：
一、一般手術的風險
　1.局部麻醉以外之手術，肺臟可能會有一小部分塌陷失去功能，以致增加胸腔感染的機率，此時可能需要抗生素和呼吸治療。
　2.除局部麻醉以外之手術，腿部可能產生血管栓塞，並伴隨疼痛和腫脹。凝結的血塊可能會分散進入肺臟，造成致命的危險，惟此種情況甚不常見。
　3.因心臟承受壓力，可能造成心臟病發作，也可能造成中風。
　4.醫療機構與醫事人員會盡力為病人進行治療和手術，但是手術並非必然成功，仍可能發生意外，甚至因而造成死亡。
二、立同意書人非病人本人者，「與病人之關係欄」應予填載與病人之關係。
三、見證人部份，如無見證人得免填載。

圖 5-54 依醫療法之精神（醫療法 63 條）所制定的新版手術同意書（另有麻醉同意書）；全文共有兩頁，包含醫師及病人雙方之聲明，簽署時一式兩份，一份黏貼於病歷，一份交病人及家屬留存。自 2010 年 12 月 23 日起，衛生署要求「人工植牙」、「單純齒切除術」及「複雜齒切除術」等三項牙科治療項目，皆須簽屬手術及麻醉同意書。
（資料來源：中華民國牙醫師公會全國聯合會）

第五節 牙醫師、鑲牙生與齒模製造技術人員之歷史糾葛

1975年（民國64年）9月11日，「新醫師法」實施，對臺灣牙醫學以及整個牙科醫療而言，是一個非常重要的歷史轉捩點。自此以後，牙醫師與醫師和中醫師等同並列，牙醫師的社會地位逐漸提升，牙科醫療在醫師法的保護下，逐漸獲得重視，拜教育與知識水準之提升和經濟大幅起飛之賜，牙醫學也脫離渾沌與曖昧，蓬勃發展，而醫師法的修正與實施正是左右臺灣牙醫學發展最重要的關鍵。（圖5-55）

在「牙醫師管理規則」，亦即「舊醫師法」的時代（1945年至1975年），從事牙科醫療工作的，除了牙醫師外，尚有鑲牙生和齒模工人。牙醫師乃依「牙醫師管理規則」，鑲牙生則依「鑲牙生管理規則」，加以規範管理，但齒模工人則消遙於「法令空窗」的天堂，執行與牙醫師相同的業務，此乃所謂的「無照行醫者」，也就是俗稱的「牙科密醫」。雖然當時以臺灣省牙醫師公會為首的各地方公會組織極力呼籲政府嚴加取締，但是始終成效不彰（圖5-56）。原因是政府的漠視、行政官員的顢頇以及國民黨政府的貪污腐敗，只能任其發展，在混亂落後的環境中，提供了牙科密醫滋生的溫床。結果不但造成牙科醫療品質的低落、戕害民眾健康，更迫使許多正規牙醫師放棄牙科醫療專業，轉而從事公職，或是流落異域，投效日本政府，重操有尊嚴的牙科醫療。

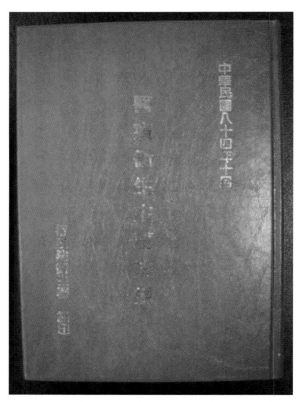

▲圖5-55　1995年（民國84年）10月，行政院衛生署出版的《醫療衛生主要法規》，內含醫師法、醫療法等重要醫療衛生法規，廣泛提供給醫療機構及人員參考。
（資料來源：行政院衛生署）

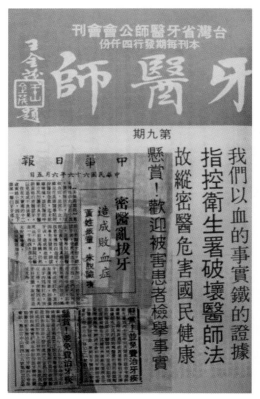

▲圖5-56　1977年（民國66年）7月，第九期臺灣省牙醫師公會會刊《牙醫師》月刊，以封面列舉事實，呼籲政府正視密醫問題。
（圖片來源：臺灣省牙醫師公會，《牙醫師》1卷9期，臺中市：牙醫師雜誌社，民66〔1977〕）

在醫師法修正期間，面臨了兩個與牙科醫療攸關的問題，第一是鑲牙生制度的存廢與鑲牙生何去何從的問題，第二是無照行醫者，也就是齒模工人的管理問題。當時牙醫師公會極力主張廢除不合時宜的鑲牙生制度，但是面對的問題是當此一制度廢除後，現有的鑲牙生要如何管理確是一大難題。因此為了兼顧鑲牙生的生計問題，特別於新「醫師法施行細則」第二十二條中規定：「在本法施行前，經鑲牙生考試及格依鑲牙生管理規則執業之鑲牙生，得繼續執業。但自本法施行之日起，停止發給鑲牙生證書。」一方面讓其繼續執業，以維護其權益，另一方面期其自然淘汰，為棘手的鑲牙生制度訂下落日條款，實不失為一兩全其美的辦法。至於齒模工人方面，其工會利用其龐大的經費，透過黨政機關的深厚關係，遊說立法委員，或明或暗，無所不用其極。雖然齒模工人明知無法取得如同牙醫師一樣的資格，退而求其次，尚欲取得如同鑲牙生之資格，故其目標乃著眼於只要能得到立法院之決議，或黨政機關之「行政命令」等旁門左道的變通辦法，允其繼續從事「鑲牙補齒」的工作，此乃臺灣牙醫界有史以來所面臨第一次專業被分割的危機。幸賴早年牙醫前輩們的堅持與捍衛，力挽狂瀾，使此危機安然度過。（圖 5-57）

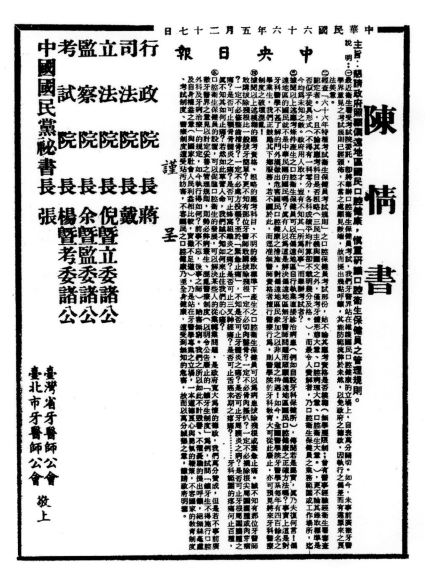

◀圖 5-57　1977 年（民國 66 年）3 月考試院行文衛生署，準備舉辦「口腔衛生保健員」特種考試，再為密牙醫開啟一道後門，引起牙醫界譁然。各地公會均召開緊急會議，群情激憤。圖為 1977 年 5 月 27 日，臺灣省牙醫師公會及臺北市牙醫師公會聯名於中央日報上，刊登反對政府設立「口腔衛生保健員」之陳情書。
（資料來源：臺灣省牙醫師公會，《牙醫師》1 卷 9 期，臺中市：牙醫師雜誌社，民 66〔1977〕）

1975 年 8 月，亦即新醫師法即將實施前，行政院衛生署有意修改「齒模製造技術員管理辦法」之第三條規定，也就是要求將該管理辦法之「齒模技術員係指從事齒模製造，並依牙醫師或鑲牙生指示得從事助理鑲牙之人員。」之「依牙醫師或鑲牙生指示」的字樣刪除，如此一來，齒模製造技術員即可獨立作業，執行牙醫師所有醫療業務，儼然是「變相牙醫師」或「變相鑲牙生」，牙科神聖醫療專業的完整勢將不保，牙醫前輩之努力亦將付諸東流，此乃牙醫界再次面臨專業尊嚴遭受挑戰的二次危機。時任臺北市中山牙科校友會會長的吳澄洋邀請五院校牙醫師代表，包括臺大簡哲雄、國防徐滿祥、高醫陳信甫、北醫李天馬及各校代表 50 多位醫師緊急研商對策，行文上書當時行政院蔣經國院長、衛生署長王金茂（**圖 5-58**），力陳為確保國民口腔、身心健康及牙科專業之決心，幸蒙蔣院長「原則不變，盡量疏導」之批示，及時遏阻齒模工人之非法要求得逞。

　　2001 年（**民國 90 年**），政府為因應「行政程序法」[15]之實施，自 1999 年 7 月起，衛生署醫政處有意將「鑲牙生」與「齒模製造技術員」納入「醫師法」與「醫療法」的規範中。由於一旦實施「行政程序法」，所有無法源依據之行政命令將歸於無效。因此之故，行政院衛生署又因循苟且，欲再次便宜行事。對牙醫界而言，此舉將對牙科醫療專業造成莫大的傷害，這是牙醫界所面臨史上第三次被分割的危機。因此由中華民國牙醫師公會全國聯合會黃純德理事長，

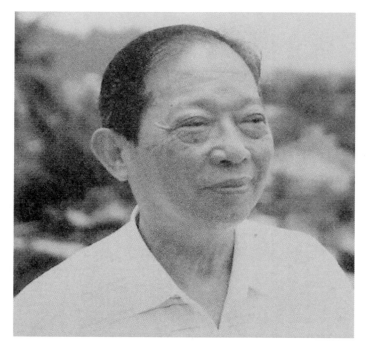

◀**圖 5-58　王金茂**
臺灣省宜蘭人，1913 年（民國 2 年）生，幼年即赴日本求學，進入慶應義塾大學醫學院習醫。畢業後，於母校擔任研究員及講師。臺灣光復後返臺，服務於臺灣省行政長官公署衛生局，先後負責防疫、醫政業務。省衛生處成立後，任技術室主任。1948 年，公費留學美國哥倫比亞大學，取得公共衛生博士。回臺後，任省立基隆醫院院長達 20 年，後復出任省立臺南醫院院長。1971 年衛生署成立，任副署長（時顏春輝任署長），翌年接掌臺灣省衛生處，1974 年升任衛生署長。2002 年 4 月，以「醫管先驅，奠定本土公衛根基」，榮獲第十二屆「醫療特殊貢獻獎」。2007 年 3 月 21 日病逝臺北，享壽 90。
（照片來源：李淑娟，《為醫者畫像：第十二屆醫療奉獻獎特刊》，臺北縣：第十二屆醫療奉獻獎籌備委員會，民91〔2002〕）

---

15. 行政程序法，中華民國八十八年二月三日總統華總一義字第八八○○○二七一二○號令制定公布。第一條　為使行政行為遵循公正、公開與民主之程序，確保依法行政之原則，以保障人民權益，提高行政效能，增進人民對行政之信賴，特制定本法。中華民國行政院網站。

率同李塘埭、蔡鵬飛、王誠良、陳義聰和黃天昭等五位牙醫師，依法力爭，周旋折衝，並於1999年10月28日簽下堅決反對備忘錄（圖 5-59~60）；另一方面牙醫師公會全聯會也釋出善意，承諾協助衛生署制定「牙體技術師法」草案[16]，將「齒模製造技術員管理辦法」的原意納入其中，以因應行政程序法之實施，徹底解決長久以來困擾牙醫界的問題。該草案已於 2000 年 12 月 13 日，在行政院第 2713 次院會通過，2001 年 3 月 27 日，付委立法院環經衛生社會福利委員會審議，完成立法。（圖 5-61）

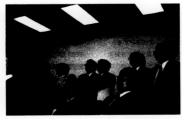

中華民國牙醫師公會全國聯合會聲明

我們堅決反對將「鑲牙生管理規則」及 「齒模製造技術員管理辦法」納入「醫師法」

衛生署近日不顧本會之立場，擬將「鑲牙生管理規則」及「齒模製造技術員管理辦法」納入「醫師法」，此等不但違反「醫師法」之立法精神，同時對我國國民口腔保健之醫療政策將造成嚴重之傷害。

蓋「醫師法」乃主管官署管理醫師、牙醫師及中醫師之基本法規，自民國七十六年十二月二十一日頒佈施行後，「鑲牙生管理規則」及「齒模製造技術員管理辦法」即因違反醫師法而無效。按理衛生署即應將前開二項不合體制之行政法規依法修正或廢止，方可稱大有為政府，無奈衛生署都怠忽職守，縱容如此令人詬病之行政法規，橫行法治社會十餘年，而今不僅不作亡羊補牢之計，竟又公然積非成是，無端擬將鑲牙生及齒模製造技術員納入「醫師法」管理，實令人不勝詫異之至。

鑲牙生及齒模製造技術員非但不具牙醫師身份，亦非醫事人員，醫療法第九條早有明文之規定，衛生署身為中央衛生管理機關，卻漠視法令，趁此修正「醫師法」之際，竟然主動以不相干之所謂「行政程序法」為由，把長期違法之行政法規，

企圖以掩耳盜鈴之手法，藉機就地合法，全然視法令如無物，置全民口腔保健如糞土，舉止突兀，動機尤其可議。

衛生署或以為將違法之行政命令納入「醫師法」，是為保障齒模製造技術員及鑲牙生之工作權，准此推之，則義耳、義眼、義肢、義乳、乃至義臂等之人體模具製造相關技術員，均應納入「醫師法」以保障之。果若如此，則體統何在？法紀何存？「醫師法」豈不成為不倫不類之怪物？

俗云：「法之不行，自上亂之。」衛生署為中央衛生最高管理機關，如今主動疑將部份無牙醫師資格之業者納入「醫師法」管理，實屬違法亂紀，本會基於維護全國國民口腔保健之大責，堅決反對將「鑲牙生管理規則」及「齒模製造技術員管理辦法」納入「醫師法」，特聲明如上，以正視聽，並促請監請監察院明察，是為德便。

中華民國牙醫師公會全國聯合會
理事長
黃純德 啟
中華民國八十八年九月二十一日

▲圖 5-59　1999 年（民國 88 年）9 月 21 日，為反對衛生署準備將「鑲牙生管理規則」及「齒模製造技術員管理辦法」納入「醫師法」，中華民國牙醫師公會全國聯合會發表嚴正聲明。
（圖片來源：中華民國牙醫師公會全國聯合會，《臺灣牙醫界》19 卷 1、2 期，臺北市：中華民國牙醫師公會全國聯合會出版委員會，民 89〔2000〕）

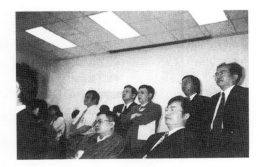

▲圖 5-60　圖 5-59 中的照片。後右一：陳義聰；前右一：吳棋祥；後右三：黃亦昇；後右五：謝良鑫。

16. 行政院會通過之「牙體技術師法」草案，明定從事醫療用牙冠、牙橋、嵌體、矯正裝置、義齒的製作、修理或加工業，必需取得牙體技術師資格，但目前已領有齒模製造技術員、鑲牙生證書者，仍可繼續執業。衛生署表示，由於臺灣地區公共衛生及國民生活水準不斷提升，牙醫醫療用的相關牙冠、牙橋、嵌體、矯正裝置、義齒製作、修理或加工等牙體技術服務益形重要，所以設置牙體技術師，希望能普遍提升牙體技術與產品，給民眾更好的醫療品質，牙體技術師考試也將成為特考科之一。牙體技術師必需為專科以上學校牙體技術科系畢業，經實習期滿取得畢業證書者才能應試，而高職相關醫事科系畢業者，則應考牙體技術生，兩者都可設立牙體技術所的醫療行為。在「牙體技術師法」施行前領有齒模製造技術員證記證、鑲牙生證書者，得於原執業法規所定業務範圍內從業，其執行業務行為不會被限縮，以保證目前執業者的權益。衛生署指出，領有牙體技術師證書的外國人及華僑，在中華民國執行牙體技術業務，應經中央主管機關許可，並應遵守中華民國關於牙體技術與醫療相關法令、執業倫理規範及牙體技術師公會章程；其執業許可及管理辦法，由中央主管機關定之。

牙體技術師法

(民國 98 年 01 月 23 日公布)

中華民國九十八年一月二十三日總統華總－義字第 09800018521 號令
制定公布全文 61 條；並自公布日施行

第一章 總則	第　一　條	中華民國國民經牙體技術師考試及格，並依本法領有牙體技術師證書者，得充牙體技術師。
	第　二　條	中華民國國民經牙體技術生考試及格，並依本法領有牙體技術生證書者，得充牙體技術生。
	第　三　條	本法所稱主管機關：在中央為行政院衛生署；在直轄市為直轄市政府；在縣（市）為縣（市）政府。
	第　四　條	公立或立案之私立專科以上學校或符合教育部採認規定之國外專科以上學校牙體技術科、系畢業，並經實習期滿成績及格，領有畢業證書者，得應牙體技術師考試。
	第　五　條	公立或立案之私立高級醫事職業以上學校或符合教育部採認規定之國外高級醫事職業以上學校牙體技術科、系畢業，並經實習期滿成績及格，領有畢業證書者，得應牙體技術生考試。
	第　六　條	請領牙體技術師、牙體技術生證書，應檢具申請書及資格證明文件，送請中央主管機關核發之。
	第　七　條	非領有牙體技術師、牙體技術生證書者，不得使用牙體技術師、牙體技術生名稱。
	第　八　條	曾受本法所定廢止牙體技術師、牙體技術生證書處分者，不得充牙體技術師、牙體技術生。
第二章 執業	第　九　條	牙體技術師應向所在地直轄市、縣（市）主管機關申請執業登記，領有執業執照，始得執業。 牙體技術師執業，應每六年接受一定時數繼續教育，始得辦理執業執照更新。 第一項申請執業登記之資格、條件、應檢附文件、執業執照發給、換發、補發、更新與前項繼續教育之課程內容、積分、實施方式、

法規彙編

▲圖 5-61　「牙體技術師法」。該法的通過解決長久以來困擾牙醫界中，牙醫師與齒模技工之間糾纏不清的問題。

第六章　西方文明初體驗

第一節　牙刷與牙膏

西方現代牙刷的發明源起於一個窮極無聊牢犯的發想。1770 年，英國的威廉 · 阿迪斯（William Addis of England）身繫牢獄之中，早晨盥洗後，照例都要用一小塊布擦牙齒。有一天，他突發奇想，在獸骨上鑽孔，再把上膠的豬鬃植入孔內。如此，現代的「牙刷」就在監獄誕生了。據說十八世紀，歐洲已經很流行使用牙刷，而且是昂貴的生活用品。直到 1840 年左右，才傳入美國。

至於牙刷的發明實源於古代的中國。1965 年，北京故宮博物院展出過考古工作者在內蒙古赤峰縣大營子村第一號遼墓發現的兩柄骨刷。骨刷各長 19 釐米，有 2 排 8 個植毛孔眼，與現代牙刷極其相似。經專家鑑定此為植毛牙刷實物，該墓的年代是遼穆宗應曆 9 年（959 年）[1]。

在臺灣，未見文獻記載日本統治以前，臺灣人有特殊的潔牙方法或有牙刷。 日據以後，則在 1899 年（明治 32 年）6 月 11 日的報紙上，可看見牙刷的蹤影。臺北一家叫「木谷支店」的雜貨商刊登廣告，指其有各種新到貨，如香水、洋傘和齒粉、「牙掃」（圖 6-1）。

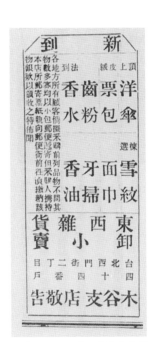

▲圖 6-1　1899 年 6 月的報紙廣告上，以「牙掃」稱呼牙刷。
（圖片來源：陳柔縉，《台灣西方文明初體驗》，臺北市：麥田出版，民 94〔2005〕）

牙掃明顯指的是「牙刷」[2]。根據日本專家指出：在明治時期之日語中並無「牙掃」一詞；且在同一廣告中，皮包作「票包」，毛巾作「面巾」，均是福佬語，「牙掃」可能是當時臺灣人對牙刷的稱謂。直至 1930 年代，牙刷方被稱為「齒刷子」。1931 年的齒科醫學專門雜誌—《臺灣齒科月刊》，已經陸續有「齒刷子」出現在廣告上[3]（圖 6-2），當時牙刷的外型與今無異。刷毛不是平面，而是呈鋸齒狀，頂端凸起，亦有刷毛兩端凸起的牙刷。但後來人們所使用的牙刷，其刷毛就截然不同了（圖 6-3）。在 1935 年的《臺灣日日新報》上，資生堂的廣告指出：他們使用全球最好的「純露毛」，也即採用來自俄羅斯的豬毛，以製造牙刷（圖 6-4）。

當時牙刷還分型號大小，以《臺灣齒科月刊》所見知名的「獅王」牙刷來說，共「一號形」、「二號形」和「三號形」三種，價格分別是 28 錢、26 錢和 22 錢，與今相較，稍嫌昂

---

1. 朱瑞熙：《遼朝和宋朝人最早發明牙刷》，《歷史月刊》第十九期，民 78，頁 75。
2. 汪治平：《日常事務起源－牙刷、牙膏、牙籤》：「『牙刷』這個名詞最早見於元代郭鈺的《靜思集》，在此之前，『牙刷』被中國人叫做『刷牙』或『刷牙子』。南宋吳自牧在《夢梁錄》中列舉杭城百年老舖中，就介紹了一家『金子巷口傅官人刷牙舖』，另外同書中的〈諸色雜貨〉章中，也提到沿街叫賣的貨郎擔子上也賣『刷牙子』。」，《歷史月刊》第七十二期，民 83，頁 128。
3. 此引自《台灣西方文明初體驗》，陳柔縉，臺北市：麥田出版，初版，2005（民 94），頁 50。

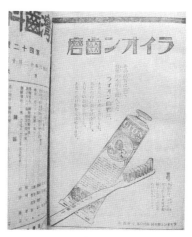

▲圖 6-2　1931 年（昭和 6 年）《臺灣齒科月報》雜誌的廣告。其中顯示七十幾年前的牙刷和牙膏，外觀與當今吾人所使用者並無多大差異；「獅王牌」牙膏及牙刷大行其道，其牙刷刷毛已有鋸齒狀之設計。
（圖片來源：陳柔縉，《台灣西方文明初體驗》，臺北市：麥田出版，民 94〔2005〕）

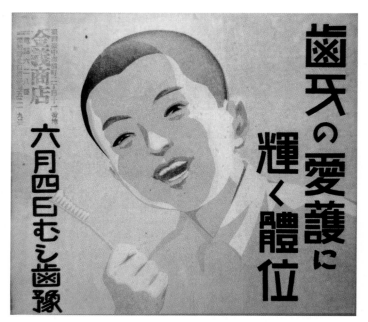

▲圖 6-3　1930 年代的牙齒保健宣傳海報。圖中的牙刷的外型與今雷同。刷毛平面呈鋸齒狀，頂端凸起。臺灣自 1930 年開始實施「齲齒預防日」，在每年的 6 月 4 日，對學生及民眾從事普及口腔衛生思想的相關宣導活動，各地的醫院與齒科醫師會等均協助宣傳。預防日訂於 6 月 4 日，乃是取蛀牙（むし齒）的日文發音，結合 6（む）與 4（し）二數字而來。中日戰爭中期，因 6 與 4 之發音不雅，而改「齲齒預防日」為 5 月 4 日。臺灣光復後，許國雄以日語發音的理由，建議政府以 5 月 4 日訂為今日之牙醫師節，並不完全正確。
（國立中央圖書館臺灣分館：李玉瑾主編，《典藏臺灣記憶／2009 館藏臺灣學研究書展專輯：文字與非文字的交錯—臺灣懷舊蒐藏特展》，臺北縣：中和市，國立中央圖書館臺灣分館，民 98〔2009〕）

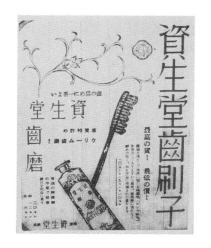

◀圖 6-4　1935 年著名公司資生堂的廣告，強調採用全世界最好的俄羅斯豬毛來製造牙刷，售價十到二十錢。
（圖片來源：陳柔縉，《台灣西方文明初體驗》，臺北市：麥田出版，民 94〔2005〕）

貴。在 1932 年的牙刷廣告中，「齒刷子」卻分成六個號形，建議依年齡選用不同的號形。大人用一、二號形，15、16 歲用三號，12、13 歲用四號，7 歲用五號，3、4 歲小幼童也有專門牙刷，使用最小的六號。然「婦人」被建議和青少年一樣，使用三號；究竟有無醫學根據，不得而知，倘不符醫學學理，則一根牙刷或許也能反映當時社會婦女的地位。

　　和牙刷焦孟不離的牙膏，美國於 1850 年，就開始產製。日據以前是否傳入臺灣，尚待考證，但在日據時代已經傳進。從 1930 年代的《臺灣日日新報》和《臺灣齒科月刊》的廣告來看，軟管狀的牙膏已經非常普遍（圖 6-5）。「小形」的賣十五錢，「中形」的 25 錢，「大形」32 錢，家庭用的賣 50 錢。到 1941 年，已經看見淡水中學學生清晨刷牙、手握牙膏的照片。（圖 6-6）

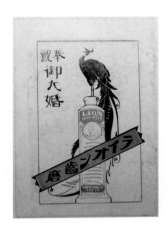

◀圖 6-5　1924 年前後，「獅王牌牙膏」廣告，同時祝賀日本裕仁皇太子（日後之昭和天皇）之新婚。「獅王牌」是當時口腔衛生用品的龍頭，「石鹼（肥皂）的花王，齒磨的獅王」在當時常被相提並論。（國立中央圖書館臺灣分館：李玉瑾主編，《典藏臺灣記憶／2009 館藏臺灣學研究書展專輯：文字與非文字的交錯—臺灣懷舊蒐藏特展》，臺北縣：中和市，國立中央圖書館臺灣分館，民 98〔2009〕）

▼圖 6-6　此圖片取自 1914 年淡水中學畢業紀念相簿，可見學生人人手持一把牙刷正在盥洗，右起第五位還可清楚握著牙膏。（圖片來源：陳柔縉，《台灣西方文明初體驗》，臺北市：麥田出版，民 94〔2005〕）

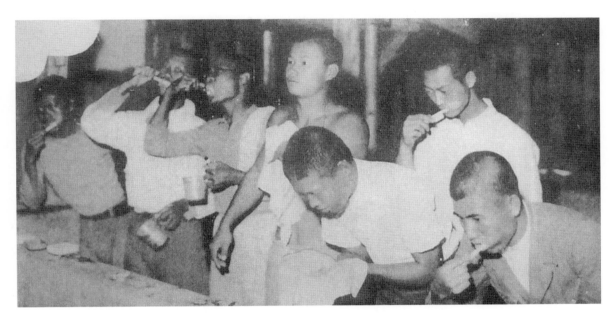

在牙膏普遍之前，日據下的臺灣人多用齒粉刷牙。日本在明治維新後開始引入「西洋齒磨」（牙粉），這種牙粉由碳酸鈣等化學品混製而成（圖 6-7）。1888 年，資生堂第一代創始人福原有信已經自產日本第一瓶牙膏。臺灣則在 1898 年 7 月，才可看見福原有信的牙膏、牙粉報紙廣告。廣告上，詳列資生堂的牙膏、牙粉由帝國醫科大學博士教授、宮內省侍醫、陸軍軍醫總監等權威實驗證

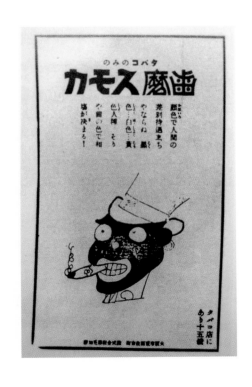

▶圖 6-7　由臺灣知名畫家顏水龍（1903-1997）所設計的牙粉廣告。（圖片來源：國立中央圖書館臺灣分館：李玉瑾主編，《2008 館藏台灣學研究書展專輯：臺灣設計的歷史顯影—館藏日治時期美術設計類書展》，臺北縣：中和市，國立中央圖書館臺灣分館，民 97〔2008〕）

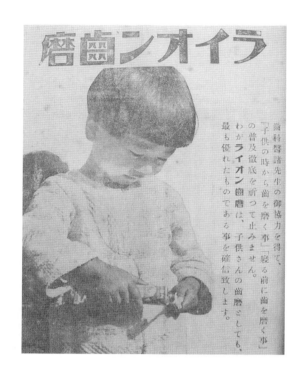

明，具備驅除口臭、撲滅黴菌等效果，常用可保不生齒病。（**圖 6-8**）

臺南長老教會中學（**今長榮中學**）於 1915 年的新校長通告上，對外說明招生辦法和學費情形。其中提及新生入學，要買制服之外，「其餘的如：襪子、面盆、牙粉、牙刷、和零碎的東西，好壞不等都由自己斟酌。」也可一窺牙粉普及的程度[4]。

◀**圖 6-8** 在「獅王」牙膏的廣告中，常順帶教育民眾「從小刷牙」、「睡前刷牙」等口腔衛生觀念。
（圖片來源：陳柔縉，《台灣西方文明初體驗》，臺北市：麥田出版，民 94〔2005〕）

第二節 飲水加氟的起源

飲水加氟以預防齲齒的研究要追溯至 1908 年 5 月，執業於美國科羅拉多州春田市（Springs）的佛烈德瑞克‧馬凱（Dr. Fredrick Mckay），在「愛爾巴所郡牙科協會」（El Paso County Odontological Society）閱讀了一篇提及發現於該市孩童牙齒之棕色斑點，又稱之為「科羅拉多色斑」（Colorado stain）的報導（**圖 6-9**）。馬凱聯想到其原因應與飲水有關，但欠缺精密的儀器設備，加以證實。他轉而求助於偉大的布雷克（G. V. Black）（**圖 6-10**）。1918 年，他們共同發表了一篇題目為《斑點牙齒，局部性之發育不全，牙科文獻迄今未明》（*Mottled Teeth, an Endemic Development Imperfection of the Teeth, Heretofore Unknown in the Literature of Dentistry*）的經典報告。在報告中，氟被認為是造成該斑點的原因，然而他們卻未將蛀牙之低發生率歸因於氟（fluoride）。1925 年，愛達華州奧克利郡（Oakley）市政當局，向他諮詢關於該城鎮飲用深井水之所有孩童的斑點牙齒問題。馬凱說服了市政當局選定一處新的淺表水源。數年之後，馬凱重返該郡，並檢

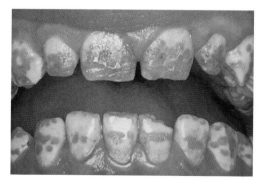

▲**圖 6-9** 由氟中毒（fluorosis）引起的斑點琺瑯質（Mottled enamel）。
（圖片來源：Cawson, R. A；Eveson, John W, *Oral pathology and diagnosis*, London：William Heinemann Medical Books, 1987）

---

4. 此引見陳柔縉，《台灣西方文明初體驗》，陳柔縉，臺北市：麥田出版，初版 2005（民 94），頁 50~59。

查孩童牙齒，再無發現有琺瑯質斑點的新病例。他隨後也認為齲齒發生率因相同水源而下降。隨後調查任務即由狄恩（Dr. H. Trendley Dean）所領導的「公共衛生服務」（Public Health Service）團隊所執行。迪恩了解為了要測定齲齒與氟之間的關聯而進行測量。根據測量的結果，他設計了一套為蛀牙、缺牙及已填補之牙的指標系統，即「DMF Index」（圖 6-11）。他花了 32 年的時間，研究飲水中不同的氟含量與齲齒易罹性（susceptibility）的關係，而他的研究為含氟與缺氟飲水之大規模控制性研究打開了大門。此研究在 1940 年代期間，在密西根州的大溢郡（Grand Rapids）和穆斯凱根（Muskegon）以及紐約的紐堡（Newburgh）和金斯頓（Kingston）等城市展開。自那時起，公共飲水加氟施行於美國及海外許多城市中。至 1962 年，全美有 2302 個社區在飲水中加氟，而到了 1980 年代，則有 1 億人口飲用加氟水[5]。

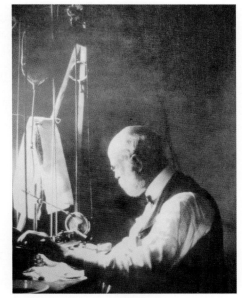

▲圖 6-10　格林・布雷克（G..V. Black）
「現代科學牙醫學之父」在其實驗室中，研磨牙齒切片。其畢生致力於齲齒的修復而提出了「窩洞製備」（cavity preparation）黃金法則，並研發銀汞臍（amalgam）的精確成分。在其晚年，雖然還未能即時明白齲齒的病因，但仍衷心期盼著終有一天，牙醫界能夠發展出經由全身投與，以對抗齲齒的藥物，由修復牙醫學的層次提升至預防牙醫學。
（圖片來源：Malvin E. Ring 著／陳銘助譯，《牙齒的故事—圖說牙醫史》（Dentistry:An Illustrated History），臺北市：邊城出版，2005〔民 94 〕）

口腔健康檢查卡

學校名稱：＿＿＿＿　班級：＿＿年＿＿班　學　號：＿＿＿＿
姓　　名：＿＿＿＿　性別：男＿＿女＿＿　出生日期：＿＿＿＿
統一編號：＿＿＿＿　電話：＿＿＿＿

| 8 | 7 | 6 | 5 | 4 | 3 | 2 | 1 | 1 | 2 | 3 | 4 | 5 | 6 | 7 | 8 |

| E | D | C | B | A | A | B | C | D | E |

右　上　　　　　　　　　　　　　　上　左
　下　　　　　　　　　　　　　　下

| E | D | C | B | A | A | B | C | D | E |

| 8 | 7 | 6 | 5 | 4 | 3 | 2 | 1 | 1 | 2 | 3 | 4 | 5 | 6 | 7 | 8 |

D	M	F	T
d	e	f	t

檢查日期：＿＿＿＿
醫師簽名：＿＿＿＿
備　註：＿＿＿＿

Plaque Score

$$= \frac{\boxed{} \ （菌斑之面數）}{\boxed{} \ （受檢齒數目 \times 6）} \times 100\%$$

$= \boxed{}$ %=Plaque Score

▲圖 6-11　經過改良的「齲齒缺齒與填補齒指數表」（DMF Index）目前仍廣泛使用於口腔健康檢查紀錄，圖為國內學童口腔健康檢查所使用的檢查卡，其設計理念亦源自於此。此指數表是 1938 年由喀廉（Klein）、帕默（Palmer）和納森（Knutson）所提出，之後歷經世界衛生組織（WHO）改良為檢視恆牙齲齒感染率的「DMFT」和恆牙表面齲齒嚴重度的「DMFS」兩種。
（圖片來源：中華民國牙醫師公會全國聯合會，《國民口腔保健》，臺北市：中華民國牙醫師公會全國聯合會全民口腔衛生保健基金委員會，民 84〔1995〕）

5. Dentistry：An Illustrated History, Malvin E. Ring, New York：The C.V. Mosby Company 1986, p.290~291

第三節 高雄市之實施飲用水加氟

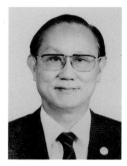

▲圖 6-12　許國雄
素有高雄市牙醫師公會「鎮會之寶」之稱，擔任過高雄市牙醫師公會第四、五、六、七、八及十二屆理事長，國大代表，親自規劃高雄市自來水氟化計畫。
（圖片來源：高雄市牙醫師公會）

最初，高雄市牙醫師公會前理事長許國雄（圖 6-12）認為，自來水加氟為保護牙齒健康最好的方法。身為美國牙科協會（A.D.A）會員，從該會會刊得悉紐約於 1948 年（民國 37 年），實施自來水加氟，成效卓著。於是寫信給當時的紐約市長華格納（Wagner）請求指導。由於華格納市長之熱心協助，推介世界衛生組織（World Health Organization, WHO）之賽貝勒斯（Dr. Shebelraus）前來高雄市了解實際情況。不久又派自來水氟化專家李連達（Dr. Lillentals）來高雄指導。

自 1957 年（民國 46 年）起，許國雄多方奔走，高雄市政府遂突破慣例，委託高雄市牙醫師公會籌備組織「高雄市自來水氟化促進委員會」，專司自來水加氟防齲計畫，此為該會受市政府委託主持衛生保健業務，史無前例。該委員會成員為主任委員：高雄市牙醫師公會理事長許國雄、副主任委員：高雄市政府衛生局長鄭泰安及高雄市自來水廠廠長劉義興，委員有高雄市議會議長黃載德、省立高雄醫院院長翁嘉器、高雄市立醫院院長楊澄海等。

為了推動此項工作，許國雄不時騎腳踏車奔走於市政府、市議會、自來水廠、衛生局及省立醫院、市立醫院之間。也經常至省政府拜訪當時的省主席嚴家淦先生，建設廳長朱江淮先生，衛生處長顏春輝先生，請其鼎力協助，補助經費。嚴前總統為生物化學專家，其對自來水氟化的理論與措施富有興趣，極表讚同。歷經兩年之努力，高雄市政府編列預算，當時的新台幣 16 萬元，購置美國製加氟機一部，自 1959 年（民國 48 年）起，實施自來水氟化，為齲齒之預防樹立了里程碑。

實施氟化之初，決定第一水源地（高屏溪）加氟而第二水源地（大寮大水井）不加氟，以資對照研究。後來因人口膨漲迅速，水量不足，遂引用原工業用水水源大貝湖（現澄清湖）水加以淨化後，用為飲用水，以支援第一區及第二區不足之水量。但因此使加氟區與非加氟區飲用水混合，無法再做為加氟後長期效果比較等學術上的研究，而被迫停辦[6]。

第四節 中興新村之自來水加氟

臺灣省自來水加氟預防齲齒的工作，緣起於世界衛生組織鑑於歐、美國家多年來之自來水加氟預防齲齒的成效顯著，於是在其第 22 次大會通過加強推行各會員國家之自來水加氟案。於 1969 年（民國 58 年），派遣氟化界權威美國加州大學公共衛生學教授納森（Dr. J. W. Knutson）（圖 6-13）前來指導，旋由臺灣省衛生處指示省環境衛生實驗所著手研擬推展計劃，

6.《臺灣近代口腔衛生推廣概況》，高雄市牙醫師公會 .htm

先擇定南投中興新村為加氟示範區。當時臺灣省政府為慎重執行此一計畫，特別成立「加氟專案工作小組」，負責策劃之專案小組係由行政院衛生署張智康副署長為召集人、邀請臺灣省環境衛生實驗所所長許整備教授、臺灣省政府衛生處、國立臺灣大學公共衛生研究所、國立臺灣大學牙醫學系、國防醫學院、全國牙醫師公會、臺灣省公共工程局及專家數人所組成，由洪鈺卿擔任小組負責人，杜福貴（圖 6-14）為執行秘書[7]。 首先進行全省口腔調查、中興新村和對照村草屯之基礎調查（圖 6-15）。調查工作由臺北市政府與臺灣省政府集資，臺大牙科醫師 6 名及臺北市衛生局所屬牙醫師 15 名組成調查組，輪流出訪調查，包括山地兩次[8]。

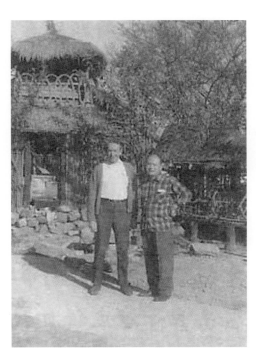

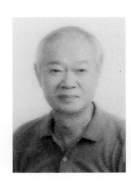

◀圖 6-14　杜福貴
臺灣大學醫學院牙醫學系第一屆畢業，曾任中華牙醫學會第二屆理事長，臺北長庚醫院牙科主任。
（圖片來源：桃園縣牙醫師公會）

▼圖 6-15　1972 年於中興新村實施飲水加氟前，先行口腔檢查。
（圖片來源：洪鈺卿，《馳騁牙醫界四十載》，臺北市：洪鈺卿，民 86〔1997〕）

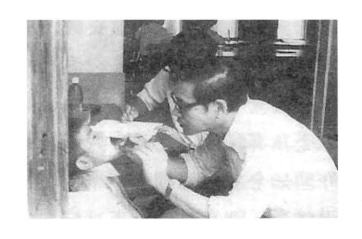

▲圖 6-13　美國加州大學公共衛生學教授納森（Dr. J. W. Knutson）（左）與當時負責中興新村飲水加氟計畫的洪鈺卿（右）。
（圖片來源：洪鈺卿，《馳騁牙醫界四十載》，臺北市：洪鈺卿，民 86〔1997〕）

　　口腔調查完成後，此自來水氟化工作由省立環境衛生實驗所和中興新村自來水廠為主辦單位，臺大公共衛生研究所，南投縣衛生局，臺灣省教育廳衛生教育委員會為協辦單位，臺大牙醫學系為推行委員會。經與世界衛生組織指派前來的專家研擬後決定，對加氟之劑量為 0.6ppm。在理論上，如由臺灣相對氣溫計算，則臺灣自來水之加氟量應以 0.8ppm 為宜，但又因考慮臺灣為海島，海產豐富，居民又習慣飲茶，在海產食物與茶葉中均含有豐富之氟，可於日常生活中攝得，故加氟量稍予降低，與其他國家之加氟量相較，其劑量為低。並於 1972 年（民國 61 年）3 月 9 日，開始實施，實施日期自 1972 年至 1984 年止（圖 6-16~17）。

7.《馳騁牙醫界四十載》，洪鈺卿，頁 109。
8.同前註，頁 110。

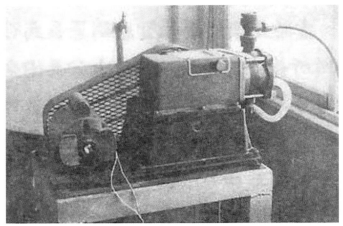

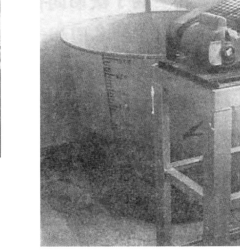

▲圖 6-16　1972 年於中興新村實施飲水加氟設備之一。
（圖片來源：洪鈺卿，《馳騁牙醫界四十載》，臺北市：洪鈺卿，民 86〔1997〕）

▶圖 6-17　1972 年於中興新村實施飲水加氟設備之二。
（圖片來源：洪鈺卿，《馳騁牙醫界四十載》，臺北市：洪鈺卿，民 86〔1997〕）

　　自來水加氟之目的在預防齲齒，故其成效之評估端視加氟後兒童齲齒罹患率之降低情形而定。根據歐美國家之經驗，至少需要歷經 10 年，才能決定。而臺灣省之自來水加氟示範時間不久，唯經初步檢查判定已有具體成效，按中興新村兒童牙齒於自來水加氟 3 年後辦理複查，由其檢驗結果顯示，對恆齒之防齲效果尚不顯著，但比對照區齲齒罹患率為低，對 3 歲與 4 歲兒童之齲齒分別有降低 26.7% 與 19.3% 之改善[9]。洪鈺卿在談到這項措施的成效時說：

　　「這項工作很順利地進行，也得到所期待預防蛀牙的效果，分別於 3 年、6 年、9 年、12 年將調查結果發表，被國際普遍重視，並於英國 J.J. Murray 著作的教課本 *Fluoride in Caries Prevention* 第二版第 66 頁被引用。」[10]

第五節　飲水氟化之探討與展望

　　齲齒一直是困擾著人類幾千年的問題，而其預防之法自維勒比・米勒（Willoughby D. Miller）（圖 6-18）於 1890 年，提出齲齒的酸解理論（acid-dissolution of caries）[11] 以及佛蘭克・歐蘭德（Frank J. Orland）[12]（圖 6-19）於 1950 年代，確認變形性鏈球菌（Streptococcus mutans）是造成齲齒的元兇後，人類方得以從事研究齲齒的預防。美國一代宗師現代科學牙醫學之父布雷克（Dr. G.V. Black）於 1915 年過世前，亦僅能了解到患有「科羅拉多棕色斑」

9.《重修台灣省通志卷七政治志衛生篇（第二冊）》，白榮熙，頁 1104~1107。
10.《馳騁牙醫界四十載》，洪鈺卿，頁 111。
11. *Dentistry：An Illustrated History, Malvin* E. Ring, p.271
12. *Dentistry：An Illustrated History, Malvin* E. Ring, p.310

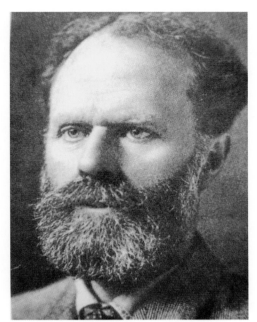

▲圖 6-18　維勒比・米勒（Willoughby D. Miller）
美國牙醫師兼細菌學家，首先於 1890 年提出齲齒的酸解理論（Acid-etching Theory），揭開了自巴比倫帝國時代以來，困惑人類數千年的牙蟲迷思。
（圖片來源：馬文・林格（Malvin E. Ring）著／陳銘助譯，《牙齒的故事—圖說牙醫史》（*Dentistry:An Illustrated History*），臺北市：邊城出版，2005〔民 94 〕）

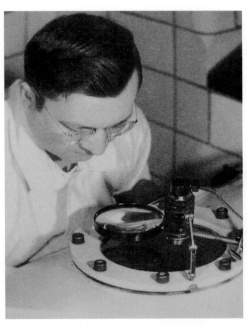

▲圖 6-19　芝加哥大學的佛蘭克・歐蘭德醫師（Dr. Frank J. Orland），在實驗內凝視著於無菌容器內的大白鼠。其研究證實齲齒形成的促成因子是口中存在的變形性鏈球菌（Streptococcus mutans）。此發現強化了維勒比・米勒（Willoughby D. Miller）的齲齒酸解理論（Acid-etching Theory），更為預防牙醫學提供了有利的證據。
（圖片來源：馬文・林格（Malvin E. Ring）著／陳銘助譯，《牙齒的故事—圖說牙醫史》（*Dentistry:An Illustrated History*），臺北市：邊城出版，2005〔民 94 〕）

（Colorado Brown Stain）的牙齒有抵抗齲蝕的能力而已[13]。幸經佛烈德瑞克・馬凱（Dr. Fredrick Mckay）鍥而不捨的努力，陰錯陽差地自阿肯色州布克塞市美國鋁業公司總部化學總工程師邱吉爾（H.V. Churchill）處，得到了驚嘆的解答，證明水中高濃度的含氟量會使牙釉質變色，從此揭開氟化飲水預防齲齒的序幕。接替馬凱醫生研究工作的是任職於美國國家衛生研究院（National Institue Health）牙科衛生部主任的狄恩（Dr. H. Trendley Dean），他委託了衛生研究院的資深化學工程師艾爾佛（Dr. Elias Elvove），花費了兩年的時間，設計出一套能精確測量水中氟化物濃度的儀器，並以比較飲用水之含氟量對牙齒的影響。歷經五年，於 1936 年，提出一項結論是飲水中含氟量低於 1ppm 將不會造成釉質斑症。為飲水氟化奠下最重要的實施依據。1944 年密西根州大湍郡（Grand Rapids）成為全世界第一個實施飲水加氟的城市，實施 11 年後，該地兒童齲齒罹患率降低 60%，至少有 30,000 名學童受惠。

飲水加氟以預防齲齒已成為臺灣牙科公共衛生史上，西方文明的初體驗。1959 年（民國 48 年），高雄市實施自來水氟化是為濫觴，最後迫於民生用水不足而功敗垂成，但是時任改制前第五任高雄市牙醫師公會理事長的許國雄之極力奔走，厥功至偉，為臺灣牙科公共衛生的發展開創了新的一頁。

臺灣正式大規模飲水加氟的實施則是 1969 年（民國 58 年），開始研擬計畫於南投中興新村的自來水氟化。當時為了因應世界衛生組織的友善建議，臺灣牙醫界與公共衛生研究及執行單位，所有菁英幾乎傾巢而出，全力投入該項預防工作。歷經 12 年的實驗研究顯示對齲齒罹患率

13. *Dentistry：An Illustrated History,*Malvin E. Ring, p.276

有明顯的下降。但是此一計畫為何只維持 12 年而終止，或基於經費不足，或基於居民反對，則不得而知。

　　齲齒的預防是牙科公共衛生實務上最重要的一環，當中華民國兒童牙科醫學會成立後，即採取向下紮根的措施，著眼於使用含氟漱口水來降低學童的齲齒發生率。世界上第一位將氟化物加入漱口水，以預防齲齒發生的觀念是 1946 年，由白畢（Dr. Bibby）所提出。而學校含氟漱口水計畫（school-based fluoride mouth-rinsing program）是目前世界各國廣為採用的一種齲齒防治計畫。臺灣的國小學童含氟漱口水計畫是源起於中華民國兒童牙科醫學會，於 1992

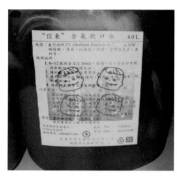

▲圖 6-20　目前大量使用於學童齲齒防治的含氟漱口水，由信東藥廠出品，主含百分之零點二氟化鈉（0.2%NaF）。
（圖片來源：中華民國牙醫師公會全國聯合會）

年至 1998 年，所進行的實驗，當時共選了 58 所國小，共計 17,567 人，用 0.2%NaF 和 0.05%NaF，2 種漱口水，分成 2 組，每週漱口 1 次，每次 10c.c.。6 年後，經過統計，使用 0.05%NaF 漱口水的組別，齲齒發生率下降 27.3%；使用 0.2%NaF 的組別，齲齒發生率下降 36.3%。此實驗的結果顯示 0.2%NaF 的漱口水成效較為顯著。（圖 6-20）

　　目前實施之國小學童含氟漱口水計畫是由衛生署補助，中華民國牙醫師公會全國聯合會指導，各地方公會和國民小學負責執行（圖 6-21）。自 1997 年（民國 86 年）開始，初期試辦兩年，約有五萬名學童參加，至 1999 年，才開始正式推廣，到 2001 年時，已有超過 181 萬的學童加入，

2002 年，已完成全國 196 萬名國小學童參加含氟漱口水計畫，此計畫是由國小一年級開始實施，由老師監督學生每星期 1 次，以 10c.c. 含 0.2%NaF 的漱口水漱口，藉由漱口水中的氟化物和牙齒接觸來達到預防齲齒的目的。（圖 6-22~24）

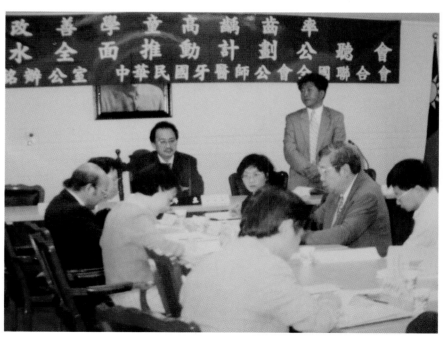

◀圖 6-21　1997 年（民國 86 年），學童含氟漱口水計畫全面實施前，由柯建銘辦公室及中華民國牙醫師公會全國聯合會所舉辦的公聽會；站立發言者，為時任全聯會理事長的陳時中，其左為立委柯建銘。
（圖片來源：中華民國牙醫師公會全國聯合會）

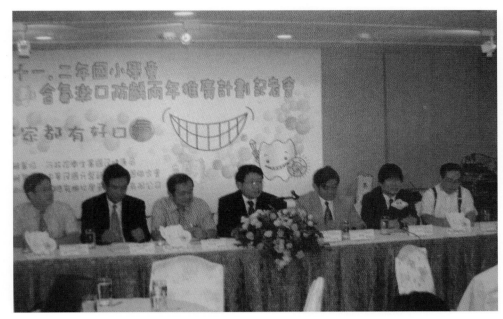

◀圖 6-22　2002 年（民國 91 年）10 月 18 日，中華民國牙醫師公會全國聯合會於臺北晶華酒店，舉行「九十一、二年國小學童含氟漱口防齲推廣計畫」記者會。圖中自右至左為賴弘明、邱耀章、蔡鵬飛、杜瑞煙、市府官員、詹正信（板橋國小校長）、市府官員。
（圖片來源：中華民國牙醫師公會全國聯合會）

▶圖 6-23　國小學童含氟漱口水計畫，學童正小心的以量杯分裝漱口水至漱口杯中，準備分發給同學們漱口。
（圖片來源：中華民國牙醫師公會全國聯合會，《臺灣牙醫界─三十周年特刊》，臺北市：中華民國牙醫師公會全國聯合會出版委員會，民 101〔2012〕）

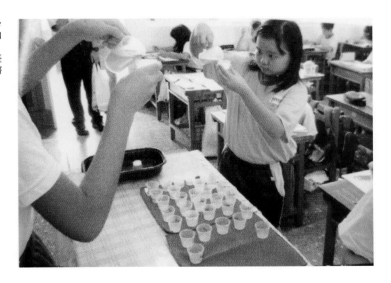

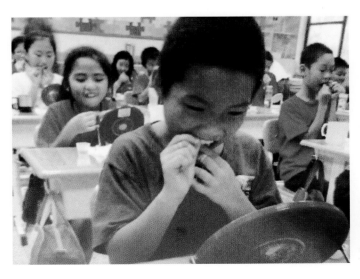

◀圖 6-24　國小學童含氟漱口水與餐後潔牙計畫，學童正進行餐後潔牙，每人桌上皆有一杯含氟漱口水，準備潔牙後漱口。
（圖片來源：中華民國牙醫師公會全國聯合會，《臺灣牙醫界─三十周年特刊》，臺北市：中華民國牙醫師公會全國聯合會出版委員會，民 101〔2012〕）

第七章 口腔醫學的進步

第一節 口腔醫療技術的進步

　　早年臺灣的牙醫師幾乎是出身日本牙科教育體系，因此牙科醫療的觀念與技術深受日本的影響，亦步亦趨。二次大戰以後，國民政府帶來大陸時期以英、美「學分制度」的醫學教育體制，取代了日據時期的「講座制度」；接著美援醫療協助臺灣，在穩固與強化衛生體制的同時，也影響了臺灣的醫學教育。美援初期，正是臺灣建立本土牙醫學教育體制之際，透過美援，包含牙科在內的不少醫護人員赴美進修[1]，於是臺灣的牙醫學教育逐漸的脫離了日本的影響，取而代之的是以美式教材為藍本，全盤採用美國發行的教科書。1960 至 1980 年代，在版權還沒有受到重視的時期，「臺灣版」的原文教科書一直是臺灣大學生主要的知識來源。（圖 7-1）

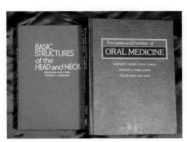

▲圖 7-1　硬殼精裝，只能在臺灣使用的「臺灣版」英文教科書，在 1960 至 1980 年代，一直是臺灣大學生所依賴的教科書來源，但在臺灣加入世界貿易組織（WTO）以及美國強力要求保護智慧財產權的壓力下，已不復存在。
（照片來源：莊世昌）

　　受到美援的完全支配，臺灣的牙醫學教育和牙科醫療技術，均以美國體制馬首是瞻，但是臺、日之間的交流並未間斷，日本的餘韻，依然迴盪。在二次大戰中，戰敗的日本天皇放棄神權，制定新憲，建立了民主制度，同時也改變了日本的經濟、醫療與教育[2]，其牙科醫療技術自然也受到了美國的影響。大戰期間，日本的牙醫醫療進步幾乎停擺。隨著戰爭結束及美式文化的衝擊，日本的牙科醫療技術，在既有的教育、材料及工業基礎下，很快的走出了自己的道路。在臺灣本土牙醫學教育未臻成熟之時，留日歸國的牙科前輩們極力邀請日本學者來臺講演，成為了提昇臺灣牙科醫療技術的重要推手。（圖 7-2）

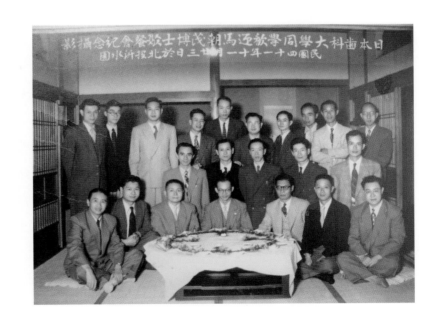

▶圖 7-2　1952 年（民國 41 年）在臺灣的日本齒科大學同學，歡迎馬朝茂博士來訪，在北投聚會。
（照片來源：蔡吉陽提供，莊世昌攝）

1.〈嶄新的醫療觀點—美援對臺灣醫學教育的影響〉，張淑卿，《臺灣醫療四百年》，臺北市：經典雜誌，2006，頁 148。
2.《麥克阿瑟在日韓—日本的重建與韓戰的慘敗》，錫德尼·L·梅耶（Sydeny L Meyer）原著；文平，海燕譯，臺北市：星光出版，2005，頁 32-59。

在臺灣口腔醫療技術的演進中，處處可見美、日交互影響的影子，鈷鉻合金不銹鋼活動義齒床（圖7-3~4）的引進，即是典型之例。

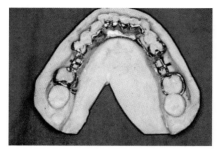

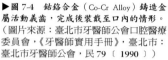

◀圖7-3　鈷鉻合金（Co-Cr Alloy）鑄造之活動義齒金屬床。
（圖片來源：臺北市牙醫師公會口腔醫療委員會，《牙醫師實用手冊》，臺北市：臺北市牙醫師公會，民79〔1990〕）

▶圖7-4　鈷鉻合金（Co-Cr Alloy）鑄造金屬活動義齒，完成後裝戴至口內的情形。
（圖片來源：臺北市牙醫師公會口腔醫療委員會，《牙醫師實用手冊》，臺北市：臺北市牙醫師公會，民79〔1990〕）

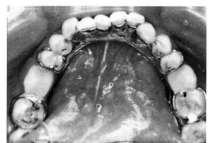

在1960年代以前，臺灣的局部可撤性義齒的製作，採用的是不可靠的線鉤樹脂義齒，或是較為昂貴而沉重的金床義齒。洪鈺卿提到：

「不銹鋼義齒的鑄造仍為我們長久夢寐以求的願望。1957年在密西根大學初次看到，以閃亮的鈷鉻合金的不銹鋼做局部義齒之鑄造技術，其所鑄造出來的義齒，遠比金床更堅強而輕巧，且可自由地設計，這在我心裡留下深刻的印象。」[3]

因此，他積極想要引進此項技術，他說：

「民國48年，機會終於來到，馬上向美國的Buffalo公司購進其主要機械，如Sparkling gap方式產生高周波的鑄造機。」[4]

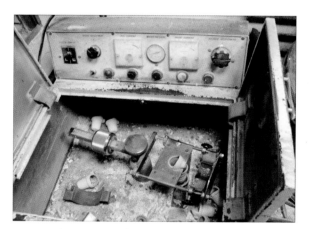

▲圖7-5　高周波鑄造機，此設備係於1980年代進口使用，雖然老舊，但較之當年蔡慶珍所引進之鑄造機，仍屬輕巧，進步許多。
（照片來源：尚巧齒模開發提供，莊世昌攝）

然而，由於當時不諳硬金屬的研磨技術，而阻礙了鈷鉻合金義齒床的推廣。1961年前後，日本也發展出成熟的鈷鉻合金金屬床鑄造技術。在臺北東門開業的牙醫師蔡慶珍，赴日研習數月，將技術和設備一起引進臺灣，正式開啟了臺灣鈷鉻合金不銹鋼義齒床的時代。當時蔡慶珍醫師引進的是日本和田精密鑄造公司所生產的高周波鑄造機[5]。（圖7-5）

如同鈷鉻合金鑄造金屬義齒床技術的引進，幾個重要牙科醫療技術的突破及設備的

---

3. 《馳騁牙醫界四十載》，洪鈺卿，頁44。
4. 同前註。
5. 蔡吉陽醫師口述，莊世昌醫師採訪。

改良，逐步促進了臺灣牙科醫療技術的現代化。第一是牙科 X 光機的引進：1895 年倫琴（Wilhelm Conrag Roentgen）發現 X 光射線，1896 年美國牙醫師凱爾斯（C. Edmund Kells）將之運用在牙科診斷上，但是由於其所設計的 X 光機操作困難，故鮮為當時牙醫師所採用，直至 1920 年代初期，歐、美的牙醫診所才普遍配備有 X 光機。二十世紀中葉以前，對於放射線的危險性所知不多，因此牙科 X 光機就設置在治療椅旁，操作時，牙醫師距離 X 光機很近，而且病患也沒有穿戴防護衣[6]（圖 7-6）。依推估，日據時期，臺灣的牙科醫療應該已有使用 X 光機協助診斷，只是普遍性如何無法得知，亦無文獻可考。光復後，X 光機的使用並沒有明確的規範，雖然醫院普遍設有 X 光機的配備，牙科診所則不一定有此設備。由於對於游離輻射的危險性，在科學上有了明確的認知後，1968 年（民國 57 年）5 月 9 日

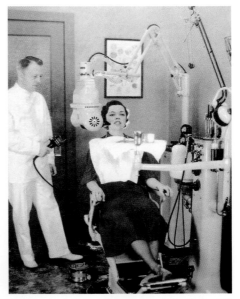

▲圖 7-6　1940 年代，美國設備完善的牙醫診所，牙醫師正在操作 X 光機。值得注意的是 X 光機直接擺設在治療椅旁邊，醫師就站在 X 光機旁，病人坐在治療椅上也沒有穿戴防護衣，此乃源於當時對 X 光放射線的危險性尚無認知。
（圖片來源：馬文·林格（Malvin E. Ring）著／陳銘助譯，《牙齒的故事—圖說牙醫史》（Dentistry: An Illustrated History），臺北市：邊城出版，2005〔民 94〕）

「原子能法」公布。1976（民國 65 年）年，「施行細則」公布實施，強調輻射安全的管制，因此有了醫用放射線管理辦法，對於 X 光機的設置及使用，開始採用嚴格的管制與規定。其中第三條規定：「牙醫師從事放射線醫療工作，須經過游離輻射防護訓練，並領得操作執照，方得為之。」（圖 7-7）雖然，臺灣省牙醫師公會於 1976 年 10 月 22 日，去函衛生署，建議因牙醫教育中已有「放射線學」必修科目，牙醫師操作 X 光機不需要再參加防護講習以取得執照，但遭原子能委員會以「放射線學」對於輻射安全的教育不足為由而拒絕[7]。由於當時牙科 X 光機並非診所開業之必須配備，也就沒有進一步的爭議。2003（民國 92 年）年 2 月 1 日，「游離輻射防護法」公布實施，取代舊原子能法中，有關游離輻射的管理規定。1989 年以後，隨著勞保逐漸開放，專案審查甲乙丙表的實施，X 光片成為申報審查的依據，X 光機成為申辦勞保診所的必備設備（圖 7-8）。

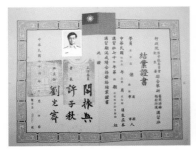

◀圖 7-7　此為 1975 年（民國 74 年），原子能委員會所頒發之醫用游離輻射防護講習班結業證書。所有醫療從業人員欲從事 X 光機之操作者皆須經過講習，並考試及格，方能取得證書，根據此證書申請，以取得操作執照。
（圖片來源：莊世昌）

▶圖 7-8　現代牙科 X 光操作的情形，X 光機設置在具有安全隔離的 X 光室內，患者身穿防護衣，牙醫師在 X 光擺設完成後，於 X 光室外按鈕操作。
（圖片來源：臺北市牙醫師公會口腔醫療委員會，《牙醫師實用手冊》，臺北市：臺北市牙醫師公會，民 79〔1990〕）

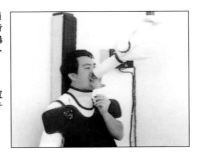

6.《牙齒的故事—圖說牙醫史》，馬文·林格著，陳銘助譯。
7.《牙醫師》第 1 期，臺灣省牙醫師公會。

當勞保門診全面開放之後，到今日全民健保的實施，臺灣已經幾乎找不到沒有 X 光設備的牙醫診所，此亦象徵著牙科醫療進步。1931 年，利用 X 光片做為頭顱分析的方法分別在美國及德國發表，臺灣則於 1962（民國 51 年）年，由臺大醫院牙科購置第一台美製測顱 X 光機[8]，目前測顱 X 光分析已廣泛被運用在齒顎矯正及口腔顎面外科正顎手術的診斷分析上（圖 7-9~11）。

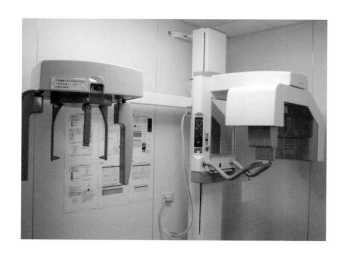

◀圖 7-9　現代之數位環口測顱雙用 X 光機。
（照片來源：國泰綜合醫院牙科提供，莊世昌攝）

▼圖 7-10（左）　測顱 X 光片之側面影像（Lateral view）。
（圖片來源：莊世昌）

▼圖 7-11（右）　測顱 X 光片之正面影像（P-A view）。
（圖片來源：莊世昌）

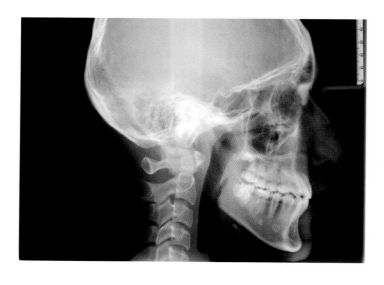
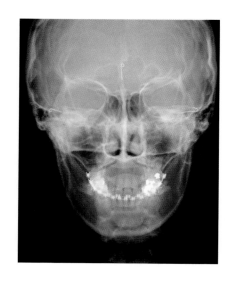

至於另外一種診斷齒顎疾病的利器—環口 X 光機，世界上第一台商用機型出現在 1961 年的芬蘭；臺大醫院於 1978 年，購置一台日製環口及測顱併用型 X 光機。（圖 7-12~14）。進入 21 世紀之後，數位化時代來臨，數位相機幾乎已經取代了傳統軟片相機，數位化 X 光機也已經發展到相當成熟的階段，但是由於臺灣的健保審查，尚未能建立可靠而方便的數位 X 光審查方法及制度，因此，數位 X 光機種，何時能全面取代傳統底片型 X 光機，雖尚待觀察，但卻為時勢所趨。

8.《馳騁牙醫界四十載》，洪鈺卿，頁 45。

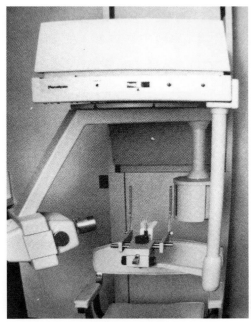

▲圖 7-12　1980 年機型的美國 G.E.Panelipse 環口 X 光機，1977 年（民國 66 年 10月）開幕的臺北國泰醫院，最初使用的環口 X 光機，即為此款機型之同系列機種。（圖片來源：Olaf E. Langland, Robert P. Langlais, W. Doss McDavid, Angelo M. DelBalso, *Panoramic Radiology* , Philadelphia:Lea & Febiger, 1989）

▼圖 7-14　於電腦螢幕上呈現的數位 X 光片。（照片來源：國泰綜合醫院牙科提供，莊世昌攝）

▼圖 7-13　數位化環口 X 光影像。（圖片來源：莊世昌）

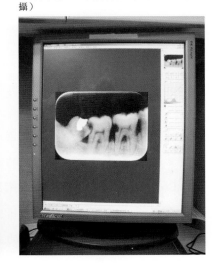

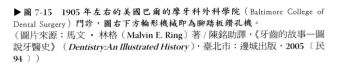

　　第二是高速渦輪鑽孔（磨牙）機的引進：鑽孔機的問世是牙科醫療技術改革的重要里程碑。1871，年美國的莫里森（James Beall Morrison）發明了腳踏板鑽孔機（food-treadle drill），並取得專利，革新了 1870 年代的牙科醫療（圖 7-15）。直至 20 世紀初葉，電動鑽孔機才逐漸取代腳踏板式鑽孔機[9]。日據時期，臺灣的牙科醫療應該都有使用到此兩種形式的鑽孔機。光復初期，臺灣牙科門

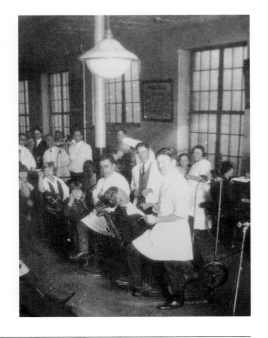

▶圖 7-15　1905 年左右的美國巴爾的摩牙科外科學院（Baltimore College of Dental Surgery）門診，圖右下方輪形機械即為腳踏板鑽孔機。（圖片來源：馬文・林格（Malvin E. Ring）著／陳銘助譯，《牙齒的故事─圖說牙醫史》（*Dentistry:An Illustrated History*），臺北市：邊城出版，2005〔民 94〕）

9. 《牙齒的故事─圖說牙醫史》，馬文・林格著，陳銘助譯。

診所使用的多是以電動馬達驅動纜線滑輪組合轉動的手持鑽孔機，效率不高，病人的感受也不舒服（圖 7-16）。臨床上，第一支成功使用空氣驅動的高速鑽孔機，出現在 1957 年，由美國的懷特公司所研發[10]，高速渦輪鑽孔機的出現帶動了牙科治療步驟的重大改變（圖 7-17）。臺灣的第一部高速鑽孔機，則是在 1959 年，由臺大醫院購進。洪鈺卿描述當時的情形說：

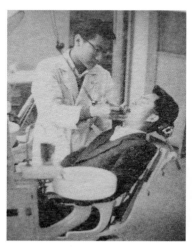

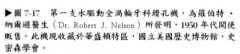
◀圖 7-16　早期的牙醫師使用舊式後仰式治療椅，站著使用電動鑽孔機看診的情形。
（圖片來源：洪鈺卿，《馳騁牙醫界四十載》，臺北市：洪鈺卿，民 86〔1997〕）

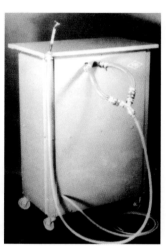
▶圖 7-17　第一支水驅動全渦輪牙科鑽孔機，為羅伯特・納爾遜醫生（Dr. Robert J. Nelson）所發明，1950 年代開使販售。此機現收藏於華盛頓特區，國立美國歷史博物館，史密森學會。
（圖片來源：馬文・林格（Malvin E. Ring）著／陳銘助譯，《牙齒的故事—圖說牙醫史》（Dentistry:An Illustrated History），臺北市：邊城出版，2005〔民 94〕）

「我到職的第二年，即民國 48 年，因郭主任服六個月軍役，遂以講師的身份成為代理主任時，牙醫系有美金 3000 元的美援補助，用此款項購進台灣第一部的 20 萬迴轉高速磨牙機 Air Borden。這高速磨牙機是剛開發出來的世界最尖端的美製機械，當時連日本都沒有製造出來。它發出「嘯」的聲音，利用空氣迴轉的渦輪磨牙針，像削粉筆一樣地很簡單的削牙齒。用舊機械需要半天才能把套金冠的支台齒模型削成，新機械僅用 5 分鐘的時間便可解決，其威力之大，使大家都驚嘆不已。」[11]

如今空氣渦輪手機已是牙醫診所的標準配備（圖 7-18）。「咻嘯」的聲音成為牙科治療帶給病人最深的印象，也變成病人看牙時，新的心理恐懼來源。1970 年代，光纖零件建入鑽孔手機內，使光線能導至工作區，讓工作區域更為清楚明亮[12]。臺灣在光纖手機問世成熟不久之後，也隨之引進。

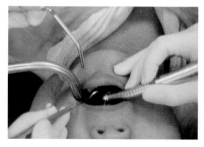
◀圖 7-18　當代的牙醫師使用高速磨牙機進行牙科治療的情形。
（圖片來源：王俊勝總編輯，《臨床牙醫助理寶鑑》，臺北市：臺北市牙醫師公會，民 97〔2008〕）

10.《牙齒的故事—圖說牙醫史》，馬文・林格著，陳銘助譯。
11.《馳騁牙醫界四十載》，洪鈺卿，頁 43-44。
12.《牙齒的故事—圖說牙醫史》，馬文・林格著，陳銘助譯。

第三是水平治療椅的引進：第一張後仰式牙科專用椅在 1832 年出現，由史聶爾（James Snell）所設計製造[13]。其功能經過多方面的改進及周邊設備的不斷改良，牙科的治療配備已逐漸標準化，但一直到 1960 年代，牙科的醫療依舊是在患者坐著，頭部後仰，而醫師站在前方的情況下看診（圖 7-19）。1960 年代開始，依人體工學的概念，歐、美、日等地開始有牙醫師思索改進牙科治療椅及牙醫師看診方式的變革，並透過學術討論會的進行研究（圖 7-20），水平治療椅是共同的方向，也就是讓患者躺下，而醫師在患者頭部 12 點到 9 點鐘方向看診

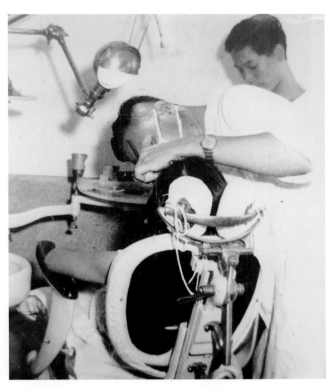

▲圖7-19　1960年代，在水平治療椅尚未引進臺灣前，牙醫師站立看診的情形。（照片來源：蔡吉陽提供，莊世昌攝）

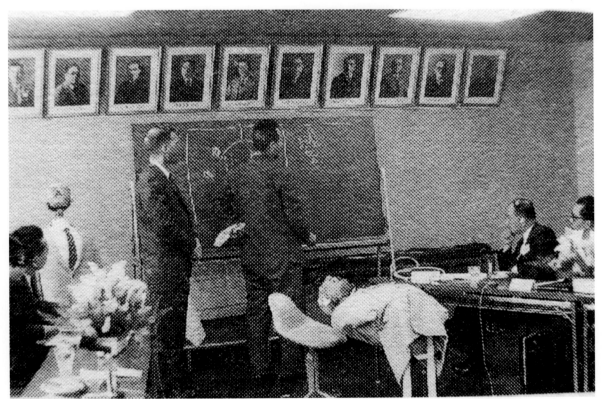

▲圖7-20　1973年，洪鈺卿（右二）於日本京都，參加牙科水平治療國際學術討論會。隨後陸續引進日製水平治療椅，更新臺大牙科門診部的設備。（圖片來源：洪鈺卿，《馳騁牙醫界四十載》，臺北市：洪鈺卿，民86〔1997〕）

13.《牙齒的故事—圖說牙醫史》，馬文・林格著，陳銘助譯。

（圖 7-21）。1973 至 1974 年間，臺大醫院率先購入日本森田會社的 Spaceline 水平治療椅 3 台。不久之後，當時的牙科主任洪鈺卿，在院長魏火曜的支持下，重新規劃牙科門診，同時並購置日本森田公司的水平治療椅 Spaceline 9 台，日本吉田公司的水平治療椅 Oh-gi 18 台，分置於各分科門診。洪鈺卿並藉此機會推廣「四手牙科」（four-hand dentistry）的觀念[14]，自此臺灣的牙科醫療進入水平治療椅的時代。儘管有老一輩的醫師，依舊習慣使用舊型後仰式的診療椅（圖 7-22），但是新生代的牙科教育皆以水平治療椅為基準，1980 年代以後，臺灣也有廠商開始生產各種型式的水平治療椅，水平式治療椅遂成現代牙科醫療的主流（圖 7-23）。

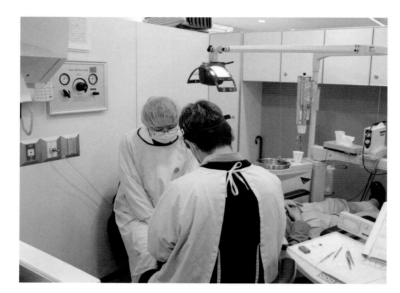

▲圖 7-21　現代的牙醫門診，患者躺在水平治療椅上接受治療。
（照片來源：國泰綜合醫院牙科提供，莊世昌攝）

▼圖 7-22（左）　牙醫師張國忠生前使用長達四十年的舊式後仰式治療椅，他曾任臺南縣牙醫師公會理事及全聯會理事，替《牙醫界》月刊撰寫「牙醫界簡訊」專欄，長達二十餘年，於 2007 年 6 月辭世。
（圖片來源：中華民國牙醫師公會全國聯合會，《牙醫界》26 卷 12 期，臺北市：中華民國牙醫師公會全國聯合會出版委員會，民 96〔2007〕）

▼圖 7-23（右）　1980 年代，由興勃企業所代理進口的義大利製 Eurodent Dentomatic 水平式牙科治療椅。各種廠牌的現代水平式牙科治療椅，其基本型態差異不大。
（圖片來源：中華民國牙醫師公會全國聯合會，《牙醫界》1 卷 5 期，臺北市：中華民國牙醫師公會全國聯合會會刊社，民 71〔1982〕）

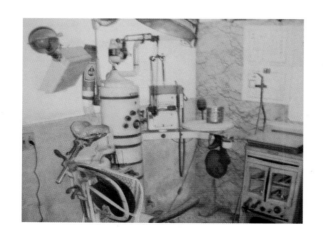

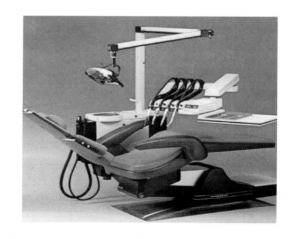

　　由於臺灣本土牙科教育建立較遲，許多牙科醫療技術的改善，包括上述的幾個重大變革以及諸如局部麻醉劑、超音波洗牙機、陶瓷牙冠，乃至感染控制的觀念等等，皆是藉由美援醫療或是旅外學人歸國以及難得的國際學術交流機會，獲取新知，才得以引進，落後了先進國家數十年。

14.《馳騁牙醫界四十載》，洪鈺卿，頁 52-57。

1980 年代起，隨著臺灣的經濟起飛，解除戒嚴及開放觀光，出國留學的人數日增，國際學術會議交流頻繁，臺灣的牙科醫療技術水準逐漸跟上世界的腳步，舉凡口腔顎面外科學、牙周病學、齒顎矯正學、牙髓病學、贋復學、牙體復形學及兒童牙科學等，不僅有了長足的進步，也發展出次專科的專業層次。今天，牙科醫療技術的發展幾與世界同步。隨著科技的發展與數位化時代的來臨，滿足人們更高層次的需求，而整合性的醫療也在牙科中出現革命性的變化。結合多種次專科專業技術，諸如美容牙科結合美白、雷射、齒顎矯正、正顎手術、牙周組織工程技術及陶瓷贋復技術，人工植牙結合牙周病、口腔顎面外科及假牙贋復的技術，成為現代牙科最為熱門鑽研的課題（圖 7-24）。尤其是人工植牙的問世，可謂是現代牙醫學最重要的突破，在當今臺灣牙醫醫療技術的發展中，更顯得一枝獨秀。（圖 7-25）

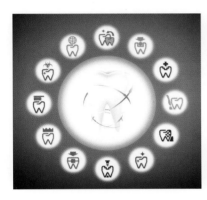

◀圖 7-24　2011 年臺北市牙醫師公會所出版的《二十一世紀臨床牙科器材指引》首頁，以十二個圖案代表現代牙科醫療的分科領域，環繞保護著代表口腔健康的大臼齒。十二個領域依時鐘順序為：1. 牙體復形 2. 根管治療 3. 牙周病 4. 口腔顎面外科 5. 美容牙科 6. 人工植牙 7. 齒顎矯正 8. 假牙贋復 9. 儀器設備 10. 感染控制 11. 器材廠商 12. 兒童牙科。
（圖片來源：吳建德總編輯，《二十一世紀臨床牙科器材指引》，臺北市：臺北市牙醫師公會，民 100〔2011〕）

▼圖 7-25　2006 年 10 月，國際口腔植體專科醫師學會（ICOI）第二十四屆世界學術研討會暨第十屆亞太區年會在臺北舉行。圖為報到處的情景。當今臺灣之人工植牙醫療技術發展已與世界接軌。
（圖片來源：臺灣牙醫植體醫學會，《臺灣牙醫植體醫學會會訊》1 卷 1 期，臺北市：臺灣牙醫植體醫學會期刊編輯部，民 95〔2006〕）

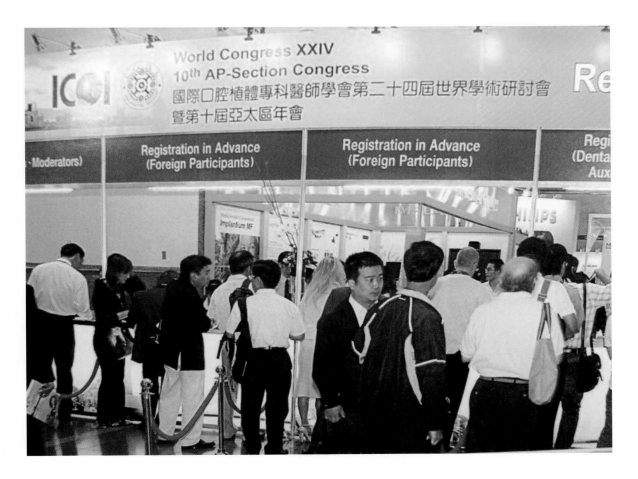

第二節 口腔醫療服務品質的改善

　　臺灣大學牙醫學系自 1953 年（民國 42 年）成立，1955 年，開始招生以來，即積極培養我國本土牙科醫療人才。嗣後高雄醫學院、臺北醫學院和中山醫學院等私立醫學院牙醫學系的創設，擴大了牙醫師養成的規模。陽明醫學院與中國醫藥學院牙醫學系亦於 1970 年代，相繼投入。早年臺灣的正規牙醫師皆習醫於日本和朝鮮，人數極少；1949 年以後，亦有少數大陸的牙醫師隨政府來臺。在醫療資源貧瘠的年代，民眾的口腔健康實難以得到完善的照顧。根據歷年來，內政部戶政司與行政院衛生署有關臺灣地區人口數與牙醫師人數的成長統計分析來看（表 7-1），自 1954 年至 1976 年的 20 年間，每位牙醫師的服務人口數約在 12,000 人至 1,900 人之

表 7-1 1954 年至 2011 年臺灣地區人口數與牙醫師人數成長統計表

年　　別	全國年終總人口數	全國牙醫師總人數	每一牙醫師服務人口數
1954（民國 43 年）	8,749,151	709	12,340
1955（民國 44 年）	9,077,643	728	12,469
1956（民國 45 年）	9,390,381	725	12,952
1957（民國 46 年）	9,690,250	733	13,219
1958（民國 47 年）	10,039,435	741	13,548
1959（民國 48 年）	10,431,341	785	13,288
1960（民國 49 年）	10,792,202	815	13,241
1961（民國 50 年）	11,149,139	804	13,867
1962（民國 51 年）	11,511,728	814	14,142
1963（民國 52 年）	11,883,523	808	14,707
1964（民國 53 年）	12,256,682	816	15,020
1965（民國 54 年）	12,628,348	794	15,904
1966（民國 55 年）	12,992,763	791	16,425
1967（民國 56 年）	13,296,571	800	16,620
1968（民國 57 年）	13,650,370	815	16,748
1969（民國 58 年）	14,334,862	760	18,861
1970（民國 59 年）	14,675,964	819	17,919
1971（民國 60 年）	14,994,823	910	16,477
1972（民國 61 年）	15,289,048	933	16,386
1973（民國 62 年）	15,564,830	997	15,611
1974（民國 63 年）	15,852,224	1,050	15,097
1975（民國 64 年）	16,149,702	1,219	13,248
1976（民國 65 年）	16,508,190	1,366	12,085
1977（民國 66 年）	16,813,127	1,539	10,924
1978（民國 67 年）	17,135,714	1,581	10,838
1979（民國 68 年）	17,479,314	1,773	9,858
1980（民國 69 年）	17,805,067	1,909	9,326
1981（民國 70 年）	18,135,508	2,128	8,522
1982（民國 71 年）	18,457,923	2,435	7,580
1983（民國 72 年）	18,732,938	2,683	6,982
1984（民國 73 年）	19,012,512	2,944	6,458
1985（民國 74 年）	19,258,053	3,273	5,883
1986（民國 75 年）	19,454,610	3,739	5,203
1987（民國 76 年）	19,672,612	4,150	4,740
1988（民國 77 年）	19,903,812	4,511	4,412
1989（民國 78 年）	20,107,440	4,865	4,133
1990（民國 79 年）	20,352,966	5,449	3,735
1991（民國 80 年）	20,556,842	5,983	3,436
1992（民國 81 年）	20,752,494	6,261	3,314
1993（民國 82 年）	20,944,006	6,540	3,202
1994（民國 83 年）	21,125,792	6,973	3,029
1995（民國 84 年）	21,304,181	7,026	3,032
1996（民國 85 年）	21,471,448	7,324	2,931
1997（民國 86 年）	21,683,316	7,573	2,863
1998（民國 87 年）	21,870,876	7,900	2,768
1999（民國 88 年）	22,034,096	8,240	2,674
2000（民國 89 年）	22,216,107	8,597	2,584
2001（民國 90 年）	22,339,759	8,944	2,497
2002（民國 91 年）	22,453,080	9,206	2,438
2003（民國 92 年）	22,534,761	9,551	2,359
2004（民國 93 年）	22,615,307	9,868	2,291
2005（民國 94 年）	22,876,527	10,140	2,256
2009（民國 98 年）	23,119,772	11,351	2,037
2011（民國 100 年）	23,224,912	11,992	1,937

資料來源：1. 內政部戶政司，表二 臺灣地區歷年人口總數、年增加、自然增加、出生、死亡數及其比率。中華民國 35 年至 101 年（年度統計）。
　　　　　2. 行政院衛生署，衛生統計重要指標，醫政類。

間，牙科醫療品質可謂相當低落。自 1979 年起，才減至 10,000 人以下，並有逐年下降的趨勢；2004 年，每位牙醫師的服務人口數減至 2,291 人；至 2010 年，此數值更降至 1,937 人，充分顯示了臺灣 50 年來牙醫學教育的成功與進步，並對民眾的口腔健康照顧，做出了最大的貢獻。（圖 7-26~27）

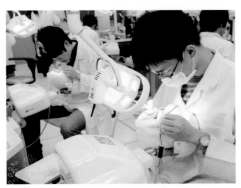

▲圖 7-26 現代的牙醫學系學生利用先進的仿真病人口腔設備的實驗器材，進行牙科治療技術的實習操作。圖為臺北醫學大學牙醫學系學生使用「德國 kavo 系統模擬人體牙科實驗桌」設備上課的情形。
（圖片來源：臺北醫學大學口腔醫學院牙醫學系）

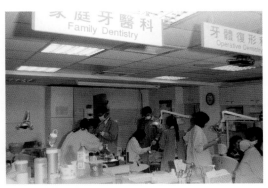

▲圖 7-27 今日牙醫學系的學生，在設備師資完善的教學醫院環境中實習，學習日後照顧民眾口腔健康的知識與技能。圖為臺北醫學大學附設醫院牙科門診部一隅。
（圖片來源：林佳靜主編，《臺北醫學大學校史》，臺北市：臺北醫學大學校史編纂委員會，民 97〔2008〕）

在臺灣地區，牙醫師的分布仍以大都會區為主，以大臺北地區為例，幾乎佔了全國牙醫師的 40%（見附錄四）；至於偏遠地區，或基於人口稀少，居住分散，經濟落後，生活水準低落，牙醫師難有立足之地。在此情況下，都會區民眾之醫療資源豐沛，不虞匱乏；而偏遠地區民眾的口腔健康照料則有賴於政府公權力的介入，藉著社會福利措施的手段，方得加以改善。根據筆者統計，1996 年，臺灣地區無牙醫師的鄉鎮有 69 個，至 2005 年時，已降至 38 個，顯示近十年來已稍獲改善（表 7-2）。由於人口分布不均，無牙醫師鄉鎮的困境實難獲改善。

表 7-2　1996 年至 2011 年臺灣地區牙醫師分布及無牙醫師鄉鎮之統計

	縣市名稱	1996 年			2002 年			2005 年			2011 年		
		牙醫師人數	所佔比例	無牙醫師鄉鎮數	牙醫師人數	所佔比例	無牙醫師鄉鎮數	牙醫師人數	所佔比例	無牙醫師鄉鎮數	牙醫師人數	所佔比例	無牙醫師鄉鎮數
1	臺北市	2,015	27.47%	0	2,128	23.50%	0	2,350	23.55%	0	2,687	22.40%	0
2	基隆市	125	1.71%	0	128	1.41%	0	135	1.35%	0	137	1.14%	0
3	新北市	1,032	14.09%	5	1,367	15.10%	4	1,541	15.45%	0	2,011	16.76%	2
4	宜蘭縣	89	1.22%	1	108	1.19%	0	119	1.19%	1	132	1.10%	1
5	新竹市	153	2.09%	0	166	1.83%	0	192	1.92%	0	266	2.22%	0
6	新竹縣	68	0.93%	3	95	1.05%	2	108	1.08%	3	171	1.43%	3
7	桃園縣	445	6.08%	1	661	7.30%	0	681	6.82%	0	857	7.15%	0
8	苗栗縣	99	1.35%	5	104	1.15%	6	128	1.28%	2	145	1.21%	1
9	臺中市	674	9.20%	0	809	8.94%	0	863	8.65%	0	1,672	13.94%	1
10	臺中縣	405	5.53%	1	479	5.29%	1	539	5.40%	1	-	-	-
11	彰化縣	170	2.32%	1	398	4.40%	0	428	4.29%	0	487	4.06%	1
12	南投縣	82	1.12%	2	138	1.52%	0	145	1.45%	0	158	1.32%	1
13	嘉義市	129	1.77%	0	148	1.63%	0	161	1.61%	0	195	1.63%	0
14	嘉義縣	47	0.64%	5	78	0.86%	5	86	0.86%	5	98	0.82%	3
15	雲林縣	112	1.53%	1	131	1.45%	0	144	1.44%	0	160	1.33%	0
16	臺南市	333	4.55%	0	389	4.30%	0	436	4.37%	0	869	7.25%	3
17	臺南縣	166	2.27%	7	249	2.75%	7	271	2.72%	1	-	-	-
18	高雄市	729	9.95%	0	823	9.09%	0	879	8.80%	0	1,508	12.58%	6
19	高雄縣	232	3.17	6	295	3.26%	6	366	3.67%	6	-	-	-
20	澎湖縣	18	0.25%	5	21	0.23%	1	31	0.31%	0	34	0.28%	0
21	屏東縣	74	1.01%	14	187	2.07%	13	185	1.85%	10	203	1.69%	10
22	臺東縣	40	0.55%	11	52	0.57%	8	55	0.55%	7	58	0.48%	4
23	花蓮縣	87	1.19%	6	100	1.10%	5	137	1.37%	2	121	1.00%	3
	總計	7,324	100%	69%	9,054	100%	58%	9,980	100%	38%	11,992	100%	39%　10,838

附註：自 2010 年起，由於臺中縣市、臺南縣市與高雄縣市升格合併，故 2011 年以合併後之資料統計。
資料來源：中華民國牙醫師公會全國聯合會，1997、2003、2006、2012 會員名錄。

第三節 牙科植體學之引進

（1）人類追求千年的夢想

　　隨著研究專家意外的發現與現代科技的進步，當牙科人工植體被引入正規的牙科醫療，以行贋復重建時，人類幾千年來，追求第三套牙齒的夢想，終於在二十世紀的中葉得以實現。此一牙科醫療技術的發明與 1844 年，美國年輕牙醫師豪雷斯・威爾斯（Dr. Horace Wells）的外科麻醉發明[15]，都是造福人類的偉大貢獻。（圖 7-28）

　　往昔牙醫師在面對病患的缺牙時，除了以傳統贋復的手段改善，幾乎束手無策；但是就固定贋復而言，要犧牲完好牙齒，情非得已，活動贋復裝置非特咀嚼功能降低，誠難以讓病人獲得完全的舒適感與便利。當此之時，牙醫師即積極尋求解決之道，牙科植體因應而生，同時也革新了臺灣牙醫醫療型態。

　　回顧牙科植體的發展歷史，在植體系統、骨整合材料、手術技術的改進等方面，可謂一日千里，今非昔比。

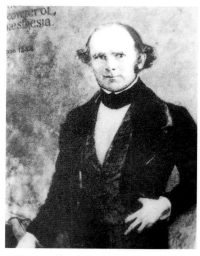

▲圖 7-28　美國康州的牙醫師豪雷斯・威爾斯（Dr. Horace Wells）是第一位在外科手術（拔牙）中，使用笑氣當麻醉的人；在關鍵性突破的 1844 年，作了此張畫像。威爾斯為其麻醉發明之專利權訴訟，精疲力竭，最後以自殺告終。（圖片來源：馬文・林格（Malvin E. Ring）著／陳銘助譯，《牙齒的故事—圖說牙醫史》（Dentistry:An Illustrated History），臺北市：邊城出版，2005〔民 94〕）

（2）布蓮馬克（Brånemark）建立骨整合理論

　　骨整合（osseointergration）的觀念最先由瑞典哥德堡大學（University of Göteborg）應用生物技術學研究所（The Institute for Applied Biotechnology）教授伯・因瓦・布蓮馬克（Dr. Per-Ingvar Brånemark）（圖 7-29）率先提出，他創造了這個名詞，並定義之[16]。骨整合的科學揭開了二十世紀牙醫植體學的序幕，它提升

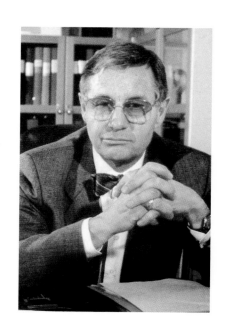

▶圖 7-29　布蓮馬克（Per-Ingvar Brånemark）之 60 歲生日留影。1952 年，他提出了骨整合理論和布蓮馬克植體系統（Noblepharma AB, Sweden），但遲至 1965 年方始於臨床上使用。骨整合理論之建立，革新了自二十世紀末之牙醫科療，此一偉大的貢獻與 1944 年豪雷斯・威爾斯（Horace Wells）之麻醉發明，並垂青史。（圖片來源：Albrektsson,Zarb, The Brånemark Osseointegrated Implant , Quitessence, 1989）

15.《牙齒的故事—圖說牙醫學史》，馬文・林格 著，陳銘助 譯，頁 231~233。

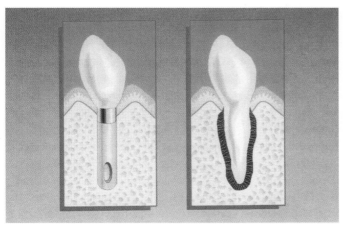

▲圖 7-30　人工植牙（左）與真牙（右）的組織學比較圖。
（圖片來源：Hubertus Spiekermann, *Color Atlas of Dental Medicine,Implantology,*Stuttgart : Thieme,1995）

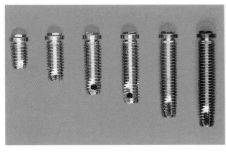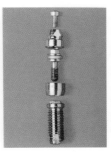

▲圖 7-31　布蓮馬克（Brånemark）植體系統。
（圖片來源：Hubertus Spiekermann,*Color Atlas of Dental Medicine,Implantology,*Stuttgart: Thieme,1995）

了病人許多治療的可能性，並且增加了病人許多的功能。（圖7-30）

　　當布蓮馬克在對骨修復（bone repair）機制的微循環（microcirculation）進行研究時，他將一個鈦金屬裝置以手術方式植入兔子的脛骨內，之後發現骨組織堅固地附著於此裝置表面。根據此研究的種種證據，他發現鈦金屬（titanium）是人工牙根替代物的最佳材料。賡續的研究是布蓮馬克將鈦金屬植體植入狗之顎部，再裝上固定贋復裝置。然後定時記錄觀察結果。一年後，取出該段顎骨，進行顯微觀察，有了突破性的發現[17]。基此，布蓮馬克於 1952 年，建立了骨整合的基礎和布蓮馬克植體系統（Noblepharma AB, Sweden）

（圖 7-31）。基礎研究持續多年，而布蓮馬克則於 1965 年，開始於臨床上使用[18]。

　　艾達爾（Dr. Adell）將布蓮馬克植體系統的歷史劃分為早期（1965~1968）、發展期（1968~1971）和生產期（1971 迄今）。目前採用的系統中，包含有製造於 1971 年的手術組合和鑽孔設備。1986 年 1 月，在哥德堡大學牙醫學系內開設了骨整合植體治療的「布蓮馬克門診」（Brånemark Clinic for osseointergration implant treatment）。

　　布蓮馬克植體系統在世界各地極受歡迎。1980 年，加拿大多倫多大學的喬治・扎得（Dr. George A. Zard）在臨床上採用了該系統。1982 年，於多倫多舉行了一場有關骨整合觀念的

---

16. 骨整合被定義為直接附著於植體的骨錨（bone anchorage），作為提供支撐贋復裝置的基底，此贋復裝置擁有可將咬合力直接傳遞到骨頭的能力。此意謂著植體須以惰性材料製成，與骨組織直接接觸，兩者之間不存在著軟組織介面（soft tissue interface）。「osseointergration」這個字包括有「os」，在拉丁語是骨的意思，而源自拉丁語的「intergration」，　意謂著整合之意。*Osseointergration and Occlusal Rehabilitation*, Sumiya Hobo, Eiji Ichida, Kiky T. Gracia,Quitessence,1989, P.3~4.

17. 植體邊緣組織呈現輕微發炎現象，但並不波及骨組織。更進一步的檢查發現：圍繞於植體的周圍組織極似人類牙齒周圍「接合上皮」（junctional epithelium）的結構特性。在緻密層（lamina densa）旁存在著類似 hemidesmosome 的附著，伴隨著圍繞於植體頸部的膠原纖維（collagen fiber）像一個袖口狀（cuff-like）的結構。冠部可見角化上皮，在齦溝部（crevicular area）轉變成為接合上皮附著（attachment）。骨組織在植體表面的附著非常堅固，須使上 100 公斤的力量才能移動植體，且如欲將植體移去，則須將植體處的顎骨造成骨折，兩者才能分開。*Osseointergration and Occlusal Rehabilitation*, Sumiya Hobo, Eiji Ichida, Kiky T. Gracia,Quitessence,1989, P.3~4.

18. *Osseointergration and Occlusal Rehabilitation*, Sumiya Hobo, Eiji Ichida, Kiky T. Gracia,Quitessence,1989, P.3~4.

科學會議，許多來自北美的口腔外科醫師與贋復學專家參與盛會。從那時起，布蓮馬克植體系統則以多倫多為根據地，傳遍了整個北美洲。1985年，負責驗證所有植體系統的美國牙醫協會（American Dental Association）於1988年8月，在骨內植體分類（endosseous implant classification）下，接受了該系統，而該系統遂成為植體界的主流。從1986年起，全世界每年約有十萬顆植體被植於25,000名病患的口腔內。

在二階段手術的植體系統中，最有名的當屬布蓮馬克植體系統，而一階段手術的系統則是以鈦噴漿處理（titanium plasma-sprayed, TPS）的非埋入性鈦植體（non-submerged titanium implant）的「國際植體學團隊」（International Team for Implantology, ITI）系統最為出色（圖7-32）[19]。

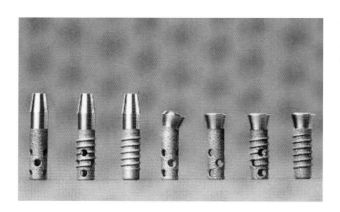

◀圖7-32　早期的「國際植體學團隊」（ITI ）之「骨契」（Bonefit）植體系統。
（圖片來源：Hubertus Spiekermann, *Color Atlas of Dental Medicine,Implantology*, Stuttgart: Thieme，1995.）

（3）牙科植體型態的演進

（I）骨內植體的歷史

植體的型態可分為五大類：根管型（endodontic）、皮下型（subdermal）、骨膜下型（subperiosteal）、骨內型（endosteal）和穿骨型（transsosteal）五種。

在早期植體系統尚未發達之前，牙醫師為了解決下顎骨嚴重萎縮的問題，採用一種叫做「下顎騎馬釘骨板繫固系統」（Mandibular Staple Bone Plate Fastener System）的植體來穩定下顎的全口假牙，成效顯著（圖7-33）。1950年代，史莫（Dr. Small）回顧牙醫界在尋找一種可植入下顎骨內來作為贋復裝置的支臺齒的歷史時發現：咬合力、植體的生物相容性、組織與植體間的介面反應、寄主組織的本質等皆與植體的失敗有關。他即積極尋找一種能克服這些問題的金屬植體，並認為金屬有對抗斷裂和製成任何需要形狀的優點。但是眾所周知的是當金屬植入體內時，有發生腐蝕、疲乏及受壓斷裂的潛在危險。純金屬不足以達到上述的諸多要求，而合金可望解決這些難題。因此他以純鈦開始，並加入其他金屬，以一層氧化層覆在植體表面，獲得抗腐特性，並且在設計上，要求減少裂隙、壓力集中區域以及減少口腔黏膜接觸面積。

---

19. *Guided Bone Regeneration in Implant Dentistry,* D. Buser, C. Dahlin,R. K.Schenk,Quintessence,1994,p.14。

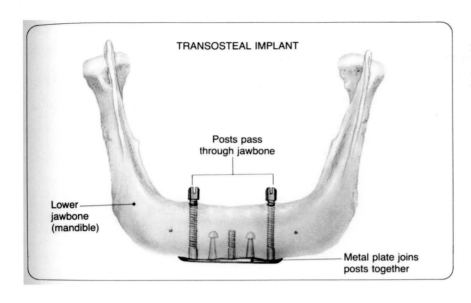

◀圖 7-33　「下顎騎馬釘骨板繫固系統」（Mandibular Staple Bone Plate Fastener System）
（圖片來源：Thomas D. Taylor, *Dental Implants: Are They For Me?*, Quitessence, 1990）

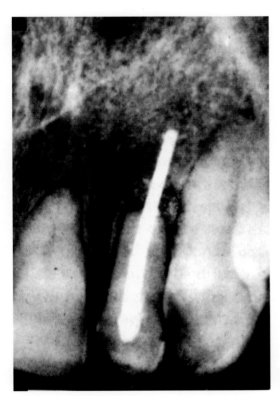

▲圖 7-34　根管型植體。
（圖片來源：Louis I. Grossman, *Endodontic Practice,* Philadelphia: LEA & FEBIGER, 1978）

1959 年，美國吉馬公司（Zimmer USA）發展出一種鈦合金（6 ACHV），1970 年，被命名為「提瓦尼姆」（Tivanium）。此合金被廣泛應用於口腔外科的手術復健中。史莫請求該公司以此合金來製造「下顎騎馬釘骨板」[20]。

根管型植體用於加強穩定不良根冠比例之已根管治療之脆弱牙齒（圖 7-34）。皮下型（subdermal）植體又叫黏膜內嵌體（intramucosal insert），乃使用於機械性穩定活動贋復裝置，如今皆已廢棄不用。骨膜下型植體為馬鞍狀設計，以符合齒槽骨外形，用於支撐贋復裝置。使用的材料為「維他利姆」（vitalium）、碳和鈦金屬。骨膜下型植體在面對齒槽骨嚴重吸收的情形下，是為一項不錯的選擇。1949 年，佐許柯夫（Dr. Gershkoff）與古德堡（Goldberg）率先引

---

20. 此骨板為一個含有七支釘的裝置，可符合理想植體的要求，與口腔黏膜的接觸面積極少。手術時將七支固持釘（retentive pin）與騎馬釘基底埋入下顎緣底的皮質骨內，並在兩頦孔（mental foramen）間，留下兩個穿骨孔，左右兩支釘露於口腔內，以橫樑相連接，形成堅固的金屬架，作為穩定假牙之用。*Textbook of Oral And Maxillofacial Surgery,* Gustav O. Kruger, The G.V. Mosby Company, 1979, P.140~141。

進，曾經風靡一時（圖 7-35）。骨內型植體為完全埋入骨內之設計，包括有螺旋形、刀刃形和圓柱形（圖 7-36）。由鈷鉻、碳、陶瓷和鈦金屬等材料所製成，此類植體可單獨植立或與自然牙齒連接。當欲用來支撐全顎贗復裝置時，單獨型的骨內型植體非常理想，尤其在與要磨去自然牙的治療計畫比較下，此類植體是一種保守的選擇。在與傳統活動假牙比較下，單獨型的骨內型植體更是顯得優越。

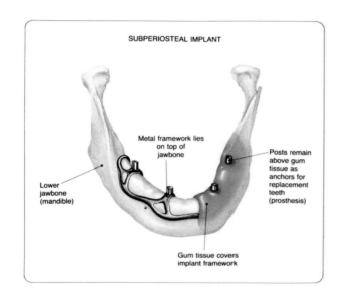

SUBPERIOSTEAL IMPLANT

Metal framework lies on top of jawbone

Posts remain above gum tissue as anchors for replacement teeth (prosthesis)

Lower jawbone (mandible)

Gum tissue coveri implant framework

◀圖 7-35　骨膜下型植體。
（圖片來源：Thomas D. Taylor, *Dental Implants: Are They For Me?*, Quitessence, 1990）

▼圖 7-36　各式各樣的骨內型植體。
（圖片來源：Hubertus Spiekermann, *Color Atlas of Dental Medicine, Implantology*, Stuttgart: Thieme,1995）

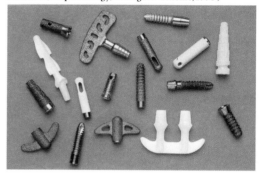

　　回顧骨內型植體的歷史可回溯到古埃及。當時是從自願出售牙齒的奴隸或窮人身上移植牙齒，此外尚有取自山羊、狗或猴子的牙齒。16 世紀初期，進行了外傷性脫落牙齒的再植（replantation）。1886 年，布納特（Dr. Bugnot）試圖種植牙苞（tooth buds），同年楊格（Dr. Younger）將牙齒植入人工形成的齒槽窩內。從 18 世紀末到 19 世紀初，黃金、陶瓷、馬來膠和白金是植體材料的來源。1940 年代，佛米吉尼（Dr. Formiggini）的螺旋形（screw type）植體開啟了現代植體學的序幕；1962 年，徹契夫（Cherchéve）也發明了一種以鈷鉻為材料的螺旋型植體，風行一時（圖 7-37）；但是尺寸大小與螺旋外觀是其致命傷，因為當施以不同程度的側力時，則顯得脆弱。1967 年，赫德許（Dr. Hodosh）以樹脂植體，製成牙齒形狀，在猴子身上試驗生物相容性。樹脂可塑成任何形狀，具抗腐蝕能力。據說具牙齒形狀之植體有孔狀牙根構造，可讓骨頭長入，但事

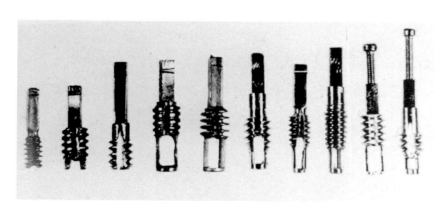

◀圖 7-37　1960 年代之各種螺旋植體。
（圖片來源：Linkow, Leonard I ,*Theories and techniques of oral implantology*, Saint Louis : C. V. Mosby Co., 1970）

實並非如此，然玻璃質碳植體（vitreous carbon implant）可增加生物相容性。赫德許宣稱介於骨頭與植體間的結締組織形成良好，酷似自然牙周韌帶。玻璃碳被認為具有優越的生物相容性，可引導骨生長；是由 99.99% 純碳製成，伴有不銹鋼袖狀（stainless steel sleeve）構造，被廣泛使用。1966 年，李納德‧林考（Dr. Leonard L. Linkow）以鉻、鎳、釩（vanadium）製作刀刃形植體，其專利名稱叫做「布雷德‧凡」（Blade Vent）（圖 7-38）。當今則以鈦合金、氧化鋁、玻璃碳和記憶合金（memory alloy）為材料。臨床上，刀刃形植體的缺點是造成快速的骨吸收和軟組織發炎。陶瓷被認為是具生物相容性的惰性物質，於 1890 年代早期，被用為植體材料，延續迄今；但因其脆性，過度的咬合力易造成斷裂，是其缺點。單一結晶體（single crystalline）的形式可克服脆性問題和增加硬度（圖 7-39）。單一藍寶石結晶（single sapphire crystal）植體曾被用於下顎，支撐牙橋。由於與骨頭之間，不具完全的骨整合，故不可作為支撐固定贗復裝置的獨立植體。臨床成功率約 90%，1986 年，亞伯克特森（Dr. Alberktsson）評估 5 年成功率約 70% 至 80%。

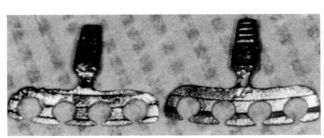

▲圖 7-38　「布雷德‧凡」（Blade Vent）*刀刃形*（blade type）植體。
（圖片來源：Michael Miloro, *Peterson's Principles of Oral and Maxillofacial Surgery 2nd Ed*, Hamilton‧London：BC Decker Inc., 2004）

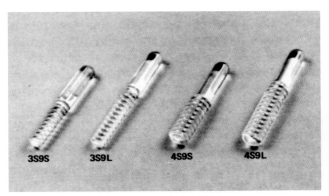

▲圖 7-39　單一結晶體（single crystalline）的陶瓷植體。
（圖片來源：*Surgical Technique of Bioceram Sapphire Dental Implants*, Kyocera Co.,）

（II）骨整合植體系統的歷史演進

　　早期植體的研究著眼於材料和設計的變化。透過瑞典研究團隊研發，使得骨整合骨內植體在臨床治療上，具可靠性與可預測性。除了布蓮馬克植體系統外，尚有許多植體系統也是屬於骨整合性質的。

（i）「柯文」（Core-Vent）系統：

　　此系統於 1984 年，由傑拉德‧尼茲尼克（Dr. Gerald Niznick）研發製造，包含「柯文」（Core-Vent）、「史谷文」（Screw Vent）和「麥可羅」（Micro-Vent）等系統，採用二階段手術技術。「柯文」（Core-Vent）和「麥可羅」（Micro-Vent）植體由鈦合金（90% titanium, 6% aluminum, 4% vanadium）製造，表面噴砂後，再酸蝕；而「史谷文」則由純鈦製造，表面由機器切割後，再行酸蝕。所有植體皆有螺旋紋路，具有穿孔或空心籃（hollow-basket）設計。贗復裝置可採用黏著型（cemented insert）和鎖螺型（threaded insert），有些還可彎曲。

「柯文」（Core-Vent）植體依其長度，於末端 1/2 到 1/3 處，具伴有 4 至 8 個小孔的有空心籃設計。冠部 1/2 的表面有一些螺紋，但冠端部分則不具螺紋設計。冠端開口是內六角狀孔或是螺絲鎖孔。不論是內六角狀孔或是螺絲鎖孔，直徑 3.5 毫米和 4.5 毫米的尺寸，其長度有 8.0 毫米、10.5 毫米、13.0 毫米和 16.0 毫米四種；而直徑 5.5 毫米的尺寸，僅內六角狀孔植體一種。

　　「麥可羅」（Micro-Vent）植體是末端具有一個水平小孔的圓柱狀植體。末端亦有螺紋，其餘的螺紋仍呈環狀、平滑溝紋（groove），但不具連續性。冠部有平滑面環頸（collar）和內六角狀孔或是螺絲鎖孔。直徑大小有 3.25 毫米和 4.25 毫米兩種，長度有 7.0 毫米、10.0 毫米、13.0 毫米和 16.0 毫米 4 種。

　　「史谷文」（Screw Vent）植體是螺紋柱狀植體。末端有水平和垂直小孔（vent），螺紋延至末端，可提供自行拴緊（self-tapping）的功能。冠部有圓柱環頸（cylindrical collar），免去了鑽孔裝埋（countersink）的步驟。倘有骨吸收發生，則裸露的部分為平滑面，非螺紋部分。冠部開口有內六角狀孔或是螺絲鎖孔，植體直徑只有 3.75 毫米一種，長度有 7.0 毫米、10.0 毫米、13.0 毫米和 16.0 毫米 4 種。

　　「柯文」（Core-Vent）植體手術器械不同於「麥可羅文」（Micro-Vent）與「史谷文」（Screw Vent）植體。「柯文」（Core-Vent）系統的手術鑽孔機包括絞鑽（twist drill）、環鋸鑽（trephine drill）和端切鑽（end-cutting drill）。「麥可羅文」（Micro-Vent）與

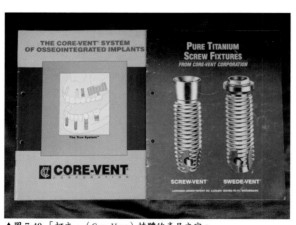

▲圖 7-40 「柯文」（Core-Vent）植體的產品文宣。
（照片來源：莊世昌）

「史谷文」（Screw Vent）系統的鑽孔機包括引導鑽（pilot drill）、鏟鑽（spade drill）、骨栓（bone tap）和導置（seating）與板手工具。手術鑽孔機叫做「電動馬達／力量施與者」（Electric Motor/Physio Dispenser），有生理食鹽水冷卻針裝置，具低轉速，高扭力馬達，切割速度自每分鐘 300 轉到 1000 轉（r.p.m.），因非空氣推動，故可恆速控制。不論是哪一種植體，皆有相同的贗復裝置[21]。（圖 7-40）

（ii）「因特普」（Interpore IMZ）系統：

　　「因特普」（Interpore IMZ）系統需要二階段手術。此植體系統最早係由西德的艾索 · 克爾斯契（Dr. Axel Kirsch）進行研究，並於 1978 年，開始於臨床使用，是唯一模擬牙周韌帶吸震系統的植體。此無螺紋的植體由純鈦製成，表面噴漿，增加了與骨接觸的 6 倍表面積。直徑 3.3 毫米的尺寸有 8.0、10.0、13.0 和 15.0 毫米四種長度，而直徑 4.0 毫米的尺寸有 8.0、

---

21. 贗復裝置的部分包括有加螺紋鈦金屬嵌入體（titanium-threaded inserts）、塑膠可鑄式覆蓋嵌入體（plastic-castable copping inserts）、螺紋植體用塑膠可鑄式嵌入體（plastic-castable inserts for threaded implants）、鈦金屬覆蓋式嵌入體（titanium copping inserts）、不可彎曲鈦金屬嵌入體（titanium non-bendable inserts）、可彎曲鈦金屬嵌入體（titanium bendable inserts）、可彎曲覆蓋義齒附著裝置（bendable overdenture attachments）和彈性附著裝置（resilient attachments）等。

11.0、13.0 和 15.0 毫米 4 種長度。較小寬度的植體對於嚴重骨吸收所造成頰舌寬度狹窄的情形，是一種理想的選擇。此系統因某些組成之不同，名稱各異，有植體圓柱（implant cylinder）、第二階段封閉螺絲（second phase sealing screw）、過渡黏膜植體延伸（transmucosal implant extension）和內移套件（intramobile element）。

植體圓柱（implant cylinder）有幾項設計特點，即根尖末端呈圓形，1/3 處有四個要讓骨頭長入的垂直長方形開口。冠部或頸環處（collar）是讓軟組織附著的高度平滑面。第一次手術步驟所使用的鈦螺絲（titanium screw）被鎖入植體的冠部，並與植體上緣處切齊。

內移套件（intramobile element, IME）是由多聚甲醛（polyoxymethylene）撕碎而成的柱心。本身具有彈性，可吸收壓力，允許在咀嚼中少許的移動，類似於牙周韌帶與齒槽骨間之關係。內移套件（IME）作為最後的贋復之用，置於過渡黏膜植體延伸（TIE），與植體圓柱相接。過渡黏膜植體延伸（IME）被鎖入圓柱（cylinder）內，將過渡黏膜植體延伸固定於正確的位置。以黃金覆冠（gold coppings）將假牙覆蓋於過渡黏膜植體延伸上面，再以黃金螺絲鎖住。此系統可於全口缺牙或部分缺牙的情況下使用。由於塑膠製的過渡黏膜植體延伸經常斷裂，故須頻繁更換。基於這些臨床因素，一般建議採用更堅固的材質製作之。

第二階段封閉螺絲（second phase sealing screw）和過渡黏膜植體延伸在第二次手術時使用。封閉螺絲穿過過渡黏膜植體延伸，嵌入鎖進植體圓柱。過渡黏膜植體延伸是極光滑的鈦金屬面，嵌入植體圓柱後，此光滑面的作用是容易清潔和軟組織易於附著。

該公司提供了所有的工具器械、贋復和技工設備及可鑄造的精密附著裝置（attachment）[22]。此骨整合植體系統須二次手術，其間隔為 90 至 120 天。鑽孔機有內外冷卻水注，以減少對齒槽骨的傷害。鑽孔機要有三段轉速，每分鐘 0-20 轉（rpm）、外注水的每分鐘 500 轉（rpm）和內注水的每分 1500 至 16000 轉（rpm）。

「因特普」（Interpore IMZ）植體使用於以下的臨床治療：單一缺牙贋復、甘迺迪分類之第一和第二類（Kennedy Class I&II）、長缺牙區、當作額外的支台齒和無牙患者。此系統植體的成功率相當高，上下顎約在 97%~98% 之間，造成失敗的最主要因素是口腔衛生不良引起的植體周邊感染。（圖 7-41）

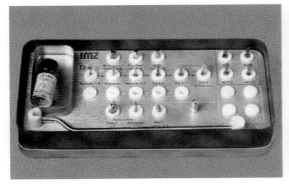
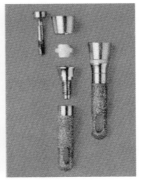

▶圖 7-41 「因特普」（Interpore IMZ）植體系統。
（圖片來源：Hubertus Spiekermann, *Color Atlas of Dental Medicine, Implantology*, Stuttgart: Thieme, 1995）

---

22. 手術器械包括螺絲板手（screwdrivers）、清潔器械、平行針（paralleling pins）、導置工具（seating instruments）、過渡黏膜植體延伸（IME）鎖入及移除器械。手術鑽孔盒包含螺旋標記鑽針（spiral marking drill）、螺旋鑽針（spiral drill）、圓頭鑽針（round drill）以及決定植體大小的標準鑽針（canon drill），其直徑大小有 2.8mm、3.3mm 到 4.0mm。

（iii）「歐喜歐登」（Osseodent）系統：

　　「歐喜歐登」（Osseodent）系統是根據瑞典研究團隊為布蓮馬克植體系統（Noblepharma AB, Sweden）所做的研究而設計的。鎖螺型（Screw-type）由純鈦製造，零件可與布蓮馬克系統互換。由表面分析顯示，兩系統相同，包裝也相似，所有器械均由鈦金屬製造，以避免與其他金屬產生交叉感染。馬達運轉在每分鐘 20 轉（rpm）和每分鐘 2000 轉。

（iv）「史德利歐斯」（STERI-OSS）系統：

　　「史德利歐斯」（STERI-OSS）系統採用二階段手術技術，由高達 99.5% 純鈦製造，獨具特性。根部 2/3 具螺紋，成錐狀，冠部 1/3 有「為牙周設計的頸部」，此頸部成平滑面，當第一次手術時，植入到與齒槽骨等高或在骨頭之上。幾年後，不可避免的骨吸收發生時，所裸露的也只是此平滑的頸部而已。螺紋的設計可分散咬合壓力，螺紋間隙可長入相當量的骨組織。

　　「史德利歐斯」（STERI-OSS）植體的尺寸，有直徑 3.5 毫米和 4.0 毫米兩種，長度皆為 12.0、16.0、20.0 毫米。另有迷你系列，較短的光面頸部和較長的螺紋部分，在每毫米的距離內有較多的螺紋數。此系列的直徑是 3.8 毫米，長度分別為 8.0、10.0、12.0 毫米。手術器械包括引導鑽針（pilot drill）、後牙區引導鑽針（posterior pilot drill）、不同直徑的前後鑽針、量計鑽針（counterbores）和前後螺紋形成器（thread formers）。所有鑽針皆覆以鈦金屬，提升切割能力，可降低摩擦力，增加使用壽命。（圖 7-42）

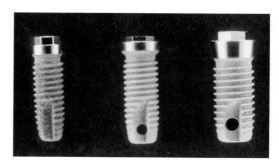

▲圖 7-42　「史德利歐斯」（STERI-OSS）植體系統。
（圖片來源：臺北市牙科植體學學會，《臨床口腔植體學》，臺北市：日毅企業，民 88〔1999〕）

　　這些早期的骨整合植體系統，經過多年來的改進，以及廠商之間競爭發展，有些已經從市場上消失，有些則以不同的面貌出現。直至今日，臺灣至少有超過 50 種以上的植體系統，由 20 家以上的代理商經營，在牙科的醫療上被運用。（圖 7-43）

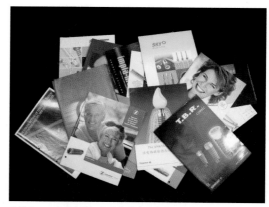

▲圖 7-43　各式各樣、各種植牙系統精美的植體文宣品。
（照片來源：莊世昌）

（4）種植手術與輔助技術的進步

（1）骨引導再生（GBR）技術與障壁膜（Barrier menbrane）的歷史與引進

　　在牙科的診療上，植體學的時代已經來臨，且大行其道。在對無牙病人的重建上，有許多嶄新改良的治療方法，推陳出新。當瑞典哥德堡大學（University of Göteborg）伯・因瓦・布蓮馬克（Dr. Per-Ingvar Brånemark）和瑞士伯恩大學（University of Berne）史

克羅德（A. Schroeder）教授的研究團隊實驗證實後，牙科植體成為復健全口和部分缺牙病人的治療主流。1969年，布蓮馬克的研究報告顯示[23]，此一突破是植基於骨組織能夠直接附著於由純鈦金屬製成的牙科植體，而使得植體能固定於顎骨上。他並將此現象稱為「骨整合」（osseointergration），史克羅德則稱之為「功能性黏連」（functional ankylosis）。[24]

　　但是在面對病人齒槽骨嚴重吸收後，所造成的齒槽骨高度與寬度的不足，則是植體種植上的一大難題與挑戰。為了因應嚴重骨缺損的問題，除了在植體牙根的形狀設計，如以螺旋紋來增加錨定力量；牙根的表面處理，如鈦噴漿（titanium plasma-sprayed）或以氫氧磷灰石（hydroxyapatite，HA）來覆被（coating），以及以酸蝕方法處理鈦植體表面（acid-etched titanium implant surface）以增加骨附著外（圖 7-44~46），最重要的是自體骨的移植

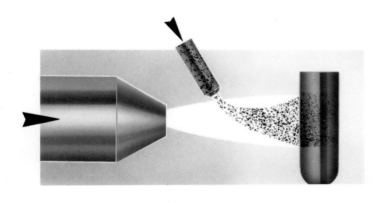

◀圖 7-44　人工牙根的表面處理，鈦噴漿的示意圖。
（圖片來源：Hubertus Spiekermann, *Color Atlas of Dental Medicine,Implantology*, Stuttgart: Thieme,1995.）

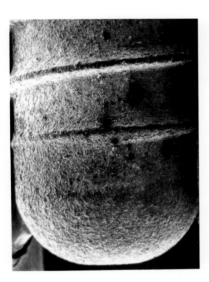

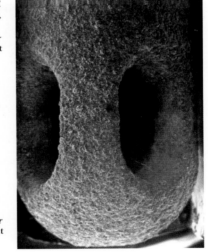

◀圖 7-45　人工牙根的表面處理：「國際植體學團隊」（International Team for Implantology, ITI）植體的牙根表面。
（圖片來源：Hubertus Spiekermann.*Color Atlas of Dental Medicine,Implantology*,Stutgart: Thieme,1995）

▶圖 7-46　人工牙根的表面處理：「因特普」（Interpore IMZ）植體的牙根表面。
（圖片來源：Hubertus Spiekermann. *Color Atlas of Dental Medicine,Implantology*,Stutgart: Thieme,1995.）

（autogenous bone graft）了。由於解剖學上的限制，在上顎後牙區有上顎竇（Maxillary sinus），在下顎則有後牙區的下顎神經管（mandibular canal）和下齒槽神經（inferior alveolar nerve）。此外骨組織容量不足經常是造成植牙困難和預後不良的主要原因。為了增骨

23. Brånemark P-I, Breine U, Adell R, Hansson Bo, Lindstrom J, Olsson A. *Intraosseous anchorage of dental prostheses.* I, Experimental studies. Scand J Plast Reconstru surg 1969;3:81.
24. *Guided Bone Regeneration in Implant Dentistry,* D. Buser, C. Dahlin,R. K. Schenk,Quintessence,1994,p.13

寬度，可採將狹窄的齒槽脊劈開後，撐開空間，然後在兩側皮質骨間，填以自體（autogenous）或是他體（homologous）骨或氫氧磷灰石的方法。但是要增加骨頭的高度和增加植體周圍的骨容量，則必須採用骨引導再生手術（guided bone regeneration, GBR），此項利用障壁膜（barrier membrane）的治療原理是在 1950 年代末期和 1960 年代初期，由巴賽特（Dr. Bassett）[25] 和波伊恩（Dr. Boyne）[26] 的研究團隊率先提出。當初他們在治療長骨的皮質（cortical）缺陷和顏面骨重建時，使用一種由醋酸纖維素（cellulose acetate）的微孔濾膜（microporous filter），叫做「細孔」（Millipore），來排除軟組織進入骨缺損處，以建造一個穩定的造骨（osteogenesis）環境[27]。到了 1980 年代的早期，卡林格（Dr. Karring）與尼曼（Dr. Nyman）將此障壁膜應用於牙周組織再生的研究上，開啟了牙周治療的新紀元。

　　回顧骨障壁膜發展的歷史，利用障壁膜隔離軟組織，以利骨組織生長的技術，在 1950 年代中期，普遍於外科手術上採用。1956 年，坎貝爾（Dr. Campbell）與巴賽特（Dr. Bassett）[28]，1959 年，赫雷（Dr. Hurley）[29] 利用醋酸纖維素微孔濾膜來治療神經與肌腱的再生手術。1957 年莫雷（Dr. Murray）[30] 提出了骨新生的三大要素，即血塊的存在、保有造骨細胞以及與活組織接觸，並以實驗證實。林鎏（Dr. Linghorne）在狗的腓骨上，造了一個 15 毫米的間隙，以聚乙烯管裝上血塊和自體皮質骨移植（autogenous cancellous graft）置於間隙內，結果發現有癒合情形。梅爾克（Dr. Melcher）和德拉爾（Dryer）亦在老鼠的大腿骨上穿洞，覆以塑膠膜保護血塊，證實有助於骨組織生長[31]。1979 年，卡恩保（Dr. Kahnberg）以鐵弗龍（Teflon）膜覆蓋兔子的下顎骨缺陷，發現此膜有阻擋纖維組織長入，但可讓骨組織長入缺陷區的作用[32]。一般將此功能稱為「促骨作用」（osteopromotion）。但與造骨過程中的骨傳導（osteoconduction）、骨引導（osteoinduction）和骨整合（osseointergration）截然不同。在促進骨生長的過程中，以歷史悠久的惰性膨體聚四氟乙烯（expanded polytetrafluoroethylene, e-PTFE）在臨床上的使用最為廣泛。1988 年，達林（Dr. Dahlin）[33] 證實了其優越的特性。障壁膜的使用目的是為了阻止纖維組織長入骨缺損處，因此，它必須具有下列幾點特性：生物相容性（Biocompatibility）、阻止纖維結締組織侵入生長和細菌入侵傷口的能力、具有維持空間（spacemaking）的能力、具有組織整合（tissue intergration）的能力和臨床操作容易等[34]。（圖 7-47~49）

　　由於骨引導再生術（GBR）與障壁膜（barrier membrane）的使用，使得嚴重骨缺損修復的問題獲得了解決，也能達到舉凡對齒槽骨的增寬、增高的齒槽脊增生術（ridge

25. Hurley LA, Stinchfield FE,Bassett ACL,Lyon WH, *The role of soft tissue in osteogenesis.* J Bone Joint Surg 1959;41a:1243.

26. Boyne PJ, *Regeneration of alveolar bone beneath cellulose acetate filter implants,* Dent Res 1964;43:827.

27. *Guided Bone Regeneration in Implant Dentistry*, D. Buser, C. Dahlin,R. K. Schenk,P.17

28. Campbell JB, Bassett CAL. *The Surgical application of monomolecular filters(Millipore) to bridge gaps in peripheral nerves and to prevent neuroma formation.* Surg. Forum 1956;7:570.

29. Hurley AL, Stinchfield FE, Bassett CAL, Lyon WH. *The role of soft tissue in osteogenesis.* J Bone Joint Surg 1959;41A:1243.

30. Murray G, Holden R, Roachlau W. *Experimental and clinical study of new growth of bone in a cavity.* Am J Surg 1957;93:385.

31. Melcher AH, Dryer CJ, *Protection of the blood clot in healing circumscribed bone defects.* J Bone Joint Surg 1962;44B:424.

32. Kahnberg K-E, Restoration of mandibular jaw defects in the rabbit by subperiosteal implanted Teflon mantle leaf. Int J Oral surg 1979;8:449.

33. Dahlin C, Linde A,Gottlow J, Nyman S, *Healing of bone defects by guided tissue regeneration.* Plast Reconstr Surg 1988;81:672.

34. *Guided Bone Regeneration in Implant Dentistry,* D. Buser, C. Dahlin,R. K. Schenk,P.103

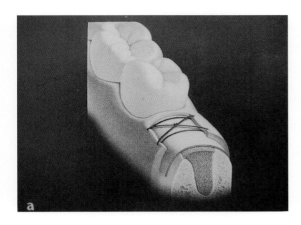

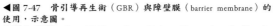

◀圖 7-47　骨引導再生術（GBR）與障壁膜（barrier membrane）的使用，示意圖。
（圖片來源：Arun K. Garg, *Bone Biology, Harvesting, Grafting for Dental Implants*, Quitessence,2004）

▼圖 7-48（左）　骨引導再生術（GBR）與障壁膜（barrier membrane）的使用：左側植體骨缺損區不用障壁膜覆蓋，右側植體的骨缺損則使用不可吸收之補強性多四氣乙烯（e-PTFE）障壁膜覆蓋。
（圖片來源：Arun K. Garg, *Bone Biology, Harvesting, Grafting for Dental Implants*, Quitessence,2004）

▼圖 7-49（右）　骨引導再生術（GBR）與障壁膜（barrier membrane）的使用：圖 7-48 之第二階段打開後，可見右側植體骨頭生長癒合明顯較佳。
（圖片來源：Arun K. Garg,*Bone Biology, Harvesting, Grafting for Dental Implants*, Quitessence,2004）

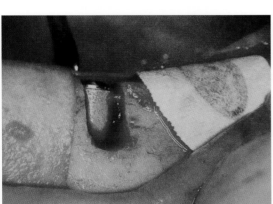

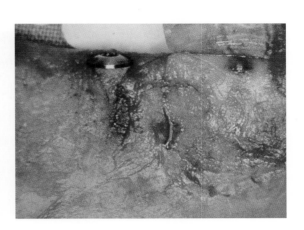

augmentation）、顎竇增高術（Sinus lift）以及植體植入後，立即增加植體周圍骨容量等促進植體成功率的種種要求，是牙科醫療的一大突破。

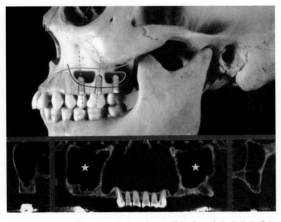

▲圖 7-50　上顎竇之解剖位置及電腦斷層影像，黃色星號位置即為上顎竇。
（圖片來源：山道信之、系瀨正通原著；顏三明等翻譯，《上顎竇增高術 Sinus Floor Elevation ：以 CBCT 3D 影像為診斷基礎的高成功率植牙手術》，臺北市：博泰醫療器材，民 98〔2009〕）

（II）顎竇移植增高術（Sinus Graft）的歷史與引進

顎竇移植增高術（Sinus Graft）以前又稱為顎竇增高術（Sinus lift），此一嶄新的治療技術是伯伊恩（Dr. Boyne）[35]與塔吐門（Tatum）[36]分別於 1985 年與 1986 年，首先提出。

傳統上，上顎竇（maxillary sinus）是大部分牙科醫師所避之唯恐不及的地方（圖 7-50）。在過去，除非是有必要的治療，一般開業醫師和口腔顎面外科醫師總是避免由

35. Boyne PJ,Cole MD, Stringer D, et al. A technique for osseous restoration of deficient edentulous maxillary ridges. J Oral Maxillofac Surg 1985;45:87-91.
36. Tatum H. Maxillary and sinus implant reconstruction. Dent Clin North Am 1986;30:207-229.

口腔進入上顎竇內。即使是耳鼻喉科醫師在執行上頜竇切除手術（antrostomy）的手術時，亦是盡量著眼於鼻竇的處置。在此情況下，基於解剖學上的特殊構造，欲以當今例行性手術進行竇底骨移植（sinus floor grafting），以固定金屬製牙根狀植體的情形，實少之又少。上顎竇的骨移植只有當粉碎性骨折發生於上顎、眼底、側鼻壁以及以切開整復（open reduction）手術降低上顎齒槽脊時，才會施行。經由初級（primary）或次級（secondary）的骨移植，這些骨頭能夠重新再造，恢復原有的解剖構造。在當時，為了贋復的理由來做顎竇骨移植的情形，非常罕見。

在牙科的歷史上，首次以為贋復的理由進行顎竇骨移植，來增加骨頭的高度和體積的手術方法是在 1960 年代，由伯伊恩（Dr. Boyne）首開先例。當時施行顎竇骨移植的主要目的是為了降低上顎後牙區的齒槽脊高度，以便能夠獲得上下顎間，贋復重建時適當的距離，而非為了植牙的目的。有些病人的上顎骨隆凸（Maxillary tuberosity）特別肥大，妨礙了上下顎全口假牙的製作，而移去隆凸的骨頭是最佳選擇。但是此類病人的顎竇腔室都特別大，經常造成去骨手術的困難。因此，為了解決上下顎間距離不足的問題，須以卡德威爾‧路克（Caldwell-Luc opening）手術打開上顎竇，剝開黏膜，在竇底置入自體的顆粒性骨髓海綿骨（particulate marrow cancellous bone, PMCB）。大約 3 個月後，因為竇底已有足夠的骨頭，即可切除隆凸，而且不會有穿破上顎竇的危險[37]。

在 1970 年代，顎竇骨移植的目的是為了種植刀刃形（blade type）植體，使病人得以製作固定、半固定或活動假牙。一般當顆粒性骨髓海綿骨（PMCB）填入 3 個月後，即可種植刀刃形植體。在 1980 年代，伯伊恩（Boyne）和詹姆士（James）最先發表施行骨移植的方法，以便能夠種植金屬植體。在此之前，塔吐門（Tatum）曾經演講過此一主題，只是未曾公開發表。在 1974 年至 1979 年間，許多口腔顎面外科醫師競相鑽研各式各樣的方法，企圖來增加顎竇的骨高度，以利植牙。

在塔吐門的手術中，骨切除術（osteotomy）所做的開窗部分和其下的黏膜，往近心折入，往上方剝離。此技術需要仔細將史奈德林（Schneiderian）膜剝離，此片被推入的骨頭將成為顎竇邊界的一部分[38]。但是伯伊恩和詹姆士在剝離史奈德林膜時，則傾向於不保留開窗部分的骨頭，在開窗手術時，就將骨頭磨去[39]。

歐爾‧簡森（Dr. Ole T. Jensen）回想 1977 年，當他在密西根大學擔任住院醫師時，在一位上顎骨骨折的病人身上發現了一個奇怪的現象。此病人於一年前接受「第三級李福特」（Le Fort III）手術骨折治療，結果單邊竇內發生骨化（ossification）現象。他極想要了解顎竇周邊所造成的外傷情形以及下移的眼框竟然變成骨化顎竇的一部分。外傷在兩側，但是只有一邊骨化，且對顎竇的功能並無造成損害。此謎長存心中多年。直到 1980 年，當菲爾‧波伊恩（Phil Boyne）發表了有關竇底增高骨移植（sinus floor augmentation bone graft）時，才獲得了解答。波伊恩發現保留被撐起的竇黏膜將產生一個狹窄的空間，在此空間內骨頭將會生長。也就

37. Ole T. Jensen, *The Sinus Bone Graft,* uintessence,1999, P.1~2.
38. Tatum H. Jr. *Maxillary and sinus reconstructions.* Den Clin North Am 1986;30:207-229.
39. Boyne PJ, James RA. *Grafting of the maxillary sinus floor with autogenous marrow and bone.* J Oral Surg 1980; 38:613-616.

是說骨頭會在竇底生長良好，但除非有植體的支撐，否則此新生的骨頭將於 1 年後被吸收，且實驗顯示大多數的骨移植材料皆會形成新骨。另外實驗也顯示當病人尚有 5 至 7 毫米的骨厚度時，僅施以顎竇增高手術，並以戈爾泰斯（Gore-Tex）膜覆蓋在側方修骨處，沒有使用任何移植材料，新骨依然形成。所以當植體植入，將竇黏膜撐起時，只要竇黏膜保持完整，骨頭必定在其底下形成[40]。（圖 7-51~52）

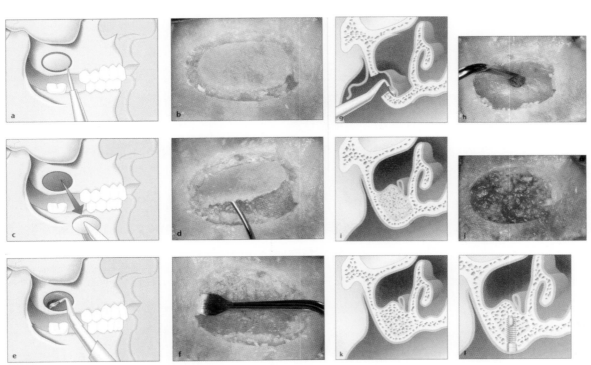

▲ 圖 7-51　上顎竇增高術的圖示及實例對照圖。
（圖片來源：Arun K. Garg, *Bone Biology, Harvesting, Grafting for Dental Implants*, Quitessence,2004）

● 骨嵴高度約 5～8mm 時，側面開窗上顎竇增高術及人工植體同時置入

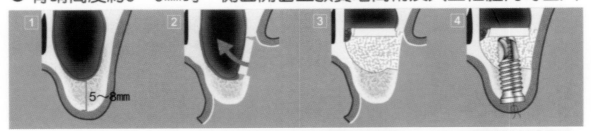

● 骨嵴高度小於 5mm 時，先做側面開窗上顎竇增高術，半年後再將植體置入

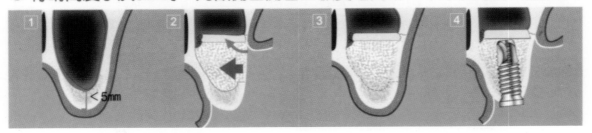

▲ 圖 7-52　上顎竇增高術的適應症及圖示說明。
（圖片來源：陳雅怡總編輯，《Dental I.Q.：口腔治療認知圖譜 . II》，臺北市：北市牙醫師公會，民 97〔2008〕）

40. Ole T. Jensen, *The Sinus Bone Graft*, uintessence,1999, P.ix.

不論如何，上顎竇增高術的引進牙科治療，使許多以往不可能的治療得以完成，同時也革新許多醫學的傳統，將以往牙醫師視為禁地的上顎竇，變成了例行治療的囊中物，這也是臺灣近十幾年最熱門的牙科醫療話題，是植牙領域中，教育與學習的重心。

（III）無創性顎竇增高術—Osteotome 技術的引進

上顎骨在喪失牙齒後，即進行骨吸收。在前牙區由於唇側吸收比舌側快，最後皆形成「刀狀形」（knife-like）的齒槽脊。而在後牙區，包括臼齒區與小臼齒區，情形則完全不同。在這兩個地方，齒槽骨突（aveolar process）變寬，但面臨的是骨高度降低的問題。內襯的黏膜及一薄層的骨膜將增強其噬骨活動，上顎竇腔室變大，骨高度將再下降 2 至 3 毫米。活動假牙也是導致骨高度下降的因素之一。吸收的結果造成上顎骨充滿非緻密骨質，導致植牙初期穩定的困難。對牙醫師而言，在植牙時即面臨種種挑戰。以鑿刀（chisel）劈開萎縮的齒槽骨，藉著造成「旁彎性」（green stick）的骨折，來擴張其寬度，再植入植體和進行骨移植的技術，則成為另一種可行之道。

骨擴張（bone expansion）的技術，在 1980 年代的晚期，由希爾特・塔吐門（Dr. Hilt Tatum）率先提出，但為骨擴張設計有效工具的是羅伯特・桑摩斯（Dr. Robert Summers）[41]。因此我們現在使用於骨擴張的有兩套無創性顎竇增高之骨鑿（Osteotome）的工具，包括桑摩斯骨鑿（Summers' osteotome）套組以及狹窄齒槽脊專用套組（a set for narrow crests）。桑摩斯的原始技術是著眼於第三型（Type III）或第四型的上顎骨。桑摩斯骨鑿（Summers' osteotome）套組一共有五支，尖端成凹陷狀（concave），有擠壓（packing）和提升（elevation）骨頭的作用，其尖端直徑有 1.6 毫米、1.9 毫米、2.8 毫米、3.1 毫米和 3.9 毫米。另一套專為刀刃狀齒槽脊（knife-edge crest）所設計的改良型桑摩斯套組，共有三支，其尖端呈圓尖狀，專門用於第二型或第三型 III 的骨頭，有擴張齒槽骨的作用。（圖 7-53）

另外，在無創性上顎竇增高術（non-traumatic maxillary sinus lift）方面，使用此非侵入性方法以及大直徑植體可得到良好的治療效果，防止又稱史奈德林膜（Schneiderian membrane）之竇底黏膜破裂的危險，亦可進行傳統性的骨移植，增加竇底骨高度，但省去了開窗手術，減少了許多併發症的發生。施行無創性上顎竇增高手術時，在無骨移植的情形下，可將竇底骨高度提升 1 至 2 毫米，而有骨移植時，則可提高 4 至 5 毫米[42]。（圖 7-54）

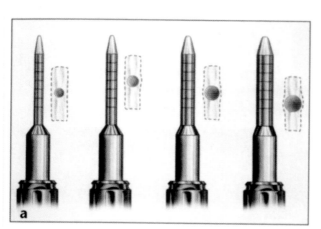

▲圖 7-53　骨擴張（bone expansion）的技術與器械。
（圖片來源：Arun K. Garg,*Bone Biology, Harvesting, Grafting for Dental Implants*, Quitessence,2004）

41. Eduardo Anitua, *IMPLANT SURGERY AND PROSTHESIS: A NEW PERSPECTIVE*, 1996, P.47~99.

● 骨嵴高度稍嫌不足時，骨鑽上顎竇增高術及人工植體同時置入

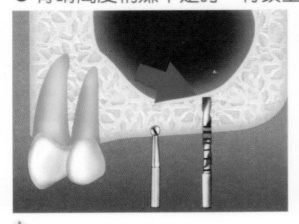
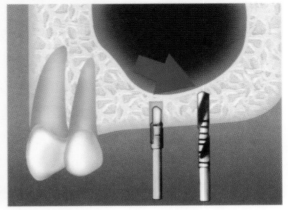
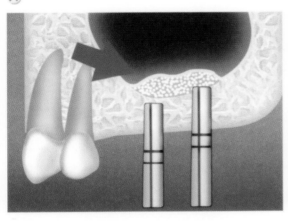
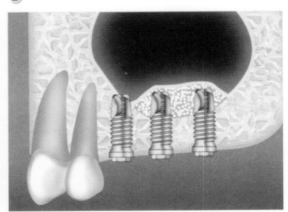

▲圖 7-54　無創性上顎竇增高術的適應症及圖示說明。
（圖片來源：陳雅怡總編輯，《Dental I.Q.：口腔治療認知圖譜 II》，臺北市：北市牙醫師公會，民 97〔2008〕）

（IV）電腦斷層攝影發展史

前哥倫布（pre-Columbian）時期，一具在中美洲宏都拉斯發現的馬雅人頭顱骨，被認為是人類有史以來，最成功骨內他體植牙的最古老標本[43]。（圖 7-55）美麗的貝殼被用於取代下顎缺損的門牙，由堆積大量牙結石的情況判斷，此「植牙」已被使用了很長的一段時間[44]。

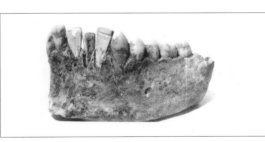

▲圖 7-55　此由威爾遜‧波潘諾（Wilson Popenoe）夫婦於 1931 年所發現的下顎骨，有三片貝殼取代了自然的下顎門牙，屬西元 600 年代的碎片。此為我們所知在活體上，被認為是成功的骨內他體植體的最古老的標本，現藏於皮博迪人類考古學博物館（Peabody Museum of Archaeology and Ethanology），麻塞諸塞州，劍橋，哈佛大學。
（圖片來源：馬文‧林格（Malvin E. Ring）著／陳銘助譯，《牙齒的故事—圖說牙醫史》（Dentistry:An Illustrated History），臺北市：邊城出版，2005〔民 94〕）

---

42. *Eduardo Anitua, Implant Surgeny and Prosthesis：A New Perspeative,* 1996, P.79.
43. 《牙齒的故事—圖說牙醫學史》，馬文‧林格著，陳銘助譯，頁 17~18。
44. Schroeder A, *A brief history of implantology.* In: Schroeder A, Sutter F, Krekeler G（eds）. *Oral Implantology.* Stuttgart: Thieme,1991:60.

自 20 世紀起，人類開始尋找能使植體穩固於骨內的方法與技術，其中以骨膜下（subperiosteal）與骨內（endosteal）兩種形式的植體最為成功。骨膜下植體是由姆勒（Muller）於 1937 年所發明，被使用了將近 50 年，頗為成功；而以多種金屬製造的骨內植體，則始於 20 世紀初。當布蓮馬克（Brånemark）提出牙根型（root-form）植體技術後，風靡一時[45]。刀刃型（blade type）植體是由林考（Linkow）所發明[46]。但在布蓮馬克發表了一系列長期成功的植牙病例後，其植牙技術隨即被奉為圭臬。

1987 年初，馬文・舒瓦茲（Dr. Melvin Schwardz）拜訪「多平面影像診斷公司」（Multiplanar Diagnostic Imaging Co.）的史蒂芬・羅斯曼（Dr. Stephen L.G. Rothman）。羅斯曼甫於瑞典完成了布蓮馬克（Brånemark）植體系統的種植訓練歸來，極力於尋找一個能在植牙之前，精確確認植入植體位置的方法。他想要了解電腦斷層影像（CT image）能否藉著電腦的處理，在顎骨上找出完美的植牙位置。於是「多平面影像診斷公司」便結合了臨床電腦斷層技術專家和由麥可・多狄斯（Dr. Michael Dhodes）所領導的電腦科技團隊，共同研發。其卓越之成就包括完成了將脊椎的電腦斷層影像轉化（reformatting）的電腦軟體[47]。為了獲取這些轉化影像，多狄斯（Michael Dhodes）著手撰寫程式，促使全世界第一套牙科轉化套裝軟體「牙科用掃描」（DentaScan）問世，為植牙手術精確度的提高，開闢了一條康莊大道。

電腦斷層攝影檢查的目的不是為了診斷，而是為骨內植體尋找正確的位置與方向，做為手術導引（surgical guide）製作之依據；不僅在骨整合植牙手術的過程中，更精確安全，同時植牙位置的謹慎選擇，亦能達到審美與美觀的最大要求。

現代斷層影像技術，隨著 1972 年電腦斷層攝影裝置的問世，揭開序幕。電腦斷層攝影裝置是由與艾倫・寇爾瑪克（Dr. Allen M. Cormack）分享諾貝爾醫學獎的苟弗雷・郝恩斯菲爾德爵士（Sir Gofrey Houndsfield）所發明。他是第一位將由物件切片之一系列投影所獲得的稀薄係數（attenuation coefficient）進行計算（compute）的人。此計算的基本理論是 1917 年，奧地利人雷登（Radon）所提出的「理論性數學模式」（theorectical mathematical model），他證明了一個物件的三度空間影像，可藉由無數二度空間投影計算出來。最原始的掃描裝置是為了腦部的斷層影像攝影，包含了掃描構台（scanner gantry）、病人躺床和電腦三部分。

1940 年代，由於電腦科技尚未發達，無法處理龐大的數學運算，建造電腦斷層攝影裝置，力有未逮。到了 1970 年代，拜電腦科技突飛猛進之賜，打造電腦斷層攝影裝置的夢想，方得以實現。當時的電腦已達到可同時處理 14,400 個，單一電腦斷層影像所需的方程式，且在四分半鐘內完成。運算的數值轉化為灰色色調（shade），呈現在螢幕上，永久儲存。現代尖端的電腦斷層攝影裝置與原始美國設備器材製造業協會（Equipment Manufacturers Institute, EMI）的掃描裝置，功能幾乎雷同，但其處理速度則快了許多，解析度也提升不少。每一個資料點

---

45. Brånemark P-I, Breine U, Adell R, Hansson Bo, Lindstrom J, Olsson A. *Intraosseous anchorage of dental prostheses*. I, Experimental studies. Scand J Plast Reconstru surg 1969;3:81.
46. Linkow L. *Maxillary and Mandibular Implants; A Dynamic Approach to Oral Implantology*. New Haven,CT:Glarus,1979:148-298.
47. 轉化是一項將由電腦斷層攝影裝置所拍攝組成的軸斷面（axial cross-sectional）影像，所產生的數位資料重組，而能以各種平面顯示。為了骨內植體的需求，對顎骨所做的電腦斷層攝影評估，需要將影像垂直於齒槽脊的曲線。

（data point）有一個數值叫做「CT number」，有時為了紀念發明者苟弗雷 · 郝恩斯菲爾德，故又稱為「郝恩斯菲爾德單位」（Hounsfield unit）。數值從 -1000 到 +1000，每一個數值代表著 X 光稀薄量；空氣設定值為 -1000，水設定值為 0，骨頭設定值為 +1000。（圖 7-56）

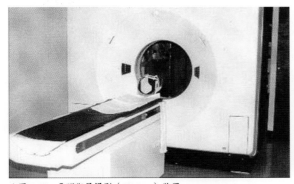

▲圖 7-56　電腦斷層攝影（CT Scan）裝置。
（圖片來源：Hubertus Spiekermann, *Color Atlas of Dental Medicine,Im plantology,* Stuttgart: Thieme,1995）

1975 年，威廉 · 葛倫（William Glenn）藉著將一系列稀薄重疊的軸面（axial planes）轉化（reformatting）製成任何解剖學的矢狀面（saggital）與冠狀面（coronal）影像的方法，首次引進「多平面重建」（multiplanar reconstruction, MPR）的觀念，從此「多平面重建」（MPR）廣為善用。當今的電腦斷層攝影裝置能夠解析小於 1.0 毫米的厚度而獲得轉化平面（reformatted planes）。1987 年，在「多平面影像診斷公司」（Multiplanar Diagnostic Imaging Co.）的麥可 · 多狄斯（Dr. Michael Dhodes）與其電腦科技團隊將「多平面重建」應用於牙科影像處理，而研發出「牙科用掃描」（DentaScan）。此裝置能順著齒槽脊的彎曲度（curvature），產生彎曲面（curved planes）以及一連串橫斷齒槽脊的垂直面。

1988 年 10 月，「哥倫比亞科學公司」（Columbia Scientific）推出了牙科用電腦斷層攝影裝置叫做「三度空間 / 牙科」（3D/Dental）。「牙科用掃描」（DentaScan）和「三度空間 / 牙科」皆用於電腦斷層攝影裝置的影像處理，為「通用電力醫療系統」（General Electric Medical Systems）所製造。1990 年「哥倫比亞科學公司」引進以個人電腦為基礎的工作站（workstation）叫做「影像大師 101」（ImageMaster-101），配備有相當先進的製圖卡，能以 1000×1000 畫素（pixel）的格式顯示電腦斷層影像和及時在螢幕上改變「電腦斷層數值」（CT number）的範圍。這些軟體能夠提供牙醫師轉化（reformatted）影像，而獲得病人齒槽脊橫斷面解剖的精確詳細資料。有史以來，牙醫師能夠精確定位下齒槽神經管、切齒神經管和上顎竇等之內部構造。由於「電腦斷層數值」是依組織密度顯示，故牙醫師亦可依影像直接判斷骨密度。因此，牙科電腦斷層攝影可謂是當今植體種植手術的最佳輔助利器，使得牙醫師不必再於「暗中摸索」。（圖 7-57）

近年來，在臺灣牙醫界使用最廣且最受歡迎的電腦斷層影像處理軟體，非「希姆 / 普蓮特」（SIM/Plant）莫屬。1991 年，顯示和處理電腦斷層攝影之原始牙科影像的軟體問世，此軟體須在「影像大師 101」（ImageMaster-101）工作站上操作，能讓牙醫師在螢幕的影像上，以繪圖方式模擬種植。1992 年 4 月，哥倫比亞科學公司推出可以在微軟視窗操作環境處理的軟體，提升了其使用的便利性。1993 年 7 月，該公司推出「希姆 / 普蓮特」（SIM/Plant）應用軟體，它能夠同時在螢幕上，顯示軸向影像（axial image）、環景影像（panoramic image）和橫斷

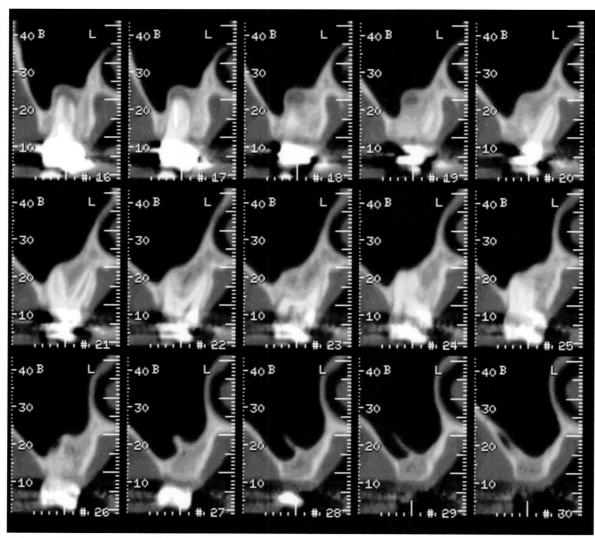

▲ 圖 7-57　「牙科用掃描」（Denta Scan）牙科電腦斷層攝影之影像（上頜右側後牙區）。
（照片來源：莊世昌）

面影像，牙醫師可以滑鼠簡單操作，對欲植牙區的骨質作立即評估，並藉著三度空間立體繪圖，模擬植牙，來決定植牙的方向、植體的長度和直徑大小，以獲得植牙治療計畫，並由電腦控制製成手術導引（surgical guide），提供精確植牙手術之用[48]。（圖 7-58~59）

（V）富含血小板血漿（Platelet-Rich Plasma, PRP）之臨床應用史

（i）富含血小板血漿（PRP）的發現

　　兩位卓越的口腔外科醫師兼研究專家，超越了當代只著眼於移除傷口障礙的治療方法，進行了追求組織再生和加速傷口癒合的先驅研究，他們是馬歇爾‧尤利斯特（Marshall A. Urist）和湯馬斯‧杭特（Thomas K. Hunt）。

48. *Dental Application of Computerized Tomography, Surgical Planning for Implant Placement*, Stephen L.G. Rothman' Quitessence,1998,p.1~152.

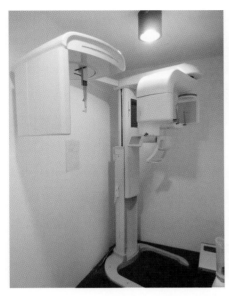

▲圖 7-58　現代可設備於牙科診所的錐狀放射電腦斷層（CBCT）之牙科電腦斷層攝影機。其相較於傳統之設備，有掃描時間短、X 光接受劑量低、影像解析度高、影像誤差降低和以坐姿獲取影像等優點。
（照片來源：王宏榮提供，莊世昌攝；資料來源：臺北長庚顱顏矯正牙科主治醫師陳柏勳：《錐狀放射電腦斷層掃瞄之原理與其在牙科之應用》）

▶圖 7-59　以電腦三度空間（3D）影像分析導引人工植牙治療的圖解示意圖。
（圖片來源：陳雅怡總編輯，《Dental I.Q.：口腔治療認知圖譜 II》，臺北市：北市牙醫師公會，民 97〔2008〕）

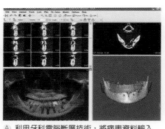

A 利用牙科電腦斷層技術，將病患資料輸入電腦軟體

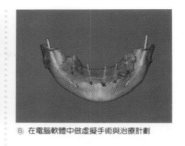

B 在電腦軟體中做虛擬手術與治療計劃

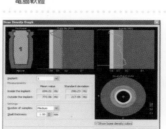

C 利用電腦分析，得到病患骨質等重要資訊

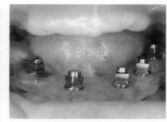

D 利用電腦精算後資料製作手術導引版，增加手術精確度

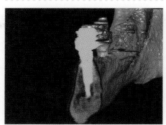

E 利用電腦3D影像分析各植體植入後狀況

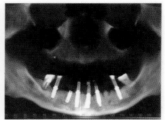

F 術後結果與術前治療計劃吻合

　　1965 年，尤利斯特（Marshall A. Urist）發現自活骨與死骨所萃取出的某些特殊蛋白質，能夠影響宿主細胞（host cell）去形成新骨。此發現正式宣告生長因子（growth factors）的存在以及生長因子具有再生組織的潛力，並將此物質命名為「促骨成形蛋白質」（bone morphogenetic protein, BMP），此一偉大的發現不僅獨步當世，經得起時間的考驗，抑且開啟了組織工程（tissue engineering）的先河，PRP 只是其中的一小部分而已。

　　1983 年，杭特（Thomas K. Hunt）發現，巨噬細胞（macrophages）是藉著釋放許多生長因子和其表面膜接收器（surface membrane receptors）對氧氣濃度（oxygen gradients）的感應，來控制傷口癒合。此一發現為當今對於傷口癒合的了解奠下基礎。

　　外科學的限制是它不能保證，也不能加速傷口的癒合。外科醫生最多也是移除傷口中對癒合的障礙，諸如感染、不穩定（unstability）、異物等。根據文獻的回顧，1950 年代，對於傷口癒合是著眼於清創（debridement）和初級縫合（primary closure）。1960 年代，傷口癒合的焦點集中在抗生素的使用。隨著孢子素（Cephalosporins）以及林可黴素（Lincomycin）和克林達黴素（Clindamycin）類型抗生素的誕生，輔助盤尼西林（Penicillin）和磺胺類藥物的不足，外科醫師對傷口癒合的控制更加得心應手。在 1970 年代，外科醫生了解到傷口穩定的重要性。並發現套板螺絲（lag screws）、硬質板（rigid plates）以及許多固定裝置能夠減少傷口的微動（micromotion），而促進血管長入和細胞增生。微動的發生會扯斷傷口癒合中之新

生的微血管和抑制細胞的增生。到了 1980 年代，奈頓（Knighton）[49]、杭特（Hunt）[50]和馬爾斯（Marx）[51]的前瞻性研究，一致認為氧氣在傷口癒合中扮演決定性的角色，生長因子能促進傷口癒合，這些研究首度證實，對氧氣濃度感應的巨噬細胞是分泌調解傷口生長因子（secreting wound-regulating growth factors）之一。此一劃時代的發現，揭櫫了促進傷口癒合的重要性勝過於僅對傷口的處理。基此科學發現，自由血管轉移（free vascular tranfers）、帶蒂皮瓣（pedicled flaps）和高壓氧亦成為當今治療的標準法則。自 1990 年代以降，生長因子成為傷口癒合過程中極為重要的因子。最初由奈頓將「源自血小板傷口癒合因子」（platelet-derived wound healing factor, PDWHF）應用於臨床上，之後，再結合「源自血小板生長因子 bb」（platelet-derived growth factor bb, PDGFbb）和當今使用的富含血小板血漿（Platelet-Rich Plasma, PRP），結果發現血小板是啟動人類傷口癒合的樞要細胞[52]。

（ii）富含血小板血漿（PRP）的特性與應用

　　血小板是由骨髓內巨核細胞（Megakaryocyte）的細胞質碎片所形成的，其本身內部有許多蘊藏特殊阿爾發（Alpha）顆粒的水泡構造，這些顆粒可分為微粒（Lysosomal）、緻密（Dense）和阿爾發（Alpha）三種。當凝血機制被凝血酶（Thrombin）啟動時，血小板會立即釋放出顆粒和內部的生長因子。富含血小板血漿（PRP）的優點是它是取自病人的血液，故無疾病傳染的問題，也不會造成過敏反應。濃縮的血小板會增加生長因子的濃度，使傷口癒合機制加快，細胞組織的成長更快速。其中比較重要的生長因子有（1）源自生長因子之血小板（Platelet Derived Growth Factor, PDGF）、（2）轉型生長因子（Transforming Growth Factor, TGF）和（3）血管內皮生長因子（Vascular Endothelial Growth Factor, VEGF）等。

　　富含血小板血漿（PRP）對於骨質的重建有兩項重要的貢獻，那就是提供生長因子和固定骨粉（圖 7-60~61）。初期的移植骨對於移動和感染的抵抗力極弱，此二因素將影響微血管的長入和細胞的新陳代謝與增生，進而破壞和阻止細胞的癒合功能。當病人的骨整合

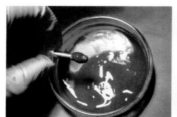 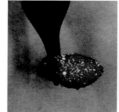 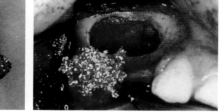

▲圖 7-60　富含血小板血漿（PRP）在臨床上的應用：植牙前將之塗於植體表面，可增進骨頭癒合速度。
（照片來源：陳銘助）

▲圖 7-61　富含血小板血漿（PRP）在臨床上的應用，富含血小板血漿可以固定骨粉，以利臨床操作；圖為利用富含血小板血漿將骨粉固定成團塊，易於將骨粉置入已準備好的鼻竇空腔中。
（圖片來源：Robert E. Marx, Arun K. Garg, *Dental and Craniofacial Applications of Platelet-Rich Plasma*, Quitessence, 2005）

49. Knighton DR, Silver IA, Hunt TK, *Regulation of wound-healing angiogenesis：Effect of oxygen gradients and inspired oxygen concentration*. Surgery 1981;90:262-270.
50. Hunt TK. *The physiology of wound healing*. Ann Emerg Med 1988;17:1265-1273.
51. Marx RE, Ehler WJ. Tayapongsak PT, Pierce LW. *Relationship of oxygen dose to angiogenesis induction in irradiated tissue*. Am J Surg 1990;160:519-524.
52. *Dental and Craniofacial Applications of Platelet-Rich Plasma*, Robert E. Marx, Arun K. Garg, Quitessence, 2005, P.3-4.

（osseointergration）能力較弱，如骨質疏鬆症、糖尿病、齒槽骨流失時，它可用來協助增強骨整合的功能。

人工骨或同種異類骨很難達成骨傳導（osteoconduction），因為這些物質皆無足夠濃度之具生物活性「促骨形成蛋白質」（bone morphogenetic protein, BMP）來引導新的人類骨質形成。所有的人工骨皆依賴接受區的造骨原始細胞（Osteoprogenitor cell）的骨傳導來形成新的骨質。自體骨細胞會移動到人工骨塊之間與骨塊周圍，然後藉著骨整合，使得自體骨與人工骨結合。因此富含血小板血漿（PRP）的生長因子對於引導骨細胞接近移植骨，特別是非自體骨，就顯得相當的重要。

由於富含血小板血漿（PRP）本身具有以上這些優越的特性，因此在牙科臨床的手術中，可應用於補骨重建手術、顎竇增高術、牙周重建手術和角化上皮移植手術，可以大幅提升手術的成功率。

（iii）富含血小板血漿（PRP）的輔助治療

1965 年，「促骨形成蛋白質」（bone morphogenetic protein, BMP）的發現，儘管缺乏臨床的試驗，但是生長因子卻成閃耀的明星，持續多年。自 1998 年開始，生長因子的臨床研究蓬勃展開，其中主要是對富含血小板血漿（Platelet-Rich Plasma, PRP）組成的分析研究。在往後的 7 年研究中，證實富含血小板血漿（PRP）在臨床上有助於傷口的癒合，而且是臨床外科醫師垂手可得的第一套人類自體生長因子。它是一般傷口與大型傷口加速癒合的催化劑，且在妥協性傷口（compromised wounds）的癒合上，扮演重要的角色。雖然如此，對傷口癒合而言，仍是一種輔助性治療，無法取代無菌、血流供應和對傷口謹慎處置的外科基本原理。

（VI）牙科植體觀念與技術之引進臺灣

臺灣最早接觸到現代牙科植體技術的時間，大約在 1970 年代。1977 年（民國 66 年）7 月 31 日，臺灣省牙醫師公會理事長林英世，邀請日本齒科種植學會總會會長，同時也是京都陶齒植體（Bioceram Implant）發明人的川原春幸教授，來臺講學（圖 7-62）。1980 年（民國 69 年）

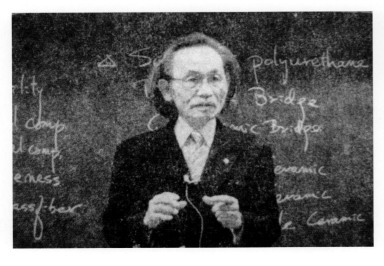

◀圖 7-62　川原春幸
大阪齒科大學教授，日本齒科種植學會總會會長，京都陶齒植體（Bioceram Implant）發明人。
（圖片來源：中華民國牙醫師公會全國聯合會，《牙醫界》4 卷 4 期，臺北市：中華民國牙醫師公會全國聯合會會刊社，民 74〔1985〕）

6月1日，林英世理事長率團，包含臺大教授郭英雄在內一行十14人，前往日本京都，參加第9回日本齒科種植學會總會年會（圖 7-63）。

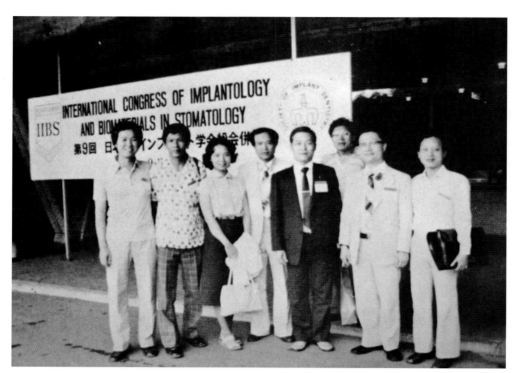

1982 年 7 月 10 至 11 日，國際顎咬合學會亞洲部會第三屆大會，在日本東京都千代田區經團連會館舉行。臺灣方面，則由王敦正率領「顎咬合研究會」的學員參與盛會[53]。期間，日籍醫師河原英雄發表了一篇有關於「京都陶齒」（Bioceram Implant）（圖 7-64~65）5 年以上

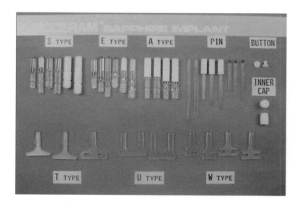

▲ 圖 7-64　京都陶齒（Bioceram Implant）種植體。
（圖片來源：平野建二、系賴正通、井川宗太郎、河原英雄 著；王敦正、林明杰 編譯，《臨床陶齒植體種植術》，臺北市：中華民國顎咬合學會，民 73〔1984〕）

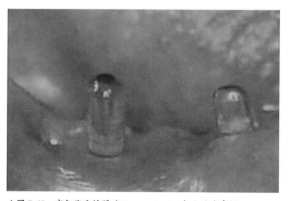

▲ 圖 7-65　京都陶齒植體（Bioceram Implant）之臨床實例。
（圖片來源：平野建二、系賴正通、井川宗太郎、河原英雄 著；王敦正、林明杰 編譯，《臨床陶齒植體種植術》，臺北市：中華民國顎咬合學會，民 73〔1984〕）

53. 陳宏聖，《國際顎咬合學會亞洲雙年會之回顧》，《顎友》，第三屆第 1 期，中華民國顎咬合學會，臺北市：民 77，頁 5。

存活率的臨床報告，驚艷四座，震愕一時。美國牙醫師彼得・湯瑪斯（Dr. P. K. Thomas）直呼「不可思議」（unbelieveable）。此乃臺灣牙醫界接觸牙科植體之始。1983年12月，日本九州福岡「牙科植體研究會」的十餘名臨床醫師，應邀來臺演講，再度以臨床例症，對有關京都陶齒之手術步驟、病理組織之觀察以及咬合觀念之應用，精闢闡述。當時王敦正即認為：

　　「『京都陶齒』（Bioceram Implant）是一種簡單可行，而且是可被接受的 Implant。」

　　另外，陽明牙醫學系主任詹兆祥也聘請了日本大學齒學部總合齒學研究所的柳澤定勝，前來榮總作為期一個月的牙科植體講學與臨床操作。柳澤是當時種植學之佼佼者，曾經應金屬工業研究所及中華醫學會的邀請，來臺做生化材料的研討。「顎咬合研究會」趁其第3度來臺之際，邀其做一次即席或隨行演講。演講中，他提到植體對保存下顎骨的證據，如何使植體能讓齒槽骨不被吸收的動物實驗報告、羅德曼（Rodman）的「結構理論」（Architecture Theory）和刀刃型（Blade Type）植體的臨床應用等[54]。

　　1984年4月4日，來自瑞典的柏・因瓦・布蓮馬克（Per-Ingvar Brånemark）也應邀來臺，於榮總醫院作一場有關植體運用於口腔顎顏面復健的特別演講，主題是「以組織整合贋復行口腔暨顎部顏面重建」（Oral And Maxillofacial Rehabilitation Using Tissue Intergrated Prosthesis）。布蓮馬克首推其骨整合（Ossteointergration）理論及臨床報告。最後再論及利用此種植體來做為缺耳、鼻、眼睛以及聽力輔助等等，有關口腔顎顏面外科的手術，精采萬分。演講中，布蓮馬克不時流露著風流倜儻，不拘小節，談吐優雅，字句珠璣，篇篇精采，令人嘆為觀止，實不愧為一代植體大師[55]。（圖7-66）

　　1988年（民國77年），臺北醫學大學附設醫院購置布蓮馬克（Brånemark）植牙系統。同年8月30日，美國西雅圖華盛頓大學口腔顎面外科教授菲利浦・華盛頓（Dr. Philips

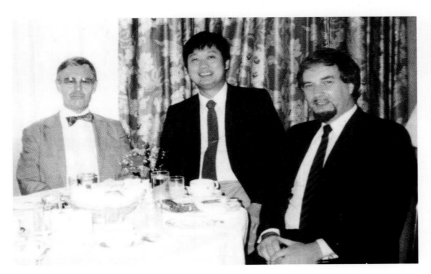

◀圖7-66 1984年4月4日，來自瑞典的柏・因瓦・布蓮馬克（Per-Ingvar Brånemark）應邀來臺，在榮總發表演講。圖為布蓮馬克（左）來訪時，北醫牙醫系主任林哲堂（中）合影，右為布答哈（Mr. Bodh）。
（圖片來源：臺北醫學院牙醫學系校友會，《牙橋》1卷7期，臺北市：臺北醫學院牙醫學系校友會編輯委員會，民78〔1989〕）

54. 王敦正，《牙科植體古今談》，《顎友》，第三屆第1期，中華民國顎咬合學會，臺北市：民77，頁7。
55. 同前註，頁7。

Worthington）及澳洲的羅娜・傑克斯（Ms. Rhona Jecks）來臺做示範手術。北醫由呂炫堃、張文乾及黃茂栓組成手術小組，並透過校友尋求篩選，選出一位60歲患有先天性彌漫性血管瘤的女性為第一位患者，在菲利浦・華盛頓的示範指導下，於患者下顎成功植入4根植體。（圖7-67）

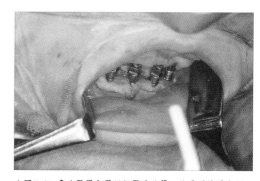

▲圖7-67 臺北醫學大學附設醫院的第一位牙科植體病例，時為1988年（民國77年）8月。
（圖片來源：臺北醫學院牙醫學系校友會，《牙橋》1卷12期，臺北市：臺北醫學院牙醫學系校友會編輯委員會，民78〔1989〕）

　　1991年（民國80年）5月18日，臺北國泰綜合醫院牙科，邀請美國南加大牙醫系口腔顎面外科教授萊陀（Dr. Lytle）及贗復學教授艾迪荀（Dr. Adishian），來臺講學。課程由主任蔡光雄主持，吳哲輝及李幸南統籌規劃。課程中，由萊陀手術示範，口腔顎面外科莊世昌擔任助手，實習醫師鄭郁玲志願擔任患者；在下顎後牙缺牙區成功植入兩根「柯文」（Core-Vent）系統之「拜耳凡特」（Biovent）植體，手術過程全程實況轉播，供學員學習。（圖7-68）

　　至此，國內除經常邀請國外學者來臺講學外，亦不時組團出國至知名學府進行短期進修或參加國際會議，牙科植體的腳步逐漸趕上國際水準。

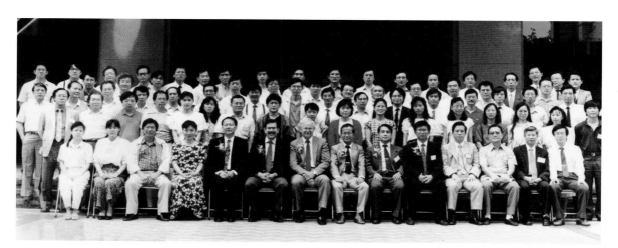

▲圖7-68 1991年（民國80年）5月18~20日，臺北國泰綜合醫院之美國南加大牙醫系植體再教育課程學員合影。前排左六起艾迪荀（Dr. Adishian）、萊陀（Dr. Lytle）、蔡光雄、吳哲輝、李幸南。
（照片來源：莊世昌）

　　1989年11月，施錫良結合了一群牙科植體同好，成立了「植體讀書會」，開啟了臺灣牙科植體集體研究的風氣。兩年後，積極成立「臺北市牙科植體學學會」，成為臺灣第一個以「牙科植體研究」的正式組織，為我國牙科植體學的發展踏出了極為重要的第一步。1992年3月，該學會邀請了「國際口腔植體專科醫師學會」理事長朱蒂（Dr. Judy）來臺演講，轟動一時[56]。

---

56. 臺北市牙科植體學會網站。

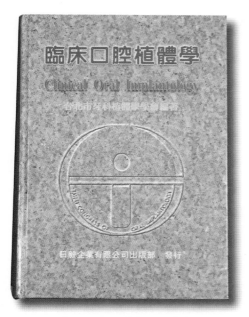

▲圖 7-69 《臨床口腔植體學》，這是臺灣牙科歷史上第一本中文植體學專書。
（照片來源：莊世昌）

1995 年 11 月，出版了《牙科植體論文專集》，史無前例；四年後更委託日毅書局出版了圖文並茂的《臨床口腔植體學》，此乃臺灣牙科歷史上第一本中文植體學正式專書（圖 7-69）。植體學會的全國性組織，「中華民國口腔植體學會」則遲至 1995 年 4 月 30 日，迫於國際形勢和國內諸多因素，被動成立[57]。

從此以後，牙科植體隨即普遍地被應用於臨床治療上，起初僅由些極少數的開業牙醫師嘗試為之，直到近 10 年來，由於經驗的累積、手術方法的不斷突破、學術演講與研討會等的推波助瀾，遂蔚為風潮，幾成顯學（圖 7-70）。牙科植體的引進臨床治療，直接衝擊了臺灣的傳統牙科醫療，同時

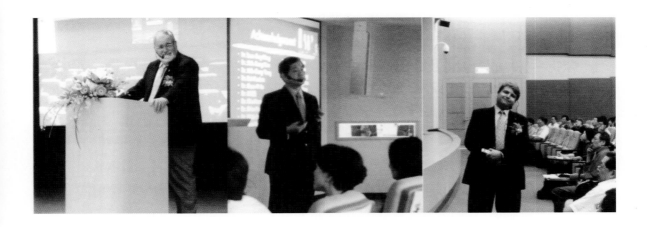

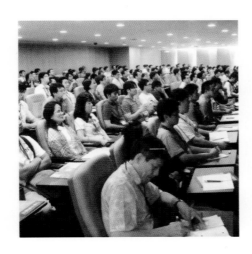

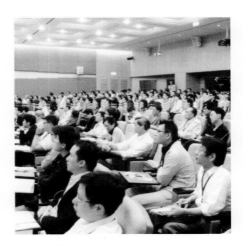

◀圖 7-70 2012 年 8 月 25~26 日，臺灣植牙醫學會（TAO）邀請國際植牙專家尼勞斯‧廉格（Dr. Niklaus Lang）（上左）及喬治爾爾斯‧羅曼諾斯（Dr. Georgios Romanos）（上右）來臺演講，並由美國密西根大學教授王鴻烈（上中）做重點翻譯；現場來自臺灣各地的五百位牙醫師，坐滿張榮發基金會兩層國際會議廳的會場，顯見臺灣牙醫師熱衷追求新新的植牙技術的熱忱。
（圖片來源：臺灣植牙醫學會）

57.〈專訪本會創會會長郭英雄教授〉，《中華民國口腔植體學會會訊》，民 95 年 4 月，頁 8~10。

也間接革新了臺灣的醫療型態和牙醫學的教育，目前牙醫學教育已將牙科植體學列為學生必修科目。

（5）審慎樂觀面對植牙萬能的迷思

骨整合（osseointergration）是當今植體學的靈魂，而植體型態的設計演進不外乎遵循著「纖維整合」（fibrointergration）或是「軟組織整合」（soft tissue intergration）的兩大重點方向而行。前者發生於植體頸部，而後者則在根部發生，兩者有相輔相成的重要性。人類歷經數十年的努力與嘗試，要尋找理想的植體材質，最後萬流歸宗，以鈦金屬為主流。其間為了提高植牙的成功率也帶動著其他生物科技的蓬勃發展，同時催生了許多生醫材料的誕生以及新穎口腔顎面外科手術的發明。提昇植牙成功率是牙醫界長期以來，一致努力追求的理想與目標。當骨引導再生術（guided bone regeneration）與富含血小板血漿（platelet-rich plasma）巧妙的運用，將其功能發揮到極致時，妙用可謂無窮。尤其在面臨齒槽脊嚴重萎縮與曾經被牙醫師視為「禁地」的上顎竇時，齒槽脊增高術（ridge augmentation）和顎竇增高術（sinus lift）植體學開闢了另一片新的天地。近年來，電腦斷層攝影（CT scan）的進步與影像處理軟體的搭配應用，製作了「手術引導」（surgical guide），使得臨床植牙手術的安全性大為提升，同時也大幅降低了術中的誤差和術後的併發症與後遺症。

臺灣牙醫界正戮力於將植體手術提升到與世界等同的水準，並普及於一般開業診所，成為日常例行性診療的一部分，嘉惠病人，這是牙醫學進步的福音，可喜可賀；但是價格昂貴與許多術後的不確定性，使許多病人望而卻步，躊躇不前，這是牙醫師們應該再更努力之處。2006年，臺北醫學大學校長邱文達（現任行政院衛生福利部部長）有感於口腔健康照護的重要，在政府政策的支持下，積極推動產、官、學、研、醫的整合，由其口腔醫學院教授歐耿良領軍，投入本土人工植體的研發。2009年7月，經北醫口腔醫學院人工牙根產業加值平台的策略輔導，座落於高雄科學園區生技醫療專區的鴻君科技，與北醫大成功合作開發。2010年7月，臺灣第一支人工牙根誕生，命名為「Ti-one 101 人工牙根系統」，通過第三等級植入式醫療器材 GMP、歐盟 CE 和美國 FDA 之認證。成為第一支於國科會南部生技醫療器材產業聚落發展計畫支持下，自行研發生產的人工植體，並以其優越噴砂酸蝕（SL Affinity）植體表面功能化處理技術，超親血性，達到快速骨整合之功能，2011年11月4日，獲頒「第八屆國家創新獎。」（圖 7-71）

當牙科人工植牙成為當代牙醫界的顯學時，牙醫師即陷於「植牙萬能」的迷思中，深深以為人工植牙已取代了牙科醫療的一切。當今牙醫界舉目所睹、充耳所聞，即是人工植牙，此意味著當今牙醫師倘不諳植牙之術，即顯落伍。牙科人工植牙是牙醫學發展中一個劃時代的選項，但並非可取代所有牙科的醫療，它只是使得整個口腔醫療更相得益彰而已。當今牙醫師似有「非植牙莫屬」的醫療心態，而忽略了其他牙科醫療技術的磨練與新知識的追求，此非病患之福，亦是醫療糾紛之源。誠然牙科人工植牙所涵蓋的醫療技術的推陳出新、生醫材料的日新月異以及治療觀念的革新演進，提供了先前在口腔治療中所無法解決的難題，實是造福人類之舉，但

是病人的口腔疾病亦絕非唯有植牙方能解決的。因此牙醫師在熱衷追求嶄新的植牙技術時，背後實不可忽視「綜合診斷、整體治療」的基本精神。

　　雖然牙科植體的技術日新月異，生醫材料的研發一日千里，但是今天牙醫界在植牙技術方面依然面對著一些仍未突破解決的困境。首先是老化的問題，其次是全身性疾病的問題。而精確的瓣膜設計、細膩的外科手術、完美的縫合技術和謹慎的術後照顧是植體種植成功的關鍵。（圖7-72）

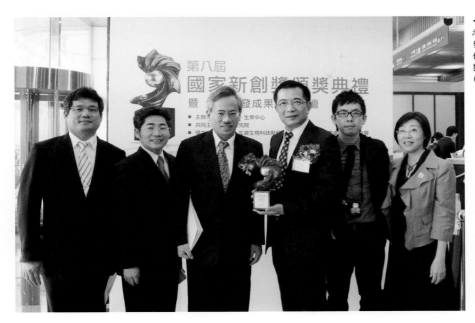

◀圖7-71　2011年11月4日，鴻君科技獲頒第八屆國家創新獎。圖中人物自左至右：江錫仁、歐耿良、邱文達、鄭鴻君、劉慶捷和林玉燕。
（照片來源：歐耿良）

▶圖7-72　人工植牙成為當代牙醫界的顯學；圖為植牙手術器械及減菌包裝的植體。
（圖片來源：Hubertus Spiekermann., *Color Atlas of Dental Medicine,Implantology*, Stuttgart: Thieme,1995）

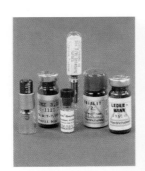

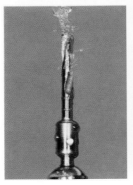

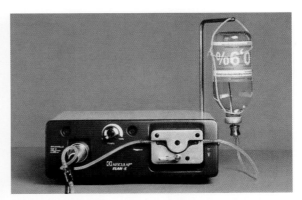

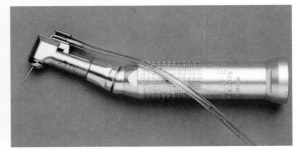

第八章　牙醫界的榮耀—醫療奉獻獎

　　為樹立醫者典範，發揚優良醫療從業人員之精神及事蹟，並肯定其無私、無悔之付出，長期恪守在國內外偏遠地區、基層單位為他人默默奉獻之醫事人員，由行政院衛生署、立法院厚生會、民生報、國際厚生數位科技股份有限公司、臺北市政府、TVBS無線衛星電視台暨飛碟廣播電台合辦，財團法人厚生基金會承辦之「醫療奉獻獎選拔暨表揚活動」，其目的在宣揚醫療從業人員為了人類的健康所做的不求回饋的奉獻，這是人性的極致表現。在其所頒的獎項中共分有「個人醫療奉獻獎」、「特殊醫療貢獻獎」和「團體醫療奉獻獎」等三項。在牙醫界的榮耀中，有「四一五口腔服務小組」榮獲第八屆團體醫療奉獻獎（1998）、韓良俊獲得第十二屆個人醫療奉獻獎（2002）、「臺灣路竹醫療和平會」榮獲第十六屆團體醫療奉獻獎（2006）、林鴻津榮獲第二十屆個人醫療奉獻獎（2010）及黃純德榮獲第二十一屆個人醫療奉獻獎（2011）。

第一節　「四一五口腔服務小組」榮獲第八屆團體醫療奉獻獎

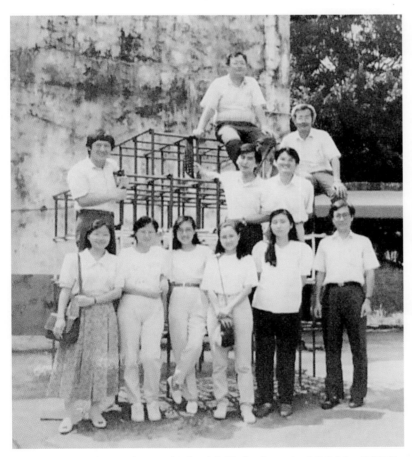

　　「四一五口腔服務小組」是由蕭於仁、林鴻津、陳錦松、林利香與黃淳豐等5位牙醫師為「上山實踐年輕時的愛與夢」，於1991年（民國80年）4月15日所組成，之後陸陸續續有多位牙醫師及牙科助理短期加入服務行列。目前成員除了以上5位之外，尚有吳英寬，黃孝忠，朱于燁等3位牙醫師加入，總共有八位成員（圖8-1）。起初他們的重點是著眼於為原住民學童進行免費診療服務，完全是屬自發性參與，每月上山一次，沒有報酬，還須自掏腰包購買儀器，並

▲圖8-1　牙醫界自發性至偏遠山區服務的先驅者與開拓者—「四一五口腔服務小組」的醫師們，最上排為蕭於仁，中排右起林鴻津、蘇志良、陳玄祐、陳錦松，下排右一起黃淳豐、左起陳薇惠、林利香和林欣欣。他們以簡單的行囊，為數不多的組員和一顆付出真愛的心，足跡遍布了整個北臺灣，為原住民兒童的口腔健康做出了最大的奉獻，也「上山實踐年輕時的愛與夢」。1998年，榮獲第八屆團體醫療奉獻獎。
（照片來源：林鴻津）

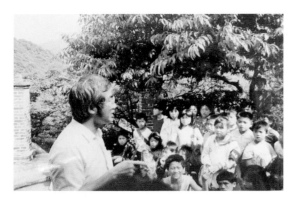

▲圖 8-2　1992 年（民國 81 年），林鴻津在桃園復興鄉三光國小的樹下，為全校學童作口腔衛生教育。
（照片來源：林鴻津）

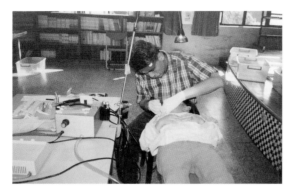

▲圖 8-3　1992 年（民國 81 年），吳英寬為桃園復興鄉高義國小學童做齒裂溝隙封填。
（照片來源：林鴻津）

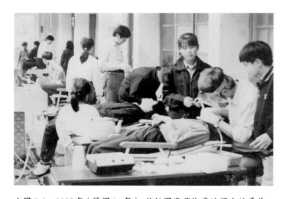

▲圖 8-4　1992 年（民國 81 年），於桃園復興鄉高坡國小的義診。
（照片來源：林鴻津）

推動山地貧童認養活動。該小組足跡遍達北臺灣的山地鄉村，包括桃園復興、新竹尖石、宜蘭南澳、大同、三星等地，並於臺北縣平溪、十分、牡丹等地巡迴醫療。此一群熱情卻沉默的年輕牙醫師，10 年來把腳印踏遍北臺灣山地鄉鎮，荒山野嶺，貧瘠海邊，處處留下溫馨的足跡，為原住民及偏遠山區小朋友的口腔健康把關（圖 8-2~4）。最重要的是他們除了關心山地兒童的口腔健康問題外，還把服務的觸角擴及社會關懷的層面，認養原住民學童，提供他們學費。如同馬偕精神再現，他們的義行不只鼓舞了社會，也刺激牙醫界群起投入社會公益服務。

從事山地原住民服務的「臺灣世界展望會」對「四一五」之義舉，讚譽有加。該會負責原住民偏遠醫療事務的督導邱秀治說：「近年來，醫界自發性到偏遠山區服務的團體漸漸增多，而『四一五』可謂是其中少數先驅者與開拓者，如同『路竹會』、『嘉義阿里山服務隊』及各縣市牙醫師團體等，都是跟隨著『四一五』奉獻山地醫療的腳蹤而默默向前而行。」

為何取名「四一五」？創始成員之一的蕭於仁說：「也許是紀念『鐵達尼號』在 4 月 15 日沉船吧！」當初他們並沒有想為這項山地口腔醫療的任務，取一個神聖的名字；後來為了對外聯絡的需要，選擇了『1991 年 4 月 15 日』，首度出發到桃園縣復興鄉義診的那一天作為成軍之日，以此為其行動的神聖代號。追本溯源，此山地醫療服務隊實萌芽於學生時代的「口腔醫療服務隊」。踏出校門後，每人忙於開業，為了生計，孜孜矻矻，日以繼夜；直到 1990 年，這時他們稍有喘息機會，大家也都覺得累了。蕭於仁自認需要充電，於是參加卡內基訓練課程。這項訓練在結業前有一道功課，要求每一位學員審視自我能力，檢討自己對社會做出哪些貢獻。這時，他腦海中閃過學生時代曾參與口腔醫療服務隊的情景。「那時不是說好：以後要常上山為原住民服務嗎？」於是，他在所有學員面前承諾：「我要為山地小朋友的口腔健康，盡一己之力。」君子一言，逼著他

上梁山。於是，他展開實際行動。隔年 2 月，先跟著耕莘醫院山地醫療服務隊，到新竹尖石鄉「考察」三天。接著，找臺灣世界展望會，獲知山地醫療資源現況，提出每月奉獻一天到山地鄉，進行兒童口腔醫療服務的構想。他徵求了大學死黨林鴻津、陳錦松及林利香等人響應。來自山中的呼喚，立刻勾起學生時代的熱情，大家承諾在人到中年前重新出發，去實踐年輕時的誓言。 工欲善其事必先利其器，醫療服務最需要的是牙科材料及檢查口腔器械。於是蕭於仁自掏腰包，向美國郵購一套可攜帶式的簡便口腔醫療器具（圖 8-5），林鴻津則募集大批牙膏、牙

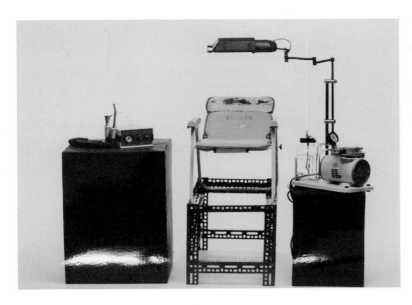

◀圖 8-5　牙科治療需要較多的周邊設備，為了搬運及實際操作的需要，初期「四一五口腔服務小組」的醫師們以兒童專用的洗髮椅或是躺椅，加裝角鋼作為支架後，即充當牙科治療椅；磨牙時，水柱壓力不夠，便把三張桌子疊高，水桶置放其上，就達到了「加壓」的效果，後來才改用盛裝可樂飲料的壓力桶。那時為了把治療器械搬上山頂，一行人費盡心思，器材雖然克難，仍要符合無菌、消毒及實用的標準與原則。林鴻津說：「目前『四一五』全套牙科義診器具，已經是第四代的改良品了。」
（照片來源：林鴻津）

刷、牙線，準備分送山地學童；其他醫師則從診所中自備拋棄式的牙科器具，勉強湊足醫療之所需，隨即整裝出發，遠征到復興鄉光華國小。林鴻津記憶裡最深刻的一件事是初抵光華國小，每一個小朋友一張口，都是滿口蛀牙，幾乎找不到全口沒有蛀牙的兒童；而孩子有 4、5 顆蛀牙，稀鬆平常。在新北市開業的黃淳豐說：「一般人以為山地小朋友吃糖果或零食的機會比平地小朋友低，怎麼會有如此高的蛀牙率？其實，原住民小朋友因沒有其他娛樂，一有零用錢，泰半花在購買零食上；而許多原住民家長對口腔保健不甚在意，以致大人、小孩同遭牙疾之苦。」

　　不過，北醫附設醫院牙醫師林利香指出，到山上難免一切因陋就簡；牙科診療需仰賴燈光輔助，日光燈不能聚光，礦工頭燈又不方便；所以為兒童看牙時，往往需要徵求別的小朋友充當助手，幫忙在一旁拿手電筒打光。此外，早期他們向學校接洽義診事宜，部分校長不甚熱衷，或以調課麻煩為由，經常婉拒了義診的美意，也令他們為之氣餒。事實上，「四一五」為山地小朋友填補蛀牙或拔牙，並不是上山義診的目的；最重要的是教他們從重視口腔衛生做起，進而預防牙疾。因此，他們花了許多時間，為小朋友進行口腔衛教，教他們餐後如何潔牙、如何使用牙線。但他們發現，當牙醫師為學童上課時，有些老師竟在後面改考卷或打盹，絲毫未體會義診隊的苦心及口腔衛教對下一代的重要性，令他們十分沮喪。於是，他們決定先從教育老師做起，並半恐嚇式地提醒老師們：「壞 1 顆牙，要補 3 顆」、「做 1 顆假牙要 7、8 千元以上」，進而灌輸孩童從小注意口腔健康的重要與必要。蕭於仁及黃淳豐都表示，他們到山地鄉為原住

民學童服務，最初只是想彌補偏遠地區醫療資源的匱乏，能做多少，就做多少；每當做完義診，大夥兒吃桂竹筍、吃山產，學童還列隊歡送他們下山，這些都成了「四一五」最津津樂道的回憶。

不過，他們也不時發現，山地學童中不乏單親家庭，更有不少人經濟環境窘迫，連就學尚且困難，哪裡還講求口腔衛生？因此「四一五」請求臺灣世界展望會及學校提供名單，讓他們「認養」學童，提供每人每月學費 2,500 元。林鴻津還承諾，只要孩子考上大學，還會幫他們介紹工作。但原住民的問題複雜而多元，陳錦松感慨：「即使知道正在看牙的女童，將來可能被父母賣身、流落火坑，我們卻無計可施。」9 年來，「四一五」成員最多達到 20 人，如今固定「跟團」者有 7、8 人，他們每個月撥出一天，前往山地鄉服務的模式，漸漸在牙醫界群起效尤，這幾年，包括苗栗、雲嘉、花蓮等地牙醫師也相繼組團上山服務，就好像蒲公英的種籽，隨風散開各地，開花結果。

當今由於醫療生態改變，目前偏遠地區已有適當牙科醫療資源，「四一五」現階段主要服務重點轉為身心障礙者的口腔衛教推廣，及中輟生中途學校的牙科醫療服務，並配合牙醫師全聯會及外交部參與國際醫療服務。

第二節　第十二屆個人醫療奉獻獎—韓良俊

由於憂心咀嚼檳榔導致口腔癌的危害日深，他率先發動社會拒嚼檳榔，下窮鄉、上媒體，馬不停蹄地四處宣傳，即使業者群起陳情、暴力恐嚇，他毫不退縮；矢言窮盡剩餘之力，護衛全民口腔健康，他是前臺大教授韓良俊（**圖 8-6**）。2002 年 2 月 21 日，以（一）支持衛生署推

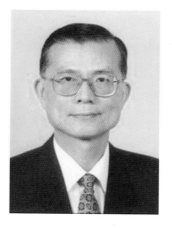

◀圖 8-6　韓良俊
1962 年臺大牙醫學系畢業，1970 年日本大學齒學博士。1985 至 1988 年間，任成大醫學院臨床顧問團（籌備成大醫學院及成大醫院）委員，1986 年任中華民國口腔顎面外科學會籌備會主任委員，並於 1989 年擔任該學會理事長。1988 至 1994 年間，任臺大牙醫學系主任、牙醫科學研究所（現更名為臨床牙醫學研究所）所長及臺大醫院牙科部主任。1990 年起，任行政院衛生署國民衛生諮詢委員會牙醫小組召集人，至 1992 年改任該署牙醫諮詢委員會委員兼第一、二、三、七屆主任委員；自 2003 年起，任行政院衛生署口腔醫學委員會主任委員迄今。1999 至 2005 年間，兼任國家衛生研究院論壇健康促進與疾病預防委員會委員，兼「檳榔與口腔癌」與「口腔健康與疾病預防」等小組召集人。2002 年 2 月，自臺大退休，並於同年 4 月獲第十二屆個人醫療奉獻獎。
（照片來源：臺灣大學醫學院牙醫學系）

動檳榔危害之政策，（二）開創「牙科鎮靜麻醉小組」，（三）在牙醫界之貢獻與努力與（四）擔任國家衛生研究院論壇健康促進與疾病防治委員會委員，兼「檳榔與口腔癌」、「檳榔與癌前病變、癌前狀態」及「檳榔之其他健康問題」等小組召集人此四項理由，榮獲「第十二屆個人醫療奉獻獎」（**圖 8-7**），為其畢生無上光榮。

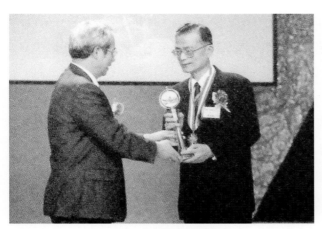

▲圖 8-7　2002 年 4 月，在第十二屆醫療奉獻獎頒獎典禮上，韓良俊自當時臺北市長副市長白秀雄手中領取醫療奉獻獎獎座。此為牙醫界獲此個人獎項之首例。
（照片來源：韓良俊）

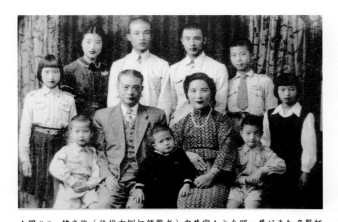

▲圖 8-8　韓良俊（後排右側打領帶者）與其家人之合照。其父為知名醫師韓石泉（前排著西裝者）。
（圖片來源：鄭世榮總編輯，《臺灣口腔顎面外科學先驅—韓良俊教授榮退專輯》，臺北市：韓良俊教授榮退專輯編審委員會，民 92〔2003〕）
註：有關韓石泉醫師行誼，可參閱莊永明著《愛人如己的醫界典範—韓石泉醫師的生命故事》，遠流出版。

韓良俊，1936 年（民國 25 年）生於臺南市，臺大牙醫系畢業後，赴日取得日本大學齒學博士學位。歷任臺大牙醫系教授、主任及牙科研究所所長。曾任衛生署牙醫諮詢委員會主委，目前擔任國家衛生研究院「檳榔與口腔癌」研究小組召集人。家中共 11 個兄弟姊妹，他排行老六，其中五兄弟皆為醫師，因而在南臺灣贏得「一門醫傑」之美譽（圖 8-8）。在過去行醫 40 年中，他最感佩於父親視病猶親之庭訓，以及留學日本時，千葉大學口腔外科教授佐藤伊吉所說：「臨床上，病人是最重要老師。」因此，他最念茲在茲的是如何瞭解病人的感受。

臺大退休員工陳標卿說：「口腔癌患者常來自中下階層，韓教授對病患解釋病情極為詳細，毫無大教授的架子，問診細心、親切；冬天裡，他擔心自己雙手冰冷，為病人下顎觸診時會讓病人不舒服，他會先將雙手搓熱，後來還在診間裝了烘手機，讓病人感觸到的不止是他暖烘烘的手，還有暖烘烘的心腸。」韓良俊對待病人總是和顏悅色，但對口腔手術絲毫不馬虎。與其共事 30 年的臺大牙科教授郭英雄說：「韓教授堅持慢工出細活，經常為了如何縫合傷口，使其平整，一再琢磨，因此手術常比預定時間長。不論大小手術，他總在開刀前一晚先去探視病人，研讀相關資料；早年甚至還一邊開刀、一邊翻看教科書，連住院醫師看了在一旁竊笑，但也看出韓教授手術過程毫不鬆懈與執著。」對於自己開刀速度慢，韓良俊常引用日本口腔外科權威教授中村平藏的告誡：「手術與其拙速，不如巧遲。」意謂手術與其做得快、技術差，不如做慢些，技術好一點，也有助病人的預後。臺大牙科醫師陳信銘說：「韓老師強調病人不能當醫師的實驗品，每一次手術無法重來，因此，絕不能抱持自大、傲慢的心態行醫。」

執業 40 年，韓良俊憂心於臺灣的口腔癌發生率越來越高。國內檳榔消費人口已由藍領擴及白領階層，且有年輕化的趨勢，「檳榔族」已逾 300 萬人，一年的檳榔消費達 1,400 多億，足可興建一條高速公路；而全臺每年死於口腔癌者逾 1,300 人。常有病患因長年嚼檳榔而得了口腔

癌，卻向醫師抱怨怎麼不早點提醒他：「嚼檳榔有害，甚至會致癌！」如此悲歌總是在醫院的
迴廊中迴盪。檳榔不僅危害國人健康，山坡地種植檳榔，更是水土保持的一大傷害，據估計一
年中之水資源流失量相當於一座石門水庫。韓良俊說：「長久以來，政府對檳榔問題採取放任
態度，所謂不鼓勵、不輔導和不禁止的『三不政策』。」種植檳榔有利可圖，因而很快成為臺
灣第二大農作物。而「檳榔西施」衍生的色情文化和社會道德價值觀的破壞，讓他無法再坐視，
因而提出「檳榔亡國論」；於是開始研究檳榔添加物與口腔癌之關聯性，並自 1996 年起，和中
華民國防癌協會、衛生署合作，藉著電子媒體無遠弗屆的影響力宣導檳榔危害，有時親自下鄉，
與業者、鄉民對話，南北奔波演講，極力宣導。由於不少黑道插手檳榔販售，自然心生不滿；
但他無畏於業者的暴力恐嚇，1997 年，由南海文教基金會出資播出的電視廣告，以檳榔致癌的
血淋淋照片及種檳榔引發土石流的畫面，希望喚醒國人，對檳榔說「不！」（圖 8-9）；頓時檳
榔生意大幅下滑，近萬名業者因而
北上陳情。當大隊人馬經過臺大醫
院時，有人以擴音器叫罵，要韓良
俊「有膽出來！」但這些威脅都不
曾動搖韓先生「反檳榔救國」的決
心。除了繼續推動拒嚼檳榔、著書
宣導檳榔的危害外，也率先在臺大
開設「檳榔學導論」，並首開「口
腔檳榔疾病特別門診」，結合官方
與民間力量，共同防治口腔癌。

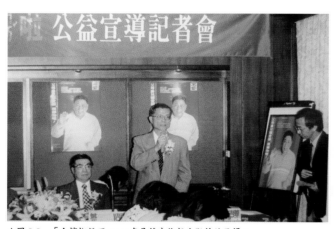

▲圖 8-9　「向檳榔說不」，一直是韓良俊努力堅持的目標。
（圖片來源：鄭世榮總編輯，《臺灣口腔顎面外科學先驅─韓良俊教授榮退專
輯》，臺北市：韓良俊教授榮退專輯編審委員會，民 92〔2003〕）

韓良俊在反檳榔問題上，表現
了他的專業良心和愛鄉土、愛社會

的情操，在創立身心障礙者牙科門診上，則表現了作為醫者的悲憫。1988 年，他在臺大牙科主
任任內，突破該院編制及預算限制，與蘇宣銘、黃桂芬等醫療團隊首開鎮靜麻醉口腔治療，至
今受惠的身心障礙者，難以計數。

　　韓良俊說：「腦性麻痺、自閉症、智障或唐氏症等身心障礙兒，在先天限制下，不易與外
界溝通，常轉而以『吃』求得生活中的滿足，家長也常以滿足他們的口腹之慾來表達對孩子的
溺愛，因而導致這些障礙兒牙疾叢生，滿口蛀牙，有些甚至痛到以頭撞牆。」蘇宣銘也說：「這
類孩童容易焦慮、躁動，又無法與牙醫師配合，一不小心就會被器械弄傷，不少基層牙醫都視
看這些病人為畏途；轉到大醫院收治，也常需大費周章，小毛病即送開刀房，每次起碼住院 3 天，
更讓這些病兒怕看牙科。」於是，韓、蘇兩人積極籌辦在門診施以鎮靜麻醉，以進行牙科治療，
當天即可解決病兒的看牙之苦。鎮靜麻醉門診解決了許多身心障礙兒「有口難言、無處就醫」
的窘境，對弱勢團體的照顧，樹立醫界愛心的典範，確實為身心障礙兒之牙疾診治帶來無限的
福音。

　　2002 年 2 月，韓良俊自臺大退休，老驥伏櫪，猶不忘提筆針砭時事；也無法忘情臨床工作，

依然在臺大看診，為催生「臺大口腔醫學院」，努力不懈。在身著的白袍上始終別著一枚「拒嚼檳榔」的徽章，誓訴有生之年，必為推動全民拒嚼檳榔而努力，作為全職的義工，也是一位向檳榔宣戰的牙科硬漢。

第三節　「臺灣路竹醫療和平會」榮獲第十六屆團體醫療奉獻獎

「臺灣路竹醫療和平會（Taiwan Root Medical Peace Corps）」（簡稱路竹會）創於 1995 年（民國 84 年）12 月 17 日，是一個由牙醫師劉啟群（圖 8-10）發起的非宗教、非營利的民間社團組織。以組成醫療服務團，透過義診、宣導健康衛教觀念等方式，在國內外醫療資源不足地區，提供醫療援助，實現人道關懷。該會目前是國內第一個也是唯一以臺灣名義加入與聯合國之具有諮詢地位與具有投票權之 CONGOINGOs（The Conference of Non-Governmental Organizations in Consultative Relationship with the United Nations）的非政府組織。2006 年，獲得第十六屆團體醫療奉獻獎。同年在美國成立分會，希望朝向成為國際性的非政府組織（INGO）邁進。冀結合美國的優秀醫界與公益界人才，加強發揮緊急醫療的功能以及人道關懷與救援。

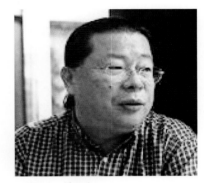
▲圖 8-10　劉啟群
臺北醫學大學牙醫學系第十五屆畢業，四海為家的地球村醫生，國、內外偏遠地區的醫療義診領航者。
（照片來源：臺灣路竹醫療和平會）

該會之創立起源於牙醫師劉啟群有感於「尖石鄉道路不好，醫療缺乏」，於是糾合了幾位志同道合的醫界朋友，其中有醫師陳德芳、蔡淳娟、林慧雯、牙醫師黃淳豐、護理師許金鑾、廖朱秀、吳美珠、江素娥、醫檢師魏淑貞及義工陳文娟、唐榮麗等人，於 1995 年 12 月 17 日清晨，在其率領下，直奔新竹縣尖石鄉之鎮西堡和新光部落。在新光部落揭開了他們首次義診的序幕。由於此次義診的經驗，彌足珍貴，更埋下臺灣路竹會投入遍遠地區義診的種籽。接下來的幾個月裡，他們走訪了宜蘭南山、南投武界、苗栗天狗及南投紅香等近 20 個山地部落；然而，愈深入遍遠地區，他們愈感受到醫療資源不足的困境。飽受衝擊之餘，劉啟群他們決定每月固定外出義診一次，觸角也愈伸愈遠，只要四輪傳動越野車能到的地方，就有他們的足跡，「臺灣路竹會」（圖 8-11），佳評如潮，不脛而走。

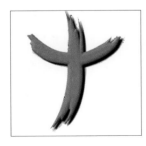

◀圖 8-11　臺灣路竹醫療和平會的會徽，該會徽是以中國甲骨文的「竹」字為造型，設計理念源自於該會的醫療服務屬性，將「竹」字與紅「十」字的造型融合，同時，以紅色為主要色系，象徵著的熱血與大愛，「無限燃燒，完全奉獻」。起初，在山區義診時，總會在部落看見竹子，竹子雖然不是高貴的植物，卻可以多方面發揮用途，象徵面對疾病除了醫療問題，還要有全方位的服務。勇敢果決的面對問題，才能解決病痛。尤其竹子中空象徵路竹的謙虛精神，誠實不誇的做事態度。竹子有節象徵路竹人的有志學習，正直廉潔的處世原則，正與醫療團的宗旨不謀而合。因此，醫療團定名為「路竹」，象徵愛從臺灣出發（TAIWANROOT），像道路一樣無限延伸，也期望達到「哪裡有需要服務，哪裡就有路竹」的目標。
（圖片來源：臺灣路竹醫療和平會）

交通工具運輸醫療器具的問題經常左右義診的成效。至今仍令劉啟群印象深刻的是 921 大地震隔天，街坊鄰居竟然將一箱箱乾糧、衣物、礦泉水及睡袋等物資堆放在他的診所前，堆積如山，令他手足無措。在迫不得已的情況下，只好透過警廣的廣播，尋求支援；隨即獲得長春車隊的全力相挺，一百餘輛四輪傳動越野車及兩輛十輪大卡車組成的龐大車隊，就載著約 140 名醫護人員及救援物資，浩浩蕩蕩開赴南投埔里災區，投入救災工作。有了那次合作經驗，該會和長春車隊即結下不解之緣。往後的所有義診，往返交通均由長春車隊一肩扛下，醫護人員也才有足夠精神去照護就診民眾。10 幾年來，該會的義診不下百次，難免碰到突發狀況。有次到南投武界部落義診時，巧遇颱風來襲。自埔里通往武界的道路中斷。儘管如此，他們還是準時於凌晨三點從臺北出發，當車隊剛從埔里入山時，就碰到落石坍方，只見武界村的村長早已開著俗稱「小山貓」的小型堆土機，揮汗移除大大小小的落石，奮力搶通道路。他們就這樣一步步往前挺進，等抵武界部落時，已是傍晚時分，但他們一刻不得閒，下車後馬上動手架設醫療儀器，在映著昏黃燈光下，立即開診。「即使刮風下雨，既定的行程絕不改變。」劉啟群解釋說環境愈是惡劣，偏遠地區民眾愈是需要醫療照護，就算只是個小小的義診團隊，對他們來說，都是及時雨。

在國內偏遠山區累積相當豐富的義診經驗後，該會開始向國際進軍。1999 年（民國 88 年），科索夫內戰爆發，他們應外交部之邀，到設在馬其頓境內的難民營義診（圖 8-12），儘管德國、

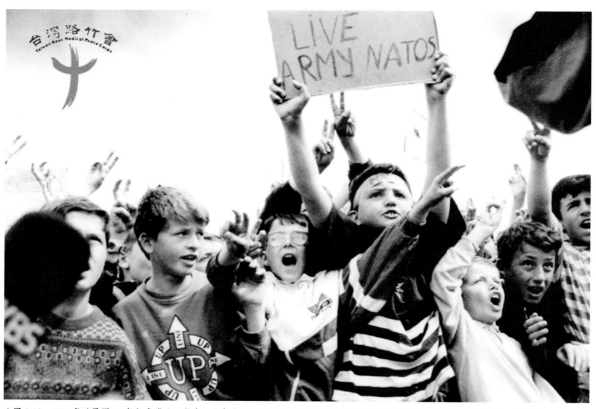

▲圖 8-12　1999 年（民國 88 年）臺灣路竹醫療和平會是亞洲唯一至馬其頓科索夫難民營提供義診服務的團體，為期兩週。此義診之行也開啟了該會推進國際緊急醫療援助的新頁。
（照片來源：臺灣路竹醫療和平會）

英國、以色列、紅十字會、法國無疆界醫師及法國醫師組織等官方、非官方醫療團隊也在當地設點，但臺灣路竹會的義診團最受難民青睞，就診難民從早晨到黃昏，絡繹不絕，成為國際媒體報導焦點，對於提昇我國的國際形象，俾益莫大。隔年印尼蘇門答臘爆發大地震時，外交部就將臺灣路竹會規畫為救援單位之一。地震發生的當天下午，即有 10 餘名醫療人員已整裝待發，奔赴災區，該會動員能力之強，令人動容。

　　臺灣路竹會的觸角愈伸愈廣，從非洲的賴比瑞亞、甘比亞、馬拉威、塞內加爾、賴索托、史瓦濟蘭、奈及利亞及迦納，中南美洲的多明尼加、海地、玻利維亞、巴拉圭、秘魯，一路到亞洲的錫金、菲律賓、斯里蘭卡、印尼、柬埔寨、喜馬拉雅山區及蒙古（圖 8-13~16），幾乎環繞了大半個地球，為「醫療無國界」下了最佳的註腳。

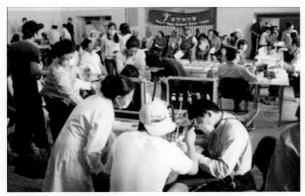

▲圖 8-13　在醫療資源極度缺乏的蒙古，路竹會所提供的醫藥支援與義診，對當地人民更感彌足珍貴。圖為 2007 年 9 月於蒙古之義診。（照片來源：臺灣路竹醫療和平會）

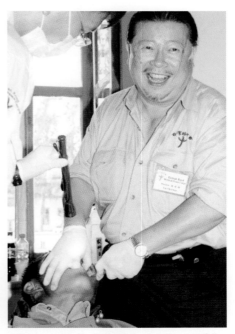

▲圖 8-14　2007 年 9 月蒙古義診：蒙古第一天的義診，劉啟群正在幫患者拔牙；當日總共有 353 位病患，其中有 70 位牙科患者，283 位醫科患者。第一天的治療就發現，蒙古人有許多的 O 形腿、關節炎。骨科醫師梁世宗指出，這應該跟他們長期騎馬的習慣有關。（照片來源：臺灣路竹醫療和平會）

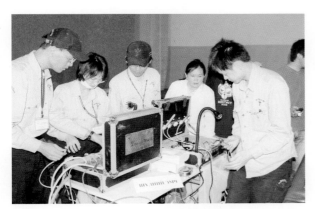

▲圖 8-15　徐子恆（左一）、王怡蓉（左二）、謝晉武（左三）、張凱榮（右一）等醫師在牙科看診前，會同檢查牙科醫療儀器的操作是否正常。（照片來源：臺灣路竹醫療和平會）

▶圖 8-16　2007 年 9 月蒙古義診：蒙古義診所拔下來的患齒。在牙科方面，發現蒙古人的牙根與牙冠比例相較於臺灣人，明顯長了許多。（照片來源：臺灣路竹醫療和平會）

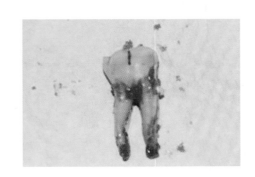

　　彌足珍貴的是他們走過的地方，不乏和我國沒有正式邦交的國家。就拿斯里蘭卡來說，2004 年 11 月底，該會才到當地義診過，一個月後就爆發死傷慘重的南亞大海嘯；當該國總理

打電話給劉啟群請求協助時，他在短短幾天內即組成了 **42** 人的醫療團隊趕赴災區，提供最迫切的醫療服務（**圖 8-17~20**）。稍後他們更募集 **50** 個貨櫃的白米，連同政府及其他民間組織的救援物資一起送達當地，讓臺灣同胞的愛心深植於異域之邦。一路走來，臺灣路竹會固然扮演起推展國民外交的重要角色，但更重要的是，也在國內醫界撒下愛心種籽。

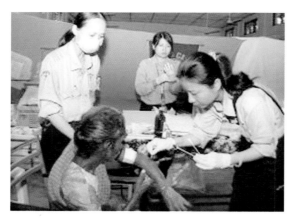

▲圖 8-17　2004 年 1 月，路竹會在南亞海嘯後，前往斯里蘭卡為難民義診。
（照片來源：中央社）

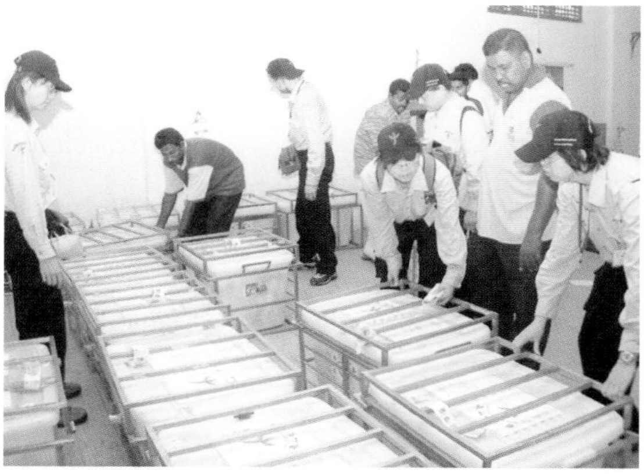

▲圖 8-18　2004 年 1 月斯里蘭卡義診：民間紛紛投入救援行動之際，但是受於國際政治現實，臺灣官方屢次遭到困難與阻礙，不過民間的努力持續不輟，仍倍受肯定。
（照片來源：臺灣路竹醫療和平會）

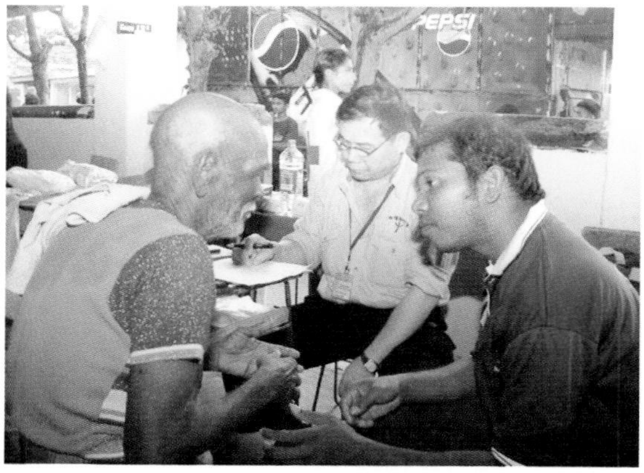

▲圖 8-19　重大災難發生時，人們發揮互助合作的精神最為可貴。斯里蘭卡在海嘯災情中，許多兒童與老人失去了親人。家破人亡的災民期待中長期的協助，以重建家園。
（照片來源：臺灣路竹醫療和平會）

▶圖 8-20　2004 年 1 月斯里蘭卡義診：隨著義診的展開，災民的眼神從空洞呆滯到靈動，傷口從疼痛難忍到癒合，情緒從悲慟哀傷到平復，「那是一種找到依靠的感覺」。圖中為一位牙醫師為災民進行口腔治療。
（照片來源：臺灣路竹醫療和平會）

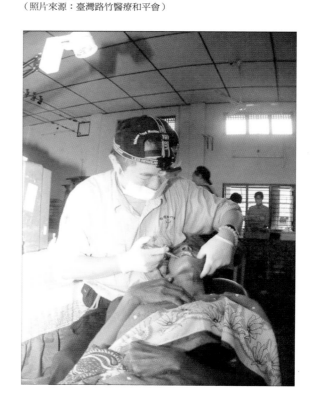

　　路竹會早期出版《路竹》會刊（**2000** 年 **7** 月**創刊**），隨著數位電子化，建置全球資訊網、發行「荒地之愛」電子報、部落格、電子會訊、分享義診經驗與理念。在創會會長劉啟群的領軍下，下轄國內、國外、義工、編輯、專案企畫、資源整合等部門。1995 年 12 月 17 日，劉啟群號召全國各地有志服務於偏遠部落的醫界人士與義工，組成醫療服務團，參與路竹會服務者全係志願服務人員，即使遠赴海外參加義診，成員皆自行負擔旅費。

該會成立之初衷在於對無醫少藥的的偏遠地區，提供醫療服務，進而回饋國際社會。希望每個團體盡己之力，不分種族、膚色、性別或國籍，為世界各地飢餓、貧病、戰火中、流離失所者盡一份力。幫助他們在希望中重建生命，如同 50 年前的臺灣，接受許多歐美傳教士及援外團體的協助一樣，也讓臺灣的「非政府組織」（NGOs）能在國際上發揮更大的實力，提供更寬廣的服務。也讓世界各國家知道，臺灣也是有意願與有實力與能力輸出愛心的國家。時至今日，該會的服務重心固然仍為組成有如「行動醫院」的醫療服務團，為國內原住民部落及急需醫療的地區，持續奉獻。

　　路竹會的成員歷經 11 年的默默奉獻與耕耘，終獲舉世的肯定與讚賞，遂於 2006 年，榮獲行政院衛生署頒予第十六屆團體醫療奉獻獎（圖 8-21），舉團歡欣鼓舞。

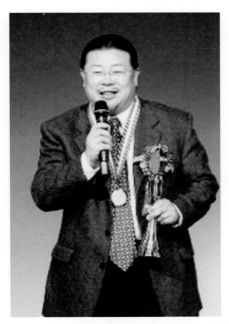

▲圖 8-21　成立十一年後的 2006 年，臺灣路竹會榮獲行政院衛生署頒發第十六屆團體醫療奉獻獎，由會長劉啟群代表受獎。劉會長有感而發地說：「很榮幸能代表路竹會上台領獎，這個獎是屬於路竹會所有工作夥伴的，那怕你只參加過一次。路竹會的工作夥伴散落在臺灣各個角落中，平時大家工作都很忙碌，但我想藉這個機會讓你們知道，『是你們成就了這個獎』。有空時，別忘了回家看看。路竹會永遠歡迎你！也永遠需要你！」
（照片來源：臺灣路竹醫療和平會）

　　多年來，該會不斷號召有志服務於偏遠地區的醫界人士、義工，組成醫療服務團，到許多醫療資源缺乏的地區進行健康衛教觀念的宣導及實地義診，讓無國界的人道關懷精神，透過該會而傳送到最需要醫療的世界各個角落。 多年的投入，劉啟群慶幸自己認識了許多「失去了安定，卻贏得了人生」的好男好女，覺得一路走來並不孤獨。紅香、象鼻、加拿、天狗、馬力觀、鎮西堡、雪霧鬧、下馬美、司馬庫斯……，這一個個偏遠的山地部落，對大多數國人來說，既陌生又遙遠，充其量只是些地圖上的名字而已，但對臺灣路竹會的成員而言，那可是他們念茲在茲的心靈故鄉。國內慈善團體多如牛毛，該會是近 10 年來迅速竄起的一個異數，目前幾已成為國內外義診的代名詞，更為「行動醫院」勾勒出一幅美麗遠景。

　　2000 年 9 月，劉啟群獲聘為外交部新成立的「非政府組織國際事務委員會」委員，與其他志同道合的一群人，共同為提升臺灣的國際形象來努力。對於這個新成立的組織，他最深的期待是「建立熱帶醫療的觀念」，如此不但有助於臺灣加入 WHO，也為身處於亞熱帶的我們建立一些流行傳染病（像瘧疾、小兒麻痺、結核病、愛滋病等等……）的預防觀念。

　　2007 年 10 月，路竹會與日本 PWJ（Peace Winds Japan）共同創立全球性聯盟，路竹會長劉啟群將與 PWJ 執行長大西健丞先生共同簽署聯盟備忘錄。 這是臺灣非政府組織（NGO）走出國際的創舉，以期在救濟貧困與人道救援發揮全球性的力量，並在國際論壇及機構擴大影響力。雙方結盟可以擴大服務的深度與廣度，深入服務的觸角與地區，充分結合教育、醫療、照顧等資源，讓照顧層面更周延。

第四節 第二十屆個人醫療奉獻獎—林鴻津

身心障礙者之口腔醫療是一般牙醫師所避之唯恐不及的，而對弱勢者的關懷也是乏人問津。在科學摧毀哲學，倫理道德在傳統文化中逐漸淪喪之際，基於對生命的敬畏和弱勢族群的關懷，拋棄醉心追求財富的慾望，畢生奉獻於身心障礙者之口腔醫療照護，他是 2010 年第二十屆醫療奉獻獎的得主林鴻津。（圖 8-22）

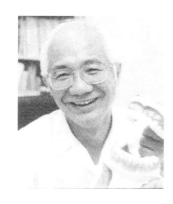

◀圖 8-22　林鴻津
臺北醫學大學牙醫學系畢業。自學生時代起，即對口腔醫療服務與國小學童之口腔衛生教育抱有極高的熱情。雖然在學時期，曾參與北醫口腔醫療服務隊，但是真正實現年輕時所懷抱的服務夢想，則始於「四一五口腔醫療服務小組」之成立。直至健保實施後，始將服務重心轉向對身心障礙者之口腔醫療服務與關懷。尤自 2006 年迄 2011 年間，身任中華民國牙醫師公會全國聯合會身心障礙者口腔照護委員會主委、副主委，負責該領域之規劃與推動事宜。期間，亦至新北市八里愛心教養院與署立雙和醫院牙科部，協助身心障礙者之口腔醫療。畢生奉獻於此乏人問津之醫療領域，樹立了最佳口腔醫學人文的新典範。
（照片來源：林鴻津）

畢業於臺北醫學院（現已更名為臺北醫學大學）牙醫學系的林鴻津，1977 年在學期間，即與同學們共同規劃與組成「北醫學生口腔醫療服務團」，前往臺北縣（今之新北市）之偏遠山區與濱海地區，進行為期兩週的口腔醫療與衛教宣導服務。大學時期的社區服務理念與具體行動，埋下往後關懷弱勢醫療服務的種子。

畢業後，持續醫療服務的熱情，在 1986 年至 1991 年期間，除擔任臺北縣三重市二重國小校牙醫師外，亦至土城少年觀護所，幫受觀護的青少年診治口腔疾病，從此開啟社會醫療服務的契機。

1991 年 4 月 15 日，與北醫大學同學蕭於仁、陳錦松及校友黃淳豐、林利香等牙醫師，共同組成「四一五口腔醫療服務小組」（該小組已於 1998 年榮獲第八屆醫療團體奉獻獎），正式開啟臺灣牙科醫療與口腔衛教推廣同時併行的義診式口腔照護模式。在蕭於仁團長的領導下，十多年的偏遠地區義診服務，其服務對象遍佈台北縣、桃園縣、新竹縣與宜蘭縣等臺灣北部偏遠山區與濱海地區。（圖 8-23~24）

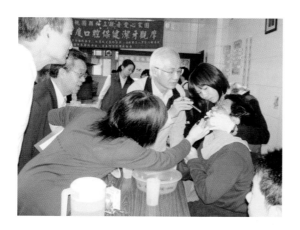

◀圖 8-23　林鴻津在桃園觀音愛心教養院，指導院生潔牙比賽。
（照片來源：林鴻津）

▼圖 8-24　林鴻津為國小學童診療之情景。
（照片來源：林鴻津）

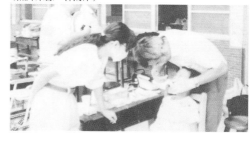

近年來，由於國內健保的普及性，以及中華民國牙醫師公會全國聯合會實施的偏遠地區牙科醫療缺乏補助方案，目前「四一五口腔醫療服務小組」的工作方針轉向國際牙科醫療援助與醫療教育培訓工作，國內服務部分則轉型為身心障礙者口腔照護服務團隊。2002 年至 2004 年間，配合外交部推廣國際援助醫療外交政策，規劃援助邦交國的牙科醫療與口腔衛教推廣業務，觸鬚延伸至帛琉、吐瓦魯、吉里巴斯。（圖 8-25~26）

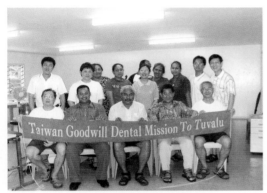

▲圖 8-25　吐瓦魯牙科義診醫護工作人員合影。
（照片來源：林鴻津）

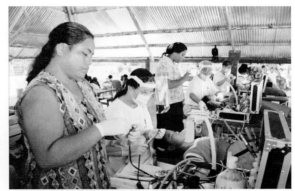

▲圖 8-26　吉里巴斯學童之口腔診療現場。
（照片來源：林鴻津）

1992 年起，配合臺北縣政府（現已升格為新北市）為改善偏遠地區國小學童牙科醫療缺乏需求，結合臺北縣牙醫師公會與北醫附設醫院牙科資源，依據「四一五口腔醫療服務小組」服務模式規劃成立臺北縣牙醫師公會牙科義診醫療服務團，為期長達 12 年，定期到校服務為該市偏遠小學學童口腔照護與衛教推廣。

由於「四一五口腔醫療服務小組」成功且有效率的口腔醫療照護模式受到牙醫界的肯定，接受邀請，於 1994 年至 1995 年間，協助輔導臺灣世界展望會與屏東縣、苗栗縣牙醫師公會等團體，依據「四一五口腔醫療服務小組」服務模式規劃成立牙科義診醫療服務團，計前往花蓮、屏東、臺南、嘉義和苗栗等地區，輔導當地牙醫師團體成立牙科義診醫療服務團隊，落實牙科醫療服務與口腔衛教之全面推廣。由於健保的普及性與醫缺補助方案，該小組已於 2004 年終止了國內的例行性牙科義診服務團業務。

林鴻津對身心障礙者之口腔醫療投入的轉捩點是在 1995 年，當時由於參加北醫牙科校友會的「關懷身心障礙者牙科醫療活動」，開始有比較多的機會接觸身心障礙者，加上長期在國小校園中活動，接觸到相當多的特教班重度身心障礙者，也從此開啟身心障礙者口腔醫療照護的探索之路。由於當時國內對於身心障礙者牙科醫療需求相當漠視，因此沒有找到具體又有效率的身心障礙者口腔醫療照護方法。

2003 年至 2004 年間，林鴻津多次前往日本福岡、東京、大阪等地考察身心障礙者的口腔醫療業務，發現日本對於身心障礙者的口腔照護相當完善，牙科醫療與口腔衛生教育並行，特別重視身心障礙者口腔衛教預防的部分。反觀國內的醫療生態，尤其主導臺灣牙科醫療業務的健保局，卻只重視醫療業務而忽視口腔衛生預防教育的重要性，亦即寧願花醫療大錢、不願付

預防的小錢之短視作法。雖然林鴻津曾在 2004 年至 2006 年間，多次在會議中向衛生署醫事處提建議，期望身心障礙者口腔醫療照護也能學習日本的經驗，儘快在全國各地成立身心障礙者口腔醫療保健中心，並且依據「四一五口腔醫療服務小組」的服務經驗模式，期望牙科醫療與口腔衛生教育預防工作能夠並行。由於國內身心障礙者牙科醫療體系的不健全，身心障礙者的口腔衛教預防工作更是應該優先處理，為了防患於未來，實有必要從嬰幼兒階段早期介入，以避免將來須花費更多的醫療資源。可惜當時政府相關單位無法接受完整的建議；所幸在事隔多年之後，醫事處已完成此項規劃，並在北、中、南、東各都會區，建置成立身心障礙者口腔醫療保健中心。在此期間，林鴻津擔任臺北縣立八里愛心教養院口腔醫療保健照護志工，定期至教養院為院童進行口腔檢查及治療，推動院內工作人員、家長與院生口腔保健服務。為了提升院生與工作人員的潔牙動機，加強潔牙品質，更在 2006 年與 2007 年，舉辦了兩次的院內身心障礙者潔牙比賽，樹立身心障礙福利機構潔牙比賽模式，成功建置該教養院成為身心障礙福利機構潔牙的示範中心，並且配合牙醫全聯會與國健局潔牙推動方案，前往各縣市推廣身心障礙者潔牙教育活動。

2006 年底，與北醫同學劉啟群、校友黃淳豐共同遊說臺北醫學大學校長、董事會與口腔醫學院院長等，在署立雙和醫院成立全國第一個結合牙科醫療與預防教育的「特殊需求者口腔照護中心」，此中心在 2008 年 8 月，正式啟用服務，開啟身心障礙者口腔醫療照護新的里程碑（圖8-27）。

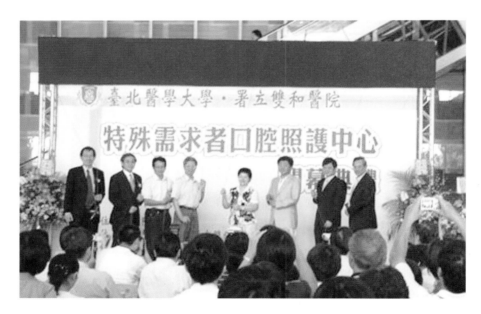

◀ 圖 8-27　2008 年 8 月，署立雙和醫院成立全國第一個結合牙科醫療與預防教育的「特殊需求者口腔照護中心」，開啟身心障礙者口腔醫療照護新的里程碑。台上剪綵的貴賓：右一：邱文達（衛生署長），右二：蘇鴻輝（全聯會理事長），右三：陳時中（前衛生署副署長、臺北醫學大學董事），右四：陳節如（立法委員），右五：陳再晉（衛生署副署長），左一：周世永（臺北醫學大學校友會總會會長），左二：蔡鵬飛（特殊需求者口腔照護學會會長）。（照片來源：署立雙和醫院）

同時，亦配合國民健康局推動「身心障礙者口腔預防保健服務計畫」，推展至 2011 年，已有 180 家身心障礙相關福利機構與特殊教育學校，參與口腔照護計畫，接受訓練的機構相關照護人員超過 10,000 人，受惠院生及特教學童約 30,000 人。

自 2007 年起，整合社會資源，更加入扶輪社等民間團體的力量，舉辦了五屆次的身心障礙

者口腔照護研討會、身心障礙者潔牙紀錄片比賽與潔牙創意表演賽，擴大對身心障礙者的口腔照護影響層面，優勝的潔牙紀錄片也成為各身心障礙福利相關機構的潔牙教學推動教材，榮獲教育部九十六年度「社教公益獎」。

　　林鴻津深刻體認到要完整改善國內身心障礙者的口腔照護問題，必須從機構內服務者的口腔衛生教育改善做起。因此，自 2006 年起，即以播種的方式致力培訓牙醫師、機構內照護者如護士、保育員等相關人員基本口腔照護知識與技能提升，除傳授口腔衛教基本常識、身心障礙者潔牙技巧外，並示範、指導照護者如何幫身心障礙者進行潔牙工作。2007 年至 2009 年間，更親身參與錄製身心障礙者潔牙紀錄短片，並完成《身心障礙者口腔預防保健手冊》及「機構內潔牙教學光碟」之製作，提供身心障礙福利機構和相關團體，作為潔牙教學參考資料。另外，為落實「改革需從內部教育著手」，自 2009 年起，大量招募牙醫師、口衛系畢業生、身心障礙福利機構與特殊教育學校內的護士、教師、教保員等相關人員，進行為期六天的「身心障礙者口腔照護指導員培訓」教育課程，期望完成受訓的口腔照護指導員能夠發揮從內部自我改造的功能，以改善身心障礙者之口腔衛生狀況。總計自 2009 年至 2011 年間，共有 1,195 位口腔照護指導員完成全程訓練與通過測驗，並取得中華民國牙醫師公會全國聯合會認可的口腔照護指導員證書。2009 年 8 月，配合教育部的特殊學校口腔照護培訓方案，召集國內 24 所特殊教育學校的護士與教師共 48 位，接受為期 5 天共計 48 小時的口腔照護指導員訓練。2010 年，立法院厚生基金會為表彰林鴻津對身心障礙者口腔醫療的貢獻，頒予第二十屆醫療奉獻獎。（圖 8-28）

　　多年來，林鴻津致力於身心障礙者口腔照護工作，自 2006 年至 2011 年，擔任中國民國牙醫師公會全國聯合會身心障礙者口腔照護委員會副主委與主任委員期間，有感於近年來關懷身心障礙者口腔醫療保健的各項計畫，陸陸續續被提出與執行，卻缺乏完整性與系統性。基此，提出「2010 至 2020 年身心障礙者口腔健康目標與照護行動」規劃案，針對身心障礙者口腔健康照護需求，擬定出十年目標與行動，希望能讓身心障礙者口腔健康照護，從跌跌撞撞的嬰幼兒期走入穩健步伐的成熟期，有一套完整的口腔照護制度，讓所有身心障礙者，都能得到與一般人相同的口腔照護機會，進而獲得全身健康、幸福與有品質的生活；更期望能過透過民間組織的力量，共同讓政府相關單位，瞭解身心障礙者的口腔醫療與預防保健的需求。

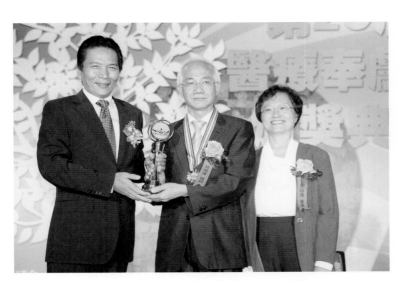

▲圖 8-28　立法委員李鴻鈞（左）將第二十屆個人醫療奉獻獎頒與林鴻津（中），時為 2010 年。
（照片來源：林鴻津）

第五節 第二十一屆個人醫療奉獻獎—黃純德

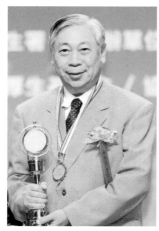

▲圖 8-29　黃純德
臺北市人，1948 年生。1972 年畢業於高雄醫學院牙醫學系。1983 年獲大阪齒科大學小兒齒科齒學博士學位。1984 年起，服務於高雄醫學大學牙醫學系迄今，近三十年。歷任高雄醫學大學附設中和紀念醫院牙科部主任、高雄醫學大學口腔衛生科學研究所所長、口腔衛生學系主任、臺灣兒童牙科醫學會理事長、中華民國牙醫師公會全國聯合會理事長、臺灣口腔衛生科學學會理事長和臺灣身心障礙者口腔醫學會理事長。畢生為扶助弱勢族群，拯救身心障礙者殘破不堪的牙齒，致力於殘障牙科醫療努力與推廣，造福了無數的身心障礙者。2002 年獲中華民國牙醫師公會全國聯合會金質獎、2010 年獲第一屆傑出華人口腔醫師獎。2011 年榮獲第二十一屆個人醫療奉獻獎，以表彰他一生對身心障礙者口腔醫療的偉大付出與貢獻。圖為其獲獎之照。
（照片來源：黃純德）

德國的史懷哲選擇無人願意前往行醫的非洲蘭巴度，為的是那些求醫無門的病人；南斯拉夫的德雷莎修女選擇了貧困交加的印度，為的是那些瀕臨餓死與病死的窮人。在臺灣，身心障礙者的醫療，尤其是口腔疾病的診療，幾無人願意投身於此領域。理由無它，難度高，風險大，報酬少，互動難，非有憐憫之情者難所為，非有慈悲之心者願從事。黃純德（圖 8-29）以一己之力投身於身心障礙者口腔醫療，造福弱勢族群，照亮了臺灣陰暗角落不為人知的悲哀，更秉承著「孫悟空理論」，喚醒更多的牙醫師能夠加入於此行列。此一構想與林鴻津的「種子理論」有異曲同工之妙。

黃純德自幼生長於龍蛇雜處的艋舺（今之臺北市萬華區），親眼目睹人世間的悲慘與冷漠，除了流氓無賴的血腥殺戮場面外，也看到被賣到妓女戶的原住民雛妓少女，受不了虐待而發瘋，站在街道上一邊流淚，一邊喃喃自語又脫衣，而路人更給予了無盡的羞辱，毫無同情之心，從而看到人間的無情及其對人權的踐踏。

此外，小時候，黃純德在路上亦曾親眼目睹智障的女生被當街猥褻的情景，而智障的女生並不知道如何保護自己；看到腦性麻痺兒童一跛一跛的走在街上，卻被一些一般兒童跟在後面，模仿他走路的姿態；也看過腦性麻痺的患者或肢障者在路邊乞討的情景。這些場景雖已不復見，但當時親眼目睹的衝擊卻深深的烙印在腦海裡。對弱勢族群所受到的不平雖感到憐憫，但卻無能為力，深感無奈。然這些銘印在內心深處的感觸，令他油然生起悲憫之心，成為日後決心服務弱勢與貧窮的一種堅持與動機。

1972 年，自高雄醫學院牙醫學系畢業後，黃純德曾在高醫麻醉科學習麻醉四年；在開刀房，特別是急診開刀時，看到許多頭部外傷的病人，因多半是年輕男子，因為車禍，撞到昏迷不醒，血流滿地，甚或斷手斷腳，慘不忍睹，親人在旁，悲慘地哀嚎，苦苦地哀求醫師務必要拯救他們子女的性命；而貧窮人家的父母親為了繳不出住院保證金及手術費而哀痛的臉部表情，讓他後來想起慈濟證嚴法師的「一灘血」的故事，開始讓他思考到城鄉差距及貧富差距的嚴重性，及對貧窮人家、弱勢族群的無奈及無助。

他於 1976 年，至日本大阪齒科大學，攻讀兒童牙科齒學博士。期間，除了本行的兒童牙科外，開始運用以前所學的麻醉專業，使用全身麻醉來治療自閉症、智障、腦性麻痺患者；也曾到大阪府立障害者齒科保健中心（身心障礙者牙科保健中心），從主任醫師竹花處學習到許

多複雜案例的治療，及從口腔衛生士的努力幫身心障礙者刷牙、洗牙，見證了預防保健的功效，更認知到日本合作無間的醫療保健團隊的伙伴關係。看到他們的進步，聽到他們的奮鬥史，知道他們的成就也非一蹴可及，而是經由不停的學習、研究、努力，才得到那些成就的。這使他更學習到「事在人為，只要努力，還是會成功」的人生哲學。

在日本研究期間，也學習到他們藉由研究，來發現身心障礙者的口腔健康問題，針對這些問題來研擬政策、推動執行、來改善問題，並解決了身心障礙者的口腔健康問題；也感受到日本藉由教育體系來培養下一代，除了把知識、技術傳承下去，更藉此厚植人力，鼓勵更多的醫事保健人員來從事身心障礙者之口腔醫療照護，以造福身心障礙者。在日本時，他親身經歷的一次震撼的診療過程，讓黃純德留下了極為深刻的印象，那就是一對遠地來的父母親，帶著他們患有自閉症的八歲男童前來就診，滿口蛀牙，牙齦炎非常嚴重。要來看診需花費三小時以上的車程，是當地的牙醫師轉診過來的，因病情複雜，因此安排了全身麻醉下的牙科治療，費時約四小時。所有龐大的麻醉及牙科治療費用都由健保支出，術中牙科技工士協助趕製乳牙冠；術前及術後，口腔衛生士的潔牙、衛教與麻醉科的協調診斷，都讓他學習到日本健保制度的周全性、網絡轉診系統的緻密性、團隊及分工合作的精神。經歷了日本的專科學會、老師和同儕的洗禮，他在內心許下一個「事在人為，有為者當若是」的澎湃承諾與理想。

1984年，黃純德學成歸國，服務於高醫附設醫院，開始設立兒童牙科，為一般兒童的口腔疾病作治療與預防，但當時一般民眾對兒童的牙科治療完全沒有概念，只認為乳牙牙痛沒關係，乳牙不蛀掉，不會換牙；長膿包只需點藥即可不需治療等等錯誤觀念。而牙醫師對兒童牙科也認為不需治療，認為治療小孩的乳牙只是要博得父母的信賴，其終極目標還是成人牙齒之治療。於此正常兒童要看牙都有困難的情況下，更遑論身心障礙兒童的牙科治療了。

1985年底，他介紹剛畢業的蕭思郁及詹嘉一去日本研學兒童牙科。當時他叮嚀他們，除兒童牙科以外，還要好好學習身心障礙者牙科。

1980年，臺灣雖已頒布「殘障福利法」，對殘障者發給殘障手冊，但當時臺灣對身心障礙者的涵蓋範圍、對象及福利措施還不完備，而且社會上，對身心障礙者的歧視仍然十分嚴重，身心障礙者的家屬也不敢讓他們拋頭露面，甚至有些家庭一生下身心障礙兒童便棄養；在這些家庭中，有些是先生怪罪妻子不好，才會生下身心障礙兒童，所以先生就跑掉了。有些情形是老婆跑掉的（較少）；也有先生妻子都不見，丟給公公婆婆養；當時普遍認為身心障礙者是社會的負擔，在某些地區甚至還有將身心障礙者囚禁在類似牢房的地方，食物是放在臉盆內，讓他們像動物般的取食。也因此，那些家境較佳的身心障礙者，他們會移民到外國較進步、較重視人權如美國、澳洲、紐西蘭及加拿大等國家；但這些國家在接受移民前，都會先要求家屬把小孩的滿口蛀牙先治療好。這些家長發現一般的牙醫師無法幫他們的小孩做治療，而且時間也非常短促，蛀牙又那麼多，因此帶孩子來醫院詢問他是否可以為他們身心障礙的小朋友，在最短的時間內完成治療。那時考慮到的就是應用全身麻醉技術來做牙科治療，但家屬又怕全身麻醉的傷害，麻醉醫師也怕全身麻醉是否會使智障者、自閉症者、腦性麻痺者的嚴重度加劇？會不會傷害到腦部而醒不過來？這種想法猶如早期一般民眾害怕小兒麻痺患者會傳染一樣。還有

那時攜帶型牙科治療設備也尚未在臺灣開發出來。綜合上述原因，就只有在牙科門診，運用鎮靜麻醉下來做牙科治療，才能完成父母親、身心障礙兒童的需要。就這樣無意間在極端困難的環境中、在夾縫裡，開啟了身心障礙者牙科的麻醉技術。此時應是在 1986 至 1987 年左右。

　　由於身心障礙者都可以在有意識下麻醉，接受牙科治療，無形中也鼓舞了一些教育程度較高，且重視口腔健康的父母親；他們的孩子滿口蛀牙，經常疼痛而哭鬧，一方面他們想讓孩子接受治療，但另一方面又不想讓孩子在害怕哭鬧情況下接受治療，更不願讓他們在開刀房接受全身麻醉，因此，鎮靜麻醉下的牙科治療就變成他們唯一的選擇。主要的原因是他們認為連身心障礙者都可接受的話，一般兒童就更沒問題了，所以一般兒童的鎮靜麻醉下牙科治療就隨即展開。從此，身心障礙者及一般兒童的鎮靜麻醉下牙科治療便逐漸變成為主流（**圖 8-30~33**），也成為高醫的一大特色。

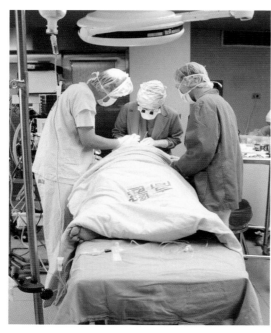

◀圖 8-30
身心障礙者在全身麻醉下進行牙科治療。

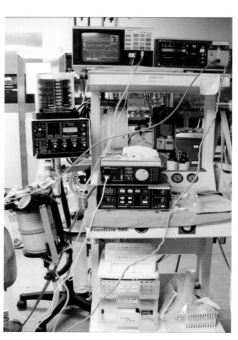

▶圖 8-31
全身麻醉使用的各項儀器。

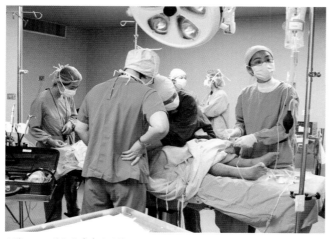

▲圖 8-32　進行全身麻醉給藥。

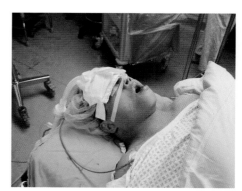

▲圖 8-33　全身麻醉之頭部麻醉管固定。

圖 8-30~33　身心障礙者在全身麻醉下的牙科治療，需由麻醉醫師在開刀房內進行，單位時間成本極高。
（照片來源：黃純德）

雖然如此，但當時身心障礙者的家屬不敢帶他們來牙科看診，一來怕旁邊候診者異樣的眼光、二來害怕被牙醫師拒絕；另一方面也害怕他們孩子的身體無法承擔治療時，所需的行為抑制或鎮靜麻醉衝擊，更擔心會對腦部有所損傷。一般大眾，甚至有些牙醫師、醫師的觀念也認為沒必要為身心障礙者做治療，認為那是浪費社會資源；更何況即使是在牙科診所裡，醫療設備不是很齊全，牙科人力更是缺乏，所以只能一邊做鎮靜麻醉，一邊施行牙科治療。雖然在當時，所有牙科人力、麻醉人力、護理人力、環境設備皆無法密切配合，又明知這是很危險的處置，但也只好如此而為；因為看到滿口蛀牙的身心障礙兒童，在治療完後，父母親感謝的表情，身心障礙兒童在往後來牙科時，依偎在他身旁時的欣慰，（**圖 8-34~37**）讓黃純德感覺到他確實幫助了他們。

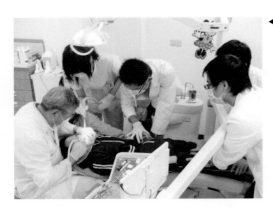

▲圖 8-34

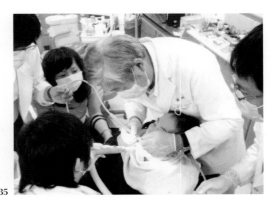

▶圖 8-35

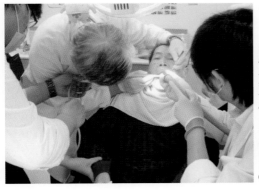

◀圖 8-36

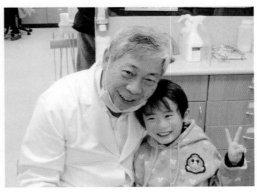

▶圖 8-37

圖 8-34~37　身心障礙或發展遲緩兒童在行為誘導下的牙科治療，靠溝通、說明、示範及經常性的接觸，與其建立相互信賴的關係。完成治療後，病童的歡笑可謂是對醫療人員最大的感恩與回饋。
（照片來源：黃純德）

　　但是同時，他也開始思考一個問題：「全台灣究竟有多少身心障礙兒童？有多少身心障礙成人？他們的口腔狀況是否如有些人講的：『用膝蓋想都知道一定很糟』，或是如另外有些人所說的：『即使有蛀牙、牙周病，因為不會疼痛，所以沒關係（**不是不會疼痛，只是不會表達，或是表達的方式不是我們熟悉的語言表達方式**）？』究竟身心障礙者有多少牙科醫療方面的需求？如果他們的狀況都像在日本所看到的情形一樣，只靠我一人有用嗎？」而且很多身心障礙兒童的家長心態似乎有所偏頗，對口腔健康的重要性之認知似乎相當不足，照護的能力也似乎不及於口腔衛生，甚至有些家長幾乎都已把身心障礙兒童放棄了。

　　此時，年輕時在萬華和山地的感觸與記憶開始浮現，同時在日本親眼目睹他們進步的醫療保健制度、團隊合作、教育制度及研究精神，讓他覺得他似乎可以為弱勢族群作一些事情。所

謂「他山之石，可以攻錯。」黃純德認為：「日本能，我們也能。」但心中的疑惑也開始湧現，那就是發展身心障礙者牙科醫療是否有其必要性？民眾錯誤的觀念該如何破除？以前在日本所學到的知識、技術要移植應用於臺灣，似乎還有一段差距，而且最重要的是如何著手？

當時黃純德思考到一個難題：「以當時非常有限的人力，要同時做好醫療治療及預防保健是不可能的事。因此是否要集中所有的人力來做預防保健的事，預防以後的身心障礙者，不要再有蛀牙和牙周病了。但我們是否可全面做好預防保健的事情，不會再有新的蛀牙和牙周病發生呢？而已經有蛀牙和牙周病的身心障礙者，是否就不管他們了？這樣可以嗎？」這些問題一直困擾著他，尤其在高醫門診或去高雄啟智學校幫他們作健檢和口腔衛教時，看到還是滿口的蛀牙，且牙齦一碰就流血的情形，他心裡困惑著，究竟還是不能放棄治療的事，畢竟他是一個牙醫師。

有一次參加在日本九州福岡舉辦的日本小兒齒科學會時，承蒙福岡齒科大學主任教授吉田的介紹，認識了日本身心障礙者齒科的開拓者，即日本齒科大學松戶齒學部障害者齒科（**我們稱為身心障礙者牙科**）主任教授上原進，向他請益如何開展身心障礙者牙科醫療的策略。當時日本的障害者齒科已有 20 餘年的發展歷史了，他們的經驗當然十分豐富，值得臺灣借鏡。古語說：「聽君一席話，勝讀百年書，更勝百里路」，經過幾次的拜訪和深談請益後，逐漸擬定未來的發展策略，那就是要運用他在醫學院的優勢，先教導研究生一面學習身心障礙者牙科的臨床知識及技能，一方面做好身心障礙者的口腔健康狀況研究，並分析他們有哪些問題？他們的醫療需求是什麼？然後盡量開辦繼續教育課程，同時在大學裡，講授身心障礙者牙科，企圖引領大眾對身心障礙者牙科的認識與支持。

由於身心障礙兒童來接受鎮靜下牙科治療的比率逐漸提高，而他在 1993 年至 1994 年間，擔任衛生署牙醫諮詢委員會委員時，即開始提出山地醫療及身心障礙者醫療的建置。起初，當局對山地牙科醫療較無意見，但對身心障礙者則不以為然。為了凸顯身心障礙者會有口腔健康的問題，因此進行一連串的前驅性調查。待大家都瞭解身心障礙者之口腔健康的嚴重問題後，接下來的難題是：「誰會治療？誰有意願來治療？幫他們治療會不會被打？會不會被咬傷？鎮靜麻醉的安全性如何？」

尤有甚者，當時內政部對身心障礙者的使用名詞是「殘障者」，但黃純德認為此名詞不足以涵蓋智能和認知方面的障礙者，因此提出「殘智障者」一詞。後來大家都很支持身心障礙者牙科的設立，因此衛生署自 1995 年開始，補助高醫、臺大、中山三所醫學院設立身心障礙者牙科，成為我國口腔醫療進步的里程碑。

1995 年，高醫設立身心障礙者牙科特別門診時，在院方的鼎力支持下，身心障礙者牙科進入第二期，開始有鎮靜麻醉室成立（**圖 8-38~43**），也有麻醉人員參與，陳弘森和蕭思郁也加入兒童牙科的主治行列；住院醫師開始學習在鎮靜麻醉下，進行身心障礙者的牙科治療，研究生除了臨床的學習外，開始以身心障礙者之口腔疾病的分析和預防保健、衛生教育介入及醫療需求等為主題，進行深入的研究。依此研究成果為依據，方得以擬定相關政策和策略，逐步改善缺失；更因此藉由衛生署的補助，舉辦更多牙醫師和醫療輔助人員的繼續教育，促使牙科專業

人員提升智能、技術、專業倫理等，以逐步發展網絡的建構計畫。

　　1995 年，省政府廢省前，衛生處處長石曜堂呼籲要「劃下一個完美的句點」，提出一個「臺灣山地離島偏遠地區居民學童口腔醫療保健推廣三年計畫」之口號。當時黃純德擔任兒童牙科醫學會理事長，負責到 12 個山地鄉推廣學童口腔保健、第一大臼齒溝隙封填與含氟漱口水氟化物使用計畫，動員了許多的兒童牙科醫師到山地義務為學童服務。荒山野外，環境惡劣，起

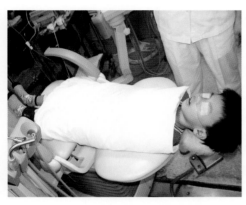

◀ 圖 8-38　麻醉前準備

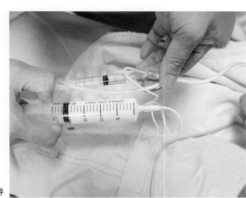

▶ 圖 8-39　進行麻醉

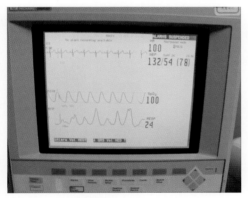

▲ 圖 8-40　生理狀態監視

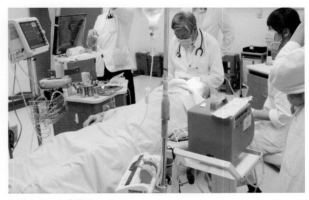

▲ 圖 8-41　治療準備

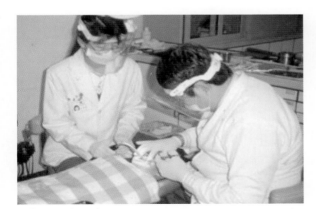

▲ 圖 8-42　進行治療之一

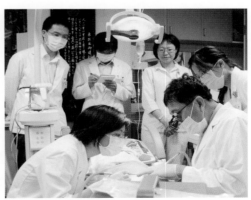

▲ 圖 8-43　進行治療之二

▲圖 8-38~43　身心障礙兒童在鎮靜下的牙科治療。在生理監視機下的監視下，進行牙科治療，每次治療時間約需兩小時左右。因其安全、舒適，也令牙醫師安心，因此鎮靜麻醉下之口腔治療已成為當今身心障礙者口腔治療的主流，也是此類病患的極大福音。
（照片來源：黃純德）

初，許多醫師拒絕，但幾經歷練後，都認知到黃純德一行人為何要上山去幫助他們了，後來這些醫師也都很熱心地加入了山地義診。

1999 年 6 月，前往苗栗泰安鄉及南庄鄉進行溝隙封填計畫時，約有 10 多位牙醫師同行，正巧當時聯合國世界口生組織（WHO）的口腔保健部部長包姆（Dr. Baum）、國際牙醫師公會（FDI）理事長鶴卷及其顧問森本基來臺，也一起上山視察。包姆部長對此一情景，深表驚訝與感動。

1996 年至 1999 年，黃純德擔任兒童牙科醫學會理事長時，即辦了幾場繼續教育及研討會。雖然全世界很多身心障礙者牙科的業務都是由兒童牙科醫師來負責，但他們並非大多數都願意投入，而且面臨的一個極為棘手的問題，是要在行為抑制下或是鎮靜麻醉下治療？若要在鎮靜下治療，牙科診所可以做嗎？安全性如何？牙科醫師可以做嗎？牙醫師一邊做麻醉，一邊做治療，這樣可以嗎？需要再另外請麻醉科醫師來嗎？他們願意來嗎？健保點數如何（**很低**）？

1997 年，「殘障福利法」更名為「身心障礙者保護法」，並發給身心障礙手冊。此時符合身心障礙者條例的種類逐漸增加，國家的福利制度逐漸充實，但身心障礙者的牙科醫療問題依然存在。孔子云：「德不孤，必有鄰」，各地都有牙醫師陸續的投入此一行列，但彼此間並無聯繫，大家都只是憑著一股愛心及熱誠，依靠經驗的累積，默默從事。此為草創之景，並非長久之計。高瞻遠矚之計，還是要有學會組織與教育統合才行。但要如何去尋找資源？支援團體在哪裡？所思考的策略又該如何執行？當時依然毫無方向。1996 年，全民健保實施，眾所關心的是一般健保給付制度的問題，鮮少有人關心如何藉由給付點數的訂定，來改善身心障礙者牙科的就醫問題。

1999 年，黃純德接任中華民國牙醫師公會全國聯合會理事長，是時，衛生署為因應行政程序法的實施，擬把「齒模製作技術人員管理辦法」和「鑲牙生管理規則」納入醫師法的修法中。他領導牙醫界，折衝斡旋，調和鼎鼐，歷時兩年，協調出「牙體技術師法」一案，爰將該兩條例納入其中。旋又思考積極促進口腔健康之作法，而有國民口腔健康促進法之構想。2003 年，立法通過，即名為「口腔健康法」，此乃劃時代之創舉。於此法中，特別注重將弱勢族群，如身心障礙者、老人、幼童、孕產婦納入特別需要照護的對象。基於此法，2005 年，衛生署國民健康局開始規劃「身心障礙者口腔健康推動五年計畫」；對於身心障礙者之相關牙科人員的預防保健教育訓練課程，和其教養機構的預防保健推動措施，都有很積極的規劃，而黃純德亦代表高醫，參與其中，戮力從事。衛生署醫事處也於 2005 年，開始補助 10 餘間醫院，進行身心障礙者醫療服務網絡建構計畫。

除了協助完成立法之外，黃純德更於 2005 年，開始在高醫口腔衛生科學研究所開設「身心障礙者口腔照護學特論」、「長期照護需求者口腔照護學特論」和「社區口腔健康照護學特論及實習」（各 2 學分）等紮根教育的課程。同時也在高醫口腔衛生學系開設「身心障礙者口腔照護學」、「長期照護需求者口腔照護學」和「社區口腔健康照護學及實習」（各 2 學分）等相類似的課程。翌年，在高醫牙醫學系及牙醫學研究所兒童牙科學開設「身心障礙者口腔照護學特論」（2 學分）。從學系、研究所雙管齊下，冀望能讓年輕學子有更多更好的學習管道，

並鼓勵研究生以大量的身心障礙者為對象，進行流行病學、預防保健、衛生教育介入成效評估等為主題的研究。截至目前為止，在臺灣有關身心障礙者牙科的研究，高醫成績斐然，傲視同業。目前與身心障礙者牙科有關係的碩士論文共有 30 篇、發表於國際專科學會的報告有 69 篇、七篇發表國際學會特別演講、投稿論文亦有 25 篇之譜，同時也執行了 21 個研究計畫。

雖然在身心障礙者口腔醫療的領域上，一一化解了各式各樣的難題，喚醒了牙醫界和政府當局的重視，也拯救無數特殊病患的牙齒，但是在往前推進的道路，依然面臨著難以突破的困境。在健保給付的業務上，許多醫師反映沒有誘因，不敷營運成本，更難以鼓勵新血的加入。2004 年，黃純德邀請健保學專家吳凱勛來高醫講授「健康保險學特論」；課堂之餘，黃純德特別向他提起身心障礙者之口腔健康的嚴重問題，及請教他如何藉健保制度來提供誘因，吳凱勛驚訝於身心障礙者竟會有如此嚴重的口腔健康問題。隨後便與其共同規劃身心障礙者牙科加成制度，使從事此醫療的醫師能夠有較合理的健保補助，進而促使更多的牙醫師來從事這方面的服務。他們在討論身心障礙者的牙科醫療同時，也聯想到長期照護需求者的口腔狀況。（圖 8-44~48）

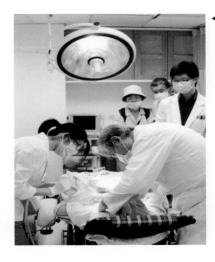

◀圖 8-44

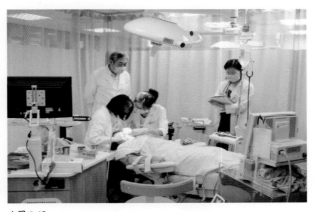

▲圖 8-45

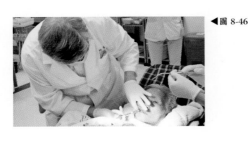

◀圖 8-46

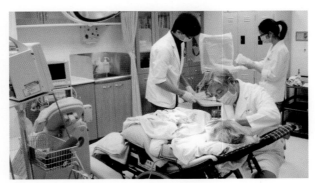

▲圖 8-47

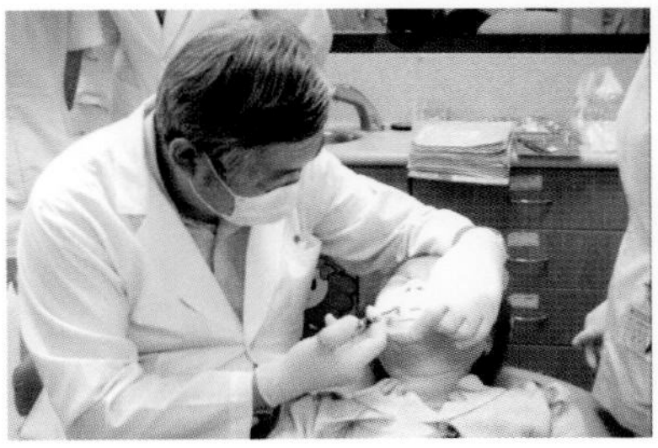

◀圖 8-48

圖 8-44~48　長期臥床的老人到醫院就診不易，包括交通工具、照護人力、經濟負擔都極大，大多希望一次能多做一些，但又擔心其生理狀況承受不起，家屬心理及醫師心理、處理及應對能力都受到極大的考驗。此外，此類病人常有高血壓、糖尿病、流血不止、生理變化極快、血壓忽高忽低等問題。治療時需極費功夫、時間、精力，且姿勢也是一大挑戰，雖然躺在水平治療椅上，牙醫師仍然必須站立，彎著腰駝著背來進行治療。
（照片來源：黃純德）

長期照護需求者的口腔健康議題是截然不同於身心障礙者。無論是治療、預防保健策略、溝通模式或照護重點，幾乎是南轅北轍。一般而言，身心障礙者雖有溝通障礙的問題，但仍會有某種程度的回應；但長期照護需求者就完全不同，他們是完全沒有知覺反應的。（圖 8-49~51）身心障礙者嘴巴不張開，行為會反抗，還可勉強採用張口器或行為抑制；但長期照護需求者就必須考慮到張口器會不會傷害到口腔黏膜或關節的問題，行為抑制也會擔心骨折或中風的問題。如此難題，實令人沮喪，但是基於對於弱勢族群及需要幫助者的關懷，仍須尋求解決之道。而在口腔衛生科學研究所，因有許多護理師前來就讀，他們對於長期照護需求者的口腔健康議題就不會感到突兀，因此許多這方面的研究就交給他們來做。

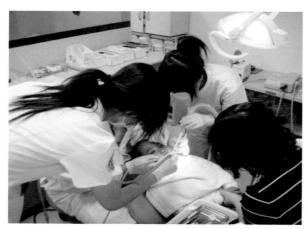

◀圖 8-49

圖 8-49~51　植物人雖然不太會反抗，但常會嗆咳和躁動，且口腔衛生維持不易，牙結石甚多，齲齒非常普遍。其口腔衛生之治療與照護，比起一般身心障礙者困難許多。
（照片來源：黃純德）

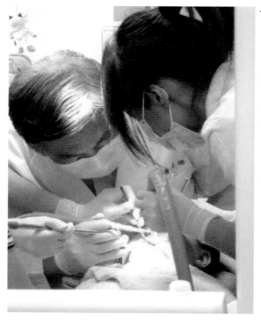

◀圖 8-50

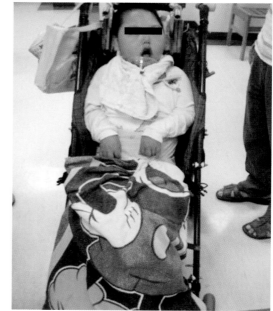

▶圖 8-51

　　在面對身心障礙者之牙科教學時，亦是問題重重。首先面臨的問題就是要如何擬訂其教學內容，雖有國外的教科書可做參考，但有些難以理解，或是在臨床上遇到的一些問題不知如何

解決？此時黃純德即轉而求教外國專家，並邀請他們來臺演講，現學現賣，將難題一一化解。

　　另一方面，在執行整個身心障礙者口腔醫療和口腔衛生教育的歷程中，醫療團隊又發現了一個新問題，那就是「咀嚼吞嚥障礙」。除身心障礙者外，腦性麻痺患者、長期照護需求者中的中風患者、失智症者，其中超過半數以上的人都會有此一問題；且有咀嚼吞嚥障礙問題的人，若是他們行動不方便、坐輪椅、或臥床的話，再加上口腔健康維護不佳，口內許多細菌會隨著誤嚥的食物和口水跑進入氣管與肺部，而造成吸入性肺炎，對病人的生命造成極大的威脅，甚至死亡。因此，口腔衛生的維護和咀嚼吞嚥的照料實是一項極為重要的課題。另外，採用鼻胃管來餵食時，因口腔衛生維護不力，除會衍生嚴重的口臭外，更因為都沒用嘴巴吃東西，造成顳顎關節僵直化，無法開口，就更無法清潔口腔，造成更多、更嚴重的口腔潰瘍、糜爛。當然也就更無法進行任何的牙科治療了。蛀牙一旦形成，再怎麼填補，還是會慢慢壞去。因此在還沒蛀牙以前，就要能防患於未然，而完善的口腔衛生教育與照料是釜底抽薪之計。

　　黃純德的理念與目標是關注到別人忽略的弱勢族群，做一般人不願做的事，把自己的知識、技術和理念，經由教育、研究及不斷的舉辦繼續教育，把關懷和協助弱勢族群的理念，推廣傳播給醫事人員、照護者及社會大眾，引導他們發揮醫療人員應有的仁心和仁術，讓醫事人員及照護者瞭解、關懷那些原本避之唯恐不及的病患，並使醫事人員有能力實踐治療及預防保健；讓照護者知道如何維護患者的口腔健康，讓患者減少口腔疾病的侵害，減輕痛苦，提升口腔健康的功能及生活品質。因此，「財團法人厚生基金會」為了表彰他在身心障礙者口腔醫療和教育研究的偉大貢獻，2011 年，於第二十一屆醫療奉獻獎的表揚大會中，頒予「個人醫療奉獻獎」給他。

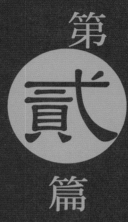

第
貳
篇

臺灣口腔醫學教育之發展

第九章　現代口腔醫學教育之誕生

第一節　臺灣第一所牙醫學系創立之始末

　　日據時期的臺灣雖有完整的現代醫學教育，但是並沒有現代牙醫學教育的實施。臺灣總督府於 1906 年（明治 39 年），在當時的「臺北醫院」外科部，設「外科部齒科治療室」，而有了獨立之齒科醫療。至 1910 年，原屬外科部的「齒科治療室」升格為「齒科治療部」，此時臺灣總督府醫學校內，除了在醫學教育的課程中，設置有「齒科學」的課程外[1]，正式牙科專門教育，則付諸闕如。在帝國大學醫學部畢業考試的 18 項科目中，其中之一是「齒科學口腔外科學」[2]。此與日本國內的牙醫學專門教育大相逕庭。國民黨政府接收臺灣之後，一心致力於整軍經武，光復河山，對於日本殖民政府漠視之牙醫學教育，依然擱置，因而也延宕了牙醫學專門教育的發展。那麼臺灣牙醫學的教育究竟是如何誕生的呢？1952 年（民國 41 年）3 月，時任院長的杜聰明（圖 9-1）向臺大當局提出《增設齒醫學科與藥學科的建議書》，其理由是：

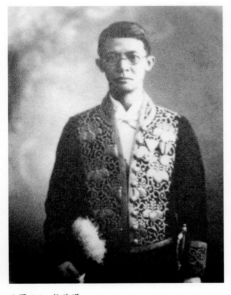

▲圖 9-1　杜聰明
1937 年 7 月 1 日，陞叙高等官二等；1942 年 7 月 3 日，更陞叙高等官一等，是日據時期臺灣人官階之「最高位」者。
（圖片來源：莊永明，《臺灣醫療史：以臺大醫院為主軸》，初版，臺北市：遠流，民 87〔1998〕）

　　「關于本省之醫學教育機關，只有本大學學院以外，無齒科醫學校及藥學校，現住在本省之齒科醫師及藥劑師，除少數由國內來臺以外，全部是以前赴日留學齒科醫學專門學校及大學藥學科及藥學專門學校之畢業生。自民國 34 年 8 月光復以來 6 年間，志望學齒科醫學及藥學之青年，不得（不）往省外求學。所以本省醫事人員中，齒科醫師及藥劑師之數比較醫師人數過少，不得保持 3 者間之相當比例。而使臺灣大學醫學院附設醫院，各省立醫院及各機關之醫務室，均感缺乏齒科醫師及藥劑師，無法補充。……現在來開辦齒科醫學校及藥學校，亦要待到最少 4 年乃至 6 年後，才有畢業生出社會，可謂已經過慢了，所以在本省若不從速開辦兩種類學校，已無法維持 8 百萬國民之保健衛生工作。」[3]

　　起初，臺大行政當局基於經費不足之理由，否決了杜聰明的增系提議，但是杜聰明對於增設藥學系的堅定意念，始終不曾動搖，旋於 1952 年 11 月，以省政府委員的身分，逕由省府施壓，逼迫臺大行政當局通過增系提議，此舉雖然催生了臺灣史無前例的牙醫學系與藥學系的創設，

1.《重修臺灣省通志卷七政治志衛生篇（第二冊）》，白榮熙，頁 1346，1351。
2. 同前註，頁 1355。
3.《國立臺灣大學醫學院增課齒醫學科及藥學科理由書》，《杜聰明言論集 第 1 輯》，杜聰明，頁 534。

但也公開且嚴重地挑戰了臺大行政當局的權威，種下了他於 1953 年 7 月，被迫離職的原因[4]。與其說杜聰明創設了臺灣有史以來第一個牙醫學專門教育機構，毋寧是杜聰明是為臺灣大學藥學系之增設而犧牲。另一方面，杜聰明任醫學院院長之際，是傅斯年（圖 9-2）接掌校長之時，由於傅斯年經年健康違和，經常至臺大醫院就診，杜聰明以院長之尊，隨侍在側，而建立了彼此間良好的情誼，此情誼對於其的院務推動裨益莫大。然自錢思亮（圖 9-3）接任校長之後，情勢丕變，兩人間經常為公務時有齟齬，互有扞格，此亦為離開臺大的原因之一。魏火曜在中央研究院近代史研究所所做的口述歷史訪問紀錄中說：

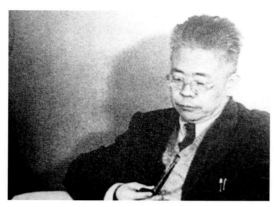

▲圖 9-2　傅斯年
臺灣大學第四任校長（1949.1~1950.12），是倡導臺大「學術獨立，思想自由」的人物。他謝絕「內地來的醫學泰斗要來幫助他整頓醫學院和附設醫院」，他堅持這兩個機構，應該給臺灣人去主持，以發揮其長處，因為「日據時期，臺灣保有第一等頭腦的人材，大都走上習醫這條路。」
（圖片來源：莊永明，《臺灣醫療史：以臺大醫院為主軸》，初版，臺北市：遠流，民 87〔1998〕）

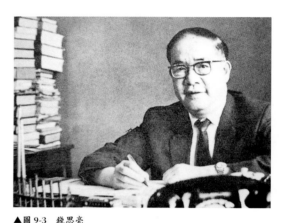

▲圖 9-3　錢思亮
1951 年，由行政院任命為臺大第五任校長，一直到 1970 年才卸任，任期長達 20 年。與他共事的醫學院院長也僅有杜聰明和魏火曜。臺灣醫學教育便是在其任內由「德日系統」轉型為「美式系統」。
（圖片來源：莊永明，《臺灣醫療史：以臺大醫院為主軸》，初版，臺北市：遠流，民 87〔1998〕）

「錢思亮校長要我當醫學院院長是有原因的。那時美援會和臺大當局希望改革臺大日本式醫學教育，但杜院長和一批年輕醫師不願意改，所以無法讓他繼續當院長。」[5]

因此，杜聰明在未目睹其極力爭取的新學系新生入學前，即黯然離開臺大。他在《回憶錄》中提到：

「日治時代臺灣無齒科學校及藥學校，均往日本留學，回臺的卒業生在公立醫院機關勤務，或自行開業。光復後，筆者接任醫學院院長後，就幾次提出計畫書，要求增設牙醫學系及藥學系，但因校長謂時機尚早，或云無經費，遷延之至民國四十二年筆者之提案通過，決定在醫學院內要增設牙醫學系及藥學系，決定牙醫學系課程為六年，藥學系為四年。在日本齒科及藥學校是各分離獨立，但因當時缺乏經費，併設在醫學院，而且各班級起初制限一班三十人。此兩學系尚未到招新生入學，筆者卸職醫學院長職務矣。」[6]

4.《杜聰明與臺灣醫療史之研究》，鄭志敏，臺北市：國立中國醫藥研究所，民 94，一版，頁 284。
5.《魏火曜先生訪問紀錄》，中央研究院近代史研究所口述歷史叢書，訪問：熊秉真、江東亮，紀錄：鄭麗榕，1990 年 6 月，頁 49。
6.《回憶錄》，杜聰明，頁 123。

臺灣光復於 1945 年（民國 34 年），而決定設立牙醫學系的提案卻遲至 1953 年才通過，足足拖延了 8 年。倘當時臺大校長以「時機尚早」為由，反對牙醫學系之設立，則是漠視牙醫學專門教育的重要性；若以無經費而拒絕成立，則是推託之詞。世界第一所牙科專門教育的學校是創設於 1840 年 11 月 3 日的美國「巴爾的摩牙科外科學院」（Baltimore College of Dental Surgery）[7]，因此，臺灣比起美國整整落後 115 年。臺灣的牙醫學專門教育機構之創立，杜聰明雖然功不可沒，但是美籍顧問布朗博士（Dr. Harold W. Brown）的建言方是關鍵。洪鈺卿在其《馳騁牙醫界四十載》中提到：

「戰後經濟蕭條，民生凋弊。國民政府敗退臺灣之際，相當依賴美援，以支持財政。當時臺大醫學院也曾接受三個美國機構的援助，其中一個就是中華醫藥董事會（CMB）。由於此會之資助，當時在美國以醫學教育專家醫學教育顧問布朗博士（Dr. Harold W. Brown）曾短期前來臺大醫學院，對於臺灣竟沒有牙醫學教育一事，深感震驚與不解。之後他對臺大醫學院當局建議應該開始辦理牙醫學教育。在那時代，美國顧問的意見很受重視。因而臺大醫學院就開始籌備，除了軍方以外，在臺最初的牙醫學教育，開始籌備之時，院長是故杜聰明先生，而正式成立則在民國 42 年 8 月 8 日，院長則是故魏火曜先生，最後，終於在民國 44 年，開始招收第一屆學生，共有六人。」[8]

換言之，美籍顧問的建言對杜聰明提案之通過誠有推波助瀾的效果，否則臺大牙醫學系的設立將是命運未卜。建系之初，雖有成立獨立學院的建議，但因顧慮當時師資人力不足、財源困頓而暫且擱置，臺大也因而錯過在臺灣首創牙醫學院的先機。

臺大牙醫學系的創設是臺灣牙醫學教育的源頭，其歷程亦深深地影響了往後臺灣牙醫學教育的發展，尤其是對日後私立醫學院牙醫學系的設立，更有著偏差的影響。回顧歷史，益顯其荒謬。

第一是定位錯誤，格局狹隘。曾是臺大牙醫學系首屆畢業生的徐水木（圖 9-4）曾指出：

「早在民國四十四年之前，臺灣除了國防醫學院設有牙醫學系外，所有民間大學或教育機構皆無專屬訓練牙醫人才的地方。當年世界衛生組織（WHO）常駐臺大公衛的公共衛生顧問 Dr. Brown 有鑑於此，即向政府建議設立牙醫學系，當時師資嚴重缺乏，但為了應付要求設

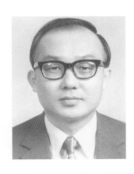

◀圖 9-4　徐水木
1961 年，臺大牙醫學系第一屆畢業。1964 年，追隨美國哈佛大學牙醫學院副教授嚴開仁學習牙科矯正。1972 年，應聘至高雄醫學院牙醫學系擔任系主任，整頓該系，漸步正軌，厥功至偉。1975 年，辭職，返回臺大。
（圖片來源：中華牙醫學會）

---

7. *Dentistry：An Illustrated History* ,Malvin E. Ring,P 215
8.《馳騁牙醫四十載》，洪鈺卿，頁 24~25。

立，又不得不設，於是在民國四十四年，臺大首先草創牙醫學系，開始招生；成立之初，並沒有把牙醫系定位好，亦即在臺大醫院稱牙科是醫科中的一個小科，但又不將牙科合併在醫科中。在醫學院裏，稱醫科為醫科，稱牙科則為牙醫學系。牙醫系主任由當時醫學院教務主任葉曙教授兼任，一開始所學皆與醫科相同，至於牙科臨床科目則聘請當時臺大醫院中屬於醫科之一科的牙醫師當 faculty。這種以醫科為主，以牙科為輔的設立，與當年（年 1953）日本成立大學水準之牙科的精神實屬背道而馳。追溯 1953 年以前，日本的牙科教育只屬專科職業教育水準，並無學位，而於 1953 年，成立第一所大學級次的牙科，東京醫科齒科大學，當時他們的定位是以牙科為主，醫科為輔，院長為牙醫師，為了應付看牙病人的需要，才附設內、外科或小兒科等。事隔兩年後，在臺灣成立的第一所民間牙醫學系卻是『妾身不明』。或許是這種「錯誤的第一步」，成為爾後牙醫界在臺灣發展困難重重的主要原因之一。」[9]

在創設當時，牙醫學系的內容實不完備，在臺灣要籌備毫無經驗之牙醫學教育，對於教師的編制、教育的內容與設備、空間等構想，乃至於牙醫學生的臨床實習，原應參照世界各國先進的牙醫教育、牙醫學院之設置經驗，加以擘劃，但不知何故，並無如此之計畫與構想，而只由一群非牙醫師的醫師所組成的會議來決定牙醫學系的整個創系架構，荒謬怪誕。如此非經由牙醫學專家或是牙醫師所集思廣益籌設而成的牙醫學教育，是錯誤之始！根據魏火曜在《魏火曜先生訪問紀錄》中，論及「醫學教育的適當分科時間」時，他說：

「我認為醫學院畢業以前，學生應該什麼都學，不能太偏專。在醫學教育史上，獨立設牙醫學院是一大錯誤，最理想的是醫學院都學一般醫科，畢業後再分為眼科、耳鼻喉科、牙科等等。」[10]

當時法國與德國等先進國家，乃採醫牙合一教育制度，且牙醫學教育為醫學專科教育之一，屬於研究所教育水準。日據時期，臺北帝國大學醫學部獨領風騷，牙醫學只是眾多醫學科目之綴飾而已，普受漠視。此觀念持續到臺大要設立牙醫學系時，依然牢不可破，且當時牙醫師並不受醫師法的規範，醫科畢業者自然不視牙醫師為「醫師」。光復後，臺大醫學系一系獨大，一開始即視牙科為醫科的一個普通分支，在大醫科沙文主義下，被矮化與鄙視，此乃導源於一般醫師實不了解牙醫學之特性為何，所犯下的嚴重錯誤。因此，臺灣的所有牙醫學系之創設皆隸屬在醫學院之內，未將其視之為獨立專門醫學教育。歷經時代的演變，突顯了牙醫學教育的專業性與重要性，始紛紛有獨立牙醫學院或口腔醫學院之設置。

第二是牙醫學與醫學是兩種性質截然不同的教育。課程內容雖有所重疊，但是大部分牙醫專業科目則完全不同於醫科之課程內容。一般醫科的醫療對象是以診斷疾病、排除病灶、治療管理等為訴求。牙科醫學則不然，它是以牙齒與顎部等硬組織為主，以顏面、頸部及口腔內部

9.〈從土產牙醫系之草創談今矯正界—訪徐水木醫師〉，《中華民國齒顎矯正學會會刊第二卷第二期》，民 79，頁 27~28。
10.《魏火曜先生訪問紀錄》訪問：熊秉真、江東亮，臺北市：中央研究院近代史研究所 1990，頁 64。

軟組織為輔的復健醫療。因此牙醫師的養成教育明顯不同於一般醫科。牙醫學教育需要兩面兼顧，其一是生物科學方面，除了內科學、外科學、耳鼻喉科學、皮膚科學、眼科學、病理學、實驗診斷學等要有紮實的基礎外，課程的重心應在牙齒、顳顎關節、口腔、顎顏面部；其二是非生物學方面，涵蓋理學、工學、材料學等牙齒復健科學需要的理工學，兼顧這兩個層面導引至臨床口腔醫療的層次才是牙醫學。在外國設置有牙醫學院、牙科大學等機構，儼然獨立教育。在臺大醫學院，甚至其他私立醫學院的教育體系，牙醫學系和牙科門診部皆被視為醫科的分科之一，教學採與一般醫科學生同堂上課，研修相同的科目，牙醫學系學生必須修完一般醫科基礎及臨床的學科，而後在高年級才研修牙醫專門學科，最後一年實習於醫院牙科門診部，草率完成教育。當時，或許是基於財政、空間、設備和師資等諸多因素，開辦了如此離譜的牙醫學教育。依照如此學程，一個牙醫學生必須比一般醫科學生花更多的時間、漫無牙醫學焦點地研修一般醫學課程，而後在剩下極短的時間內，學習龐大份量的牙醫學課程。醫科學生修業年限七年，但牙醫學生在較短的六年時間內，必須修得兩倍份量的課程，就修業年限來說，應比醫科更長才對，而此一「研修時間短促，難以兩面兼顧」的局面是教育課程內容缺乏完善規劃的癥結所在。曾任高雄醫學院牙醫學系系主任的徐水木說：

「牙醫學系所修的學分為全醫學院之冠，除所有醫科學分外，加上牙醫專門學分共 156 credit 以上，且並未包含最後一年的實習學分。」[11]

臺灣牙醫學教育開創當時，起步的曖昧不明，有其社會、經濟上的特殊原因，有其必然經歷而至今日。設想在籌備當初，假如政府師法歐美先進國家之經驗與做法，或召開國內牙醫師會議，廣徵意見，慎重研究，勢必改變了臺大牙醫學系以及臺灣牙醫界的歷史與發展。徐水木於 1990 年在接受李友中與鄭信忠的訪談中，曾對師資缺乏、設備不足的情形，舉出了一個感慨的例子。他說：

「由於當年的師資缺乏，設備教材都遠不如今天的齊全，葉曙教授兼任牙醫系主任到了第四年後也發覺情勢不對，因為大一至大四的牙醫學生完全與醫科同班上課，病理出身的葉教授擔心這樣子下去，牙科學生恐怕連什麼是牙科病理都不知道，更遑論要當牙科醫師，於是動員所有病理科，上至主任，下至助教，每一個人強迫研讀牙科病理，務必融會貫通，不懂的地方問牙科醫師，就這樣現買現賣下，連 Dental pathology 與 oral pathology 還陷迷糊之中，便勉強修過。到了大五，進入牙科主要的臨床科目，葉教授自認能力無法應付牙科的專業知識，於是硬將牙科兼任主任的棒子交給當時臺大醫院中的牙科醫師身上，由當時的郭水副教授兼主任，就這樣在人力、物力，各方面銜接不上，規劃不善的情況下，畢業了。」[12]

---

11. 2007 年 10 月 13 日，陳銘助與莊世昌醫師訪於徐水木教授寓所。
12. 〈從土產牙醫系之草創談現今矯正界─訪徐水木醫師〉，《中華民國齒顎矯正學會會刊第二卷第二期》，民 79，頁 28。

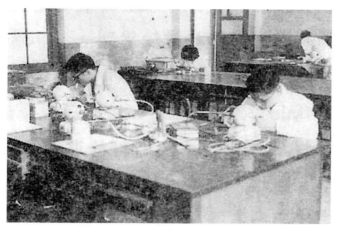

▲圖 9-5　臺大牙醫學系甫成立時之簡陋牙科技工實驗室，學生上實驗課之情景。
（圖片來源：洪鈺卿，《馳騁牙醫界四十載》，臺北市：洪鈺卿，民 86〔1997〕）

第三是錯誤的觀念直接影響了其他私立醫學院牙醫學系的創設。臺大牙醫學系的創設是在渾然無知的情況下，憑空成立，徒有其名，內容貧乏（圖 9-5）。無論是在軟、硬體、師資方面幾乎付諸闕如，咎其原因乃當時國民政府之漠視與對牙醫學認知之不足所致。以增加收入，節省支出觀點論之，將牙醫學系設置於醫學院之內的錯誤作法，影響所及非止於臺大醫學院一校而已，事實上廣泛地波及到往後私立醫學院之創設牙醫學系。當各醫學院競相設立牙醫學系時，唯有蕭規曹隨地因循了此一模式。私立的醫學院更徹底善用此教育法，以增加學校的財務收入[13]。以每年錄取新生數以一百數十人為常例，校方聘一位老師為專任主任，讓學生修完一般課程後，另請牙醫師兼任牙醫學課程，草率授以理論課程。至於學生之臨床實習，自己醫院設備不夠時，則派至全省各大醫院牙科門診部實習，時間一到，即發予畢業文憑。如此將牙醫學教育中，最重要的臨床實習課程丟給一般醫院醫師來教，是一項嚴重錯誤的做法。尤其在牙醫學不發達的年代，常發生基礎理論與實際臨床醫療脫節或衝突矛盾的窘況。在臺灣，此類施行牙醫學教育的「模式」，雖然可以帶給私立醫學院豐沛的財源，縱然有助於學校的經營，但畢竟非正確牙醫學教育之正道[14]。因此也造成了臺灣牙醫學教育在 1955 年到 1985 年的 30 年間，成效不彰，進步緩慢的主要原因。

第二節　各醫學院牙醫學系之創設

（1）國防醫學院牙醫學系與三軍總醫院牙科門診部

（I）牙醫學系

臺灣的現代正規牙醫學教育應肇始於 1949 年（民國 38 年）播遷來臺的國防醫學院牙醫學系。1940 年，國民政府抗日方殷，為因應軍中需要，擴大招生暨增設科系。自 1940 年之招生仍以醫科和藥科為主。教育長張建奉當時蔣介石委員長手諭，積極籌設牙科，至 1941 年 6 月，方於貴州安順創辦招生，由華西大學牙科畢業之謝晉勛擔任牙科科長，張錫澤、戴策安等分任教官，下設口腔外科、牙體復形科、贗復科及牙周病科；1942 年，並籌設牙科醫院。後謝辭職，

13.《馳騁牙醫四十載》，洪鈺卿，頁 112~113。
14. 同前註，頁 25~27。

張錫澤繼之，翌年旋由亦屬華西大學畢業之蕭卓然繼任。牙科亦每年招生兩次，每期 30 名，但均不足額[1]。1945 年，牙科第一期畢業，只有 3 位畢業生。1947 年 6 月 1 日，將軍醫學校、軍醫預備團及訓練所合併，於上海江灣成立「國防醫學院」（圖 9-6），由軍醫署署長林可勝（圖 9-7）兼任院長，致力於培養軍醫人才。其時在教務部下設含牙醫學系等 14 個學系，當時牙醫學系系主任由黃子濂（圖 9-8）兼任[2]。1949 年，隨國民政府遷至臺北市水源地。國防醫學院遷臺之際，牙科共有三屆畢業，合計畢業生人數 13 人（即 1945 年第一期：三名、1947 年第二期：七名及 1949 年第三期：三名）。

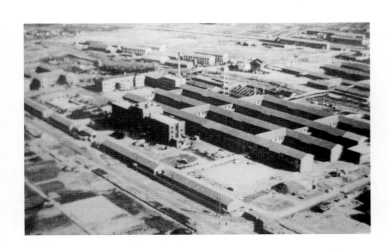

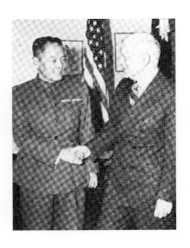

▲圖 9-6（左）　上海江灣時期國防醫學院校區鳥瞰。
（圖片來源：李曉屏總編輯，《國防醫學院牙醫學系七十周年系慶特刊》，臺北市：中華民國源遠牙醫學會、國防醫學院牙醫學系，民 100〔2011〕）

▲圖 9-7（右）　中國生理學之父—林可勝（左）首任國防醫學院院長，身著軍裝於 1944 年赴美時，與 ABMAC 會長、洛克斐勒大學教授 史萊克（Dr. Van Slyke）合影。
（圖片來源：中副「生理人生」專欄，2005/7/12）

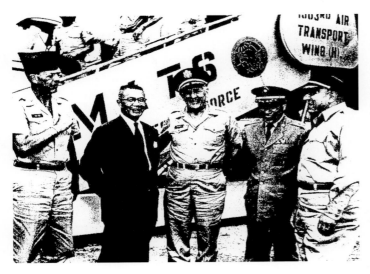

◀圖 9-8　黃子濂（左二）與當時軍醫局局長劉瑞恆（右二）歡迎美軍顧問團，攝於 1968 年。
（圖片來源：熊秉真，《中國近代的軍醫發展—楊文達先生訪問記錄》，臺北市：中研院近史所，民 80〔1991〕）

　　國防醫學院遷臺後，創設麻醉科。1952 年（民國 41 年）秋，臺大醫學院派遣 3 位外科醫師至國防醫學院外科學系進修麻醉學及實習。國防醫學院亦派王學仕至臺大醫學院協助其建立麻醉科，此後亦受臺灣省立結核病防治中心之邀，為該中心代訓麻醉師，並協助其創立麻醉科[3]。麻醉科的成長發展對臺灣日後的外科與口腔顎面外科醫療的發展與教學，有著深遠的影響。

1.《國防醫學院院史》，羅澤霖等編，臺北市：國防醫學院 1984，頁 18。
2. 同前註，頁 27~31。
3. 同前註，頁 41。

國防醫學院遷臺之重建，因國民政府一心致力於反攻大陸，故一切因陋就簡（**圖 9-9**），欲建立其成為現代化高水準的軍事醫學教育學府，則非仰賴充沛的經濟支援不可，於是積極向國際募款，主要對象是美國。當盧致德（**圖 9-10**）任院長時，復積極與美方接洽，始再獲每年 10 萬美元的奧援。同時又獲「美國醫學教育援華理事會」之慷慨捐助，而將所有捐款均用以添置儀器、圖書、建築實驗室教室及教職員與學生宿舍；另外積極爭取獎學金，選送人員赴美進修以培養師資，對於提高該學院的教學水準俾益莫大[4]。因此，當國防醫學院於戰後殘破重建之時（**圖 9-11**），因其獨特的軍方背景，美援則為不可或缺的主要經濟來源。

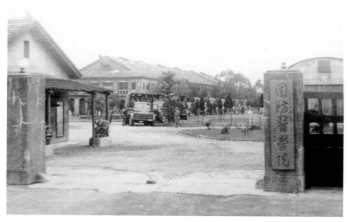

◀圖 9-9　國防醫學院遷臺初期的校門。
（圖片來源：李曉屏總編輯，《國防醫學院牙醫學系七十周年系慶特刊》，臺北市：中華民國源遠牙醫學會、國防醫學院牙醫學系，民 100〔2011〕）

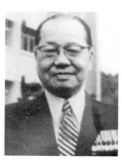

▲圖 9-10　盧致德
（1901 年 -1979 年 6 月 11 日）廣東省中山縣人，中華民國中央研究院院士。北平協和醫學院學士，1928 年獲美國紐約大學醫學博士學位。1949 年遷至臺灣，任國防醫學院代理院長；1953 年任國防醫學院院長，退休後專任榮民總醫院院長。1979 年 6 月 11 日病逝於臺北榮民總醫院。
（圖片來源：國防醫學院圖書館，《軍醫史料》，醫學人文資源網）

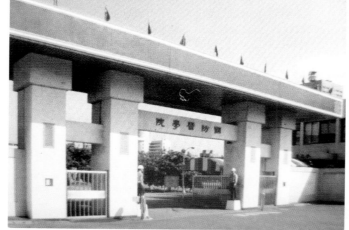

◀圖 9-11　國防醫學院水源校區時期校門。
（圖片來源：李曉屏總編輯，《國防醫學院牙醫學系七十周年系慶特刊》，臺北市：中華民國源遠牙醫學會、國防醫學院牙醫學系，民 100〔2011〕）

　　1954 年（**民國 43 年**），教育部以該學院師資陣容齊全、設備完善，各科系教程內容符合醫科大學部定標準；是故，自該年起，大學教育各科畢業生均授與學士學位，如醫科授與醫學士、牙科授牙醫學士學位等。

　　1955 年（**民國 44 年**）9 月 1 日，當國防醫學院改隸陸軍供應司令軍醫署之際，又得「美國國際經濟合作總署中國分署」之經濟支援，獲撥鉅款以為發展基金，以供發展醫學教育之用。

4.《國防醫學院院史》，羅澤霖等編，臺北市：國防醫學院 1984，頁 44。

同年4月，於第一總醫院（後更名為三軍總醫院）設立「麻醉恢復室」，此係臺灣醫界之首創，提高外科醫療水準又向前邁進了一大步[5]。

1962年（民國51年），設立牙醫學系系館（圖9-12），並籌設國內第一所口腔病理實驗室。1963年各科系教育為適應時代趨勢，因應國軍軍醫業務的要求，符合教育部醫學教育及該學院的特性，重新釐定醫、牙、藥、護各學系教育計畫，所有專業教育課程均以教育部所頒之「修訂醫學院共同必修科目表」及「修訂醫學院科系必修科目表」為依據，分別配當施教。是年獲「美援會」補助興建牙醫學系實驗室，當時為臺灣極為先進的牙科實驗室，擁有著嶄新的實驗設備（圖9-13）。

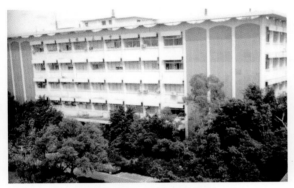

▲圖9-12　國防醫學院水源校區時期的牙醫系館。
（圖片來源：國防醫學院圖書館，《軍醫史料》，醫學人文資源網）

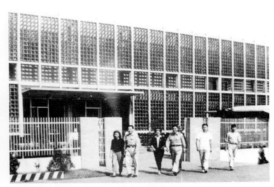

▲圖9-13　國防醫學院水源校區時期的健康中心和牙科實驗室。
（圖片來源：李曉屏總編輯，《國防醫學院牙醫學系七十周年系慶特刊》，臺北市：中華民國源遠牙醫學會、國防醫學院牙醫學系，民100〔2011〕）

1967年（民國56年），奉國防部令，劃一學曆，牙醫學系改為秋季招生，修業年限由四年改為六年，與教育部規定的修業年限吻合。1968年，系主任黃子廉退休，由朱克剛接任。1970年，該系創辦《牙醫學刊》（The Bullatin of Department of Dentistry, National Defense Medical College），為國內第一本牙科專業雜誌。1972年，為儲備師資人才，以試講方式遴選優秀的畢業生做為爾後調任助教的依據。1973年，為符合現代牙醫學教育之需要，實施學分精簡計畫，牙醫學系自350學分精簡為280.5學分。是年，朱氏退休，系主任由費筱宗（圖9-14）接任。1976年，為了充實學生實驗設備，改善教學器材，購置計有快速磨牙機一台外、購置磨牙機40套及高壓消毒鍋一台[6]。

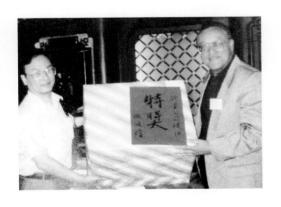

◀圖9-14　費筱宗（右）於1988年（民國77年）在國防牙科校友會上，頒獎給抽中特獎的王宜斌（左）。
（圖片來源：李曉屏總編輯，《國防醫學院牙醫學系七十周年系慶特刊》，臺北市：中華民國源遠牙醫學會、國防醫學院牙醫學系，民100〔2011〕）

5.《國防醫學院院史》，羅澤霖等編，臺北市：國防醫學院1984，頁47。
6.同前註，頁118。

1978 年（民國 67 年），費筱宗退休，由徐奎望（圖 9-15）繼任系主任一職。1979 年 5 月 1 日，國防部決定將三軍總醫院併入國防醫學院；6 月 5 日，奉國防部令核定三軍總醫院改隸為國防醫學院之直屬教學醫院，此時醫學院院長為蔡作雍，醫院院長為潘樹人，並兼醫學院副院長。是年，為加強醫、牙、藥、護、公衛各學系低年級學生的英文寫作能力，及對醫學課程易於學習了解，特別聘請專家作語言教學。同時為加強牙醫學系學生對金屬鑄造及瓷牙燒烤之實際經驗，增置全套自動加溫鑄造及陶瓷燒烤設備，使學生親自操作實習，以增加臨床作業能力。在解剖學方面，更突破以往保守的教學方式，課後輔以有關影片放映，藉以加強教學效果。此教學影片包括有大體解剖學 50 部及神經解剖學 20 部，於實驗前先行放映[7]。 1983 年，興建人頭模擬臨床實驗室、瓷牙室、一般技工室及賤金屬技工室（圖 9-16~17）。1984 年，奉參謀總長郝柏村指示，醫學院將遷建至內湖營區，將衛勤學校、航太醫學中心、潛水醫學中心等單位一併納入。是年徐奎望退休，由趙崇福（圖 9-18）

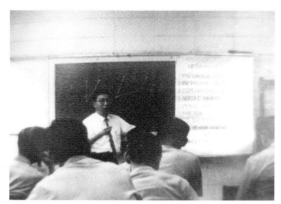

▲圖 9-15　徐奎望之上課留影。
（圖片來源：李曉屏總編輯，《國防醫學院牙醫學系七十周年系慶特刊》，臺北市：中華民國源遠牙醫學會、國防醫學院牙醫學系，民 100〔2011〕）

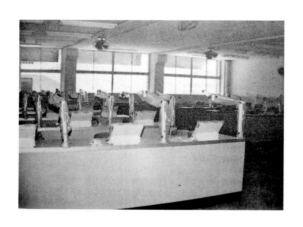

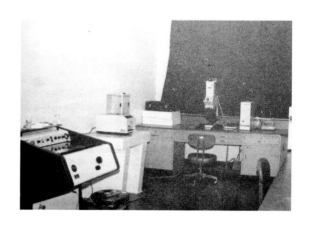

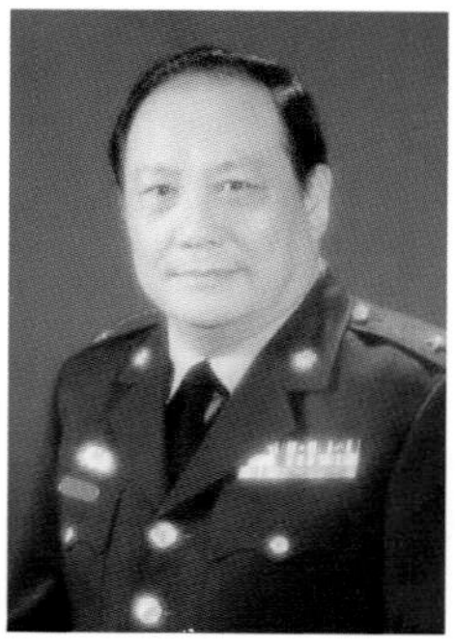

▲圖 9-16（左）　1980 年代，國防醫學院牙醫學系所新購之模擬臨床實驗室。
（圖片來源：中華民國牙醫師公會全國聯合會，《牙醫界》3 卷 2 期，臺北市：中華民國牙醫師公會全國聯合會會刊社，民 73〔1984〕）

▲圖 9-17（右）　1980 年代，國防醫學院牙醫學系所購置之精密儀器室。
（圖片來源：中華民國牙醫師公會全國聯合會，《牙醫界》3 卷 2 期，臺北市：中華民國牙醫師公會全國聯合會會刊社，民 73〔1984〕）

◀圖 9-18　趙崇福
國防醫學院牙科八期，美國華盛頓華德里陸軍醫學中心牙醫學院口腔外科進修，1984 年（民國 73 年）繼徐奎望後，接任國防醫學院牙醫學系主任；三年後，調任三軍總醫院副院長，並晉升少將，為繼談毓琳後之牙醫將官，隨後再任國防醫學院副院長。2012 年 10 月 12 日，因心臟病發辭世。
（圖片來源：趙崇福將軍治喪委員會，《趙故副院長崇福將軍事略》，民國 101 年 11 月 24 日）

7. 同前註，頁 150~151。

接任系主任。1986 年，成立「牙醫科學研究所」，以培養優良師資，提昇教學品質與研究水平。1988 年孟慶樑（圖 9-19）接替趙崇福遺缺，擔任系主任一職。1989 年元月，與紐約州立大學水牛城分校締結姐妹校、1991 年，再與美國愛荷華大學結盟，以作學術上廣泛交流。1994 年，孟慶樑調任三峽「預防醫學研究所」任副所長，葉慶林（圖 9-20）接系主任，此時並兼掌牙醫科學研究所及三總牙科部，且配合院方積極規劃內湖國醫中心牙醫學系及牙科部之內部功能性作業與搬遷事宜。1998 年底，葉屆齡榮退，遺缺由石淦生（圖 9-21）接任。

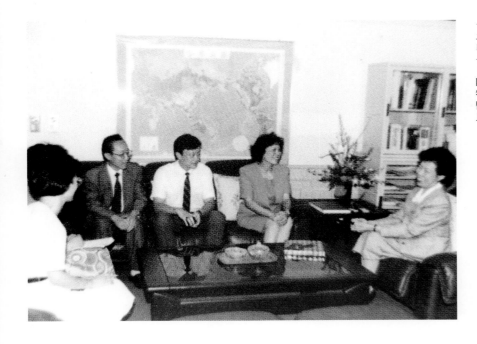

◀圖 9-19 1994 年（民國 83 年），孟慶樑（中）及姚振華（左）陪同吳大如教授（右）拜會衛生署長張博雅（前右）。
（圖片來源：李曉屏總編輯，《國防醫學院牙醫學系七十周年系慶特刊》，臺北市：中華民國源遠牙醫學會、國防醫學院牙醫學系，民 100〔2011〕）

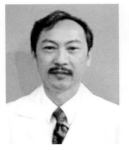

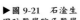

◀圖 9-20 葉慶林
國防醫學院牙醫學系、美國密西根大學牙醫學碩士。曾任中華牙醫學會理事長、國防醫學院牙醫學系副教授、國防醫學院牙醫學系主任、三軍總醫院牙科部部主任；現任國防醫學院牙醫學系兼任副教授。
（圖片來源：國防醫學院牙醫學系暨牙醫科學研究所）

▶圖 9-21 石淦生
國防醫學院牙醫學系、美國紐約大學牙科生物材料學碩士。曾任國防醫學院牙醫學系副教授、國防醫學院牙醫學系主任、三軍總醫院牙科部部主任；現任國防醫學院牙醫學系兼任副教授。
（圖片來源：國防醫學院牙醫學系暨牙醫科學研究所）

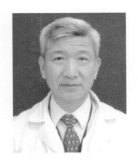

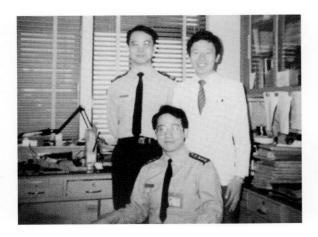

「牙醫科學研究所」於 1986 年成立之後，至 1997 年間，其業務委由彭志綱（圖 9-22）負責。研究所下設口腔疾病組及牙科材料組，次年增設臨床學組，碩士班研究生於第二年起

◀圖 9-22 彭志綱（前）於實驗室留影。畢業於國防醫學院牙醫學系，獲得理碩士與博士學位，並參加牙周病臨床訓練。曾任國防醫學院牙醫科學研究所所長、國防醫學院與中國醫學院牙醫學系教授、三軍總醫院牙科部牙周病科主治醫師。
（圖片來源：李曉屏總編輯，《國防醫學院牙醫學系七十周年系慶特刊》，臺北市：中華民國源遠牙醫學會、國防醫學院牙醫學系，民 100〔2011〕）

可申請臨床訓練，接受基礎學科與臨床學科的結合訓練計劃（combined program），1996年起，除招收各臨床組外，亦擴大招收非牙醫學系畢業生。

自1995年始，醫、牙、藥學系開始招收女性高中畢業生，1997年起，各系均招收自費生。1999年12月，國防醫學院正式遷至臺北市內湖區民權東路6段161號（圖9-23），牙醫學系進駐北側院區五樓，各學組實驗室、學生教室、技工室、會議室、公用儀器室、特殊功能實驗室、系辦公室、校友會及教官辦公室均分別啟用。

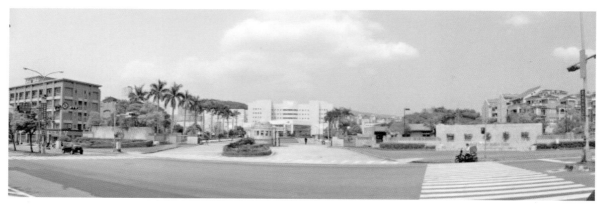

▲圖9-23　國防醫學院內湖新院區校門。
（圖片來源：國防醫學院）

2001年，石淦生任期屆滿，遺缺由傅鍔（圖9-24）續任，期間衛生署開始辦理教學醫院牙科評鑑，並與民間各公會合辦「3D根管顯微技術」、「人工牙根臨床應用計畫」、「口腔健康監測計畫」等多項計畫，達產、官、學、研合作成效及成立「牙周及組織工程團隊」、「癌症病理及生物標記團隊」等多個研究團隊，均處於充實壯大的過程。2007年，傅鍔完成階段性任務，再由石淦生重做馮婦，續任主任。成立植牙中心，引進亞洲首例Newtone 5G（3D牙用電腦斷層），及與臺灣科技大學合作研發之電腦車床（CAM），成為國內、外第一個應用CAD&桌上型CAM設計製作植牙手術導引板，提昇植牙位置精準。完成全牙科部臨床X光數位化和兒童及齒顎矯正科整建。

2011年8月，石淦生任期屆滿，由謝義興（圖9-25）接任主任。

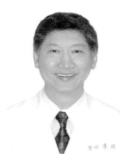

▲圖9-24　傅鍔
國防醫學院牙醫學系、美國波士頓大學口腔生物學博士。曾任中華民國牙周病學會理事長、國防醫學院牙醫學系主任、三軍總醫院牙科部部主任；現任國防醫學院牙醫學系教授。
（圖片來源：國防醫學院牙醫學系暨牙醫科學研究所）

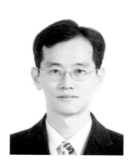

▲圖9-25　謝義興
國防醫學院牙醫學系、生命科學研究所博士。曾任三軍總醫院牙體復形暨牙髓病科主任；現任國防醫學院牙醫學系教授兼系主任、三軍總醫院牙科部部主任。
（圖片來源：國防醫學院牙醫學系暨牙醫科學研究所）

（II）牙科門診部

三軍總醫院原屬臺灣光復後之「陸軍總醫院」，後陸續改為「陸軍第一醫院」及「陸軍八

○一總醫院」，於 1968 年（民國 57 年）更名為「三軍總醫院」（圖 9-26）。牙科門診部於大陸時期即已成立，為因應醫療工作特性，於 1950 年，成立「口腔顎面外科」，為臺灣最先成立的獨立專科，在臺灣牙醫界素享盛名，也是臺灣早年培育口腔顎面外科人才的重鎮（圖 9-27）。1952 年，成立「牙體復形科」，1968 年，成立「口腔贋復科」，1974 年由徐奎望創立「口腔診斷科」，為國內之首創，從事牙醫學系與牙科臨床病理診斷及治療的科別，其未來之發展著眼於口腔癌及癌前期病變的生物晶片與生物科技的研究，並與國科會和國家衛生研究院合作，期望能從基因機制及早發現口腔癌之形成及口腔病變之成因，提供更先進的口腔疾病之診斷與治療。

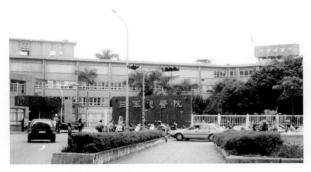

▲圖 9-26　三軍總醫院汀洲路院區時期住院區大門及病房建築（現為國防部軍備局）。
（圖片來源：國防醫學院三軍總醫院）

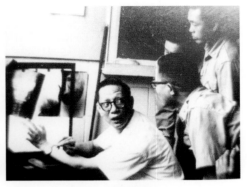

▲圖 9-27　口腔外科教授殷念德臨床教學留影。
（圖片來源：李曉屏總編輯，《國防醫學院牙醫學系七十周年系慶特刊》，臺北市：中華民國源遠牙醫學會、國防醫學院牙醫學系，民 100〔2011〕）

1983 年 7 月 1 日，三軍總醫院併入國防醫學院，而為其直屬教學醫院。牙周病科原名為「口腔內科」，1987 年，更名為「牙周病科」。1988 年，奉國防部令正式成立「兒童牙科暨齒顎矯正科」，此科除了兒童牙科及齒顎矯正治療之外，對於行為無法配合的兒童或身心障礙患者，以及全身重大疾病條件符合者，可以在全身麻醉下，進行全口重建治療。後來由於教學與業務的需要，於 1989 年 6 月，設立「根管治療科」。牙科門診部現有治療椅 53 台，規劃未來將增設至 81 台，包含手術用及殘障專用牙科治療椅[8]。

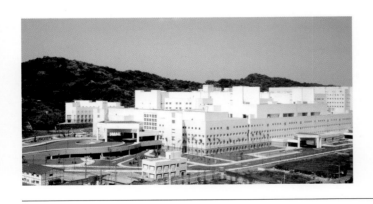

2000 年 10 月，三軍總醫院遷至內湖區成功路 2 段 325 號（圖 9-28），牙科部進駐二樓主建築中央區，各科分別啟用共 60 診。除負責國軍醫療保健外，為因應內

▲圖 9-28　2000 年（民國 89 年）10 月落成的三軍總醫院內湖院區（國醫中心），為亞洲屈指可數之先進醫療保健中心。
（圖片來源：國防醫學院三軍總醫院）

8. 參見「國防醫學大學」網站。

湖及南港兩區民眾之醫療服務暨預防保健，三軍總醫院正式成立「社區醫學部」，牙科部亦成立社區牙醫（含展示區），並將「口腔病理暨診斷科」更名為「家庭牙醫暨口腔診斷科」。三軍總醫院隨國防醫學院遷建至內湖國醫中心後，校區擴大至近 50 公頃，建築設備均為亞洲屈指可數之醫療保健中心，在歷任院長及系主任領導下，創造可觀之成果，更嘉惠我軍民同胞。

（2）國立臺灣大學牙醫專業學院牙醫學系與臺大醫院牙科門診部

（Ⅰ）牙醫學系

臺大牙醫學系創立於 1953 年（民國 42 年）8 月，為臺灣第一所本土牙科專門教育機構，正規牙醫學教育與牙醫研究自此納入正統醫學教育範疇。1951 年，美國哥倫比亞大學布朗博士（Dr. Harold W. Brown）由「中華醫藥董事會」（CMB）派遣來臺，擔任醫學教育顧問，眼見當時臺灣光復後之牙科醫師幾乎是畢業自日本和韓國的齒科學校，或未接受正規牙醫學教育

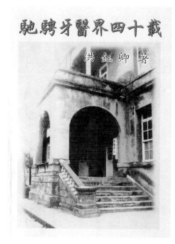

▲圖 9-29 洪鈺卿著《馳騁牙醫界四十載》之封面，封面建築即為臺灣本土牙醫學教育的發源地：臺大牙醫學系，於 1955 年，開始招生時之簡陋系館，位於公共衛生學系旁。
（圖片來源：洪鈺卿，《馳騁牙醫界四十載》，臺北市：洪鈺卿，民 86〔1997〕）

的甄訓牙醫師、鑲牙生以及無照的牙科醫療者；國民政府又因戰後，無暇他顧，乃向當局建言臺灣應有牙醫學教育的機構，以提升牙科教育與醫療的水準[9]。

臺大牙醫學系創系之初，一切因陋就簡（圖 9-29），自 1953 年 8 月起，由病理學教授兼教務主任葉曙（圖 9-30）兼代系主任一職，至 1957 年 7 月，方交予郭水[10]（圖 9-31）。郭水自 1946 年 10 月 1 日起，即在臺大醫學院擔任講師，講授齒科學，並任附設醫院牙科主治醫師兼主任。創立後，直到 1955 年，才開始第一屆招生，計有本地生及僑生共 15 名。歷經六年牙科學教育的課程，中途因轉系、留級，1961 年，第一屆畢業時，只剩徐水木、莊初雄、陳坤智、杜福貴、余冰容等 5 名[11]。

1964 年，美國哈佛大學牙醫學院副教授嚴開仁（圖 9-32）來臺宣揚基督教，應洪鈺卿（圖 9-33）之邀，至臺大教授牙科矯正學，客座二年，為臺灣的現代牙科矯正學的先驅[12]，而師承者為陳坤智與徐水木。同時經由嚴開仁之介紹，延請了當時駐臺「美軍顧問團」美國海軍醫院的牙科醫官威爾登（Dr. Welden），協助教授全口義齒和局部義齒兩門課程，並提供漢諾（Hanau）咬合器，供學生實驗室使用。另外，尚有德瓦特（Dr. DeWater）醫官教授口腔診斷學、空軍牙醫官道格拉斯（Dr. Douglas）講授根管治療學[13]，並首度引進馬來膠合併側向根管充填技術，他們的貢獻使得現代牙科在臺灣逐漸地紮根萌芽。在師資嚴重缺乏的年代，借重

---

9. 《馳騁牙醫界四十載》，洪鈺卿，頁 24。
10. 〈國立臺灣大學校史稿 1928~2004〉，附錄〈各單位歷任主管任期表〉，民 94，頁 554。
11. 《臺大醫學院百年院史【下】》，黃思誠、謝季全，頁 186。
12. 《馳騁牙醫界四十載》，洪鈺卿，頁 64。
13. 《臺大醫學院百年院史【下】》，黃思誠、謝季全，頁 188。又此引見《馳騁牙醫界四十載》，洪鈺卿，頁 64~66。

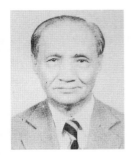

◀圖 9-30　葉曙
字奕白，湖北蒲圻人，1908 年 3 月 16 日生，1934 年畢業於日本國立千葉醫科大學，1938 年獲醫學博士學位，曾任該校病理科助手。1943 年回國，執教於上海東南醫學院。1946 年應國立臺灣大學首任校長羅宗洛之聘來臺，任病理學科教授教務主任、病理學研究所所長。曾先後五度擔任中央研究院評議會評議員，1966 年當選中央研究院第六屆院士，被譽為「臺灣病理學之父」，其學問口才俱佳，英、日文皆一流。著有《閒話臺大四十年》、《病理三十三年》、《病理學》、《應用病理學》等。
（圖片來源：丁亮等撰述；項潔主編，《國立臺灣大學校史稿（1928~2004）》，臺北市：臺大出版中心，民 94〔2005 〕）

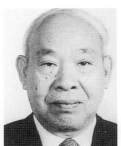

◀圖 9-31　郭水
俗稱「臺大牙醫之父」，1938 年自日本大學齒學部畢業後，返臺任臺北帝國大學附屬病院齒科副手。光復後，出任首任牙科主任，並講授齒科學。1947 年受命成立牙醫學系，1957 年正式接掌系主任，至 1972 年止。1996 年 2 月卒，享年八十四歲。
（圖片來源：丁亮等撰述；項潔主編，《國立臺灣大學校史稿（1928~2004）》，臺北市：臺大出版中心，民 94〔2005 〕）

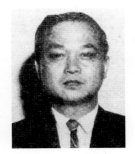

◀圖 9-32　嚴開仁
1947 年畢業於華西協和大學牙醫學院，1954 年獲哈佛大學博士學位，專精矯正學，為美國出色之矯正專家。1964 年來臺宣教，將現代牙科矯正技術引進臺灣，而師承者為陳坤智與徐水木，後來成為臺灣齒顎矯正學的先驅。1989 年應聘至中山醫科大學光華口腔醫學院（現中大光華口腔醫學院）任職，對於培育中國現代矯正（正畸）醫師，功不可沒。
（圖片來源：洪鈺卿，《馳騁牙醫界四十載》，臺北市：洪鈺卿，民 86〔1997 〕）

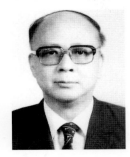

◀圖 9-33　洪鈺卿
1948 年畢業於福岡縣立醫學齒學專校，1951 年返臺，服務於臺灣省臺北保健館。1957 年獲密西根大學碩士，1958 年始任教臺大牙醫學系。期間分別於 1959 年、1964 年和 1969 年三度代理該系主任。1961 年獲日本大阪市立醫科大學博士學位。1969 年，在世界衛生組織（WHO）派遣美國加州大學公共衛生教授納森（Dr. J.W. Knutson）指導第一次全國口腔衛生調查，洪鈺卿負責撰寫調查報告。1972 年始真除系主任一職，至 1978 年。1996 年退休。
（圖片來源：洪鈺卿，《馳騁牙醫界四十載》，臺北市：洪鈺卿，民 86〔1997 〕）

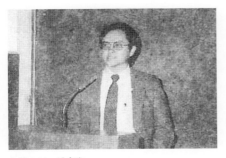

▲圖 9-34　周宗隆
開啟臺灣氟研究之先河。
（圖片來源：洪鈺卿，《馳騁牙醫界四十載》，臺北市：洪鈺卿，民 86〔1997 〕）

在臺外籍牙醫學專家的長才，以彌補牙醫學教育之不足，實屬通權達變之舉，且有振聾發瞶之用。1977 年，任職於美國國家標準局之美國牙醫協會牙科研究所的周宗隆（圖 9-34）蒞牙醫學系任教，指導有關於氟之研究。洪鈺卿指派謝季全與郭敏光跟隨之學習，並安排設置實驗室，以利專題研究。臺大牙醫學系的實驗室研究活動，由此興起。周宗隆期滿後榮歸；1978 年，臺大牙醫學系成立的硬組織實驗室，承接此一傳統，當時已被公認為是臺灣氟預防蛀牙研究之權威[14]。

14.《馳騁牙醫界四十載》，洪鈺卿，頁 67。

1972 年 8 月起，由於臺大醫院實施教學行政主管任期制度，主管 3 年一任，可連任一次。郭水主任於 1972 年 7 月 31 日，榮退之際，前後共擔任系主任長達 15 年之久（1957~1972）。第二任主任洪鈺卿留美歸國後，於 1958 年 10 月，進入臺大醫學院。雖然洪鈺卿專攻公共衛生學及牙科補綴學，但因牙醫學系草創初期，系內師資缺乏，曾經擔任過全口補綴學、局部補綴學、口腔內科學、牙科公共衛生學、兒童牙科學、口腔診斷學、口腔病理學及牙髓病學等不同領域的教學，可謂是十項全能的「牙科鐵人」。第三任主任為陳坤智（圖 9-35），為臺大牙醫學系第一屆 5 位畢業生之一。1978 年 8 月，接任主任一職。第四任主任為關學婉（圖 9-36~37），1958 年 5 月，進入附設醫院牙科部。關學婉專攻口腔病理學與口腔診斷學，她是臺灣第一位教

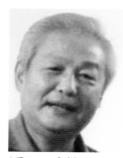

▲圖 9-35　陳坤智
臺大牙醫系第一屆，師承嚴開仁，為臺灣齒顎矯正學的先驅，齒學博士；曾任臺大牙醫學系系主任兼牙科部主任、第五、六屆中華民國齒顎矯正學會第四屆理事長。
（圖片來源：牙醫師長青高爾夫聯誼會）

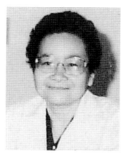

▲圖 9-36　關學婉
臺灣口腔病理學權威，亦是臺灣第一位女性牙醫系主任，肩負臺大牙醫學系口腔病理學之教學，嘗從葉曙學習病理學。
（圖片來源：丁亮等撰述；項潔主編，《國立臺灣大學校史稿（1928~2004）》，臺北市：臺大出版中心，民 94〔2005〕）

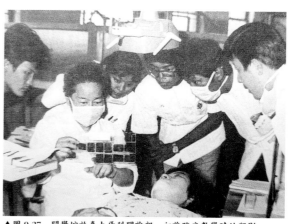

▲圖 9-37　關學婉於臺大牙科門診部，初診臨床教學時的留影。
（圖片來源：楊思標總編輯，《楓城四十年》，臺北市：國立臺灣大學醫學院臺大景福基金會，民 74〔1985〕）

學醫院女性牙科主任，並開啟了臺灣口腔病理學的先河，桃李滿天下，集榮耀於一身。第五任主任為韓良俊（見圖 8-6），臺大牙醫學系第二屆畢業生，1988 年 8 月，接任系主任一職。期間牙醫學系成立「牙醫科學研究所」碩士班，韓良俊兼任所長，1991 年，增設博士班；1996 年，「牙醫科學研究所」更名為「臨床牙醫學研究所」。第六任主任謝季全（圖 9-38）為牙醫學系第六屆畢業生，於 1994 年 8 月，就任系主任兼研究所所長。1997 年 8 月，成立「口腔生物科學研究所」，由蕭裕源擔任所長[15]。

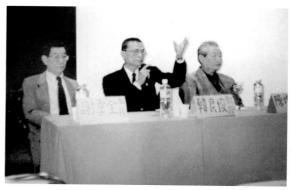

▲圖 9-38　謝季全（左）
臺大牙醫學系第六屆畢業、日本東京醫科齒科大學齒學部第二補綴學講座進修。曾任臺大牙醫學系主任、臺大牙醫專業研究所所長以及臺大醫院牙科部主任。2001 年 12 月 23 日，三位前臺大牙醫學系主任一同榮退，左起：謝季全、韓良俊、陳坤智。
（圖片來源：鄭世榮總編輯，《臺灣口腔顎面外科學先驅—韓良俊教授榮退專輯》，臺北市：韓良俊教授榮退專輯編審委員會，民 92〔2003〕）

15.《臺大醫學院百年院史【下】》，黃思誠、謝季全，頁 186~187。

自 2000 年 8 月起，由藍萬烘（圖 9-39）接續系主任一職[16]。2006年 8 月起，由林俊彬（圖 9-40）接任第八任系主任及附設醫院牙科部主任，並兼臨床牙醫所所長。2012年 8 月林立德（圖 9-41）接任第九任主任。歷屆系主任與任期詳見表 9-1。

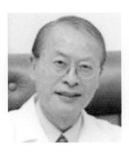
▲圖 9-39　藍萬烘
臺灣大學牙醫學士、東京醫科齒科大學博士。曾任中華民國牙髓病學會理事長、臺灣大學牙醫學系主任及臨床牙醫研究所所長、臺大醫院牙科部主任、中華牙醫學會理事長；現任臺大名譽教授、國際牙醫學院臺灣分會理事長。
（圖片來源：國立臺灣大學牙醫專業學院）

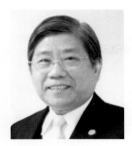
▲圖 9-40　林俊彬
國立臺灣大學牙醫學士、美國明尼蘇達大學生物物理學碩士、美國明尼蘇達大學口腔生物學博士。曾任臺大醫院牙髓病科主任、中華民國牙髓病學會理事長；現任臺大牙醫專業學院院長及臺大醫院牙科部主任。
（圖片來源：國立臺灣大學牙醫專業學院）

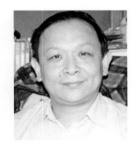
▲圖 9-41　林立德
國立臺灣大學牙醫學士、加拿大多倫多大學神經生理學博士。現任臺大牙醫學系主任，兼臺大醫院牙科部副主任。
（圖片來源：國立臺灣大學牙醫專業學院）

表 9-1　臺灣大學牙醫學系歷屆系主任

屆次	姓名	任期	屆次	姓名	任期
	葉　曙（代理）	1953.08~1957.07	5	韓良俊	1988.08~1994.07
1	郭　水	1957.08~1972.07	6	謝季全	1994.08~2000.07
2	洪鈺卿	1972.08~1978.07	7	藍萬烘	2000.08~2006.07
3	陳坤智	1978.08~1984.07	8	林俊彬	2006.08~2012.07
4	關學婉	1984.08~1988.07	9	林立德	2012.08~ 迄今

附註：臺大牙醫學系創系之初，乃由教務主任葉曙兼代，但是根據《國立臺灣大學校史稿 1928~2004》記載為葉明陽，應屬有誤，因為根據《臺大醫學院百年院史【下】》第 188 頁表一《臺大牙醫學系歷年師資一覽表》記載：「同年（1957 年）聘葉明陽、余騰雲為講師，張文魁為助理醫師。」是故葉明陽不可能於 1945 年代理主任一職。
資料來源：1.《國立臺灣大學校史稿 1928~2004》，附錄之《各單位歷任主管任期表》，頁 554。
　　　　　2. 黃思誠、謝季全，《臺大醫學院百年院史【下】》，頁 186~188。

　　1988 年，成立「牙醫科學研究所」碩士班，三年後增設博士班。1995 年 2 月，新開「檳榔學導論」課程，催生了臺灣檳榔學的研究與教學[17]。1996 年，正式更名為「臨床牙醫學研究所」，且於 2001 年開始招收碩士學位在職專班學生。1997 年，「口腔生物科學研究所」成立，成為牙醫學相關的第三個學術單位。

　　回顧臺大牙醫學系創辦時，雖曾有成立獨立學院之議，惜因當時顧慮到師資不足以擔任基礎醫學之教學，且擔心籌設學院曠日費時，無法因應當時社會之急需，而錯過在臺灣首創牙醫學院之機會，尤其當陽明大學牙醫學院、北醫大、中山醫大以及高醫大口腔醫學院相繼成立後，臺大牙醫學系直至 2008 年 6 月，「牙醫專業學院」方正式獲准成立（圖 9-42），林俊彬出任第一任院長。

16.《國立臺灣大學校史稿 1928~2004》，附錄〈各單位歷任主管任期表〉，頁 554。
17.《臺灣醫療史：以臺大醫院為主軸》，莊永明，頁 458。

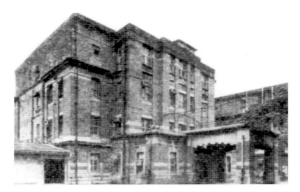
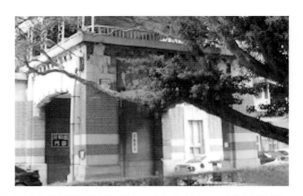

▲圖 9-42　1983 年（民國 72 年），為配合臺大醫學院及附設醫院整建，牙醫學系及牙科門診部遷移後的牙醫系系館（左）。位於臺大醫院西址舊院區，原六西病房之一至三樓及舊美國海軍第二研究所，系館使用至今，紅磚外貌未變（右），但牙醫學系已經發展成為牙醫專業學院。
（圖片來源：洪鈺卿，《馳騁牙醫界四十載》，臺北市：洪鈺卿，民 86〔1997〕；國立臺灣大學牙醫專業學院）

（II）牙科門診部

　　臺大牙科門診部的創設要追溯至日據時期的臺灣總督府臺北醫院。該醫院於 1906 年（明治 39 年，光緒 32 年），在外科部設立「齒科治療室」，以富澤正美為主任。之後由永田莫接任。1908 年，再由吉田幸雄續職。1910 年 9 月，始將牙科自外科部獨立為「齒科部」，復由富澤正美出任第一任齒科部部長。1939 年，臺北帝國大學醫學部成立，「齒科學講座」由大橋平治郎主持。郭水畢業於日本大學齒學部，1938 年 12 月，返臺受聘擔任臺北帝大附屬病院齒科「副手」，1943 年 5 月，方辭去病院職務。日據時期，臺北帝大附屬病院齒科部的門診設備簡陋，僅有一個房間和 7 張診療椅，即 5 張治療椅、1 張口腔外科專用椅和一張放射線檢查用椅（圖 9-43）。1946 年 10 月，最後一任齒科主任大橋平治郎託葉曙，轉請郭水重返臺大，擔任醫學院講師兼附設醫院牙科主任。1959 年 12 月，美援會贈送臺大牙科門診部 20 台牙科治療椅及 5 台拔牙用牙科椅（圖 9-44）。門診部設備充實後，為了教學的目的，即行初期功能分科，計有初診、複診、牙體復形、牙周病、牙髓病、補綴、

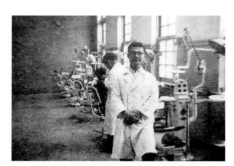

▲圖 9-43　臺大醫院牙科門診中，日據時期所遺留下來的治療椅，圖中人物為郭英雄。
（圖片來源：洪鈺卿，《馳騁牙醫界四十載》，臺北市：洪鈺卿，民 86〔1997〕）

齒顎矯正和口腔外科等 8 個非正式分科[18]（圖 9-45）。此乃當時代理主任洪鈺卿認為以附設醫院牙科門診部充當牙科臨床實習之所，勢必先行分科，亦為國內牙科門診部最早分科者。同年接受美援會補助，購進臺灣第一部 20 萬轉高速磨牙機「Air Borden」，此高速磨牙機是當時美國所研發最尖端的機械，利用空氣迴轉推動磨牙鑽針，大幅提高了切削牙齒與製備支臺齒的效率和品質，臺灣從此進入高速磨牙機的時代[19]。而不銹鋼義齒的鑄造為當時牙科醫師所夢寐以求的，1957 年，洪鈺卿曾於密西根大學首次目睹，以閃亮的鈷鉻合金製作局部義齒的鑄造技術，

18.《臺大醫學院百年校史【下】》，黃思誠、謝季全，頁 190。
19.《馳騁牙醫四十載》，洪鈺卿，頁 43~44。

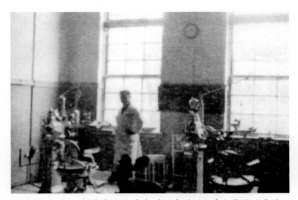

▲圖 9-44　1959 年（民國 48 年）美援會贈送給臺大醫院的牙科治療椅，圖中人物為張上達。
（圖片來源：洪鈺卿，《馳騁牙醫界四十載》，臺北市：洪鈺卿，民 86〔1997〕）

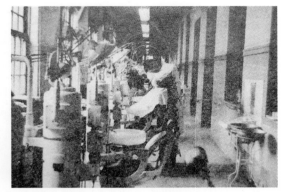

▲圖 9-45　1966 年（民國 55 年）時的臺大牙科治療室，雖然利用的是中庭走廊的空間，但已經具有分科的規模。
（圖片來源：洪鈺卿，《馳騁牙醫界四十載》，臺北市：洪鈺卿，民 86〔1997〕）

所製造出來之義齒遠比金床更堅固輕巧，且可自由設計而留下深刻印象。1959 年，隨即向美國「水牛城公司」（Buffalo Company）購買高周波鑄造機，用於部分活動假牙金屬床的離心鑄造[20]。在固定假牙的設備方面，為了美觀與堅固的考量，瓷牙冠是可以取代樹脂貼面牙冠的唯一選擇，同年，亦向美國「懷特公司」（S.S.White）購進臺灣第一臺瓷牙電器爐。當新硬樹脂問世後，即為樹脂電器爐所取代。後來以金屬鑄造牙冠內層，瓷粉燒製外層的「瓷金相熔」（Porcelain-fused-to-gold）技術被開發，臺大牙科則於 1977 年，從速購置真空爐，帶領製造瓷牙。1962 年，購進全臺第一部測顱 X 光機（Cephalometric X-ray machine），做為齒顎矯正學診斷、醫療和研究之用[21]（圖 9-46）。1965 年，蔡光雄（圖 9-47）開始嘗試各種牙周翻瓣手術，改變過去牙周治療以洗牙為主的形式。1970 年，該院大興病房、門診部及環境改善工程，而有了牙科病房的設置。郭水擔任該門診部主任長達 15 年之久，1972 年，始由洪鈺卿接任第二任主任。洪鈺卿為順應時代潮流所趨，開始關心如何改善治療時之姿勢及方法，並於翌年，向日本森田會社（Morita）購入水平式治療椅（spaceline）3 臺於門診部，正式揮別了站立式治療病人的姿勢，開啟了牙科水平治療的新紀元[22]。隨著世界牙科醫療觀念的改變，歐美的牙醫界已廣泛地進行革新，改變為水平式，水平治療的優點可提供牙科助手介

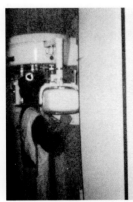
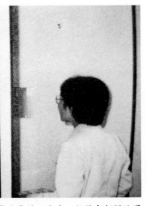

▲圖 9-46　1980 年代的臺大醫院牙科 X 光室，設備有新穎的環口及測顱 X 光機。
（圖片來源：中華民國牙醫師公會全國聯合會，《牙醫界》1 卷 5 期，臺北市：中華民國牙醫師公會全國聯合會會刊社，民 71〔1982〕）

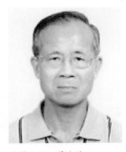

▲圖 9-47　蔡光雄
臺大醫學院牙醫學系畢業，曾任臺大醫院住院醫師、主治醫師及臺大醫學院講師；1974 年（民國 63 年），國泰綜合醫院開幕，出任該院牙科主任，至 1996 年退休。
（圖片來源：國立臺灣大學牙醫專業學院）

---

20. 同前註，頁 44。
21. 同前註，頁 45。
22. 同前註，頁 54。

入的空間，使牙科治療更有效率，也讓「四手牙科」（four-hand dentistry）的時代提早來臨，這是時代的潮流。結果在引進了 30 多臺的水平式治療椅後（圖 9-48），使臺大牙科新的醫療設備不管是在量的增加，抑或是質的提升，堪稱是系史上的里程碑，為臺大牙醫系往後的發展奠定了成長的基礎。1976 年，郭敏光（圖 9-49）自美國明尼蘇達大學返臺後，開始採用乳牙斷髓術，並引進乳牙不銹鋼牙冠技術。1978 年，第一屆畢業生陳坤智接任第三任主任。隔年，蕭裕源（圖 9-50）開設「顎肌症特別門診」，並引進密西根大學登納（Denar F4）全調節咬合器，對於整體口腔咬合重建，具有劃時代之意義。1982 年，為因應口腔外科臨床診療內涵及與世界接軌，該門診部更名為「口腔顎面外科」。1984 年，關學婉繼任第四任系主任，她堪稱是臺灣口腔病理學的始祖，也是臺灣牙醫史上第一位女性系主任。第五任主任韓良俊是臺大牙醫學系第二屆畢業生，於 1988 年接任，專攻口腔外科，有「經口式下顎骨部分截骨術」、「改良式閉合式髁突下位截骨術」、「照射性顎骨壞死之高壓氧治療」等創新成就[23]。同年，在臺大醫院院長戴東原的全力支持下，策劃成立牙科麻醉鎮靜小組，延攬仁愛醫院蘇宣銘、口腔外科陳肇禎及兒童牙科黃桂芬，成立「殘障牙科門診」。1994 年，第六任主任為謝季全繼任，為臺大牙醫學系第六屆畢業生，亦為第一位經系務會議票選產生的主任。次年 3 月，衛生署補助該院辦理殘障牙科醫療發展專案計畫，於該院牙科部鎮靜麻醉室成立「殘障牙科特別門診」（圖 9-51）。

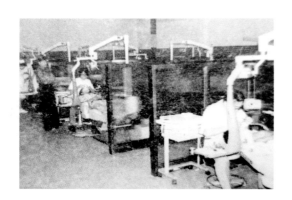

◀圖 9-48　1973 年（民國 62 年），臺大醫院牙科門診部整建，全部改成水平式治療椅；圖為保存科門診部。
（圖片來源：洪鈺卿，《馳騁牙醫界四十載》，臺北市：洪鈺卿，民 86〔1997〕）

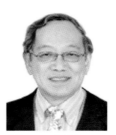

▲圖 9-49　郭敏光
國立臺灣大學牙醫學系畢業、美國明尼蘇達大學碩士。現任臺大牙醫學系名譽教授、臺大醫院牙科部兒童牙科兼任主治醫師。
（圖片來源：國立臺灣大學牙醫專業學院）

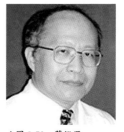

▲圖 9-50　蕭裕源
國立臺灣大學牙醫學士、美國密西根大學咬合學碩士。現任臺大牙醫學系名譽教授、臺大醫院牙科部主治醫師。
（圖片來源：國立臺灣大學牙醫專業學院）

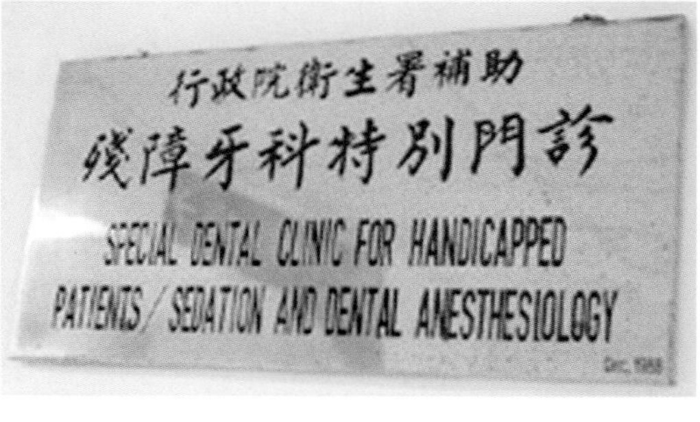

◀圖 9-51　1995 年（民國 84 年）3 月，行政院衛生署補助臺大醫院辦理殘障牙科醫療發展專案計畫，於牙科部鎮靜麻醉室成立「殘障牙科特別門診」。
（圖片來源：國立臺灣大學醫學院附設醫院牙科部）

23.「美國口腔顎面外科醫師委員會」（American Board of Oral and Maxillofacial Surgeons）於 1978 年更名。見 *Dentistry—An Illustrated History,* Malvin Ring, P. 302 /《台灣醫療史─以臺大醫學院為主軸》，莊永明，頁 458。

1980 年代，牙科各專科學會相繼成立，臺大牙科部也在 1995 年，正式進行功能性的分科，期使教學、醫療與研究更具專業化，計有（1）口腔病理及診斷科、（2）家庭一般牙科、（3）牙體復形科、（4）牙髓病科、（5）補綴科、（6）牙周病科、（7）齒顎矯正科、（8）兒童牙科，以及（9）口腔顎面外科等 9 項分科[24]。自 1999 年起，開始接受外校牙醫系學生實習，打破獨家壟斷的局面。翌年，藍萬烘接任第七任主任。陳韻之發表全世界第一套動態顳顎關節磁造影攝影技術。2003 年 10 月，成立植牙中心和植牙特別門診；次年，林立德、王東美與醫工所王兆麟與慶齡工業研究中心楊炳德，研發第一套三度空間牙科影像處理軟體，應用於植牙手術。2006 年，適逢成立百年之際，發行《牙科 100 專輯》；同年，林俊彬接掌第八任牙科部主任。2012 年 8 月，由林立德接棒。

（3）私立高雄醫學大學口腔醫學院牙醫學系及牙科門診部

（I）牙醫學系

1953 年（民國 42 年），杜聰明在卸去國立臺灣大學醫學院首任院長後，深感醫學界私人興學之重要，以發揮獨立自主之大學教育精神，打造一個「樂學至上、研究第一」[25]的學術園地，遂著手籌辦私立醫藥學校。最初與臺灣省藥劑師公會理事長葉水石等醫藥界人士，在臺北市成立「私立臺灣醫藥專科學校籌備委員會」，以杜聰明為主任委員，積極籌設私立醫藥專科學校，主要以藥學專科學校為首務。在日據時時期，臺灣並無藥學專門學校，所有藥劑專業人員皆留學日本。雖然戰後有七、八百位在日本接受藥學教育的專業人員返臺執業，並不能滿足臺灣的藥事市場。當時杜聰明即希望能夠設立大學程度的醫學系和藥學系，「但照當時的情形無經費、無設備，恐怕教育部不准，所以先籌備專門學校之醫藥專科。[26]」嗣請示教育部長程天放後，「結果獲得部長表示讚意。」[27]遂將籌備會更名為「瀛洲醫學院籌備委員會」。1954 年杜聰明有鑑於所有大學皆設於臺北，日後籌設大學實有分散之必要；且日據時期即有於高雄設立熱帶醫學專門學校之計劃，另外為了熱帶醫學的研究與促進高雄市之發展，因而有意於高雄創設醫學院。復得高雄地方紳士陳啟川（圖 9-52）慷慨捐獻三民區十全一路校地十餘甲，杜聰明遂將籌備會

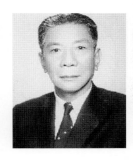

◀圖 9-52 陳啟川
（1899-1993）高雄醫學院創辦人，日本慶應義塾大學經濟部畢業。曾任高雄市市長（1960-1968）及高雄醫學院董事長。
（圖片來源：高雄醫學大學）

改名為「私立高雄大學籌備委員會」[28]，正式成立「高雄醫學院」。1954 年 8 月 23 日，教育部核准正式籌備，9 月 1 日正式核准招生。10 月 3 日，第一屆第二次董事會正式聘請杜聰明為首任院長，10 月 16 日，假高雄市愛國國民小學舉行開學典禮（圖 9-53~55）。創辦當年招生六年制醫科學生 60 名，暫借愛國國小教

24.《臺大醫學院百年院史【下】》，黃思誠、謝季全，頁 191。
25. 杜聰明，《回憶錄》，頁 144-145。
26. 同前註，頁 134。
27. 同前註，頁 135。
28. 此引同前註，頁 136-137。

室上課。1956 年 8 月 18 日，教育部正式核准私立高雄醫學院立案，1957 年 4 月 17 日，又核准增設牙醫學系及藥學系[29]，距臺灣大學牙醫學系之設立遲了 3 年，當時在師資不足的情形下，由外科學教授郭宗波（圖 9-56）兼代系主任一職。同年 6 月 16 日，附設醫院成立，邱賢添獲聘為首任院長，高雄醫學院的成立開啟了臺灣私人興辦醫學院校的先河[30]。

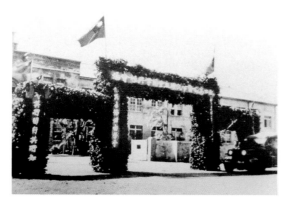

▲圖 9-53　1954 年（民國 43 年）高雄醫學院成立，創校典禮於高雄市愛國國小舉行，搭建的牌樓還是用榕樹結扎而成，克難起家，可見一斑。
（圖片來源：高雄醫學大學口腔醫學院牙醫學系編，《高雄醫學大學口腔醫學院牙醫學系 50 周年特刊》，高雄市：高雄醫學大學，民 96〔2007〕）

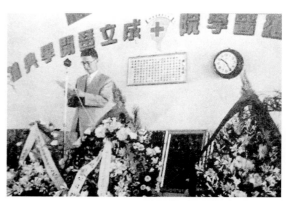

▲圖 9-54　時任醫學院院長的杜聰明於愛國國小大禮堂的創校典禮上，向 60 位學生致上歡迎詞。
（圖片來源：高雄醫學大學口腔醫學院牙醫學系編，《高雄醫學大學口腔醫學院牙醫學系 50 周年特刊》，高雄市：高雄醫學大學，民 96〔2007〕）

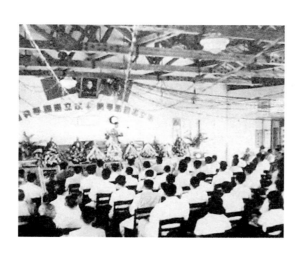

◀圖 9-55　在沒有天花板的愛國國小大禮堂舉行開學典禮，實為臺灣醫學教育史上的奇觀。
（圖片來源：高雄醫學大學口腔醫學院牙醫學系編，《高雄醫學大學口腔醫學院牙醫學系 50 周年特刊》，高雄市：高雄醫學大學，民 96〔2007〕）

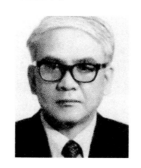

◀圖 9-56　郭宗波
1957 年（民國 46 年），高雄醫學院牙醫學系成立，由於師資缺乏，故聘請外科教授郭宗波為首屆系主任，蓋著眼於牙科的治療上同屬外科系統之故。
（圖片來源：高雄醫學大學口腔醫學院牙醫學系編，《高雄醫學大學口腔醫學院牙醫學系 50 周年特刊》，高雄市：高雄醫學大學，民 96〔2007〕）

　　1957 年，牙醫學系成立後，第一屆原欲招收 40 人，但新生入學後，許多轉往醫學系與藥學系，到三年級時只剩 6 位，1962 年，畢業時僅剩 4 位。他們是陳瑞珠、陳鴻榮、莊廷熙和謝啟東（圖 9-57）。與臺大牙醫學系第一屆之畢業情景，有南北輝映之像。

　　郭宗波任系主任半年後，由吳基生（圖 9-58）兼代系主任一職，是為第二任。1961 年，張濟時任第三任系主任。因其為補綴學專家，影響所及許多早年學子遂投身於補綴學的研究，因而奠定該系補綴學基礎。1963 年張濟時轉任臺北醫學院牙醫系系主任，遺缺由呂清寬（圖

---

29. 此引見《重修臺灣省通志卷七政治志衛生篇（第二冊）》，白榮熙，頁 1404。
30. 此引見《臺灣醫學教育的軌跡與走向》，顏裕庭，頁 156~157。

9-59）接任，是為第四任。由於出身口腔顎面外科，而主授口腔解剖學與口腔外科學。臨床方面，則專研於兔唇腭裂修復與顏面骨折修復手術。

1969 年，許子顯（圖 9-60）接第五任系主任，由於呂清寬轉赴北醫任職，故另聘請國防醫學院殷念德、李選任及劉宏年為牙醫系兼任教授，擔任口腔外科教學。在其領導下樹立補綴規模，故於口腔外科與補綴科之二次專科領域，陣容空前堅強。是年高醫附設中和紀念醫院大廈落成，牙科正式納入附設中和醫院之一科；隔年牙醫學系辦公室與學生實驗室隨即搬遷於醫院地下室。

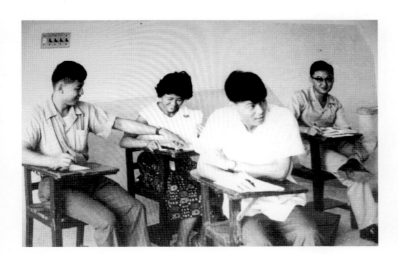

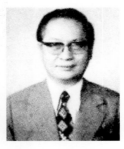

▲圖 9-57　高醫牙醫學系第一屆碩果僅存的 4 位瑰寶。左起為謝啟東、陳瑞珠、陳鴻榮和莊廷熙。1960 年代上課之情景。
（圖片來源：高雄醫學大學口腔醫學院牙醫學系編，《高雄醫學大學口腔醫學院牙醫學系 50 周年特刊》，高雄市：高雄醫學大學，民 96〔2007〕）

▲圖 9-58　吳基生
高雄縣旗山鎮人，日本東京齒科大學博士。學成歸國後，1949 年任職當時全國最高衛生行政機關「臺灣省政府衛生處」統計室主任。1953 年轉任高雄縣立旗山醫院院長，1957 年 7 月，獲聘為高醫牙醫學系教授，1958 年因郭宗波出國而兼代系主任一職，1975 年旋邅省立高雄醫院院長，於任內籌建高雄市立民生醫院，並擔任首任院長，以迄退休。於高醫期間，開創該校牙科醫療教育體系，主授牙體形態學與牙體復形學達 10 餘年。除牙科課程外，亦擔任醫、牙、藥 3 學系之統計學課程，與張濟同時同為高醫牙醫學系最早期之教師。
（圖片來源：高雄醫學大學口腔醫學院牙醫學系編，《高雄醫學大學口腔醫學院牙醫學系 50 周年特刊》，高雄市：高雄醫學大學，民 96〔2007〕）

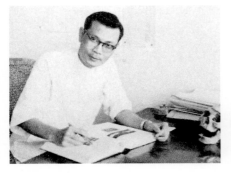

▲圖 9-59　呂清寬
日本東京齒科大學畢業，主攻口腔顎面外科。1957 年進入高醫牙醫學系，主授口腔解剖學與口腔外科學。1961 年獲日本大阪醫學大學醫學博士學位，翌年創組「高醫附設齒科醫院」，並擔任首任院長。1963 年任該系第四任系主任，1967 年獲武田獎學金，應聘為東京齒科大學口腔外科客座教授一年，致力於兔唇腭裂與顏面骨折修復手術之研究。1969 年接掌北醫牙醫學系主任，後任總務主任，並於任內退休。
（圖片來源：高雄醫學大學口腔醫學院牙醫學系編，《高雄醫學大學口腔醫學院牙醫學系 50 周年特刊》，高雄市：高雄醫學大學，民 96〔2007〕）

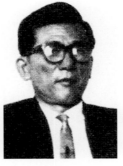

▲圖 9-60　許子顯
臺南市人，1917 年生。其父許伯源為日據時期正規齒科醫師，其二弟為前衛生署長許子秋。畢業於日本大阪齒科大學，返臺後，任職於省立臺南醫院，並於 1948 年擔任該院牙科主任。1961 年始執教於高醫牙醫系，1967 年接掌第五任系主任。是時，學生社團「牙醫學會」（後更名為口腔醫學會）成立，同時聘該系首屆畢業生莊廷熙回校擔任講師，開啟畢業校友回校任教之新頁。時值元老教授紛紛離職之際，另延聘國防醫學院殷念德等 3 位教師參與教學陣容。1971 年臺灣省政府推動「高雄市自來水加氟計畫」，高醫牙醫系則負責高雄市中小學學童之口腔調查。
（圖片來源：臺灣省牙醫師公會）

1972 年，許子顯辭職，而聘請臺大牙醫學系徐水木（圖 9-61）接掌第六任系主任，整頓頻臨停招的牙醫學系，遂行了一場徹底的革新。就任之初，勘查該系之後，即向學校當局，以「我

要做地上主任，不要做地下主任」，極力主張牙醫系與牙科門診部合併，一則以爭取更多的教師員額，二則為改善牙醫學系之辦公與教學處所。在教師員額方面，爭取門診部住院醫師當助教，並大量聘請臺大教師前往兼任教職，師資不足的窘境旋獲改善。在學系辦公處所方面，亦於 1973 年，將該系辦公室與學生實習教室，由附設醫院地下室搬遷至現今 W31 西半棟。此時牙科門診部納入附設醫院體制，並增加診療椅至 10 台，1974 年，更獲美國海軍醫院贈送 2 部新式治療椅[31]（圖 9-62）。徐水木可謂是高醫牙醫學系邁向現代化的先鋒與領航者[32]。

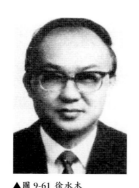

▲圖 9-61 徐水木
1961 年臺大牙醫學系第一屆畢業。1964 年追隨美國哈佛大學牙醫學院副教授嚴開仁學習牙科矯正。1972 年應聘至高雄醫學院牙醫學系擔任系主任，整頓該系，漸步正軌，引領高醫牙科步向現代化，起死回生，厥功至偉。1975 年辭職，返回臺大。
（圖片來源：高雄醫學大學口腔醫學院牙醫學系編，《高雄醫學大學口腔醫學院牙醫學系 50 周年特刊》，高雄市：高雄醫學大學，民 96〔2007〕）

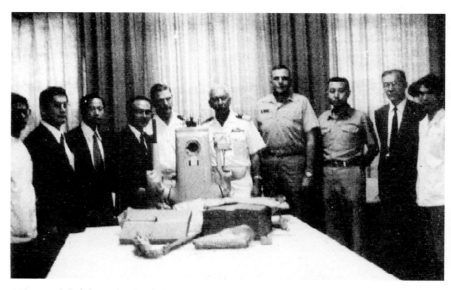

▲圖 9-62　在當時系主任徐水木的奔走與爭取下，1974 年美國海軍醫院贈送高醫牙醫學系 2 部新式治療椅。左二為院長謝獻臣，左四為大功臣徐水木。
（圖片來源：高雄醫學大學口腔醫學院牙醫學系編，《高雄醫學大學口腔醫學院牙醫學系 50 周年特刊》，高雄市：高雄醫學大學，民 96〔2007〕）

　　1975 年，徐水木借調期滿，返回臺大，由周肇茂（圖 9-63）兼代第七任系主任一職。此時牙醫學系綜合實驗室大樓啟用，同時增設低速磨牙機至 120 台。翌年，牙科門診亦自行分科成六個次專科門診。1979 年，周肇茂赴美進修，由黃景勝代理職務（1979 年 5 月至 10 月）。11 月起，方由第七屆校友林立民（圖 9-64）兼代系主任。學生實驗室裝設閉路電視，實驗課之教學進入電子化時代。隔年，並裝置 60 部高速磨牙機，供 120 名學生使用。1982 年附設醫院牙科苓雅門診部成立，阮榮泰（圖 9-65）為首任主任，因林立民赴美進修而代理系主任一職。是年為改善學生實驗課程，再增設 60 部高速磨牙機，總數達 120 部。次年完成《口腔衛生工作手冊》編撰工作。1984 年，陳鴻榮（圖 9-66）接第十任系主任。隔年 8 月，成立全國第一所牙醫學研究所碩士班，陳鴻榮兼首任所長。是年洪昭民正式將「康諾斯雙重冠」（Konus Telescope crown）之概念與製作技術引進臺灣，成為國內製作該項技術之先驅。

---

31. 此引見《高雄醫學大學口腔醫學院牙醫學系 50 周年特刊》，頁 36。
32. 同前註，頁 86。

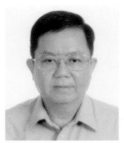

▲圖 9-63　周肇茂

高雄醫學大學牙醫學士、美國紐約大學牙醫學院補綴專科、美國波士頓大學牙醫研究所補綴學博士。曾任高雄醫學大學牙醫學系主任與牙科部主任；現任高雄醫學大學附設中和紀念醫院牙科部補綴科主治醫師及高醫口腔醫學院教授。

（圖片來源：高雄醫學大學附設中和紀念醫院）

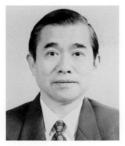

▲圖 9-64　林立民

高雄醫學院牙醫學系第七屆畢業、美國芝加哥大學病理碩士、加州東方大學哲學博士、美國愛渥華夏洛姆（shalom）神學院教牧學博士，曾任教芝加哥大學。歷任高雄醫學大學訓導長、牙醫學系主任、口腔病理診斷科主任；現任高雄醫學大學口腔醫學院牙醫學系教授及其附設中和紀念醫院口腔病理科主治醫師。

（圖片來源：高雄醫學大學口腔醫學院）

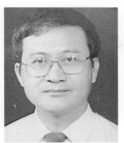

▲圖 9-65　阮榮泰

日本大阪齒科大學齒學博士及日本大學齒學部客座助理教授。歷任中華民國牙髓病學會理事長、高雄醫學大學牙醫學系教授、牙醫學系主任及高雄醫學大學附設醫院牙科主任。

（圖片來源：高雄醫學大學口腔醫學院）

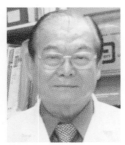

▲圖 9-66　陳鴻榮

高雄醫學院牙醫學系第一屆畢業、日本大阪大學醫學博士。曾任高雄醫學大學牙醫學系系主任、高雄醫學大學牙研所所長及中華民國口腔顎面外科學會理事長；現任高雄醫學大學口腔醫學院牙醫學系口腔顎面外科教授。

（圖片來源：黃逸岳總編輯，《高醫牙醫的領航者—陳鴻榮教授榮退紀念專輯》，高雄市：陳鴻榮教授榮退專輯編輯委員會，民 96〔2007〕）

　　1986年，蔡吉政（圖 9-67）接牙醫學系主任、研究所所長與附設醫院牙科主任。翌年10月，牙醫學系校友聯誼會成立，柯文進（圖 9-68）為第一屆會長。同年 8 月，成立牙醫學研究所博士班。1992 年 8 月 1 日，成立國內第一所「口腔衛生科學研究所」，謝天渝（圖 9-69）任所長。該研究所成立之目的在致力於牙科公共衛生之研究，其重點包括嚼檳榔與其所造成口腔病變之關聯、全國性齲齒率及口腔保健之調查、成年人牙周病與相關因素調查、特殊團體口腔健康維護，同時藉由學術研討會議，研究成果發表及活動的舉辦，結合社區，務實「預防重於治療」的理念，達到「口腔健康造就全身健康」的目標[33]。同年。洪純正（圖 9-70）引進「卡斯特馬提

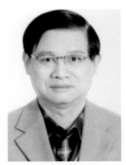

▲圖 9-67　蔡吉政

高雄醫學大學牙醫學系學士、多倫多大學免疫病理研究所博士。歷任高雄醫學大學附設中和紀念醫院牙周病科主任、牙科主任、高雄醫學大學牙醫學系主任、研究所所長及口腔醫學院院長；現為該口腔醫學院教授。

（圖片來源：高雄醫學大學口腔醫學院）

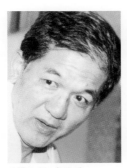

▲圖 9-68　柯文進

高雄醫學院牙醫學系第二屆。1976 年（民國 65 年），即以三十八歲之年，出任屏東縣牙醫師公會理事長，目前執業於屏東縣潮州鄉。

（圖片來源：劉秀俐、張有庸，《牙醫臉譜；十七位牙醫師的心路視野》，屏東市：高屏澎牙醫師公會聯合會刊，民 95〔2006〕）

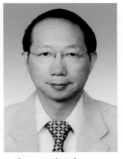

▲圖 9-69　謝天渝

高雄醫學院牙醫學系畢業、日本愛知學院大學齒學博士。歷任日本愛知學院大學齒學部講師與客座副教授、高雄醫學大學附設中和紀念醫院牙科苓雅門診主任與中和紀念醫院家庭牙醫科主任、高雄醫學大學口腔衛生科學研究所所長及口腔醫學院院長；現任該校牙醫學系教授及中和紀念醫院口腔顎面外科主治醫師。

（圖片來源：高雄醫學大學口腔醫學院）

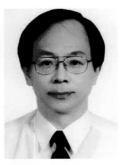

▲圖 9-70　洪純正

高雄醫學院牙醫學系第十五屆畢業、日本國立大阪大學齒學博士。曾任高雄醫學大學口腔醫學院院長；現任高雄醫學大學總務長、補綴科主治醫師及牙醫學系教授。

（圖片來源：高雄醫學大學口腔醫學院）

33. 此引見《臺灣醫學教育的軌跡與走向》，顏裕庭，頁 156~157。

克（Castmatic-S）純鈦鑄造機」，成立純鈦鑄造研究室；1997 年，引進「特洛非（Trophy）口內數位攝影系統」及「克魯普（Krupp）全自動電熔鑄造機」。是年 8 月 1 日林立民榮任第十二屆系主任。1999 年 8 月，率先成立「口腔醫學院」，蔡吉政為首任院長。2000 年 8 月，阮榮泰接任第十三任系主任，牙醫學研究所碩士班與口腔衛生科學研究所碩士班分別成立「專修班」，是年洪純正再度引進「松風自動比色系統（Shade EX）」和「堤示肯（Tiscan Ii）電腦咬合分析儀」。次年，復引進「登斯普萊菲尼斯（Dentsply Finess）全瓷鑄造系統」。2001 年 10 月 14 日，牙科校友總會之「財團法人高雄口腔醫學文教基金會」於高雄醫學大學正式成立，陳建宏出任董事長。2002 年 7 月，口腔衛生科學研究所正式加入亞太公共衛生學術聯盟（Asia-Pacific Academic Consortium for Public Health）；10 月，口腔衛生科學研究所發行《臺灣口腔醫學衛生科學雜誌》。同年 8 月 1 日李惠娥（圖 9-71）榮任第十四屆系主任。8 月，成立口腔衛生學系，並於 2004 年 8 月，成立二年制在職專班。2006 年 8 月，洪純正任牙醫學研究所所長，翌年引進原子力顯微鏡及氬氣陶瓷爐，對研究有很大的幫助。2006 年，鄧延通（圖 9-72）應謝天渝院長之邀，自美返國接任第十五任主任。2009 年 8 月，王震乾（圖 9-73）續任第十六任主任。

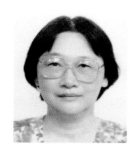

▲圖 9-71　李惠娥
高雄醫學院牙醫學系第十一屆畢業、國立成功大學工程科學研究所碩士、高雄醫學院牙醫學研究所博士、日本東京醫科齒科大學第一補綴教室專攻、日本國立東京醫科大學醫用器材研究所、機能性高分子部門研究。曾任高雄醫學大學牙醫學系系主任及附設中和紀念醫院牙科部主任；現任高雄醫學大學口腔醫學院牙醫學系教授及附設中和紀念醫院補綴科主治醫師。
（圖片來源：高雄醫學大學口腔醫學院）

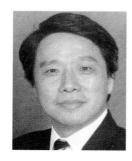

◀圖 9-72　鄧延通
高雄醫學院牙醫學系第二十二屆畢業、美國羅耀拉大學口腔生物研究所碩士、加拿大多倫多大學醫學研究所博士。曾任高雄醫學大學牙醫學系系主任；現任高雄醫學大學牙醫學系教授及附設中和紀念醫院牙科部牙周病科主治醫師。
（圖片來源：中華牙醫學會）

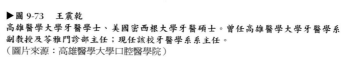

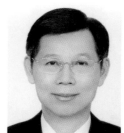

▶圖 9-73　王震乾
高雄醫學大學牙醫學士、美國密西根大學牙醫碩士。曾任高雄醫學大學牙醫學系副教授及荅雅門診部主任；現任該校牙醫學系主任。
（圖片來源：高雄醫學大學口腔醫學院）

（II）牙科門診部

　　1954 年（民國 43 年）醫學院成立後，院長杜聰明旋於 1956 年秋，著手籌備附設醫院，於次年成立，定名為「高雄醫學院附設醫院」，以邱賢添為首任院長。1967 年決議於校內興建一所七層樓附設醫院，1970 年完工啟用。為表示對醫院創辦人陳啟川尊翁中和先生致以崇高之敬意，乃定名為「私立高雄醫學院附設中和紀念醫院」[34]。

34.《重修臺灣省通志卷七政治志衛生篇（第一冊）》，白榮熙，頁 438-439。又此引見《回憶錄》，杜聰明，頁 140。

1957 年（民國 46 年）6 月 16 日，當高雄醫學院附設醫院在六合二路成立時，（圖 9-74）在二樓西側設置 1 臺牙科治療椅，聘請了高雄市第一位牙醫師張濟時[35]，而開創了高醫牙科的診療業務[36]。之後有許國雄、呂清寬與王團輝等醫師加入。

1959 年，搬遷到門診部西側日式二樓房子之一前部，有 2 臺治療椅及牙科技工室。翌年遷移至中正四路南臺路交叉口，即原華南銀行，就只在其二、三樓設立高醫附設齒科醫院，擴大門診治療椅增為 5 臺（圖 9-75）。1964 年，第一屆畢業生陳鴻榮與第二屆田世煜返校任住院醫師，逐漸增加教學與醫療的陣容，開啟畢業校友回校任職的風氣（圖 9-76）。至 1970 年，牙科正式納入附設中和醫院之一科（圖 9-77）。1972 年，該校董事會決議打破牙科獨立門診的局面，納入附設醫院，並增加到 10 部診療椅。1977 年，牙科門診部擴大，增購 8 部日製診療椅，並

▼圖 9-74　1957 年（民國 46 年）6 月 16 日，高雄醫學院附設醫院成立時，牙科門診部設於六合二路。
（圖片來源：高雄醫學大學口腔醫學院牙醫學系編，《高雄醫學大學口腔醫學院牙醫學系 50 周年特刊》，高雄市：高雄醫學大學，民 96〔2007〕）

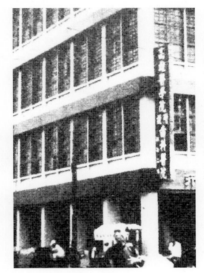

◀　圖 9-75　1962 年（民國 51 年）牙科原本自成一幟，門診部獨自在中正四路南臺路交叉口華南商業銀行的樓房裡，一直到 1975 年以後，牙科才併入附設醫院的體系中。
（圖片來源：高雄醫學大學口腔醫學院牙醫學系編，《高雄醫學大學口腔醫學院牙醫學系 50 周年特刊》，高雄市：高雄醫學大學，民 96〔2007〕）

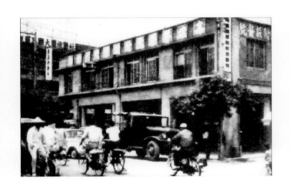

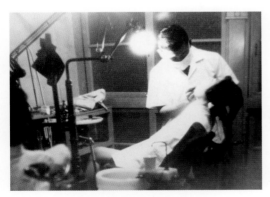

▲圖 9-76　陳鴻榮在南臺路門診部看診的留影。
（圖片來源：劉秀俐、張有庸，《牙醫臉譜；十七位牙醫師的心路視野》，屏東市：高屏澎牙醫師公會聯合會刊，民 95〔2006〕）

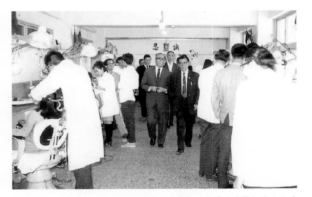

▲圖 9-77　1971 年，許子顯巡視牙科門診部。當時的牙醫師皆站立看診，直到 1973 年以後，水平治療椅的引進，才改善此一情況。
（圖片來源：高雄醫學大學口腔醫學院牙醫學系編，《高雄醫學大學口腔醫學院牙醫學系 50 周年特刊》，高雄市：高雄醫學大學，民 96〔2007〕）

---

35. 張濟時，臺北人，日本東京醫科齒科大學畢業。1957 年 6 月 16 日高醫附設醫院成立時，即受聘為副教授兼牙科主治醫師，開始牙科門診業務。為該部第一位牙醫師，負責牙科補綴學之教學及實驗課程。1963 年接任臺北醫學院牙醫學系系主任。此引見《高雄醫學大學口腔醫學院牙醫學系 50 周年特刊》，頁 61。
36.「高雄縣牙醫師公會網站」之《牙醫史大事紀》，頁 5，引自阮榮泰《高雄醫學大學附設中和紀念醫院四十五週年紀念特刊》。

自行分成 6 個次專科門診。越二年,門診部空間再次擴充,增至 28 台診療椅。1982 年,牙科
苓雅門診部成立,阮榮泰擔任首任主任。三年後正式成立次專科,計有口腔病理診斷科、口腔
顎面外科、保存科、牙周病科、齒顎矯正科、兒童牙科、補綴科及家庭牙醫科等。1989 年,洪
昭民倡組跨科植體小組,購置並引進布蓮馬克(Bramemark)植體系統;1990 年,牙科植牙
特別門診成立,以蔡吉政為召集人,小組成員包括陳中和、洪昭民、吳逸民和王震乾等。1996
年 1 月 26 日,衛生署委託該院成立殘障牙科門診;8 月 1 日,成立顳顎關節(TMJ)特別門診
及放射化療口腔保健特別門診。2003 年 3 月,苓雅門診部遷至新興區中山一路,並更名為高醫
附設第一牙科門診部,並增聘門診助理,吳逸民為主任。歷屆牙醫學系主任見表 9-2。

表 9-2　私立高雄醫學大學牙醫學系歷屆系主任

任次	姓名	任期	任次	姓名	任期
1	郭宗波	1957.09-1959.07	9	阮榮泰	1982.08-1984.07
2	吳基生	1959.08-1961.07	10	陳鴻榮	1984.08-1986.07
3	張濟時	1961.08-1963.07	11	蔡吉政	1986.08-1997.07
4	呂清寬	1963.08-1967.07	12	林立民	1997.08-2000.07
5	許子顯	1967.08-1972.11	13	阮榮泰	2000.08-2003.07
6	徐水木	1972.12-1975.07	14	李惠娥	2003.08-2006.07
7	周肇茂	1975.08-1979.07	15	鄧延通	2006.08~2009.07
8	林立民	1979.11-1982.07	16	王震乾	2009.08~2012.07

附註:1979 年 5 月至 10 月,周肇茂主任赴美進修,系主任一職由黃景勝副教授代理。
資料來源:高雄醫學大學口腔醫學院牙醫學系 50 周年特刊

(4)私立中山醫學大學口腔醫學院牙醫學系

　　私立中山醫學大學的前身是「私立中山牙醫專科學校」,為全國唯一一所以培育牙醫師為出
發點而成立的學府,由臺中市名牙醫師周汝川(圖 9-78)所創辦。1955 年(民國 44 年),開
始籌辦;1957 年,教育部核准予籌備設校。1959 年,由教育部指導成立董事會,公推周汝川
為董事長,聘請謝振仁為校長,但謝因故不克就任,而改聘徐傍興[37](圖 9-79)為首任校長,
1960 年,參加大專院校聯合招生,最初僅招收四年制牙科學生兩班,共計 100 名。

---

37. 徐傍興,屏東縣內埔鄉人,1909 年 1 月 29 日生,卒於 1984 年 (民國 73 年)8 月 3 日,享年 75 歲。1934 年畢業於臺北醫
學專門學校(臺灣大學醫學院前身);畢業後跟隨澤田教授從事學術性研究,服務於赤十字病院。1944 年發表了「臺灣地
方性甲狀腺腫瘤之研究」,獲到臺北帝國大學醫學博士。光復後,就任臺灣大學醫學院副教授,並且同時兼任臺大附屬醫
院第一外科主任;1947 年升為教授。1950 年 9 月,辭去教學研究工作,正式投入懸壺濟世的行列。1951 年 3 月,於臺北
市長安西路開設「台北徐外科醫院」,臨診病患由北到南,絡繹不絕;1954 年 5 月,有感於高、屏地區的病患就醫不便,
進而於高雄市區創設「高雄徐外科醫院」,更捐資協助杜聰明、陳啟川等人創立高雄醫學院。1957 年,「台北徐外科醫院」
遷至臺北市南京西路蓬萊閣,擴大營業。1960 年任私立中山牙醫專科學校校長,任期的 11 年期間,毫不支薪。由於徐傍
興在醫術上仁德兼備,受人景仰,為了造就六堆子弟,於 1961 年斥資興辦「美和中學」,其後復於 1966 年,向地方人士
邀約募資,創辦「私立美和護理專科學校」。在當時,這是第一所培養高級護理人才的專校。1970 年成立「美和青少棒隊」,
1973 年成立「美和青棒隊」;美和棒球在臺灣棒球歷史上,不僅拿下多次的全國賽冠軍,更在世界盃分別各拿下了六次世
界冠軍,讓「美和棒球隊」大放光芒。徐傍興博士一生奉行「取之於社會,用之於社會」的理念,不僅行醫救世,更興學
造福社會,1975 年時,接任美和護專校長,從此以校為家,待師生如子女;堪為是教育界中的長青典範,亦為臺灣人之榮
耀。《臺灣大百科全書》,文化部。

私立中山牙醫專科學校創辦的宗旨，緣為鑒於臺灣光復後，尚無培養牙醫師之專門學校，致使牙醫專業人才呈現嚴重短缺，以革新牙醫學術，培養牙醫專門人才，遂倡議：「創辦一間牙醫專校」，並秉承國父孫中山先生之「中醫醫人、上醫醫國」之偉大精神而創立，故名為「中山」。並於國父誕辰紀念日，舉辦創校典禮，以 11 月 12 日為該校校慶紀念日。（圖 9-80）

回顧創校伊始，創辦人周汝川負責起草創校計畫綱要，並尋求臺中市各界人士之支持與聲援，1956 年 8 月，假臺中第二信用部合作社，召開創校發起人大會，通過設立計劃大綱。會中眾人公推周汝川為創辦人，負責創辦等一切事宜（圖 9-81）。正當如火如荼地展開籌備工作時，

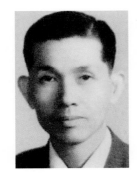

▶圖 9-78　周汝川
與妻周張不於臺中市設立「汝川齒科」，1945 年臺灣光復改為「中心齒科診所」。1954 年夫妻有感於國內牙科人才奇缺，乃於 1954 年發起籌辦牙醫學校之議。1955 年（民國 44 年）開始創辦私立「私立中山牙醫專科學校」，是全國唯一一所以培育牙醫師為出發點而成立的學府。1960 年參加大專院校聯合招生，最初僅招收四年制牙科學生兩班，共計 100 名。自 1963 年起增設夜間部牙醫科，先後招生三屆。此一增設夜間部之舉曾引起多方抨擊，後因諸多因素，於 1965 年停辦。
（圖片來源：《臺灣省牙醫師公會會誌》）

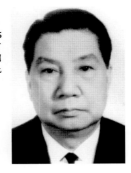

▶圖 9-79　徐傍興
「私立中山牙醫專科學校」首任校長，有關其生平，請詳見附註。
（圖片來源：私立美和中學）

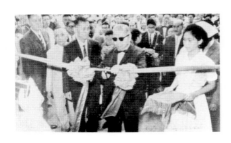

◀圖 9-80　1966 年附設醫院正式開幕，醫院命名為「孫中山先生紀念醫院」，並邀請孫中山先生的長子孫科剪綵。
（圖片來源：中山醫學大學全球資訊網，《中山簡史—歷史大事》）

▼圖 9-81　繼 1956 年（民國 45 年）8 月，創校發起人大會之後，1957 年 5 月 12 日，假臺中第一信用合作社，舉辦中山牙醫專科學校籌備成立大會，與會人士合影留念。
（照片來源：蔡吉陽提供，莊世昌攝）

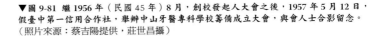

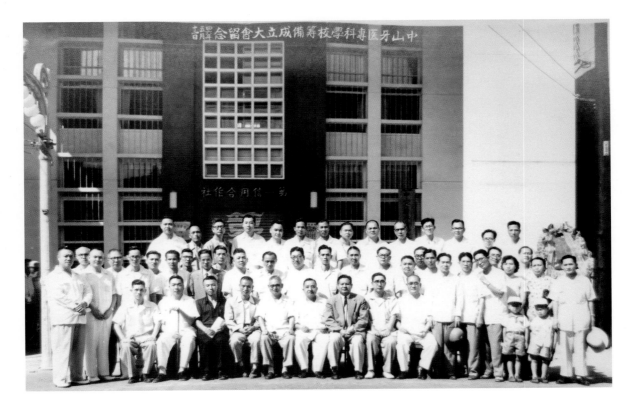

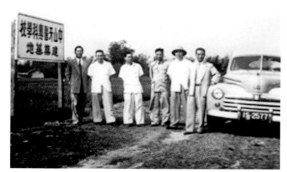

▲圖 9-82　1957 年 2 月 21 日，籌備人員勘查位於臺中市南區樹德巷之「中山牙醫專校建築基地」。
（圖片來源：中山醫學大學全球資訊網，《中山簡史》）

卻傳來教育部要求中山牙醫專科學校成立後，必須參加「大專聯招」條件，由於缺乏利多誘因，致使原本承諾要捐錢、捐土地的人士，紛紛打了退堂鼓。周汝川並未因此而受挫氣餒，反而愈挫愈勇，並積極說服同為牙醫師的胞弟周汝南，共同捐贈位於臺中市南區樹德巷一甲半的水田做為校地（圖 9-82）。其妻周張不則捐出五分多地的佃農補償金，收回農地，作為興建校舍用地。為了能將土地變更地能做為學校用地，周汝川奔波於臺中市政府與臺灣省政府之間，往來了十幾趟，終於順利完成變更。

　　1954 年 4 月，終獲教育部醫學教育委員會審議通過「中山牙醫專科學校籌設案」的消息。在無法獲得外界之經濟奧援下，周汝川只好賣掉投資木材公司的股份，以 54 萬的獲利興建五間平階教室，成為無校門與圍牆的首期校舍基礎。而此款在當時與二甲多的土地等值，可謂是一筆龐大的數目。「守成不易，創業維艱。」正為此景之寫照。在眾人冷嘲熱諷的噓聲中，周汝川將診所的經營交付夫人處理，全心全意地為創校而奔波，歷經 6 年的努力，終於底定。1960 年，獲准設立四年制牙醫科，並參加專科以上學校聯合招生考試，招收新生兩班，計 112 名學生。開辦初期，學生僅有 88 位報到，學費收入根本不敷校務營運支出，周汝川經營有成的牙醫診所，遂成為校方挹注財力的最主要來源；不僅夫婦倆得親自兼差，參與校務的運作與推動，三位公子亦成為校方最有利的「備援工友」，協助校園的除草與清掃工作。

　　隨著校務的發展，「中山」自牙專起家，嗣後復鑑於僅牙醫專校已不盡符合時代之要求，於 1962 年，增設四年制醫科，並更名為「私立中山醫學專科學校」，續聘徐傍興為校長。另外自 1963 年起，增設夜間部牙醫科，先後招生三屆。後因夜間交通不便，延聘教師困難，學生實習多有窒礙等諸多因素，遂於 1965 年停辦。1966 年，延長醫科與牙科修業年限為五年。1977 年 4 月，改制為醫學院，正式升格為「私立中山醫學院」，初設醫學系及牙醫學系[38]，牙醫學系修業年限遂為六年。

　　起初，周汝川之專以培育牙醫師為主的創校抱負與理想，誠贏得醫界的肯定與推崇。但或迫於現實之需要而改變初衷，招收醫科學生，洪鈺卿曾對此提出他的批判：

　　「不料中山醫專竟也發生變異，民國 51 年該校新設醫科，改為醫學專科學校。身為牙科醫師經營的學校，竟也開始收受捐款，准由牙科轉系到醫科，又於該校設全世界史無前例的夜間部牙醫科，並以此招生三屆，使人連想到假如醫科也設夜間部究竟會變成怎樣。」[39]

38.《重修臺灣省通志卷七政治志衛生篇（第二冊）》，白榮熙，頁 1446-1447。又此引見《臺灣醫學教育的軌跡與走向》，顏裕庭，頁 168-170。
39.《馳騁牙醫四十載》，洪鈺卿，頁 113。

中山牙專的創校立意初衷，無容置疑，但是缺乏完整之整體規劃，導致其經營不善，1970年（民國 59 年）初，被教育部勒令停止招生二年，當時任「醫學教育委員會」主任委員的魏火曜說：

「私立中山醫專辦理不善，而戰後日本也廢止辦理醫專，故建議我國亦應停辦醫專。該校最初以牙醫專科開辦，設備師資一切簡陋，後來加收醫學生成為醫專。尤於附設教學醫院缺乏整體規劃，視需要增購鄰接民房改造應用。因此醫教會建議予以停止招生，使該校盡力改善設施及充實師資。兩年後經評鑑，准予改制為醫學院。」[40]

當時一般人對於牙醫師的養成教育所知不足，觀念錯誤，導致辦學內容的荒腔走板。曾任醫教會主委的前臺大醫學院院長魏火曜在論及「中山醫學院」之開辦牙醫教育時說：

「他們曾有一位董事陳江山，日據時代舊醫專畢業，他認為當牙醫是很簡單的事，因為在日據時代，醫師只須在醫院實習一年牙科就可以拿到牙醫執照。其實，當初開辦醫專是一大錯誤，例如：學院沒有整套的發展計畫，視需要再增購鄰接民屋予以改建，看起來很亂。」[41]

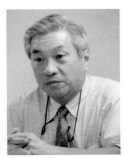

▲圖 9-83　周明勇
創辦人周汝川之子，日本東京醫科大學醫學博士與日本齒科大學齒學博士。歷任中山醫學院牙醫學系主任、副校長、研究所所長及口腔醫學院院長；現任該校教授。
（圖片來源：中山醫學大學牙科校友會）

歷經多年的努力改善，雖然 1962 年（民國 51 年）因增設醫科而改名為「私立中山醫學專科學校」，1966 年 7 月起，牙科修業年限延長為五年。「但因專科學歷之困擾，進入社會服務與發展之機會常受到歧視，無法與他人競爭，例如有些機構用人規定須繳七年成績單，本院校友無法提出，因而被排除。故爭取改制以提升學術水準與服務校友乃成為本院當務之急，經過長期奮鬥，始於民國 66 年獲准升格為學院。」[42]自此而後，中山醫學院牙醫學系亦逐漸步入正軌。1995 年 8 月，成立「口腔醫學研究所」碩士班。1998 年，成立「牙科材料研究所」碩士班，2001 年 8 月，該校正式改名為「中山醫學大學」，「口腔醫學院」同時成立，院長為周明勇（圖 9-83）。2004 年，「牙科材料研究所」更名為「口腔科學材料研究所」，翌年 8 月，「口腔醫學研究所」新增博士班。口腔材料為臨床牙醫治療之根本，近年來牙科技術之快速進步乃是因牙科材料之大幅進步與改良，舉凡補牙材料由金屬之金箔、銀汞齊演進到玻璃離子、複合樹脂類材料，講求不只是材料本身物性，更重視到美學的嚴峻要求；牙周材料方面，如引導組織再生之修復性材料開發，提升牙周病治療的成效；矯正金屬材料由傳統不鏽鋼材質進步到以鎳鈦金屬為主之設計與使用，甚至於如隱形矯正環的問世；根管治療材料則引進新的鎳鈦旋轉

40.《魏火曜先生訪問紀錄》訪問：熊秉真、江東亮，頁 76。
41. 同前註，頁 96。
42.《創校簡史》，中山醫學大學全球資訊網 .file\school 1.htm，頁 1。

式器械，大大的提升治療品質與速度；贋復裝置則以植體材料之設計與改良，提高種植成功率，造福更多無牙族群。基此理念而成立「口腔科學材料研究所」[43]。歷屆主任見表 9-3。

表 9-3　中山醫學大學牙醫學系歷屆系主任

屆次	姓名	任期	屆次	姓名	任期
1	徐傍興	1960.08	5	溫俊廣	1981~1991
2	周汝南	（略）	6	周明勇	1991~2001
3	郭令明	（略）	7	廖保鑫	2001~2012（歿）
4	鄭敏雄	1977.08（改制為學院後）	8	張育超	2012 迄今

附註：原定由謝振仁出任首任校長，因不克履任，故由董事會決議另聘徐傍興出任。
資料來源：中山醫學大學牙醫學系

（5）私立臺北醫學大學口腔醫學院牙醫學系及牙科門診部

（I）牙醫學系

　　私立臺北醫學院創始於 1958 年（民國 47 年）4 月 24 日，由醫學專家及熱心醫藥教育人士胡水旺、徐千田、郭宗煥等 15 位發起（圖 9-84），捐資興辦[44]。1959 年 7 月 28 日，購定臺北市吳興街土地 23,000 餘坪作為校址，旋以 15 位創設人組織董事會，公推胡水旺先生為董事長，並推聘徐千田兼任院長。1960 年，該學院創立之初，僅設醫學系、牙醫學系及藥學系[45]。

　　牙醫學系創立之初，由於師資缺乏，旋由教務主任郭宗煥（圖 9-85）兼醫學系和牙醫學系主任。1964 年（民國 53 年）始，由前高雄醫學院牙醫學系主任張濟時接任。此時期的師資多

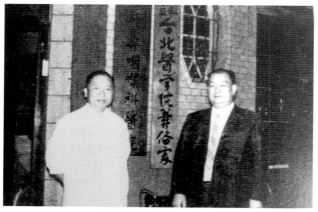

▲圖 9-84　1958 年 7 月當獲得教育部准予籌設臺北醫學院後，胡水旺隨即於臺北市漢口街一段七十號其耳鼻喉科醫院設立「私立臺北醫學院籌備處」，著手規劃興校事宜。圖左為胡水旺、右為徐千田兩位創辦人，合影於籌備處前。
（圖片來源：林佳靜主編，《校史－臺北醫學大學 1958-2007》，臺北市：臺北醫學大學校史編纂委員會，民 97〔2008〕）

▼圖 9-85　郭宗煥
臺北醫學院創始人之一。臺北帝國大學醫學博士，曾任國立臺灣大學醫學院教授，兼第二附屬醫院內科主任。北醫創立之初，任教授兼教務主任、醫學系系主任與牙醫系系主任。
（圖片來源：林佳靜主編，《校史－臺北醫學大學 1958-2007》，臺北市：臺北醫學大學校史編纂委員會，民 97〔2008〕）

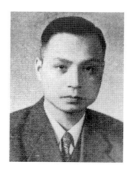

---

43. 私立中山醫學大學網站。
44. 《校史－臺北醫學大學 1958-2007》頁 10~12，2008 年 3 月。
45. 《重修臺灣省通志卷七政治志衛生篇（第二冊）》，白榮熙，頁 1419。又此引見《臺灣醫學教育的軌跡與走向》，顏裕庭，頁 164~167。

延聘自留學美、日的牙醫前輩,並以美、日參訪學者之演講[46],彌補師資和課程的不足。1965 年,「口腔醫學會」在學生為數不多的情形下成立,為該系學生組織之濫觴。初期幾屆畢業生均在 10 餘名左右,至 1972 年,畢業生方增至四、五十名[47]。歷屆系主任見表 9-4。

表 9-4 私立臺北醫學大學牙醫學系歷屆系主任

屆次	姓名	起始任期	備註	屆次	姓名	起始任期	備註
1	郭宗煥	1962.09	兼教務主任,醫學系主任,內科學教授。	13	林宏雅	1977.08	北醫牙醫系第一屆。
2	張濟時	1964.08	前高醫牙醫系系主任。	14	方錫經	1978.04	兼教務主任,物理學教授。
3	陳金塗	1967.08	兼護專主任,圖書館主任	15	呂明山	1979.08	北醫牙醫系第一屆。
4	卜茂源	1968.07	原任職高雄市政府衛生局,後曾參與高雄市飲水加氟計畫。	16	林宏雅	1980.11	北醫牙醫系第一屆。
5	詹湧泉	1971.04	院長兼	17	嚴嘉成	1982.03	國防醫學院牙醫系。
6	呂清寬	1971.07	兼總務主任	18	林哲堂	1984.08	北醫牙醫系第十一屆。1993 年口腔復健醫學研究所正式招生。
7	黃混生	1973.12		19	郭永昌	1989.08	北醫牙醫系第十一屆。
8	黃金江	1974.05	院長兼	20	林哲堂	1990.08	北醫牙醫系第十一屆。
9	張濟時	1974.09	前高醫牙醫系系主任。	21	呂炫堃	1996.08	北醫牙醫系第十四屆。1997 年 2 月萬芳醫院牙科部成立。
10	黃金江	1975.01	院長兼	22	李勝揚	2002.10	北醫牙醫系第二十屆。2004 年牙醫學系博士班成立,2004 年口研所改名為牙醫學系碩士班。
11	張春暉	1975.09		23	鄭信忠	2008.10	北醫牙醫系第十八屆。
12	鍾龍興	1976.08	1976 年 8 月附設醫院牙科門診部成立				

資料來源:臺北醫學大學牙醫學系、北醫教職員歷年通訊錄、北醫校訊、今日北醫。

牙醫學系在 1970 年代時期,北醫董事會陷於風雨飄搖的動盪中,人事更迭頻繁[48]。師資與設備嚴重匱乏,嚴重傷害了北醫牙科的發展。當時除了極少數的校友外,絕大部分的師資皆來自臺大牙醫學系與國防牙醫學系,兼任之課程幾達 90%。到了 1980 年代,由於校務運作漸上軌道,牙醫學系得以分配較多的預算,因此將延聘與培養專任師資列為首要工作重點和發展目標,將專任師資授課之科目提升至 85% 以上,並擴充學生實驗室(圖 9-86~87)。在改善師資與增進教學系統上,可謂有長足的進步。1980 年,適逢該校校慶之際,醞釀多年的牙科校友會議宣告成立(圖 9-88),公推第三屆畢業的王敦正(見圖 9-103)出任首屆會長。

46.《校史-臺北醫學大學 1958-2007》,頁 119,2008 年 3 月。
47. 同前註,頁 331。
48. 同前註,頁 316~319。

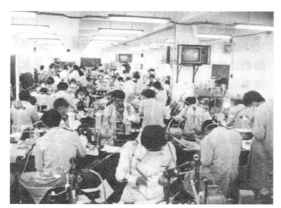

▲圖 9-86 1980 年代，北醫牙醫系學生使用牙科實驗室的情形。
（圖片來源：中華民國牙醫師公會全國聯合會，《牙醫界》2 卷 7 期，臺北市：中華民國牙醫師公會全國聯合會會刊社，民 72〔1983〕）

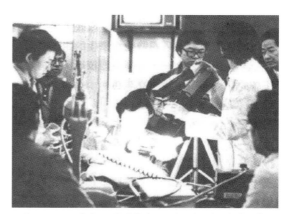

▲圖 9-87 1980 年代，北醫牙醫系使用閉路電視系統教學的情形；圖中最右為牙醫系主任嚴嘉成，中為曲國田，最左為呂炫堃。
（圖片來源：中華民國牙醫師公會全國聯合會，《牙醫界》2 卷 7 期，臺北市：中華民國牙醫師公會全國聯合會會刊社，民 72〔1983〕）

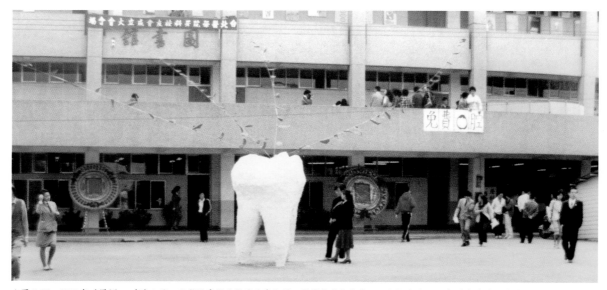

▲圖 9-88 1980 年（民國 69 年）3 月，北醫校慶暨牙醫系系慶之際，牙醫學系在當時的行政大樓（1999 年已改建為口腔醫學大樓）前舉辦慶祝活動，校友會成立大會則在三樓的牙科實驗室舉行（照片上方紅布條處）。
（圖片來源：林佳靜主編，《校史－臺北醫學大學 1958-2007》，臺北市：臺北醫學大學校史編纂委員會，民 97〔2008〕）

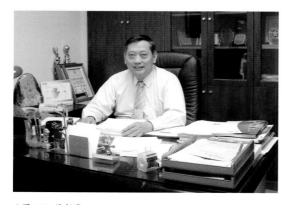

▲圖 9-89 林哲堂
臺北醫學院牙醫學系畢業，日本東京醫科齒科大學齒學博士。1983 返回母校任教，歷任牙醫學系系主任、口腔復健醫學研究所所長及口腔醫學院院長，奉獻母校長達 30 年。
（照片來源：林哲堂）

1983 年起，該系留學美、日的畢業校友陸續返校任教，大幅地強化了教師陣容，為牙醫學系的教學注入新血；計有留學日本東京醫科齒科大學的林哲堂（圖 9-89），教授全口補綴學；郭永昌（圖 9-90），專長牙科材料學；密西根大學的周孫隆（圖 9-91），專攻咬合學與顳顎關節障礙之診療。此外，尚有臺大病理學研究所的郭倍榮（圖 9-92），主授口腔病理學和解剖學研究所的洪景明（圖 9-93），教授口腔解剖學。由於師資陣

容日益堅強，因此自 1984 年起，拜學系空間擴大之賜，開始設立各科研究室，計有口顎生理學、補綴學、材料學、口腔組織病理學和細菌學研究室，為日後各研究所的成立和口腔醫學院的升格，奠下良好的基礎。自 1984 年，招生人數由原本的 120 名減至 100 名，1988 年起，更降至 80 名，並自翌年起，停辦轉系轉學招生，以提升教學品質。私立醫學院校的發展，經常受到經費短缺的影響，致使發展處處受限，困難重重。因此在競爭發展的同時，其校友之資助成為進步的最大推手。1980 年代以後的發展進步中，除了在校校友的竭心盡力外，海內外校友本著「關懷、服務、參與、回饋」的精神與情懷，積極協助該系的發展，多次提供龐大研究基金、獎學金、捐贈圖書設備，功在母校。1988 年，牙科校友會創刊《牙橋》雜誌（圖 9-94），以全國牙醫師為對象，獲牙醫界不分校際之回響與支持，時任會長為杜瑞煙（圖 9-95）。

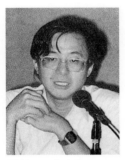
▲圖 9-90　郭永昌
臺北醫學院牙醫學士、日本國立東京醫科齒科大學牙科材料學博士。曾任北醫牙醫系系主任暨附設醫院牙科門診部主任。
（圖片來源：臺北醫學院牙醫學系校友會，《牙橋》2 卷 10 期，臺北市：臺北醫學院牙醫學系校友會編輯委員會，民 78〔1989〕）

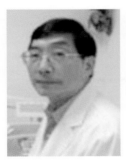
▲圖 9-91　周孫隆
臺北醫學大學牙醫學士、美國密西根大學口腔咬合學碩士。現任臺北醫學大學副教授及附設醫院牙科部主治醫師。
（圖片來源：臺北醫學大學附設醫院牙科部）

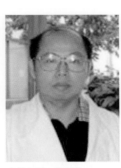
▲圖 9-92　郭倍榮
臺北醫學大學牙醫學士、國立臺灣大學口腔病理學碩士。現任臺北醫學大學牙醫學系副教授與附設醫院牙科部口顎顏面疼痛及口腔黏膜門診專任主治醫師。
（圖片來源：臺北醫學大學附設醫院牙科部）

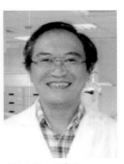
▲圖 9-93　洪景明
臺北醫學大學牙醫學士、臺灣大學醫學院解剖學研究所碩士。現任臺北醫學大學牙醫學系副教授及附設醫院牙科部主治醫師。
（圖片來源：臺北醫學大學附設醫院牙科部）

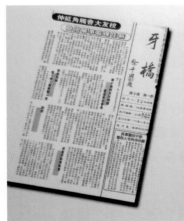
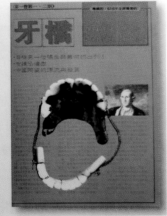

◀圖 9-94　臺北醫學院牙科校友會刊《牙橋》發行初期的面貌。
（圖片來源：林佳靜主編，《校史－臺北醫學大學 1958-2007》，臺北市：臺北醫學大學校史編纂委員會，民 97〔2008〕）

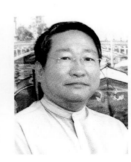

◀圖 9-95　杜瑞煙
臺北醫學院牙醫學系第十屆。曾任北醫牙科校友會第六屆會長，任內創辦《牙橋》雜誌。
（圖片來源：黃大森總編輯，《臺北醫學大學牙科校友總會三十週年暨牙橋雜誌二十週年特刊：回顧傳承與展望》，臺北市：牙橋學會，民 100〔2011〕）

　　1992 年，牙醫學系獲准成立第一個研究所碩士班，為因應教育部政策，遂命名為「口腔復健醫學研究所」，由林哲堂擔任第一任所長，樹立了牙醫學研究的里程碑[49]。2000 年，成立了以

---

49. 臺北醫學大學網站，http://oral.tmu.edu.tw/images/m2/4Ltitle-pic.jpg

生物醫學材料開發及應用為教學研究主軸的「生物醫學材料研究所」[50]，為國內之首創。同年，臺北醫學院改制為大學，牙醫學系旋於 2001 年 8 月，合併口研所與生醫所，成立「口腔醫學院」，林哲堂任首任院長，此為牙醫學系自 1960 年成立以來，歷經 40 年風雨歲月的最大成就（圖 9-96）。2002 年，成立了「口腔科學研究所」，而口腔復健醫學研究所則新增「口腔健康管理策略組」，以結合牙醫學相關之人文社會科學，落實科技與人文並重之現代牙醫學本質。是年，該研究所併入牙醫學系，並更名為牙醫學系碩士班與博士班。2004 年，始招生博士班研究生，為其牙醫學教育之里程碑。

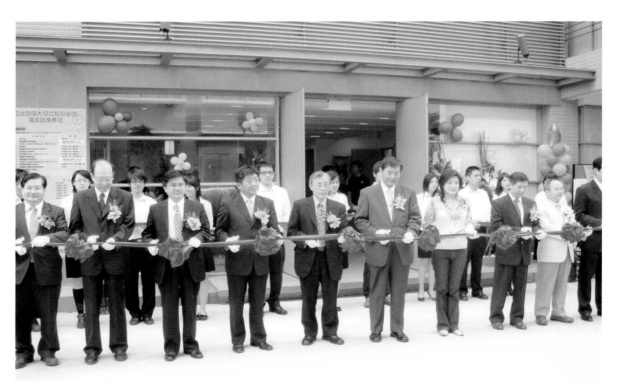

▲圖 9-96　2007 年（民國 96 年）10 月 20 日臺北醫學大學口腔醫學大樓啟用典禮。口腔醫學院的成立是北醫在牙醫學教育方面最大的成就，也是全體師生與歷屆畢業校友共同努力的成果。該醫學大樓的啟用象徵著該學院邁入二十一世紀的里程碑。圖中自左至右為鄭信忠、王蔚南、李勝揚、陳時中、許重義、林哲堂、李慶安。
（照片來源：林哲堂）

2006 年，「生物醫學材料研究所」與「口腔科學研究所」合併，且更名為「生醫材料暨工程研究所」，落實「醫學」與「產業」本土化之教育願景與宗旨[51]。同年，增設「口腔衛生學系」[52]，以延續自 2001 年以來，所設立之口腔衛生學系在職專班教育（圖 9-97）。此乃參酌美、日等先

50. 臺北醫學大學網站，web2.tmu.edu.tw/dentistry/intro/asss/ass01c.htm
51. 《校史—臺北醫學大學 1958-2007》，頁 132，2008 年 3 月。
52. 臺北醫學大學網站，web2.tmu.edu.tw/dentistry/intro/asss/ass01.htm 1989 年 12 月，教育部為邁向廿一世紀的醫學教育，依據全國科技會議之決定，請當時之臺大醫學院院長黃伯超為召集人，成立了「提昇醫學教育品質專案委員會」，其下分 7 個專案小組。「牙醫學教育專案小組」為其中一組，由當時之 7 院校牙醫學系主任加上臺大牙醫系陳坤智、蕭裕源兩位教授組成，負責擬定「牙醫學教育改進計劃」向教育部提出建議，韓良俊則擔任「計劃主持人」。經過 10 個月彈精竭慮的研議和撰寫，於 1991 年 10 月，專案小組正式向教育部提出 82 頁詳盡、前瞻性的「牙醫學教育改進計劃」。在其中，韓良俊也首度寫上牙醫學院架構和創設「口腔衛生學系」的構想。這是臺灣有史以來，第一份由教育部委託作成有關牙醫學教育的正式文書，描繪廿一世紀臺灣的牙醫學應有的「遠景」，如能獲得教育部重視採行，必能對臺灣牙醫學的發展大有助益。《臺灣口腔顎面外科學先驅—韓良俊教授榮退專輯》，頁 122。

進國家之「口腔衛生士」的教育內容，再配合目前臺灣牙科醫療環境所設計。其成立的目的乃希望藉由口腔衛生士的輔助，以提升口腔衛生的品質與專業，間接促進牙醫醫療品質的提升，催生立法為口腔衛生士的專業檢覆和認證，以確立其地位及工作範疇，增進國人之口腔衛生教育。2007 年，招收首屆「牙體技術學系」新生（圖 9-98）。至此，該學院之規模計有 3 個學系、2 個碩士班與 1 個博士班。

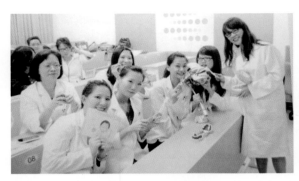

▲圖 9-97　臺北醫學大學口腔醫學院口腔衛生學系，積極培育身心健全的口腔衛生專業人才。
（圖片來源：臺北醫學大學口腔醫學院口腔衛生學系）

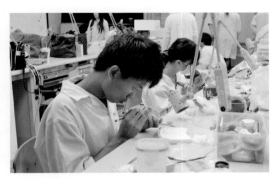

▲圖 9-98　臺北醫學大學口腔醫學院牙體技術學系，學生於實驗室實作情形。
（照片來源：程文進）

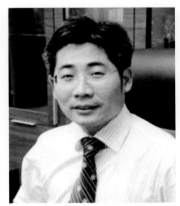

◀圖 9-99　歐耿良
高雄工專畢業後，先後取得屏東科技大學機械工程系學士學位、交通大學材料科學與工程研究所機械工程學系碩、博士學位，於清華大學材料中心從事 8 個月的博士後研究員後，進入臺北醫學大學口腔科學研究所擔任助理教授，開啟他作育英才之「高教人生」，並發揮工程專長，逐步升為生醫材料暨工程研究所教授、生醫植體暨微創醫療研究中心及生醫器材研發中心主任。
2009 年接任口腔醫學院院長，積極整合北醫與附設醫院資源與人力，串連基礎研究與臨床試驗能力，深耕臨床服務，與院內醫師共組研發團隊創新研究，所開發之「表面多功能處理於生醫植體之研發與應用」，以獨特創新性與深具產業界應用開發價值，榮獲 2008 年國家新創獎。
此外，有感於國內學術研究經常與產業界脫節，任職生醫器材研發中心主任期間，積極整合基礎研究與臨床試驗能力，發展學術研究與業界發展的橋樑，媒合學界、醫界與業界合作管道，其中四項研發成果成功技轉於產業，落實產官學研醫合作平台，並成功扶植傳統金屬產業轉型為新興生醫產業，締造全國生技類最高金額技術授權案，以最小的投資成本衍生出高達 1.5 億授權金，為醫界第一位榮獲國科會「傑出技術移轉貢獻獎」殊榮得主。
2011 年當選國際青商會中華民國總會主辦的中華民國第 49 屆十大傑出青年。

　　在口腔醫學人文教育方面，當牙醫學逐漸成長發展以後，為了配合科技發展及提升教學品質而逐步修訂牙醫學系新課程。牙醫學是一門科學與藝術相涵，學養與醫術並重的科學，除了生命科學外，尚包括理工學、美學、倫理學、醫療相關法規與牙醫學史等人文科學，故其教學內涵即在造就具有人文素養的牙醫師。基此理念與使命，牙醫學系自此即採自然科學與人文社會科學並重的教育理念，以培養人格完整的牙醫人才。1986 年起，該系學程已將牙醫史列入「牙醫學概論」的課程中，1995 年首開「牙醫倫理學」課程，2005 年，更將牙醫史之完整課程併入牙醫倫理學內，更名為「牙醫倫理學與牙醫學史」，增強醫學人文教育內涵。2009 年，歐耿良（圖 9-99）接任第三任院長後，標榜「以醫學教育為本，生醫臨床為用」之準則，致力於推廣口腔醫學人文教育，而成立了全國史無前例之「口腔醫學人文學科」，統合該領域之教育課程，使得該學院成為通識課程之領航者，於私校中，獨占鰲頭。2012 年起，將牙醫學概論中有

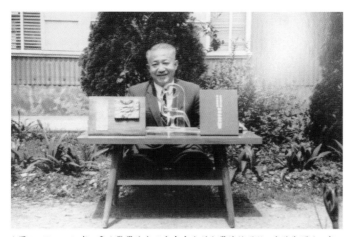

▲圖9-100 1969年，臺北醫學院與日本東京齒科大學締結盟約，合作期間為6年。同年日方選派第一位口腔衛生學講座教授來臺，為期3個月之講學。期間遍訪北中南各小學，調查學童口腔衛生、齲齒發生率與糖年耗量之統計。圖中坐者為該校教授竹內光春。
（圖片來源：林佳靜主編，《校史—臺北醫學大學 1958-2007》，臺北市：臺北醫學大學校史編纂委員會，民 97〔2008〕）

關口腔醫學人文教育課程，獨立分出，另增開「口腔醫學人文概論」，合併牙醫學系、口腔衛生學系與牙體技術學系等一年級新生共同授課，期使該學院學生儘早認識該課程。

（II）牙科門診部

在牙科門診部的設立方面，由於初期的畢業生人數稀少，均在 10 餘名左右，因此皆商請臺北市各市立醫院及軍醫院提供實習場所。1970 年 2 月，東京齒科大學選派口腔衛生學教授竹內光春（圖 9-100）來臺擔任為期 3 個月之講學，他強烈建議唯有牙科門診部成立，才能加速北醫牙科之臨床教育[53]。且自 1970 年（民國 59 年）開始，畢業生人數已增至 30、40 名，董事會於 1979 年 10 月，暫設牙科門診部於臺北市信義路二段（圖 9-101），由呂清寬擔任門診部主任，備有 12 台診療椅，提供部分學生實習。但因長期嚴重虧損，董事會當局為減輕該校之沉重負擔，遂於 1974 年 6 月，關閉該門診部[54]。至 1976 年 7 月，臺北醫學院附設醫院正式成立，牙科門診部始賡續運作，鍾龍興任主任一職。初設復形科、贋復科、矯正科、口腔外科、口腔內科等 5 科（圖 9-102）。1979 年 8 月，開辦夜間門診。且自 1981 年起，牙醫學系教師與附設院醫師加聘辦法實施，使雙方人力得以充分運用。

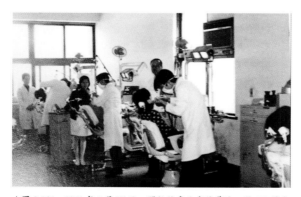

▲圖9-101 1971 年 9 月 30 日，開設於臺北市信義路二段 153 號之牙科門診部，由當時代理院長詹湧泉與牙科主任呂清寬共同籌設。歷時三年，因嚴重虧損而關閉。中間診療椅看診者為李祖德（2007 年接任臺北醫學大學董事長），其後站立者為老師朱鎮東。
（圖片來源：林佳靜主編，《校史—臺北醫學大學 1958-2007》，臺北市：臺北醫學大學校史編纂委員會，民 97〔2008〕）

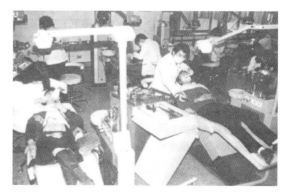

▲圖9-102 1980 年前後，北醫附設院牙科門診的情形。
（圖片來源：中華民國牙醫師公會全國聯合會，《牙醫界》2 卷 7 期，臺北市：中華民國牙醫師公會全國聯合會會刊社，民 72〔1983〕）

53.〈如何發展牙科教育，竹內光春提出建議〉《北醫校訊》第 94 號第 1 版（1970 年 3 月 1 日）
54.〈牙科門診部停辦經緯〉《北醫人報》第 45 號第 4 版（1974 年 10 月 2 日）

1984 年牙科門診部在當時主任王敦正（圖 9-103）的擘劃領導下，進行了史無前例的空間擴充，新購診療椅 30 台，並增設全口 X 光機、測顱 X 光機和自動洗片機，分設家庭醫學科、牙周病科、牙髓病科、牙體復形科、贋復科、兒童牙科、齒顎矯正科、口腔外科及顳顎關節咬合科等九科，牙科門診部煥然一新，為學生提供了最佳的實習場所（圖 9-104），功不可沒。在其領導下，全體醫護人員努力工作，牙科門診部的業績幾度超越當時最紅的婦產科與耳鼻喉科，前所未有。

1985 年，鑒於病患知之權利與落實個人保健義務，特設口腔衛生教室，提供臨床諮詢與個別指導。1987 年，實施牙科急診制度，包括口腔外科之緊急處理。1988 年，引進牙科植體系統，為國內第一所種植布蓮馬克植體（Branemark Implant）的教學醫院。

1995 年，附醫門診部重新設計擴建（圖 9-105），除原本之八個分科外，另增設顳顎障礙、牙科植體、顏面疼痛及黏膜病變、口腔保健及智殘障牙科等五個特別門診。1997 年，萬芳醫院牙

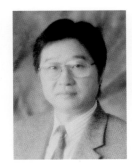

◀圖 9-103　王敦正
1979 年（民國 68 年）放棄收入優渥的開業診所業務，返校擔任牙科門診部主任。團結上下，致力改革，提昇水準，政通人和。1983 年為牙科部爭取到較原門診部大數倍的空間，增購 30 台全新診療椅，並以學系與門診部合一的策略，增加教師陣容，為實習學生提供充裕的教學效果。自此北醫牙科門診部開始可以招收 30 位學生於此實習，是該門診部脫胎換骨的轉捩點，厥功至偉。1980 年，臺北醫學院牙科校友成立後，眾望所歸，膺選為首屆會長。1988 年任中華民國顎咬合學會第三屆理事長，1994 年獲選為中華民國口腔顎面外科學會第五屆理事長，曾任臺北醫學大學牙醫學系口腔顎面外科學學科主任。
（照片來源：中華民國口腔顎面外科學會）

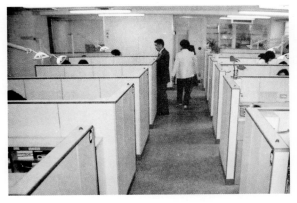

▲圖 9-104　1984 年（民國 73 年），北醫附設醫院牙科門診部第一次擴建後之規模。
（圖片來源：臺北醫學院牙醫學系校友會，《牙橋》8 卷 11 期，臺北市：臺北醫學院牙醫學系校友會編輯委員會，民 84〔1995〕）

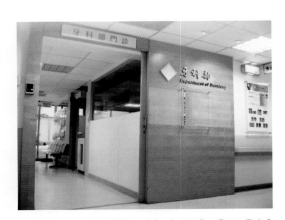

▲圖 9-105　1995 年（民國 84 年），臺北醫學大學附設醫院牙科部重新設計擴建後的門診部入口，距離上一次的大幅整建已有 11 年了。
（圖片來源：臺北醫學大學附設醫院牙科部）

科部成立，委由北醫經營，施永勳任首任主任一職，加入了北醫「牙醫體系」[55]的運作，臨床教學如虎添翼（圖 9-106）。2001 年該牙科部改建，增設 9 台治療椅，並自行開發出全國唯一之兒童牙科視訊系統。2008 年新北市署立雙和醫院正式營運，牙科部納入北醫口腔醫學院管理，

55.《北醫牙醫學系所科要聞》，第 1 期第 2 頁，1998 年 2 月。

成為第三處臨床教學中心，黃茂栓（圖 9-107）為首任主任。其中「特殊需求者口腔照護中心」之成立，不僅是其整體口腔醫療照護的一大特色，亦為全國之首創。

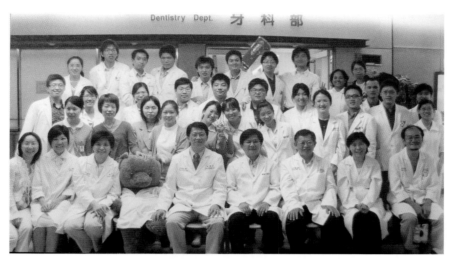

▲圖 9-106 萬芳醫院牙科部全體醫療人員之合影，右起第五位為主任施永勳。1996 年，門診部成立之初，篳路藍縷，事必躬親，開創北醫牙醫學系之第二個門診部，功德圓滿。
（圖片來源：黃大森總編輯，《臺北醫學大學牙科校友總會三十週年暨牙橋雜誌二十週年特刊：回顧傳承與展望》，臺北市：牙橋學會，民 100〔2011〕）

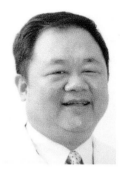

▲圖 9-107　黃茂栓
臺北醫學大學牙醫學系二十屆、臺灣大學管理學院高階主管班工商管理學碩士（EMBA）、臺北醫學大學口腔復健醫學研究所碩士。曾任新光醫院牙科部主任，現任署立雙和醫院牙科部主任。
（圖片來源：臺北醫學大學口腔醫學院）

（6）國立陽明醫學大學牙醫學院牙醫學系及牙科門診部

（I）牙醫學系

　　1968 年（民國 57 年），蔣經國擔任國防部長時，對國軍官兵及榮民之健康，關懷倍注，曾召集軍醫部門及榮民總醫院等有關首長，垂詢各部門醫療保健情形，並剴切指示：「應加緊發展醫學教育，積極培養醫務人才，希望擬定五年計畫，促進而達到國際水準。」榮民總醫院於 1970 年 8 月，擬定五年發展計畫。其中對於培養醫務人才，以榮民總醫院成立有年，設備先進完善，醫師陣容皆為一時之俊彥，如能設置醫學之教育機構，與榮民總醫院合作，即可成為一所完善之醫學院校。加以當時各地榮民醫院醫師缺員甚多，此一醫學院成立之後，如設置部分公費員額，畢業生即可由政府分發至各榮民醫院服務。此項構想獲得各方面的支持和教育部的同意，建校計畫本此原則擬定，納入榮總五年發展計畫之內，呈報行政院審核。1971 年，行政院核准設校，並正式定名為「國立陽明醫學院」，校址設於臺北市北投區石牌立農街（圖 9-108~109）。1975 年，開始招生，初期招生名額為醫學系 120 名，全部為公費生，畢業後由政府分發至公立衛生醫療機構服務 6 年，以配合政府逐漸建立公醫制度所需之人力，韓偉（圖 9-110）獲聘為首任院長。第一屆醫學系公費生於 1982 年畢業，由政府分發至各公立衛生醫療機構服務，陽明畢業生自此深入臺灣地區每一角落，成為國內基層醫療尖兵，並深受社會肯定，解決偏遠地區之醫療匱乏的問題，成功地完成了階段性的使命。

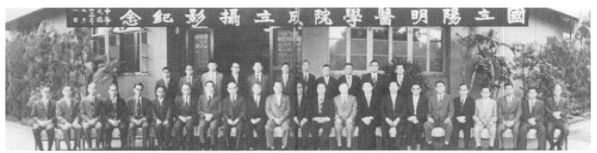

▲圖 9-108　1975 年（民國 64 年）7 月 1 日，「國立陽明醫學院」成立。
（圖片來源：國立陽明大學數位校史館）

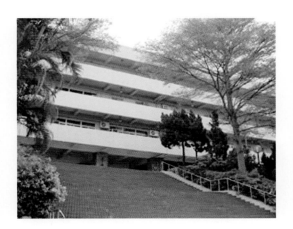

◀圖 9-109　國立陽明大學實驗大樓；1974 年（民國 63 年）完工之際，是陽明醫學院成立招生初期，校內唯一的建築物，一切教學活動皆在此大樓內進行。
（圖片來源：國立陽明大學）

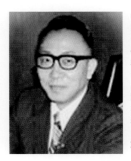

◀圖 9-110　韓偉
國防醫學院醫學系畢業，考取公費留美，1960 年獲美國賓州大學生理學博士學位。1970 年應聘出任中原理工學院院長，任內教澤卓著。陽明醫學院創立後，政府當局借重其專業及行政管理長才，敦聘為首任院長。任內陸續規劃，並完成醫學教育理想及軟硬體建設，為陽明建構出特有的立校精神與風格。
（圖片來源：國立陽明大學數位校史館）

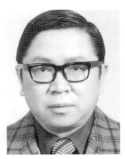

▲圖 9-111　惠慶元
1949 年國防醫學院畢業，在校 7 年，歷經抗戰、復員上海，後隨政府撤遷臺北水源地。1946 年間，至美國耶魯大學醫學院及阿拉巴馬大學牙醫學院進修。返國後，除繼續在國防醫學院牙醫學系任教外，並兼任於小南門廣州街陸軍總醫院牙科部。1947 年臺北榮民總醫院成立之際，奉其恩師盧致德之命，創立牙科於外科部，並任主任，首創使用針灸麻醉拔牙。1975 年陽明醫學院創立時，受韓偉院長之邀，成立牙醫學系，出任第一任系主任。1978 年提前申請退休，轉赴美國擔任聖路易市華盛頓大學牙醫學院口腔診斷系副教授。
（圖片來源：中華牙醫學會）

　　1976 年，增設立牙醫學系，第一屆共有 27 位新生報到，惠慶元（圖 9-111）出任系主任一職，不同於醫學系的是牙醫學系學生均係自費生（圖 9-112~114）。1977 年，行政院核定以國軍退除役官兵輔導委員會榮民總醫院為教學醫院。1992 年，成立「臨床牙醫學研究所」碩士班，1999 年，增設博士班。1993 年，再成立「口腔生物研究所」碩士班，2001 年，增設博士班。臨床牙醫學研究所是以臨床及基礎科學為主軸，主要發展方向為生物學與材料學結合為口腔組織工程，而口腔生物研究所為基礎醫學探討口腔疾病之病因，以研究檳榔對口腔危害為主軸，並與當下快速發展之基因體及蛋白質體生物科技接軌。且自 1994 年，起即積極於「牙醫學院」之籌設，2000 年，奉准成立，為國內最早成立之牙醫學獨立學院，張哲壽（圖 9-115）出任首任院長，亦為我牙醫學界首間以「牙醫學院」名稱成立之獨立牙醫學教育機構。是年，成立「牙醫臨床訓練推廣中心」，做為該學院對社區服務的重點計畫，並著手訓練服務社區家庭之牙醫師。2007 年，牙醫學系、臨床牙醫學研究所系所合一，更名為「牙醫學系（學士班、碩士班、博士班）」。

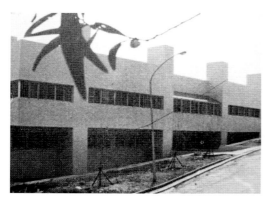

▲圖 9-112　1981 年（民國 70 年）落成時的陽明醫學大學牙
醫學系系館外觀。
（圖片來源：中華民國牙醫師公會全國聯合會，《牙醫界》1
卷 3 期，臺北市：中華民國牙醫師公會全國聯合會會刊社，
民 71〔1982〕）

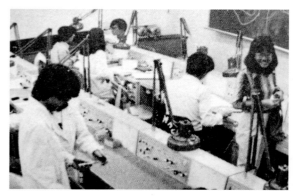

▲圖 9-113　1980 年代，陽明醫學大學牙醫學系的根管治療及牙體復
形實驗室。
（圖片來源：中華民國牙醫師公會全國聯合會，《牙醫界》1 卷 3 期，
臺北市：中華民國牙醫師公會全國聯合會會刊社，民 71〔1982〕）

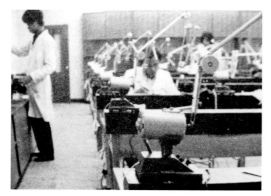

▲圖 9-114　1980 年代，陽明醫學大學牙醫學系的口腔贗復實
驗室。
（圖片來源：中華民國牙醫師公會全國聯合會，《牙醫界》1
卷 3 期，臺北市：中華民國牙醫師公會全國聯合會會刊社，
民 71〔1982〕）

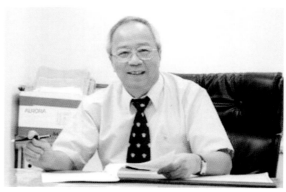

▲圖 9-115　張哲壽
國防醫學院牙醫學系畢業，美國阿拉巴馬大學（伯明罕）牙醫學院
研究所碩士。曾任中國醫藥大學牙醫學系講座教授、臺北榮民總醫
院牙科部主任、國立陽明大學牙醫學系教授、中華民國口腔顎面外
科學會理事長。1975 年當榮總牙科部獨立時，被延攬主持口腔顎面
外科。1981 年 9 月，自美返國之際，首度引進人工移植骨氫氧磷灰
石，將其應用於骨缺損區之重建手術，迄今逾 30 年。2000 年陽明牙
醫學院成立時，出任首任院長。終其一生，對臺灣口腔顎面外科學
之臨床醫療與教育研究，貢獻極大。
（圖片來源：國立陽明大學牙醫學院）

陽明大學牙醫學系歷屆系主任見表 9-5

表 9-5　國立陽明大學牙醫學系歷屆系主任

屆次	姓名	任期	屆次	姓名	任期
1	惠慶元	1977.08~1979.07	5	張哲壽	2000.08~2004.08
2	詹兆祥	1979.08~1994.07	6	李士元	2004.08~2008.08
3	楊世芳	1994.08~1997.07	7	許明倫	2008.08~ 迄今
4	林子淮	1997.08~2000.07			

資料來源：國立陽明大學牙醫學系

（II）牙科門診部

　　至於榮民總醫院牙科門診部方面，榮總之成立，乃先總統蔣中正對 1949 年，由大陸隨軍來
臺數十萬官兵退伍後有良好的醫療照顧，利用美援款項指令當時任退輔會主委蔣經國指派國防

醫學院負全責規劃[56]。行政院於 1954 年（民國 43 年），成立「國軍退除役官兵輔導委員會」，負責退除役官兵之就業、就學、就醫、就養，為便利其就醫，曾在臺灣各地設 11 所榮民醫院，復為加強醫療設施，使病患獲得更完善的診療，乃有榮民總醫院之籌設。該院原名為「臺北榮民總醫院」，建築工程於 1956 年 6 月 6 日，在臺北市北投區石牌路奠基。1958 年 7 月 1 日，正式成立，並由國防醫學院院長盧致德兼任總醫院院長，積極進行籌備，1959 年 11 月 1 日，正式開始營運，1966 年 9 月，更名為「行政院國軍退除役官兵輔導委員會榮民總醫院」，隨即奉行政院核定為國防學院之教學醫院（圖 9-116）。最初，在其成立的 9 個醫務部門中，並無牙科門診部之設立。成立之初，由國防醫學院牙醫學系主任教官惠慶元銜盧致德之命，負責成立牙科，隸屬外科系；並由張靜波協助組裝於 1948 年，由日本運抵之牙科裝備器材[57]（圖 9-117）。當時業務以一般牙科醫療為主，口腔外科作業主要為門診工作，中大型手術較少。惠慶元回憶當時的情形說：

「醫院部分單位因醫療業務之需要，如胸腔部、X 光部、牙科等單位，已早在民國四十八年三、四月先行作業，對病患診療服務，牙科當時歸屬外科部，牙科只以一般治療為主，如拔牙、補牙、牙周病，及小型口腔外科為主，故僅設立六張治療椅，其中一張專作貴賓診治用，牙科每逢週日上午八時參加外科部各科主任及主治醫師、住院醫師陽明牙醫學系第一期學生授課等，由部主任張先林老師帶領下巡查各科住院病患，各科醫師對答病情，每人都競競業業，甚得病患信任與讚揚，開幕約半年後，牙科病患增多，尤以贋復、假牙需求增多，必須增設牙科贋復假牙製作之必要，由院方將牙科隔壁之工務室倉庫撥交牙科改建牙科技工室，當時技術員僅張靜波先生一員，後有增一位王健民先生，不久，經院方核准自行招訓牙科製作贋復假牙技術員訓練班，及口腔衛生護理員，以增進牙醫師治療病患的四手效能。」[58]

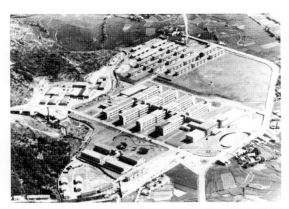

▲圖 9-116　1959 年（民國 48 年）11 月，臺北榮民總醫院開幕前後之醫院全景。
（圖片來源：臺北榮民總醫院數位院史館）

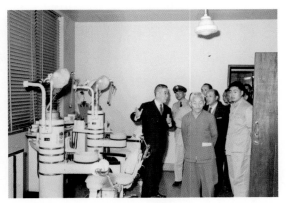

▲圖 9-117　1959 年（民國 48 年）2 月成立，屬於臺北榮民總醫院外科部之牙科門診，只有 6 張治療椅（日本 Morita）
（圖片來源：臺北榮民總醫院數位院史館）

56.《醫者弘毅，任重道遠─北榮成立五十週年回顧》牙科部首任部主任：惠慶元，臺北榮民總醫院。
57. 同前註。
58. 同前註。

在臺灣牙科發展的歷史中，軍方系統的醫院在口腔顎面外科方面，幾乎獨領風騷。在三軍總醫院服務對象為現役軍職人員，而榮總則是退除役官兵及眷屬的情形下，其病患來源不虞匱乏，且由國家給予充裕的財源支持，歷經半世紀的發展，於此領域，至今更顯一枝獨秀。

1961年，國防醫學院牙醫學系指派殷念德（圖9-118）支援榮總牙科部份口腔外科工作，中、大型手術業務始有病房工作，不久因教學繁忙求去，榮總口腔外科陷於懸宕，持續多年。1969年，惠慶元接棒時，忻元惜及朱栗已創臺灣地區首例之牙齒移植[59]；越二年，趙守一（圖9-119）參

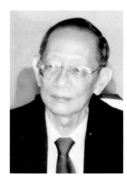

◀圖9-118　殷念德
國防醫學院牙科第六期，是臺灣口腔顎面外科醫療與教育發展中極為重要的推手。
（圖片來源：中華民國口腔顎面外科學會）

▶圖9-119　趙守一
國防醫學院牙醫學士、美國明尼蘇達州立大學口腔顎面外科進修。曾任臺中榮民總醫院牙科部主任。
（圖片來源：中華牙醫學會）

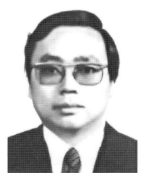

與植牙診療，同時也執行部分囊腫與顎骨骨折手術。直至1975年8月1日，牙科部自外科部獨立，延攬當時已在三軍總醫院口腔顎面外科接受完整訓練的張哲壽，前來牙科負責口腔外科醫療業務；張哲壽師承當時國內頂尖的口腔顎面外科專家，如國防醫學院口腔外科主任教官談毓琳（圖9-120）、殷念德和趙崇福等。張哲壽接任後，惠慶元隨即指派趙守一襄助發展，翌年，又聘請殷念德擔任口腔外科顧問。自此，業務開始蒸蒸日上，步上正軌。業務初期，以中、大型囊腫顎面外傷及少數口腔腫瘤手術為主。1976年，首創臺灣區第一例髁骨折切開復位（open reduction of subcondylar fracture），同時又協助耳鼻喉科發展頭頸部腫瘤手術與放射線治療中心，共同成立「頭頸部腫瘤聯合討論會」，完成了頭頸部惡性腫瘤治療中心之雛型。從此榮民總醫院口腔外科成為全國著名的口腔癌治療中心，期間得力於殷念德顧問者甚多。1976年底，又完成榮總第一例由口腔外科團隊施行之頸部廓清術（neck dissection）。同年接受黃穰基（圖9-121）為第一位專科住院醫師。同年8月，國立陽明醫學院成立牙醫學系，由牙科主任惠慶元兼任系主任，並指派張哲壽負責口腔顎面外科學組之課程安排，擔負起口腔解剖學、牙科放射線學、牙科麻醉學以及口腔顎面外科學課程，並同時負責國防醫學院牙醫系來榮總實習及見習學生之指導工作。

1977年初，牙科由原中央樓搬至現第二門診大樓四樓，共有32張牙科診療椅，口腔外科配有門診診療椅6張、門診手術房2間、病房10床，並於中央樓手術室開始有口腔外科專用時段之手術室，至1978年，始擁有全國第一家口腔顎面外科專用手術室。次年，因中央樓手

59.《重修臺灣省通志卷七政治志衛生篇（第一冊）》，白榮熙，頁434-438。

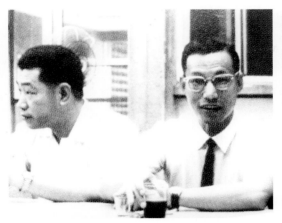

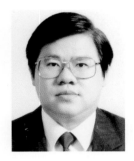

◀圖 9-120　談毓琳（右）
國防醫學院牙科第四期。曾任國防醫學院教育長，少將副院長。圖左為范萬鈞（前三軍總醫院牙科牙體復形科主任）。本圖為國防醫學院牙醫學系遷臺初期，院內會報時之留影。
（圖片來源：李曉屏總編輯，《國防醫學院牙醫學系七十周年系慶特刊》，臺北市：中華民國源遠牙醫學會、國防醫學院牙醫學系，民100〔2011〕）

▶圖 9-121　黃穰基
國防醫學院牙醫學士、美國俄亥俄州立大學碩士。曾任臺北榮民總醫院口腔顎面外科主治醫師、臺中榮民總醫院口腔顎面外科主任、中華民國口腔顎面外科學會理事長；現任臺中榮民總醫院牙科部主任、陽明大學牙醫學院臨床合聘教授。
（圖片來源：中華民國口腔顎面外科學會）

術室整修，暫遷新建完成大樓中正樓（現思源樓）三樓。期間，再創應用咀嚼肌（masseteric muscle）懸吊法修復顏面神經麻痺（facial nerve paralysis）手術病例；復與兒童矯正牙科共同完成臺灣區首例齒間截骨術（interdental osteotomy）合併齒列矯正之治療。

1981 年 9 月，張哲壽自美返國，首度引進在美研究之人工移植骨氫氧磷灰石，將其應用於骨缺損區之重建手術，如齒槽骨增高術等，並與牙科矯正醫師林錦榮共同建立顎面矯正手術團隊，並示範於國內各醫學中心，使中華民國成為亞洲地區正顎手術發展最蓬勃的國家。同時張哲壽也從美國引進頭頸腫瘤手術，研發出施行頸部淋巴廓清術之新方法，手術時間縮短至 1 至 2 小時即可完成，使整個口腔癌手術有顯著的突破。1982 年，又執行第一例由口腔顎面外科醫師完成以「胸大肌肌皮瓣」（PMMC flaps）方法，修復頰黏膜癌所造成之顎面缺損。

1983 年，牙科由獨立科成立為牙科部，下設五科，口腔顎面外科正式成立，張哲壽擔任主任。此時口腔顎面外科有主任 1 人、專科醫師黃穰基 1 人、病房 12 床、手術室 1 間，開始步入新的里程。1984 年，與神經外科黃棣棟跨科治療顱縫早閉（craniosynostosis）病例，由神經外科施行「前額重置」（frontal reposition），而由張哲壽執行施行臺灣區第一例「樂福三式骨切開術」（Le Fort III osteotomy）。1988 年，張哲壽以氫氧磷灰石混合骨髓，置於鈦金屬網托中，重建下顎骨，並榮獲該年臺北榮民總醫院醫師節之醫療創新獎第一名，為牙科部最高之榮耀。1989 年行政院正式同意成立口腔顎面外科為國立醫院中之第一正式專科。

1989 年，中正樓落成啟用，1992 年，思源樓病房重新整修完成後，牙科部獲分配一口腔顎面外科專科病房，開全國首例，其擁有病床 23 張、專科病房之護理站及護理人員、診療室及專用會議室一間，主任張哲壽厥功至偉，亦開創全國最具規模之口腔顎面外科醫療典範。1992 年，更邀請了布蓮馬克（Prof. Branemark）、托巴金（Prof. Topazin）及哈勤（Dr. Hagen）先後來臺講學，並示範最新植牙手術，由主任詹兆祥主持發展植牙醫療。同年，張佑良（圖 9-122）及高壽延（圖 9-123）完成國內由口腔顎面外科醫師所執行的第一例「中國皮瓣」（Chinese flap）或前臂橈側皮瓣（forarm flap）；後由彭伯宇（圖 9-124）及劉崇基（圖 9-125）相繼完成了數例游離瓣膜移植（freegrafts），奠定了臺北榮總口腔外科顯微手術之新里程。

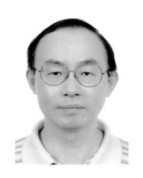

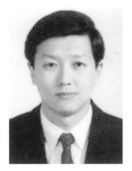

◀圖 9-122　張佑良
國立陽明大學牙醫學系學士、美國愛荷華大學牙醫學院口腔醫學博士。曾任臺北榮民總醫院口腔外科主治醫師、臺北長庚紀念醫院口腔外科主治醫師；現任長庚紀念醫院林口總院口腔外科主任。
（圖片來源：國立陽明大學牙醫學院）

▶圖 9-123　高壽延
國立陽明醫學院牙醫學系、美國哈佛大學牙醫學院口腔癌分子生物研究所博士。曾任臺北榮民總牙科部專任主治醫師、陽明大學牙醫學院兼任副教授與合聘教授、臺北榮總派駐財團法人中心診所醫院醫療顧問、臺北榮總口腔顎面外科醫務科主任；現任臺北榮總口腔醫學部主任、陽明大學牙醫學系合聘兼任教授、中華民國口腔顎面外科學會理事長。
（圖片來源：國立陽明大學牙醫學院）

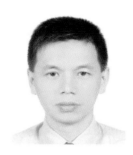

◀圖 9-124　彭伯宇
國立陽明大學牙醫學系學士，現任臺北醫學大學附設醫院牙科部口腔顎面外科主任。
（圖片來源：臺北醫學大學附設醫院牙科部）

▶圖 9-125　劉崇基
國立陽明大學牙醫學系碩士。曾任臺北榮民總醫院住院醫師、馬偕紀念醫院主治醫師；現任馬偕醫護專校副教授、國立陽明大學兼任副教授、馬偕紀念醫院口腔顎面外科主治醫師、臺北榮民總醫院兼任主治醫師。
（圖片來源：國立陽明大學牙醫學院）

（7）私立中國醫藥大學醫學院牙醫學系

　　私立中國醫藥學院緣起於 1955 年（民國 44 年）9 月，有覃勤、陳固、陳恭炎諸賢欲在臺灣振興中醫，乃有創辦中國醫藥學院之議。最初設立籌備處於臺中，隨即選定臺中市北區邱厝子（即今之臺中市學士路）校地，繼即鳩工興建院舍（圖 9-126）。1958 年，教育部核奉准予先行籌設，同年 7 月 1 日，第一屆董事會成立，推創辦人覃勤[60]為董事長，並兼任學院院長，同年 10 月 10 日，辦理招生，計有醫學系二班、藥學系一班。中國醫藥學院是中部地區第一所醫藥院校，更是臺灣第一所也是唯一的一所中醫大學養成教育的場所（圖 9-127）。其建校的

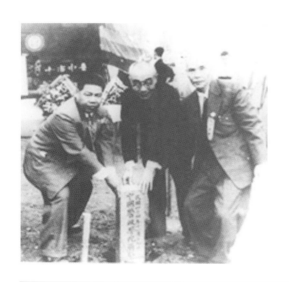

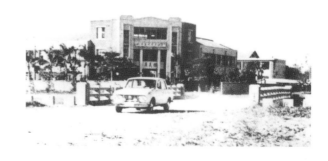

◀圖 9-126　1955 年（民國 44 年）11 月，中國醫藥學院於臺中市北區邱厝子（即今之臺中市學士路）立基。
（圖片來源：中國醫藥大學）

▼圖 9-127　1960 年代，成立之初的中國醫藥學院外貌。
（圖片來源：中國醫藥大學）

---

60. 覃勤（1906 年~1981 年），字醒群，湖南省常德縣人，著名中醫師，全國中醫師公會聯合會的創始者，也是中國醫藥學院的創辦人，曾任立法委員。1948 年（民國 37 年），擔任第一屆中醫特考典試委員，拔擢後進，不遺餘力。為黃維三、馬光亞的恩師。與陳固、陳恭炎共同創辦中國醫藥學院，推動臺灣中醫教育。此段引自維基百科。

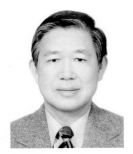

▲圖 9-128　王天美
國防醫學院牙學系、美國猶他大學醫學院哲學博士。曾任國防醫學院三峽預防研究所少將所長，協助中國醫藥學院成立牙醫系，並擔任首任系主任。
（圖片來源：中國醫藥大學牙醫學系暨碩士班）

宗旨在實現中醫藥的現代化，邁向中西醫一元化的目標[61]。1975 年，奉教育部核准設立「中醫研究所」碩士班，1980 年 2 月 5 日，增設牙醫學系，王天美（圖 9-128）教授出任創系系主任[62]，招收第一屆新生 49 名。該系的另一特色是將傳統中醫藥教育融入牙醫課程內，並致力於研發中草藥對牙齦炎治療的療效。同年 11 月，附設醫院興建落成，正式啟用。馬逸大為首任牙科主任，但僅設 3 台診療椅。牙醫學系系主任因王天美前往美國貝勒大學講學，而由甫自 803 醫院退休之唐舜耕接任。直至翌年 8 月，王天美自美返國，方真除首任系主任。

　　1980 年，中國醫藥學院牙醫學系的增設，時值臺灣牙醫界牙科畢業學生飽和之際，各校已醞釀招生減招，然在中國國民黨黨國大老陳立夫的強力運作之下，還是讓其設系招生，實對我國整體牙醫學專業教育規劃產生很大的衝擊。

　　牙醫學系成立之後，該系教職員齊心戮力於該系之建設。自 1982 年起，除了陸續聘雇教師外，亦開始對學生之實驗課程與設備積極籌設，諸如技工室、硬組織實驗室及 10 臺由西德卡佛（Kavo）公司製造，附帶模擬人頭、磨牙、沖水、集水和集塵系統等功能之牙科技工桌（圖 9-129）。

　　1984 年初，於臺中市學士路與英才路口成立「牙醫學系附設口腔保健中心」，開始醫療業務，並提供部分學生實習之用；1990 年，獲准裁撤。1985 年，北港媽祖醫院成立，王天美並兼牙科主任。1990 年，王天美因故請辭，遺缺由日本東京醫科齒科大學齒學博士陳三餘（圖 9-130）接任。1997 年，陳三餘奉調北港醫院牙科主任，林宏杰（圖 9-131）接第三任系主任一職。

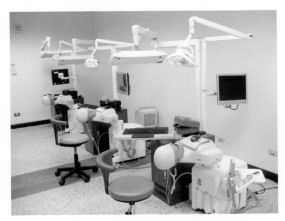

▲圖 9-129　中國醫藥大學牙醫學系模擬實習教室，使用西德卡佛（Kavo）系統模擬人體牙科實驗桌設備。
（圖片來源：中國醫藥大學牙醫學系暨碩士班）

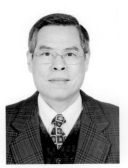

▲圖 9-130　陳三餘
臺北醫學院牙醫學系畢業、日本國立東京醫科齒學科大學齒學博士。曾任中國醫藥學院牙醫學系系主任，現任中國醫藥大學牙醫學系教授。
（圖片來源：中國醫藥大學牙醫學系暨碩士班）

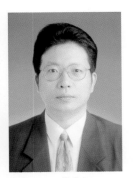

▲圖 9-131　林宏杰
中國醫藥學院牙醫學系畢業，曾任中國醫藥學院牙醫學系第三任系主任。
（圖片來源：中國醫藥大學牙醫學系暨碩士班）

61.《重修臺灣省通志卷七政治志衛生篇（第二冊）》，白榮熙，頁 1431~1433。又此引見顏裕庭，《臺灣醫學教育的軌跡與走向》，頁 161。
62.《重修臺灣省通志卷七政治志衛生篇（第二冊）》，白榮熙，頁 1433。

1998 年，該系將研究所之招生附設於醫學研究所之臨床牙醫學組碩士班，開始招生。2000年，林宏杰任期屆滿，由簡華宏（圖 9-132）續任，是為第四任。2003 年，該系第三屆校友傅立志（圖 9-133）接第五任系主任。

　　2002 年（民國 91 年），增設「口腔衛生學系」，簡華宏借調為第一任主任。其成立之宗旨在於培育兼具有教育的、溝通的及協助臨床技術能力的「口腔衛生專業人才」，使其能成為口腔健康維護團隊的最佳搭檔。

　　2004 年，該學院升格，更名為「中國醫藥大學」（圖 9-134）。2007 年 8 月，牙醫學系碩士班成立，開始第一屆招生。2009 年，涂明君（圖 9-135）接第六任系主任。

　　歷屆系主任見表 9-6。

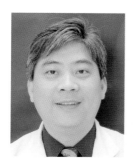

◀圖 9-132　簡華宏
中國醫藥學院牙醫學系第一屆畢業、美國紐約州立大學水牛城分校口腔生物學博士。曾任中國醫藥學院牙醫學系系主任與口腔衛生學系系主任，現任中國醫藥大學牙醫學系暨碩士班合聘副教授。
（圖片來源：中國醫藥大學牙醫學系暨碩士班）

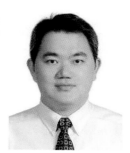

▶圖 9-133　傅立志
中國醫藥大學牙醫學士、美國貝勒大學博士。曾任中國醫藥學院牙醫學系系主任，現任中國醫藥大學牙醫學系教授。
（圖片來源：中國醫藥大學牙醫學系暨碩士班）

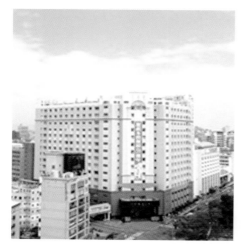

◀圖 9-134　中國醫藥大學立夫教學大樓現貌，牙醫學系設置在此大樓。
（圖片來源：中國醫藥大學）

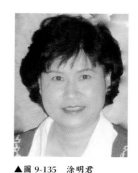

▲圖 9-135　涂明君
中山醫學大學牙醫學士、高雄醫學大學牙醫博士。現任中國醫藥大學牙醫學系副教授兼系主任。
（圖片來源：中國醫藥大學牙醫學系暨碩士班）

表 9-6　私立中國醫藥大學牙醫學系歷屆系主任

屆次	姓名	任期	屆次	姓名	任期
1	王天美	1980.02~1990.07.31	4	簡華宏	2000.08.01~2003.07.31
2	陳三餘	1990.08.01~1997.07.31	5	傅立志	2003.08.01~2009.07.31
3	林宏杰	1997.08.01~2000.07.31	6	涂明君	2009.08.01~ 迄今

備註：1980 年 8 月，王天美主任因出國，職務由唐舜耕主任代理。
資料來源：中國醫藥大學牙醫學系

第三節　成立時間之比較與成效不彰之原因

（1）臺灣各大學牙醫學系暨研究所成立時間之比較

臺灣各醫學大學牙醫學系及其所屬之研究所成立時間列表比較，詳見表 9-7 與表 9-8。

表 9-7　臺灣各大學牙醫學系成立時間之比較

	學校名稱	成立時間	第一任系主任	附註
1	國防醫學院牙醫學系	1940 年	謝晉勛（牙醫學教授）	1940 年 6 月於貴州安順成立牙科，隸屬軍醫學校；1947 年 6 月，國防醫學院於上海江灣成立，更名為牙醫學系，由黃子濂兼任系主任。目前仍隸屬醫學院之內。
2	國立臺灣大學牙醫專業學院牙醫學系	1953 年	葉　曙（病理學教授）	經由美軍顧問團之建議與杜聰明院長之爭取，與藥學系同時成立。葉曙教授代理 4 年後交予郭水副教授。2008 年成立牙醫專業學院。
3	私立高雄醫學大學口腔醫學院牙醫學系	1957 年	郭宗波（外科學教授）	與藥學系同時成立。2001 年成立口腔醫學院。
4	私立臺北醫學大學口腔醫學院牙醫學系	1960 年	郭宗煥（內科學教授）	與醫學系、藥學系同時成立。4 年後，方由前高雄醫學院牙醫系主任張濟時專任系主任一職。2001 年成立口腔醫學院。
5	私立中山醫學大學口腔醫學院牙醫學系	1960 年	徐傍興（外科醫師）	臺灣唯一以培養牙醫師為出發點而創設的專科學校。1977 年改制為學院後，牙醫學系第一任系主任為鄭敏雄。2001 年成立口腔醫學院。
6	國立陽明大學牙醫學院牙醫學系	1976 年	惠慶元（牙醫學教授）	牙醫學系學生均為自費，2000 年以「牙醫學院」名稱，成立國內第一所獨立牙醫學院。
7	私立中國醫藥大學醫學院牙醫學系	1980 年	王天美（齒顎矯正學教授）	為國內最晚成立的牙醫學系，尚無獨立學院之設立。

資料來源：1.《國防醫學院院史》，羅澤霖等，臺北市：國防醫學院，1984。
　　　　　2.《國立臺灣大學校史稿（一九二八～二○○四）》，國立臺灣大學，民 94。
　　　　　3. 各醫學大學網站

表 9-8　臺灣各大學牙醫學系歷年新增研究所及其成立時間統計比較

	學校名稱	研究所碩士班	研究所博士班
1	國防醫學院牙醫學系	牙科醫學研究所（1986）	
2	國立臺灣大學牙醫專業學院牙醫學系	牙醫科學研究所（1988），於 1996 年更名為「臨床牙醫學研究所」。口腔生物科學研究所（1996）	牙醫科學研究所（1988），於 1996 年更名為「臨床牙醫學研究所」。
3	私立高雄醫學大學口腔醫學院牙醫學系	牙醫學研究所（1985）口腔衛生科學研究所（1992）	牙醫學研究所（1990）
4	私立中山醫學大學口腔醫學院牙醫學系	口腔醫學研究所（1995）牙科材料研究所（1997），後更名為口腔材料科學研究所	口腔醫學研究所（1995）
5	私立臺北醫學大學口腔醫學院牙醫學系	口腔復健醫學研究所（1993），於 2004 年更名為牙醫學系碩博士班。生物醫學材料研究所（2000）口腔科學研究所（2002）生醫材料暨工程研究所【生物醫學材料研究所與口腔科學研究所之合併】（2006）	口腔復健醫學研究所（1993），於 2004 年更名為牙醫學系碩博士班
6	私立中國醫藥大學醫學院牙醫學系	醫學研究所臨床牙醫學組碩士班（1998）牙醫學系碩士班（2007）	
7	國立陽明大學牙醫學院牙醫學系	臨床牙醫科學研究所（1992）口腔生物研究所（1993）	臨床牙醫科學研究所（1999）口腔生物研究所（2001）

資料來源：各醫學大學牙醫學系網站。

（2）臺灣初期牙醫學教育成效不彰之背景探討

　　臺灣光復之初，對醫事人員之管理因循苟且，以「醫事人員甄訓辦法」使不論合法或是非法執業多年的醫事人員，包括牙醫師在內，能取得開業資格。其中有一條條文規定：「經三名以上牙醫師證明，具有三年以上有牙科醫療經驗者，即發給執照。」其主要原因乃是因為歷經多年戰亂，社會亟待重整，國民知識水準低落，牙醫學教育正處荒漠時期，而有其必然之結果。在當時可謂是權宜措施，但終非長久之計。在甄訓的過程中，雖有嚴格的口試與臨床考試把關，但是因有政治力的介入，使得此一甄訓結果無疾而終。在當時，執行牙科醫療的人員，除牙醫師之外，尚有鑲牙生和齒模工人。其中齒模工人是屬於「無照行醫者」，但是在「舊醫師法」的年代，對於此類人員並無取締處罰的法律依據，故亦無「密醫」這個名詞，因此牙醫師、鑲牙生和齒模工人儼然成為瓜分牙科醫療的三股鼎足勢力，如此歷經 30 餘年的歲月，臺灣遂成為牙科密醫的天堂。為數龐大的牙科無照行醫者分布在社會各個角落，在臺灣光復後的 30 年間，早已將神聖的牙科醫療體系蠶食殆盡，同時也種下了日後，牙醫師與牙科密醫間激烈對抗與衝突的禍因。由世界各國的牙醫歷史演進來看，牙科密醫的根本解決之道端賴法令的完備、執法的從嚴、國民教育水準的提升以及在經濟的高度發展後，人民對生活品質有高度需求時。

　　臺灣光復之際，國民政府自日本殖民政府手中接收了一切建設，在有關醫療衛生方面，包括了臺北帝國大學醫學部、附屬醫學專門部及附屬醫院、熱帶醫學研究所和日本赤十字社支部病院。帝國大學醫學部的教育與研究規模實與日本國內不分軒輊，惟獨牙醫學教育在日據時期付諸闕如，錯失牙醫學發展黃金 50 年，甚至連杜聰明引以為傲的藥理學，也沒有像日本國內的藥學專門教育機構，這是臺灣在整體醫學教育發展上的先天缺陷。由於只重視一般醫學教育的結果，造成醫科獨大的局面，醫生可以累積龐大的財富，提昇社會地位，在此發展的誘因下，在日據時期，甚至在臺灣光復後，吸引著臺籍菁英蜂擁就讀醫學系，牙科與藥學乏人問津，導致醫學發展失衡。在此先天缺陷的時空環境下，深深影響了牙醫學教育的起步。究其原因，可歸類如下：

　　第一：由於歷經戰亂，民生凋敝，國民教育程度低落以及政府政策的漠視，對現代牙醫學教育的發展產生了一個非常不利的條件。第二：光復後的 30 年間，醫師與中醫師的社會地位依然居高不下，原因在於此二項醫療皆在「醫師法」的保護之下，醫師與中醫師皆有明確的法律地位。反觀牙醫師是在「牙醫師管理規則」的規範下，執行牙科醫療，在民智未開與生活落後的年代，此種情形與早已存在大陸的「鑲牙生」之鑲牙補齒，實無多大差別，也就是一般民眾將牙醫師與鑲牙生等同視之。無怪乎當臺大牙醫學系成立時，招生人數寥寥無幾，初期畢業生更是屈指可數。第三：「醫師法」修法與實施的延宕也深深影響了臺灣牙醫學的正常發展。1963 年（**民國 52 年**）醫師法在社會各界強大的壓力下，開始於立法院審議修正，期間欲將牙醫師納入醫師管理時，曾歷經中醫界的反對，至 1967 年，方完成修法。正式實施前，又面臨退除役軍醫執業與牙科無照行醫者（**齒模工人**）等問題企待解決，又拖延了 8 年才正式實施。在關鍵的年代，12 年的時間對牙科的發展實是一大斲傷。第四：臺灣第一個牙醫學專門教育機構臺大牙醫學系，不是在政府完善規劃下所創立的。相反的，他是在各界敦促與角力下，倉

促設立的。當杜聰明任臺大醫學院院長時，曾數度要求臺大行政當局成立牙醫學系與藥學系，但是校方以「時間尚早」與「經費不足」為由拒絕，然時任臺灣省政府委員的杜院長另採迂迴戰術，透過臺大主管上司臺灣省政府，由上而下強令臺大成立。另外當時在臺的美國醫學教育顧問布朗博士（Dr. Harold W. Brown）亦感於臺灣需要有正規現代牙醫學教育，以培養正規牙醫師，提升牙科醫療水準，而建議當時國民政府應儘速成立。臺大牙醫學系就在此情況下成立了，時間是 1953 年。第五：臺大牙醫學系不是在牙醫學教專家和牙醫師規劃下，而是在一群非牙科醫師和教授的決議下憑空成立的。由臺大元老級教授洪鈺卿教授的自傳《馳騁牙醫界四十載》中，我們可以清楚了解，成立之初，全然沒有教學空間、師資、圖書設備、實驗器材以及教學課程內容的規劃與準備，尤其是師資的嚴重匱乏，才會有所謂「牙科鐵人」的出現，這是一個荒唐的現象。至於課程內容方面，概可追溯至日據時期牙醫師的養成，當時牙醫師的產生是總督府醫學校的畢業生，在「臺北醫院」或是「赤十字病院」牙科實習一年後，即有牙醫科醫師資格。而光復後的牙科課程，即是牙科學生在基礎教育上，要同醫科學生研修同樣的課程，牙科修業年限本已比醫科少一年，但要負擔與醫科相同的基礎醫學課程，實在太沉重，且學習成果不彰；而後在畢業之前的一至二年內，再修完牙科應有的課程，實是外行領導內行的設計。第六：臺大牙醫學系的成立是往後各私立醫學院牙醫學系設置的典範，高醫、北醫、中山等醫學院的牙醫學系分別於 1957 年與 1960 年相繼成立。回顧這些牙醫學系成立前後，實與臺大牙醫學系的情形相去不遠。成立前亦非由牙醫專家來擘畫，成立後師資嚴重短缺，由臺大、高醫、北醫諸牙醫學系成立時，其領導龍頭系主任一職皆由非牙科專業主管擔任，即可見一斑；而且當時常要自臺大與國防兩醫學院聘請兼任老師來授課，完全沒有明確的牙醫學教育目標與理想，即便是專以養成牙醫師為出發點的「中山牙醫專科學校」，情況也是如此。所以臺大牙醫學系的成立過程，的確對整個臺灣牙醫學教育有著非常深遠的不良影響。

（3）菲律賓畢業，臺灣執業之牙醫師

1960 年代，當臺灣有了本土的牙醫教育之後，開始有來自菲律賓的華僑來臺就讀，畢業後，有些留在臺灣開業，有些則返回菲律賓執業。透過這些早期來臺的僑生鋪路，1970 至 1980 年代之間，陸續有更多的菲律賓華僑返臺就讀牙醫學系，並開始有畢業於菲國牙醫學院的華僑來臺，在考取臺灣的牙醫執照之後，留在臺灣就業。

1980 年代以後，臺灣的牙醫教育逐漸受到重視，競爭激烈，因此有臺灣的學生前往菲律賓就讀牙醫學院，再返臺考牙醫執照。同時，香港、澳門僑生前往菲律賓就讀牙醫學院再來臺就業的人數也日益增加，至 1980 年代末期達到高峰。依 2006 年全國牙醫師名錄統計，目前約有70 餘位菲律賓畢業的牙醫師仍在執業當中。

這些自菲律賓畢業的牙醫師們，都有我國國籍，並非外籍醫師，也都積極參與牙醫事務，無論是學會或公會；他們也熱心參與義診及支援偏遠醫療，諸如：臺東縣蘭嶼鄉基督教蘭恩文教基金會的蘭嶼牙科醫療服務，基督教中華牙醫服務團的泰北、肯亞、內蒙……等國際義診，深獲肯定。菲律賓牙醫學院概況見表 9-9。

表 9-9 菲律賓牙醫學院概況

學校名稱	菲律賓國立大學	私立東方大學	私立中央大學
現有校區	10	3	4
全校學生數	約 53,285 人	約 20,000 人	約 25,000 人
牙醫學院建立	1905 年	1948 年	1925 年
其他	全校師資約 4,135 人	設有牙醫研究所	設有牙科技工證書班

資料來源：吳永康

第四節 檳榔學研究與口腔檳榔癌之防治

（1）「檳榔學」研究的起源

嚼食檳榔塊（betet quid）在某些地區有其悠久之歷史，同時也接受於社交場合中，然而近年來陸陸續續發現嚼食檳榔的地方，即伴隨較高的口腔癌發生率與死亡率。在臺灣，檳榔對於整個社會文化、環境和國民健康都帶來極大的衝擊。因此各方專家學者紛紛研擬對策，以其解決此一日益嚴重的問題。

根據高雄醫學大學教授葛應欽（圖 9-136）在《臺灣的嚼食檳榔與健康》一文中指出：

「在臺灣嚼食檳榔的歷史，可追溯到數百年，甚至數千年前；當時的原住民即有嚼食檳榔的習慣，如排灣族、阿美族、魯凱族、雅美族，即使在平埔族的文化傳統中，都有此一習性。排灣族原住民母語稱檳榔為『sa wi gi』。明朝時，漢人移民到臺灣，發現原住民嚼食檳榔塊，入境隨俗，因此檳榔塊也成為當時入藥、社交及送禮的重要物品（圖 9-137）。日據時期，日本殖民政府禁止種植和嚼食檳榔塊，一直到臺灣光復後，才恢復了檳榔的種植。時至今日，檳榔仍然是排灣族婚禮中，不可或缺的禮品之一。同時值得一提的是該族母語中的『mo』為嚼食檳榔塊時，此一嚼食動作特有之動詞，由此可見，嚼食檳榔塊在該族傳統文化中之久遠歷史。」[1]

臺灣光復以後，經濟蕭條，農民開始種植檳榔以增加經濟收入，改善生活。因此，在不到

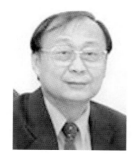

◀圖 9-136　葛應欽
中國醫藥大學醫學系畢業、國立臺灣大學公衛研究所公衛學碩士、高雄醫學大學醫學研究所醫學博士。曾任高雄醫學大學公共衛生學科、系、所教授兼主任及所長、臨床醫學研究所講座教授兼副校長；現任中國醫藥大學臨床醫學研究所講座教授兼副校長。
（圖片來源：高雄醫學大學）

1.《檳榔嚼塊與口腔癌流行病學研究》，賴美淑總編輯，初版，臺北市：國家衛生研究院，民 89。

30 年的歲月裏，檳榔樹遍布了臺灣的鄉村與高山；隨著經濟的發展與社會的需求日殷，農民濫墾山坡地與恣意開發犧牲林地，以種植更多的檳榔樹。表面上農民的生計獲有改善，但是臺灣的好山好水也在不知不覺中，水土保持遭受到前所未有的嚴重破壞。每當颱風肆虐、大雨來襲，土石橫流，伴隨著山崩地裂，猶如猛獸出柙，摧殘著婆娑之島的美麗面貌，毀壞了家園，同時賠上了無數子民的寶貴性命。1994 年 6 月 4 日，臺大森林系教授陳信雄在「水資源研討會」上，發表了一篇「檳榔亡國論－臺灣水資源的另一個殺手」。他指出：

「檳榔的栽種面積在 1987 年即達四萬公頃，以全臺四萬公頃的檳榔園面積計算，每年造成的水資源損失估計為四十億公噸，已成為臺灣水資源的一大殺手。」根據農委會統計指出：「在 1982 年以前，檳榔總產量不到三萬公噸，到 1992 年已達十一點五萬公噸，至 2000 年時，檳榔種植面積已經增到五萬六千五百多公頃，佔臺灣耕地面積超過 6.5%，年產量十五萬六千多公噸，已成為臺灣第二大農作物，一年總消費達一千億新臺幣，全臺有五十萬多個檳榔攤，有近三百萬人嚼食。」[2] 各地檳榔樹林立，雖優美綠意，但其主根多分布於土壤表面，不堪強風吹襲，水源涵養的功能相當薄弱，構成山坡地水土保持的重大危機，國土破壞，莫此為甚。韓良俊認為：「繼續這樣下去，檳榔豈止可以『亡國』，尚且不無『滅種』之虞，應可追加補充，改為『檳榔亡國滅種論』！」（圖 9-138）

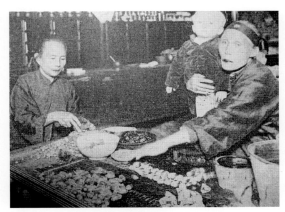

▲圖 9-137　清朝時期，臺灣的檳榔攤。
（圖片來源：仲摩照久，《日本地理風俗大系》，V.15，東京市：新光社，昭和 4-7〔1929-1932〕）

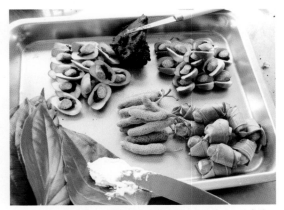

▲圖 9-138　各種市售之檳榔製品成為臺灣當今獨特的文化奇景，充斥於臺灣社會的每一角落，也正默默在摧毀臺灣人的口腔健康。
（圖片來源：文化部，《檳榔》，臺灣大百科全書）

　　在臺灣的社會裡，檳榔的嚼食起因於藍領階級的民眾，如粗重工作者、車輛駕駛者等，由於工作上「提神」的需要而消費檳榔，但是近年來這種情勢已逐漸改觀了，咀嚼檳榔有朝白領階級擴散，且年輕化的趨勢。嚼食檳榔的誘因有著生理的、心理的以及社會的因素。根據 1994 年 7 月 12 日，《中國時報》報導：「更加駭人聽聞的是據估計，當時全臺灣約有 400 萬以上的

2. 行政院農業委員會編定，中華民國 90 年 11 月。

紅唇族，一年中，檳榔的消費總金額可能高達 1,460 億元，足可興建一條高速公路。」由於檳榔消費人數的遽增，檳榔攤充滿大街小巷，形成臺灣另一負面的「文化奇景」，由檳榔西施與亂吐檳榔汁所暴露出來的是社會、環境與文化進步的嚴重隱憂。

　　然對牙醫從業人員而言，檳榔真正的危害是在於國人的口腔健康，諸如造成口腔黏膜下纖維化、口腔黏膜白斑、口腔癌等（圖 9-139）。根據國際癌症研究總署（IARC）2003 年的研究報告顯示：

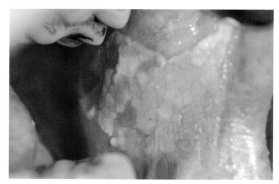

▲圖 9-139　因嚼食檳榔所導致的口腔癌前病變—口腔黏膜下纖維化合併白斑。
（照片來源：莊世昌）

　　「臺灣的口腔癌發生人數為 3,378 人，死亡人數為 1,494 人。而近十年內，臺灣每年罹患口腔癌的人數從 1,700 位增加到 4,700 位；死亡人數則從約 1,000 位增加為 2,200 位，成長幅度相當大，是臺灣男性所罹患的主要癌症中，發生和死亡率增加最快者。口腔癌不僅是二十五歲至四十四歲的青壯年男性最易罹患之癌症，而其平均死亡年齡僅五十五歲，比起其他癌症早了十歲以上。」

　　另根據行政院衛生署 2007 年的統計資料指出：「口腔癌已躍居男性十大主要癌症死亡的第四位，死亡人數呈逐年攀升的趨勢。」韓良俊說：「早在我自日本回臺大服務的第一年（1972 年），即已察覺到有口腔白斑症的病人中，高達三分之一的比例有嚼食檳榔的習慣，且大多已嚼食十年以上。此項觀察研究報告曾在 1973 年 5 月 13 日的臺灣醫學會地方醫學會之『嗜好品與口腔疾病』專題討論時發表過。其後持續觀察十多年，自 1980 年代後期開始，自日常的臨床上又注意到口腔癌病人異常地增加，且大部分病人皆有嚼食檳榔的習慣，益覺事態嚴重，亟思籌謀有效對策。」所謂「有效對策」，韓良俊認為應從科學研究、教育與宣導防制三方面著手進行。（圖 9-140）

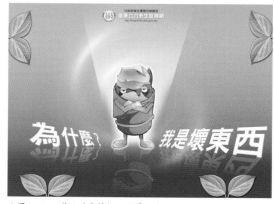

▲圖 9-140　禁止嚼食檳榔之宣導圖片。
（圖片來源：行政院衛生署國民健康局）

　　1994 年 12 月 20 至 21 日，韓良俊應高醫公衛所所長葛應欽之邀，參加「第一屆嚼食檳榔對健康影響國際研討會」，席間曾提議：「鑒於檳榔問題在臺灣的重要性，吾人實必要促成一門新學問—『檳榔學』（Betelology）的誕生，甚至也不妨成立一個整合性的『檳榔學會』。」與會者，包括葛應欽、臺大毒理所教授蕭水銀等皆表贊同與呼應，遂萌「檳榔學導論」之開創。

欲從事此一具本土特色疾病之研究，需要從科學的層面與分子生物學方面著手，更需要有一群優秀的研究團隊，於是積極尋覓人才。1989年，當以研究肝炎病毒分子生物學的郭彥彬（圖9-141）學成返國後，韓良俊排除萬難，將他延攬進入牙醫所，積極投入檳榔致癌機轉與檳榔嚼塊導致之口腔疾病—「口腔癌與口腔黏膜下纖維化」的研究。隨後年輕上進的牙醫師鄭景暉

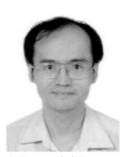

▲圖 9-141　郭彥彬
國立臺灣大學牙醫學士、美國賓夕法尼亞大學博士。現任臺灣大學牙醫專業學院牙醫學系教授與牙醫專業學院臨床牙醫學研究所所長。
（圖片來源：臺灣大學牙醫專業學院牙醫學系）

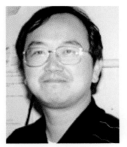

▲圖 9-142　鄭景暉
國立臺灣大學牙醫學士與博士，現任該校牙醫專業學院牙醫學系教授。
（圖片來源：臺灣大學牙醫專業學院牙醫學系）

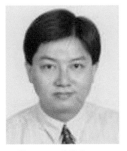

▲圖 9-143　陳信銘
中山醫學院牙醫學士、國立臺灣大學臨床牙醫學博士，現任臺灣大學牙醫專業學院牙醫學系助理教授。
（圖片來源：臺灣大學牙醫專業學院牙醫學系）

（圖 9-142）亦投入研究的行列，他以檳榔萃取物、荖花萃取物對人類口腔黏膜細胞之細胞毒性與基因毒性為題，於 1993 年 3 月，在芝加哥舉行之「第七十一屆國際牙醫學會年會」中，榮獲大會最高榮譽之「哈頓獎」（Hatton Award），Post-doctoral 組第一名，而郭彥彬則獲最佳論文指導獎[3]。有此殊榮與成就，且受口腔顎面外科陳信銘（圖 9-143）之推波助瀾，1995 年韓良俊於是與郭彥彬於臺大牙醫科學研究所內，合開了史無前例的「檳榔學導論」課程，內容涵蓋了檳榔相關疾病之流行病學、組織病理學、藥理學、毒理學、分子醫學、檳榔植物學、水土保持等，最後也催生了《檳榔的健康危害》這本書的問世。並且為落實研究於臨床中，韓良俊更於 2001 年，於臺大醫院牙科部設立「口腔檳榔病特別門診」，做為臨床治療、教學與研究中心；並藉以提醒紅唇族早日接受口腔篩檢，以收防患未然之效。

檳榔對口腔健康的危害最早出現於 1860 年天蔘（Tennen）的文獻中，該文獻指出：「在斯里蘭卡首都可倫波，一位叫伊利爾特（Elliot）的醫生發現：一些在頰部有癌症的病人，他將這種癌症稱之為『檳榔嚼食者的癌症』。」而嚼食檳榔對口腔黏膜造成的研究報告自十九世紀末已陸續匯整於世界衛生組織國際癌症研究總署（International Agency for Research on Cancer, IARC）的報告中[4]。雖然臺灣在檳榔學的研究始於 1971 年，但是在歷經卓越的研究過程中，結果證實檳榔子（Areca nut）中，最主要的生物鹼檳榔素（arecoline）是導致口腔癌、口腔黏膜白斑與口腔黏膜下纖維化等口腔黏膜病變的元兇。2003 年 8 月，世界衛生組織國際癌症研究總署，正式宣佈檳榔嚼塊與單純果實會導致口腔癌的發生，此乃檳榔學研究最大的突破與防治上最堅實的基礎（圖 9-144）。

在社會教育方面，中華民國防癌協會在韓良俊的擘劃下，於 1993 年 6 月，出版了「防癌雜誌」第十八期《口腔癌專輯》，堪稱是臺灣檳榔防制的里程碑。2000 年 7 月至 2003 年 12 月間，國家衛生研究院也在該院論壇健康促進與疾病防治委員會委員兼「檳榔與口腔癌」專責小組召集人韓良俊的主持下，出版了一套共八冊有關「檳榔與口腔

3.《臺灣口腔顎面外科學先驅—韓良俊教授榮退專輯》，頁 64。
4. IARC: *Betel-quid and areca-nut chewing.* International Agency for Research on Cancer, Lyon, Monographs 1985; 37:141-291.

癌、口腔癌前病變」的文獻回顧研析報告專書[5]；此外韓良俊亦曾受臺北市政府衛生局委託，與榮總劉宗榮、陽明大學高壽延等共同執筆撰寫《口腔癌篩檢工作手冊》（醫師篇）（圖9-145），以為實務之參考。為使檳榔防制宣導更落實，配合中華民國防癌協會與行政院衛生署，在吳尊賢文教公益基金會的贊助下，於1995年11月，出版了一本圖文並茂、極具震撼性的《口腔檳榔癌》防治宣導手冊，將防制的活動推向另一個高峰（圖9-146）。而韓良俊本身更是身先士卒，冒著生命安全的威脅，深入基層宣導檳榔的危害（圖9-147），或親上電子媒體大力陳述檳榔防制的重要性，面對既得利益之檳榔業者的恐嚇與威脅，亦毫無畏懼，為堅持既定的理想，「雖千萬人吾往矣」，遂被稱之為「檳榔防制之父」。

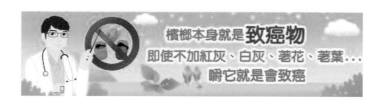

◀圖9-144 「檳榔本身就是致癌物」，檳榔防治宣導的布條。
（圖片來源：行政院衛生署國民健康局）

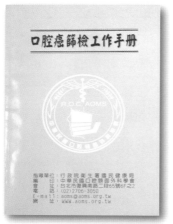

▲圖9-145 《口腔癌篩檢工作手冊》。
（照片來源：莊世昌）

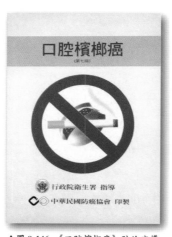

▲圖9-146 《口腔檳榔癌》防治宣導手冊。
（照片來源：莊世昌）

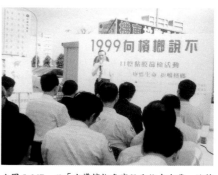

▲圖9-147 以「宣導檳榔危害做為終身志業」的韓良俊是「防檳榔，救臺灣」的先驅，秉持「良醫為國憂，忘為子孫謀。陋屋堆書裏，慨然論五洲。」的執著，無所畏懼，深入基層，宣導檳榔的危害，即使是簡陋的舞臺也是他最佳的宣導場所。
（圖片來源：鄭世榮總編輯，《臺灣口腔顎面外科學先驅—韓良俊教授榮退專輯》，臺北市：韓良俊教授榮退專輯編審委員會，民92〔2003〕）

（2）新名詞的創造

1993年6月，第18期《口腔癌專輯》中，即以「口腔檳榔癌」（Betel nut cancer）一詞界定釐清，表達以強調檳榔與口腔癌之間明顯的因果關係。至於此一名詞之出處，在國內，防

---

5. 以韓良俊為召集人的「檳榔與口腔癌」及「檳榔與口腔癌前病變」等小組已出版有關檳榔之健康危害叢書，目錄如下（依書名、撰寫人、出版年月列出）：1.《檳榔嚼塊與口腔癌流行病學研究》（楊奕馨，2000年7月）2.《嚼檳榔與口腔癌癌基因、抑癌基因的突變和表現》（郭彥彬，2000年7月）3.《檳榔嚼塊的化學致癌性暨其防制：現況與未來》（鄭景暉，2000年7月）4.《檳榔相關口腔癌前病變之流行病學研究》（楊奕馨，2001年8月）5.《口腔癌前病變及癌前症狀之診斷、治療、預後與化學預防—以嚼食檳榔相關者為重點》（張國威，2001年8月）6.《嚼食檳榔引發之口腔黏膜下纖維化症：流行病學與致病基轉》（郭彥彬，2001年8月）7.《嚼食檳榔的健康危害—不包括口腔癌及口腔癌前病變》（鄭景暉，2003年12月）8.《嚼食檳榔行為之預防與戒斷》（黃振勳，2003年12月）。

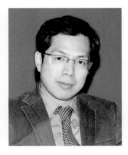

▲圖 9-148　王東堯
國立臺灣大學牙醫學系畢
業，曾任國立成功大學口腔
醫學研究所所長、附設醫院
口腔醫學部主任、口腔顎面
外科主任及中華民國口腔顎
面外科學會理事長。現任國
立成功大學附設醫院口腔顎
面外科主任及主治醫師，口
腔醫學研究所副教授。
（圖片來源：國立成功大學
附設醫院）

癌雜誌第 18 期 26 頁中，成功大學附屬醫院口腔顎面外科醫師王東堯（圖 9-148）在「談口腔檳榔癌」一文中有提及；在國外之《刺胳針雜誌》（Lancet 1992；340：577-578），湯姆士（Thomas）及麥克蓮南（McLennan）所發表之〈巴布亞新幾亞之消石灰與檳榔癌〉（Shaked lime and betel nut cancer in Papua New Guinea）的文章中亦有提及。

　　另外尚有一個新的名詞是「檳榔黏膜症」（Betel chewer mucosa），楊奕馨於 2001 年 8 月，由國家衛生研究院出版之《檳榔相關口腔癌前病變之流行病學研究》中，將之定義為「嚼食檳榔者之口腔黏膜有呈現紅棕色斑點（stain），但尚未達到有白斑症狀出現」。

（3）「檳榔防制日」的由來

　　1995 年，高雄醫學大學教授葛應欽在《口腔病理及口腔內科學雜誌》第二十四卷上，發表一篇題為「臺灣檳榔咀嚼、吸菸及酗酒與口腔癌之關連」的研究論文報告後，臺大教授韓良俊即以此為基石，將此複雜艱深的內容簡化為防制的依據，以題為「口腔惡習 ABC，致癌危險 123」，言簡意賅，淺顯易懂，其目的在於方便對一般社會大眾宣導。（圖 9-149）

　　「口腔惡習 ABC」的意思是：A 代表酗酒（Alcohol consumption）、B 代表嚼檳榔（Betel quid chewing）、C 則代表吸菸（Cigarette smoking）。而「致癌危險」的單獨使用比較中，以咀嚼檳榔最危險；在單獨比較下，嚼檳榔可導致口腔癌的危險機率，高於吸菸（1.6 倍）和酗酒（2.8 倍）。在二項合併使用時，以嚼檳榔和吸菸對健康危害最大。最令人感到震撼的是咀嚼檳榔、吸菸與酗酒三者合併使用的致癌危險是完全無此不良嗜好者的 123 倍。基此「123」的數據概念，韓良俊建議中華民國防癌協會去函衛生署，薦請行政院同意訂定每年之 12》月 3 日為「檳榔防制日」。此一建議經衛生署呈報行政院，得院會通過，拍板定案。原來 123

口腔惡習 ＡＢＣ
致癌危險 １２３

ABC導致口腔癌的機率

A	B	C	危險機率倍數
+	+	+	123
	+	+	89
+	+		54
	+		28
+		+	22
		+	18
+			10
−	−	−	1

〔註〕A: Alcohol drinking　（酗酒）
　　　B: Betel quid chewing （嚼檳榔）
　　　C: Cigarette smoking　（吸菸）
ABC皆無時，得口腔癌之危險機率假定為1

▶圖 9-149　「口腔惡習 ABC，致癌危險 123」。將複雜的研究報告化繁為簡後成此一表，便於向民眾宣導有咀嚼檳榔、吸菸與酗酒者，比起無此三習慣者，其口腔癌的罹患率多出了 123 倍。
（圖片來源：韓良俊主編，《口腔檳榔癌》宣導防治手冊，臺北市：中華民國防癌協會，民 84〔1995〕）

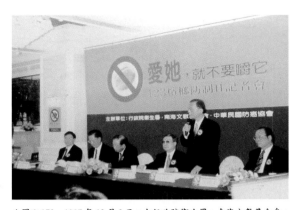

▲圖 9-150　1997 年 12 月 2 日，由行政院衛生署、南海文教基金會、中華民國防癌協會共同宣布每年的 12 月 3 日為「檳榔防制日」。臺大醫院牙科部為了加強對嚼檳榔患者口腔疾病之照護，亦於 2000 年 12 月 3 日成立全國首創的「口腔檳榔病特別門診」。
（圖片來源：鄭世榮總編輯，《臺灣口腔顎面外科學先驅—韓良俊教授榮退專輯》，臺北市：韓良俊教授榮退專輯編審委員會，民 92〔2003〕）

倍亦可訂定為 1 月 23 日，但此日已是行之有年的「自由日」，要訂為「檳榔防制日」，實有所不妥，咸認為以 12 月 3 日為佳，旋於 1997 年 12 月 2 日，由行政院衛生署、南海文教基金會、中華民國防癌協會以記者會之方式，共同宣布此一劃時代具有意義的紀念日（圖 9-150），並以「愛她，就不要嚼它」為宣導標語，期待達到減少紅唇族嚼檳榔，以預防口腔癌之效果。期間奔走各方，調和鼎鼐，折衝檳榔業界，喚醒國人省思，厥功至偉。

第五節　口腔衛生學史

（1）口腔衛生學教育之緣起

　　1989年（民國 78 年）12月，教育部為邁向廿一世紀的醫學教育，依據全國科技會議之決定，委請當時之臺大醫學院院長黃伯超為召集人，成立了「提昇醫學教育品質專案委員會」，其下分七個專案小組；其中之一為「牙醫學教育專案小組」，由當時七院校牙醫學系主任加上臺大牙醫系陳坤智、蕭裕源共同組成，負責擬定「牙醫學教育改進計劃」，向教育部提出具體建議，臺大牙醫系韓良俊則擔任「計劃主持人」。歷經十個月的研議，1991 年 10 月，專案小組正式向教育部提出長達 82 頁的「牙醫學教育改進計劃」，計畫書內容詳盡，富前瞻性。其中，韓良俊也首度提出牙醫學院之架構和創設「口腔衛生學系」的構想。這是臺灣有史以來，第一份由教育部委託完成有關牙醫學教育的正式文書，描繪二十一世紀臺灣牙醫學應有的「遠景」。

　　在以往，「口腔健康」只著重在牙齒與牙齦疾病的醫療。而在瞭解到口腔健康對終生的整體健康與高品質的生活極為重要後，現已轉變為「口腔是重要組織與機能的中心」的新思考。在近 20 年內，雖然國民經濟及生活水準有顯著的提昇，醫療體系也有重大的改革，但是國人的口腔疾病－齲齒、牙周病、口腔癌，仍十分嚴重，亟待相關專業人才的培育與整體口腔衛生制度的推廣。綜觀美國與日本，其設置口腔衛生士之制度分別有 100 年及 60 年以上的歷史，與我們同為亞洲四小龍的韓國也有 30 年；因此，從牙醫醫療及醫政的角度觀之，極需將臺灣地區的口腔健康政策提昇到與先進國家等同的水平，以促進國人的口腔健康及執行預防保健的策略。欲達成此一目標，則非有更多「口腔衛生」領域的專業人才不可。（圖 9-151~152）

　　口腔衛生學系提供以「口腔健康管理」為導向，結合了基礎醫學、臨床牙醫輔助、預防保健、醫務管理、行銷、衛生與教育等核心課程，期望使畢業生在口腔衛生的產、官、學各領域範圍

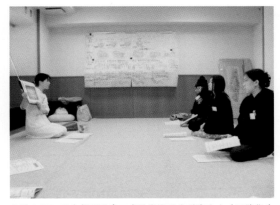

▲圖 9-151 日本靜岡縣島田市民醫院的齒科衛生士（口腔衛生師），在該院婦產科舉行的「妊娠後期講習班」中，用圖表及模型，為準媽媽們講解懷孕過程中的口腔變化、口腔衛生的照顧方法、牙科就診的注意事項以及未來寶寶的口腔衛生等知識。（圖片來源：日本靜岡縣市立島田市民醫院口腔外科齒科衛生室）

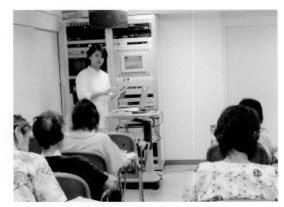

▲圖 9-152 日本靜岡縣島田市民醫院的齒科衛生士（口腔衛生師），在該院定期舉辦的「糖尿病教室」中，講解「口腔與糖尿病的關係」，內容有：患有糖尿病是否容易有齲齒或牙周病、齲齒和牙周病是甚麼樣的疾病、血糖控制不良的影響以及口腔的清潔方法。（圖片來源：日本靜岡縣市立島田市民醫院口腔外科齒科衛生室）

都能發揮其應有的專業與長才。口腔衛生學系除了促進並發展具有本土性的「口腔衛生」實務工作，並且強化「口腔衛生」知識體系的基礎，提昇「口腔衛生教育」的水準。學生畢業後，可成為臨床口腔衛生專業人員、牙科產業（**材料、植牙、生技、儀器等**）研發推廣人員，社區、學校、身心障礙者及長照機構等單位的口腔照護專業人員，醫療及衛生機構之口腔衛生教育相關的資訊提供者，及發展推動口腔衛生計畫的策略評估、執行及評價者。（**圖 9-153~154**）

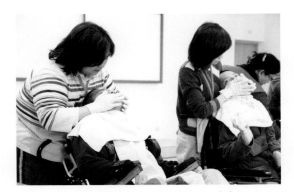

▲圖 9-153 國內身心障礙人數已突破百萬之譜，身障人士的口腔衛生成為健康一大隱憂，本圖為全聯會身心障礙者口腔照護指導員實習訓練。（圖片來源：臺北醫學大學牙科校友總會）

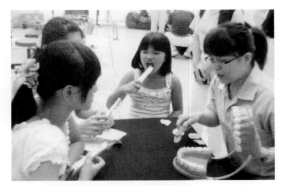

▲圖 9-154 臺北醫學大學口腔衛生學系學生，正在為學童建立正確的口腔衛生知識，以期達到預防勝於治療的效果。（圖片來源：臺北醫學大學口腔醫學院口腔衛生學系）

在臺灣，目前有三所大學設有口腔衛生學系，包括高雄醫學大學、臺北醫學大學及中國醫藥大學，為了讓學生能明瞭畢業後的出路及未來的角色定位，北醫、高醫及中國在 2003 年 11 月，共同主辦「口腔衛生學系畢業生未來之角色定位及規劃研討會」，分別於北、中、南巡迴舉辦三場研討會。會中，特別邀請日本東京醫科齒科大學齒科衛生士學校校長高木裕三、東京齒科大學齒科衛生士學校校長藥師寺仁，及大阪齒科大學齒科衛生士學校校長矢尾和彥等，介紹日本齒科衛生士的教育變遷、齒科衛生士法的制定過程及業務發展。透過此次的研討會，使我牙醫界對日本口腔衛生士的制度能充分了解，希望臺灣能師夷長技，迎頭趕上世界潮流，強化口腔

衛生士在牙科醫療團隊及口腔保健中，成為不可或缺的角色。

目前口腔衛生學教育的招生中，並不局限於高中應屆畢業生，尚包括了在職的醫療從業人員。以期多管齊下，急起直追的作法，盡速提升，以補起步遲晚之不足。有關國內口腔衛生學系設立之經過，請見表 9-10。

表 9-10　以下分別介紹三所大學設立口腔衛生學系之經過。

成立年	二年制在職進修專班	四年制口腔衛生學系	口腔衛生學系碩士班 碩士在職專班
2001 年	臺北醫學大學		
2002 年		高雄醫學大學	
2003 年		中國醫藥大學	
2004 年	高雄醫學大學		
2007 年			高雄醫學大學
2012 年		臺北醫學大學	

	臺北醫學大學	中國醫藥大學	高雄醫學大學
成立宗旨	培育兼具有教育的、溝通的及協助臨床技術能力的「口腔衛生專業人才」，協助政府研擬及推動口腔保健的工作，使其能成為口腔健康維護團隊的一分子。	以培育輔佐牙醫師之口腔衛生專業人才、推動個人及社區之口腔衛生保健及口腔疾病預防的工作。	提昇國民的口腔衛生、培育具獨立推動口腔衛生教育能力的人才。促進口腔健康的保健、教育、服務與研究。

資料來源：臺北醫學大學口腔醫學學院。

（2）臺北醫學大學口腔衛生學系

臺北醫學大學口腔衛生學系成立於 2001 年，是全國第一個新創設有關口腔衛生學教育的學系，屬於二年制在職進修班（夜間上課，三年完成學業）之學制，招收專科以上畢業生。其成立之宗旨在於培育兼具有教育、溝通及協助臨床技術能力之「口腔衛生專業人才」，強化口腔健康維護之領域，協助政府研擬及推動口腔保健的工作，也提供了國內現有牙科「輔助人員」進修的管道。這些專業人員可結合社區組織的力量，務實「預防勝於治療」的理念，推動社區口腔疾病預防及保健的工作，進而達成「全民口腔健康」的目標。2005 年，牙醫學系碩士班增加了第二類組，為口腔健康管理策略組，提供了口腔衛生學系畢業生的進修路徑。

2012 年，成立四年制日間部，開始招收高中畢業生。該系課程設計除了參考美國、日本等國家之「口腔衛生師」教育內容外，也配合臺灣牙科醫療環境需求及為了促進社會大眾口腔健康而設計。期與世界先進國家同步，培育全能專業之口腔衛生師。（圖 9-155~156）

（3）高雄醫學大學口腔衛生學系

1992 年 8 月 1 日，高雄醫學大學成立國內第一所「口腔衛生科學研究所」，以培育口腔衛

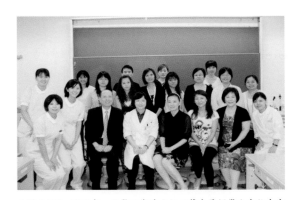

▲圖 9-155　2010 年，北醫口衛系主任王蔚南帶領學生參訪東京
齒科大學。
（圖片來源：臺北醫學大學口腔醫學院口腔衛生學系）

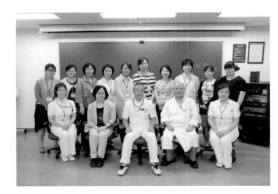

▲圖 9-156　2012 年，北醫口衛系師生暨校友參訪姊妹校昭和
大學。
（圖片來源：臺北醫學大學口腔醫學院口腔衛生學系）

生相關專業研究人才，致力於口腔健康促進與衛生教育的宣導、預防保健的實踐與口腔流行病
學之研究，並培育有獨立研究能力的口腔公共衛生人才，之後更於 2000 年 8 月，成立碩士在
職專班。

　　2002 年 8 月，更成立國內第一所四年制口腔衛生學系，目的在致力於我國的口腔衛生教育
的提昇，培育具獨立推動口腔衛生教育能力的人才。其後於 2004 年，成立「二年制在職進修
專班」，成立之宗旨為「促進口腔健康的保健、教育、服務與研究」，教育目標在以口腔照護及
預防保健為導向，培育兼具臨床及社區教育、溝通與技能的口腔衛生專業人才，彌補整體口腔
健康照護之不足。2007 年 8 月，口腔衛生科學研究所碩士班及碩士在職專班與口腔衛生學系系
所合一，成為口腔衛生學系碩士班及碩士在職專班。目前口腔衛生學系共有大學部，碩士班及
碩士在職專班三種學制。（圖 9-157~158）

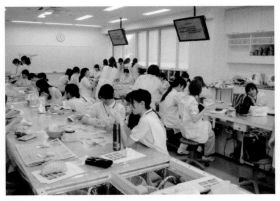

▲圖 9-157　高雄醫學大學口腔衛生學系學生出國研習；此為 2012
年三年級黃芷凌至日本愛知學院大學短期大學部齒科衛生學科研
習，在該大學的實驗室中，同學們正在進行灌模作業實習。
（圖片來源：高雄醫學大學口腔衛生學系）

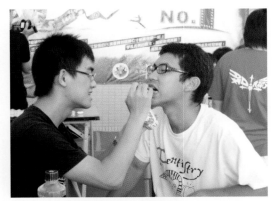

▲圖 9-158　高雄醫學大學口腔衛生學系及牙醫系學生舉辦「口
腔衛生清潔技能 P K 賽」，以提昇學生口腔衛生照護清潔的知識
與技能。
（圖片來源：高雄醫學大學學生事務處）

（4）中國醫藥大學口腔衛生學系

　　在繼臺北醫學大學與高雄醫學大學之後，中國醫藥大學也在 2003 年 8 月，在口腔醫學體
系中，成立四年制口腔衛生學系，隸屬醫學院；2006 年 2 月，改隸屬於新成立之健康照護學院，

招收高中職畢業生。目前新生入學途徑包括繁星計畫、推薦甄試及指考分發，其中繁星及推甄名額佔教育部部定名額之七成，其招生之對象包括原住民生及僑生，另亦保有身心障礙及陸生之名額。該學系之最終教育目標是培育輔佐牙醫師之口腔衛生專業人才，藉以推動個人及社區之口腔衛生保健及口腔疾病預防的工作，進而達成「全民口腔健康」之目標。

為推廣社區口腔衛生照護，該學系於學務處課外活動組之指導下，成立「口腔健康促進服務隊」，以大學部之學生為主體，於學期中至鄰近社區、校園及機構，以及寒、暑假出隊至偏遠地區或離島，進行口腔保健之宣導推廣活動。（圖 9-159~160）

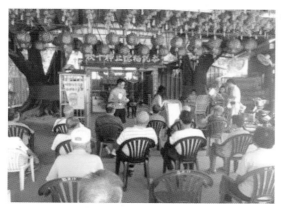

▲圖 9-159　為推廣社區口腔衛生照護，中國醫藥大學口腔衛生學系之「口腔健康促進服務隊」，在學期中，至鄰近社區、校園及機構，而在寒、暑假出隊，至偏遠地區或離島，進行口腔保健之宣導推廣活動。
（圖片來源：中國醫藥大學口腔衛生學系）

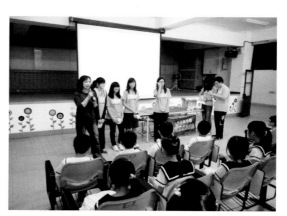

▲圖 9-160　2012 年（民國 101 年）中國醫藥大學口腔衛生學系三年級學生所組成的口腔衛生服務隊，正在為學童舉辦口腔衛生宣導講座。
（圖片來源：中國醫藥大學口腔衛生學系）

第六節　牙體技術學史

（1）歷史的滄桑

1970 年代初，由於瓷牙、精密假牙製作等技術的引進，口腔醫療進入了另一個重要轉型階段。當民眾生活水準逐漸提高後，牙科的患者對於贋復假牙的審美性，苛求與重視更勝以往，因之牙體製作技術隨著此一腳步精進發展。然在國內口腔醫療團隊中，只有牙醫師具有正式的身份與合法執業證照，牙體技術從業人員默默的退居幕後，依照牙醫師託付指示，承製假牙齒模等業務，兩者互依共存，分工合作至今。（圖 9-161）

口腔醫療隨著國內經濟成長、假牙製作技術提昇、口腔保健教育落實及全民健保等

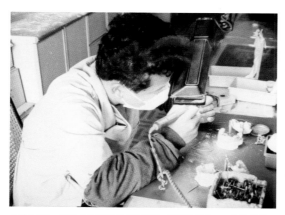

▲圖 9-161　1992 年（民國 81 年）前後，臺灣牙科技工工作的情景。
（照片來源：中華民國齒模製作協進會）

諸多因素，衍生了牙體技術人員及牙體技工所多樣性的複雜結構，從技工所的分布到從業人員年齡、人數、學歷等產生劇烈的變化。早期的牙體製作比較簡易，不需太複雜的設備與技術，場所大都設置在診療現場。1975年（民國64年），齒模製造技術員管理辦法實施後，這些人員納入管理且依其辦法，從事助理鑲牙相關業務。

在此時期，牙體製作技術發展迅速，有為數不少的牙體技術從業人員遠赴海外牙科技工學校深造，並自國外引進先進技術和邀請國外專家來臺演講（圖9-162~164）。由於口腔醫療的進步和整體市場需求，牙體製作已演進成為一門專業技術，在當時並無學校教育培訓，其製作技術均以師徒相授。因此，從業人員的教育程度及年齡參差不齊，與一般學徒制之行業，並無太大差異。

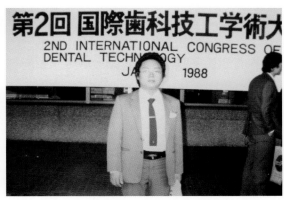

▲圖9-162　1988年（民國77年）第二屆國際齒科技工學術大會於日本舉行，現任新北市牙體技術師公會理事長及臺北醫學大學牙體技術學系兼任講師的程文進，以當時中華民國齒模製作協進會成員的身分與會參加。
（照片來源：中華民國齒模製作協進會）

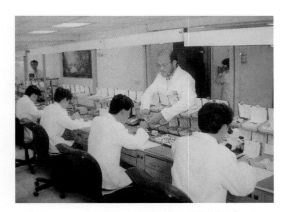

▲圖9-163　1994年（民國83年）維登技工所引進德國「Moderne Prothetik Eberwein Gmbh」公司全套生產設備，並聘請該公司技師前來指導，並舉辦多場學術演講；圖為德國籍技師指導該技工所技師工作的情形。
（照片來源：維登陶齒有限公司）

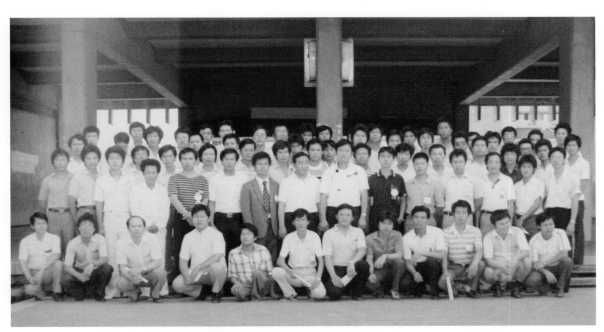

▲圖9-164　1984年（民國73年）8月5日，全國牙科技術學會籌備處與臺北醫學院合辦學術研討會，與會人員於臺北醫學院教學大樓川堂前合影。臺北醫學院牙醫學系系主任林哲堂（二排中右）及中華牙醫學會理事長詹兆祥（二排中左）蒞會指導。
（照片來源：中華民國齒模製作協進會）

據統計，在 1980 年初，牙體技工所全國約 1,200 家，主要分布在臺北、臺中及高雄等大都會型城市居多，牙體技術從業人員約 6,000 人；到了 1990 年初，其數量約 2,300~2,500 家，分布區域遍及臺北、桃園、新竹、臺中、彰化、雲林、嘉義、臺南、高雄及宜蘭等，從業人員也暴增至約 12,000 至 15,000 人，由此可見牙體製作呈現蓬勃之成長。從 1986 年至 1991 年間，是牙體技工所及從業人員最興盛的時期，超過上萬人之從業人員不外乎是市場需求所致；但是另一方面，國內尚無可依循的制度與法律來規範，只要擁有技藝，即可執業，有牙醫診所的地方就有其業務的往來。直到 1993 年開始，從業人員及牙體技工所有逐漸下降的趨勢，主要由於牙體技術的養成需長時間的培訓及臨床經驗所致。

　　牙體技術從事人員必須具備執業執照，以確保在牙體製作技術上，能維持一個專業職業水準。而在取得執照的標準與需求上，其考試所需達成的基本要求標準在各國皆大同小異。為了維持執照認證的專業品質，「牙體技術師」必須是牙體技術相關科系畢業，而且必須通過牙體技術之國家筆試與術科考試。（圖 9-165）

　　牙體技術從業人員制度之發展起源於 1979 年，業界有鑑於爭取合法地位及發展專業技術，因此積極倡導籌組人民團體，1981 年率先於中臺醫護專科學校（現名中臺科技大學）創辦「牙體技術科」，開始奠定了牙體技術從業人員必須是知識與技術兼備的專業人才。

　　1983 年，業界人士首次申請成立「中華民國牙科技工學會」，但因人民團體組織法尚未修訂開放，申請案遭內政部擱置。逾二年，業界創辦「牙科技工雜誌社」（圖 9-166），取代人民團體功能而廣設各縣市分支機構，起草研擬相關法案，且在 1986 年，向行政院衛生署提請牙科技工從業人員制度規劃（圖 9-167）；翌年，行政院衛生署將牙科技工從業人員制度並列於醫事技術人員法，起草「牙科技工師士法草案」，提請審議。

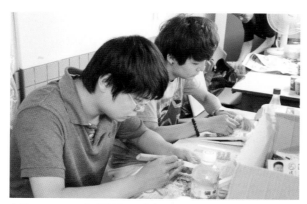

▲ 圖 9-165　2011 年（民國 100 年）6 月 11 日，牙體技術特考；在國家考場試場外，考生正在聚精會神的做考前的牙體石膏雕刻技術練習。（照片來源：程文進）

▶ 圖 9-166　1985 年（民國 74 年）《牙科技工》雜誌創刊。封面照片為《牙科技工》雜誌社社長林福生前往日本國際牙科科學院（IDA）進修，於第二十三回結業式上，受頒證書。（照片來源：中華民國齒模製作協進會提供，莊世昌攝）

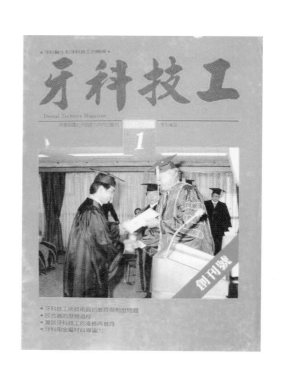

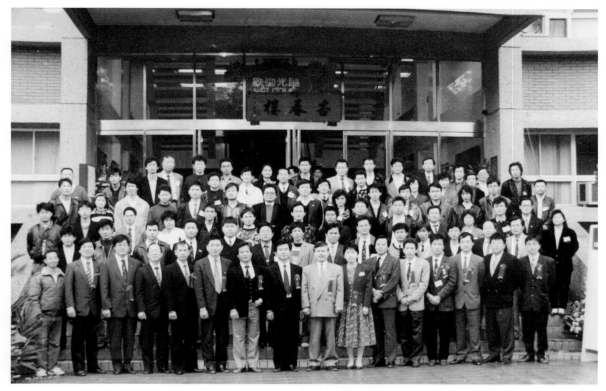

▲圖 9-167　1992 年（民國 81 年）元月，中華牙科技工技術學會於臺北醫學大學杏春樓舉辦全國牙科技工學術大會。同年，衛生署核准成立「中華民國齒模製作協進會」，其章程第六條即明確規定會員不得有醫療行為，清楚界定專業執業範圍，與密牙醫團體正式脫鈎。
（照片來源：中華民國齒模製作協進會）

　　到了 1992 年，行政院衛生署辦理全國牙科技工從業人員在職進修班，之後，復於 1997 年，召開臺灣地區牙體技術人員現況調查、牙體技術師法草案及牙體技術士管理辦法草案研擬會議。同年，由衛生署牙醫諮詢委員會詹主任委員兆祥召集中華民國齒模製作協進會、中臺醫護技術專科學校及中華民國齒模技術員協會等，共同協商「牙體技術師士法草案」。1998 年，通過「牙體技術師法草案」與「牙體技術士管理辦法草案」，提請審議。2000 年 9 月，衛生署通過該法草案，並送交行政院院會審議，11 月，協商考試院考選部，制定相關應考資格；12 月 13 日，牙體技術師法草案及細則條款全案，業經行政院政務委員陳錦煌等審竣，並於第二七一三院會審議通過，送交立法院立法審查，期間歷經三屆次立法委員任期，等待立法。

　　遺憾的是 2005 年 4 月 1 日，該草案在立法院未能審議通過，再次更回行政院，一切從頭來。拖至 2006 年 2 月 22 日，行政院院會再次審議通過。2008 年 5 月 22 日，該草案經立法院會初審議通過，終在 2009 年 1 月 9 日，經立法院會三讀通過，並於 1 月 23 日，經「總統令華總一義字第 09800018521 號」公布施行，牙體技術的發展進入了另一個新的紀元。（圖 9-168~169）

　　牙體技術師法通過後，牙體技術師正式成為完整的口腔醫療服務的一員。然國內的牙體製作技術缺乏正規訓練及取得國家考試資格的程序，有鑑於此，再參酌了歐、美、日等先進國家後發現，目前我國之口腔醫學教育仍著重於牙醫師之養成而忽略培養口腔相關的專業技術人才；早在數十年前，諸多先進國家即有鑑於口腔科學的日趨專精，牙體技術師之考照及認證早已實

牙體技術師法

(民國 98 年 01 月 23 日公布)

中華民國九十八年一月二十三日總統華總一義字第 09800018521 號令
制定公布全文 61 條；並自公布日施行

第一章 總則	第 一 條	中華民國國民經牙體技術師考試及格，並依本法領有牙體技術師證書者，得充牙體技術師。
	第 二 條	中華民國國民經牙體技術生考試及格，並依本法領有牙體技術生證書者，得充牙體技術生。
	第 三 條	本法所稱主管機關：在中央為行政院衛生署；在直轄市為直轄市政府；在縣（市）為縣（市）政府。
	第 四 條	公立或立案之私立專科以上學校或符合教育部採認規定之國外專科以上學校牙體技術科、系畢業，並經實習期滿成績及格，領有畢業證書者，得應牙體技術師考試。
	第 五 條	公立或立案之私立高級醫事職業以上學校或符合教育部採認規定之國外高級醫事職業以上學校牙體技術科、系畢業，並經實習期滿成績及格，領有畢業證書者，得應牙體技術生考試。
	第 六 條	請領牙體技術師、牙體技術生證書，應檢具申請書及資格證明文件，送請中央主管機關核發之。
	第 七 條	非領有牙體技術師、牙體技術生證書者，不得使用牙體技術師、牙體技術生名稱。
	第 八 條	曾受本法所定廢止牙體技術師、牙體技術生證書處分者，不得充牙體技術師、牙體技術生。
第二章 執業	第 九 條	牙體技術師應向所在地直轄市、縣（市）主管機關申請執業登記，領有執業執照，始得執業。 牙體技術師執業，應每六年接受一定時數繼續教育，始得辦理執業執照更新。 第一項申請執業登記之資格、條件、應檢附文件、執業執照發給、換發、補發、更新與前項繼續教育之課程內容、積分、實施方式、

法規彙編

▲圖 9-168　2009 年（民國 98 年）1 月 23 日公告實施之「牙體技術師法」（部分）。
（資料來源：中華民國牙醫師公會全國聯合會）

施多年，爰此，將牙體技術師列入管理，俾對其業務及責任等有所適當規範，以強化牙體製作技術，提升其服務品質，並將牙體技術所設立及管理加以規範，以有效管理並提升其服務品質。（圖 9-170）

由於整體的牙科醫療在技術及材料的日新月異，牙體技術師在牙醫師的指示下，發揮其高度專業的知識與技術，製作出具高度精確與審美性之補綴物。製作補綴物必須對於牙科知識與材料相當瞭解，包含材料性質、使用方式等，對於牙體技術師而言，知識與技術的養成極為重要，牙醫師及牙體技術師能分工合作，追求臨床與技能之精進，共同造福國人口腔健康而努力，此乃口腔整體醫學發展的新趨勢。

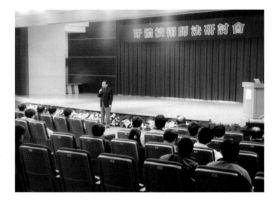

▲圖 9-169　2009 年（民國 98 年）年 2 月 21 日，在「牙體技術師法」通過實施之後，由詹兆祥（圖中致詞者）、程文進召集，於中臺科技大學國際會議廳舉辦「牙體技術師法」研討會；自 1997 年，詹兆祥召集協商「牙體技術師士法草案」開始，至「牙體技術師法」的通過實施，歷經了 12 年。
（照片來源：程文進）

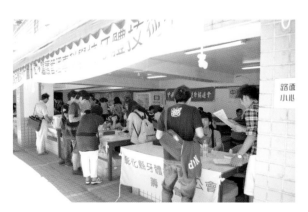

▲圖 9-170　2011 年（民國 100 年）7 月 31 日，牙體技術師高等考試；在夏日酷暑中，考場外各個牙體技術團體所設立的考生服務處作業的情形。此舉顯示「牙體技術師法」實施之後，牙體技術師的認證管理已逐漸步上軌道。
（照片來源：程文進）

（2）國內牙體技術科系之概況

（I）中臺科技大學牙體技術學系

在以往，牙科技工的養成主要是以師徒傳授，學歷大多屬國小或國中的教育程度，且年逾半百。臺灣正規的牙體技術學教育始於 1981 年中臺醫專（**現名中臺科技大學**）之成立「牙體技術科」，為全國首創專門培訓牙體技術師的教育機構，至今已逾 30 年，創科主任為陳昭清。

中臺醫專雖然成立了「牙體技術科」，但是一直到 2006 年後，牙體技術師之教育養成才陸續展開；2006 年 8 月，樹人醫護管理專科學校成立牙體技術科；隔年，北部則由臺北醫學大學成立牙體技術學系；2008 年，敏惠醫護管理專科學校亦成立牙體技術科。至目前為止，全國北中南三區，共設有四所牙體技術科系學校。

位於臺中市的中臺科技大學（**原名中臺醫護專科學校**），為我國最先設立的牙體技術系科，早期只有五年制專科部牙體技術科；1999 年度開始招收四技、二技學生；至 1986 年始有畢業學生，至今近 3,000 餘人。1999 年，興辦在職專班，結合業界人士，加入進修二專、二技牙體技術科行列，畢業生亦達 800 餘人。根據統計，目前實際從事相關產業人員約達 30%，並於 2009 學年度起，更名為「牙體技術暨材料系」，肩負培育牙體技術專業人才及提升整體牙體技術水準之重任。

目前該學系擁有全國牙體技術科系最堅強的師資陣容（現有教育部審定合格之專任教師：教授 3 人，副教授 4 人、助理教授 5 人、講師 4 人。66.7 % 具博士學位；71.4 % 具專業實務經驗）。牙醫學、牙體技術專業師資共計 12 名，皆具臨床實務經驗；生醫材料及組織工程專長師資有 4 名。在教學品質管控上，該系著重成效管控及學習輔導機制。（**圖 9-171~172**）

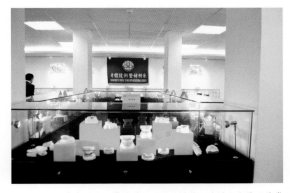

▲圖 9-171　中臺科技大學牙體技術暨材料系，系辦公室展示著學生優越的作品，攝於 2011 年。
（照片來源：程文進）

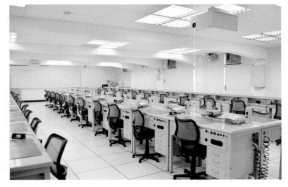

▲圖 9-172　中臺科技大學牙體技術暨材料系，學生實驗室，展示著整齊新穎的實驗設備，攝於 2011 年。
（照片來源：程文進）

（II）樹人醫護管理專科學校牙體技術科

在南部地區的樹人醫護管理專科學校基於社會需求及醫護學校對社會的責任與使命，為培育優質牙技師，在 2006 年，設立南臺灣第一所牙體技術科。

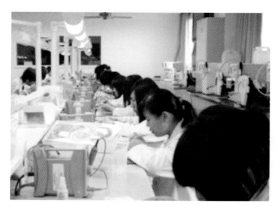

◀圖 9-173

◀▼圖 9-173~175　樹人醫專牙體技術科學生之實驗課情形。圖 9-175 為學生進行瓷牙燒付的實驗。
（照片來源：樹人醫專牙體技術科）

樹人醫專牙體技術科現有五專 10 班，在職專班 2 班；副教授 1 名、助理教授 3 名和講師 4 名。目前已建置固定義齒實驗室、活動義齒實驗室、精密鑄造實驗室、樹脂重合實驗室、牙科陶瓷實驗室及牙科材料實驗室，儀器設備先進數量充足，採一人一機教學，提供整體完善之實務技術訓練場所，增加學生臨床之真實感。（圖 9-173~175）

五專規劃一學年 28 學分的校外臨床實習，於四下五上進行，每學期 14 學分，每週 42 小

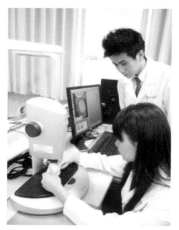

▲圖 9-174

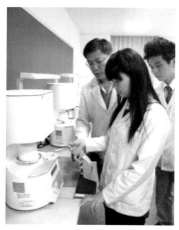

▲圖 9-175

時，整年 36 週，共進行 1,512 小時的臨床實習。二專在職專班規劃 4 學分，216 小時的校外臨床實習，於二年級的寒假開始進行。

（III）臺北醫學大學牙體技術學系

臺北醫學大學口腔醫學院於 2001 年 7 月成立，提供一個架構完整的口腔醫學教育體制，由大學部的牙醫學系、口腔衛生學系、牙體技術學系教育到碩士班的口腔醫學專業分科知識授與，繼而在博士課程中培育口腔醫學研究者與相關領域學者間之溝通，以達到全面提昇口腔醫學教育之目的。

北醫大牙體技術學系在 2007 年，經教育部獲准招生，成立以「牙體技術」為導向之人才培訓機構，以期達成建立專業分工之牙科醫療系統，並在結合牙醫學系與口腔衛生學系的課程後，發展出健全且完整之口腔醫學教育，另外也會強化口腔醫療管理與行政的核心課程，期使畢業生在口腔及顏面贗復學領域內，除具有學理基礎外，同時亦有豐富的實務經驗。

成立之初，僅有 2 位專任教師，許多課程教學皆須仰賴口腔醫學院內其他教師或兼任教師協助教學，目前已有 10 位專任教師（含教授 1 名、副教授 2 名、助理教授 5 名及講師 2 名），自 2011 年，第一屆、第二屆畢業生順利畢業後，目前全部在校生共計 146 位。

北醫大牙體技術學系為能培育出「牙體技術專業人才」及「口腔醫學工程師」之高等人才，並以此建構該系四項發展特色：「整合口腔醫療校際資源」、「牙體技術師國家考試」、「數位口腔工程自動化」與「研發能量與國際觀」，期許臺北醫學大學牙體技術學系成為該專業人才教育之搖籃。

其教學特色及規劃，內容如下：（一）、牙體技術學系學生修業四年，其中第一、二學年為牙體技術前期課程，包含人文，自然科學、語文訓練等通識教育，及基礎醫學、材料學和牙醫學的課程。希望培養學生正確的人生觀，具備必須的語文程度，使學生能直接運用國外的原始資料幫助學習，並提供紮實的牙體技術基礎教育；（二）、第三、四學年則以口腔贋復等應用課程為主。包括活動義齒設計學及實驗、牙冠牙橋技術學及實驗、牙科陶瓷技術學及實驗、牙科矯正設計應用學及實驗、植牙技術學及實驗、牙醫學英文、牙科審美學、顏面贋復學、精密贋復學、專題討論、牙技經營管理學……等。除了使學生具備牙體技術專業能力外，需修習牙科醫務管理領域的相關課程；

（三）、整個課程的規劃著重在「牙體技術專業」人才的培訓，最低畢業學分為 128 學分，包括必修課程 112 學分、通識課程及共同必修科目 28 學分、選修課程 10 學分（**含專業選修 7 學分**）。修滿學分畢業授予理學學士學位（Bachelor of Science），畢業後即可參加國家考試，取得牙體技術師的證照並從事相關的工作。（**圖 9-176**）

由於是北部第一所，同時也為國內第一個由口腔醫學院設立之學系，擁有一校三院的學習環境作為臨床實習場所，整合院內資源與臨床教師的輔助教學，培育集技術、藝術與學術之牙體技術人才培育為發展目標，已儼然成為全國最完善且精進之牙體技術專業人才培育制度指標學府（**圖 9-177**）。同時順應科技導向的數位趨勢

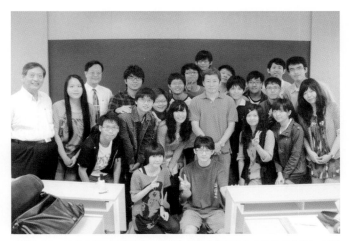

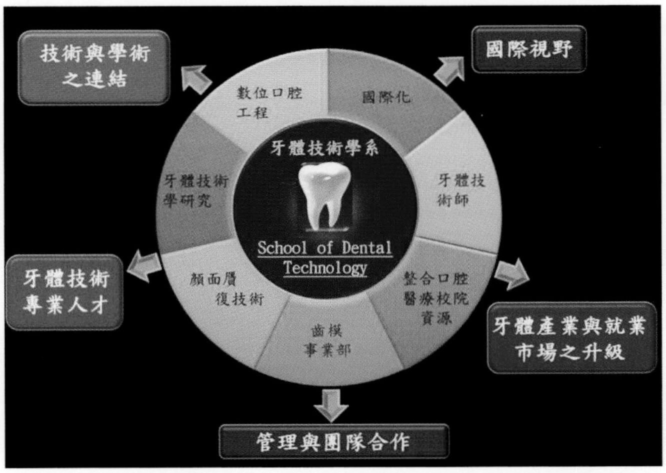

▲圖 9-176　北醫牙體技術學系第一屆師生，其中教師自左為林哲堂（左）、馬隆祥（左三）與瀨上剛（中）。
（照片來源：臺北醫學大學口腔醫學院牙體技術學系）

▲圖 9-177 北醫大牙體技系的教育理念與目標，亦為舉國有關該專業教育共同的黃金準則。
（照片來源：臺北醫學大學口腔醫學院牙體技術學系）

變革，北醫大牙體技術學系於 100 學年度經教育部肯定並補助引進德國「Cerec 3D 數位牙體技術操作系統」，成立牙科實驗室（Dental Lab）之臨床中心（圖 9-178~181），打造學生學習數位口腔工程的教學環境，使學生除了傳統牙體技術專才培養，更進一步與社會科技接軌，提昇學生未來的社會競爭力。

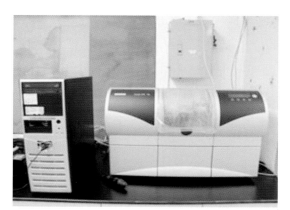

▲圖 9-178

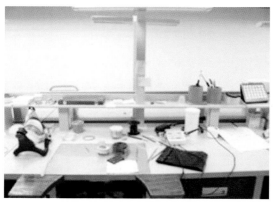

▲圖 9-179

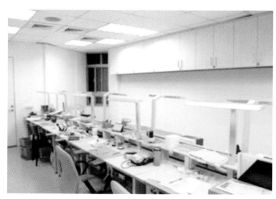

▲圖 9-180

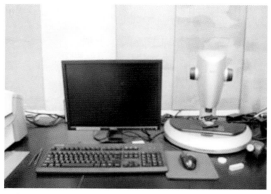

▲圖 9-181

圖 9-178~181 北醫大牙體技術學系實驗室
牙科實驗臨床中心之主要先進設備：InEos Blue 用電腦主機、inLab MC XL 研磨機、二氧化鋯瓷塊高溫燒結爐及瓷牙硬化／染色烤爐。
（照片來源：臺北醫學大學口腔醫學院牙體技術學系）

（IV）敏惠醫護管理專科學校牙體技術科

敏惠醫護管理專科學校牙體技術科於 2007 學年度成立，並招收第一屆五專部召生 116 名、二專在職專班 50 名。（圖 9-182~183）

相對同屬於口腔醫療團隊成員之牙醫師教育機構的成熟，培育牙體技術的教育機制落後近 50 年，不過隨著牙體技術師法通過，牙體技術科系遂成為大專院校熱門科目，對於牙體製作的技術與知識授予相對提升，其專業或社會地位漸受重視。

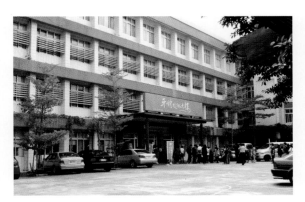

▲圖 9-182　敏惠醫護管理專科學校牙體技術科，牙體技術大樓，攝於 2011 年。
（照片來源：程文進）

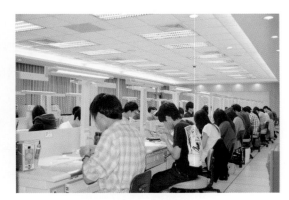

▲圖 9-183　敏惠醫護管理專科學校牙體技術科，學生實驗室上課情形，攝於 2011 年。
（照片來源：程文進）

（3）牙體技術師國家考試之建立

（I）牙體技術團體聯誼會之成立及任務

　　立法通過後，隨之而來即為牙技師之國家考試，牙體技術乃為知能與技術並重之科系，各校期盼專業證照考試措施能兼具知識與實作，以呈現更佳的醫療品質與技術。有鑑於此，在此法通過後，隨即在 2009 年 2 月 10 日，由臺北醫學大學牙體技術學系、中臺科技大學牙體技術暨材料學系、樹人醫護管理專科學校牙體技術科、敏惠醫護管理專科學校牙體技術科、中臺科技大學牙體技術學系系友會、中華民國牙體技術學會、中華民國齒模製作協進會、中華醫事牙體技術學會等 8 個單位共同籌組「牙體技術團體聯誼會」，目的為整合牙體技術從業人員對於再教育課程的重視，及提升牙技專業之水準，並輔導牙體技術從業人員成為真正的牙體技術師（生），往後相關事項由聯誼會統籌申請辦理，並由當時任臺北醫學大學口腔醫學院院長林哲堂擔任召集人，召開第一次會議。隨後於每月至少召開 1 次，歷經 5 次之會議研討，逐一將該聯誼會五大重要議案達成共識。

　　該聯誼會成員許世光、林聖傑及曾法文等多位教師，以其多年在牙體技術領域任職之教育經驗，並參照歐美日等國牙體技術學校之課程，共同制訂 4 所牙體技術系、科課程核心科目，以做為未來牙體技術師國家考試應試科目之依據。

（II）牙體技術師考試應試科目之制訂

　　歐、美、日等先進國家之牙體技術師考試制度早已行之 50 多年，早在 1955 年，日本就開始舉行國家齒科技工士考試，「齒科技工士」考試資格為齒科技工專門學校畢業者，乃由各縣市舉行日本齒科技工士試驗，依各都、府、縣各別每年實施考試一次。第一部分：學科科目（共計八科）；第二部分：實地考試（齒冠雕刻、全部床義齒的人工齒排列與齒肉二科為必考，依各都、府、縣的規定不同加考 1~3 科）；且學科考試之關係法規需達 60 分（含）以上，其餘科目平均需達 60 分（含）以上為及格；實地考試以複數評分之平均值為其成績，各科均在 60 分

（含）以上者為合格，未達標準以上者為不合格，可在下次考試報名術科考試或全部重考；其合格之項目保留資格期間與學科同，超過期限均需全部重考。

美國之牙科技術師考試（certification to dental technicians, CDT），首次在 1958 年由國家證照管理機構（The National Board for Certification, NBC）辦理，考試資格必須為接受四年認可學校（Recognized Graduates, RGs）畢業者，且經過三次考試通過，方能報考牙科技術師考試（CDT）。考試每年在九月舉行，由各州分別舉辦之，分為二部分之筆試（160 題基礎及研究性選擇題、包含六大專業科目之 80 題專業選擇題）及第二部分實地考試（六科）；另外，美國國家證照管理機構對於進階及專業化之實驗室操作，在 1974 年又制訂了牙科實驗室證照（The Certified Dental Laboratory, CDL），目的在提升牙科團隊的品質與效能為目的。

英、紐、澳等國方面，亦是牙體技術科系畢業具有學位證書者，得於牙技協會（Dental Technicians Board）註冊登記，取得執業證書；非英、紐、澳牙體技術科系畢業者需通過執業資格考試合格，始可取得執業證書。

反觀在國內，2010 年，才首次舉行「專門職業及技術人員高等考試牙技師考試」，雖然落後美日等先進國家達 50 多年，但在多次「牙技團體聯誼會」會議中提案討論，並參照考試制度及科目較為簡單化之日本，對於考試科目有初步決議，在 2009 年 7 月 1 日及 8 月 24 日，由考選部召開之「研商專門職業及技術人員高等暨普通考試牙體技術人員考試規則、特種考試牙體技術人員考試規則草案相關事宜會議」中，邀集牙體技術產官學專家學者出席，並由召集人林哲堂提出本考試牙體技術產學界參酌牙體技術師業務範圍及國外考試，擬併採筆試及實地考試，牙體技術師應試科目及規則如以下：

筆試應試科目及應試時間：
一、牙體技術學（一）（包括口腔解剖生理學、牙體形態學及牙科材料學等科目）。
二、牙體技術學（二）（包括固定義齒技術學科目）。
三、牙體技術學（三）（包括全口活動義齒技術學、活動義齒技術學等科目）。
四、牙體技術學（四）（包括牙科矯正技術學、兒童牙科技術學及牙技法規與倫理學等科目）。
前項筆試科目之試題題型均採測驗式試題，各應試科目之應試時間均為六十分鐘。
實地考試應試科目及應試時間：
一、牙體解剖形態雕刻，一小時。
二、全口活動義齒排列，三小時。

其中，牙體解剖形態雕刻之考試範圍為二十八顆之恆牙齒列（試題共計前牙及後牙各一顆），雕刻以牙冠部為主、牙冠下牙根部則以露出 5mm~1cm 為限；指定面為考選部規定印計處為基準，未能符合者酌予扣分，倘若刻錯指定牙齒則不予計分；評分項目為解剖形態比例（40%）、解剖形態特徵（40%）、齒面處理技巧（20%）；該組實得成績為實地考試委員評分總合之平均數。

另外，全口活動義齒排列為上下顎蠟堤完成固定於簡易咬合器上，開始到完成排牙及齒肉

形成狀態；人工齒經由修整而致外觀改變或者牙齒部為上下左右前後左右相反者不予計分；評分項目為齒列及牙弓的對稱性（20%）、前牙的水平覆蓋及垂直覆蓋關係（20%）、後牙的一齒對二齒的咬合關係（20%）、史畢氏曲線及威爾森彎曲的付予（20%）、牙肉形成含齒頸的等高線及對稱性（20%）；該組實得成績為實地考試委員評分總合之平均數。

現職從業人員參加牙體技術人員特種考試，仍須應試筆試及實地考試，不宜採資歷甄審。實地考試應試材料部分，參照實地考試制度施行多年的日本，由牙體技術團體聯誼會列出各種試題材料之建議方案（含優缺點之分析比較），最後由考選部裁定牙體解剖型態雕刻以石膏棒為主，石膏棒及全口活動義齒排列之材料統一由考選部備製。（圖 9-184~185）

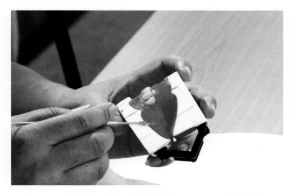

▲圖 9-184　牙體技術師實地考試應試科目：全口活動義齒排列，應試時間為三小時；圖為完成上顎前牙排列的情形。
（照片來源：程文進）

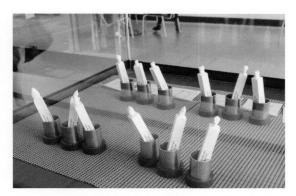

▲圖 9-185　牙體技術師實地考試應試科目：牙體解剖形態雕刻，應試時間為一小時；圖為雕刻完成品。
（照片來源：程文進）

依照「牙體技術師執業登記及繼續教育辦法」第八條規定：牙體技術師執業，應每 6 年接受下列繼續教育之課程積分達 150 點以上：一、專業課程；二、專業品質；三、專業倫理；四、專業相關法規。前項第二款至第四款繼續教育課程之積分數，合計至少應達 15 點，且其中應包括感染管制及性別議題之課程。但超過 30 點者，以 30 點計。前二項繼續教育課程積分，得由經中央主管機關認可之牙體技術團體辦理審查認定。

為了維持執照認證的品質，牙體技術師必須具備有牙體技術師學位或相關資格，而且必須通過筆試與實地考試。為了繼續保留認證資格，牙體技術師們必須接受繼續教育，其中包含了感染控制項目。對於一間合格的牙體技術所而言，主管一定要有一張認證執照；且該牙體技術所應合乎健康、安全、環境等專業標準；牙體技術所內員工也應每年參加感染控制技術的訓練。

由此可知，對於一個牙醫團隊的成功與否，關鍵是良好的溝通，這需要牙科醫師與牙體技術所牙體技術師之間緊密的工作默契。牙醫師對牙體技術操作要有足夠的經驗與瞭解，牙體技術師也需具備充分的專業知識、材料與技術科技新知，兩者互相合作創造出唯美極致的成品，共同為國人之健康而努力。

牙體技術師的專業養成，除通過牙體技術師國家考試外，進階的知識及技能學習，需要不

斷地接受繼續教育來獲得，牙體技術師每 6 年接受 150 點課程積分，自我期許及終身學習，以創造出更美好的職場。

第七節　特殊需求者之口腔醫療史

（1）特殊需求者口腔醫療之濫觴

　　特殊需求者（又稱身心障礙者）之口腔醫療是整體口腔醫療中令牙科醫師感到最棘手而視為畏途。其家屬除得承受來自家庭的經濟與照護的壓力外，面對社會資訊的匱乏窘境，尋求醫療照護，處處顯得束手無策。特殊需求者之口腔疾病乃源於其全身系統性疾病，如腦性麻痺、發展遲緩、多重障礙、智能障礙、自閉症、唐氏症、腦中風、阿茲海默症等等，因其自身照護能力不佳，難以維持口腔衛生，間接導致口腔疾病惡化，最常發生的是齲齒與牙周病。牙醫師在面對此等疾病的治療時，由於病患的自主控制能力缺乏，無法進行安定的治療而放棄。在惡性循環的挫折中，家屬逐漸地放棄就醫的念頭，而牙醫師也在無法做到肢體限制（Physical restraint）的情況下，婉拒醫治，任由此等口腔疾病惡化，乏人問津。曾任中華民國牙醫師公會全國聯合會身心障礙者口腔照護委員會主委的林鴻津（見圖 8-22）指出：

　　「長期以來，國內特殊需求者的口腔照護無法得到適當的照顧，其中的困難重重，除了政府衛生主管機關長期以來的忽視之外，醫界的用心不足，再加上家屬與照顧者口腔健康預防醫學常識不夠，導致國內大部分特殊需求者的口腔狀況相當不理想。」[1]

　　此話一語道破了特殊需求者之口腔醫療的三個環節，那就是政府的漠視、病患的無知和牙醫界的用心不足。

　　在臺灣，特殊需求者之口腔醫療於 1980 年前後，在開業牙醫師的診所悄悄地展開。熟稔身心障礙者口腔醫療，也是前臺北縣（現已升格為新北市）牙醫師公會理事長的蔡鵬飛（圖9-186）說：

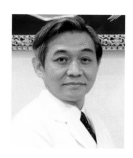

◀圖 9-186　蔡鵬飛
臺北醫學大學牙醫學士，曾任臺北縣牙醫師公會第二十一屆理事長、臺灣特殊需求者口腔照護學會理事長與臺灣口腔顎顏面麻醉醫學會理事長。其於 2010 年（99 年）4 月 25 日，創立臺灣口腔顎顏面麻醉醫學會，致力於病人的全身性與就診時，行為之管理，如何藉由麻醉與鎮定的輔助，來減輕患者的疼痛、降低焦慮，提高就診意願，為特殊需求提供者更完善的口腔醫療照護。現為新北市板橋區蔡牙醫診所院長。
（圖片來源：臺灣口腔顎顏面麻醉醫學會）

1.《特殊需求者—口腔預防與治療》，王茂生編譯，臺灣特殊需求者口腔照護學會等出版，頁 8。

「臺灣弱勢族群的口腔照護一直是國內多年來的議題，2004 年臺北縣牙醫師公會與東京齒科大學及臺北醫學大學共同辦理身心障礙者口腔照護模式的示範課程，這一系列的演講，除了獲得多數牙醫師的支持，也漸漸掀起了國內重視的風潮，不論政府抑或牙醫師公會乃至於弱勢團體也才開始投入國外經驗學習與本土模式建立的探討，但在政府及公會各界都還未關注到這一角落之時，牙醫界在此之前早已有多位前輩們默默地踏著史懷哲的腳步投入這一個領域，而王茂生醫師夫婦就是其中的二位。」[2]

　　1980 年 8 月，當「第一兒童發展中心」於臺北市光復南路創設；翌年，搬遷至延吉街成立「財團法人第一兒童發展文教基金會」。成立之後，學童也同時面臨口腔疾病就診的問題。教學主任賴美智在就地利之便的機緣下，求助於新華南牙醫診所的王茂生（圖 9-187）。

　　當時王茂生雖為開業牙醫師，無此方面之診療觀念與經驗，但是基於關懷殘障的傻勁與熱忱，盡力為其診療。於是王茂生與蔣金玉（圖 9-188）隨後成為該中心的特約醫師（圖 9-189）。起初，在毫無經驗與觀念技術下，診療時，只能以幾個助理分別抓住其手腳和固定頭部（圖 9-190~193），非常辛苦。

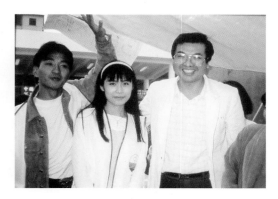

▲圖 9-187　王茂生
中山醫學大學牙醫學士、臺北醫學大學碩士、兼任臨床副教授、署立雙和醫院與中山醫學大學附設醫院兼任主治醫師、前任臺灣假牙學會理事長。現任臺北市新華南牙醫診所院長。圖為 1992 年 10 月 17 日，王茂生（右一）於臺北首都扶輪社與臺北市牙醫師公會為「腦性麻痺復健基金會」之義診時，與工作人員合影。
（照片來源：王茂生）

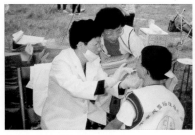

▲圖 9-188　蔣金玉
中山醫學大學牙醫學士，矯正專科醫師。現任臺北醫學大學兼任臨床副教授、萬芳醫院兼任主治醫師及臺灣口腔矯正學會理事長。圖為 1992 年 10 月 17 日，於臺北首都扶輪社與臺北市牙醫師公會為「腦性麻痺復健基金會」之義診。
（照片來源：王茂生）

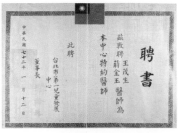

▲圖 9-189　1983 年（民國 72 年）第一兒童發展中心特別聘任王茂生與蔣金玉為該中心特約醫師，廣續為其院童施行口腔治療。
（照片來源：王茂生）

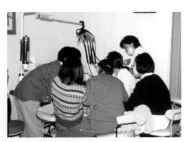

▲圖 9-190　身心障礙者接受口腔診療時，由於肢體自我控制不良，必須以幾個助理分別抓住手腳和固定頭部，非常辛苦。
（照片來源：王茂生）

2.《特殊需求者—口腔預防與治療》，王茂生編譯，臺灣特殊需求者口腔照護學會等出版，頁 7。

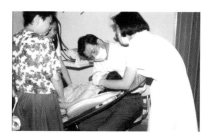

▲圖 9-191　診療時，比較容易控制的病患，仍然需要助理以手固定頭部，家長則於一邊陪同安撫。
（照片來源：王茂生）

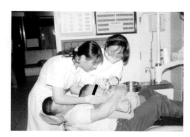

▲圖 9-192　此照片為家長以雙腿固定病童下半身，雙手固定上半身，而護士固定頭部的方式，遂行口腔治療。
（照片來源：王茂生）

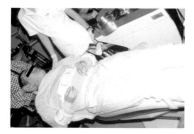

▲圖 9-193　身心障礙者之口腔醫療，從簡單的殘根拔除，到極為複雜的全口重建，不一而足。原本為求有效的肢體限制情況下，進而選擇了全身麻醉方式，但是由於病童幾乎都有罹患其他的全身性疾病，同時也服用了許多藥物，經常容易與麻醉劑產生的不良藥物交互作用，增加了麻醉的風險而被迫放棄，仍採肢體束縛。
（照片來源：王茂生）

　　隨後，王茂生從當時一些外國的資訊中，學得以肢體束縛的方法，自美國強生（Johnson&Johnson）公司購買肢體約束設備—「Pedi-Wrap」（圖 9-194），以自行摸索，土法煉鋼的方式，遂行診療。同時，也在 1989 年 5 月 13 日，自行出版了《殘障兒童居家口腔保健》的小冊子（圖 9-195~196），期以教育家長和社會大眾，是臺灣有史以來，第一本有關身心障礙者口腔照護的專書，於彼「醫療蠻荒」的年代，彌足珍貴。

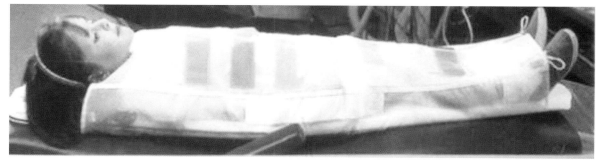

▲圖 9-194　美國強生（Johnson & Johnson）公司出產的肢體約束設備—「Pedi-Wrap」，是早期在無鎮靜麻醉的情形下，於一般牙科門診中，做為病童肢體行為管理的最佳方法。
（照片來源：王茂生）

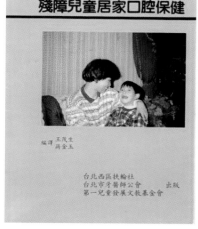

◀圖 9-195　《殘障兒童居家口腔保健》的小冊子是王茂生與蔣金玉夫婦在 1989 年（民國 78 年）母親節前夕，為身心障礙兒童家長所出版的專書。對無所遵循與求助無門的家長們而言，是一本非常重要的指導手冊，此圖為其封面。
（照片來源：王茂生）

▶圖 9-196　《特殊需求者—口腔預防與治療》是另一本王茂生與蔣金玉為身心障礙者口腔醫療所翻譯的書籍。在 2010 年問世，書中以內容為藍本，再配合署立雙和醫院身心障礙者之特殊醫療經驗，所輯成冊，嘉惠我牙醫界。全書共 64 頁，此為其封面。
（照片來源：王茂生）

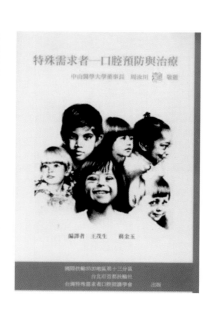

在 1980 年代前後，身心障礙病患的行為控制大多採取壓制、綑綁、直腸給藥、慢慢地才有靜脈鎮靜、或笑氣麻醉等，當時醫學中心大多採用全身麻醉的方式。

　　1981 年，王茂生開始使用肢體限制的方法，後來也再加上術前給藥，但成效不如預期。也學習使用笑氣麻醉。事實上，在診所使用時，不確定因素太多，風險相對提高，實令他裹足不前，最後只得央請三軍總醫院麻醉科侯醫師，前來協助與指導，當時是使用水合氯醛麻醉（Chloral hydrate：**一種無色的結晶化合物，化學式為** $CCl_3CH(OH)_2$，**醫藥上作為鎮靜劑與催眠劑。**）但是對身心障礙者，如癲癇者，因為他們長年服用一些抗癲癇的藥物，加上患者常伴有全身性的內科疾病，服用了許多內科及中樞神經藥物，在使用水合氯醛時，麻醉後的患者清醒快慢，掌握困難；如嘗試增減劑量，則又容易增加甦醒過早或延遲的風險。還有一些患者常有許多潛在的多重內科疾病或先天疾病，或是由於恐懼壓力造成的心跳加速，常在拔牙之後，臉色即現發紺或蒼白，甚至有出現呼吸與血壓等生命跡象不穩定的情況，麻醉科侯醫師也建議必須具備所有急救設備與藥物等等。許多病況較不穩定的患者，就轉診至醫學中心，接受全身麻醉的治療。但事實上，「只」為口腔治療，有大多數家長對全身麻醉仍抱持著猶豫與擔心的態度，而最後在無奈的情形下，選擇以肢體束縛的方式進行治療。（圖 9-197）

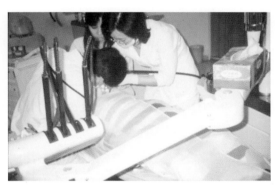

▲圖 9-197　將「Pedi-Wrap」應用於臨床門診治療。
（照片來源：王茂生）

　　經過無數次的挫折和經驗累積之後，又當時的麻醉專科領域是不得其門而入之下，加上一些危險控管是診所無法處理，深感並非每一個此類特殊患者皆可於診所完成治療，而應該有適當的後送醫院來接手。因此，王茂生求教於當時的臺大醫院牙科部。

（2）臺大醫院「智殘障牙科門診」之開設

　　早在 1988 年初，臺大醫院牙科部在主任韓良俊（**見圖 8-6**）的著手規劃下，成立了「門診鎮靜麻醉小組」，「破例」延攬任職臺北市立仁愛醫院的麻醉科主任蘇宣銘（**圖 9-198**）前來主持「門診鎮靜麻醉術」，（**門診鎮靜麻醉治療模式，肌肉注射鎮靜劑，再以靜脈全身麻醉。**）開設「智殘障者牙科門診」之治療模式，病患無須住院是其特色；並由口腔外科醫師陳肇禎等（**圖 9-199**）與兒童牙科醫師黃桂芬（**圖 9-200**）協同診療[3]，時為 1988 年 12 月[4]。起先附屬於口腔外科之下，後再轉轄一般牙科，且當時負責門診鎮靜麻醉的蘇宣銘係屬兼任性質，因此在種種主客觀因素下，智殘障者之門診治療成效不彰。

---

3. 此引詹建富專訪，《民生報》A11 版〈醫藥新聞〉，2002 年 4 月 24 日。
4.《臺灣醫療史—以臺大醫學院為主軸》，莊永明，頁 458。

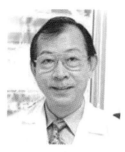

▲圖 9-198　蘇宣銘
臺北醫學大學牙醫學系畢
業。曾任臺北市立仁愛醫院
麻醉科主任。1988 年被當
時臺大牙科部主任韓良俊延
攬，負責牙科部「鎮靜麻醉
室」與「殘障牙科特別門
診」，為全國之首創。2003
年退休，現任遠東聯合診所
牙科主任。
（圖片來源：遠東聯合診所）

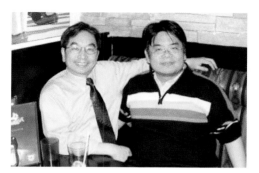

▲圖 9-199　陳肇禎（左）
前臺大醫院牙科部口腔顎面外科醫師，1988 年當牙科部
「鎮靜麻醉小組」成立時，參與診療。現旅居加拿大魁北
克。圖中右為陳韻之。
（圖片來源：陳韻之，《皇家山勤工儉學記》，2008）

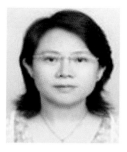

▲圖 9-200　黃桂芬
臺大醫院兒童牙科主治醫
師。1988 年當牙科部「鎮
靜麻醉小組」成立時，參與
診療。
（照片來源：臺大醫院牙科
部）

　　直至 1992 年，王茂生透過當時臺灣電視公司記者阮淑祥，在「早安新聞」的節目中，詳
實披露當時臺灣身心障礙者之口腔疾病的嚴重情形與無處就醫的種種困境。他依此影帶資料前
往臺大醫院，分別拜訪牙科主任韓良俊及院長戴東原（圖 9-201），陳述身心障礙者之口腔醫
療的急迫性與必要性，建議身為全國牙醫龍頭的臺大牙科部應擔起後送之責任。戴東原極為認
同此一觀點，且當時韓良俊也早已極力爭取，最後獲得戴東原的欣然允諾。在韓良俊的堅持與
努力下，人事編制破例增額。1993 年，將 1988 年（民國 77 年）所成立之「門診鎮靜麻醉小組」
獨立為「鎮靜麻醉室」，蘇宣銘亦辭去仁愛醫院麻醉科主任，專職臺大麻醉科主治醫師，合力
開設「智殘障牙科門診」，時為 1993 年 5 月[5]。

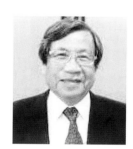

◀圖 9-201　戴東原
臺灣省屏東縣人，國立臺灣大學醫科畢業，日本國立新潟大學醫學博士。1970 年升任臺大醫院主治醫師，之後赴
美密西根大學專攻內分泌新陳代謝，回臺後投入公職數十年，為糖尿病專家。曾任省立桃園醫院副院長、成大醫
院院長、臺灣大學醫學院教授與中華民國糖尿病學會理事等職。1992 年至 1998 年，兼任臺大醫院院長。接任
臺大醫院 5 年，行政績效甚受稱譽，他以「協商」與「分層負責」管理臺大醫院。任內成立思主公醫院和金山醫院。
2003 年退休，現任糖尿病關懷基金會董事長。其父戴炎輝、兄戴東雄均為臺灣著名民法學者，並皆曾任中華民國
司法院大法官之職，戴炎輝更曾任中華民國司法院院長。對於醫病關係惡化，他以加拿大為例，加拿大社會醫療
接近公醫制，制度健全、糾紛少，醫病雙方都有體認不輕易興訟。其名言為：「醫生要有醫德，病人也要有病德」。
（照片來源：臺大醫院）

　　診區原位於搬遷前舊牙科門診之特診室（現今西址門口大廳二樓之藥局）。1993 年 5 月 27
日，牙科部完成整建及搬遷後，診區改至西址後門牙科部第一門診專設之「鎮靜麻醉室」，獨
立於各科之外。

　　此後，開始常態式之治療，固定於每週一至週五之上午進行門診治療。治療模式為由蘇宣
銘負責病患篩檢及鎮靜麻醉，若是成人（14 歲以上）由一般牙科邱丕霞進行口腔問題之治療，
若為兒童（14 歲以下）由黃桂芬及其兒童牙科團隊負責治療。1997 年 7 月，邱丕霞離職後，

5.《臺灣醫療史—以臺大醫學院為主軸》，莊永明，頁 458。

成人之治療改由一般牙科楊湘（圖 9-202）負責。1995 年 3 月，獲得衛生署「臺大醫院牙科部殘障牙科醫療發展專案計畫」之補助，鎮靜麻醉室得以在硬體設備獲得充實，並進行屋舍之部分修繕工程，而能成就現今之規模（圖 9-203）。2003 年 8 月，蘇宣銘退休，門診麻醉醫師後繼無人，因此門診之鎮靜麻醉已不復執行，門診治療亦告終。2004 年 2 月，楊湘重新恢復門診，由於人力之限制，僅能每週三下午開設一診，並在護理師廖雪玲、兩名長期義工張瓊花、陳錦及兼任醫師朱玉如的協助下，以束縛帶約束保護，並在家長安撫下進行牙科治療。每名病患約進行半小時之治療，項目包括洗牙、塗氟、拔牙、補蛀牙及根管治療緊急處理等。14 歲以下之身心障礙兒童則轉至兒童牙科處理。治療時間必須較長、困難拔牙或非常不合作之病患，則安排住院，以全身麻醉方式，於開刀房進行完整之治療[6]。

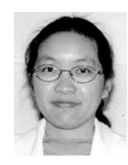

◀圖 9-202　楊湘
臺大醫院牙科部主治醫師。2003 年 8 月，當蘇宣銘退休，「殘障牙科特別門診」停止後，楊湘於次年重新恢復門診，唯諸多因素限制，僅能施以簡單之治療。
（照片來源：臺大醫院牙科部）

▼圖 9-203　臺大醫院特殊需求者牙科醫療服務示範中心的前身—門診鎮靜麻醉小組源自 1988 年（民國 77 年）12 月，由當時擔任牙科部主任的韓良俊偕蘇宣銘（時為兼任），在昔日口腔顎面外科的舊址（現今臺大醫院常德街入口大廳 2 樓）成立「門診鎮靜麻醉小組」。此乃國內首創以門診鎮靜方式為特殊需求者進行牙科治療。1993 年 5 月 27 日，隨牙科搬遷到現址，成立「鎮靜麻醉室」；並於 1995 年 3 月，獲得衛生署「臺大醫院牙科部殘障牙科醫療發展專案計畫」補助，進行軟硬體改善，建立完整的治療空間與模式。同年，名稱由「鎮靜麻醉室」更改為「行政院衛生署補助殘障牙科特別門診」。2004 年 2 月，基於社會對於特殊需求者觀念的進步，更名為「牙科身心障礙者特別門診」。2011 年，在衛生署獎勵之下，於臺大醫院兒童醫療大樓 4 樓，重新規劃，設立「臺大醫院特殊需求者牙科醫療服務示範中心」。圖中右一為陳信銘，右四：陳明豐、右五：林俊彬、右六：韓良俊，左二：楊湘。
（照片來源：陳信銘，臺大醫院牙科部）

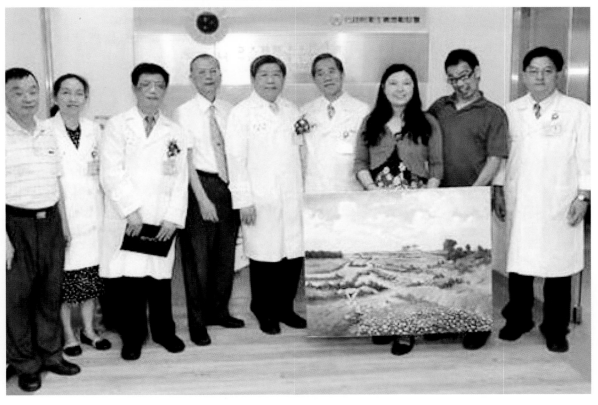

6. 臺灣大學附設醫院身心障礙牙科醫療照護網。

（3）日本身心障礙者口腔醫療發展史

日本身心障礙者之口腔醫療始於 1920 年代（約昭和初期），由牙科醫師篤志為其家族成員所做的口腔醫療。隨後於 1940 年代，大阪府齒科醫師會的一群牙科醫師為服務大阪及附近區域的身心障礙者，而發展成為地域性醫療活動，並逐漸推廣至全日本。1973 年（昭和 48 年），繼而設立「日本心身障害者齒科醫療研究會」，以發展身心障礙之口腔醫療照護，1984 年，正式成立學會，名為「日本障害者齒科醫學會」（The Japanese Society for Disability and Oral Health）。起初，只有 276 會員。1999 年（平成 11 年）4 月，該學會已正式成為日本齒科醫學會中的一個專科，且已擁有超過 2,100 名會員，其中包含牙科醫師、牙科衛生士與其他相關人士。

日本身心障礙者之口腔醫療發展初期，是以醫院的兒童牙科與口腔顎面外科醫師為主。但隨著身心障礙者人數的日益增多，設置醫療中心與配置專門醫師與相關人員的重要性與日俱增，故在 1976 年（昭和 51 年），日本大學松戶齒學部首先設立「臨床特殊診療科」，以培育專門人才。另一方面，身心障礙者口腔醫療的範圍也由單純的治療，擴及至預防保健和整個口腔機能的恢復與重建。因此，在日本的齒科大學或大學齒學部，除已陸續開設身心障礙者相關課程外，並於國家考試中，增加其比重。該學會更每年至少舉辦一次全國性的學術會議、發行三期的學術期刊及會訊。如今已成為口腔醫學的新興學門，且已建立「認定醫」與「指導醫」的制度。

1993 年（平成 5 年）12 月，日本政府實施「障害者基本法」，並確立障害者政策的基本方向。基此，該學會不單只有擔負心身障礙者之口腔醫療與照護，並擴及於老年、難治性疾患、呼吸器使用患者、腦血管疾病患者的口腔疾病預防、醫療計畫與治療。（圖 9-204）

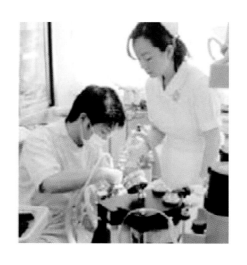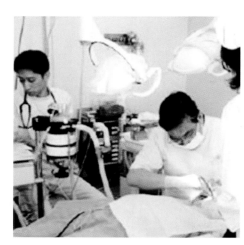

◀圖 9-204　此為日本牙醫師在全身麻醉下，為身心障礙兒童進行口腔治療的情形。
（照片來源：蔡鵬飛）

（4）臺灣身心障礙者口腔醫療照護之現況與困境

1988 年（民國 77 年），臺大醫院首創臺灣身心障礙者齒科門診麻醉之醫療服務，但只限於靜脈鎮靜麻醉模式。1991 年 10 月，中國醫藥學院北港附設醫院牙科部，也開始獨立於麻醉科體系外之門診全身麻醉特殊醫療服務。1993 年，由詹嘉一（圖 9-205）所開設的臺中童齡牙科

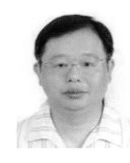

◀圖 9-205　詹嘉一

日本九州齒科大學小兒齒科學博士，日本障害者齒科學會會員與小兒齒科學會會員。前中國醫藥大學牙醫系副教授，現任中華民國兒童牙科醫學會理事長與臺中童齡兒童牙醫診所院長。

（照片來源：童齡兒童牙醫診所）

診所率先開啟基層醫療院所提供身心障礙者及幼兒插管全身麻醉之新頁。

　　1995 年，衛生署分別補助臺大、高醫、中國、中山等醫學院附設醫院牙科部 300 萬元發展「智殘障牙科特別門診」。至 1997 年 4 月 26 日，政府才公布「身心障礙者保護法」，與日本早在 1970 年 5 月 21 日已公布之「身心障害者對策基本法」（1993 年更名為『障害者基本法』）相較，整整相距 27 年之久。2000 年 11 月 18 日，麻醉醫學會理監事會議就中華牙醫學會及衛生署牙科諮詢委員會所提案—「建請協助訓練牙醫師執行智障麻醉案」，作出不同意辦理培訓之決議。使此等醫療中，居重要地位的鎮靜麻醉大缺人手，無法有效遞補。

　　中央健康保險局對身心障礙者齒科醫療之介入則浮現於 2001 年 1 月 30 日，經由健保中審字第 90003035 號函：

　　「兒童牙科患者（除智障者外），不得以全身麻醉施行牙科治療，如因罹患全身性重大傷病或三歲以下，極端不合作之恐懼或焦慮的兒童，罹患廣泛性牙病，無法獲得良好的門診治療，無法施行局部麻醉，須以全身麻醉進行牙科治療，應向本局提出事先申請，經核可後施行。」

　　在此函的規範下，「智障」是身心障礙的唯一認定標準以及「三歲以下」和「事先申請」等全身麻醉使用的種種限制，使得此等病患的口腔醫療執行，障礙重重。

　　翌年 4 月 8 日，復以健保字第 0910005524 號函，兼回覆童齡牙科診所 2002 年 1 月 3 日（91）童嘉字第 001 號函，轉據行政院衛生署。

　　1979 年 12 月 31 日，衛署醫字第 261322 號函—「牙醫師經麻醉專業訓練，可從事牙科領域或口腔外科之全身及局部麻醉工作。」同意給付牙科麻醉專科醫師施行全身麻醉之醫療費用。至此，才完全奠定牙科麻醉之合法地位。

　　基於「福利國」理念的興起及弱勢族群照護意識的高漲，中央健康保險局於 2004 年 5 月 14 日，經由健保字第 0930047357 號公告：「九十三年度牙醫門診醫療給付費用總額特殊服務項目醫療服務試辦計畫」，對重度以上身心障礙患者牙醫醫療之設施建構，正式提出規範[7]。此規範之依據標準是「多年從事」與「5 年以上相關臨床經驗」，而不依各專業領域之臨床病例數、受訓學經歷、全身性疾病照護與全身麻醉能力等條件，固有廣為推廣之意，實置身心障礙者口腔醫療於險地，而設備需求獨漏絕對必要之全身麻醉裝備即可見一般。決策者醫學教育背景之不足與對身心障礙者齒科醫療認知之倒錯，是此等醫療躓礙不前的主因之一。

7.（1）醫院資格：具有多年從事身心障礙者牙科醫療經驗之教學醫院。（2）醫師資格：兩位以上具有從事相關工作經驗之醫師，負責醫師自執業執照取得後應有 5 年以上之臨床經驗，其他醫師自執業執照取得後應有 2 年以上之臨床經驗。（3）設備需求：牙科門診應有急救設備、氧氣設備、心電圖裝置 (Monitor，包括血壓、脈搏、呼吸數之監測、血氧濃度 oximeter)。

1980 至 1990 年代，有些臺灣牙醫師赴日深造，接受日本齒科麻醉專科訓練。返臺後，亦試圖發展牙科門診鎮靜麻醉。高雄醫學大學牙醫學系的黃純德（見圖 8-29）於 1986 年左右，率先開啟了身心障礙者牙科的意識鎮靜技術，為我國牙科門診鎮靜麻醉之嚆矢。1995 年，高醫設立「身心障礙者牙科特別門診」時，身心障礙者牙科進入第二期，隨即成立「鎮靜麻醉室」[8]。住院醫師開始學習在鎮靜麻醉下，進行身心障礙者的牙科治療，研究生也除了臨床的學習以外，開始以身心障礙者的口腔疾病的分析、預防保健、衛生教育介入、醫療需求等為研究主題，將臨床醫療導入紮實的教育中[9]。緊接著臺大醫院牙科部於 1988 年，在蘇宣銘的住持下，開始實施「門診鎮靜麻醉」[10]。1992 年，由詹嘉一領導的童齡牙醫團隊中，曾受訓於中國醫藥學院麻醉科與日本國立滋賀醫科大學的李尚志（圖 9-206），開始採用氣管插管之全身麻醉技術[11]，開啟了基層診所兒童牙科與身心障礙者口腔醫療的新紀元。（圖 9-207~210）

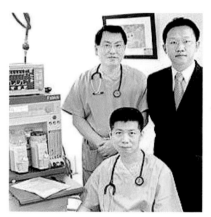

▲圖 9-206 「口腔顎顏面特殊醫療團隊」的成員，後排左起為李尚志、李明燁，前排坐者為李俊鋒。他們皆致力於將鎮靜與麻醉導入基層醫療診所，以解決身心障礙口腔疾病就診的難題。
（照片來源：新竹世光教養院）

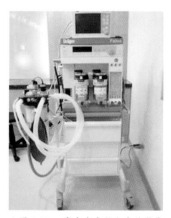

▲圖 9-207 臺中市童齡兒童牙醫診所的全身麻醉機。
（照片來源：童齡兒童牙醫診所）

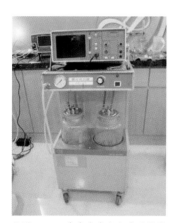

▲圖 9-208 臺中市童齡兒童牙醫診所的活動式手術抽吸器（下）及心電圖監測儀（上）。
（照片來源：童齡兒童牙醫診所）

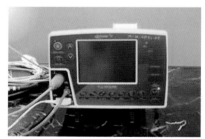

◀圖 9-209 臺中童齡兒童牙醫診所的生理監測儀。
（照片來源：童齡兒童牙醫診所）

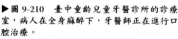

▶圖 9-210 臺中童齡兒童牙醫診所的診療室，病人在全身麻醉下，牙醫師正在進行口腔治療。
（照片來源：童齡兒童牙醫診所）

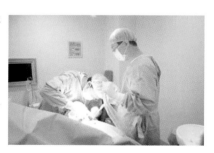

8. 黃純德 1972 年畢業於高雄醫學院牙醫學系後，曾在高醫麻醉科學習麻醉 4 年；1976 年至日本大阪齒科大學，攻讀兒童牙科齒學博士。期間，除了本行的兒童牙科外，開始運用以前所學的麻醉專業，使用全身麻醉來治療自閉症、智障、腦性麻痺患者。其初期採用靜脈鎮靜，後來改採泵浦靜脈方式。使用之藥物為 propofol，屬深度鎮靜麻醉，由牙科團隊執行。

9. 據黃純德表示，目前與身心障礙者牙科有關係者共有 30 篇碩士論文問世、發表 69 篇報告於國際專科學會、7 篇國際學會特別演講、投稿論文 25 篇、也執行了 21 個研究計畫。

10. 蘇宣銘為臺北醫學院牙醫系畢業，受訓於臺北忠孝醫院麻醉科，1988 年至 2003 年，主持臺大牙科部「鎮靜麻醉小組」，採用靜脈麻醉技術，使用之藥物為 ketamine 與 thiopental，亦屬深度鎮靜麻醉。2010 年起，改由麻醉科執行。

11. 李尚志為中山醫學院牙醫系畢業，曾受訓於中國醫藥學院麻醉科與日本國立滋賀醫科大學，中國醫藥大學口腔顎顏面外科學暨麻醉學副教授（1991-2000），1992 年至 2008 年，於臺中童齡兒童牙醫診所，在吸入性麻醉藥與肌肉鬆弛劑的輔助下，以氣管插管之全身麻醉技術進行牙科門診治療，為基層醫療院所之首創。2008 年以後，不再施行門診全身麻醉，今改採「靜脈靶控泵浦鎮靜」，由受訓於彰化基督教醫院麻醉住院醫師訓練的黃淑賢專司其職。

2005 年，當靶控注輸（target controlled infusion，TCI）[12]泵浦引入後，許多牙科院所隨即購置採用，連過去 20 多年來，推展門診靜脈鎮靜的高雄醫學大學附設醫院牙科部和臺灣大學附設醫院牙科部，均紛紛導入此一系統，以提供身心障礙等特殊需求者更高品質的鎮靜照護。衛生署雙和醫院的特殊需求者牙科在成立數年後，也在 2011 年採用靶控注輸鎮靜。在靶控注輸泵浦代理商的行銷策略中，「舒眠牙醫」與「睡眠口腔治療」瞬間成為臺灣牙科照護市場的新名詞。除此之外，成功大學附設醫院和長庚醫院也於 2012 年，嘗試於傳統的手術檯上，為身心障礙特殊需求者或是兒童提供靜脈鎮靜，以利牙科醫師的口腔診療。

另外值得一提的是新竹縣世光教養院「口腔特殊醫療中心」成立。2008 年 2 月，以李尚志為首的「口腔顎顏面特殊醫療團隊」[13]（**又稱灰面鵟牙科醫療團隊**）在新竹縣牙醫師公會駐診醫師李明燁（**見圖 9-206**）的引薦下，以民間自身的力量，開設了機構內身心障礙者全身麻醉下的口腔醫療。此乃緣起於李明燁體認到對於部分患者非以全身麻醉的手段，無法有效地提供特殊病童高品質的牙科治療。遂於 2007 年（**民國 96 年**）6 月 6 日，安排該院一名兒童至臺中童齡兒童牙醫診所，使用全身麻醉，進行一次性全口治療。隨後再有 15 位病童前往診治，院方對此高效率且高品質的治療成果非常滿意。因此為免去院生舟車勞頓就醫的不便，在「風城永恆之友協會」與李明燁的經費協助下，擴充院內原有內政部設置的醫療站，購置了兩 2 台牙科治療椅、2 台麻醉機、氣管內視鏡以及其他醫療、急救等設備，於 2008 年 4 月 9 日開幕，擴大服務新竹縣市所有身心障礙者（**圖 9-211~212**）。於兩個月內，完成將近 40 位院生的全口治療。詎料新竹縣衛生局以違反醫師法二十八條為由，禁止施行全身麻醉，嗣後經李明燁具名上訴，最後行政法院卻是引用地方自治法判定衛生局有權禁止。於此同時，衛生局亦行文健保局

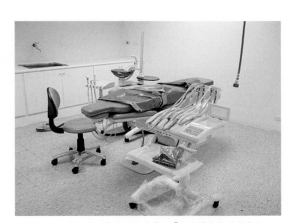

▲圖 9-211　新竹縣竹東鎮世光教養院「恩典特殊牙科醫療中心」之牙科診療設備。新穎安全的束縛板。
（照片來源：新竹縣竹東鎮世光教養院）

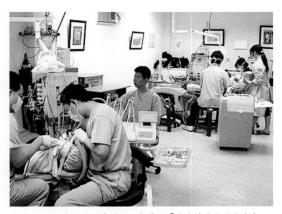

▲圖 9-212　新竹縣竹東鎮世光教養院「恩典特殊牙科醫療中心」之牙科診療情形。麻醉醫師李俊鋒正緊盯著生理監視器。
（照片來源：新竹縣竹東鎮世光教養院）

12.Galvin N. C. Kenney, *Developing a pump for delivery of anesthesia during surgery-the Dipprifuser target-controlled infusion*（*TCI*）, University of Glasgow.

13. 其成員包括李尚志（日本國立滋賀醫科大學醫學博士；全身麻醉、頭頸部手術與腫瘤治療、醫事法律）、李明燁（身心障礙者口腔醫療）、李俊鋒（全身麻醉與身心障礙者口腔醫療）、陳冠豪（全身麻醉與身心障礙者口腔醫療）、蔡忠廷（重症加護與法醫學）所共同組成。取名為「灰面鵟」的理由在於它總在高空盤旋目視四方，故以此提出該醫療團隊一些不同的觀點，嘗試以更寬廣的眼界看醫療。

促使終止牙科醫師執行全身麻醉的給付，至此完全扼殺了世光教養院內的全身麻醉下口腔治療，臺灣第一宗於慈善機構內，執行全身麻醉下口腔治療的計劃就此宣告終止[14]。

（5）特殊需求者口腔醫療制度之建立

行政院衛生署為使身心障礙者能接受完整之口腔醫療服務，分別於 1995 年、1996 年及 2001 年，以專案方式補助臺大醫院、私立中山醫學大學附設醫院、高雄醫學大學附設中和紀念醫院及三軍總醫院等 4 家醫院辦理「身心障礙牙科醫療發展專案」。隨後亦以專案補助儀器設備的方式，增設地區以上醫院設立身心障礙牙科醫療服務。根據中華民國牙醫公會全國聯會及衛生署網站資料，至 2005 年，能提供中重度以上身心障礙者牙醫醫療服務的醫療院所已達 34 家，其中屬於健保局臺北市及北區等各分區轄內的有 14 家。

為瞭解身心障礙者之口腔健康狀況，以為預防保健介入措施之參考依據，國民健康局於 2003 至 2004 年，辦理「台灣身心障礙者之口腔健康狀況調查」。調查資料顯示，身心障礙者口腔健康狀況比一般人嚴重。其中 18 歲以上身心障礙者之「恆牙齲齒缺牙填補指數」（DMFT index）為 12.1%（全國 18 歲以上民眾為 7.84），恆齒齲齒率為 94.6%（全國 18 歲以上民眾為 86.61），填補率為 30%（全國 18 歲以上民眾為 40.22）。

2005 年，國民健康局辦理「臺灣地區身心障礙口腔醫療種子醫師培訓專案計畫」，以增進身心障礙相關專業人員之專業知能及牙醫師對身心障礙者診斷及治療能力。

衛生署為全面落實身心障礙者牙科醫療照護，有必要結合早療、社福、教育及醫療等資源，建置相關資源之聯絡平台，加強各機構照護人員口腔衛生訓練，落實牙醫師之牙科鎮靜訓練，並建立機構間轉介及轉診制度，使他們能得到早期預防、早期治療，甚而治療後之個案追蹤管理等完整的醫療照護；自 2005 年（94 年）起，補助臺北市立聯合醫院及高雄醫學大學附設醫院，辦理「身心障礙牙科醫療服務網絡模式試辦計畫」。此外，為擴大照顧該等病患，95 年度身心障礙牙科醫療總額健保給付，已將牙醫預算中屬專款專用項目之特殊服務範圍，由原來之重度身心障礙患者擴大至中度以上身心障礙患者，預算亦由 2005 年的 4,000 餘萬元增加至 1 億 8,000 萬元，其牙醫師診察費定為 400 點（中度）及 500 點（重度），亦較一般診察費 240 點為高，且每點服務金額至少 1 元。以此改善給付偏低之缺失，亦為推動該計畫之利基。

2005 年，衛生署為使身心障礙者口腔醫療更普及，亦即使就醫之方便性和可行性提高，除了健保局已特約 30 家醫療機構，為身心障礙者提供牙科醫療服務，並且為改善身心障礙者牙科麻醉醫療之普及，補助了中山醫學大學附設醫院、臺灣大學附設醫院、高雄醫學大學附設中和紀念醫院、三軍總醫院、慈濟綜合醫院、慈濟綜合醫院大林分院、天主教耕莘醫院、臺北榮民總醫院等 8 家醫院，設置牙科麻醉設備，並開設「身心障礙者牙科門診」[15]。

2006 年（民國 95 年）起，開始推動「身心障礙者口腔預防保健服務計畫」，截至 2011 年，

14.2013 年 1 月 7 日經李明燁親自證實。
15.《建立身心障礙者牙科醫療服務網絡，提升身心障礙者牙科醫療可近性與服務品質》，94 年衛生署新聞 11 月份，衛生署網站。

已培訓了身心障礙者口腔預防保健牙醫師 775 名、身障者口腔照護指導員 1,031 名、機構內工作人員 1,160 名，並提供 154 家身障機構內及 12 個居家服務團隊之 22,130 身心障礙者口腔保健服務；該計畫除推展身障機構、啟智學校、老人及長期照護機構內身障者及早療機構內發展遲緩兒童之口腔照護，同年亦辦理「身心障礙兒童氟錠防齲計畫」，建立身障兒童氟錠投予安全性模式，以降低其齲齒罹患率[16]。

自 2006 年開始，衛生署為規劃我國身心障礙者口腔照護制度，由中央健康保險局副總經理黃三桂協同全聯會理事長詹勳政及該會常務理事等人員等人，於 2006 年 10 月 1 至 5 日，至日本考察，希望師法日本 30 幾年的經驗與作為。在東京實地參訪「東京都立身心障礙者口腔保健中心」及東京齒科大學齒科醫院設備、診療等各項作業情形，隨後轉赴日本身心障礙口腔醫療施行最完善的神奈川縣，參訪齒科診所、神奈川齒科大學身心障礙者齒科、縣立兒童醫院之身心障礙口腔治療等實務作業[17]（圖 9-213）。

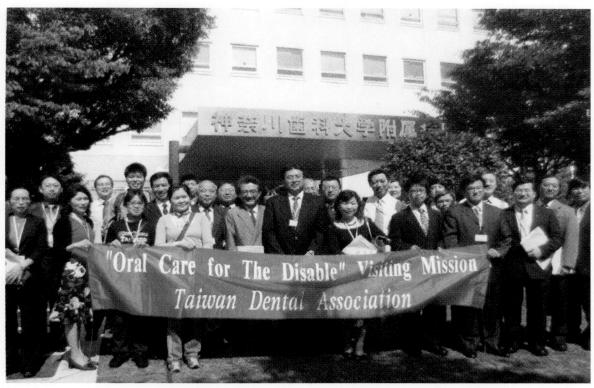

▲圖 9-213 2006 年 10 月，中華民國牙醫師公會全國聯合會理事長詹勳政（前排中，身高最高者），率團觀摩日本身心障礙者口腔醫療照護機構，在施行最完善的神奈川縣神奈川齒科大學附屬醫院前合影。
（圖片來源：黃大森總編輯，《臺北醫學大學牙科校友總會三十週年暨牙橋雜誌二十週年特刊：回顧傳承與展望》，臺北市：牙橋學會，民 100〔2011〕）

為有效推動身心障礙者牙科醫療及預防保健照護，衛生署與中華民國牙醫師公會全國聯合會於 2007 年 12 月 15 至 16 日，於臺北圓山大飯店辦理「2007 年身心障礙者口腔醫療照護國際研討會」，希望透過國內、外專家學者針對身心障礙者牙科醫療照護及預防保健政策、醫事人

16.《身心障礙者口腔健康五年計畫》，行政院衛生署，97 年 5 月。
17.《日本身心障礙口腔照護模式考察報告》，中央健康保險局，黃三桂，95 年 12 月 8 日。

力、身障牙科診療機制、醫療費用健保給付及專業審查作業、早期療育之口腔專業介入、身障口腔保健知識及診療資源獲取之推廣等，汲取先進國家的做法，以完善規劃我國身心障礙者之口腔照護制度（圖9-214）。

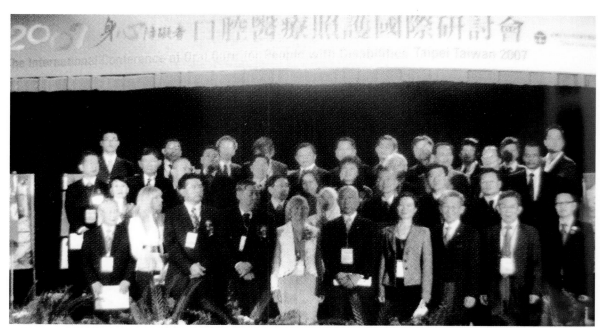

▲圖9-214　2007年（民國96年）12月15至16日，衛生署與中華民國牙醫師公會全國聯合會，於臺北圓山大飯店辦理「2007年身心障礙者口腔醫療照護國際研討會」，以有效推動身心障礙者牙科醫療及預防保健照護；與會國內外專家學者合影。
（圖片來源：中華民國牙醫師公會全國聯合會，《臺灣牙醫界一三十周年特刊》，臺北市：中華民國牙醫師公會全國聯合會出版委員會，民101〔2012 〕）

2008年（民國97年）5月26日，行政院核定衛生署所擬「身心障礙者口腔健康五年計畫」，包括身心障礙者口腔預防保健、牙科醫療服務等。同年9月，委託臺北醫學大學經營的署立雙和醫院牙科部首創「特殊需求者口腔照護中心」（圖9-215~220）。在主任蔡恆惠（圖9-221）的領導下，對持有殘障手冊之身心障礙者，包括肢體障礙（如小兒麻痺、腦性麻痺等）、視覺與聽覺障礙、顏面損傷、語言機能障礙、多重障礙、精神障礙（如唐氏症、智障、精神病等）、情緒障礙（如自閉症等）、臟器障礙、罕見疾病等病患，施行口腔與顏面疾病之預防、治療及復健。因其完善的制度與新穎的設備而為全國之典範。

2008年5月2日，立法委員陳節如在立法院舉行「誰來鋪平身心障礙牙科麻醉診療坎坷路？」

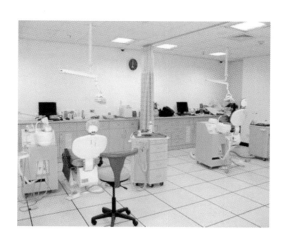

▲圖9-215　2008年（民國97年）9月，新北市署立雙和醫院在衛生署的獎助下，首創「特殊需求者口腔照護中心」，正式開啟身心障礙者口腔照護的新里程碑。此舉象徵著此領域的施行，政府當局的重視與協助居居關鍵的角色。圖中可見寬敞開放式的診療空間。
（照片來源：署立雙和醫院牙科部）

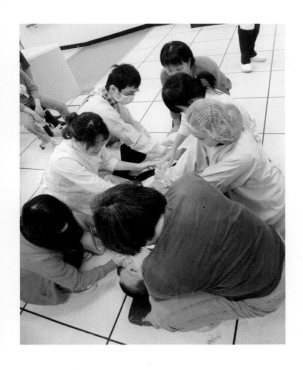

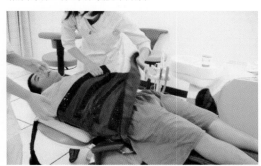

▶圖 9-216　在「特殊需求者口腔照護中心」，求診的病患首先由醫護人員做肢體限制（Physical Restraint）。
（照片來源：署立雙和醫院牙科部）

▼圖 9-217　醫護人員做完肢體限制（Physical Restraint）後，小心翼翼地將病患移置於診療椅上，再行身體固定。在安全無虞的情形下，遂行口腔治療。
（照片來源：署立雙和醫院牙科部）

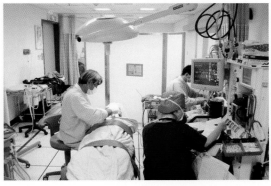

▲圖 9-218　在安全無虞的全身麻醉下，牙醫師蔡鵬飛正在為身心障礙病患進行口腔治療。圖右麻醉醫療人員於旁嚴密注視著生理監視器。
（照片來源：署立雙和醫院牙科部）

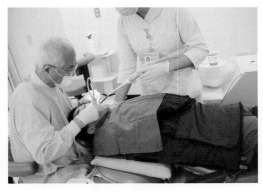

▲圖 9-219　在牙科醫護人員的協助下，牙醫師林鴻津正在為身心障礙病患進行口腔治療。
（照片來源：署立雙和醫院牙科部）

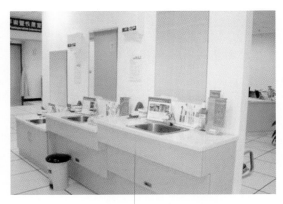

▲圖 9-220　身心障礙病患進行口腔治療之後，其口腔衛生的維護更是確保醫療成效能夠延續的關鍵。因此，教導病童如何照護也是整個醫療中非常重要的一個環節。圖中為雙和醫院的潔牙實作區，可見到其檯面設計成三種不同的高度，以適合不同身高的病患。
（照片來源：署立雙和醫院牙科部）

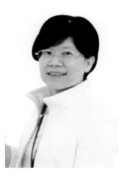

▲圖 9-221　蔡恆惠
中山醫學大學牙醫學系，東京醫科齒科大學小兒齒科學博士。曾任中國醫藥大學牙醫學系副教授、彰化基督教醫院兒童牙科部科主任、中山醫學院副教授及附設醫院牙科部主治醫師。專研特殊需求者口腔醫學，致力於身心障礙者與高齡者之口腔照護。現任臺北醫學大學口腔醫學院副院長暨口腔衛生學系系主任，兼署立雙和醫院「特殊需求者口腔照護中心」主任。
（圖片來源：蔡恆惠）

公聽會（圖 9-222~223），這是一場攸關身心障礙牙科麻醉診療非常重要的會議，政府機關的出席代表有：衛生署醫事處石美春、醫事處吳淑慧、健保局副理林阿明、科長李純馥、組長黃拱恆及新竹縣衛生局副局長殷東成。牙醫界代表有李尚志、李明燁、李俊鋒、林鴻津、陳冠豪、詹嘉一、蔡鵬飛、李忠興、陳立愷及蘇鴻輝。麻醉醫學會代表有朱光興、吳世銓、何善臺。

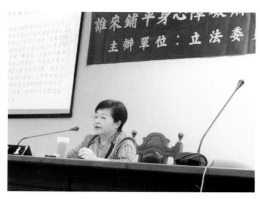

▲圖 9-222　陳節如
臺灣師範大學英語系畢業。曾任智障者家長總會副理事長、臺灣社會福利總盟副理事長、育成社會福利基金會董事長、殘障聯盟常務理事、行政院社福委員會委員、內政部身保委員會委員及勞委會委員。2008 年 2 月 1 日任立法委員，畢生致力於身心障礙者福利之增進與就醫之改善。
（圖片來源：立法院）

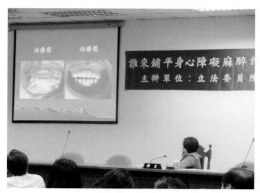

▲圖 9-223　立法委員陳節如於 2008 年（民國 97 年）5 月 2 日在立法院紅樓，舉辦「誰來鋪平身心障礙牙科麻醉診療坎坷路？」公聽會，就牙科門診麻醉與身心障礙者之就醫問題，邀請政府相關單位、醫界與業界等代表開會，尋求解決之道。
（圖片來源：立法院）

身障機構代表有世光教養院組長彭少呈、華光智能發展中心主任吳富美、蘭陽啟能中心主任張茂榕及中華民國啟智協會理事長王秉哲。

家長會代表有曾雅倫和賴姵如。歷經充分的溝通與討論後，做出了以下的結論：

1. 牙醫師經麻醉專業訓練，可從事牙科領域或口腔外科之全身及局部麻醉工作一事，請衛生署儘速於兩週內以函令解釋並公告。

2. 世光教養院是否可執行麻醉牙科診療，請衛生署於兩週內召集相關單位代表進行研商，並給予教養院院方代表及該醫療團隊口頭陳述意見的機會。

3. 請衛生署召集相關政府單位及專家學者、民間團體成立身心障礙牙科推動小組，定期延議相關推動事宜。

4. 為分散身障牙科醫療風險，請衛生署研議朝設立基金或成立保險方式辦理[18]。

2009 年，在其建議下，衛生署成立「衛生署身心障礙者牙科保健醫療推動小組」，以推動

---

18. 立法院網站，立法委員，陳節如，〈公聽會資料 2008.05.02〉。

身心障礙口腔醫療及保健政策，且以副署長擔任召集人，作為牙醫界及民間社福團體與政府溝通協調之窗口，並協助研議及推動身心障礙者口腔健康政策。

2010 年，衛生署執行了「發展遲緩兒童口腔照護計畫」，2011 年委託署立雙和醫院、高雄醫學大學附設醫院、花蓮慈濟醫院等 3 家醫院於北部、南部、東部，結合 44 家醫療院所、27 家早療評估或療育單位共同辦理，期建立發展遲緩兒童口腔保健服務據點及網絡。

自 2011 年起，更獎助署立雙和醫院、臺大附設醫院、中山醫學大學附設醫院、高雄醫學大學附設中和紀念醫院等 4 家醫院，完成「身心障礙者牙科醫療服務示範中心」之建置，提供身心障礙者口腔醫療服務，並培訓牙醫師及相關照護人員。亦於 2012 年度，獎勵花蓮門諾醫院建置是項示範中心（圖 9-224~231），於該年 12 月底完成。另各縣市衛生局依身心障礙者特別門診管理辦法指定醫院，為身心障礙者提供口腔醫療之服務。

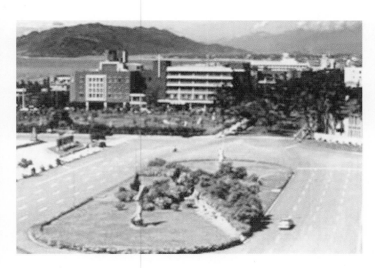

◀圖 9-224　花蓮基督教門諾會醫院。
1948 年在美援下，由 6、7 人組成的「門諾巡迴醫療隊」首次深入臺灣後山為原住民提供醫療服務，在臺灣醫療史上，他們是第一批以跋山涉水的方式，進入偏遠地區行醫的專業人員。1954 年創立「基督教門諾會醫院」，以「實踐耶穌基督的愛在最弱小弟兄身上」為使命，行醫傳道遍及花東各地。2012 年 12 月底在衛生署獎勵其成立「身心障礙者牙科醫療服務示範中心」，為東部地區身心障礙者提供口腔醫療服務，實具非凡之意義。
（圖片來源：花蓮基督教門諾會醫院）

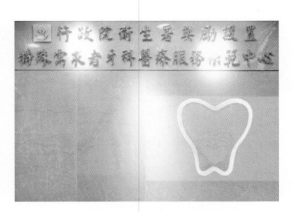

▲圖 9-225　行政院衛生署為改善身心障礙者之口腔醫療，2012 年 12 月，首次於花蓮基督教門諾會醫院，獎勵成立「身心障礙者牙科醫療服務示範中心」，為東部地區身心障礙者提供口腔醫療服務，實具非凡之意義。
（照片來源：游怡真）

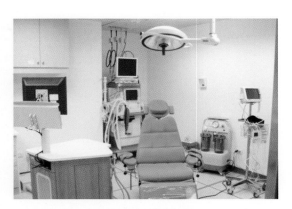

▲圖 9-226　花蓮基督教門諾會醫院「身心障礙者牙科醫療服務示範中心」，在全身麻醉室內，診療椅扶手有固定用之束帶及新穎完善的門診鎮靜麻醉設備。右側為監視病人生理跡象的心電圖設備。
（照片來源：游怡真）

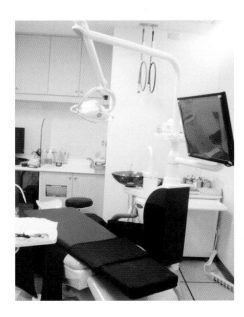

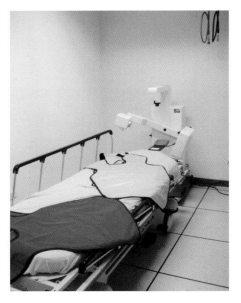

◀圖 9-227　花蓮基督教門諾
會醫院「身心障礙者牙科醫療
服務示範中心」，圖中展示固定
用之束縛板。
（照片來源：游怡真）

▶圖 9-228　花蓮基督教門諾會
醫院「身心障礙者牙科醫療服
務示範中心」，環口 X 光機，
病患以躺姿拍攝。病床上為保
護的鉛衣。
（照片來源：游怡真）

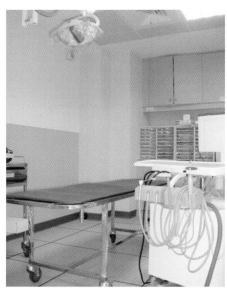
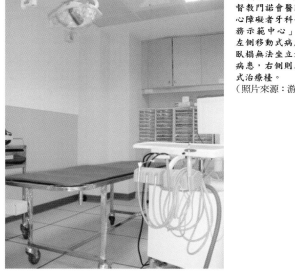

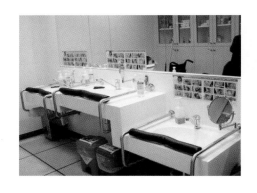

◀圖 9-229　花蓮基
督教門諾會醫院「身
心障礙者牙科醫療服
務示範中心」，圖中
左側移動式病床適於
臥榻無法坐立看診之
病患，右側則為移動
式治療檯。
（照片來源：游怡真）

▼圖 9-230　花蓮基督教門諾會醫院「身心障礙者牙
科醫療服務示範中心」，病患口腔衛生教育區。圖中顯示
不同高度的檯面與安全扶手的裝置；檯面上黑色物條
是為了防止下巴撞擊檯面。
（照片來源：游怡真）

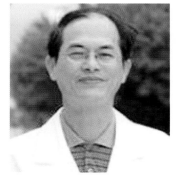

▲圖 9-231　陳信勇
中山醫學院牙醫學系畢業，曾任天晟醫院與慈濟醫院主治醫師。花蓮基督教門諾會醫院之「身心障礙
者牙科特別門診」成立後，由其負責門診。
（照片來源：花蓮基督教門諾會醫院）

第十章 牙醫學教育的進步
—以臺北醫學大學牙醫學系歷年課程演進為中心的探討與回顧

牙醫學教育的課程大致上可區分為（一）通識教育、（二）基礎醫學教育以及（三）牙醫專業教育。通識教育課程是做為進階醫學課程的準備，不論任何學系，皆大同小異。但是基礎醫學教育課程，除了醫學系之外，其他的學系則視情況而有所調整。在早年的牙醫學系基礎醫學課程中，幾乎與醫科相同，且大多同堂上課。但是隨著牙醫專業課程朝向更精細的次專科發展以後，牙醫專業課程的份量，不管是在質或量，都在逐年提升中。因此在有限的牙醫修業年限裏，就必須相對壓縮基礎醫學的課程，況且牙醫學系的修業年限原本已比醫學系少一年，因此在課程的安排設計過程中，就必須調整通識教育與基礎醫學的課程。

至於牙醫專業課程，隨著時代的進步，隨著科學研究的發達，其內容與科目也正快速膨脹中。有些課程科目因不合時代潮流，或已失去其真正意涵而廢棄不用；有些則要求更加符合時代意義與實際內涵，而賦予新的名稱；有些則因分科精細而誕生，這是牙醫學進步的象徵與證據。

第一節 通識教育課程

臺北醫學大學牙醫學系創始於 1960 年（**民國 49 年**），是為臺灣本土創立的第三個牙醫學專門教育機構。當國防醫學院牙醫學系於 1949 年，由大陸遷臺之際，而成為臺灣唯一一所牙醫學系，但因其軍事教育的特殊性質，且招生人數極少，一般社會大眾對其抱以神秘的認知。直至 1953 年，臺大牙醫學系成立，1955 年，開始招生，始有本土牙醫專門教育機構的誕生，但因臺大牙醫學系是由一群「非牙醫專業人士」所籌劃，故其牙醫學系研修課程可能是參酌國防醫學院牙醫學系，或是抄襲自美國和日本的牙醫學課程而來，或是沿襲自大陸國內已存在之牙醫學教育課程。其後相繼成立的私立醫學院牙醫學系課程極有可能是沿用自臺大或國防兩所牙醫學系。

根據臺北醫學大學牙醫學系自 1960 年（**民國 49 年**）成立伊始的課程表顯示，當時的通識教育課程有國文、英文、三民主義、中國近代史、微積分、普通化學及實驗、普通物理學及實驗和普通生物學及實驗等八項科目[1]。1961 年，增加了分析化學及實驗、有機化學及實驗和國際組織與國際現勢三科目[2]。1962 年，增開社會學[3]，1964 年，新增數理統計，並將三民主義更名為國父思想[4]。1965 年，停開社會學[5]。1967 年，為了加強學生語文能力，特別加開選修日文

---

1. 臺北醫學院牙醫學系四十九學年度課程表。
2. 臺北醫學院牙醫學系五十學年度課程表。
3. 臺北醫學院牙醫學系五十一學年度課程表。
4. 臺北醫學院牙醫學系五十三學年度課程表。
5. 臺北醫學院牙醫學系五十四學年度課程表。

與德文[6]。1970 年，開始有生物統計學課程[7]。1972 年，增開中國通史[8]。1972 年，教育部修訂牙醫學系全部必修科目，因此在 1973 年的課程中，有了較大幅度的更動。首先廢除了中國近代史，取代之以中國現代史，廢除國際組織與國際現勢而開授國際關係，並增開自然科學概論，將心理學更名為普通心理學[9]。1975 年，新增微分方程與理則學兩門課程，但又分別於 1978 年與 1981 年停開。1981 年，新開憲法課程，1982 年，增開生化概論，1983 年，增開法學緒論。生化概論於二年後停開，並於 1987 年廢除國際關係、自然科學概論、憲法、法學緒論[10]和 1984 年開授的哲學概論。1990 年，增開普通社會學，1993 年，廢除國父思想、中國現代史與中國通史，並新增立國精神與歷史兩課程[11]。1995 年，為了加強學生英文之聽與說的能力，特別將英文改為英文聽講練習[12]。1996 年，廢除普通社會學，並將分析化學及其實驗合併於普通化學及實驗課程內，將國文、立國精神與歷史分別更名為國文領域、立國精神領域與歷史領域，並新增外文領域[13]。自 2000 年起，牙醫學系學生應修的 238 學分中，通識教育課程為必修 28 學分，即拇山人文講座必選修 2 學分、能力領域之英文聽講練習與英文閱讀各必選修 2 學分、人文領域科目 6 學分和社會領域 6 學分[14]。2001 年，又增加全民英檢必選修 2 學分[15]和自然領域 2 學分。自通識教育中心成立以後，通識教育課程大致底定，鮮有變動（**如表 10-1**）。

第二節　基礎與臨床醫學教育課程

　　當牙醫學系第一屆學生至 1964 年（**民國 53 年**），即五年級時，所有的基礎與臨床醫學課程科目有人體解剖學及實驗、胚胎學及實驗、生理學及實驗、組織學及實驗、生物化學及實驗、病理學及實驗、細菌及免疫學及實驗、藥理學及實驗、診斷學及實習、寄生蟲學及實驗、內科學、外科學、耳鼻喉科學、眼科學、公共衛生學和物理醫學等 16 個科目[16]。但是在往後 45 年的演變中，為了加重牙醫學專業課程的內容，而逐漸減少臨床醫學科目的比重，一來可以減輕牙醫學系學生的沉重課業負擔，二來在牙醫學發達以後，牙醫專業課程內容也正與日俱增，相對必須壓縮基礎與臨床醫學課程的內容，實乃與時俱進之做法。

　　由牙醫學系自 1960 年至 2006 年之歷屆課程表顯示，寄生蟲學及實驗與物理醫學分別於 1964 年[17]和 1965 年廢除[18]，而細菌及免疫學則於 1965 年，更名為微生物學[19]，1985 年，再更名

6. 臺北醫學院牙醫學系五十六學年度課程表。
7. 臺北醫學院牙醫學系五十九學年度課程表。
8. 臺北醫學院牙醫學系六十一學年度課程表。
9. 臺北醫學院牙醫學系六十二學年度課程表。
10. 臺北醫學院牙醫學系七十六學年度課程表。
11. 臺北醫學院牙醫學系八十二學年度課程表。
12. 臺北醫學院牙醫學系八十四學年度課程表。
13. 臺北醫學院牙醫學系八十五學年度課程表。
14. 臺北醫學院牙醫學系八十九學年度課程表。
15. 臺北醫學院牙醫學系九十學年度課程表。
16. 臺北醫學院牙醫學系五十三學年度課程表。
17. 同前註。
18. 臺北醫學院牙醫學系五十四學年度課程表。
19. 同前註

表 10-1　臺北醫學大學牙醫學系通識教育課程演進表（1960~2006）

項次	科目名稱	更名	時間	新增	時間	廢除	時間
1	三民主義	國父思想	1964			廢除	1993
2	分析化學 + 實驗			新增	1961	廢除	1996
3	有機化學 + 實驗			新增	1961		
4	國際組織及國際現勢			新增	1961	廢除	1973
5	社會學			新增	1961	廢除	1965
6	數理統計			新增	1964	廢除	1977
7	德文、日文（選修）			新增	1967	廢除	1974
8	生物統計學			新增	1970		
9	中國近代史					廢除	1973
10	中國現代史			新增	1973	廢除	1993
11	心理學	普通心理學	1973				
12	中國通史			新增			
13	國際關係			新增	1972	廢除	1993
14	自然科學概論			新增	1973	廢除	1987
15	理則學			新增	1975	廢除	1981
16	微分方程			新增	1975	廢除	1978
17	憲法			新增	1981	廢除	1987
18	生化概論			新增	1982	廢除	1984
19	法學緒論			新增	1983	廢除	1987
20	哲學概論			新增	1984	廢除	1987
21	普通社會學			新增	1990	廢除	1996
22	立國精神	立國精神領域	1996				
23	歷史	歷史領域	1996				
24	英文	英文聽講練習	1995				
25	國文	國文領域	1996				
26	外文領域			新增	1996		

附註：分析化學及實驗於 1996 年合併於普通化學及實驗內。
資料來源：臺北醫學大學牙醫學系自民國 49 年至 95 年歷屆課程表

為微生物及免疫學[20]。人體解剖學於 1973 年，改名為大體解剖學，1975 年，再更名為解剖學[21]。
1973 年為減輕牙醫學系學生負擔，廢除內科學與外科學，而取代之以內科學概論與外科學概論，
同時停開眼科學[22]，1974 年，廢除胚胎學及實驗與診斷學課程，另開授臨床診斷學[23]。1976 年，
以牙科公共衛生學取代原先之公共衛生學，但仍保有 1974 年增開的公共衛生概論[24]。1985 年，
增開了神經解剖學及實驗[25]，而於 2001 年起，將之列為專業選修的課程中[26]。自 1987 年（民國
76 年）以後，基礎與臨床醫學課程也大致底定，鮮有變動情形。如表 10-2：

---

20. 臺北醫學院牙醫學系七十四學年度課程表。
21. 臺北醫學院牙醫學系六十二與六十四學年度課程表。
22. 臺北醫學院牙醫學系六十二學年度課程表。
23. 臺北醫學院牙醫學系六十三學年度課程表。
24. 臺北醫學院牙醫學系六十五與六十三學年度課程表。
25. 臺北醫學院牙醫學系七十四學年度課程表。
26. 臺北醫學院牙醫學系九十學年度課程表。

表 10-2　臺北醫學大學牙醫學系基礎與臨床醫學教育課程演進表（1960~2006）

項次	科目名稱	新增	時間	更名	時間	廢除	時間
1	人體解剖學＋實驗	新增	1961	大體解剖學＋實驗	1973		
				解剖學＋實驗	1975		
2	胚胎學＋實驗	新增	1961			廢除	1974
3	生理學＋實驗	新增	1961				
4	組織學＋實驗	新增	1961				
5	生物化學＋實驗	新增	1961				
6	病理學＋實驗	新增	1962				
7	細菌及免疫學＋實驗	新增	1962	微生物學＋實驗	1965		
				微生物及免疫學＋實驗	1985		
8	藥理學＋實驗	新增	1962				
9	診斷學＋實習	新增	1962			廢除	1976
10	寄生蟲學＋實驗	新增	1962			廢除	1964
11	內科學	新增	1963			廢除	1973
12	外科學	新增	1963			廢除	1973
13	耳鼻喉科學	新增	1963				
14	眼科學	新增	1963			廢除	1973
15	公共衛生學	新增	1963			廢除	1976
16	物理醫學	新增	1963			廢除	1965
17	內科學概論	新增	1973				
18	外科學概論	新增	1973				
19	臨床診斷學＋實習	新增	1975				
20	公共衛生學概論	新增	1974				
21	神經解剖學＋實驗	新增	1985				

資料來源：臺北醫學大學牙醫學系自民國 49 年至 95 年歷屆課程表

第三節　牙醫專業教育課程

　　1963 年，當第一屆牙醫學系學生至四年級時，始有牙醫專業課程之開設。而根據臺北醫學院牙醫學系五十二學年度（1963 年）與五十三學年度（1964 年）新生必修課程表顯示，第一屆牙醫學系之專業科目計有：牙科器材學、牙體形態學及實驗、口腔組織學及實驗、口腔病理學及實驗、口腔解剖學、牙體復形學及實驗、牙科放射學、口腔內科學、牙冠牙橋學及實驗、牙科贋復學及實驗、口腔外科學、矯正學及實驗、口腔診斷學、根管治療學、兒童齒科學、牙周病學、牙科藥物學、牙科衛生學、拔牙學以及口腔病預防學等 20 個主要科目[27]。其中牙科衛生學和拔牙學旋於 1965 年廢除，而增開口腔外科及麻醉學[28]。口腔病預防學於 1967 年停開[29]，

---

27. 學院牙醫學系五十三學年度課程表。
28. 臺北醫學院牙醫學系五十四學年度課程表。

1968 年，牙科藥物學更名為牙科藥理學[30]。1969 年，廢除口腔外科及麻醉學，另外增加牙醫學概論課程[31]，而於 1973 年，開授麻醉學[32]。口腔組織學於 1974 年，更名為口腔胚胎及組織學，並增加口腔解剖學實驗課程[33]。1975 年，將牙科贋復學區分為全口贋復學與局部贋復學，矯正學正名為牙科矯正學，並以牙科公共衛生學取代公共衛生學[34]。1979 年，將咬合學觀念引進牙體形態學中，合併名稱為咬合及牙體形態學，同時廢除口腔內科學[35]。對於廢除口腔內科學的歷史則要回溯至 1972 年，教育部修訂牙醫學系全部必修科目時，開會決定牙科部分由臺大起草，而當時的臺大牙醫學系主任則為洪鈺卿教授。他在談到口腔內科學時說：

「其他廢止的科目裏，有口腔內科學一科。這口腔內科學一定是學系設立當時為制定牙醫系的科目，參照各國或大陸國內的模式而決定，可是我想連制定的人也沒有去思考教什麼內容吧？對初期的學生，要教口腔內科，因沒人要教，故由我來負責，可是到底要教什麼內容，那就令我為難了。首先日本的牙科教育裏並沒有口腔內科，在美國的牙醫學院大部分也沒有這名稱的課。與口腔外科相對稱為口腔內科，聽起來頗契合，但是要教就難以決定教學方針。我先開始查閱美國的教科書，對 Oral Medicine 的內容解說各有說法，有的教科書將出現於口腔的全身疾病以內科作為中心的敘述；有的與口腔外科相對的可以治療疼癒的根管治療、牙周病學等稱之為口腔內科；又有學派則以全身疾病出現於口腔內的病，主要以軟組織的病變作為中心的課述之。最後我決定從 Malcolm A. Lynch 改訂自 Burket 所著 Oral Medicine 的教科書中，採用 American Academy of Oral Medicine 的口腔內科概念，其定義為：以包括全身疾病為考慮的口腔病症診斷、治療方面的牙科為口腔內科。開始時，我以口腔黏膜與全身疾病相關照本宣科忠實地講課，但後來發覺與口腔診斷學和口腔病理學有重複，於 62 年度的修訂時判定為無必要的重複而予以廢止。」[36]

1981 年（民國 70 年），新增牙科麻醉學、牙科臨床病理討論和法醫學[37]。1982 年，許多科目名稱做了最後的正名。計有將全口贋復學更名為全口補綴學、局部贋復學更名為局部補綴學、牙冠牙橋學更名為固定補綴學、口腔外科學正名口腔顎面外科學，以及根管治療學改名為牙髓病學[38]。此次正名乃是根據 1976 年 6 月至 10 月間的課程修訂決議。洪鈺卿說：

「在我主任任內的民國 65 年 6 月到 10 月間，有再一次修定的機會，與陳坤智副教授和

---

29. 臺北醫學院牙醫學系五十六學年度課程表。
30. 臺北醫學院牙醫學系五十七學年度課程表。
31. 臺北醫學院牙醫學系五十八學年度課程表。
32. 臺北醫學院牙醫學系六十二學年度課程表。
33. 臺北醫學院牙醫學系六十三學年度課程表。
34. 臺北醫學院牙醫學系六十四學年度課程表。
35. 臺北醫學院牙醫學系六十八學年度課程表。
36. 洪鈺卿，《馳騁牙醫界四十載》，頁 97~98。
37. 臺北醫學院牙醫學系七十學年度課程表。
38. 臺北醫學院牙醫學系七十一學年度課程表。

韓良俊副教授積極地表示意見，將新設牙科麻醉學及牙科臨床病理討論兩課，和兒童牙科各自成1學分，增加為2學分，並改變原規定學分，比前次修訂增加6學分。不過在名稱、形式上有些變動，第一步是將民國62年時合併的授課課程與實驗學習科目，各別分離出來，成為獨立的學分，並朝將來新設牙科的各臨床科分科，將臨床實習48學分劃分為11科牙科臨床實習。名稱則將固定、局部、全口等贋復學改稱為補綴學，根管治療學改稱牙髓病學，又口腔外科學改為口腔顎面外科學等，經邀請國防醫學院的代表出席，並在教育部立會下做最後的決定而制定之。」[39]

其中將口腔外科學更名為口腔顎面外科學，以及將牙科麻醉學自口腔外科學中獨立出來，則是韓良俊教授的創舉[40]。

1983年（民國72年），增加牙科器材學實驗課程，1985年，將咬合學自咬合及牙體形態學獨立自成一科，並於1987年，增加其實驗課程[41]。1990年，增加牙周病學實驗，並開授醫學倫理學，此科目於1993年，改名為牙醫倫理學，同時增加牙科臨床教學及討論課程和兒童牙科學實驗的新課[42]。1996年，將牙科器材學改名為牙科材料學，並新增顳顎障礙學，與口腔微生物及免疫學兩門新課程。同時增開專業選修課程，計有實驗動物學、牙科放射線學實驗、兒童牙科心理學、牙科器械與感染控制、牙科臨床材料學、牙科診所之經營與法律實務，和牙科臨床整合性治療等七門創新的教學課程[43]。1999年，再增牙科植體學為專業選修，而於2004年，為順應時代潮流與趨勢，將牙科植體學列為牙醫學系學生必修課程[44]。2000年起將法醫學列為選修科目，翌年停開實驗動物學，但再增開牙科植體學實驗、咀嚼系統的形態功能與復健與牙醫醫療資訊學[45]。2004年，新增生醫材料化學為必修科目，另增牙醫學研究[46]，2006年，再增開顎顏面贋復學為專業選修課程。其課程變化如表10-3：

第四節 牙醫學教育進步之探討

由北醫牙醫學系自1960年到2006年間的課程表來看，呈現了牙醫學教育的長足進步。

在通識課程方面，我們認為在醫學院的課程中，國文、國父思想、中國通史、中國現代史等課程，實是多餘，這些課程原本於高中時期，應予修畢，且應以這些時數改修與醫學相關之文學、藝術、歷史等。尤其是醫學史與牙醫學史、公共衛生學史、藥學史，應加重其份量與比

39. 洪鈺卿，《馳騁牙醫界四十載》，頁98~99。
40. 《臺灣口腔顎面外科先驅－韓良駿教授榮退專輯》，國立臺灣大學醫學院，民93，頁118~119。
41. 臺北醫學院牙醫學系七十四與七十六學年度課程表。
42. 臺北醫學院牙醫學系七十九與八十二學年度課程表。
43. 臺北醫學院牙醫學系八十五學年度課程表。
44. 臺北醫學院牙醫學系八十八與九十三學年度課程表。
45. 臺北醫學院牙醫學系八十九學年度課程表。
46. 臺北醫學院牙醫學系九十三學年度課程表。

表 10-3　臺北醫學大學牙醫學系牙醫專業教育課程演進表（1960~2006）

項次	科目名稱	新增	時間	更名後名稱	時間	廢除	時間
1	牙科器材學	新增	1963	牙科材料學	1996		
2	牙體形態學 + 實驗	新增	1963	咬合及牙體形態學 + 實驗	1979		
				牙體形態學 + 實驗	1985		
3	口腔組織學 + 實驗	新增	1963	口腔胚胎及組織學 + 實驗	1974		
4	口腔病理學 + 實驗	新增	1963				
5	口腔解剖學	新增	1963				
6	牙體復形學 + 實驗	新增	1963				
7	牙科放射學	新增	1964				
8	口腔內科學	新增	1963			廢除	1979
9	牙冠牙橋學 + 實驗	新增	1964	固定補綴學 + 實驗			
10	牙科贋復學 + 實驗	新增	1964	區分為「全口贋復學 + 實驗」與「局部贋復學 + 實驗」	1975		
				全口補綴學 + 實驗與局部補綴學 + 實驗	1982		
11	口腔外科學	新增	1964	口腔顎面外科學	1982		
12	矯正學	新增	1963	牙科矯正學	1975		
13	矯正學實驗	新增	1964	牙科矯正學實驗	1975		
14	口腔診斷學	新增	1964				
15	根管治療學	新增	1964	牙髓病學 + 實驗	1982		
16	兒童齒科學	新增	1964				
17	口腔外科及麻醉學	新增	1965			廢除	1969
18	牙周病學	新增	1963				
19	牙科藥物學	新增	1963	牙科藥理學	1968		
20	牙科衛生學	新增	1963			廢除	1965
21	拔牙學	新增	1964			廢除	1965
22	口腔病預防病學	新增	1964			廢除	1976
23	牙醫學概論	新增	1969				
24	麻醉學	新增	1972			廢除	1975
25	牙科公共衛生學	新增	1975				
26	牙科麻醉學	新增	1981				
27	法醫學	新增	1981				
28	牙科臨床病理討論	新增	1981	牙科臨床病例討論	1997		
29	牙科器材學實驗	新增	1983				
30	咬合學	新增	1985				
31	咬合學實驗	新增	1987				
32	牙科見習	新增	1987			廢除	1996
33	牙周病學實驗	新增	1990				
34	醫學倫理學	新增	1990				
35	兒童牙科學及實驗	新增	1993				
36	牙科臨床教學及討論	新增	1993				
37	牙科材料學實驗	新增	1996				
38	顳顎障礙學	新增	1996				
39	口腔微生物及免疫學	新增	1996				
40	實驗動物學（選修）	新增	1996			廢除	2001
41	牙科放射線學實驗（選修）	新增	1996				
42	兒童牙科心理學（選修）	新增	1996				
43	牙科器械與感染控制（選修）	新增	1996				
44	牙科臨床材料學（選修）	新增	1996				
45	牙科診所之經營與法律實務（選修）	新增	1996				
46	牙科臨床整合性治療（選修）	新增	1996				
47	牙科植體學（選修）	新增	1999				
48	牙科植體學實驗	新增	2001				
49	咀嚼系統的形態功能與復健	新增	2001				
50	牙醫醫療資訊學	新增	2001				
51	生醫材料化學	新增	2004				
52	牙醫學研究	新增	2004				
53	顎顏面贋復學	新增	2006				

附註：法醫學於 2000 年改為專業選修課程，牙科植體學於 2004 年改為必修課程。
資料來源：臺北醫學大學牙醫學系自民國 49 至 95 年歷屆課程表

例。試想一位醫師或牙醫師不了解醫學史與牙醫學史，是一件荒誕之事，嚴格來說，醫學史是醫學的根源，在牙醫學教育的課程中，應該思索此一嚴肅的課題。北醫牙醫學系自 1993 年起，配合課程修訂，全面廢除國父思想、中國通史、中國現代史等課程，而改以立國精神、歷史等領域取而代之，亦屬革新之舉。強調醫學人文課程，擴充外文領域，實較符合通識教育之要求。在心理學與社會學方面，應著重於醫療心理學與醫療社會的教授，方有助於日後牙科醫療的執行。至於生物統計學方面，應與公共衛生學、牙科公共衛生學合併，成為涵蓋此三範疇的學科，較能達到統計教學的效果。在醫療法規方面，我們認為應加強衛生醫療法規的教授，牙醫學系學生原本應對醫師法、醫療法、國民健康法等等，與牙醫師執行牙科醫療時之相關法令，有所認識。

在基礎醫學課程方面，早年由於牙醫學專業課程缺乏完善規劃，導致在第一屆的基礎醫學課程中，要研修胚胎學與寄生蟲學的情形。結果寄生蟲學在二年後，隨即停開；而胚胎學亦於 1974 年廢止。由於開辦牙醫學教育之初，師資嚴重缺乏，致使許多基礎醫學與臨床醫學的課程，幾乎與醫科相同，造成牙醫學生沉重的課業負擔。就以內科學、外科學、眼科學及耳鼻喉科學來說，耳鼻喉科與牙科在醫療上有密不可分的關係，研習耳鼻喉科實有其必要，但是其他三科應了解其概要即可。北醫牙醫學系在教育部修訂大學課程後，於 1973 年，廢止眼科學、內科學和外科學，改修內科學概論與外科學概論，並以臨床診斷學取代診斷學，亦較符合務實要求。但是更深一層來說，研習臨床診斷學似有不切實際之感。因為臨床診斷學的研習應在病理學、放射線學、實驗診斷學及相關學科研修完畢後，才有能力了解。依據 1980 年代年於北醫就讀牙醫學系四年級同學的經驗與能力，要能理解臨床診斷學實在是困難重重，因此針對此一學科之教授實有再思考改善之必要。其他諸科目，在歷經 26 年的調整與修正，自 1986 年以後，大致底定，鮮有變動。

在牙醫專業課程方面，如前所言，牙醫學教育開辦之初，專業課程缺乏完善規劃，師資嚴重匱乏，因此在創系後的 15 年中，是屬於摸索的實驗期。當時牙醫學並不發達，課程大多抄襲自中國大陸或日本的牙醫學教育，東拼西湊，因陋就簡。在 1960 年代初期，牙科醫療多以拔牙為主，故有「拔牙學」一門課，此課程是獨立於口腔外科學之外。另外，相對於口腔外科學而有口腔內科學，前臺大牙醫學系洪鈺卿教授曾對此提出嚴厲的批判，而於 1972 年的課程修訂時予以廢止。另外尚有「口腔病預防學」一門課，迄今亦難以理解其內容，亦於 1975 年，廢止。

在課程的修習時間方面，自 1960 到 1973 年為止，幾乎是維持著一、二年級是共同科目與基礎醫學課程，牙醫學系學生在三年級以前，完全沒有接觸牙醫專業相關課程的機會，自 1973 年起，始將牙體形態學及實驗移至二年級教授，至 1984 年，一年級的新生開始研習牙醫學概論。自 1990 年，開始逐漸將牙科專業課程中，屬於比較基礎的科目，除牙體形態學以外，還有牙科器材學（1996 年更名為牙科材料學）、口腔解剖學、口腔胚胎及組織學和生醫材料化學等，安排於二年級研習，平均分散學習壓力，誠屬明智之舉。其中我們對於口腔診斷學的安排認為，此一科目的研習應安排於五年級，理由是當修完解剖學、口腔解剖學、組織學、口腔胚

胎及組織學、病理學、口腔病理學、微生物及免疫學和牙科放射線學後，才有能力理解。牙科藥理學的排課亦然，必須修完藥理學後，再修牙科藥理學方是事半功倍的做法。牙科放射線學也必須等修完口腔病理學後，才能理解 X 光片中所呈現的病變名稱，道理相同。是故在研究北醫牙醫學系 46 年的課表中，我們發現了三個現象，第一個現象是牙醫專業課程的安排，有本末倒置的情形，建議應予改善。第二個現象是有些科目是多餘的。以牙醫學概論與牙科見習來說，所謂概論者，乃是為非專業人士所制定的，既然將來即將成為專業牙醫師，修此概論，是徒然浪費時間，多此一舉，我們主張應予廢除。而牙科見習，牙科診療包羅萬象，在有限的時間內，不知所見何為？我們建議應將見習中所要學習的，完善規劃於實驗課中，如一般的實作課程（Hand-on course），如此學生可以親手操作，印象深刻，比起走馬看花式的見習來得務實。牙醫系學生應加強淬煉雙手的操作與靈敏度，這是日後臨床醫療工作的基礎，非常重要。第三個現象是順應時代的發展日漸提升的需要，牙醫學專業科目也在逐年遞增中，這是一個進步的象徵，可喜可賀。如表 10-4：

表 10-4　私立臺北醫學大學牙醫學系重要年度通識教育、基礎醫學與牙醫專業課程比較表

年度	通識教育課程		基礎醫學課程		牙醫專業課程	
	科目數	所佔比例	科目數	所佔比例	科目數	所佔比例
1964	20	28%	24	34%	27	38%
1969	19	28%	23	34%	25	38%
1975	24	32%	21	28%	31	40%
1981	21	29%	19	27%	31	44%
1985	23	30%	20	26%	34	44%
1990	19	24%	21	26%	39	50%
1996	16	19%	21	25%	46	56%
2001	16	19%	21	24%	49	57%
2006	18	19%	21	23%	54	58%

附註：由於早年課表年代久遠，學分登錄殘缺不全，難以精確計算，故以課程科目數量作為比較。在基礎醫學與牙醫專業課程方面，採學科與實驗分開計算方式處理。

第五節　加強牙醫倫理學與牙醫學史教育的重要性

　　牙醫學教育的目的乃是為牙科醫療而存在，是故其課程設計端視牙科醫療之需要而定，不合時宜的科目理應淘汰廢止，新興的牙科專業醫療仍在日新月異的發展中，新的領域不斷地被開發，而有新的科目隨之誕生，故隨時有增設的必要。由北醫牙醫學教育課程的演進來看，適可比照於我國牙醫學教育的發展。其間課程設計雖有差異，但始終脫離不了以牙醫專業醫療為訴求的主軸。由此觀之，臺灣牙醫學教育的進步，在過去 20 多年中，實呈現突飛猛進之勢。尤於近年來，除了在植體學與生醫材料學的進步之外，幹細胞的研究與發展、口腔癌細胞免疫療法的積極探索，也為分子生物學的領域開闢了另一個有相當發展的空間。

　　另一方面，牙醫學教育的課程設計也日漸符合現代牙科專業醫療的務實要求，例如相關的

醫療法規、診所的經營與管理、整體治療觀念的考量、牙科器械與感染控制、牙醫醫療資訊電子化等，皆隨著時代潮流的進步，陸續開授。況且作為一個培養專業牙醫師的學術殿堂，誠不可忽視此一實際的課題。對未來牙醫學教育課程的規劃，應秉持前瞻性與務實性的原則，視實際牙科醫療的需要，隨時調整與革新，教學方式亦應以問題導向學習，解決臨床醫療問題為訴求，提升醫療品質，造福牙科病患的口腔健康，方是牙醫學教育的終極目標。

　　當今口腔醫學的教育目標皆以學生應具「公民、專業和口腔醫學人文素養」為訴求，亦即要成為一位優越的牙醫師，除了應具備豐富的牙醫學知識（核心能力）以外，尚須認識牙醫學的歷史、具備口腔醫學倫理與相關醫療法規的觀念、人文關懷、道德思辨與審美創作等口腔醫學人文素養。牙醫學的歷史可以使未來的牙醫師了解牙醫學來龍去脈，認清自己的角色。美國牙醫學史專家馬文・林格曾說：「指引未來的是對過去的研究」，一語道出了牙醫學歷史對未來牙醫學發展的重要。而牙醫倫理學則要教育未來的牙醫師在執行牙科專業醫療之前，培養「捨他律、就自律」的醫療道德觀，認清牙科專業醫療的真諦。是故在當今的牙醫學教育中，實應加強牙醫學歷史與口腔醫學倫理和醫療法規的教育，此乃是現今功利主義盛行、醫病關係逐漸惡化、醫療糾紛層出不窮的快速變遷環境中，釜底抽薪的根本良方。

第

參

篇

牙醫公會組織的發展與貢獻

第十一章 臺灣省牙醫師公會

人類之進步在於能援古鑑今，以溫故知新，去蕪存菁，來萃取經驗，並能將智慧、學識與經驗之累積果實，妥為整理，記載為歷史，以為後世之殷鑑；並藉此以緬懷過去，詠懷先賢。前代之牙醫師皆有責任與義務將其歷史傳諸後代，然過往之半世紀，並無此事功，吾輩念茲在茲，實肇於斯。

在早期的年代，省牙醫師公會代表的就是全國牙醫師的組織，北、高二市亦屬其中。時局渾沌不穩，醫療制度不健全，草創之初，蓽路藍縷以及日後困頓之情，當屬意料中事，且因經費短絀，無刊物之發行，加以理事長之改選，會址因更迭而遷徙，無固定之會所與會務人員，致使資料多所散佚，省府資料亦盡毀於 921 大地震中，且前輩先賢亦多已作古，口述歷史亦斷，此乃編輯之最大困難。吾輩以現今既有之史料，做一有系統之整理，亦感激旅日張武彥（**小島武彥**）自日本文獻檔案中，挖掘寶貴之史料，以補臺灣牙醫史之闕漏。

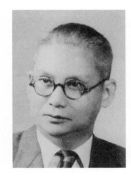

在日據時期，臺灣的「牙科」稱為「齒科」。當時已有齒科醫師公會之組織，頗具規模，堪與醫師公會匹敵。戰後日人相繼遣返，該公會遂形同瓦解，乃由本省齒科醫師張善（圖 11-1）聯合省籍會員，接收原有會產，賡續公會運作。1945 年（民國 34 年）10 月 21 日，籌組「臺灣齒科醫師公會」。翌年 7 月 7 日，由來自 13 個縣市的 32 位牙醫師召開成立大會於臺北市中山堂二樓北側集會室（圖 11-2），依據文獻記載，當時各縣市推舉之參與大會代表如表 11-1：

▲圖 11-1 張善
臺灣齒科醫師公會首任理事長，為臺灣牙醫界全國性牙醫師組織之鼻祖，1950 年（民國 39 年）5 月，再任第三屆理事長，對臺灣牙醫界誠擁蓽路藍縷之功。
（照片來源：臺灣省牙醫師公會）

▼圖 11-2 1945 年（民國 34 年）7 月 7 日，「臺灣齒科醫師公會」召開成立大會於臺北市中山堂二樓北側集會室，開啟臺灣牙醫師公會組織發展的先河。
（照片來源：何黎星、林朝業）

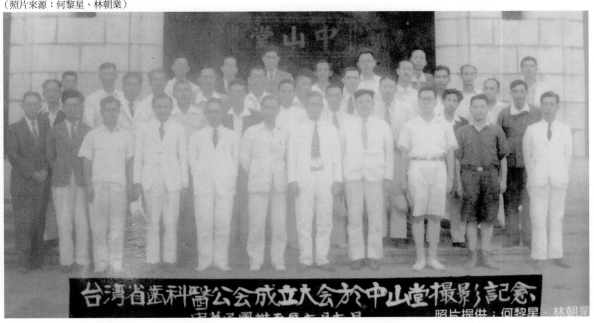

表 11-1 1946 年 7 月 7 日臺灣省齒科醫師公會第一次會員大會之會員代表：

項次	地區	會員人數	代表人數	會員代表
1	臺北市	61	4	張善 陳炳超 郭水 陳發得
2	基隆市	14	2	楊阿壽 陳漢周
3	新竹市	14	2	劉啟發 范松炎
4	臺中市	23	2	吳顛位 張深鑐
5	臺中縣	103	4	林朝業 林葆恭 張壽星 陳振明
6	彰化縣	13	2	林孝欽 王承宗
7	嘉義市	20	2	黃芳來 賴其祥
8	臺南市	29	2	黃壽惠 何瑞麟
9	臺南縣	77	4	黃重嘉 施宜臻 林永源 吳耀明
10	高雄市	26	2	潘家興 林瑞興
11	高雄縣	47	3	莊媽河 史樹 葉春成
12	屏東市	15	2	簡金鐘 許慶傳
13	花蓮縣	6	1	張石賜
共計		448	32	

資料來源：臺灣省牙醫師公會

（1）第一屆理事長　張善

會中制定公會章程，選舉理監事，張善膺選為第一屆理事長，設會址於臺北市。1946 年 8 月 9 日，奉臺灣省行政長官公署令，更名為「臺灣省牙科醫師公會」，受頒第一號立案證書，為本省光復後，首先立案之省級人民團體。1947 年 10 月，再更名「臺灣省牙醫師公會」，遂相沿用[1]。

（2）第二屆理事長　陳增全

公會成立之初，適逢戰亂之終，社會動盪，百廢待舉。齒科醫師公會之創立是我牙醫界先進前輩篳路藍縷之舉。由於年代久遠，第一屆理事長張善與第二屆陳增全[2]（圖 11-3）理事長任內，並無留下可考之會務運作資料。

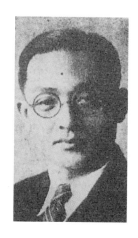

◀圖 11-3　陳增全
臺灣省牙醫師公會第二屆理事長。這是一張非常珍貴之照片，在臺灣牙醫界現存檔案資料中，有關陳增全資料極難覓得。根據 1937 年（昭和 12 年）9 月 25 日出版之《臺灣新民報日刊五週年》記載：「明治 31 年 10 月 1 日生於臺北入船町，就讀於萬華附屬公學及臺北工業學校。大正 6 年通過專門學校入學檢定考試，大正 9 年 10 月畢業於東京齒科醫學專門學校。返臺後開業於萬華，為本島人齒科醫之嚆矢。翌年，兼任臺北醫學專門學校囑託；昭和 10 年，『醫學專門學校』升格為『臺北帝國大學醫學專門部』的同時，續兼該校囑託。初，昭和 6 年，在臺北醫專研究科細菌學教室丸山教授的指導下，從事細菌學之研究，為期五年半。旋於昭和 12 年 3 月 4 日，獲京都帝國大學醫學博士學位。曾任臺灣齒科醫師會副會長及臺灣齒科醫學會理事。愛好游泳、登山與音樂。」
（資料來源：《臺灣新民報日刊五週年》，頁 516；小島武彥【張武彥】）

（3）第三屆理事長　張善

1950 年（民國 39 年）5 月，張善再度接掌第三屆理事長一職。自此開始，公會運作漸步正軌，始有募款籌建會館之議[3]。1951 年 4 月 20 日，致函省財政廳，懇請按月配給黃金，間接委派西藥進口商代辦對日、港採購齒科儀器材料。8 月 10 日，《臺灣齒科醫界》雜誌創刊，並專案函送臺北市政府核備，惜無雜誌存案。同年 12 月 4 日，理監事會決議派遣楊朝楚（圖

1.《重修台灣省通志卷七政治志衛生篇（第二冊）》，白榮熙，頁 1561~1562。
2. 有關陳增全生平事略，請參閱頁 76。
3.《會史誌要》，臺灣省牙醫師公會，頁 7。

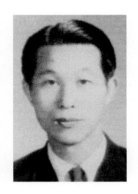

11-4）與許國雄代表出席於馬尼拉舉行之「東南亞第一屆牙醫師聯合大會」，為與國際交流之始[4]。時任省議員之陳漢周於當年度省議會召開時，提案建議臺省應增設牙科醫學院，獲大會通過後，送請有關當局辦理[5]。

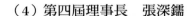

◀圖 11-4　楊朝楚
1951 年 12 月 4 日，與許國雄代表出席於菲律賓馬尼拉舉行之「東南亞第一屆牙醫師聯合大會」，為我政府撤守臺灣以來，首次參與國際牙醫學術交流。
（照片來源：臺灣省牙醫師公會）

（4）第四屆理事長　張深鑥

1952 年 3 月，張深鑥（圖 11-5）任第四屆理事長。決議籲請政府將「牙醫師」名稱更改為「齒科醫師」，並鑑於 1935 年（民國 24 年）10 月 1 日公布之「牙醫師管理規則」已不敷當時社會之需求，而於 1953 年 7 月 12 日，去函省衛生處與內政部，要求應盡速制定「牙醫師法」。期間成立「口腔衛生委員會」，並以石泰三為主任委員，積極喚醒民眾對口腔衛生之重視。對鑲牙生非法行醫一事，亦不時陳情衛生主管機關，嚴格取締。

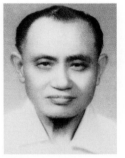

▲圖 11-5　張深鑥
臺灣省牙醫師公會第四屆理事長。
（照片來源：臺灣省牙醫師公會）

（5）第五屆理事長 陳漢周

1954 年 10 月，陳漢周（圖 11-6）接任第五屆理事長。時值無照行醫者橫行時期，仍積極籲請當時主管機關省政府衛生處，加強取締密醫偽藥，並促廢止「牙醫師管理規則」，盡速公布實施「齒科醫師法」。1955 年 10 月 13 日，派遣何瑞麟、許國雄與廖清水等人，參加於東京舉行之「東南亞齒科學術會」。

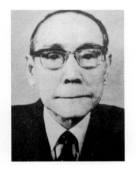

◀圖 11-6　陳漢周
臺灣省牙醫師公會第五屆理事長。
（照片來源：臺灣省牙醫師公會）

（6）第六、七屆理事長　余樹

1956 年 5 月至 1960 年 5 月，余樹（圖 11-7）榮膺第六與第七屆理事長。由於該會立案證書遺失，省社會處乃於 1957 年 1 月頒發社補字第 12 號人民團體立案證書[6]。為增進會員醫學知識，決議出版《齒科會

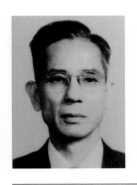

◀圖 11-7　余樹
臺灣省牙醫師公會第六與七屆理事長。原籍基隆市，開業於臺北市。1950 年至 1953 年間，曾任該市改制前第三與第四屆牙醫師公會理事長。
（照片來源：臺灣省牙醫師公會）

---

4. 同前註，頁 8。
5. 同前註。
6. 同前註，頁 19。

報》，並於 1956 年 11 月 12 日，於臺中市舉行之學術演講大會中，首度邀請日本九州大學大橋平治郎與永松勝海進行專題演講（圖 11-8）。1957 年 7 月 12 日，第七屆理監事第六次聯席會議決議，專案函請國防部動員局，說明牙醫師僅受牙科臨床實習，無法充代其他科別任務，更不得以牙科醫官擔任軍中值日值夜，以免因學經驗不同造成醫療上之失誤。此外，在牙科醫療糾紛之處理，則以函知各縣市公會自行組織「醫療糾紛調解委員會」辦理，並敦請各地方法院法醫參與。

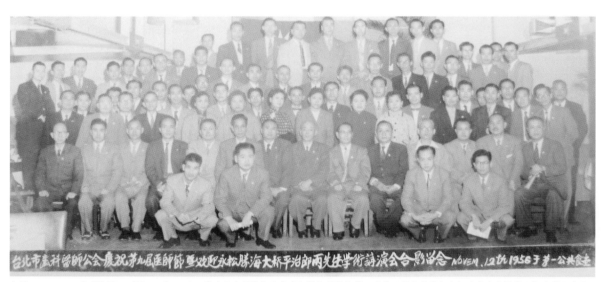

▲圖 11-8　1956 年（民國 45 年）11 月 12 日，臺北市齒科醫師公會慶祝第九屆醫師節，邀請日籍齒科醫師永松勝海與大橋平治郎作學術演講。大橋平治郎（臺北帝國大學附屬病院最後一任齒科部主任）於 10 月 28 日在臺中省公會演講後，亦被臺北市邀請。
（照片來源：蔡吉陽提供，莊世昌攝）

（7）第八屆理事長　劉阿森

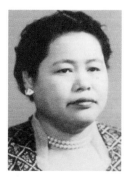

▲圖 11-9　劉阿森
臺灣省牙醫師公會第八屆理事長，是省公會創會以來第一位女性理事長，亦為 22 任中之唯一，於 1960 年代之臺灣牙醫界，堪稱異數。
（照片來源：臺灣省牙醫師公會）

　　1960 年 7 月 10 日，劉阿森（圖 11-9）接任第八屆理事長，此為牙醫史上第一位女性公會理事長。劉理事長任職期間，積極協助中山牙專建校募款，且將 49 年度牙科學術大會定名為「臺灣省牙醫師公會為慶祝中山牙醫專校開校暨醫師節舉辦齒科醫學學術大會」。1960 年 11 月 2 日，致函內政部，強烈反對立法委員，「以當時牙醫師不敷社會需要，擬請政府對齒模承造工人擇優甄訓」之建議。省公會以「工人豈能代醫」為由，謂「不但破壞考試制度，又損及大學牙醫系所謂何讀？求學所為何求？期期以為不可，否則牙科畢業之牙醫師與齒模工人同樣可以執行牙科醫療行為，當局為何要設大學牙醫學系？考試院設考選部又有何用？豈非國家之大禍將臨？敬請政府立即斷然加以拒絕，以造福國民口腔健康。[7]」且當時法規不足以懲罰無照行醫者，公會又致函內政部修改有關法規，對取締偽（密）醫應加重罰則，期使不致公然掛牌行醫，以收警惕之效。

---

7. 同前註，頁 26。

（8）第九、第十屆理事長　楊玉焜

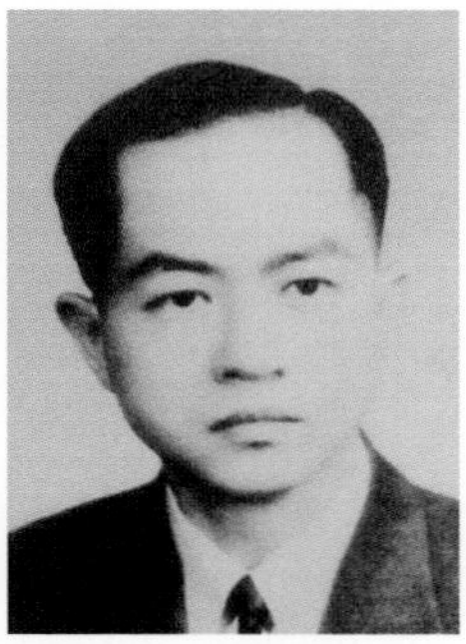

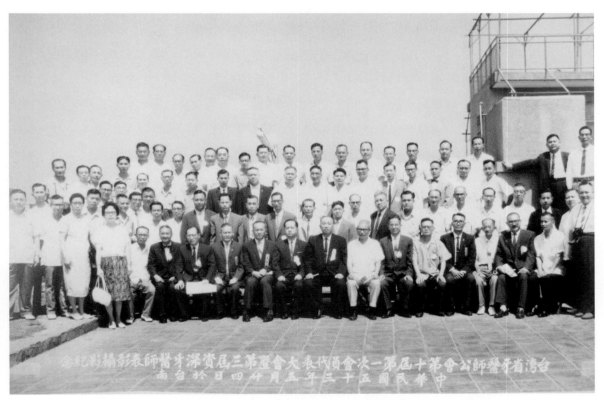

▲圖 11-10　楊玉焜
臺灣省牙醫師公會第九與第
十屆理事長。
（照片來源：臺灣省牙醫師
公會）

　　1962 年 5 月至 1967 年 6 月，楊玉焜（圖 11-10）接任第九屆與第十屆理事長。為與無照行醫者區別，51 年度大會決議，全省開業牙醫師應將資格證件懸掛於開業處所，並由省公會統一規定於該年 10 月 1 日起實施[8]。是年 9 月，發行《台灣齒科醫師通訊》，為雙月刊。12 月 9 日，於嘉義舉行之第 9 屆第 3 次理監事暨各縣市理事長聯席會議中決議，推請許國雄、葉德全、黃金財、洪鈺卿、何瑞麟、周汝川、楊玉焜等七人組專案小組，研擬「國家標準牙膏牙刷檢驗法草案」，並以楊理事長為召集人[9]。時值「醫師法修正案」如火如荼進行之際，唯恐生變，省公會積極參與，並與立法委員充分溝通，以完成「醫師法」之立法大業。為防密醫之產生，依據第 10 屆第 1 次會員大會之決議，函各縣市會員診所聘僱助手時，儘量選聘女性。此時亦修改章程，理監事與各縣市公會選派之會員代表任期，由 2 年改為 3 年，並於 1964 年 9 月 24 日，致函省社會處，呈報已修改之章程。（圖 11-11）

▲圖 11-11　1964 年（民國 53 年）5 月 24 日，臺灣省牙醫師公會第十屆第一次會員代表大會，在臺南舉行，會後與會代表合影。
（照片來源：蔡吉陽提供，莊世昌攝）

8. 同前註，頁 30。
9. 同前註，頁 31。

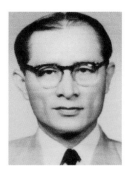

▲圖 11-12 何瑞麟
臺灣省牙醫師公會第十一屆
理事長。
（照片來源：臺灣省牙醫師
公會）

（9）第十一屆理事長　何瑞麟

　　1967 年 6 月，何瑞麟（圖 11-12）接任第十一屆理事長。是年臺北市改制，臺北市牙醫師公會脫離省公會獨立。1968 年 2 月 12 日，何瑞麟出席省教育廳在臺北市召開之「臺灣省學童齲齒防治計劃聯繫諮詢委員會議」，會議由教育廳衛生教育委員會總幹事沈震主持，參加者為衛生行政人員、聯合國兒童基金會駐臺人員、臺大醫學院、國防醫學院、高雄醫學院及中山醫專等專家學者。沈總幹事在會中報告，說明教育廳申請聯合國兒童基金會協助，擬在本省各鄉鎮選擇一所國校成立牙齒保健防治中心，共 360 所，分 5 年完成。會中針對學童齲齒防治，作出廣泛之探討。對學童牙齒保健，何瑞麟強調須重視 6 歲大臼齒的管控，較易收到成效。對氟化防齲方面，則認為以口服法較為方便。2 月 19 日，內政部召開「鑲牙生之存廢問題」之會議，由衛生司長張康智主持，與會者有考試院、考選部、教育部、教育廳、衛生處、省牙醫師公會、臺北市牙醫師公會、省鑲牙生公會、臺北市鑲牙生公會。會中一致主張鑲牙生制度應予廢止，此乃大勢之所趨。即便是鑲牙生公會亦不敢表示反對，唯要求政府廢止後，應予設法解決其出路問題。[10]

（10）第十二、第十三屆理事長　許國雄

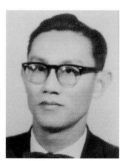

▲圖 11-13　許國雄
臺灣省牙醫師公會第十二與
第十三屆理事長。
（照片來源：臺灣省牙醫師
公會）

　　1970 年 6 月至 1976 年 7 月，由許國雄（圖 11-13）接任第十二及第十三屆理事長。時值「新醫師法」施行在即，然密醫橫行，於是決議聯絡省醫師公會、北市醫師公會、牙醫師公會聯名向行政院內政部積極建議新醫師法未實施前，請衛生當局加強取締偽（密）醫，並禁止非牙科診所懸掛齒科市招；對於累犯者，請查封其設備與藥械，同時在不增加員額下，請政府設置衛生警察[11]。除了積極取締密醫以外，對於爭取公、勞保之全面開放和建議政府早日廢除鑲牙生制度，亦不遺餘力。

（11）第十四、第十五屆理事長　林英世

　　1976 年 8 月至 1982 年 7 月，由林英世（圖 11-14）接任第十四及第十五屆理事長。林理事長之接任有其特殊之背景。蓋 1976 年初，林英世卸任臺中市牙醫師公會第十二屆理事長後，即無意再擔任公會公職，旋赴日本進修。不料省牙醫師公會積弊已久，企待改革。牙醫界

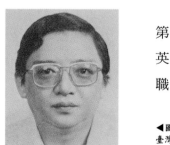

◀圖 11-14　林英世
臺灣省牙醫師公會第十四與第十五屆理事長。
（照片來源：臺灣省牙醫師公會）

---

10. 同前註，頁 41。
11. 同前註，頁 44。

有志之士咸感此為危急存亡之秋，遂由當時臺中市牙醫師公會第十三屆理事長陳光榮（圖 11-15）急電召回甫抵日本的林英世，告以「多數縣市公會理事長咸認省公會亟待改革振興，欲推薦他參與省公會擔任公職。」雖經婉辭，但陳光榮卻南北串聯基隆市趙鴻濱（圖 11-16）、臺北縣賴達雄（圖 11-17）、桃園縣林澤民（圖 11-18）、新竹縣沈錦村（圖 11-19）、苗栗縣郭江海（圖 11-20）、臺中縣蔡啟中（11-21）、彰化縣余勝津（圖 11-22）、嘉義縣蘇嘉英（圖 11-23）、臺南縣劉坤（圖 11-24）、臺南市蔡高山（圖 11-25）、高雄市林永隆（圖 11-26）、

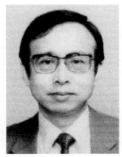

▲圖 11-15 陳光榮
曾任臺中市牙醫師公會第十三屆理事長。
（照片來源：臺灣省牙醫師公會）

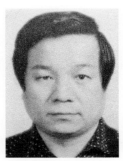

▲圖 11-16 趙鴻濱
曾任基隆市牙醫師公會第十四屆理事長。
（照片來源：臺灣省牙醫師公會）

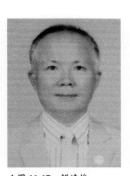

▲圖 11-17 賴達雄
曾任臺北市牙醫師公會第十一屆理事長。
（照片來源：臺灣省牙醫師公會）

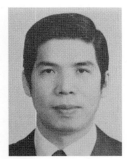

▲圖 11-18 林澤民
曾任桃園縣牙醫師公會第九屆理事長。
（照片來源：臺灣省牙醫師公會）

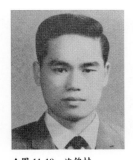

▲圖 11-19 沈錦村
曾任新竹縣牙醫師公會第九與第十屆理事長。
（照片來源：臺灣省牙醫師公會）

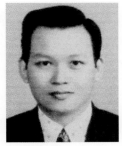

▲圖 11-20 郭江海
曾任苗栗縣牙醫師公會第十四與第十五屆理事長。
（照片來源：臺灣省牙醫師公會）

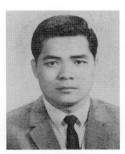

▲圖 11-21 蔡啟中
曾任臺中縣牙醫師公會第十二與第十三屆理事長。
（照片來源：臺灣省牙醫師公會）

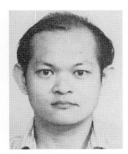

▲圖 11-22 余勝津
曾任彰化縣牙醫師公會第十與第十一屆理事長。
（照片來源：臺灣省牙醫師公會）

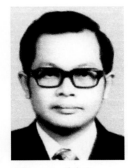

▲圖 11-23 蘇嘉英
曾任嘉義縣牙醫師公會第十三屆理事長。
（照片來源：臺灣省牙醫師公會）

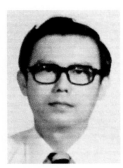

▲圖 11-24 劉坤
曾任臺南縣牙醫師公會第十二屆理事長。
（照片來源：臺灣省牙醫師公會）

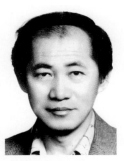

▲圖 11-25 蔡高山
曾任臺南市牙醫師公會第十四屆理事長。
（照片來源：臺灣省牙醫師公會）

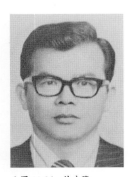

▲圖 11-26 林永隆
曾任高雄市牙醫師公會第十四屆理事長。
（照片來源：臺灣省牙醫師公會）

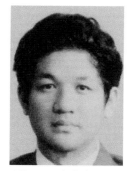

▲圖 11-27　柯文進
曾任屏東縣牙醫師公會理事長。
（照片來源：臺灣省牙醫師公會）

屏東縣柯文進（圖 11-27）等有志於振興省公會的同仁們，以臺中市牙醫師公會為聯絡中心，南北串聯，相約於 1976 年（民國 65 年）7 月 27 日，自北部開車，自基隆南下，沿途拉票，並商議推翻許國雄連任 3 屆省公會理事長的對策。7 月 28 日，於臺南市東亞餐廳召開第 14 屆第 1 次理、監事會，選舉常務理、監事與理事長。結果，林英世眾望所歸，膺選為第十四屆理事長[12]，震撼一時。

　　是時正值牙醫界多事之秋，密醫橫行，公權力不彰，幾毀我牙醫界前途於一旦。林英世接任之初，駭然發現一封於前任理事長任內，由衛生署於 1976 年（民國 65 年）2 月 28 日，衛署醫字第 85674 號函，其主旨為「臺灣省鑲牙齒模承造業職業工會會員為人『整修假牙，清除齒垢』應不屬於醫療行為。」然前理事長許國雄卻擱置不理，亦未昭告全省會員週知，造成牙醫界之不解[13]。其後，衛生署復於 9 月 23 日，以衛署醫字第 126786 號函謂：「齒模製造技術員為人『整修假牙，清除齒垢』應不屬於醫療行為。」林英世認為事態嚴重，旋召開常務理監事暨各縣市公會理事長聯席會議，提出嚴正反駁理由，並採具體行動，積極反擊[14]（圖 11-28）。衛生署為回應省公會與臺北市牙醫師公會之陳情與壓力，遂於 1977 年 3 月 12 日，邀集司法行政部、臺大醫學院、省、市衛生處局等有關單位，就「齒模製造技術員為人『整修假牙，清除齒垢』是否屬於醫療行為問題」加以討論。會議結論是（一）整修假牙係以「假牙」二字為主，在口腔外之修整假牙不屬醫師法第二十八條之限制。（二）「清除齒垢」不可使用牙科醫療器材及藥品，不可與患者牙肉組織直接接觸。於是省衛生處據此，於 7 月 18 日，以（66）衛一字第 02181 號函各縣市衛生局：「對於省鑲牙齒模承造業職業工會會員，及齒模製造技術員乃從事齒模承造，如有牙科治療臺椅及整套牙科治療器械藥品，則超過規定範圍，可視同牙科密醫移送，依法究辦。」[15]省衛生處復於以（69）衛一字第 29529 號函，更進一步釐清。其主旨為：「齒模製造技術員使用器械為人在口腔內磨平牙齒，應屬醫療行為，說明第二段對牙齒平與不平，是否應該磨平，如何磨平，始不影響鄰接牙齒係屬牙科之診斷業務，至施行磨平到何種適度乃屬牙科之醫療作業。且齒模承造業者不得使用牙科治療檯以及器械，早已通告各縣市齒模承造業職業工會告知業者，不得為牙疾患者『鑲牙補齒，清除齒垢』，尤其不能與牙疾患者口腔內牙肉組織直接接觸。」至此，衛生主管當局對密醫取締的態度逐漸明朗，再加上臺

---

12. 同前註，頁 49。
13. 同前註。
14. 省公會常務理監事暨各縣市公會理事長聯席會議，提出嚴正反駁之具體理由：「齒模製造技術員管理辦法第九條明文規定，齒模製造技術員不得施行口腔內外科或治療牙痛，以及與口腔衛生有關之醫療行為，其要義在於齒模製造技術員不得與牙疾患者之口腔直接接觸，且『齒模製造技術員』之名稱即已明白指出其業務範圍，限於齒模之製造技術而已。」並將省公會積極抗議措施公布於會刊。民國 65 年 11 月 28 日，臺灣省牙醫師公會與臺北市牙醫師公會聯袂邀請牙科專家學者，各院校牙醫學系主任等舉行牙科學術座談會，討論「牙科醫療行為」之定義，結論一致確認，「整修假牙，清除齒垢」應屬醫療行為，並由臺灣省牙醫師公會與臺北市牙醫師公會，發表聯合聲明要求衛生署早日澄清，並直接向衛生署上級主管機關行政院陳情，副本抄送立法院、監察院，要求徹查衛生署竟以一紙行政命令放縱齒模製造技術員執行醫療行為，不僅牴觸醫師法，且使牙疾患者誤被密醫治療，直接危害全民口腔健康，後果嚴重。同前註，頁 50。
15. 同前註。

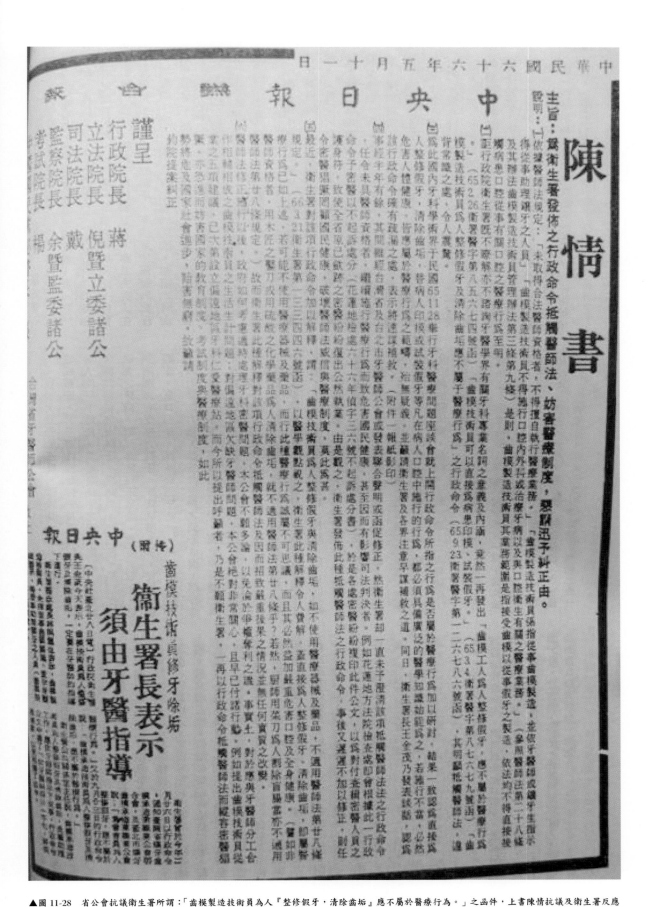

▲圖 11-28　省公會抗議衛生署所謂：「齒模製造技術員為人『整修假牙，清除齒垢』應不屬於醫療行為。」之函件，上書陳情抗議及衛生署反應之剪報。

（資料來源：臺灣省牙醫師公會，《牙醫師》1 卷 8 期，臺中市：臺灣省牙醫師公會，民 66〔1977〕）

灣高等法院花蓮分院 66 年度上易字第 206 號判決[16]（圖 11-29），為取締牙科密醫，端正牙科醫療，注入了一劑強心針，林英世與牙醫界先進們的力挽狂瀾，福澤萬代。

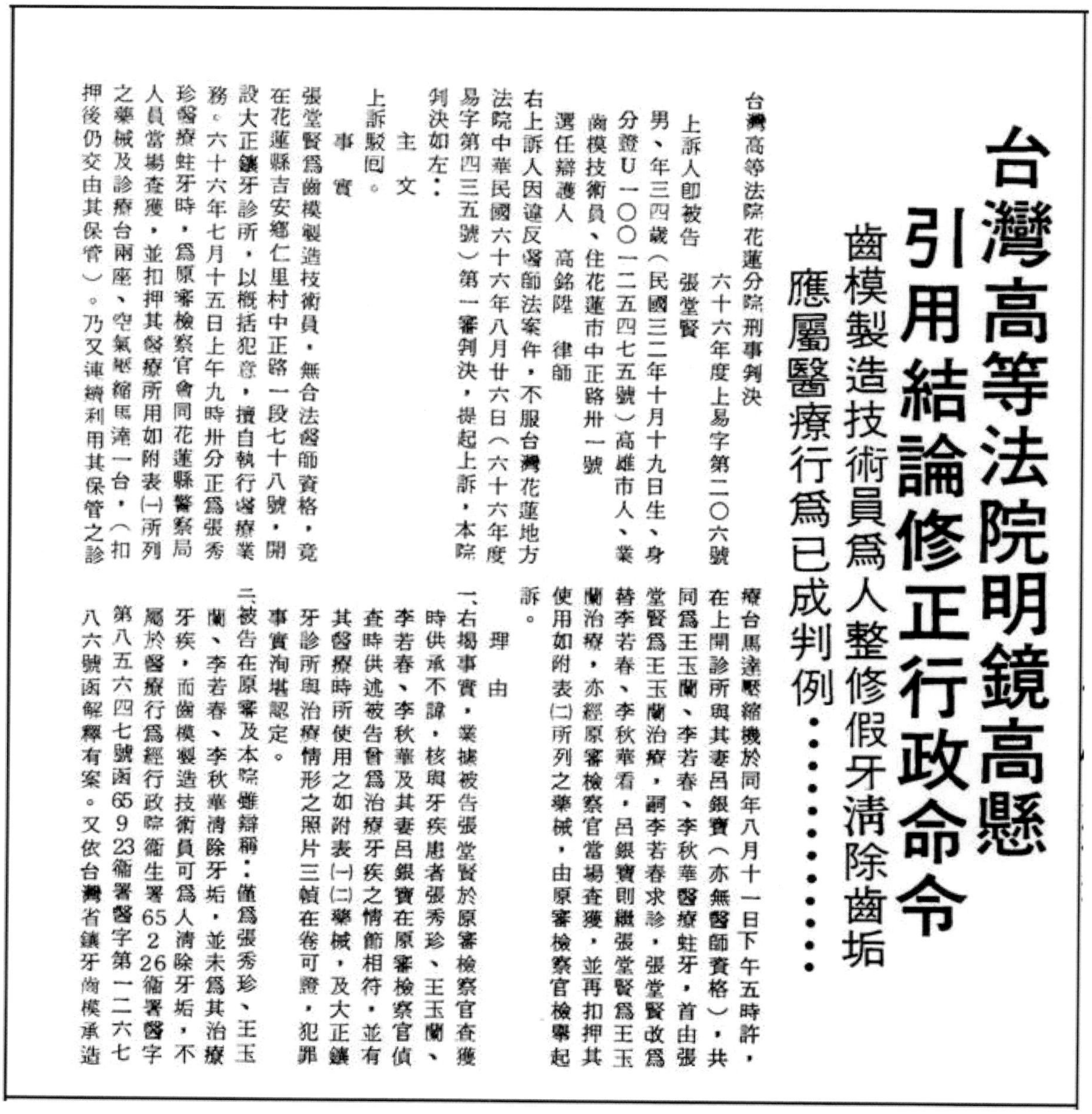

**台灣高等法院明鏡高懸
引用結論修正行政命令**

齒模製造技術員為人整修假牙清除齒垢
應屬醫療行為已成判例……

台灣高等法院花蓮分院刑事判決
六十六年度上易字第二○六號

上訴人即被告　張堂賢
男、年三四歲（民國三二年十月十九日生、身分證U一○○一二五四七五號）高雄市人、業齒模技術員、住花蓮市中正路卅一號
選任辯護人　高銘陞　律師

右上訴人因違反醫師法案件，不服台灣花蓮地方法院中華民國六十六年八月廿六日（六十六年度易字第四三五號）第一審判決，提起上訴，本院判決如左：

主文
上訴駁回。

事實
張堂賢為齒模製造技術員，無合法醫師資格，竟在花蓮縣吉安鄉仁里村中正路一段七十八號、開設大正鑲牙診所，以概括犯意，擅自執行醫療業務。六十六年七月十五日上午九時卅分正為張秀珍醫療蛀牙時，為原審檢察官會同花蓮縣警察局人員當場查獲，並扣押其診療所用如附表（一）所列之藥械及診療台兩座、空氣壓縮馬達一台。（扣押後仍交由其保管之診療台馬達壓縮機）。乃又連續利用其保管之診療台馬達壓縮機於同年八月十一日下午五時許，在上開診所與其妻呂銀寶（亦無醫師資格）共同為王玉蘭、李若春、李秋華醫療蛀牙，首由張堂賢為王玉蘭治療，嗣李若春、李秋華求診。呂銀寶則繼張堂賢為王玉蘭治療，亦經原審檢察官當場查獲，並再扣押其使用如附表（二）所列之藥械，由原審檢察官檢舉起訴。

理由
一、右揭事實，業據被告張堂賢於原審檢察官查獲時供承不諱，核與被告張秀珍、王玉蘭、李若春、李秋華及其妻呂銀寶在原審檢察官偵查時供述被告曾為治療牙疾之情節相符，並有其醫療所與治療情形之如附表（一）（二）之照片三幀在卷可證，及大正鑲牙診所與治療所使用之如附表（一）（二）藥械，犯罪事實洵堪認定。

二、被告在原審及本院雖辯稱：僅為張秀珍、王玉蘭、李若春、李秋華清除牙垢，並未為其治療牙疾，而齒模製造技術員可為人清除牙垢，不屬於醫療行為，經行政院衛生署65年2月26日衛署醫字第八五六四七號函65923衛署醫字第一二六七號函解釋有案。又依台灣省鎮牙齒模承造...

▲圖 11-29　臺灣高等法院花蓮分院六十六年度上易字第二○六號刑事判決之部分內容。
（資料來源：臺灣省牙醫師公會，《牙醫師》2 卷 4 期，臺中市：臺灣省牙醫師公會，民 67〔1978〕）

　　牙醫界與牙科密醫的鬥爭，除了積極與中央衛生主管機關溝通，尋求共識外，另一方面也訴諸媒體，尋求輿論支持。在黨國不分的 1970 年代，國民黨為了千餘名齒模工人之從業問題，竟發文指示從政黨員，暫緩取締齒模工人從事牙科醫療行為。當時齒模工會會員人人手持一份「暫緩取締密醫」公文影印本（圖 11-30）以為護身府，歷經省公會數度陳情，省衛生處於

---

16. 同前註。

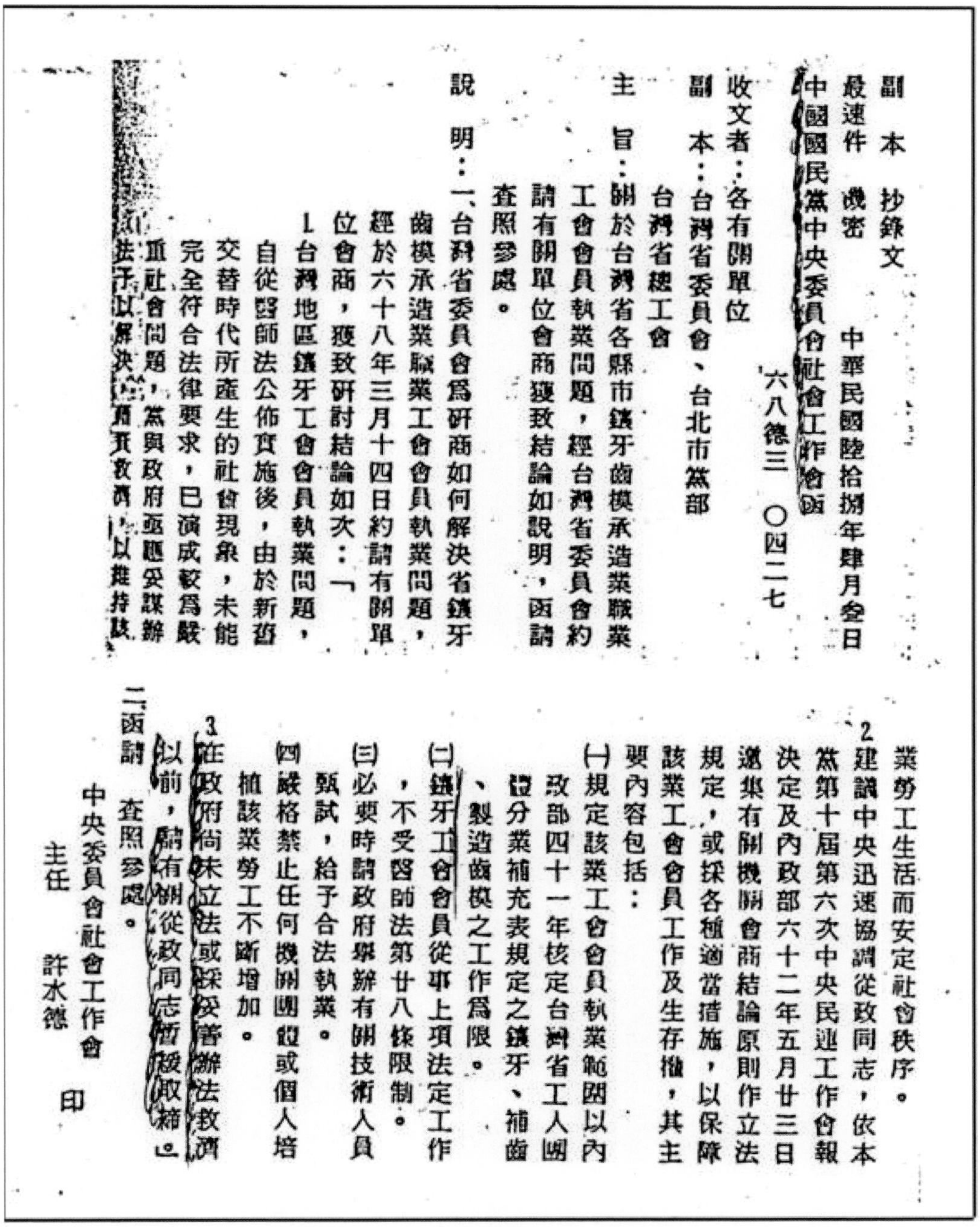

（公文影本）

副本 抄錄文
最速件 機密
中國國民黨中央委員會社會工作會函
中華民國陸拾捌年肆月壹日

收文者：各有關單位
副本：台灣省委員會、台北市黨部
中國國民黨中央委員會社會工作會函
六八德三 〇四二七

主旨：關於台灣省各縣市鎮牙齒模承造業職業工會會員執業問題，經台灣省委員會約請有關單位會商獲致結論如說明，函請查照參處。

說明：一、台灣省委員會為研商如何解決省鎮牙齒模承造業職業工會會員執業問題，經於六十八年三月十四日約請有關單位會商，獲致研討結論如次：

1.台灣地區鎮牙工會會員執業問題，自從醫師法公佈實施後，由於新舊交替時代所產生的社會現象，未能完全符合法律要求，為與政府亞題受謀重社會問題，……以推持該……如法子以解決……頁教西……

2.建議中央迅速協調從政同志，依本黨第十屆第六次中央民運工作會報決定及內政部六十二年五月廿三日邀集有關機關會商結論原則作立法規定，或採各種適當措施，以保障該業工會會員工作及生存抽，其主要內容包括：
(一)規定該業工會會員執業範圍以內，政部四十一年核定台灣省工人團證分業補充表規定之鎮牙、補齒、製造齒模之工作為限。
(二)鎮牙工會會員從事上項法定工作，不受醫師法第廿八條限制。
(三)必要時請政府舉辦有關技術人員甄試，給予合法執業。
(四)嚴格禁止任何機關團體或個人培植該業勞工不斷增加。
3.在政府尚未立法或採救濟辦法救濟以前，關有從政同志衙級取締。

二、函請查照參處。

中央委員會社會工作會
主任 許水德 印

▲圖11-30　暫緩取締密醫的公文影本，此密件引發了牙醫界與牙科密醫間一連串的嚴重衝突。
（照片來源：臺灣省牙醫師公會）

1979年（民國68年）9月21日，發文斷然否認。宣示依醫師法第二十八條取締非法行醫之決心。並強調省衛生處從未奉衛生署做暫緩取締牙科密醫之指示。1979年9月至10月間，《中央日報》[17]、《臺灣日報》、《中華日報》等各大報，均以地方短評專欄，針對暫緩取締密醫公文，加以抨擊。除了見諸報端，林英世亦在電子媒體，針對省衛生處1976年9月30日函轉由衛生

17.《中央日報》於民國68年9月13日第八版之「地方短評」，大意：「以『無照豈可行醫』為題，撰文鄭重指出：『無照行醫』期期以為不可，文中強調：證照之所以需要經過考試而取得是針對專門職業技術人員知識技能的鑑定……何況醫療業務攸關國民健康，甚至影響生命安全，醫師執照更應從嚴發給，如果取得執照與未取得執照的人，一律可以執行醫療業務，良莠不分，固然傷害了考試制度，對國民健康尤具重大威脅。」同前註，頁52。

署所頒發之行政命令，對「整修假牙，清潔齒垢」不屬醫療行為一事，提出了強烈反對的理由[18]。

1976年10月20日，發行《牙醫師通訊》（圖11-31），屬月刊性質，對象為省、市公會、

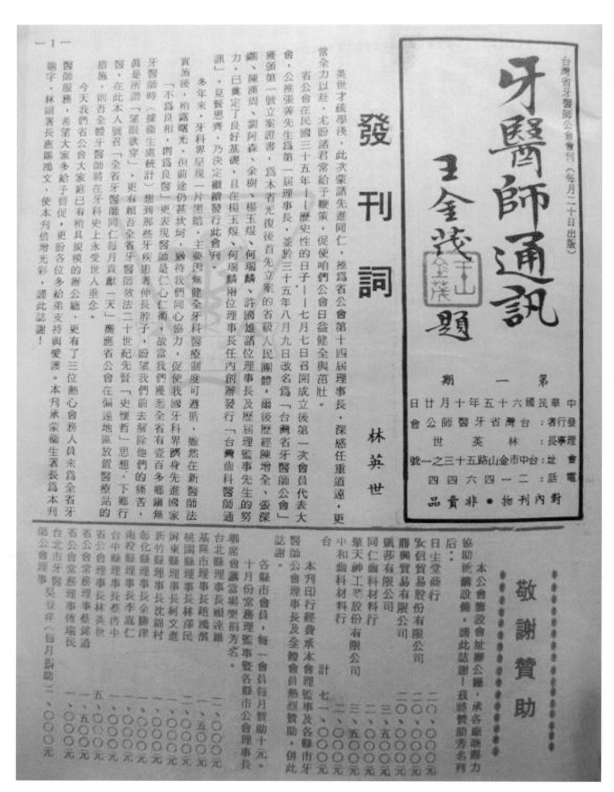

▲圖11-31　1976年（民國65年）10月20日，臺灣省牙醫師公會發行的《牙醫師》月刊雜誌，第一期的封面。此期刊的前身為《臺灣齒科醫師通訊》，發行於1962年9月，其實臺灣牙醫刊物的始祖乃1950年8月10日所創刊之《臺灣齒科醫界》雜誌。
（資料來源：臺灣省牙醫師公會，《牙醫師》1卷1期，臺中市：臺灣省牙醫師公會，民65〔1976〕）

各縣市牙醫師公會全體會員及當時 5 院校牙醫學系學生，計約 4,000 冊。會刊出版至第六卷第九期止，1980 年 3 月，中華民國牙醫師公會全國聯合會正式成立後，與臺北市牙醫師公會會刊同時停刊，委由全聯會發行《牙醫界》月刊。

為創新推動口腔衛生宣導方式，臺灣省牙醫師公會於 1981 年 8 月 3 日，以臺牙醫世字第一四三號函專案建請交通部郵政總局，於翌年 5 月 4 日牙醫師節發行口腔衛生保健郵票，將口腔衛生保健宣導深入基層民眾，可謂為劃時代之創舉[19]。（圖 11-32）

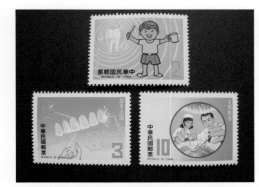

▲ 圖 11-32　1982 年（民國 71 年）5 月 4 日牙醫師節發行的「國民保健郵票─口腔衛生」。告知民眾除了刷牙和使用牙線外，也要定期做口腔健康檢查。。（照片來源：莊世昌）

1974 年，王金茂[20]接掌衛生署以後，提倡「醫道」精神，為了改善基層醫療，即積極推動「加強農村醫療保健計畫」、「地方醫護人員養成計畫」，擴充衛生所設備，普設省立醫院，由其輪派醫師到衛生所服務，並遊說地方醫師公會，支援偏遠地區的巡迴醫療，以紓解鄉下缺醫少藥的困境。臺灣省牙醫師公會與各縣市地方公會，為協助政府推行此一醫療平均分布政策，在偏遠鄉鎮設立「牙科仁愛醫療站」（圖 11-33~38）（後更名為「仁愛牙科診所」），

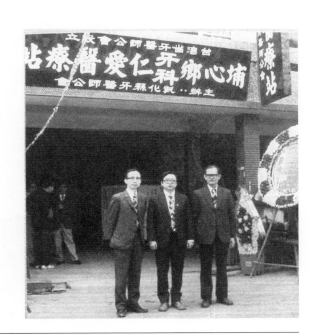

▶ 圖 11-33　彰化縣埔心鄉仁愛牙科診所開診日，省公會理事長林英世（中）、臺中市牙醫師公會理事長陳光榮（左）親臨致賀，與彰化縣理事長余勝津（右）合影。仁愛牙科診所之設置為照顧偏遠地區農村患者，提供醫療服務拉開序幕，亦為牙醫人深耕基層牙科醫療寫下歷史新頁。（照片來源：余勝津）

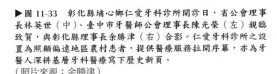

18. 臺灣電視公司於 1980 年 6 月 3 日之「三百六十行」的節目中，製作人陳天君先生對林英世理事長做了一段專訪。林理事長在節目中，概陳牙醫界的困擾，就衛生處於六十五年九月三十日函轉由衛生署行政命令，對「整修假牙，清除齒垢」不屬醫療行為之後，省公會即以強硬立場提出三大具體理由，上書衛生署、中央部會，力促衛生署迅即糾正違反醫師法之行政命令，內容著重於：（一）省公會在偏遠地區普設仁愛牙科診所，就是給衛生當局施加壓力，政府應在鄉鎮衛生所設牙科醫師編制，現在衛生所卻沒有牙科醫師編制和設備。（二）我們公會希望市招要嚴格劃分，有牙醫師資格才是牙科診所，非具牙醫師資格者，應該是齒模承造所，這樣我們相信幾年後，臺灣牙科醫療作業上就會有很大的進步。（三）在全民保險未實施前，10,000 個患者有 1 個牙醫師就夠了，當然全民健保實施是不夠的，現在每年牙醫學系畢業生就近 500 人，相信 5 年後，牙醫師來應付全民健保的需求還是足夠了。（四）醫政單位所謂醫政處，牙科特別可惜，在醫學系有醫科、藥學科、牙科，但是醫政單位沒有牙科編制，所以沒有牙醫師來擬定全民口腔保健工作，整個作業變成外行人來研訂，才會產生衛生署發生違法的行政命令「包括整修假牙，清除齒垢」不屬醫療行為，造成貽笑國際，令人搖頭嘆息！同前註，頁 52。
19. 同前註，頁 53。
20. 王金茂，臺灣宜蘭人，1913 年（民國 2 年生），十幾歲即東渡日本完成初高中學業，進入慶應義塾大學醫學院學醫，畢業後，在母校擔任研究員及講師。臺灣光復後他回鄉，服務於臺灣省行政長官公署衛生局，先後負責防疫、醫政業務。省衛生處成立後，任技術室主任。1948 年公費留學美國哥倫比亞大學，取得公共衛生博士。回臺後，任省立基隆醫院院長 20 年，後出任省立臺南醫院院長。1971 年衛生署成立，任副署長，隔年接掌臺灣省衛生處，1974 年升任衛生署長，1981 年退休，同年 3 月 21 日病逝臺北，享壽 90。

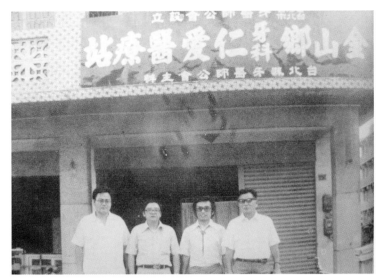

◀圖 11-34　臺北縣金山鄉牙科仁愛醫療站。1977
年（民國 66 年），臺灣省牙醫師公會理事長林英世
（左二），陪同應邀訪華之日本齒學博士槙野教授
（右二），坂本副教授（右一），參觀該醫療站時，
與駐站醫師張齊家（左一）合影。
（圖片來源：臺灣省牙醫師公會，《牙醫師》1 卷 11
期，臺中市：臺灣省牙醫師公會，民 66〔1977〕）

▼圖 11-35（左）　南投縣鹿谷鄉牙科仁愛醫療站。
1977 年（民國 66 年）7 月 2 日，衛生署長王金茂（左
一）由臺灣省牙醫師公會理事長林英世（左二）陪
同，巡視該醫療站；右一為省衛生處長吳充第。
（圖片來源：臺灣省牙醫師公會，《牙醫師》1 卷 10 期，
臺中市：臺灣省牙醫師公會，民 66〔1977〕）

▼圖 11-36（右）　南投縣鹿谷鄉牙科仁愛醫療站。
1977 年（民國 66 年）7 月 2 日，臺灣省牙醫師公會
理事長林英世巡視該醫療站時，駐診醫師吳台陽看
診的情形。
（圖片來源：臺灣省牙醫師公會，《牙醫師》1 卷 10 期，
臺中市：臺灣省牙醫師公會，民 66〔1977〕）

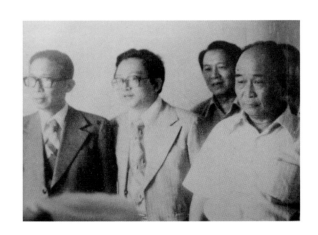
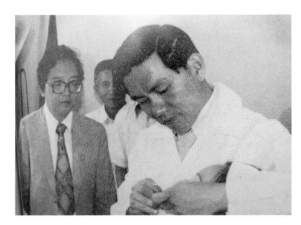

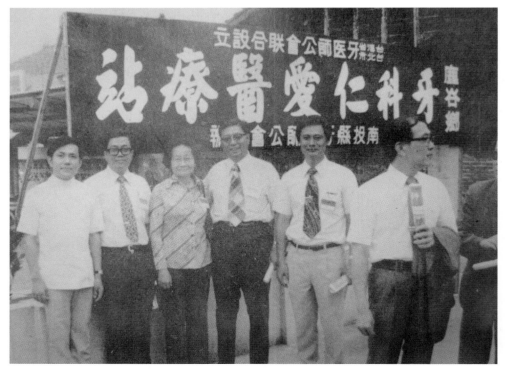

◀圖 11-37　南投縣
鹿谷鄉牙科仁愛醫療
站。1978 年（民國 67
年）5 月 10 日，大學
院校科技教授醫學組
國家建設參觀團，參
觀該牙科仁愛醫療
站，與駐站醫師吳台
陽（左一）合影；圖
中左三為臺大教授關
學婉，左四為國防教
授徐奎望。
（圖片來源：臺灣省
牙醫師公會，《牙醫
師》2 卷 10 期，臺中
市：臺灣省牙醫師公
會，民 67〔1978〕）

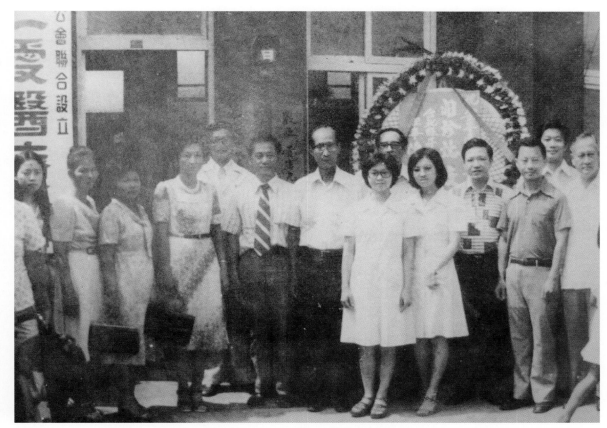

▲圖 11-38　1977 年（民國 66 年）8 月 28 日，臺南市安平區牙科仁愛醫療站開診；邀請臺南市長張麗堂夫人（左四）剪綵，臺南市牙醫師公會
理事長蔡高山（左中打領帶）揭幕，圖為開診後於醫療站門口之合影。
（圖片來源：臺灣省牙醫師公會，《牙醫師》1 卷 12 期，臺中市：臺灣省牙醫師公會，民 66〔1977〕）

尤其難能可貴者，推行此計劃完全由牙醫界熱心人士支援捐獻，而無政府之補助。依據林英世
在《推行仁愛牙科醫療站史誌》之記載，推行之初衷與目的是（1）照顧偏遠地區低收入患者。
（2）促使衛生主管機關重視農村鄉鎮衛生所，迅速補助經費設置牙醫師名額編制及牙科醫療
設備。（3）協助政府醫療平均政策。（4）都市牙醫診所密度過高，疏導下鄉開業，避免同業惡
性競爭。（5）為各院校牙醫系學生開拓新市場。（6）爭取勞保局在偏遠地區設立勞保牙科門診，
使鄉村農民享有都市化、現代化之牙科醫療服務。（7）促進政府實施「全民健康保險」，並為「全
民健保」鋪路。基此理念，「牙科仁愛醫療站」之設立，在牙醫界堅定的共識下，隨即如火如
荼地展開，自 1976 年 11 月起至 1981 年 5 月止，總共成立了 15 個醫療站，對於提供偏遠地牙
科醫療，嘉惠貧苦牙科病患，做出了最大的貢獻。茲列於表 11-2 分述之。

「偏遠地區仁愛牙科診所之設立起源於響應當時政府推行醫療平均分布政策，提供無牙醫
師鄉鎮之現代化牙科醫療，其努力成果在備受主管機關衛生署肯定之後，也催生了偏遠地區鄉
鎮衛生所牙科門診之設置。在仁愛牙科醫療站逐漸設立的過程中，產生了一個偏遠地區牙科患
者無法適用勞保門診的問題（圖 11-39）。因此當林英世積極向當時衛生署署長王金茂陳情，
希望偏遠地區仁愛牙科診所能夠承辦勞工牙科門診，以嘉惠勞工患者，此舉不但奠定了嗣後牙
科勞保門診全面開放的基礎，也為『全民健康保險』做了開路先鋒。」

表 11-2 臺灣省牙醫師公會設立偏遠地區無牙醫師鄉鎮仁愛牙科診所成果表

項次	設立時間	鄉鎮名稱	駐診醫師	備註
1	1976.11.12	彰化縣埔心鄉	黃洽培	在彰化縣牙醫師公會理事長余勝津出錢出力，精心策劃下，率先響應。為照顧偏遠地區農村患者提供醫療服務拉開序幕，亦為牙醫人寫下歷史新頁。由於當時衛生主管機關不甚重視，故無官員蒞臨關切。據載，此醫療站之牙科治療椅設備乃由臺中市牙醫師公會理事長林英世先慈林張煦太夫人捐贈，且當場有牙醫師曹清輝慨捐治療椅一組，共襄盛舉。
2	1976.12.17	臺中市西屯區	張思忠	經媒體分別報導後，震撼了行政院衛生署。署長王金茂指派副署長林朝京專程蒞臨指導，除了讚譽牙醫界的義舉外，並將省公會設置仁愛牙科診所的有關資料攜回，詳細呈報署長。
3	1977.03.19	臺北縣金山鄉	張家齊	據載，本醫療站設備悉由立法院捐贈。
4	1977.04.24	新竹縣新埔鄉	羅世健	凡列級貧民治療，一切免費。開診日起 7 天內一般患者就醫，均予免費優待。
5	1977.06.27	南投縣鹿谷鄉	奚台陽	衛生署特派保健科許錦泉科長，省社會處派第二科李樹賢科長蒞臨指導。衛生署長王金茂隨即於 7 月 2 日親臨視察。
6	1977.08.28	臺南市安平區	方德政	開診首日即有 40 多位患者就醫，凡列級貧民或自強戶求診一律免費，一般民眾七折優待。
7	1978.09.24	苗栗縣卓蘭鎮	解雄三	省衛生處郭紀世股長、縣衛生局局長邱創祺蒞臨指導。
8	1978.10.08	彰化縣二水鄉	施光宏	副總統謝東閔親筆專函致賀。衛生署署長王金茂亦專電道賀，並對省公會繼續貫徹協助政府推行醫療下鄉運動深表肯定與感謝。
9	1979.09.02	臺北縣蘆洲鄉	余明憲	開診當日，北市、北縣兩公會各捐 20,000 元支援。臺北市牙醫師公會前任理事長李英祥捐贈漱口杯，現任理事長陳信甫捐贈候診室沙發椅。
10	1979.12.02	新竹縣關西鎮	羅煥聰	新竹縣長林保仁、議長邱泉華、衛生局長宋建亞等地方首長均應邀觀禮，盛極一時。
11	1980.05.20	臺南縣仁德鄉	鄭光雄	省衛生處、縣衛生局均派員蒞臨指導。
12	1980.10.19	新竹縣新豐鄉	鄔克強	行政院衛生署署長王金茂在未預告下，第二次親臨仁愛診所致賀，一行由衛生局局長宋建亞陪同，於開診上午 10 時抵達，臺中市牙醫師公會理事長林英世與新竹縣公會理事長沈錦村親自接待，王金茂在聽取簡報後，巡視診所牙科醫療設備，垂詢鄔克強近況，並向王金茂說明志願下鄉的目的是為了響應省公會的號召而下鄉服務。署長頻頻點頭，表示嘉勉。
13	1981.02.15	臺北縣五股鄉	黃朝國	黃朝國原開業於臺北市，有鑒於市區內牙科診所林立，密度過高，形成同業惡性競爭，經北縣公會理事長李敬勇熱心輔導，毅然離開都市生活，志願下鄉，在偏遠鄉鎮擔任駐診醫師，其志節令人欽佩。
14	1981.03.08	新竹縣香山鄉	張彌	此第一位女醫師選擇在婦女節開診，別具意義。省府主席林洋港特以專電致賀。
15	1981.05.10	臺南縣新市鎮	施振中	施振中為響應省公會醫療下鄉運動，申請志願自費在新市鄉設立仁愛診所，為偏遠地區患者提供現代化醫療服務，是開創牙醫界推行醫療下鄉設立仁愛診所之首例，也是呈獻給母親的獻禮。他本是農家子弟，原執業於臺北市，在其母親偉大之啟示下，志願下鄉，為桑梓貢獻一份心力，為自強戶提供免費治療，充分表現了年輕醫師之崇高情操。

資料來源：臺灣省牙醫師公會

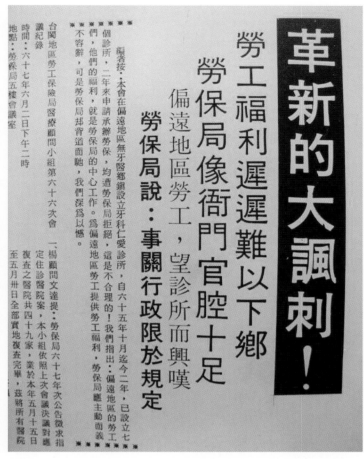

▲圖 11-39 1978 年（民國 67 年）6 月 2 日，臺灣省牙醫師公會為了牙科仁愛診所無法辦理勞保門診，向勞保局請願，卻遭拒絕。
（資料來源：臺灣省牙醫師公會，《牙醫師》2 卷 12 期，臺中市：臺灣省牙醫師公會，民 67〔1978〕）

在密醫橫行的年代，衛生主管機關的重視執法與提高一般民眾對牙科醫療的認知已成為當務之急。在牙科仁愛診所設置的過程中，無形中建構了與中央機關的溝通管道，省公會與各縣市公會理事長與行政院衛生署、省府衛生處、縣市政府衛生局等主管官員有更多接觸的機會，政府當局對牙醫界的處境與需求亦更加了解，對於積極取締非法牙科密醫，匡正牙科醫療制度，提供了莫大的助力。仁愛牙科診所的深入基層民眾，提高了民眾正確認識牙科醫療，重視口腔衛生保健的意識，同時也成為對抗牙科密醫的一劑良方。林英世謙卑地說：「省公會的一切成果應歸功於第十四屆、第十五屆理監事及縣市公會理事長暨全體會員同仁襄贊支持，共同打拚，一切榮耀應由全國牙醫師分享。」[21]

（12）第十六屆理事長　林澤民

1982 年（71 年）7 月 4 日，原桃園縣牙醫師公會理事長林澤民（圖 11-40）獲選為臺灣省牙醫師公會第十六屆理事長。此時省公會會館籌設案已進入最後緊鑼密鼓的階段，建館地址決議設於臺中市甘肅路一段 220 巷 20-2 號 2 樓，並於 1984 年 4 月 22 日，正式落成啟用，誌碑紀念[22]。（圖 11-41）

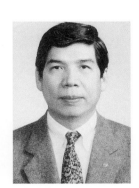

◀圖 11-40 林澤民
臺灣省牙醫師公會第十六屆理事長。卸任後，致力於撰述《臺灣省牙醫師公會會誌》，奈因精省而告終。2007 年 6 月 27 日逝世。
（照片來源：臺灣省牙醫師公會）

---

21. 同前註，頁 138。
22. 會館落成紀念碑碑文如下：「本會成立以來，沒有固定會館，每屆召開會員代表大會均有建館之議，第十六屆理監事會依據大會決議，訂定建館基金籌募辦法，樂捐三千元以上者刻名大理石紀念碑，全省會員同仁熱烈響應認捐，建館順利進行，於 73 年 4 月 22 日正式落成，值茲會館落成，爰將樂捐芳名依序錄后，以誌永久紀念。」

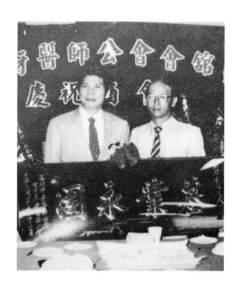

◀圖 11-41 1984 年（民國 73 年）4 月 22 日，臺灣省牙醫師公會會館落成慶祝酒會；高雄市牙醫師公會理事長黃志安（右），以「基業永固」匾額誌賀，由省公會理事長林澤民（左）接受。
（照片來源：臺灣省牙醫師公會）

（13）第十七、十八屆理事長　蔡啟中

　　自 1984 年 7 月起之 6 年中，由原臺中市牙醫師公會理事長蔡啟中（**圖 11-42**）接任臺灣省牙醫師公會理事長，為期 2 屆。接任之初，鑒於公會章程限制，致使部分地方公會失去參與省公會會務之機會，亦使公會會務之推動，窒礙難行，蔡啟中認為如此長久下去，必會使省公會力量分散，難以發揮牙醫界團結之力量，於是依陳榮光之建議，進行章程之修改，增加理監事名額，擴大參與層面[23]。因此，蔡啟中於理事長內，與理監事暨各縣市理事長間，相處融洽，和睦共事；諸如地方公會間有意見相左時，蔡啟中皆能從中斡旋，獲得圓滿解決，其調和鼎鼐，疏通八方之能力，深獲後人之肯定。

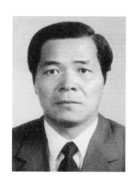

◀圖 11-42
蔡啟中
臺灣省牙醫師公會第十七與第十八屆理事長。2000 年 11 月 26 日，與世長辭。
（照片來源：臺灣省牙醫師公會）

（14）第十九屆理事長　許龍俊

　　1991 年 7 月，許龍俊（**圖 11-43**）接任第十九屆理事長。為落實所有理事均有參與公會實務之運作，而建立了輪值制度，由理事群分 6 組，每組常務理事 1 名，理事 3 名，於每月召開理事會時，由輪值該組負責監督會議建議或決議案之執行。

　　1991 年 10 月，許理事長因故身繫囹圄，至 1992 年 5 月 18 日，獲無罪釋放，其間由常務理事陳光琛代理理事長一職。（**圖 11-44**）

　　當時由於幾近 90% 的牙科診所沒有承辦公保，因此省公會密切配合全聯會所成立之保險策進會，積極爭取公保牙科特約門診比照勞保全面開放，由省公會行文全聯會向中央信託局及全體立法委員提案，督促行政院採納。

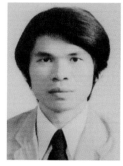

▲圖 11-43 許龍俊
臺灣省牙醫師公會第十九屆理事長。由於對政治之熱衷，曾於 1991 年 10 月，以「預備叛亂」之名，被執政當局羅織入罪，1992 年 5 月 18 日，被無罪釋放。
（照片來源：臺灣省牙醫師公會）

23. 其修改章程內容為：「原章程第十三條原條文：本會設理事二十五人組織理事會，監事七人組監事會，修改後為：設理事三十一人組織理事會，監事九人組監事會。原章程第十五條條文：理事會設常務理事七人，由理事互選之，選舉理事長時再由理事會在常務理事中選出一人為理事長，監事會設常務監事一人，由監事互選之，修改後為：理事會設常務理事九人，由理事互選之，監事會設常務監事一人，由監事互選之，各以得票多數者為當選，各常務理事或常務監事如有缺額時，由理事或監事補選之，其任期以補足前任任期為限。」同前註，頁 66。

中華民國牙醫師公會全國聯合會嚴重關切
台灣省牙醫師公會理事長許龍俊醫師被捕聲明

就檢察機關羈押台灣省牙醫師公會理事長一案，本會聲明如下：

一、人民言論及結社之自由，為憲法保障之基本人權，不容任意侵害。台灣地區既已解除戒嚴，動員戡亂時期亦經總統宣告終止，自應回復民主憲政之常軌，積極保障人民之基本權利，以謀國家社會之長治久安。許龍俊醫師案，與政府尊重多元化思想之憲政理念有所抵觸，尤恐將造成民間社會之惶恐不安，盼當局三思之。

二、許龍俊醫師於牙醫界夙具聲望，故受推選擔任台灣省牙醫師公會理事長。於從事牙醫工作期間，許龍俊醫師擁有固定之住所及職業，更無任何犯罪紀錄，質之常理，顯無逃亡之可能。檢察機關就犯罪事實及羈押理由並未充分說明，其羈押處分，具有嚴重之瑕疵。本會就此處分難以贊同。

三、為彰顯政府維護人權與法制之決心，及對人民團體之信任與尊重，切盼檢察機關妥當適用法律、考量個案情節，盡速保釋許龍俊醫師，補救羈押不當之失，以得其平。

四、本會及全體牙醫師基於同仁情誼，謹向許龍俊醫師及其家屬表達深切關心之意。

理 事 長：高資彬
常務監事：邱奕彬

中 華 民 國 八 十 年 十 月 二 十 二 日

◀圖 11-44　1991 年（民國 80 年）10 月，臺灣省牙醫師公會理事長許龍俊疑因主張廢除刑法一○○條，以「預備叛亂」之嫌被捕，中華民國牙醫師公會全國聯合會於 10 月 22 日發表嚴重關切聲明，以資聲援。
（資料來源：中華民國牙醫師公會全國聯合會，《牙醫界》10 卷 10 期，臺北市：中華民國牙醫師公會全國聯合會出版委員會，民 80〔1991〕）

在密醫的問題方面，由於牽涉甚廣，理事會一致認為若法律無法解決，應可循政治運作解決，並薦請全聯會建議政府將牙科治療以列入醫療用品管制項目，以為釜底抽薪之計。

（15）第二十屆理事長　蕭正川

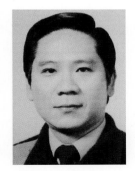

▲圖 11-45　蕭正川
臺灣省牙醫師公會第二十屆理事長。
（照片來源：臺灣省牙醫師公會）

1994 年 7 月 10 日，蕭正川（**圖 11-45**）當選為第二十屆理事長。由於全民健保實施在即，因此此屆省公會最主要的任務大多著眼於實施前的準備工作。首先組成全民健保諮詢委員會，增設秘書處，設秘書長 1 人（**後經省府社會處指示：本會秘書長名稱及工作性質亦與會務人員混淆，因此決定改稱為執行長**），由邱奕彬擔任，並公推郭長燦出任全民健保諮詢委員會主委。建議政府儘早實施總額預算制，牙科部分應採用就診手冊，以代替健保卡，以總醫療支出之 15% 為要求。並指定全省各區召集人，臺北區為蕭正川、北區為黃亦昇、中區為郭長焜、南區為盧勝一、高屏區為王興土及東區為徐正隆等。同時委請法令制度委員會研訂「全民健保會員自律公約」，由各縣市公會共同簽署，籲請會員醫師重視醫療品質為主要訴求。

另外，為了教育民眾重視與維護口腔衛生，以台北市牙醫師公會出版，賴弘明所著之《牙醫師實用手冊》為基礎，委由呂炫堃與黃啟祥撰寫，發行省公會有史以來第一本牙周病手冊－《牙周病治療手冊》，教育民眾，牙周病的主因及其預防之道，圖文並茂，彌足珍貴。

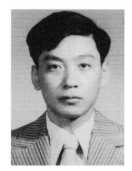

▲圖 11-46　陳光琛
臺灣省牙醫師公會第二十一屆理事長。
（照片來源：臺灣省牙醫師公會）

（16）第二十一屆理事長　陳光琛

　　1997 年 6 月 15 日，陳光琛（圖 11-46）接任第二十一屆理事長。先前成立之「牙醫事業廢棄物委員會」更名為「環保委員會」，名稱簡化，省縣統一。頃奉省府指示：「為避免與其他醫事公會發生誤解，再改名為『牙醫事業環保委員會』。」

　　臺灣省凍省後，形同廢省；數年後，省級團體必將消失，因此在 1999 年 7 月 25 日，第一次臨時會員代表大會中決議，授權理事會編纂《臺灣省牙醫師公會會誌》，作為牙醫人之歷史傳承。

　　1999 年 4 月 8 日，省公會應邀前往湖北醫科大學（**現已更名為武漢大學**）口腔醫學院訪問，並與之簽訂合作交流協議書[24]，由該校口腔醫學院院長樊明文與省公會理事長陳光琛共同簽署，以促進彼此交流。

　　2000 年初，衛生署擬將鑲牙生與齒模製造技術員納入醫師法管理中。倘這群未受過正規專業訓練的人士納入醫師法管理後，側身在牙醫師的行列，也從事牙科醫療行為，從洗牙、裝戴假牙、填補牙齒，由另類牙醫師開始，漸次達到成為牙醫師的目的。此政策無異是「盲人騎瞎馬」，視民命如草芥。由於修正會議將於同年 10 月 28 日結束，危機迫在眉睫，因此理事會授權理事長統籌一切反對措施，並動用會務發展基金，邀請全聯會共同分擔經費，於各媒體刊登廣告，以結合社會各界力量，反對此案在立法院通過。本案事關重大，理事長陳光琛以穩健的智慧，運籌帷幄，做出了處變不驚的敏銳措施，以「臺灣省牙醫師公會的怒吼」為主題，在立法院請願接待處舉行記者會，並透過吳祺祥力邀立法委員林耀興等 20 多位立法委員同時舉行聽證會，並蒙出席委員之全力支持聲援，達成了以下的結論：「醫師法部分條文修正草案第四十一條之三，有關鑲牙生與齒模製造技術員等二類之業務範圍及其存續期限相關規定，牙醫師公會堅決反對，認為第四十一條之三並非行政程序法所稱之授權條款，而是鑲牙生與齒模製造技術員之過渡條款，且不當擴大其業務範圍，故予以刪除，並同意將來協助中央衛生主管機關釐清鑲牙生與齒模製造技術員之業務範圍。」會後牙醫界向衛生署提出最嚴厲之譴責與抗議，要求衛生署斷然停止運作，以免禍國殃民。衛生署終於將該案相關混淆牙科醫療制度之條文予以刪除，為我牙醫界再創一歷史之新頁。（圖 11-47~48）

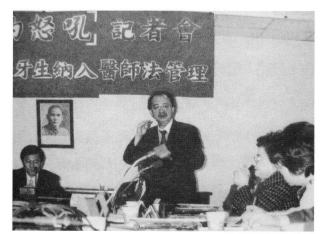

▲圖 11-47　1999 年（民國 88 年）10 月 27 日，臺灣省牙醫師公會於立法院舉行「牙醫師的怒吼」記者會；圖中為立委柯建銘振詞發言。
（圖片來源：中華民國牙醫師公會全國聯合會，《臺灣牙醫界》19 卷 1、2 期，臺北市：中華民國牙醫師公會全國聯合會出版委員會，民 89〔2000〕）

---

24. 其內容：「（1）鼓勵雙方醫學管理人員的互訪和臨床醫療人員進行學術交流。（2）鼓勵雙方學科間進行合作研究，並在工作與生活方面提供方便。（3）根據各自的優勢向對方提供管理、臨床、教學及科研方面的支持與協助。」

牙醫師的怒吼！

激烈抗議將齒模工、鑲牙生納入醫師法管理

衛生署擬於最近將齒模工、鑲牙生納入醫師法管理，此等作為真如晴天霹靂，讓我全體牙醫師同仁憤慨不已。

齒模工、鑲牙生對輔助牙醫師的貢獻，雖是有目共睹，但是，這一群未受過正規、專業訓練的人士，竟然要在納入醫師法管理之後，躋身在牙醫師的行列，也從事牙醫療的行為，此無異「盲人瞎馬」，視民命如草芥，我們提出嚴重的抗議。

半年前，衛生署即聯合齒模工、鑲牙生秘密作業，據聞是另有企圖。這種事，如果不攸關民眾生命安全，倒也無可厚非，令人驚訝的是，衛生署竟公然違反憲法第一七二條之精神，拿民眾生命安全大開玩笑！

齒模工、鑲牙生果真納入醫師法管理，將步步進逼，啃蝕健保大餅，從洗牙、裝假牙、填補牙齒…，由另類牙醫師開始，漸次達到成為牙醫師的目的，此等企圖，昭然若揭，衛生署難道視若無睹！

我們要求、我們抗議，我們要衛生署懸崖勒馬，立即中止此等不法行為，否則的話，一切嚴重後果要由衛生署來承擔。

台灣省牙醫師公會
理事長 陳光琛 常務理事 廖桂輝
常務理事 林錦聰 常務理事 柯宗煒

常務理事 朱子文	常務理事 張恒富	
常務理事 王興土	理事 吳嘉仁	
執行長 蔡國明	理事 李明峻	理事 蔡麟飛
理事 李柄輝	理事 陳信忠	理事 董關德
理事 張正宜	理事 吳祺祥	理事 吳哲夫
理事 林義成	理事 林滉津	理事 徐思恒
理事 曾志達	理事 黃英輝	理事 汪振宗
理事 呂軒東	理事 邱雲泉	監事 劉正芬
常務監事 顏國安	監事 林光南	監事 張治宏
監事 范光周	監事 范銘麟	監事 巫容團

全省各縣市牙醫師公會理事長

基隆市 潘馨陽	嘉義市 孫茂彬	
台北縣 王培坤	嘉義縣 馮茂倉	
桃園縣 張國偉	台南市 李景陽	
新竹市 黃明燦	台南縣 盧勝一	
新竹縣 廖立民	高雄縣 邱明郎	
台中縣 黃廷芬	屏東縣 葉君宇	
苗栗縣 余明美	台東縣 許正德	
台中市 張明達	花蓮縣 劉德榮	
彰化縣 陳長泰	宜蘭縣 林保三	
南投縣 林慶全	澎湖縣 鄭紹銘	
雲林縣 林德明		

◀圖11-48 1999年（民國88年）10月27日，臺灣省牙醫師公會於立法院舉行「牙醫師的怒吼」記者會；此為記者會中，所發表之聲明。（資料來源：中華民國牙醫師公會全國聯合會，《臺灣牙醫界》19卷1、2期，臺北市：中華民國牙醫師公會全國聯合會出版委員會，民89〔2000〕）

（17）第二十二屆理事長　吳祺祥

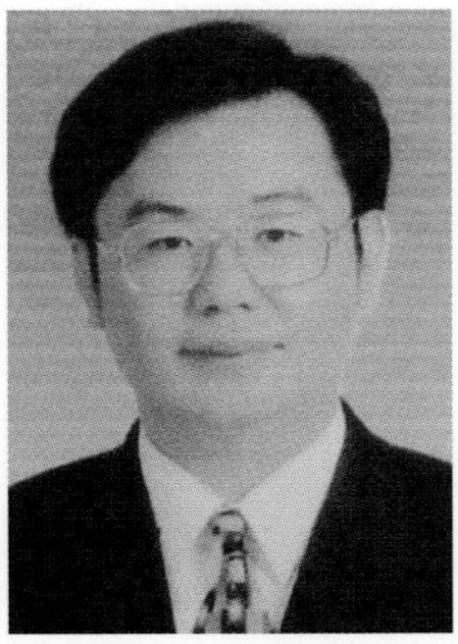

▲圖11-49 吳祺祥
臺灣省牙醫師公會第二十二屆理事長。在其任內，因凍省之故，2003年（民國92年）6月，成立58年的臺灣省牙醫師公會宣告解散，走進歷史。
（照片來源：臺灣省牙醫師公會）

　　2000年7月2日，吳祺祥（圖11-49）當選為省公會第二十二屆理事長。由於廢省在即，接任之初，即將處理省公會會產與公會史誌編纂列為重要工作，故積極籌組「會誌編纂委員會」，敦聘前省公會第十六屆理事長林澤民為主任委員（**依2002年3月3日第八次理事會暨各縣市理事長會議之決議**），戮力從事。

　　吳祺祥任內之二大事蹟應屬「寶嚼計畫」之推動與空難鑑定之協助。在「寶嚼計畫─口中有愛」的推動方面，乃得力於臺灣世界展望會中區辦事處主任全國成與醫師蘇隆顯之鼎力相助。此計畫源起於2001年年初的一場資助人座談會中，佳山口腔醫療服務隊的蘇隆顯向臺灣世界展望會中區辦事處主任全國成分享他們團隊在偏遠地區醫療服務的心得。他說：「每次他們在山地服務學童時，總會有當地居民來要求看牙，而老年人一張開嘴巴，最大的問題就是缺牙。」臺灣世界

展望會秉持基督的愛心，長期從事公益，特別關心原住民弱勢團體的需要。在921大地震以前，即有為獨居老人送餐活動；到地震之後，救援物資不斷的湧入；此時，全國成赫然發現老人們在飲食上的一個困擾，那就是有食，卻不得善食。當下2人有了共識，假如能夠尋找到經費和支援，就能夠來重建災區無依老人的假牙。當蘇隆顯將此構想提到省公會理事會議時，立即獲得了熱烈的迴響。另一方面，臺灣世界展望會亦籌募到近400萬元的假牙重建經費，「寶嚼—口腔有愛」[25]：災區原鄉無依老人咀嚼功能重建計劃，於焉展開。

寶嚼計畫總共動員了52位牙醫師[26]，製作假牙經費為533萬餘元，共製作假牙296付，受益個案158人。其間曾受中山醫學大學牙醫學系主任廖保鑫安排全口假牙臨床實務的大力協助，始克竟功。（圖11-50~57）

在參與空難遺體鑑識方面，2000年（民國89年）10月31日，象神颱風襲臺，新加坡航空一架編號SQ-006班機於桃園中正機場失事，造成嚴重傷亡。理事長吳棋祥協同全聯會理事

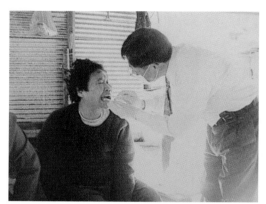

▲圖11-50

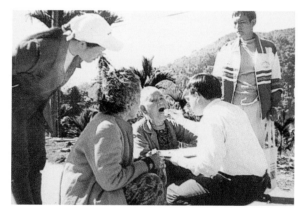

▲圖11-51

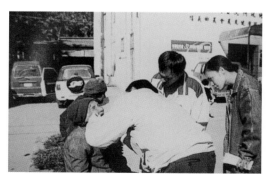

▲圖11-52

圖11-50~53　寶嚼計畫：工作人員進行篩選核對。
（圖片來源：中華民國牙醫師公會全國聯合會，《臺灣牙醫界》
21卷11期，臺北市：中華民國牙醫師公會全國聯合會出版委
員會，民91〔2002〕）

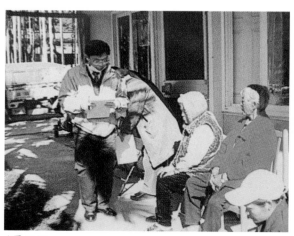

▲圖11-53

---

25. 寶嚼是寶吾嚼以及人之嚼的簡稱，是借用《禮記‧禮運》篇句：「老吾老以及人之老」架構而來。
26. 創新牙醫師形象團隊執行寶嚼計畫參與芳名承作執行醫師：「王光傑、王俊凱、王慶淞、王豐隆、石家壁、余守正、吳友仁、吳河城、宋希聖、宋彥明、李名振、李鴻佑、林介民、林志揚、林志興、林彥璋、林清雲、紀信國、徐慶中、袁丁民、張元彥、張百霖、張緯邦、張樹幅、許三美、陳完如、陳志清、陳俊華、陳為伯、陳錦標、傅世忠、曾季歆、黃昭憲、黃博鴻、楊全斌、趙承志、劉建宏、蔡光佑、鄭家茵、盧崇德、賴世禎、謝文益、簡樹源、羅培輝、嚴世傑、蘇健含」。

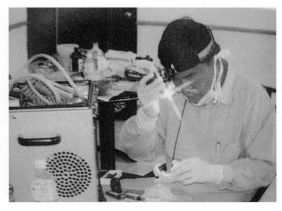
▲圖 11-54

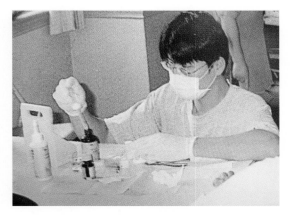
▲圖 11-55

圖 11-54~55　實齒計畫；牙醫師於工作站執行義齒製作。
（圖片來源：中華民國牙醫師公會全國聯合會，《臺灣牙醫界》21 卷 11 期，臺北市：中華民國牙醫師公會全國聯合會出版委員會，民 91〔2002〕）

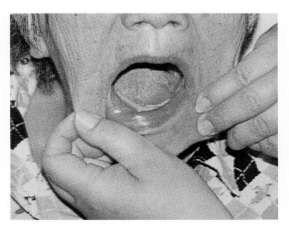
▲圖 11-56

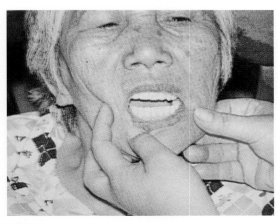
▲圖 11-57

圖 11-56~57　實齒計畫；老人家裝戴義齒前後。
（圖片來源：中華民國牙醫師公會全國聯合會，《臺灣牙醫界》21 卷 11 期，臺北市：中華民國牙醫師公會全國聯合會出版委員會，民 91〔2002〕）

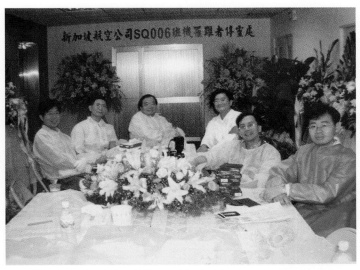
▲圖 11-58　2000 年（民國 89 年）10 月 31 日，新航空難，參與遺體鑑識的醫師於罹
難者停靈處前留影。左二，王金勝；左三，邱奕彬；右三，楊全斌
（照片來源：楊全斌；中華民國牙醫師公會全國聯合會，《臺灣牙醫界》19 卷 12 期，
臺北市：中華民國牙醫師公會全國聯合會出版委員會，民 89〔2000〕）

長黃亦昇，率領牙醫界菁英，投入鑑識及比對工作。僅於 4 天半的時間，即完成艱難的鑑識工作，贏得國內外一致的好評。（圖 11-58）

2002 年（民國 91 年）5 月 25 日，華航班機於澎湖外海失事墜毀，機上所有乘客全數罹難。省公會與全聯會再度攜手，投入鑑識工作。由於此次空難發生於海上，再加上天氣炎熱，致使遺體

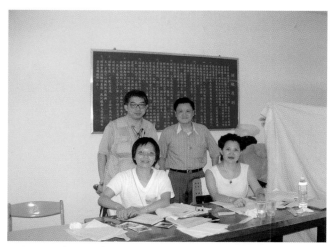

▲圖 11-59 澎湖空軍基地室內運動場臨時驗屍間旁，跟刑事警察局爭取了一個小區塊，當成整理資料處，前左為澎湖衛生局的牙醫師，後左為法醫研究所教授蕭開平。
（照片來源：李碩夫、王貴英）

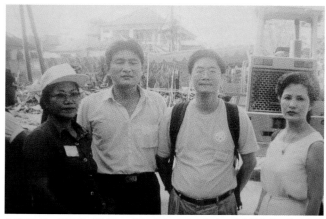

▲圖 11-60 2002 年（民國 91 年）10 月 18 日，印尼巴里島爆炸案，我牙醫界積極參與鑑識。右起：王貴英、楊全斌、許世明。
（照片來源：楊全斌，提供；中華民國牙醫師公會全國聯合會，《臺灣牙醫界》21 卷 12 期，臺北市：中華民國牙醫師公會全國聯合會出版委員會，民 91〔2002〕）

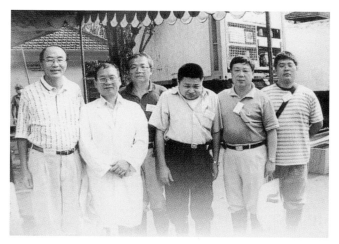

▲圖 11-61 在印尼巴里島爆炸案中，犧牲奉獻的臺灣法醫人身鑑定團隊成員。右起：劉永德、黃亦昇、吳木榮、郭首男、劉景勳、史維德。
（照片來源：郭首男，提供；中華民國牙醫師公會全國聯合會，《臺灣牙醫界》21 卷 11 期，臺北市：中華民國牙醫師公會全國聯合會出版委員會，民 91〔2002〕）

腐爛快速，鑑識上益加困難。我牙醫界專業菁英幾乎傾巢而出，前後共出動 88 人次，協助處理空難善後，當是我牙醫界憑其專業能力，對社會做出最大的貢獻。（圖 11-59）

此外，2002 年 10 月 18 日，發生於印尼巴里島的爆炸案，死傷慘重，我牙醫界亦積極參與鑑識工作，幫助了無數罹難者家屬，贏得了國際人士的尊敬與讚美。其中最值得一提的是李碩夫之賢妻王貴英女士（圖 11-60~63），當有災難發生時，總是衝鋒陷陣，義無反顧，如此一女流之輩，竟能擔此如此艱鉅任務，無所畏懼，實令人敬佩萬分，堪稱「一代法醫女俠」，足為後世之典範。

1998 年（87 年）12 月 21 日，「臺灣省政府暫行組織規程」正式生效，「凍省」開始。因此關於省公會之存廢問題，遂於 2000 年 8 月 6 日之第二次理事會暨各縣市理事長會議中，委請法制委員會收集相關資料，積極著手處理。11 月 5 日，該會決議：「因應醫師法條文部分修正，省公會存廢及不動產處理宜參考省醫師公會精簡辦理，並委請黃天經規劃相關事宜。因應醫師法修正案之實施，省公會應於四年內解散。」故於 2001 年 7 月 15 日之第二次會員代表大會中，做了以下之決議：「（一）省公會資產移至全聯會，須為有償方式，核估所有資產價值，由全聯會以等價格

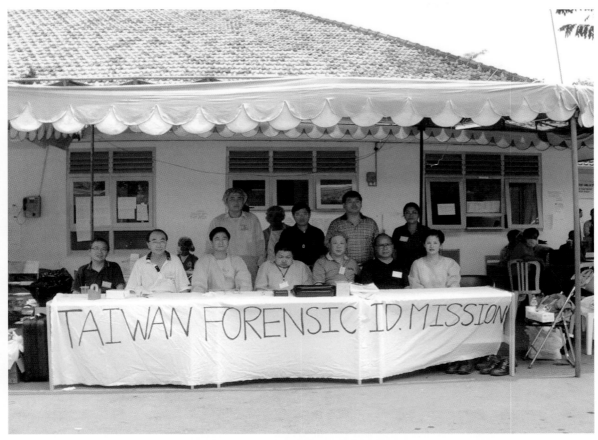

▲圖 11-62　在印尼巴里島爆炸案中的臺灣法醫人身鑑定團隊，為臺籍旅客郭敏慧的遺體鑑識做出了最大的貢獻。前排右起：王貴英、印尼醫生、黃亦昇、吳木榮、楊全斌、史維德、郭首男；後排左起：許世明。
（照片來源：李碩夫、王貴英）

承購，至於付款方式，可以抵繳會費或其他方式行之。（二）若要求省公會提供現有資產，則對北、高二市公會須作相對回應—捐出會館或依會員人數比例捐出代替金。（三）上述方案均不被全聯會接受時，則省公會應自行處分其財產，並將所餘款項依照會員人數比例，轉發給 21 個縣公會。」

2002 年 9 月 29 日，第 10 次理事會暨各縣市理事長會議補充其細節為：「（一）出售會館所得資金抵繳全聯會會費。（二）有償贈與委請理事會與全聯

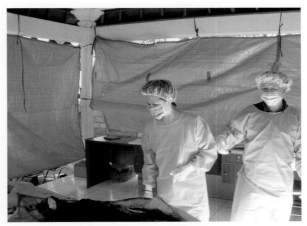

▲圖 11-63　在印尼巴里島爆炸案中，面對焦黑難辨的殘骸，專業鑑識人員依然提起勇氣，克服恐懼，做出最迅速與最準確的鑑識。照片中的鑑識者為黃亦昇（右）與王貴英（左）。
（照片來源：李碩夫、王貴英）

會協調。（三）無償贈與全聯會時，抵繳基準（包括流動資金與出售不動產所得）：『（1）依各縣市公會人數比例分配。（2）以每年 7 月 1 日，各縣市公會實際會員人數推算。（3）採 82 年至 91 年，十年內會員平均人數值，至於澎湖縣牙醫師公會，以實際成立至 91 年 7 月 1 日實際

會員人數平均計算」。」至於有價資產處理辦法，亦於 2002 年 12 月 29 日第 11 次理事會暨各縣市理事長會議拍板定案為：「（1）巡迴醫療器械分別轉贈相關需求單位，並由口腔衛生委員會主委蘇隆顯研擬捐贈之申請辦法。並公告於《臺灣牙醫界》第 22 卷第 1、2 期第 60 至 62 頁，以昭公信。（2）其他有價資產採上網公告拍賣。」

據悉省公會會館已於 2003 年 6 月，順利售出。該會館自 1982 年底，以新臺幣 500 萬元全新購置，於隔年 1 月 20 日，遷入辦公，歷經 7 屆理事會，計 21 年。期間全省各地各屆會員代表及理監事以此為家，象徵全省牙醫師精神所在。除了為省公會節省了約 1,200 多萬元的房租支出外，最重要的是在此期間，不因理事長之更替而南北遷徙，公會資料得以保全。尤難能可貴者，於彼房價低迷時，如此 20 年以上之老屋尚能以原價之八成七，435 萬元售出，誠屬不易。理事會並決議：「以此款項全數充為該會會務及會史印刷所需經費之用。」

2003 年（民國 92 年）6 月，成立 58 年的臺灣省牙醫師公會，也在完成偉大的階段性任務後，走進歷史。

有關臺灣省牙醫師公會歷任理事長見表 11-3 [27]。歷屆理、監事則詳見於表 11-4 中。

表 11-3 臺灣省牙醫師公會歷任理事長

屆次	姓名	任期	屆次	姓名	任期
1	張 善	1946.08~1948.03	12&13	許國雄	1970.06~1976.07
2	陳增全	1948.03~1950.05	14&15	林英世	1976.08~1982.07
3	張 善	1950.05~1952.03	16	林澤民	1982.07~1985.07
4	張深鑐	1952.03~1954.10	17&18	蔡啟中	1985.07~1991.07
5	陳漢周	1954.10~1956.05	19	許龍俊	1991.07~1994.07
6&7	余 樹	1956.05~1960.05	20	蕭正川	1994.07~1997.06
8	劉阿森	1960.05~1962.05	21	陳光琛	1997.06~2000.07
9&10	楊玉焜	1962.05~1967.06	22	吳棋祥	2000.07~2003.06
11	何瑞麟	1967.06~1970.06			

附註：1. 第八屆劉阿森為唯一之女性理事長。
　　　2. 在第十屆楊玉焜理事長任內修改章程，將理監事任期改為 3 年。
　　　3. 在第十一屆何瑞麟理事長任內，即 1957 年 7 月，臺北市牙醫師公會獨立。
　　　4. 在第十四屆林英世理事長任內，即 1979 年 7 月，高雄市牙醫師公會獨立。
資料來源：1.《重修台灣省通志卷七政治志衛生篇（第二冊）》，白榮熙，南投市：臺灣省文獻會 1995，頁 1563~1564。
　　　　　2.《臺灣省牙醫師公會會史誌要》。

27.《重修灣修台灣省通志卷七政治志衛生篇（第二冊）》，白榮熙，頁 1563~1564。

表 11-4 臺灣省牙醫師公會歷屆理監事名錄

屆次	理事長	常務理事	理事	常務監事	監事
1	張 善	陳炳超 郭 水	張深鑐 簡金鐘 陳增全 劉啟獅 莊嫣河 林朝業 陳發得 吳顛位 張振祿 蕭瑞安 賴通堯 石孜道	王 柳	黃捷生 江合順 陳漢周 楊阿壽 盧炳欽
2	陳增全	資料無可考	資料無可考	資料無可考	資料無可考
3	張 善	余 樹 王錦秀 邱昌麟 黃捷生 張深鑐 黃坤喜	陳漢周 劉啟獅 張子良 林朝業 許國雄 黃重嘉 簡金鐘 張廷儀 莊嫣河 賴通堯 何瑞麟 石孜道 賴其祥 洪萬春	陳炳超	郭 水 楊阿壽 江合順 陳發得 吳炎陞 楊朝義
4	張深鑐	張 善 許國雄 石泰三 郭 水 蔡英俊 陳漢周	黃芳來 李其雄 余 樹 劉啟獅 羅萬成 林煥成 黃坤喜 陳秀岳 楊瑞雄 林榮森 黃正己 王榮生 莊嫣河 張子良 黃金財 何瑞麟 林朝業 陳水河	黃捷生	陳成陽 石孜道 陳發得 楊朝義 許子顯 沈啟湖
5	陳漢周	張 善 許國雄 蔡英俊 莊嫣河 石泰三 楊朝義	張子良 賴通堯 何瑞麟 楊瑞熊 黃正己 黃其清 李日升 林榮森 羅萬成 范松炎 李其雄 邱煥英 謝士枝 陳水河 邱昌麟 陳炳超 陳喬岳 陳新田	黃金財	許子顯 廖水清 沈啟湖 蘇茂欽 林葆恭 楊玉焜
6	余 樹	陳發得 黃金財 周汝川 許子顯 張玉琪 劉啟獅	邱昌麟 楊玉焜 王錦秀 高星燦 林啟琮 吳信改 吳耀明 賴通堯 高新登 何啟生 李日升 陳新田 林葆恭 林森如 蘇茂欽 黃茂卿 沈啟湖 劉德揚	張子良	張 善 何瑞麟 石泰三 陳水河 許國雄 蔡英俊
7	余 樹	陳水河 許國雄 張 善 楊玉焜 劉啟獅 張深鑐	周汝川 楊金波 蔡英俊 林桂慶 林朝業 張玉琪 廖本善 林煥成 吳炳焜 黃坤善 陳重文 林啟琮 石光範 何啟生 莊嫣河 林榮森 何瑞麟 高新登	賴通堯 （原任陳發得辭職）	黃孝經 蘇茂欽 沈啟湖 李日升 許子顯 陳新田
8	劉阿森	陳水河 陳發得 張 善 張廷儀 黃坤喜 許子顯	賴通堯 張深鑐 陳彰武 林朝業 蔡英俊 蘇茂欽 何瑞麟 吳仁祐 江文炎 沈啟湖 陳滄江 石光範 鄭 壽 鄭漢文 許經茂 謝國松 劉德範 王錦秀	許國雄	余 樹 楊玉焜 周汝川 邱昌麟 張玉琪 劉啟獅
9	楊玉焜	何啟生 蘇茂欽 張廷儀 劉啟獅 張玉琪 簡金鐘	許國雄 許子顯 蔡慶添 余 樹 洪武魁 周金波 黃金財 游 美 蕭瑞安 邱昌麟 莊嫣河 李日升 黃西銓 林葆恭 廖本善 阮得泉 鄭順昌 劉 清	張 善	張深鑐 陳水河 何瑞麟 范松炎 黃坤喜 石光範
10	楊玉焜	何瑞麟 劉啟獅 何啟生 簡金鐘 廖水清 余 樹	鄭漢文 張玉琪 陳水河 城映雪 張深鑐 許國雄 林葆恭 邱昌麟 劉 清 藤潛光 洪武魁 黃坤喜 張捷喜 林火生 鄭順昌 李在根 沈啟湖 藍培填	蘇茂欽	范松炎 蔡阿海 藍堂燦 蔡士凱 張廷儀 葉春成
11	何瑞麟	陳水河 張深鑐 陳彰武 林朝業 蘇茂欽 陳重文	鄭漢文 林火生 黃坤喜 范松炎 林新翰 蔡阿海 沈啟湖 吳炳焜 蔣坤燦 施東雄 曾鎮藩 陳新田 蔡清塗 高新登 李在根 張捷喜 簡登山 葉得全	何啟生	許國雄 劉 清 洪武魁 簡金鐘 鄭順昌 林葆恭
12	許國雄	吳仁祐 陳彰武 吳阿其 曾鎮藩 簡金鐘 蘇茂欽	吳炳焜 林金柱 洪武魁 范松炎 陳少圭 陳炳鑫 陳新田 陳滄江 張國忠 楊謙遜 廖南面 劉 清 蔣坤樑 蔡阿海 賴張明僖 藍培填 顏西階	陳水河	林火生 鄭漢文 林德育 沈啟湖 藤潛光 黃坤喜

13	許國雄	陳水河 周汝南 林德育 洪武魁 劉　清 林朝業	吳信改 沈啟湖 林火生 林金柱 林葆恭 柯文進 胡俊雄 莊添爐 陳勿鈞 陳炳鑫 張國忠 詹萬安 廖伯毅 劉錦基 謝憲明 藍培填 顏西階 蘇嘉英	曾鎮藩	吳炳焜 林朝楚 范松炎 陳新田 陳彰武 蘇茂欽
14	林英世	林文芳 柯文進 傅瑞民 趙鴻賓 蔡銘道 賴達雄 藍培填	伍將儀 吳義森 林真弘 林德育 林澤民 連日德 郭江海 張國忠 陳水河 陳洋光 陳進明 曾鎮藩 劉　清 蔡啟中 賴兼一 簡哲雄 蘇嘉英	藍培填	王清水 范松炎 馬逸大 張茂生 陳彰武 劉森然
15	林英世	林文芳 王清水 陳光榮 趙鴻賓 蔡銘道 藍培填	王茂生 池三泉 李敬勇 林平壹 范松炎 連日德 郭江海 陳洋光 曾慶郡 曾鎮藩 黃坤泰 葉步賢 劉　坤 劉森然 鄭宗和 盧貞祥 賴清松 簡哲雄	賴達雄	林德育 林澤民 柯文進 馬逸大 張國忠 陳榮傑
16	林澤民	余勝津 陳光榮 陳永亨 曾慶郡 蕭正川 魏泰弘	王茂生 池泉三 李景陽 李嵩仁 吳炳焜 林正一 林德育 高昇一 徐正隆 郭芳三 郭三多 郭振興 張茂生 張國忠 張紹金 黃崇智 蔡國明	蔡啟中	林恩輝 林天生 連日德 曾鎮藩 蔡銘道 盧貞祥
17	蔡啟中	余勝津 邱奕彬 陳榮傑 蔡銘道 劉玉山 謝宏泓	江榮輝 吳國益 李火傳 李光仁 李嵩仁 林正一 林來發 林恩輝 張思忠 張棟樑 郭泰楠 陳光琛 曾鎮藩 楊震中 鄭宗和 劉豐年 賴學成 魏泰弘	陳光榮	林德育 郭三多 陳昭南 連日德 黃崇智 盧文國
18	蔡啟中	池泉三 吳國益 邱奕彬 張思忠 曹清輝 許龍俊 蔡國明 蕭正川	吳　財 李火傳 李宏仁 林來發 林福春 施光宏 徐正隆 張溫鷹 陳榮傑 陳慶鐘 彭福正 曾鎮藩 黃英輝 蔡水密 鄭富吉 盧勝一 謝宏泓 李塘埭	劉玉山	林德育 康耀文 莊東浦 許獻忠 陳昭南 黃崇智 蔡春榮 賴清松
19	許龍俊	林欽法 陳光琛 劉明郎 王巨昌 葉根漢 黃欽明	王建仁 許丕緒 盧貞祥 顏鴻田 黃坤泰 葉振漢 呂志良 歐明憲 黃英輝 林慶全 張明遠 林正一 廖富堂 張宗平 陳長泰 林德育 林長茂 李宏仁 鄭松筠	蕭正川	邱奕彬 曾鎮藩 王國華 林來發 郭長焜
20	蕭正川	林其茂 郭長焜 羅世健 黃亦昇 盧勝一 蔡鵬飛	陳長泰 張識寬 黃啟祥 劉仕傑 張文輝 曾煥井 徐正隆 吳嘉仁 林保三 陳昌煜 朱子文 王興土 葉振漢 王建仁 邱奕彬 鐘志正 黃坤泰 李明峻	沉顯堂	莊茂松 許丕緒 黃英輝 張觀英 林來發 陳永亨
21	陳光琛	王興土 廖桂嶸 林錦賜 張煊富 柯宗煒 朱子文	吳嘉仁 邱震泉 李明峻 蔡鵬飛 李炳輝 陳信忠 董顯德 張正宜 蔡國明 吳棋祥 吳哲夫 林義城 林鴻津 徐思恆 曾志達 黃英輝 汪振宗 呂軒東	顏國安	劉正芬 林光南 巫容圖 范光周 張治宏 范銘顯
22	吳棋祥	王培坤 李俊超 呂軒東 林德明 林錦賜 張煊富 楊宗恭 劉俊言	江紘宇 吳哲夫 邱雲泉 阮議賢 周振才 徐正隆 林順華 林義城 翁德育 張立宗 許溫源 郭俊鉉 陳信忠 黃欽明 蔡松柏 蔡國明 蔡鵬飛 蘇隆顯	陳世傑	吳子弘 許世明 郭鴻文 陳亮光 黃智勇 黃登宗 楊浚維 蘇銘智

資料來源：臺灣省牙醫師公會。

第十二章 地方公會組織之發展

第一節 臺北市牙醫師公會

「臺北市牙醫師公會」成立於1946年（民國35年），原隸屬臺灣省牙醫師公會，陳發得（圖12-1）為首任理事長，並於1954年至1957年又蟬聯第五、六屆。歷經陳增全（見圖11-3）、余樹（見圖11-7）、張玉琪（圖12-2）、王錦秀（圖12-3）、廖水清（圖12-4）等理事長（圖12-5）。1967年7月1日，臺北市改制，遂更名為「臺北市牙醫師公會」，廖水清續任為改制後首任理事長（圖12-6）。該會自創會之初之數10人，至2005年，公會已設有24個工作委員會（表12-1），會員人數已達到2,400人（表12-2）。

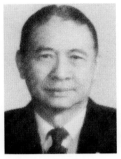

▲圖12-1 陳發得
臺北市牙醫師公會改制前第一、五、六屆理事長。
（照片來源：臺灣省牙醫師公會史誌）

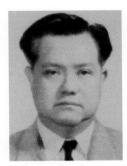

▲圖12-2 張玉琪
臺北市牙醫師公會改制前第七屆理事長。
（照片來源：臺灣省牙醫師公會史誌）

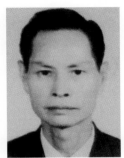

▲圖12-3 王錦秀
臺北市牙醫師公會改制前第八屆與九屆理事長。
（照片來源：臺灣省牙醫師公會史誌）

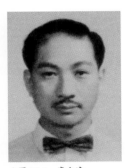

▲圖12-4 廖水清
臺北市牙醫師公會改制前第十屆理事長。
（照片來源：臺灣省牙醫師公會史誌）

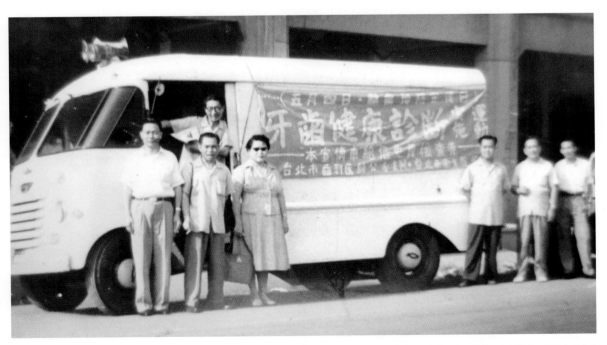

▲圖12-5 1950年代，臺北市牙醫師（當時慣稱齒科醫師）公會，延續日據時期5月4日口腔保健週的精神，利用中型巴士宣傳車，廣播宣傳「牙齒健康診斷實施運動」，推廣口腔健康衛生觀念；巴士前，左一：蔡慶珍、左三：劉阿森、右三：張玉琪。
（照片來源：蔡吉陽提供，莊世昌攝）

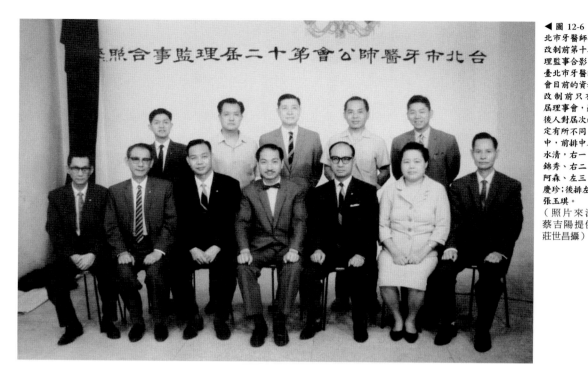

表 12-1　臺北市牙醫師公會下轄之 24 個委員會（民國 101 年 12 月 31 日）

項次	委員會名稱	工作內容
1	大陸事務委員會	促進海峽兩岸牙醫學機構或團體之聯繫合作，加強兩岸牙醫學交流。
2	口腔醫療委員會	推展口腔衛生保健工作。
3	公共關係委員會	加強與主管單位、新聞媒體、各地方公會、醫事團體與其他民間團體之連繫，並協助安排接待來訪之外賓。
4	出版委員會	刊物編印。
5	牙科感染控制委員會	推動牙科感染控制，提昇牙科醫療品質。
6	牙醫助理認證事務委員會	推動牙科助理認證事宜，以期建立合理化之牙科醫療環境。
7	社會運動基金管理委員會	參與或贊助社會公益活動及社會活動。
8	法令制度委員會	法令制度蒐集擬訂。
9	保險業務委員會	謀求全體會員及民眾之權利與福利，爭取保險醫療福祉。
10	財務委員會	審核經費、收支、保管基金。
11	財源開發委員會	財源開發籌措。
12	國際事務委員會	國外關係開拓及聯繫。
13	福利委員會	舉辦旅遊、球類聯誼、講習等福利活動，增進會員之情誼。
14	福利基金管理委員會	負責管理福利基金及核發死亡、殘廢、退休、火災、會員子女教育補助等給付。
15	發展計劃委員會	規劃本會短期、中期、長期計劃。
16	會務人員考核委員會	負責會務人員平日、專案及年終之考核工作。
17	會館基金管理委員會	保管會館基金，辦理退會退款。
18	資訊委員會	建構本會資訊系統，提昇行政作業效率，並強化本會資訊網站。
19	學術委員會	舉辦學術演講及繼續教育。
20	醫事委員會	協助會員調解醫療糾紛事件，出席政府相關會議。
21	社會公益委員會	提昇本會之社會形象，協助弱勢族群及其他公益活動為宗旨。
22	會員服務委員會	負責為全體會員提供各項問題適切之協助與解答為宗旨。
23	牙體技術事務委員會	提供處理會員及牙體技術業務之各項問題。
24	特殊需求者口腔照護委員會	提昇身心障礙者口腔健康，及其牙醫醫療水準與照護品質，並進行其牙醫醫療資源評估，以建立身心障礙者合理化之牙科醫療環境。

資料來源：臺北市牙醫師公會

臺北市為臺灣首善之區，聚集來自於全國牙醫學系畢業之菁英，其一舉一動經常牽動我國牙醫之發展。其中有關來自各校牙醫學系之會員分析如表 12-2：

表 12-2　臺北市牙醫師公會會員畢業學校狀況表（2005 年）

項次	畢業學校	人數	附註
1	北醫	684	
2	中山	499	
3	高醫	350	
4	臺大	316	
5	陽明	225	
6	國防	158	
7	中國	78	
8	其他	82	其他—82 人學歷如下： 1. 菲律賓—東方大學 13 位、中央大學 4 位、帝歐康博學院 1 位、法蒂瑪大學 1 位。 2. 日　本—日本齒科大學及京北齒科各 2 位、九州大學、九州齒科、日本女齒、東京醫科大學及松本齒科大學各 1 位。 3. 臺　灣—甄訓 3 位。 4. 美　國—紐約大學 7 位、密西根大學 4 位、西北大學、多倫多大學及南加州大學各 3 位、俄亥俄州立大學、賓州大學及馬楷大學各 2 位、匹茲堡大學、哈佛大學、塔芙茲大學、芝加哥大學、羅耀拉大學、波士頓大學、賓夕尼亞大學、西南大學各 1 位。 5. 緬　甸—仰光大學 2 位。 6. 比利時—自由大學 1 位。 7. 澳　州—昆士蘭大學 5 位、雪梨大學 4 位。 8. 阿根廷—艾利斯大學 2 位。 9. 紐西蘭—奧塔哥大學 2 位。 10. 澳大利亞—亞特蕾德大學 1 位。

資料來源：臺北市牙醫師公會

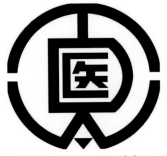

▲圖 12-7　臺北市牙醫師公會會徽。
（資料來源：臺北市牙醫師公會）

臺北市牙醫師公會（會徽見圖 12-7）歷年來致力於提升牙醫師之醫療水準，先後出版有《牙醫師實用手冊》、《牙科感染控制》、《牙醫診所經營與管理》、《牙醫師財務手冊》、《臨床牙科寶鑑》、《新世代臨床牙科器材》、《口腔治療認知圖譜》、《臨床牙科寶鑑二部曲》與《北市牙醫》等諸多出版品，澤被全國牙醫師，堪稱為牙醫界出版之龍頭。（圖 12-8~9）

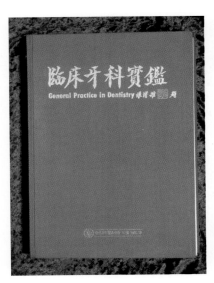

◀圖 12-8　《臨床牙科寶鑑》此書由鄭信忠主編，獲得 1996 年金鼎獎之肯定。
（照片來源：莊世昌）

▶圖 12-9　《臨床牙科寶鑑—貳部曲》。潘同益擔任總編輯，於 2005 年出版。
（照片來源：莊世昌）

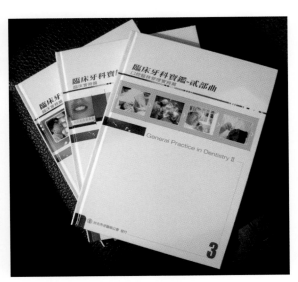

此外，為拓寬更宏觀之視野，該會積極展開與國際牙醫界之交流，先後與日本東京都齒科醫師會及名古屋齒科醫師會、菲律賓馬尼拉牙醫學會締結姊妹會及與澳門口腔醫學會締結為友好會（圖 12-10）。雙方除了在學術與實務經驗得以進一步交流外，更將國外最先進的醫療觀念引進臺灣，提升本地牙醫醫療品質。

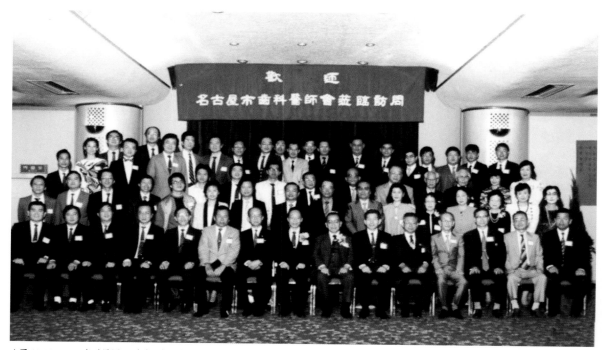

▲圖 12-10　1986 年（民國 75 年），臺北市牙醫師公會與名古屋市牙醫師公會姐妹會聯誼紀念。
（圖片來源：陳日生總編輯，《臺灣牙科公共衛生開拓者—姚振華教授榮退紀念專輯》，臺北市：中華民國源遠牙醫學會、國防醫學院牙醫學系，民 96〔2007〕）

在人道關懷與社會公益方面，則有老人假牙補助活動、兒童溝隙封填補助計畫、廢牙冠回收再利用計畫、協助原住民部落推展水蜜桃產銷等公益活動。

至 2005 年 12 月 31 日止，臺北市牙醫師公會之會員總數為 2,392 人，有關該會會員醫師之年齡、性別及登記業別之統計分析，列表於 12-3。

有關臺北市牙醫師公會歷任理事長參見圖 12-11~30 及表 12-4。

表 12-3　年齡、性別及登記業別統計表（民國 94 年 12 月 31 日）　　　　　　　　　　單位：（人）

性別 登記業別 年齡（歲）	男			女			合　計
	開業	服務	純會員	開業	服務	純會員	
25 － 29	4	140	1	5	216	1	367
30 － 39	133	177	2	40	172	2	526
40 － 49	419	154	4	74	107	1	759
50 － 59	416	94	9	29	27	4	579
60 － 69	81	47	3	4	4	1	140
70 － 99	10	8	1	0	1	1	21
合　計	1,063	620	20	152	527	10	2,392

附註：1. 會員最高年齡為 87 歲：陳重文
　　　2. 會員最低年齡為 25 歲：林欣儀
　　　3. 會員平均年齡為 43.3 歲

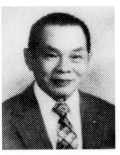

▲圖 12-11　葉信德
臺北市牙醫師公會改制後第
二、三屆理事長。
（照片來源：臺北市牙醫師
公會）

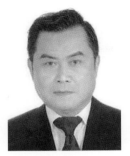

▲圖 12-12　李英祥
臺北市牙醫師公會改制後第
四屆理事長。
（照片來源：臺北市牙醫師
公會）

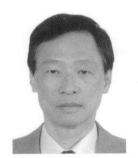

▲圖 12-13　陳信甫
臺北市牙醫師公會改制後第
五屆理事長。
（照片來源：臺北市牙醫師
公會）

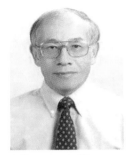

▲圖 12-14　王國陽
臺北市牙醫師公會改制後第
六屆理事長。
（照片來源：臺北市牙醫師
公會）

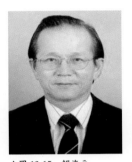

▲圖 12-15　賴海元
臺北市牙醫師公會改制後第
七屆理事長。
（照片來源：臺北市牙醫師
公會）

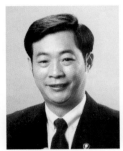

▲圖 12-16　王永哲
臺北市牙醫師公會改制後第
八屆理事長（前半任）。
（照片來源：臺北市牙醫師
公會）

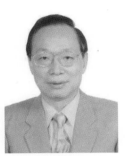

▲圖 12-17　姚振華
臺北市牙醫師公會改制後第
八屆理事長（後半任）。
（照片來源：臺北市牙醫師
公會）

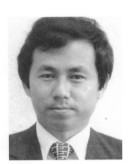

▲圖 12-18　張信彥
臺北市牙醫師公會改制後第
九屆理事長。
（照片來源：臺北市牙醫師
公會）

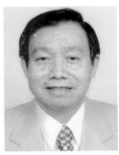

▲圖 12-19　王宏仁
臺北市牙醫師公會改制後第
十屆理事長。
（照片來源：臺北市牙醫師
公會）

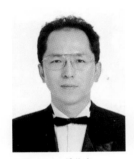

▲圖 12-20　楊俊杰
臺北市牙醫師公會改制後第
十一屆理事長。
（照片來源：臺北市牙醫師
公會）

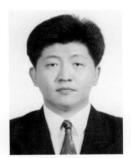

▲圖 12-21　陳時中
臺北市牙醫師公會改制後第
十二屆理事長。
（照片來源：臺北市牙醫師
公會）

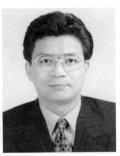

▲圖 12-22　王誠良
臺北市牙醫師公會改制後第
十三屆理事長。
（照片來源：臺北市牙醫師
公會）

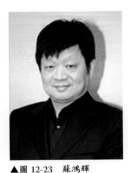

▲圖 12-23　蘇鴻輝
臺北市牙醫師公會改制後第
十四屆理事長。
（照片來源：臺北市牙醫師
公會）

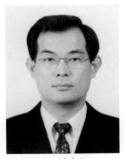

▲圖 12-24　葛建甫
臺北市牙醫師公會改制後第
十五屆理事長。
（照片來源：臺北市牙醫師
公會）

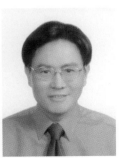

▲圖 12-25　黃建文
臺北市牙醫師公會改制後第
十六屆理事長（前半任）。
（照片來源：臺北市牙醫師
公會）

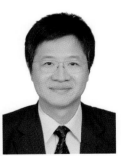

▲圖 12-26　陳世岳
臺北市牙醫師公會改制後第
十六屆理事長（後半任）。
（照片來源：臺北市牙醫師
公會）

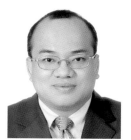

▲圖 12-27　陳彥廷
臺北市牙醫師公會改制後第
十七屆理事長（前半任）。
（照片來源：臺北市牙醫師
公會）

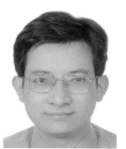

▲圖 12-28　林世榮
臺北市牙醫師公會改制後第
十七屆理事長（後半任）。
（照片來源：臺北市牙醫師
公會）

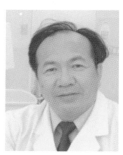

▲圖 12-29　陳義聰
臺北市牙醫師公會改制後第
十八屆理事長（前半任）。
（照片來源：臺北市牙醫師
公會）

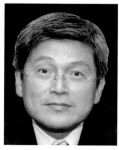

▲圖 12-30　黃明裕
臺北市牙醫師公會改制後第
十八屆理事長（後半任）。
（照片來源：臺北市牙醫師
公會）

表 12-4　臺北市牙醫師公會歷任理事長

改制前			改制後		
屆次	姓名	任期	屆次	姓名	任期
1	陳發得	1946~1947	1	廖水清	1967~1969
2	陳增全	1948~1949	2	葉信德	1970~1972
3	余 樹	1950~1951	3	葉信德	1973~1975
4	余 樹	1952~1953	4	李英祥	1976~1978
5	陳發得	1954~1955	5	陳信甫	1979~1980
6	陳發得	1956~1957	6	王國揚	1981~1982
7	張玉琪	1958~1959	7	賴海元	1983~1984
8	王錦秀	1960~1961	8	王永哲 姚振華	1985~1986
9	王錦秀	1962~1963	9	張信彥	1987~1988
10	廖水清	1964~1965	10	王宏仁	1989~1990
			11	楊俊杰	1991~1992
			12	陳時中	1993~1995
			13	王誠良	1996~1998
			14	蘇鴻輝	1999~2001
			15	葛建甫	2002~2004
			16	黃建文 陳世岳	2005~2007 2007~2008
			17	陳彥廷 林世榮	2008~2009 2009~2011
			18	陳義聰 黃明裕	2011~2012 2012~

資料來源：臺北市牙醫師公會

第二節　新北市牙醫師公會（原臺北縣牙醫師公會）

　　「臺北縣牙醫師公會」自 1951 年（民國 40 年）7 月 15 日成立以來，至今已有 51 年歷史，張廷儀為第一屆理事長（圖 12-31~34）。隨著時代的變遷及社會的進步，公會的人數也逐漸成長（表 12-5），現有會員 1,453 人，其中開業醫師有 911 位，服務醫師有 532 人；男、女

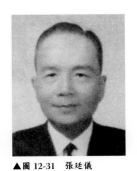

▲圖 12-31 張廷儀
第一屆臺北縣牙醫師公會理
事長。
（照片來源：《臺灣省牙醫師
公會史誌》臺北縣牙醫師公
會四十週年紀念）

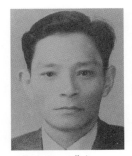

▲圖 12-32 王榮生
第二屆臺北縣牙醫師公會理
事長。
（照片來源：《臺灣省牙醫師
公會史誌》臺北縣牙醫師公
會四十週年紀念）

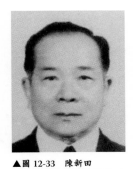

▲圖 12-33 陳新田
第三、四屆臺北縣牙醫師公
會理事長。
（照片來源：《臺灣省牙醫師
公會史誌》臺北縣牙醫師公
會四十週年紀念）

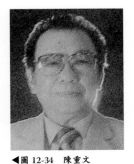

◀圖 12-34 陳重文
第五、六屆臺北縣牙醫師公
會理事長。
（照片來源：《臺灣省牙醫師
公會史誌》臺北縣牙醫師公
會四十週年紀念）

表 12-5 新北市牙醫師公會（原台北縣牙醫師公會）會員人數成長表

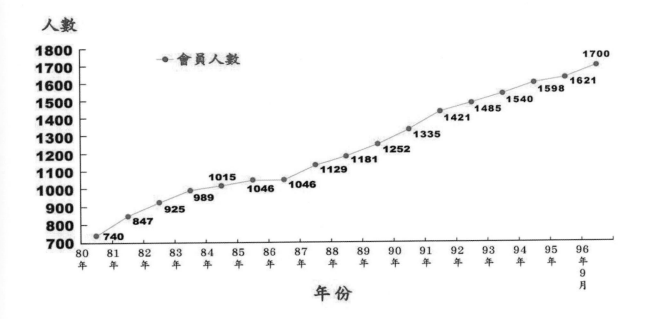

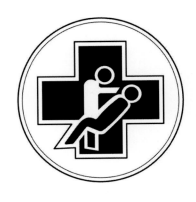

會員醫師比例為 6：1，為臺灣省最大之公會（圖 12-
35）。臺北縣人口 350 餘萬，地域寬廣、幅員遼闊，
共有 29 個鄉、鎮、市，且城鄉差距甚巨，但在歷經多
年的努力與經營下，已逐漸平衡了城鄉的醫療差距（圖

◀圖 12-35 新北市牙醫師公會會徽。
（資料來源：新北市牙醫師公會）

12-36~37）。2009 年 12 月 25 日，臺北縣改制，升格為院轄市，該公會遂更名為「新北市牙醫師公會」。

　　該會之宗旨在於遵照醫師法之規定，追求新北市牙醫師診療服務之加強，提昇牙醫師之社會形象，以及對新北市市民之口腔衛生之宣導與推廣，且熱心社會公益活動、照顧弱勢團體及偏遠地區之醫療照顧。諸如配合衛生局協助社區各項檢查及口腔衛教推廣活動，協助新生健檢

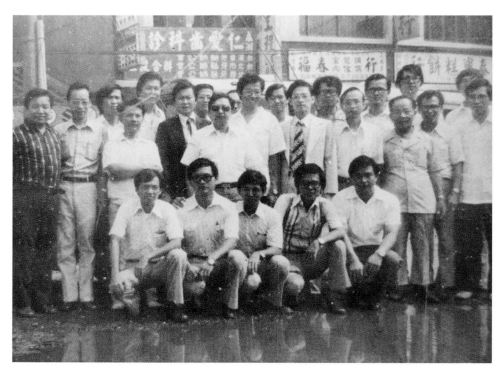

◀圖 12-36
1979 年（民國 68 年）9 月 2 日，臺北縣牙醫師公會在當時仍是無牙醫的偏遠鄉鎮—蘆洲鄉，設立仁愛牙科醫療站（中山二路 142 號 2 樓），是當時牙醫界所設立的第 9 個醫療站，省、市及各地方公會皆大力支援。圖為開幕當日各界貴賓在診所前的合影；圖中，中排中央穿醫師服個子最高的是當時駐診的醫師余明憲，其餘貴賓包括：趙鴻賓（左一）、姚振華（左二）、李英祥（左四）、賴達雄（左三）、林英世（左五）、陳信甫（右五）。
（圖片來源：臺灣省牙醫師公會，《牙醫師》3 卷 12 期，臺中市：臺灣省牙醫師公會，民 68〔1979〕）

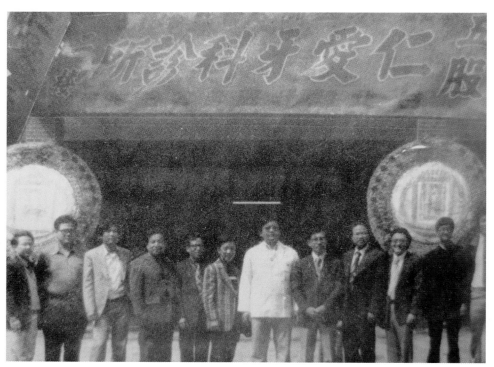

◀圖 12-37
1981 年（民國 70 年）2 月 15 日，臺北縣牙醫師公會在當時仍是無牙醫的偏遠鄉鎮—五股鄉，設立仁愛牙科診所（成泰路 111 號 2 樓），是當時牙醫界所設立的第 13 個醫療站，圖為開幕當日各界貴賓在診所前的合影；圖中中央穿醫師服的為當時的駐診醫師黃朝國，其右為王國陽，其左為連日德。
（圖片來源：臺灣省牙醫師公會，《牙醫師》5 卷 5 期，臺中市：臺灣省牙醫師公會，民 70〔1981〕）

及偏遠地區國小學童口腔治療保健工作。1999 年（民國 88 年）3 月至 2001 年 12 月，在 3 至 6 歲孩童之口腔檢查及治療方面，計有受惠幼童 16 萬人次，深耕口腔衛生教育，著墨甚深。在推動含氟水漱口計畫方面，造福全市 104 所國民小學之 140,176 位學童，成效顯著，極獲佳評。

2001 年 10 月 31 日，新加坡航空於桃園機場發生空難，該公會協助鑑識工作達 10 餘人次。又 2001 年 5 月 25 日，華航於澎湖外海發生空難，該公會亦出動 34 人次，參與協助鑑識工作。1998 年，該會牙醫師組成「四一五口腔醫療服務團」，從事全國各偏遠山區之口腔義診工作（圖 12-38），並曾經榮獲衛生署頒贈醫界最高榮譽「中華民國第八屆醫療團體奉獻獎」。另外為從事跨

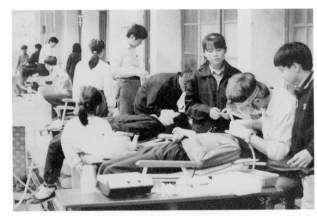

▲圖 12-38 「四一五口腔醫療服務團」，從事全國各偏遠山區之口腔義診工作。
（照片來源：林鴻津）

國性醫療支援，由牙醫師劉啟群所主導之「路竹會和平醫療團」，經常到缺乏醫療資源的國家進行診治及急難救助（圖 12-39），該醫療團亦於 2006 年榮獲「第十六屆醫療團體奉獻獎」。此二義行團體堪頌為牙醫之光。由於致力於身心障礙者口腔醫療照護之推動，身體力行，走出診所，關懷弱勢，造福身心障礙者，林鴻津更於 2000 年再獲頒「第二十屆個人醫療奉獻獎」。不啻為新北市之光，亦為我牙醫界樹立崇高之醫學人文典範。（詳情請參閱醫療奉獻獎之章）

跋：根據該公會於 1991 年 3 月 17 日所出版之《臺北縣牙醫師公會四十週年紀念》中，轉述該會理事曾煥井編後語載：

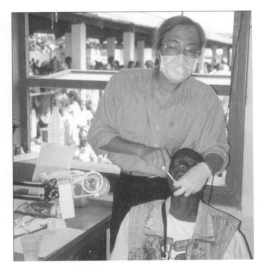

▲圖 12-39 臺北縣牙醫公會所主導之「路竹會醫療團」，從事國際醫療救助，愛心遠播，無遠弗屆。
（照片來源：臺北縣牙醫師公會）

「公會自民國四十年成立至今，……然而令人遺憾的是檔案保存不完整，追究原因，乃公會居無定所，缺乏固定刊物，會址均隨理事長的替換而遷移至各理事長之診所內。臺語有句話說：『搬三遍厝等於一次火燒厝。』公會歷經十六屆十二位理事長，等於五次大火災，試想連找各屆理事長的名單，都要費盡九牛二虎之力，資料取得之難，可見一斑；又如骨董級的立案證書，又有那位會員曾經見過呢？所以資料不全，可是預料中之事，我們只能盡力而為。」

此亦為筆者在撰編斯史之窘境，尚待各界基於愛護珍惜牙醫史之熱衷，不時提供寶貴原始資料加以補充，是所至幸。

　　有關新北市（臺北縣）牙醫師公會歷屆理事長見圖 12-40~55 及表 12-6。

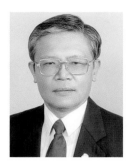
▲圖 12-40　黃俊夫
臺北縣牙醫師公會第九屆、十屆理事長。
（照片來源：臺北縣牙醫師公會）

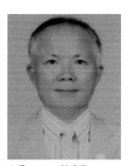
▲圖 12-41　賴達雄
臺北縣牙醫師公會第十一屆理事長。
（照片來源：臺北縣牙醫師公會）

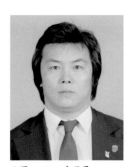
▲圖 12-42　李敬勇
臺北縣牙醫師公會第十二屆理事長。
（照片來源：臺北縣牙醫師公會）

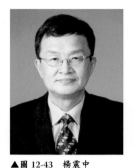
▲圖 12-43　楊震中
臺北縣牙醫師公會第十三屆理事長。
（照片來源：臺北縣牙醫師公會）

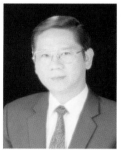
▲圖 12-44　蕭正川
臺北縣牙醫師公會第十四屆理事長。
（照片來源：臺北縣牙醫師公會）

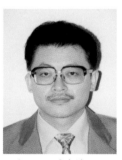
▲圖 12-45　盧貞祥
臺北縣牙醫師公會第十五屆理事長。
（照片來源：臺北縣牙醫師公會）

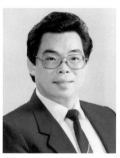
▲圖 12-46　張雷鳴
臺北縣牙醫師公會第十六屆理事長。
（照片來源：臺北縣牙醫師公會）

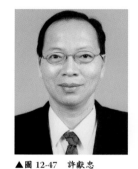
▲圖 12-47　許獻忠
臺北縣牙醫師公會第十七屆理事長。
（照片來源：臺北縣牙醫師公會）

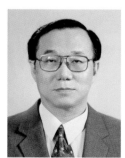
▲圖 12-48　李塘埭
臺北縣牙醫師公會第十八屆理事長。
（照片來源：臺北縣牙醫師公會）

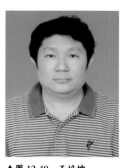
▲圖 12-49　王培坤
臺北縣牙醫師公會第十九屆理事長。
（照片來源：臺北縣牙醫師公會）

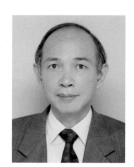
▲圖 12-50　陳一清
臺北縣牙醫師公會第二十屆理事長。
（照片來源：臺北縣牙醫師公會）

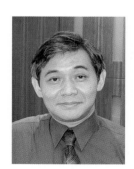
▲圖 12-51　蔡鵬飛
臺北縣牙醫師公會第二十一屆理事長。
（照片來源：臺北縣牙醫師公會）

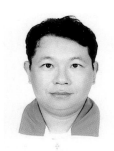

▲圖 12-52 劉俊言
臺北縣牙醫師公會第二十二
屆理事長。
（照片來源：臺北縣牙醫師
公會）

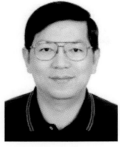

▲圖 12-53 陳智鴻
臺北縣牙醫師公會第二十三
屆理事長（前半任）。
（照片來源：臺北縣牙醫師
公會）

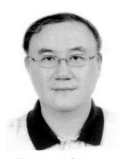

▲圖 12-54 王盛銘
新北市牙醫師公會第二十三
屆理事長（後半任）。
（照片來源：新北市牙醫師
公會）

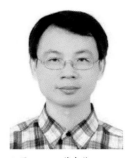

▲圖 12-55 蔡東螢
新北市牙醫師公會第二十四
屆理事長。
（照片來源：新北市牙醫師
公會）

表 12-6 新北市（臺北縣）牙醫師公會歷任理事長

屆次	姓名	任期	屆次	姓名	任期
1	張廷儀（歿）		14	蕭正川	1985.02~1988.02
2	王榮生		15	盧貞祥	1988.02~1990.02
3&4	陳新田（歿）		16	張雷鳴	1990.02~1991.12
5&6	陳重文（歿）		17	許獻忠	1991.12~1993.12
7	林木春	1964.02~1967.02	18	李塘埭	1993.12~1996.11
8	胡連歲	1967.02~1970.02	19	王培坤	1996.11~1999.11
9	黃俊夫	1970.02~1973.02	20	陳一清	1999.11~2003.01
10	黃俊夫	1973.02~1976.02	21	蔡鵬飛	2003.01~2006.01
11	賴達雄	1976.02~1979.02	22	劉俊言	2006.01~2009.01
12	李敬勇	1979.02~1982.02	23	陳智鴻 王盛銘	2009.01~2010.01 2010.01~2012.01 （2010 改制）
13	楊震中（歿）	1982.02~1985.02	24	蔡東螢	2012 迄今

資料來源：新北市牙醫師公會

第三節 基隆市牙醫師公會

　　最早在基隆市從事牙科醫療業務的牙醫師，首推日人伊藤宇平（明治 21 年 5 月生）；1913 年（大正 2 年，民國 2 年）10 月，於哨船頭 180 之 1 號（今義二路）開設「伊藤齒科醫院」。3 年後，第 2 位牙醫師辰口史都郎亦開設「基隆齒科醫院」（圖 12-56）。斯時，1917 年間，全市人口約 30,000 人，內地日人約 8,000 人，省籍約 22,000 人。醫療機構除官營 4 所外，民營日人醫院 5 所，省籍醫院 3 所，齒科醫院 2 所。由上述醫療機構

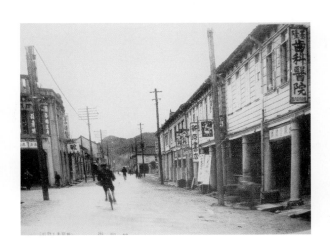

◀圖 12-56 1916 年（大正 5 年）由日人辰口史都郎開設的「基隆齒科醫院」，位於哨船頭（今義二路一帶）。
（圖片來源：松本曉美，謝森展，《臺灣懷舊：1895-1945 The Taiwan はがきが語る 50 年》，臺北市：創意力文化，民 79〔1990〕）

之概況，於衛生知識尚未普遍時期，牙醫師已位居重要崗位。嗣後，人口增加，牙醫界亦逐年見盛。在本省光復前，日人有伊藤（老）、內田、山本、田中、中島、小淵、伊藤（小）、中原、岩本、杉山等偏倚該市商業區或日人住宅區（今中正、信義區）開業。另外，國民小學備有牙科醫療設備者有 2 所，負責學童口腔衛生保健，可謂是啟發牙醫預防治療思想之先驅。

至於該市省籍牙醫師第 1 人首推陳漢周（見圖 11-6）。曾任省議會參議員、省公會第五屆理事長。日據時期，本省未設有齒科醫校，陳漢周以優異成績考進本省第一所中學（今臺中一中）後，負笈日本東京齒科醫學專門學校。1926 年 5 月學成返臺，投身牙醫。2 年後，該市第 2 位牙醫師楊阿壽（見圖 3-36）畢業於日本大學齒科部；繼之，曾玉蘭、郭麗雲、郭如雪、周金波（見圖 3-37）等相繼學成，由日返臺，皆集中省人密集地區（今仁愛區）開業。光復前，基隆市人口 12 萬餘人，日人 2 萬餘，省籍 10 萬餘，牙醫師 15 名，齒科醫院 12 所。在此時期，仍具有該市籍而在外地開業者，計有余樹（臺北市、曾任省公會第六、七屆理事長，見圖 11-7）、劉阿森（臺北市、曾任省公會第八屆理事長，見圖 11-9）、劉鼎煜（臺北）、蔡英俊（淡水）、葉德全（淡水）、張明富（三峽）等。彼等均為該市望族，且有房地恆產可供開業場所，然卻遷居異鄉發展者，蓋該市地形狹隘、街坊長窄、人口聚集情形特殊，而日人已盤據大半地區。在異族傾壓下，省籍同業尤重不相爭、不相逼之謙讓美德，遂謀向外發展。

1925 年前後，基隆市牙科醫師即有公會組織。1945 年，臺灣光復後，日人悉數遣返，臺籍齒科醫師當家。1946 年 5 月，陳漢周召集近郊一帶牙醫同仁，於福德町（今愛三路）凌峰閣食堂，成立「臺灣省基隆市齒科醫師公會會員大會」，為該市所有人民團體成立之嚆矢（圖 12-

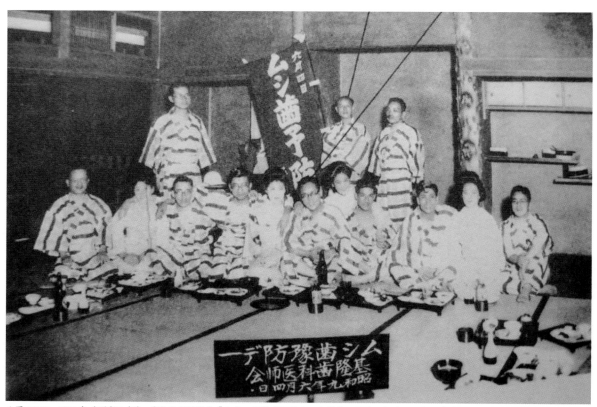

▲圖 12-57　1934 年（昭和 9 年），基隆齒科醫師會「六月四日蛀齒預防日」之聚會。黑線所指前排坐者：陳漢周，後立站者：楊阿壽。
（照片來源：周振英提供，莊世昌攝）

57）。首屆公會成員，計有陳漢周、楊阿壽、郭麗雲、郭如雪、蔡英俊、張明富、周金波、葉德全、藍培塤（雙溪）、曾三才（雙溪）、宋順良（九份）11 位。之後，省立基隆醫院牙科主任張明華亦加入該公會。1950 年 12 月後，甄訓合格醫師陳金、陳樹森、許慶全、余清龍、林元榮等亦相繼加入（圖 12-58）。自 1966 年起，接受本土正規牙科專業教育之新生代牙醫師，陸續畢業，投入牙醫界，因此，公會會員逐年增加，增實公會基礎，為公會挹注一股新興的力量（圖 12-59）。有關該公會歷屆理事長如表 12-7。

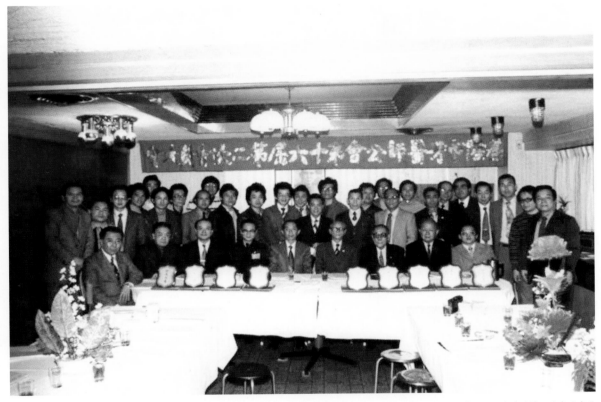

▲圖 12-58　1982 年（民國 71 年）4 月 8 日，基隆市牙醫師公會十六屆二次會員大會，基隆市長張春熙蒞臨大會，此為光復後第一次有政府首長出席基隆市牙醫師公會會員大會，意義重大。圖為大會出席醫師與市長合影；前排坐者左起：林英世、藍培塤、陳漢周、楊阿壽、基隆市長張春熙，餘為市府官員；後排立者左起：趙鴻濱、劉日榮、張慶壽、曲文達、不明、不明、宋賢明、王福隆、周金波、張英哲、潘肇陽、陳金、林達仁、理事長連日德、魏泰弘、曾志達、蘇英雄、陳如立、不明、張進順、不明、不明、不明、不明、楊顯榮、楊正弘、張博明。
（照片來源：連日德）

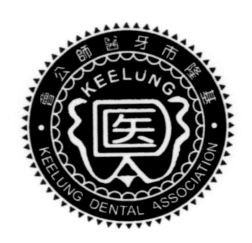

◀圖 12-59　基隆市牙醫師公會會徽。
（資料來源：基隆市牙醫師公會）

表 12-7　基隆市牙醫師公會歷屆理事長

屆次	姓名	任期	備考
1	陳漢周	1946.05.26~1948.05.27	已故
2	陳漢周	1948.05.28~1952.09.09	已故
3	陳漢周	1952.09.10~1954.04.04	已故
4	陳漢周	1954.04.05~1956.05.20	已故
5	蔡英俊	1956.05.21~1958.04.29	已故
6	蔡英俊	1958.04.30~1959.03.30	已故
7	葉德全	1959.03.31~1960.03.25	
8	張明華	1960.03.~1963.03.	已故
9	周金波	1963.03~1964.10	已故
9	羅雲郎	1964.03~1965.03	
10	羅雲郎	1965.10~1966.03	
11	藍培填	1968.04.~1970.04	已故
12	陳 金	1970.04~1973.04	
13	藍培填	1973.04~1976.03	已故
14	趙鴻濱	1976.03~1977.10	
14	張慶壽	1977.10~1979.03	
15	連日德	1979.03~1981.03	
16	連日德	1981.03~1983.03	
17	魏泰弘	1983.03~1985.03	已故
18	楊明德	1985.03~1987.03	
19	魏泰弘	1987.03~1989.03	已故
20	林雅士	1989.03~1991.03	
21	林達仁	1991.03~1993.03	
22	陳瑞坤	1993.03~1996.03	
23	周振才	1996.03~1999.03	
24	潘肇陽	1999.03~2001.03	
25	吳萬居	2001.03~2004.03	
26	謝良鑫	2004.03~2007.03	
27	何曜璨	2007.03~2010.03	
28	許威傑	2010.03 迄今	

資料來源：基隆市牙醫師公會

第四節　桃園縣牙醫師公會

　　桃園縣轄區於日據時代原屬新竹州。1945 年（民國 34 年），臺灣光復後，改為新竹縣，因此轄區內牙醫師乃加入新竹縣牙醫師公會。1950 年 12 月起，因行政區域重新劃分，將原新竹縣分劃為桃園、新竹、苗栗三縣。桃園縣的牙醫師依法須成立新的公會，當時即由黃坤喜（圖 12-60~62）召集本縣境內 23 名牙醫師，共同籌組「桃園縣牙醫師公會」，並於同年 12 月 3 日，召開成立大會，公推舉黃坤喜為首任理事長，桃園縣牙醫師公會正式成立。

　　早期因會員人數稀少，因此第一、二屆僅由 3 名理事組成理事會，監事會也只有監事 1 名。自第三屆開始至第九屆為止，理事增加為 5 名，監事仍維持 1 名。至 1979 年，因會員人數逐

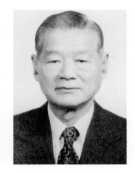

▲圖 12-60　黃坤喜　桃園縣牙醫師公會創會會長。1933 年春畢業於日本齒科專門學校（今日本齒科大學）。返臺後，任職臺灣總督府臺北病院（今臺大醫院）齒科部。1934 年夏，於桃園郡（今桃園市）開業，並加入當時新竹州齒科醫師會。1945 年，臺灣光復後，重組為新竹縣牙醫師公會；1950 年因桃、竹、苗三縣分治，受縣轄區內牙醫師之託，遂於同年 12 月 3 日，成立桃園縣牙醫師公會。
（照片來源：桃園縣牙醫師公會）

▶圖 12-61　1930 年代後期，黃坤喜看診的情景。
（照片來源：黃崇智）

▼圖 12-62　日據時期，新竹州齒科醫師會醫師們合影；中排左四（身高最高者）為黃坤喜。
（照片來源：黃崇智）

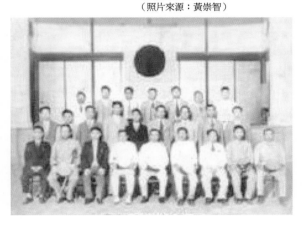

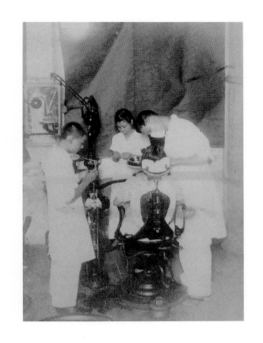

漸增加，故從第十屆開始，理事增加為 9 名，監事增加為 3 名。1991 年由於會員人數大量增加，所以自第十四屆開始，依據人民團體組織法規定之縣級公會理監事名額之最高額度，該會選出 15 名理事組成理事會，5 名監事組成監事會。

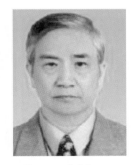

▲圖 12-63　黃坤泰
桃園縣牙醫師公會第十二與十三屆理事長。
（照片來源：桃園縣牙醫師公會）

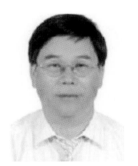

▲圖 12-64　張國偉
桃園縣牙醫師公會第十五與十六屆理事長。
（照片來源：桃園縣牙醫師公會）

初期公會會址皆設於理事長診所內，進行會務運作。自第十二屆理事長黃坤泰（圖 12-63）開始，由於會務實施上之需要，始以賃屋充當會館，並聘專任幹事，自此，公會方始有獨立之運作空間。但後因賃屋之不確定性，且會員人數邊增，會務更形龐雜繁重，故於第十五屆理事長張國偉（圖 12-64）時，倡議購置會館。1996 年 3 月，經會員大會通過，同時組成購置小組，物色合適之會館。終於同年 9 月，購置現址中壢市環北路 400 號 20 樓之 1 為會館。從此，公會始有固定、寬敞且多功能之會館。

回顧該公會之得以誕生，實應歸功於前輩醫師們蓽路襤褸之艱辛草創，而有今美輪美奐之規模。歷屆理事長及理監事們勳績卓著，概述於下：

第一、三、四屆理事長黃坤喜為該公會之創始者，在 1950 年年代，各項醫療院所尚極落後的時期，受桃園縣牙醫師們的付託，致力於促成公會之創立，歷經多方奔波協商，終於同年

12 月 3 日，正式成立。公會成立初期，僅有會員 23 名，其首要工作重心則集中在會員間情感之聯繫，彼此間工作心得之交流，俾提昇醫療技術，期為社會提供最完善之服務。

　　公會成立之初，百廢待舉，且在公費極為拮据下，不僅私下捐獻鉅款，以資助會務之推動，復以理事長診所為公會會址，此舉為首開理事長診所即為公會會址之先例。

　　第二屆理事長由謝士枝（圖 12-65）接任，他秉持前任理事長之工作方針，繼續為全體會員服務。

　　第五屆理事長鄭順昌（圖 12-66）亦致力於會務之推展，尤其難能可貴的是在 1963 年（民國 52 年）至 1967 年間，他與東京都本所齒科醫師公會締結為姊妹會，於彼時期，能具有如此之國際觀的思維與作法，實值敬佩。

　　第九屆理事長林澤民（見圖 11-8 頁）接任時，因適逢新醫師法實施不久，故飽受密醫之威脅與恐嚇，但他仍秉持其公平正義之理念，不為折服。在其任內，督促並配合衛生局取締密醫，協同上級公會向有關機構要求建立健全牙科醫療制度，鼓勵會員醫師到小學兼職，以推行兒童口腔衛生，支援省公會醫療站設立，會員捐款 94,500 元，為全省之最；爭取勞保開放，使各鄉、鎮、市增加指定診所，承辦省公會 66 年代表大會，戮力從事；從 84 高齡之第一屆理事長張善至歷屆理事長，全員到齊，老、中、青共聚一堂，象徵牙醫界大團結（圖 12-67），是為最成功之大會。戒嚴時期，外匯管制，出國申請不易，仍率團訪問姐妹會—日本東京都本所齒科醫師公會，圓滿成功。

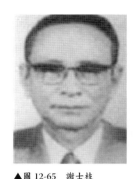

▲圖 12-65　謝士枝
桃園縣牙醫師公會第二屆理事長。
（照片來源：桃園縣牙醫師公會）

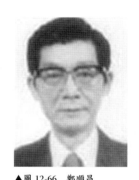

▲圖 12-66　鄭順昌
桃園縣牙醫師公會第五屆理事長。
（照片來源：桃園縣牙醫師公會）

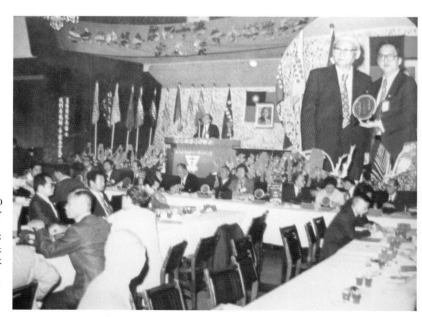

▶圖 12-67　1977 年（民國 66 年）4 月 10 日，臺灣省牙醫師公會第十四屆第二次會員代表大會，假桃園市今日大飯店舉行，各屆理事長全員到齊，象徵牙醫界大團結；圖右上角為省公會創始人，第一屆理事長張善（左），接受當時的理事長林英世致贈紀念品。
（圖片來源：臺灣省牙醫師公會，《牙醫師》1 卷 7 期，臺中市：臺灣省牙醫師公會，民 66〔1977〕）

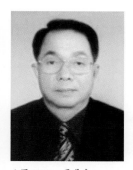

▲圖 12-68　吳義森
桃園縣牙醫師公會第十屆理
事長。
（照片來源：桃園縣牙醫師
公會）

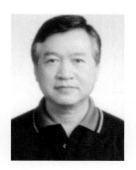

▲圖 12-69　鄭宗和
桃園縣牙醫師公會第十一屆
理事長。
（照片來源：桃園縣牙醫師
公會）

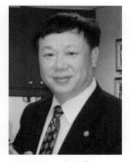

▲圖 12-70　黃亦昇
桃園縣牙醫師公會第十四屆
理事長。
（照片來源：桃園縣牙醫師
公會）

第十屆理事長吳義森（圖 12-68），全力配合政府推動學童口腔衛生宣導及省公會鼓勵醫師下鄉開業，促成偏遠地區衛生所配置牙醫師專業服務，同時繼續支持貫徹新醫師法之實施，以維護全體會員之權益。是時長庚醫院於該縣境內成立，長庚牙醫師加入該公會後，使其經費急速增加，因應理監事之決議，公會開始舉辦各項聯誼活動，以促進會員之向心力與情感。

第十一屆理事長鄭宗和（圖 12-69）為第五屆理事長鄭順昌之公子，虎父無犬子，實為「克紹箕裘」之典範。任內除致力於會員之「團結、和諧」，並協助前理事長林澤民擔任臺灣省牙醫師公會理事長，期間「籌建臺灣省牙醫師公會會館」募款事宜，圓滿達成募捐任務。

第十二、十三屆理事長黃坤泰於任內，潛心於營造一個堅強的公會團隊，由各理監事分層負責、分擔學術、福利、聯誼、法制等工作，以「成長研習」與「休閒娛樂」並重的理念，帶領會員醫師們利用假日充實牙科新知，也鼓勵會員攜家帶眷，參加旅遊，增進團結和諧氣氛。

第十四屆理事長黃亦昇（圖 12-70）因年輕、有幹勁、重倫理，故在其任內，有效撫平技工所集體聯合漲價事件，協助中華民國牙醫師公會會館募捐事宜，對密醫因入會撒冥紙、威脅行為等之處理，在在展現出其為會員們謀取權益的魄力。旋於 2002 年（民國 91 年）5 月 5 日，獲選為中華民國牙醫師公會全國聯合會第八屆理事長。

第十五、十六屆理事長張國偉，在其 6 年任期中，秉持造福全體會員之宗旨，以「鞠躬盡瘁、犧牲奉獻」的精神，全心全力為會務而奮鬥，如為公會購置會館、爭取公保開放等事蹟繁多，不勝枚舉，但卻將個人的事業荒廢了整整 6 年，其在身心財產上的犧牲損失，誠難以估計。在其卸任的感言中，曾以「我心坦蕩蕩、無怨無悔」來惕勵自己，鼓舞自己一切從頭再起，充分表現出光明磊落，無怨無悔之修為。

第十七屆理事長李碩夫，於 2000 年（民國 89 年）3 月 12 日上任，有鑒於該公會，在歷任前輩苦心經營所奠定的良好基礎上，秉持「蕭規曹隨」之原則，續為全體會員效力，落實會務之推動，雖上任 2 年 8 個多月，卻已非常圓滿達成諸多任務。如圓滿籌辦該會 50 週年慶，期間尚邀請桃園縣縣長、衛生局局長等蒞臨祝賀，為大會增添無上光彩（圖 12-71）。此外，於 2002 年 3 月 3 日，圓滿主辦北區 4 縣市牙醫師公會聯合會員大會，營造了團結和諧的桃、竹、苗牙醫新氛圍，締造快樂進步的新牙醫。

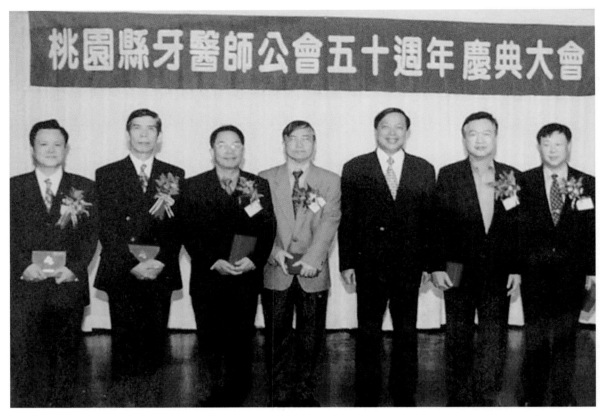

▲圖 12-71　桃園縣牙醫師公會五十週年慶典大會，曾任桃園縣牙醫師公會之諸理事長合影；自左至右依序為第十七屆李碩夫、第九屆林澤民、第十屆吳義森、第十二及十三屆黃坤泰、代理縣長許應琛、第十一屆鄭宗和及第十四屆黃亦昇。
（照片來源：桃園縣牙醫師公會）

有關桃園縣牙醫師公會（圖 12-72）歷屆理事長如表 12-8。

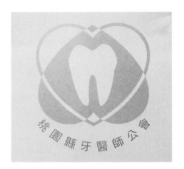

◀圖 12-72　桃園縣牙醫師公會之會徽，為陳明仁所設計。其代表意義為：中間倒心型代表「桃子」，昔日縣內遍植桃花，繽紛馥郁，素有「桃仔園」之稱，後命為桃園，故以桃子代表桃園縣。外圍正心型代表牙醫師之愛心與耐心，中間牙齒代表牙科。而選擇大白齒乃取該牙為人體中最穩固的牙齒之一，代表著公會擁有眾多之會員醫師為磐石。
（照片來源：桃園縣牙醫師公會）

表 12-8　桃園縣牙醫師公會歷屆理事長

屆次	姓名	任期	屆次	姓名	任期
1	黃坤喜	1950.12.03~1953.06.28	11	鄭宗和	1982.03.07~1985.03.24
2	謝士枝	1953.06.28~1956.11.17	12	黃坤泰	1985.03.24~1988.02.28
3	黃坤喜	1956.11.17~1960.03.29	13	黃坤泰	1988.02.28~1991.03.24
4	陳漢周	1960.03.29~1963.03.03	14	黃亦昇	
5	鄭順昌	1963.03.03~1967.03.19	15	張國偉	1991.03.24~1994.03.20
6	陳宏猷	1967.03.19~1970.03.29	16	張國偉	1994.03.20~1997.03.23
7	莊金棕	1970.03.29~1973.04.08	17	李碩夫	1997.03.23~2000.03.12
8	陳培丁	1970.04.08~1976.03.30	18	王金順	2000.03.12~2003.03.25
9	林澤民	1976.03.30~1979.03.11	19	黃立忠 謝欣育	2006.03.12~2007.09.20 2007.09.20~2009.03.22
10	吳義森	1979.03.11~1982.03.07	20	許世明	2009.03.22~2012.05.02
			21	張文炳	2012.05.02 迄今

資料來源：桃園縣牙醫師公會

第五節 新竹縣牙醫師公會

　　劉啟獅（圖 12-73）係早期活躍於新竹地區之牙科耆老。1946 年（民國 35 年）7 月 20 日，成立新竹市齒科醫師公會（**此人民團體立案證書自字第貳號，係由當年新竹市市長郭紹宗頒發。**），並擔任首屆理事長。5 年後，1951 年 11 月 1 日，復另成立新竹縣牙醫師公會（**此人民團體立案證書自字第肆號，係由當年臺灣省新竹縣縣長朱盛淇頒發。**），以取代原先的新竹市齒科醫師公會，並擔任該公會理事長。其後每 3 年公會改選 1 次。1954 年底，劉啟獅應選連任第二屆理事長，1957 年再續任第三屆。1960 年至 1963 年間，范松炎（圖 12-74）接任第四和第五屆理事長。1966 年至 1969 年，由鄭漢文（圖 12-75）當選第六和七屆理事長。此後吳信政於 1972 年，當選第八屆理事長，沈錦村（圖 12-76）於 1975 年至 1978 年分別當選第九、十屆理事長。（圖 12-77~78）

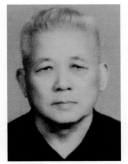

▲圖 12-73　劉啟獅
新竹市縣牙醫師公會第一至
第三屆理事長。
（圖片來源：《臺灣省牙醫師
公會史誌》）

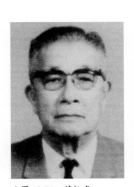

▲圖 12-74　范松炎
新竹市縣牙醫師公會第四、
五屆理事長。
（圖片來源：《臺灣省牙醫師
公會史誌》）

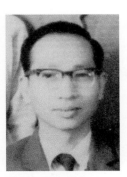

▲圖 12-75　鄭漢文
新竹市縣牙醫師公會第六、
七屆理事長。
（圖片來源：《臺灣省牙醫師
公會史誌》）

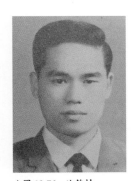

▲圖 12-76　沈錦村
新竹市縣牙醫師公會第九、
十屆理事長。
（圖片來源：《臺灣省牙醫師
公會史誌》）

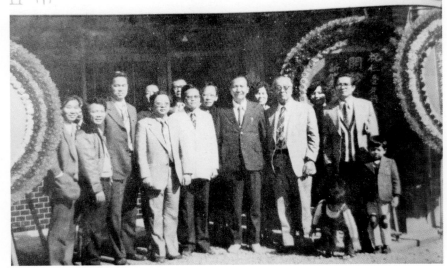

◀圖 12-77　1979 年（民國 68 年）12 月 2 日，沈錦村理事長任內，在關西鎮成立仁愛牙科診所（中山路 34 號），這是牙醫界成立的第 10 個仁愛醫療站；圖為開幕當日，與會貴賓在診所前合影，左三：沈錦村，左四：林英世，左五：羅煥聰（駐診醫師），左六：新竹縣長林保仁。
（圖片來源：臺灣省牙醫師公會，《牙醫師》4 卷 3 期，臺中市：臺灣省牙醫師公會，民 68〔1979〕）

1981 年，莊堪全（圖 12-79）當選第十一屆理事長後，因新竹縣、市分治，新竹市范松炎等 58 人退會，當時新竹縣牙醫師公會僅有 15 位牙醫師，並於 1982 年 12 月 19 日補選；補選後由鄧維仁當選改制後，該公會第十一屆理事長。復於 1984 年，連任第十二屆。1987 年，陳天鵬當選為第十三屆理事長，自此屆始，任期由 3 年改為 2 年。1989 年至 1991 年間，由羅世健出任第十四和十五屆理事長。1993 年，范光周接任第十六屆理事長後，依人民團體法規定，任期由 2 年再改為 3 年。廖立

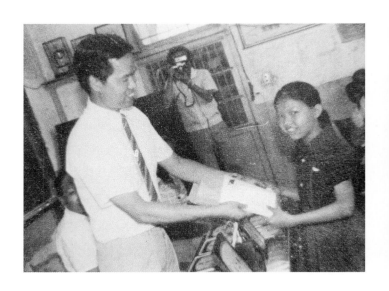

▲圖 12-78　1981 年（民國 70 年）4 月，新竹縣牙醫師公會舉辦「新竹縣國小學童健牙暨口腔衛生壁報比賽」，理事長沈錦村頒發優勝獎。
（圖片來源：臺灣省牙醫師公會，《牙醫師》5 卷 8 期，臺中市：臺灣省牙醫師公會，民 70〔1981〕）

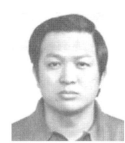

◀圖 12-79　莊堪全
新竹市縣牙醫師公會第十一屆理事長。
（圖片來源：中華民國牙醫師公會全國聯合會）

民分別於 1996 年與 1999 年當選為第十七和十八屆理事長。2002 年，黃智勇當選第十九屆理事長，2010 年，連新傑接任第二十屆理事長迄今，會員人數亦於翌年達 106 人。

有關新竹縣牙醫師公會歷屆理事長如表 12-9。

表 12-9　新竹縣牙醫師公會歷屆理事長

屆次	姓名	任期（改制前）	屆次	姓名	任期（改制後）
1~3	劉啟獅	1951~1960	11&12	鄧維仁	1982~1987
4&5	范松炎	1960~1966	13	陳天鵬	1987~1989
6&7	鄭漢文	1966~1972	14&15	羅世健	1989~1993
8	吳信政	1972~1975	16	范光周	1993~1996
9&10	沈錦村	1975~1981	17&18	廖立民	1996~2002
11	莊堪全	1981~1982	19	黃智勇	2002~2010
			20	連新傑	2010 迄今

資料來源：新竹縣牙醫師公會

第六節　新竹市牙醫師公會

新竹市轄區，於日據時代原屬新竹州，包括桃園縣、新竹縣、苗栗縣。1945 年（民國 34 年），臺灣光復後，改為新竹縣，因此，轄區內牙醫師乃依法加入新竹縣牙醫師公會。1950 年

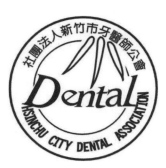

▲圖 12-80　新竹市牙醫師公會會徽。
（圖片來源：新竹市牙醫師公會）

12 月起，因行政區域重新劃分，將原新竹縣劃分為桃園、新竹、苗栗三縣，新竹市牙醫師乃依法加入新竹縣牙醫師公會。民國 1982 年 7 月 1 日，新竹市升格為省轄市，該市牙醫師依法成立「新竹市牙醫師公會」（圖 12-80）。

　　新竹市牙醫師公會歷屆理事長如下：第一屆理事長：蔡國明（1982 ～ 1985 年）（圖 12-81）、第二屆理事長：柯建銘（1985 年～ 1989 年）（圖 12-82）、第三屆理事長：蔡春榮（1989 年～ 1992 年）、第四屆理事長：郭振興（1991 年～ 1994 年）、第五、六屆理事長：黃明燦（1994 年～ 2000 年）、第七屆理事長：劉光雄（2000 年～ 2003 年）、第八屆理事長：溫飛翊（2003 年~2006 年）、第九屆理事長：林敬修（2006 年~2009 年）、第十屆理事長：吳政憲（2009 年迄今）。

　　初期，公會會址設於理事長診所內，聘任兼職幹事處理會務工作。日後，由於會員人數不斷增加，會務工作漸趨繁重，急需固定場所來處理業務，並作為凝聚會員團結向心之精神標竿，於是在柯建銘任第二屆理事

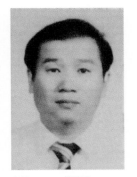

▲圖 12-81　蔡國明
新竹市牙醫師公會第一屆理事長。
（照片來源：臺灣省牙醫師公會）

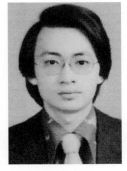

▲圖 12-82　柯建銘
新竹市牙醫師公會第二屆理事長。
（照片來源：臺灣省牙醫師公會）

長時提議購置會館，經理監事會與會員大會通過，於 1988 年 4 月間，購置會館於新竹市光復路二段 575 號 5 樓（圖 12-83）。為因應全民健保牙醫總額制度施行，與會員相關之健保業務隨之增加，原有空間已顯不夠，曾連任第五、六任理事長之黃明燦（圖 12-84）提議增購更大空間之會館，遂於 1998 年 1 月間，添購隔壁 577 號 5 樓。自此有了嶄新、溫馨、多功能之會館（圖 12-85）。

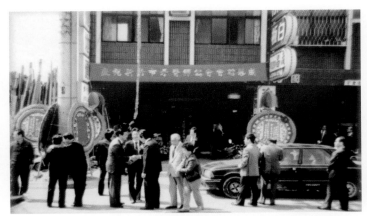

▲圖 12-83　1989 年（民國 78 年）新竹市牙醫師公會會館落成（新竹市光復路二段575 號 5 樓），成為各地方公會第一個有會館的公會，圖為落成剪綵當日，各界貴賓紛紛到場祝賀的情景。
（圖片來源：徐玉玲總編輯，《新竹市牙醫師公會 30 週年紀念專刊》，新竹市：新竹市牙醫師公會，民 101〔2012〕）

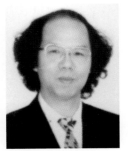

▲圖 12-84　黃明燦
新竹市牙醫師公會第五、第六屆理事長。
（照片來源：新竹市牙醫師公會）

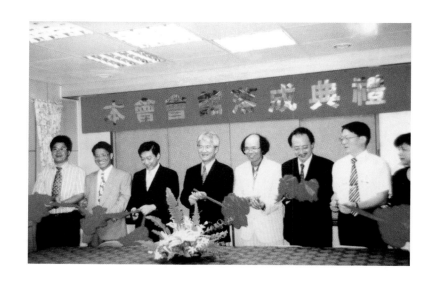

◀圖 12-85　1998 年（民國 87 年）9 月 27 日，新竹市牙醫師公會會館擴增落成儀式；圖中右三：柯建銘，右四：黃明燦，左四：新竹市長蔡仁堅。
（圖片來源：徐玉玲總編輯，《新竹市牙醫師公會 30 週年紀念專刊》，新竹市：新竹市牙醫師公會，民 101〔2012〕）

第七節　苗栗縣牙醫師公會

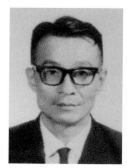

▲圖 12-86　邱煥英
蟬聯 6 屆苗栗縣牙醫師公會理事長（第一屆至第六屆），雖非絕後，乃屬空前。
（圖片來源：臺灣省牙醫師公會史誌）

　　1946 年（民國 35 年），邱煥英（圖 12-86）成立「苗栗縣齒科醫師公會」，並擔任首屆理事長，蟬連任 6 屆之久。其中值得後人稱頌的是邱家祖孫 3 代培育了 4 名牙醫師，服務於苗栗縣，造福鄉民，傳為美談。

　　擔任第七和八屆理事長是謝國松。第九和十屆理事長是張捷喜。第十一和十二屆理事長是陳少圭。第十三屆理事長是陳新貴。第十四和十五屆理事長郭江海（圖 12-87），服務於竹南鎮（圖 12-88）。第十六和十七屆理事長邱紹朋（圖 12-89），服務於苗栗市。第十八屆理事長葉永霖，也服務於苗栗市。

　　第十九屆理事長吳國禎，服務於竹南鎮，充滿理想與遠見，任內

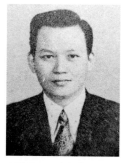

▲圖 12-87　郭江海
苗栗縣牙醫師公會第十四、十五屆理事長。
（圖片來源：臺灣省牙醫師公會）

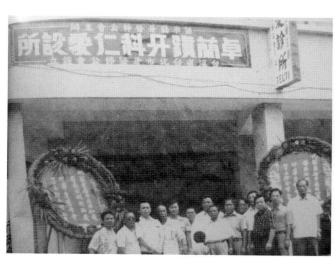

◀圖 12-88　1978 年（民國 67 年）9 月 24 日，郭江海理事長任內，於苗栗縣卓蘭鎮成立仁愛牙科診所（中山路 58 號），是牙醫界所成立的第 7 個仁愛醫療站，圖為開幕當日與會貴賓在診所前的合影；左一：賴達雄，左三：郭江海，左五：李英祥，左七：解雄三（駐診醫師），右二：陳信甫，右三：趙鴻賓。
（圖片來源：臺灣省牙醫師公會，《牙醫師》3 卷 1 期，臺中市：臺灣省牙醫師公會，民 67〔1978〕）

為公會建立完整的制度、設計公會徽幟（圖 12-90）、積極投入國小學童口腔衛生保健和舉辦全縣潔牙觀摩比賽，為該縣牙醫師公會注入新的活力。

第二十屆理事長邱雲泉，服務於銅鑼鄉，1995 年（民國 84 年）間，承接了全民健保實施的歷史重任。其任內積極推廣全縣潔牙比賽與全縣國小學童含氟漱口水的推展，尤有甚者，其指導銅鑼國小學童榮獲全國潔牙觀摩比賽總成績第一名。任內為苗栗縣偏遠山地成立了「山水醫療團」，為鄉民與國小學童提供免費醫療服務，深獲苗栗各界人士的讚譽與推崇。

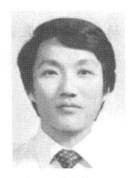

▲圖 12-89 邱紹朋
苗栗縣牙醫師公會第十六、十七屆理事長。
（圖片來源：中華民國牙醫師公會全國聯合會）

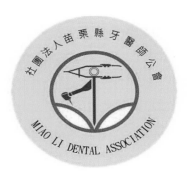

▲圖 12-90 苗栗縣牙醫師公會會徽。
（圖片來源：苗栗縣牙醫師公會）

第二十一屆理事長余明美，是歷來全國少有的女性理事長。雖為女流之輩，其成就有巾幗不讓鬚眉之勢。1998 年，承接牙醫健保總額支付制度之實施，並於北區（桃竹苗四縣市）成立牙醫保險委員會，為苗栗縣牙醫師們爭取到最大的認同與福祉。

第二十二和二十三屆理事長李俊德，第二十四屆為張世澤，第二十五屆為劉煜明，就任迄今，至 2011 年 6 月 20 日止，該會現有總會員人數共計有 145 人[1]。

第八節　臺中縣牙醫師公會

「臺中縣牙醫師公會」創立於 1946 年（民國 35 年），迄今已有 66 年之歷史。該會創會理事長為楊瑞熊（圖 12-91），接序者為林祚萬、陳滄江、林新翰、林葆恭、蔡啟中（圖 12-92）、林來發（圖 12-93）、張茂生、林正一、林光南、黃廷芳、林天經，至現任游振渥（第

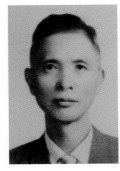

◀圖 12-91 楊瑞熊
臺中縣牙醫師公會創會理事長。
（圖片來源：《臺灣省牙醫師公會史誌》）

▶圖 12-92 蔡啟中
臺中縣牙醫師公會第十二與十三屆理事長，1993 年（民國 82 年）接任中華民國牙醫師公會全國聯合會第五屆理事長。
（圖片來源：《臺灣省牙醫師公會史誌》）

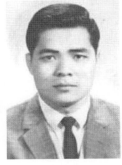

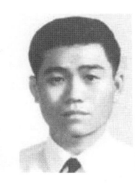

◀圖 12-93 林來發
臺中縣牙醫師公會第十四屆理事長。
（圖片來源：《臺灣省牙醫師公會史誌》）

---

1. 行政院衛生署，《統計資料》，2011 年 6 月 20 日。

二十三屆）理事長。臺中縣地理位置狹長、幅員遼闊，從山線的豐原市、潭子鄉、新社鄉、神岡鄉、東勢鎮、后里鄉、外埔鄉、石岡鄉、大雅鄉，海線的大甲鎮、大肚鄉、大安鄉、沙鹿鎮、梧棲鎮、清水鎮、烏日鎮、龍井鄉，再到大屯線的大里市、太平市、霧峰鄉等共涵蓋了21個鄉、鎮、市。至2009年止，會員數618人，境內有區域醫院7家，地區醫院1家，基層診所370餘家，為中部地區民眾，提供舒適、便捷、高品質的牙科醫療服務。

　　1971年以前之牙科醫療環境非常辛苦，其後雖有勞保之實施，但亦僅止於少數診所，一般牙醫診所仍以自費為主，至1981年以後，勞保逐步開放，牙醫師漸受尊重，地位也逐漸提升，到1991年以後，勞保和公保全面開放，開業環境大幅改善，1995年3月，全民健保開始上路，扭轉了牙醫師開業的窘境，因此會員人數也急速膨漲。為了會務運作的需要，在第十八屆理事長林光南的大力催生下，全體理、監事甚至無償貸款給公會，終於在1994年，得以順利購置會館，並於次年遷入啟用，開始公會嶄新的一頁。近幾年由於會員人數不斷成長，會館已不敷使用，於2002年時，全體會員同意調高會費，得以進行會館的擴建購置，順利購入原會館隔鄰，並將其擴建成原會館的兩倍空間，也因此提供全體會員較大、較舒適的會議空間，也為第二十屆理事長黃廷芳及全體理監事劃下完美的句點（圖12-94）。

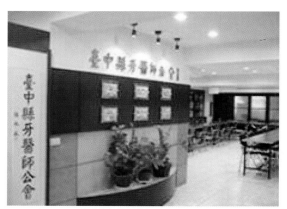

▲圖12-94　臺中縣牙醫師公會會館，1995年落成啟用。
（圖片來源：臺中縣牙醫師公會）

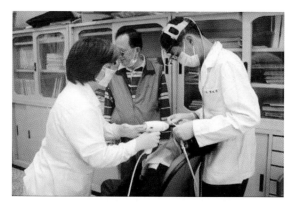

▲圖12-95　黃廷芳（臺中縣牙醫師公會第十九與二十屆理事長）至臺中縣偏遠山區進行巡迴醫療。
（照片來源：臺中縣牙醫師公會）

中部地區醫療資源差距甚大，以往均仰賴幾位熱心奉獻的醫師長期支援偏遠鄉鎮，自2003年起，因衛生署試辦「牙醫師至無牙醫鄉執業與巡迴服務醫療計劃」，才使得醫療資源之分布稍有改善（圖12-95）。該會為能擴大照顧弱勢團體口腔醫療，分別於2006年起，至財團法人瑪利亞社會福利基金會附設瑪利亞霧峰教養家園，支援關懷；又於2008年2月起，陸續前往支援至「臺中德水園身心教養機構」，增設口腔醫療設備。2010年3月起，因「國立臺中啟聰學校」為提升機構內身心障礙者之醫療品質及便利性，該會委派兩位頗具愛心與熱心的醫師前往義診。2011年4月起，該會再擴大增設服務至「財團法人臺中縣私立信望愛智能發展中心」，提升身心障礙者口腔保健及其衛生，為中部地區身心障礙者之口腔醫療奉獻，不遺餘力（圖12-96）。

該公會之會徽如圖 12-97（圖 12-97），其歷屆理事長如表 12-10。

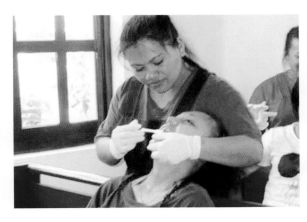

◀圖 12-96 臺中縣牙醫師公會推廣身心障礙者口腔保健，圖為身心障礙機構志工接受教育課程後，為院童進行口腔衛生保健之實地操作。
（照片來源：臺中縣牙醫師公會）

▶圖 12-97 臺中縣牙醫師公會會徽。
（照片來源：臺中縣牙醫師公會）

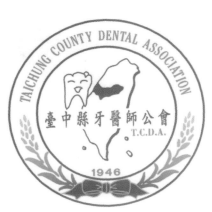

表 12-10 臺中縣牙醫師公會歷任理事長

屆次	姓名	任期	屆次	姓名	任期
1	楊瑞熊	1943~1946	12	蔡啟中	1976~1979
2	楊瑞熊	1947~1949	13	蔡啟中	1979~1982
3	林祚萬	1949~1952	14	林來發	1982~1985
4	楊瑞熊	1952~1955	15	張茂生	1985~1988
5	陳滄江	1955~1958	16	林正一	1988~1991
6	林新翰	1958~1961	17	林光南	1991~1994
7	林新翰	1961~1964	18	林光南	1994~1997
8	林葆恭	1964~1967	19	黃廷芳	1997~2000
9	林新翰	1967~1970	20	黃廷芳	2000~2003
10	林新翰	1970~1973	21	林天經	2003~2006
11	陳滄江	1973~1976	22&23	游振渥	2006~2012

資料來源：臺中縣牙醫師公會

第九節 臺中市牙醫師公會

「臺中市牙醫師公會」成立於 1945 年（民國 34 年）11 月 1 日，至今已逾 67 年。該會會員也由當初的 20 餘人成長到逾 1,000 人。在臺灣牙醫界是僅次於臺北市、新北市、高雄市的第四大公會。該會創會之初，由已故的吳顛位（圖 12-98）、陳水河（圖 12-99）分任正、副理事長，會址附設於理事長診所內，隨理事長改選而搬遷。理監事名額則因會員人數的逐漸成長，

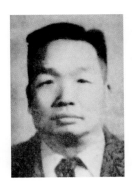

◀圖 12-98 吳顛位
臺中市牙醫師公會創會理事長。
（圖片來源：《臺灣省牙醫師公會史誌》）

▶圖 12-99 陳水河
臺中市牙醫師公會創會副理事長。
（圖片來源：《臺灣省牙醫師公會史誌》）

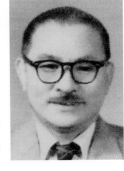

依法修改章程，做適當的調整；第一屆理事會設理事 5 名、監事 2 名；第六至第十二屆設理事 9 名，監事 3 名；第十三至十六屆設理事 10 名，監事 3 名；第十七屆迄今，為理事 15 名，監事 5 名。隨著會務的發展，公會的組織架構除理監事外，另增設 11 個委員會，包括學術、社教、公關、福利、出版、資訊、保險事務、醫事調解、法制、國際事務等，各司其職。

被該會會員譽為「臺中市牙醫師公會之光」的第十三屆理事長陳光榮（圖 12-100），於其任內時，擬編輯一本該會文獻，時其子陳育志則擔任主編之一，後亦任第二十四屆理事長，此對父子檔理事長，是臺灣牙醫界的第二對，可見其受會員之愛戴與信任。父子協力對於該會會史之保存與流傳做出最大的貢獻。

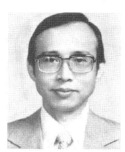
▲圖 12-100 陳光榮
臺中市第十三屆理事長，因對臺中市牙醫界的貢獻卓著，被會員譽為「臺中市牙醫師公會之光」。
（照片來源：中華民國牙醫師公會全國聯合會）

該會創會伊始，吳顛位擔任第一和二屆理事長，時為 1945 年（民國 34 年）12 月 15 日，任期 4 年。當時只有會員 20 餘人。其中張深鑭於 1935 年至 1945 年間，曾任臺中市議會議員，約有 10 年之久，1952 年，當選臺灣省牙醫師公會第四屆理事長。當時規模很小，所以在組織方面，設會長、副會長各 1 位，理事 5 位、監事 2 位。至第二屆期間，更名「會長」為「理事長」，並設常務理事 2 位。時於日據時期獲臺北帝國大學醫學博士的會員石泰三（圖 12-101），在 1952 年 4 月，受日本國口腔科學會會長之邀，參加該會第六屆演講，受贈榮譽會員與國賓之禮，接受日本天皇御賜香菸。此時周汝川任理事，開始投入公會事務。

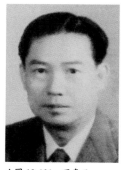
▲圖 12-101 石泰三
於 1952 年 4 月受日本國口腔科學會會長之邀，參加該會第六屆演講，受贈榮譽會員與國賓之禮，接受日本天皇御賜香菸，榮耀無限。
（圖片來源：《臺灣省牙醫師公會史誌》）

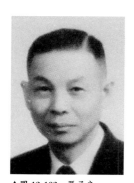
▲圖 12-102 張子良
曾任臺中市牙醫師公會第三至第五屆理事長，長達六年之久，亦任臺灣省牙醫師公會第三屆理事，時理事長為張善。
（圖片來源：《臺灣省牙醫師公會史誌》）

1950 年 3 月 2 日，張子良（圖 12-102）接任第三、四、五屆理事長，任期 6 年。期間亦任臺中市中區之第一至三屆區長。會員吳仁祐於民國 1950 年，當選臺中市議會議員。

1956 年 3 月 4 日，何啟生獲選為第六、九、十屆理事長，任期 8 年。延續前屆，努力建立公會法規制度，杜絕無照密醫行為，增進學術新知，以提昇醫療品質，遵守醫道醫德，建立牙醫師之信譽，爭取牙醫師權益。

1958 年 3 月 9 日，陳水河任第七和八屆理事長，任期 6 年。時公會雖處艱困的環境中，仍積極推展公會會務、培育牙醫幹部，促使會務順利運作。周汝川也在 1960 年 6 月，創辦「私立中山牙醫專科學校」，而為該校董事長，培育無數後起之秀，奉獻臺灣牙醫界，功在杏林。

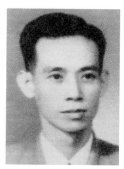
▲圖 12-103 吳仁祐
第十一屆臺中市牙醫師公會理事長。
（照片來源：臺灣省牙醫師公會）

1970 年 2 月 22 日，吳仁祐（圖 12-103）接任第十一屆，任期 3 年。1965 年間，與許國雄參與中興新村推行飲水加氟計畫。並由烏日區（當時稱烏日鄉）開始，推行小學齲齒之調查推行。每逢 5 月 4 日，則極力邀請日本學術界來臺演講。值得一提的是早期的學術演講是以調頻（FM）收音機做為傳聲設備。他首創《臺灣齒科》雜誌之發行，亦曾經擔任中山醫專（現已升格為中山醫學大學）副教授、教授、教務主任及附設牙科主任。1967 年起擔任第二和三屆「臺灣齒科醫學會理事長」，積極推行牙醫學術與知識之傳播。1970 至 1972 年間，擔任臺中市牙醫師公會理事長，並兼任學術委員會主任委員。1976 年任職於臺灣齒科醫學會理事長時，榮獲母校東京齒科大學頒予榮譽會員。次年，並應邀至韓國做學術演講。1973 年以「臺灣人の第 3 大臼齒に關な研究」之論文，榮獲齒學博士學位，相關研究論文 受日本學術界重視，視為珍貴文獻，目前典藏在東京齒科大學。

1973 年 3 月 25 日，林英世（圖 12-104）接任第十二屆理事長，開始積極整頓會務，建立制度，視杜絕密醫為要務，並制定該會會員專屬會徽，爭取修正行政命令，提昇牙醫師的社會地位。督促政府建立擁有「牙醫師畢業證書、考試院及格證書、牙醫師證書」三者缺一不可者，才可為合格牙醫師的制度，對提升牙醫專業認定有卓越的貢獻。

1976 年 3 月 21 日，陳光榮接任第十三屆理事長。當林英世於 1976 年當選臺灣省牙醫師公會第十四屆理事長後，積極推行醫療下鄉運動，在無牙醫師鄉鎮，普設「牙科仁愛醫療站」，嘉惠偏遠農村之低收入患者。同年 12 月 17 日，設立西屯牙科仁愛醫療站，張思忠成為第一位駐診醫師（圖 12-105）。同時並提出十大工作計劃，擴大舉辦義診。1979 年 2 月 11 日，與日本浮羽郡齒科醫師會締結姐妹會。（圖 12-106）

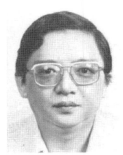

▲圖 12-104 林英世
臺中市牙醫師公會第十二屆理事長。
（照片來源：中華民國牙醫師公會全國聯合會）

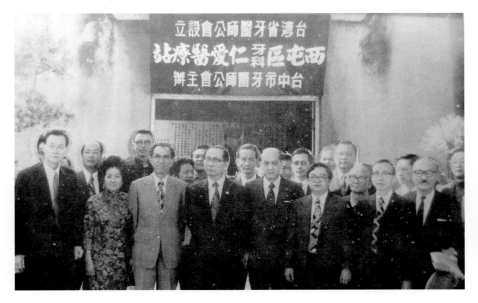

◀圖 12-105 1976 年（民國 65 年）12 月 5 日，臺中市西屯區仁愛醫療站開診，是牙醫界所設立的第二個仁愛醫療站，與會貴賓於醫療站前合影；前排由右至左：陳水河、陳光榮、林英世、張啟仲（立法委員）、林朝京（衛生署副署長）、陳端堂（臺中市市長）、陳端堂夫人、張炯隆（臺中市衛生局局長）。
（圖片來源：臺灣省牙醫師公會，《牙醫師》1 卷 3 期，臺中市：臺灣省牙醫師公會，民 65〔1976〕）
編註：此張圖片為《牙醫師》第 3 期之封面，由圖中人物之背景線條觀察，這是一張手工製作的人工合成照片，由團體合照及診療站背景合併而成。

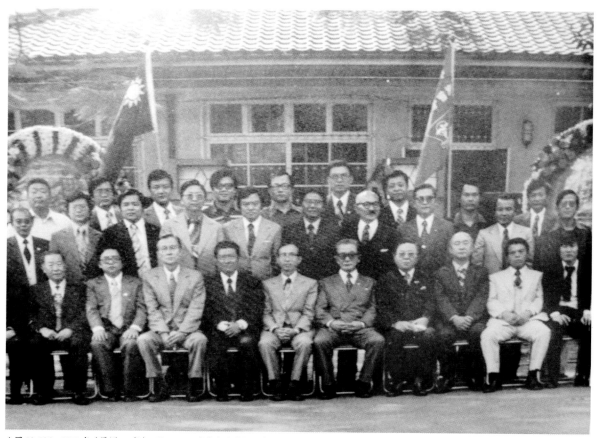

▲圖 12-106　1979 年（民國 68 年）2 月 11 日，臺中市牙醫師公會與日本浮羽郡齒科醫師會結盟姐妹會，在省公會簽署換文後合影；前排中右為：古賀道則（日本浮羽郡齒科醫師會會長），中左：陳光榮。
（圖片來源：臺灣省牙醫師公會，《牙醫師》3 卷 5 期，臺中市：臺灣省牙醫師公會，民 68〔1979〕）

　　1979 年 3 月 25 日，郭令明任第十四屆理事長，隨即展開全市會員資料總校正和總整理，重新換發新會員證。復獲聘為臺中市醫事評議委員會委員，協助仲解醫病糾紛、地方法院提供牙科醫療之專業知識與資訊、勞保局修訂勞保給付點數之提高調整。嚴格審核新會員之入會申請，堅決杜絕密醫借照執業之發生，促進該會與醫師公會間之互動交流。協辦臺灣齒科醫學會及中華牙醫學會於臺中市舉行臨床醫學研討會。配合臺灣省牙醫師公會，促請立法院將牙科納入醫師法，並盡速完成醫師法之修正通過與實施。（圖 12-107）

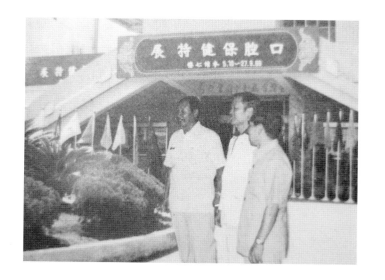

◀圖 12-107　1980 年（民國 69 年）5 月 10 日，「口腔保健特展」於省立臺中圖書館開展，臺中市牙醫師公會理事長郭令明（中），陪同貴賓於會場門口合影。
（圖片來源：臺灣省牙醫師公會，《牙醫師》5 卷 1 期，臺中市：臺灣省牙醫師公會，民 69〔1980〕）

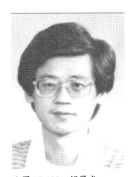

▲圖 12-108　賴學成
臺中市牙醫師公會第十五屆
理事長。
（照片來源：中華民國牙醫
師公會全國聯合會）

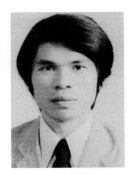

▲圖 12-109　許龍俊
臺中市牙醫師公會第十六屆
理事長暨臺灣省牙醫師公會
第十九屆理事長。
（照片來源：臺灣省牙醫師
公會）

1982 年 3 月 21 日，賴學成（圖 12-108）任第十五屆理事長。1980 年代是臺灣經濟起飛的年代，國家社會一片欣欣向榮。我牙醫界拜此經濟奇蹟之賜，一般民眾從原本不太重視，逐漸演變成開始注重口腔健康的維護。因此，該公會積極思考因應對策，意在於增進會員醫師與病患之間的良好互動。幾經思考，決定朝以下兩個方向去做。一、加強會員間的聯誼，透過會員們的聚會，彼此互相溝通，增進了解、產生互信，這對會員間、醫病間的和諧有相當大的助益。方法是由每一行政區（如北區、南區……）為一個單位，每一個月定期聚餐一次，以交換心得。二、增進學養，良好的知識基礎是執業生涯上不可或缺的。方法是第一、爭取繼續教育盡量到臺中來舉辦，以方便會員進修。第二、由志同道合者發起組成讀書會，定期聽取演講，獵取新知或讀書心得報告。

1985 年 3 月 24 日，許龍俊（圖 12-109）接任第十六屆理事長，因其熱衷本土政治，戒嚴時期，因為民運人士，曾遭逮捕，身繫牢獄，餘缺由林弘光遞補。

1988 年 1 月 31 日，顏東傑接任第十七屆理事長。接任之初，財政困窘，開闢財源成為首要之務；幾經研商，決定以增加會員會費與募款因應，終獲解決。隨著會費的調整，公會的業務得以正常運作，各種聯誼活動也開始推展，網聯社、桌球社、高爾夫球隊，會員旅遊等，一一逐項展開，公會與會員間開始有了頻繁與正向的互動，而會員也漸漸的建立了對公會的向心力，並自然而然的認同公會，雙方良好的關係建立了往後調整會費的機制。同時，也奠定了今日中市牙醫師公會財務建全，及開闢財源的雄厚實力。且在理事長陳慶鐘任內，終於實現了購置會館的美夢。荒廢多年的國際事務委員會也率先展開國民外交，在謝恢達的牽線下，與韓國春川市牙醫師公會締結姊妹會，每年雙方互訪，進行學術與文化交流。這段珍貴的友誼維持了 6 年，直到韓國政府與中共建交，為討好中共，對我國百般刁難與羞辱，造成雙方關係的決裂。雖然在國際外交上，顏面盡失，但在民間交流上，韓國牙醫師公會不僅表示了支持我方的態度，春川牙醫師公會理事長甚至還當面表示對他們政府的作為感到羞愧與抱歉，不過相當可惜的是，這段友誼最後也隨著斷交而漸行漸遠。

1987 年 7 月 15 日，政府宣布解嚴，但是在長期高壓統治下，公會始終擺脫不了保守勢力的陰影，所幸在林英世、許龍俊前理事長的號召下，大家才有勇氣挺身而出。而另一段牙醫歷史的新頁，則是張溫鷹（圖 12-110）投入省議員的競選，當時理事長帶領著全體理監事，

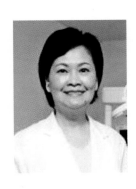

◀圖 12-110　張溫鷹
中山醫學大學牙醫學士及臺北醫學大學牙醫學碩士。曾任臺灣省省議員、臺中市市長、內政部政務次長及總統府國策顧問。
（照片來源：鄧允文，《牙醫時報》26 期，臺灣牙醫網，民 100〔2011〕）

打著齒科黨的旗幟，到各政見發表會場，站臺演講輔選，面對群眾，在毫無選舉經驗的情況下，只憑著一股傻勁與熱忱，希望將「民主鬥士」張溫鷹送上國會殿堂，能為牙醫界爭取應得的權益與福利。而果然，張溫鷹順利當選，成為牙醫界民主的先鋒。接著市長的選舉，張溫鷹又順利高票當選，寫下了牙醫師當上父母官的記錄。同時，該公會爭取民主的精神，也獲得醫界聯盟及社會人士的肯定。

1990 年 1 月 14 日，沈顯堂任第十八屆理事長。1991 年（民國 80 年）陳婉真成立「臺灣建國組織」，許龍俊加入；同年 10 月 19 日，以刑法第一百條判亂罪被捕入獄。翌年 5 月 15 日，刑法一百條修正，5 月 18 日旋被獲釋，曾有數名醫師不畏強權前往探親。

1992 年 2 月 16 日，郭長焜任第十九屆理事長。時該公會公約第六項規定不得開設分診所，不主持兩個牙科診所。在本屆受到衝擊，聯合連鎖診所在本屆開始萌芽，而第七項之不誇大自己，不批評同業之共識也因時代道德淪喪而遭漠視。

1994 年 2 月 27 日，陳慶鐘任第二十屆理事長。委由廖富堂負責購置會館之相關事務。代辦會員承辦全民健保特約申請，協助健保局辦理特約診所簽約及講習。1994 年支持許龍俊及張溫鷹競選省議員，張獲連任。1995 年，支持魏耀乾、柯建銘、周家齊競選立法委員。並舉辦創會五十週年慶祝活動。

1997 年 3 月 9 日，張明遠任第二十一屆理事長。同年增購公會會館約 60 坪。8 月 1 日《中市牙醫》（圖 12-111）創刊。並支持張溫鷹當選競選臺中市市長。

2000 年 4 月 16 日，江永言、徐思恆任第二十二屆理事長。次年 11 月 22 日，與日本九州福岡齒科醫師會締結姐妹會，於福岡完成結盟，理事長江永言代表簽約。是時，並開始整建會館辦公室。

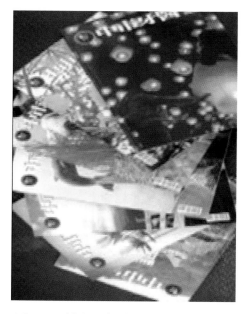

▲ 圖 12-111 《中市牙醫》，臺中市牙醫師公會會刊。
（圖片來源：唐正總編輯，《林義城，緣起緣由─中市牙醫會刊；中市牙醫》70 期，民 98〔2009〕）

2003 年 4 月 20 日，徐思恆任第二十三屆理事長。致力於整建會館會議廳、還清會館貸款、贊助各政黨候選人、舉辦公益活動，如「八八護齒，歡樂嘉年華」活動、替所有會員投保意外兼燙傷住院險、捐款給臺中縣和南投縣政府，作為土石流災民之賑災款。2006 年 2 月 26 日，韓國釜山廣域市齒科醫師會來臺，與本會締結姐妹會。主辦 2006 年 4 月 15 至 16 日之世界牙醫聯盟（FDI）亞洲區巡迴演講教育。

2006 年 4 月 16 日，陳育志任第二十四屆理事長，距其父陳光榮任第十三屆理事長時隔 30 年，父子同任理事長，於該公會堪稱首例。時張溫鷹出任內政部政務次長，爭取身心障礙者口腔醫療專案計劃，公會安排多次講習，全力

配合該項計劃。審查醫師、健保委員及組員遴選制度透明化，建立一般會員有公平參與的機會。並致力喚醒人心光明面，以恢復公會公約第七項的精神─團結互助，不誇大自己，不批評同業。建立良好的開業秩序，加強與主管單位、新聞媒體、政府機關的聯繫，關懷社會弱勢團體，並深入基層，提倡口腔保健之重要性，以提昇牙醫師正面形象。持續會員意外險投保，並加入醫療責任險，以期免除會員看診的壓力與恐懼。

2009 年 4 月 16 日，呂毓修任第二十五屆理事長（圖 12-112）。3 年後，張標能（圖 12-113）接任迄今，是為第二十六屆。臺中市牙醫師公會會徽見圖 12-114。

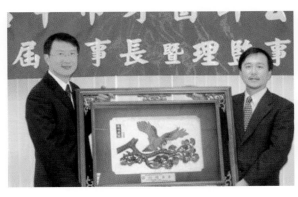

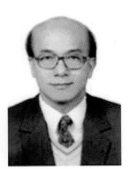

◀圖 12-112　2009 年（民國 98 年）3 月 29 日，臺中市牙醫師公會新任理事長（第二十五屆）交接；右：陳育志，左：呂毓修。
（圖片來源：唐正總編輯，《中市牙醫》70 期，民 98〔2009〕）

▶圖 12-113　張標能
臺中市牙醫師公會第二十六屆理事長。
（照片來源：臺中市牙醫師公會）

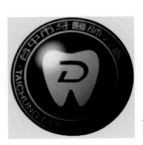

◀圖 12-114　臺中市牙醫師公會會徽。
（圖片來源：臺中市牙醫師公會）

第十節　彰化縣牙醫師公會

「彰化縣牙醫師公會」（圖 12-115）成立於 1951 年（民國 40 年）3 月，林朝業（圖 12-116）膺任第一任理事長，至今已歷 60 餘年。當初僅有不到 20 位會員醫師，發展至今已增至 500 餘位。回顧 50 年來，牙醫界的一段艱辛奮鬥史，老一輩的牙醫師，應該都能深刻體會其中艱苦與辛酸。

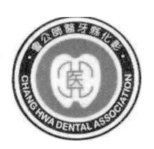

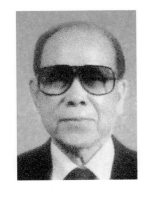

▲圖 12-115　彰化縣牙醫師公會會徽。
（圖片來源：彰化縣牙醫師公會）

◀圖 12-116　林朝業
彰化縣牙醫師公會首任理事長。
（圖片來源：《臺灣省牙醫師公會史誌》）

1950 年至 1970 年間，開業的牙醫師均為受業於日本教育的牙醫師，彼時密醫橫行霸道，人數多於正規牙醫師，其生意手腕高明，能言善道，加上當時一般人對口腔衛生知識缺乏與不重視。多數牙科畢業生根本不敵密醫的打擊，以致部分牙醫師畢業後，被迫選擇從事教職。雖然 1975 年，醫師法修正案公布實施，無奈政府未能貫徹執行，密醫依然猖獗，甚且變本加厲，堂而皇之掛上牙科招牌，讓多數患者根本分不清到底那些才是正規的牙科診所。

　　1976 年至 1988 年間，受日本教育的開業牙醫師逐漸減少，正規醫學院畢業的牙醫師日漸增多。此階段是牙醫師最艱苦的時期，同業間的競爭，還有密醫的威脅，加上民眾對口腔保健的不重視及口腔知識的缺乏。這時對大部分的開業牙醫師來說，只能「慘澹經營」。那時幾乎所有的開業牙醫師所心繫的是如何打擊密醫。1989 年至 1994 年，全面開放勞保，且大多民眾也漸漸重視口腔保健，唾棄密醫的診療。而因公、勞保的開放實施，密醫自然無法繼續生存，牙科診所的就診患者漸漸增多，牙醫師才開始獲得公平合理的待遇及應有的尊嚴。且至 1995 年，全民健保實施，由於民眾就醫的方便，使牙醫師的醫療服務增多，醫療品質相對提昇。

　　該會自創會以來，即積極推廣口腔保健工作，善盡牙醫師的社會責任。自首任理事長林朝業以降，歷任理事長對於口腔衛生宣導，皆不遺餘力，期以降低民眾之齲齒及口腔疾病。而在第十及十一屆余勝津（圖 12-117）、第十二屆賴清松（圖 12-118）、第十三屆曹清輝諸理事長任內，積極培養人才，獎掖後進，提升牙醫師社會參與度。更開始舉辦基層義診活動及兒童美齒比賽，喚醒民眾對口腔健康的認識與重視（圖 12-119）。

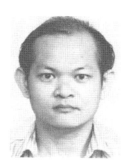

▲圖 12-117　余勝津
彰化縣牙醫師公會第十與十一屆理事長。
（照片來源：中華民國牙醫師公會全國聯合會）

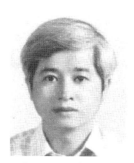

▲圖 12-118　賴清松
彰化縣牙醫師公會第十二屆理事長。
（照片來源：中華民國牙醫師公會全國聯合會）

▶圖 12-119　1980 年（民國 69 年）10 月 20 日，彰化縣牙醫師公會與彰化縣立圖書館，聯合舉辦別開生面的「老人美術聯展暨美齒比賽」；彰化縣牙醫師公會理事長余勝津（左）頒獎給優勝者。
（圖片來源：臺灣省牙醫師公會，《牙醫師》5 卷 2 期，臺中市：臺灣省牙醫師公會，民 69〔1980〕）

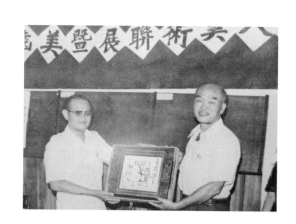

　　在第十四屆理事長陳光琛（圖 12-120）任內，全面推廣縣內國小學童口腔健檢，同時在校園提供牙刷，使學童養成餐後潔牙的好習慣。隨後當選為臺灣省牙醫師公會理事長，積極任事，卓越魄力，是為該縣擔任全省牙醫領導者之第一人。

　　第十五屆理事長林其茂持續落實餐後潔牙運動，教導學童正確刷牙與使用牙線，並在縣內，首倡第一大臼齒溝裂封填研究計畫，為學童預防保健提供最有力的實踐，也為落實口腔衛生推廣工作，樹立新的里程碑。

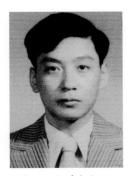

▲圖 12-120　陳光琛
彰化縣牙醫師公會第十四屆
理事長暨臺灣省牙醫師公會
第二十一屆理事長。
（照片來源：臺灣省牙醫師
公會）

在第十六屆理事長巫容圖任內，適逢全民健保開辦，全力爭取合理執業條件成為最重要任務。同時購置新會館，讓公會擁有一固定辦公處所。另開辦國小學童潔牙觀摩比賽及參與口腔播種醫師訓練，使公共衛生之推廣更加多元化。

第十七屆理事長陳長泰因應 1998 年 7 月開始實施之牙科總額支付制度，在最關鍵的時期，不眠不休地持續參與協商，規劃與宣導，實為奠定牙科健保長久穩定運作的基礎。此外逐步推動國小學童含氟漱口水計畫及口腔保健播種醫師基礎班，積極培訓保健推廣人才。

第十八屆理事長黃尊欽的首要任務在全力協助會員解決健保相關問題，以爭取同仁之最大權益。持續辦理全縣國小學童潔牙觀摩及口腔保健育樂營，將保健觀念進一步紮根校園。積極協助政府推動口腔黏膜篩檢計畫，減少口腔癌之罹患。並參與牙周病及菸害防治計劃。

第十九屆理事長李俊超擴大舉辦全縣國小學童潔牙觀摩，參與的牙醫師及學童人數均突破歷年記錄。推動國小學童含氟漱口水計畫全縣全面實施，並開辦「魔法牙醫」幼稚園年度健檢，正式深入學齡前幼童保健領域。另輔導會員 IC 健保卡全面上線。

第二十屆理事長顏榮俊就任之後，積極健全公會體制，使會務更制度化。持續推展健保相關業務，對外與健保局等單位溝通總額控管事宜；對內協助會員解決健保疑難問題，希望達到會員有尊嚴的執業，而健保的收支又不致失衡的雙贏局面。繼續推動如含氟漱口水計畫等口腔保健工作。動員熱心醫師參與縣府主導之年度全縣國小學童健康檢查，更主動爭取政府行政資源及經費，扶助弱勢族群，實施國小一年級學童第一大臼齒溝封劑防蛀計畫，彰顯我牙醫同仁回饋社會之胸懷。

第二十一屆理事長吳佳澄接任後，亦追隨前輩們的足跡，致力於對民眾之口腔衛生教育宣導與國小學童之口腔健康照護（**圖 12-121**），繼續執行含氟漱口水計畫與國小一年級學童第一大臼齒溝封劑防蛀計畫。另外，自 2009 年 7 月起，發行該公會會訊—《彰化牙醫》（**圖 12-122**）。2012 年，黃立賢接任該公會第二十二屆理事長，迄今。有關該公會歷任理事長，見表 12-11。

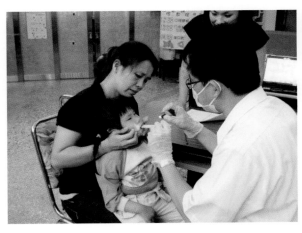

◀圖 12-121　2009 年（民國 98 年）5 月 24 日，彰化縣牙醫師公會前往彰化縣童聖智啟智中心，進行院童口腔照護；圖為楊奕先正在為院童進行口腔檢查。
（照片來源：彰化縣牙醫師公會）

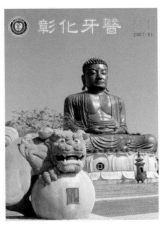

▶圖 12-122　《彰化牙醫》彰化縣牙醫師公會會刊。
（圖片來源：彰化縣牙醫師公會）

表 12-11　彰化縣牙醫師公會歷任理事長

屆次	姓名	任期	屆次	姓名	任期
1	林朝業	1951-1952	15	林其茂	1991-1993
2-4	賴通堯	1953-1959	16	巫容圖	1994-1996
5-6	洪武魁	1960-1966	17	陳長泰	1997-1999
7	施東雄	1967-1969	18	黃尊欽	2000-2002
8-9	洪武魁	1970-1975	19	李俊超	2003-2005
10-11	余勝津	1976-1981	20	顏榮俊	2006-2008
12	賴清松	1982-1984	21	吳佳惠	2009-2011
13	曹清輝	1985-1987	22	黃立賢	2012迄今
14	陳光琛	1988-1990			

資料來源：彰化縣牙醫師公會

第十一節　南投縣牙醫師公會

「南投縣牙醫師公會」創立於 1957 年（民國 46 年）12 月 25 日，由李日升出任第一屆理事長。南投縣政府頒予立案證書，證號為「自民投字第 005 號」。乃因草創時期，會員人數稀少，公會功能未臻健全，故自第二屆至第十一屆間之會務運作記錄及理事長名單散佚而無可考。直到 1976 年由李嵩仁擔任第十二屆理事長，始有詳盡具體資料之保存。

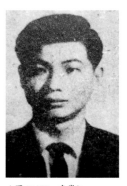

▲圖 12-123　李嵩仁
南投縣牙醫師公會第十二及十三屆理事長。
（照片來源：臺灣省牙醫師公會）

往後 6 年間，李嵩仁（圖 12-123）連任 2 屆理事長，當時會員僅 17 人，在人錢匱乏的窘境下，由理事長與會員醫師共同籌資 4 萬餘元，於鄉公所內正式成立公會組織，開始為縣民及會員提供服務，並邀請黃世澤擔任公會的總幹事。由於其父亦為「南投縣醫師公會」總幹事，因此，其任總幹事對該會會務之推動實有推波助瀾之裨益。1976 年時，全省 199 個鄉鎮屬無牙醫師地區，在省公會鼓勵牙醫師下鄉服務的號召下，南投縣也在理事長李嵩仁與教授黃慧如的努力下，在鹿谷鄉設立了仁愛牙科醫療站（圖 12-124），並邀請奚台陽（圖 12-125）駐診，開始在各國民小學巡迴醫療。

1981 年至 1984 年間，鄭富吉（圖 12-126）擔任第十四屆理事長，感於南投縣地處窮鄉僻壤，甫畢業牙醫師下鄉服務的意願不高，率先自掏腰包，更協同會員醫師一同努力宣導，鼓勵各校的學弟妹至南投縣境內開業，因此，會員人數從 20 多位增至 30 多位。其時，省公會理事長林英世秉持著為民服務的精神，希望能在無牙醫師服務的鄉鎮設立醫療站，因而有了更多仁愛醫療站的設立。

第十五屆理事長為謝光亮（1985 年至 1987 年），期間，會員人數也增至 57 人。隨著會員人數的增加，會務愈形繁重，因而開始聘請吳秀真擔任總幹事，其任勞任怨，為公會會務奔走，至今已歷 27 個年頭，真是令人感佩！

陳昌煜擔任第十六和十七屆理事長（1987 年至 1993 年），此時會員人數已增至 101 人，

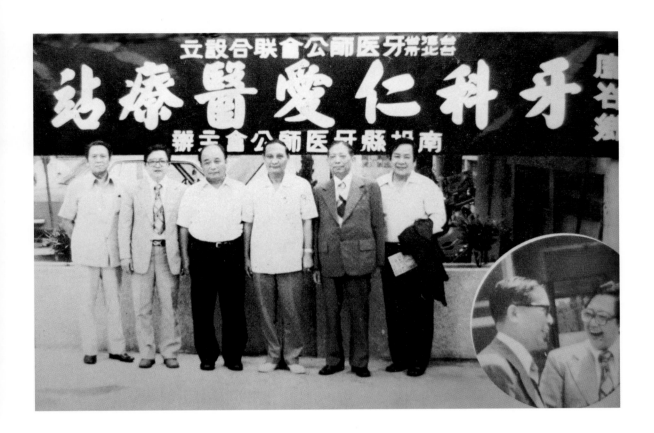

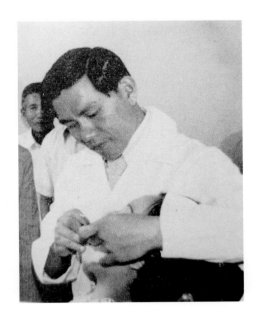

▲圖 12-124　1977 年（民國 66 年）7 月 2 日，衛生署署長王金茂巡視南投縣鹿谷鄉牙科仁愛醫療站，於醫療站前留影；右二：王金茂，右三：林丕耀（鹿谷鄉鄉長），左一：衛生署署長祕書，左二：林英世，左三：吳充第（省衛生處處長）。
（圖片來源：臺灣省牙醫師公會，《牙醫師》1 卷 10 期，臺中市：臺灣省牙醫師公會，民 66〔1977〕）

◀圖 12-125　1977 年，南投縣鹿谷鄉仁愛牙科醫療站的駐診醫師吳台陽，正在幫患者診療。
（圖片來源：臺灣省牙醫師公會，《牙醫師》1 卷 10 期，臺中市：臺灣省牙醫師公會，民 66〔1977〕）

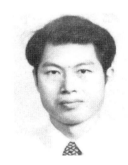

◀圖 12-126　鄭富吉
南投縣牙醫師公會第十四屆理事長。
（照片來源：中華民國牙醫師公會全國聯合會）

顯示公會的耕耘已逐漸收到成效。新任理事長蕭規曹隨，賡續會務運作，適逢政府規劃全民健康保險之實施，故於當時代表公會參與了牙科總額預算籌劃。

　　之後，林慶金擔任第十八和十九屆理事長（1994 年至 2000 年）；至 2000 年時，會員人數已達 126 位。許多年輕的牙醫師紛紛下鄉至信義、仁愛及鹿谷等地，參與基層的醫療服務，誠屬難能可貴。理事長為配合衛生局的口腔衛生宣導，率先舉辦潔牙比賽和口腔健診活動，實

施含氟漱口水計劃，藉以提昇民眾的口腔知識，減低兒童的齲齒率，而這些活動至今，仍在延續執行。在此健保政策轉變期間，將繁瑣的作業歸整，並鼓吹全體會員配合政策的實施，逐步將健保業務推動，導入正軌，並與全聯會配合，修改及實施「牙醫總額支付制度」，貢獻極大。

　　劉明仁擔任第二十屆理事長（2000 年至 2003 年）時，積極推動公會年輕化、參與中區委員會與全聯會總額暨保險委員會各項政策之擬定。期間，牙科健保業務電腦化、各項申報資料資訊化，將牙科業務推向電子世代。由於得力省公會理事長吳棋祥（見圖 11-49）之鼎力相助，使其在參與中區委員會、全聯會時，頗有舉足輕重之地位。

　　自 2003 起，由吳棋祥擔任第二十一和二十二屆理事長，由於理事長身兼南投縣議會議長，調和鼎鼐，協同八方，結合各相關單位，推動會務，有效運用現有資源，對於該會之推動實有得天獨厚之優勢，亦有其功不可沒之地位。2009 年，佑民醫院牙科部主任石家壁接任第二十三屆理事長。

第十二節　雲林縣牙醫師公會

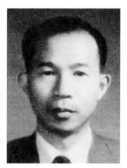

▲圖 12-127　高新登
雲林縣牙醫師公會第一屆理事長。
（圖片來源：《臺灣省牙醫師公會史誌》）

　　1950 年（民國 39 年）以前，雲林縣屬大臺南縣（州）所轄，牙醫師隸屬大臺南縣（州）齒科醫師公會。1950 年行政區域調整後，雲林自成一縣，始在高新登（圖 12-127）等幾位熱心醫師的奔走和推動下，1953 年 2 月 10 日，正式向雲林縣政府申請成立「雲林縣牙醫師公會」，高新登出任第一屆理事長。創會後，辦事處一直依附於理事長診所狀態，會務工作大部分由理事長一肩扛起。第十三屆理事長葉俊彥接任時，始聘任兼職會務人員；至第十七屆理事長李柄輝時，辦事處隨會務人員，固定與斗六東區扶輪社一起辦公。為購置會館，歷屆理事長開源節流，終於在 2006 年，第二十一屆理事長廖倍顯任內，順利購置新會館，該會名稱於同年，變更為「社團法人雲林縣牙醫師公會」。

　　創會至今已歷 58 個寒暑，經 21 任理事長，會員人數從 10 幾人增加為 150 幾人，戮力會務推展之餘，亦為社會奉獻亦不遺餘力。

　　高新登連任八屆理事長，自第一屆之 1953 年 2 月至第八屆任期結束之 1970 年 3 月。劉錦基則連任第九至十一等三屆，任期自 1970 年至 1979 年 3 月。

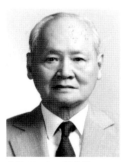

▲圖 12-128　劉錦基
雲林縣牙醫師公會第九至十一屆理事長。
（圖片來源：《臺灣省牙醫師公會史誌》）

　　1970 年和 1973 年 4 月，該縣會員醫師依省社會局公布之人民團體組織法投票選出劉錦基（圖 12-128）為第九屆和十屆理事長，復於 1975 年 4 月，三度蟬連任，雖於法不符，但當時社會科列席長官卻持默認。他於任內致力於該會章程細則之制定，時為 1972 年。

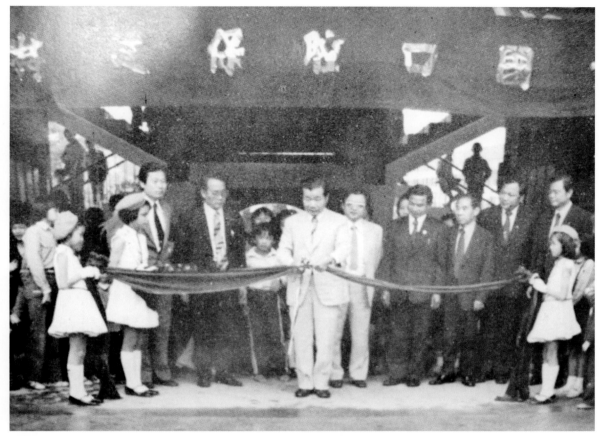

◀圖 12-129 民國 69 年〔1980〕11 月 23 日，雲林縣牙醫師公會擴大舉辦口腔保健特展，於斗六鎮西國小揭幕，邀請縣府陳新登秘書剪綵；中：陳新登，中左：沈仲山，中右：林英世。
（圖片來源：臺灣省牙醫師公會，《牙醫師》5 卷 3 期，臺中市：臺灣省牙醫師公會，民 69〔1980〕）

　　1979 年沈仲山為第十二屆理事長，本屆首創學童口腔保健繪畫比賽及口衛海報展示（圖 12-129）。是時，密醫約有 200 多人，勢力龐大，牙醫 20 幾人，勢單力薄，理事長為牙醫師執照之放寬，不畏強權，向衛生署具理力爭，終獲衛生署回應，精神可佩。該會會員人數，得以由 20 幾人，逐漸增加到 30 幾人。本著人人有機會參與會務的原則，理事長沈仲山身先士卒，一馬當先，足為典範。

　　為考量理事長宜分區輪流出任，1982 年 4 月，斗六區的葉俊彥（圖 12-130）獲選為第十三屆理事長，仍承繼學童口腔保健繪畫比賽及口衛海報巡迴虎尾區展示。會員人數在其任內，增加到 43 人。為了支持和力挺省公會，並建議省公會購置會館，他以實際的行動，展現支持的誠意，親自登門向會員醫師募款，作為省公會建館基金。會員醫師受其任勞任怨的感召，也多熱忱響應，讓省公會的建館美夢，得以成真。

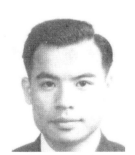

▲圖 12-130 葉俊彥
雲林縣牙醫師公會第十三屆理事長。
（照片來源：中華民國牙醫師公會全國聯合會）

　　1985 年 4 月，虎尾區的吳財就任第十四屆理事長。任內會員人數增至 50 人。為往下紮根及喚起民眾注重口腔衛生，曾親至各國中、小學、幼稚園、社團、社區老人會、村里民大會等場所，作口腔衛生專題演講。

1980 年代，勞保局限制每一鄉鎮，只核准一家勞保特約牙科診所；為了保障會員權益與生存空間，任內參與全聯會前理事長林英世所發起，震驚醫界的牙醫師集體上街示威，遊行運動，並向行政院、立法院、勞保局等有關單位，陳情抗議，爭取全面開放勞保牙科特約院所，史無前例。雖然如願達成，但參與上街，示威遊行之舉，在當時特殊政治環境之下，頗受有關當局「關照」，壓力不可謂不大。爾後，農保、公保特約也陸續全面開放。

1988 年 4 月，第十五屆理事長葉振漢上任，該會會員人數已大幅增加到 80 幾位。他積極參與省公會和全聯會會務，爭取全聯會經費，贈送學齡兒童牙膏與牙刷，宣導口腔衛生保健從小做起的觀念，雲林縣的學童潔牙觀摩在這一屆播下種子。

1991 年 4 月，第十六屆理事長葉振源是斗南區產生的第一位理事長，由於會員人數增加，原來理事 9 席、監事 3 席的理監事會，自本屆起改為理事 15 席、監事 5 席，加強服務會員醫師之幹部陣容。

1994 年 4 月，第十七屆理事長為李柄輝，特別委任廖倍顯為秘書長，聘律師江克釗為法律顧問，並以其魄力，於 3 年間，使該會「會庫」，從原來捉襟見肘的窘境到結餘豐碩，對該會會務之推動，助益甚大。任內適逢牙醫納入公、勞保給付行列，又逢健保開辦，為會員權益之爭取，公會發揮最大功能；同時，雲林縣的學童潔牙觀摩活動也在此屆開辦，為該會爾後在配合衛生署的口衛工作方面，奠定穩固基礎。會員人數更在其任內一舉破百，為該會開創另一個新的里程碑。

1997 年 4 月，第十八屆理事長林德明是北港區產生的首位理事長，以沈茂菜為秘書長，各組務組長選才委任，會務推動順利。任內參與健保給付，配合南區門診總額審查制度，配合政府執行醫療環保及醫藥分業政策；同時也配合承辦行政院衛生署的學童潔牙觀摩口衛工作。期間，遭逢臺灣 921 大地震，積極協助受災醫師，向全聯會爭取重建經費，不遺餘力。

2000 年 4 月，第十九屆理事長為楊家榮接棒，李明宗為秘書長，本屆以不定期發送「會務訊息」的方式，轉達公會活動訊息，深獲會員醫師肯定。行政院衛生署的學童潔牙觀摩口衛工作，在其任內逐漸以含氟漱口水為重。由於城鄉差距越來越小，民眾生活水平和就醫品質提高，密醫逐漸匿跡，會員人數也在本屆增加到 130 多人，為期早日建購會館，理事長以「勤檢持會」之原則，推動會務運作，至其任期結束時，會館建購基金已達 350 萬，乃將建館美夢交予新理事長實現。

2003 年 4 月，由執業於斗南區的高國書獲選為第二十屆理事長，沈茂菜再獲青睞，榮任秘書長。此屆甫就任，即遭遇前所未有的醫療風暴－「嚴重急性呼吸徵候群」（SARS）。理事長勇敢面對，指揮若定，得以安然度過嚴格考驗。此外，「健保 IC 卡」實施，6 年換照之繼續教育課程執行，主辦第一屆牙醫助理認證課程，會館購置工作等等，均在本屆促成，理事長可謂貢獻良多。

2006 年 4 月，廖倍顯接任第二十一屆理事長，祕書長則再度委由李明宗擔任。為購置新會館之需，將該會名稱申請更名為「社團法人雲林縣牙醫師公會」，繼而於 2006 年 10 月 1 日，舉辦新會館落成開幕典禮，另又創新設計了有別於全國 24 個公會都類似的會徽（圖 12-131）。

是年開始協助雲林縣政府辦理 65 歲以上老人假牙裝置作業，為縣內全口無牙之老人裝置全口義齒，嘉惠鄉里。

2009 年 4 月，王智永接任第二十二屆理事長。除了賡續前任諸理事長之典章制度，推動會務運作外，對於國小學童的口腔健康照護，以更實際的行動來執行，那就是「教室走廊變診所」（圖 12-132）。公會醫師將看診器具搬到鄉下國小，為偏遠地區小朋友看牙，每年為 1,500 到 1,800 名學童看牙。在攝氏 30 幾度的高溫下看診，牙醫師們個個汗如雨下，倍極辛勞，但成效更卓著。公會常務監事李明宗說：「公會從 93 年開始，配合健保局到醫療資源較不足的偏遠地區，為小朋友服務，一年看診 16 所學校，計可看診 1,500 到 1,800 名學童。偏遠地區缺乏牙醫師，也發現小朋友的蛀牙較多，呼籲小朋友用貝式刷牙法，把牙菌斑刷乾淨，才能減少牙周病和蛀牙發生的機會。」

2012 年 4 月，李明宗接任第二十三屆理事長迄今。

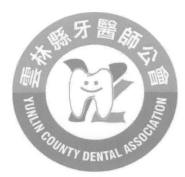

▲圖 12-131　雲林縣牙醫師公會會徽。
（圖片來源：雲林縣牙醫師公會）

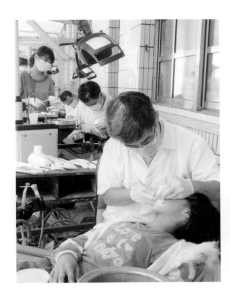

◀圖 12-132　走廊變診所
雲林縣牙醫師公會為服務偏遠地區國小學童，特地將牙科診療設備搬至學校，在走廊上為小朋友做口腔診療和牙齒檢查。高溫炎熱的酷夏，室外埋首看診，十分辛苦。
（照片來源：聯合報）

第十三節　嘉義縣牙醫師公會

「嘉義縣牙醫師公會」成立於 1951 年（民國 40 年）1 月 29 日。初，嘉義市併入嘉義縣牙醫師公會，1982 年 7 月 1 日，嘉義市升格，縣市從此分道揚鑣，各自獨立公會系統。該公會之成立及早期之資料，多數已不可考。自升格為省轄市之翌年，「嘉義市牙醫師公會」始成立，至 1987 年，嘉義市政府醫政課開始登錄嘉義市之牙醫師，並把原籍執業登記在嘉義縣之牙醫師，變更隸屬嘉義市，此時嘉義縣、市牙醫師公會才正式分家。當時嘉義縣牙醫師公會只剩下 15 位會員，而嘉義市牙醫師公會則有 53 位會員，當時嘉義縣人口數為 564,338 人，嘉義市則為 254,001 人。目前該會會員人數現有 96 人。

嘉義縣牙醫師公會各屆之理事長，目前有資料紀錄者為第十三屆蘇嘉英（1976 年）（圖

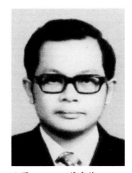

▲圖12-133 蘇嘉英
嘉義縣牙醫師公會第十三屆
理事長。
（圖片來源：《臺灣省牙醫師
公會史誌》）

12-133~134）、第十四屆蔡銘道（1979年）（圖12-135）、第
十五、六屆吳耀明（1982~1989年），其於任期中逝世，由江好墩接
任、第十七屆楊懷恩（1989年），他也於任中過世，由陳國勳接任、
第十八屆陳國勳（1992年）、第十九和二十屆馮茂倉（1995~2001
年）、第二十一和二十二屆翁德育（2001~2007年）、第二十三屆曾
惠彥（2007年迄今）。

　　嘉義縣牙醫師公會至第十九屆馮茂倉接任理事長時，改弦更張，
蓋在此屆之前，由於會員人數尚少，理事長人選通常由年長者擔任，
故公會功能不彰，會員向心力薄弱，決採選舉方式，以為革新。故其

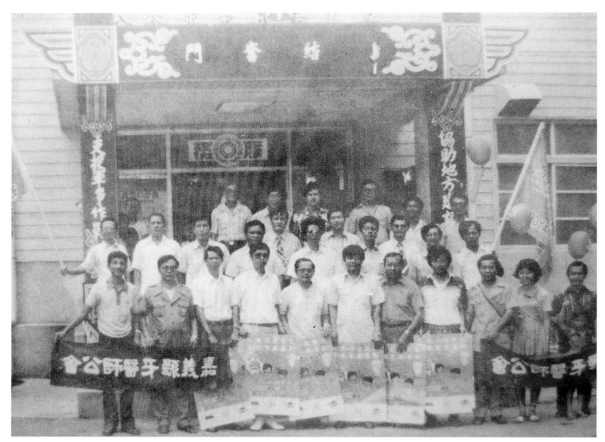

▲圖12-134　1978年（民國67年）8月13日，嘉義縣牙醫師公會與嘉義國際青年商會，推展「兒童口腔衛生保健宣傳運動」，於嘉義市中山堂
舉辦「兒童口腔免費檢查」，並放映彩色卡通影片，全體工作人員在中山堂前合影留念；前排中左（左五）：蘇嘉英，中右：李聰儒（青商會會長）。
（圖片來源：臺灣省牙醫師公會，《牙醫師》2卷12期，臺中市：臺灣省牙醫師公會，民67〔1978〕）

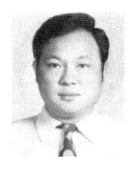

為該公會真正以民主投票方式產生之理事長，接任時年僅31歲，為
全國牙醫師公會中最年輕之理事長，且於1998年獲選連任。

◀圖12-135　蔡銘道 嘉義縣牙醫師公會第十四屆理事長。
（照片來源：中華民國牙醫師公會全國聯合會）

馮茂倉於六年任期內，致力於推動國小學童餐後潔牙工作以及山地偏遠地區之巡迴醫療，且配合嘉義縣衛生局、教育局及社會局，推動各項國民口腔衛生推廣的工作，使得該公會成為嘉義縣頗受好評之人民團體。嘉義縣人口約有 56 萬人，國小學童人數亦將近 4 萬名，但服務的牙醫師僅有 80 餘位，在口腔衛生推廣工作，著實困難吃重，需要全體會員付出更多的時間來參與，始見成效。故該會設有「社會服務學分」，以鼓勵會員醫師多加參與。該會「口腔衛生推廣委員會」於 1996 年，理事長馮茂倉任內正式成立，並自該年 5 月 4 日起，舉辦全縣潔牙觀摩。每年的潔牙觀摩總共需要動員 20 至 30 名的牙醫師來協助辦理，包含到校指導潔牙、擔任潔牙觀摩裁判、策劃整個活動內容。動員人力約佔了總牙醫師數的 1/2 至 1/3，儘管牙醫診所業務必須停擺，但是會員醫師秉持回饋社會的精神，仍然連續舉辦 7 年，為寓口腔保健於教育，以收宏效。該會於 1997 年 6 月 4 日，首度舉辦「口腔保健餐後潔牙教師研習營」，始將餐後潔牙的觀念傳達給更多老師，藉由老師的力量能有效教育下一代的主人翁，誠屬為明智之舉。在 90 年度，更將全縣劃分為 10 個區域，由調派牙醫師到校指導老師們如何正確的使用牙刷及牙線，陸續有民雄鄉東榮國小、中埔國小、大同國小、南新國小、布袋國小、水上國小、竹崎國小等 7 所學校加入協助辦理，共計約 800 多位老師參與此課程。並曾舉辦 7 場研習會，共動員約 40 名牙醫師，課程所用之牙刷、牙線，講義資料悉由公會提供，所費不貲。1998 年 11 月 11 日，嘉義縣首度執行國小學童含氟漱口水推廣計畫，並自 1999 年 9 月起，連續執行含氟漱口水計畫之第 2 次、第 3 次補行計劃，於同年 11 月底，將全縣所有國小皆納入此項計劃內，使得該縣含氟漱口水參與學校達百分之百，成果非凡。

2001 年至 2007 年，理事長翁德育任內，於 2001 年購置會館，聘任正式會務人員協助會務推行，整理與保留活動相關資料、照片；並在國內首創會內醫師之社會學分積分辦法，鼓勵會員醫師走出診所，參與會內或會外之活動，以提昇牙醫師在社會中之形象。另一方面，配合全聯會全力推廣潔牙觀摩及執行國小學童含氟水漱口計畫；並擴大縣內山地及無牙醫師鄉之巡迴醫療服務，以期達到口腔疾病防治之目的。口腔衛生推廣委員會除了致力於降低國小學童齲齒率之外，另外對於成人的口腔衛生亦極度重視，民國 91 年，配合嘉義縣衛生局辦理「塗溝社區牙周病篩檢」防治計畫，該會特別舉辦一系列牙周病相關課程，並聘請牙周病專科醫師賴弘明前來指導相關之作業細節。此次參與牙周病篩檢計畫民眾，共有 60 多位，前測與後測之數據有明顯之差異，可見得牙醫師們走進社區進行口腔衛教的宣導有著相當大的效果。近年來更與全聯會合辦「學齡前兒童口腔保健種子教師培訓計畫」，則是將口腔衛生推廣工作更推上巔峰，期待口腔衛教觀念可以往下紮根到幼稚園小朋友身上，乃至於每個人的日常生活之中。

嘉義縣屬於農業縣，縣內有太保市華濟醫院、大林鎮慈濟醫院、朴子市長庚醫院、共有番路鄉、梅山鄉、竹崎鄉、阿里山鄉、中埔鄉、大埔鄉、水上鄉、鹿草鄉、太保市、朴子市、東石鄉、六腳鄉、新港鄉、民雄鄉、大林鎮、溪口鄉、義竹鄉、布袋鎮共 18 鄉鎮市，其中無牙醫師鄉為東石鄉、番路鄉、六腳鄉、大埔鄉、阿里山鄉。該公會於 2002 年辦理「九十一年牙醫師至無牙醫鄉巡迴（執業）醫療服務計畫」，目前六腳鄉已有 1 名牙醫師進駐開業，提供偏遠地區民眾就醫便利；另外東石鄉及番路鄉則有巡迴醫療的服務，服務對象初期為當地之國小、

國中學童，讓更多的民眾可以享受更多更好的醫療資源。（圖 12-136）

　　第二十三屆理事長曾惠彥努力於推動嘉義縣低收入戶老人免費假牙裝置的執行工作與身心障礙者潔牙計畫，進駐聖心教養院，幫助院生於院內施行口腔診療。自 2007 年 6 月至 10 月，進入教養院達 8 次以上，教導教保人員如何為院生潔牙；10 月 4 日，辦理身心障礙者教保人員潔牙觀摩比賽；12 月 15 至 16 日，於臺北圓山飯店參與全國性身障團體口腔保健示範單位，將該會帶入另一個服務社會的高峰。（圖 12-137）

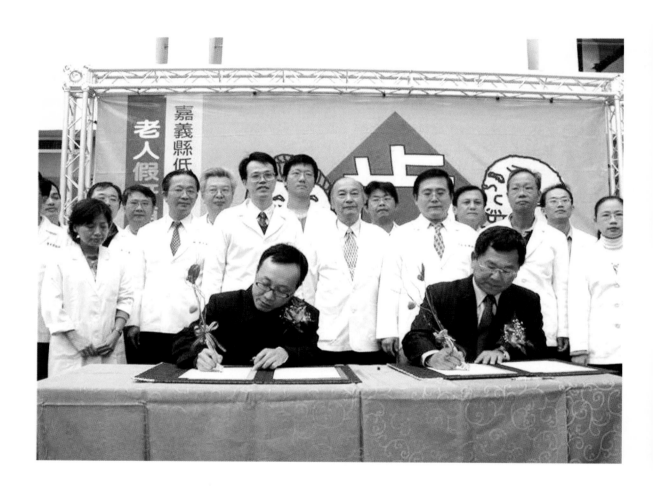

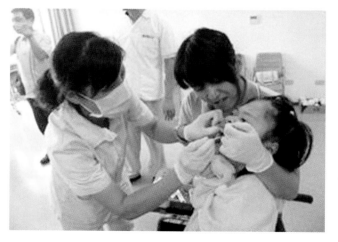

▲圖 12-136　2006 年（民國 95 年）12 月 27 日，嘉義縣政府開辦低收入戶 65 歲以上老人免費裝設假牙。圖中縣長陳明文（前右）代表縣政府與嘉義縣牙醫師公會理事長翁德育（前左），簽訂委託辦理裝置假牙業務診治計畫書審查合約。當時預計全縣將有 615 位低收入戶之 65 歲以上老人符合資格。（照片來源：嘉義縣政府社會局）

◀圖 12-137　2012 年（民國 101 年）9 月 21 日，嘉義縣天主教敏道家園，為服務重度身心障礙朋友，並落實口腔保健，舉辦第三屆身心障礙潔牙比賽，分為師生團體組與個人 A 組與 B 組，共有 21 名院生參與，園方也邀請嘉義縣牙醫師公會理事長曾惠彥與 8 名牙醫師參與活動評審；圖為護理人員正在幫院童塗上牙菌斑顯示劑。（照片來源：郭政隆，NOWnews）

第十四節 嘉義市牙醫師公會

「嘉義市牙醫師公會」原隸屬於嘉義縣牙醫師公會，自 1982 年（民國 71 年）7 月，縣市改制，升格為省轄市後成立。蔡銘道（圖12-138）任第一和第二屆理事長，進入了草創年代。

1989 年 5 月，柳文章接任第三屆理事長，積極推動該市各國小學童口腔檢查及衛教工作。1992 年 5 月，舉辦嘉義市「第一屆美齒小天使比賽」，藉此提升全民對口腔保健的重視。自此時起，該會邁入改制後第四屆，由邱耀章接掌理事長，並開始以承租的方式設立會館，正式聘任專職會務人員，以協助處理會務，告別以往「遊牧」遷徙，始讓嘉義市的牙醫師正式有一個共同的窩，此舉雖遭一時之反彈，但事後證明為前瞻之作為，是使該會會務往前更邁進的關鍵。

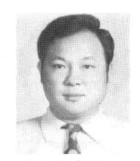

▲圖 12-138 蔡銘道
嘉義市牙醫師公會第一及二屆理事長。
（照片來源：中華民國牙醫師公會全國聯合會）

邱耀章於 1995 年 5 月任期屆滿時，連任第五屆理事長，至 1998 年 4 月卸任。理事長任內，歷經公、農、勞保的開放，健保開辦、總額試辦等，牙科界重大歷史變革，其中最重要影響最深遠的是口衛活動的推動。在國小學童方面，餐後潔牙的推動建立了校牙醫由公會推薦的範例，各校輔導牙醫師制度的建立，潔牙觀摩的舉辦，嘉大附小並於 1996 年，含氟水漱口自費率先試辦，另如啟智學校口檢的安排等。1993 年，嘉義市曾被全聯會正式評比為全國口衛推展最優單位。凍省前，嘉義市的學齡前幼稚園衛教宣導成效一直是被省衛生處視為模範觀摩縣市。從整個牙醫師建立公會系統架構，到建立公會與衛生局的合作模式，將幼稚園衛教從口檢和親職講座，到矯治追蹤的拜訪牙醫師叔叔的家，及小小英雄卡活動的設計，或甚至大型造勢活動的規劃等等，對學齡前口衛的宣導，皆具有承先啟後的作用。（圖 12-139~140）

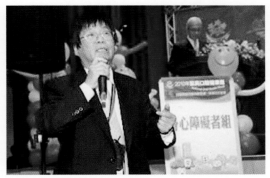

▲圖 12-139 邱耀章
嘉義市牙醫師公會第四及五屆理事長；卸任後仍持續關注國人口腔健康照護的推廣。2010 年（民國 99 年）10 月 26 日，衛生署「2010 全民口腔健康周」活動開跑，時任中華民國牙醫師公會全國聯合會口腔衛生委員會主任委員的邱耀章，在開幕典禮上致詞。
（照片來源：鄧允文，《牙醫時報》15 期，臺灣牙醫網，民 99〔2010〕）

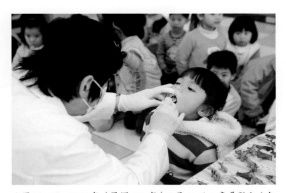

▲圖 12-140 2012 年（民國 101 年）3 月 14 日，嘉義縣私立智群幼兒園舉辦院童口腔檢查，邱耀章受邀前往為小朋友檢查，還特地準備小玩具給小朋友，以舒緩小朋友看牙的恐懼。
（照片來源：嘉義縣私立智群幼兒園）

1998 年 4 月，孫茂彬任第六屆理事長，除延續推動校內餐後潔牙及含氟漱口水外，更積極推動偏遠地區口腔保健醫療服務。並於同年 12 月，舉辦學齡前兒童健康歡樂嘉年華會，「與市

長有約，吃早餐，餐後潔牙活動」。

自從牙醫總額實施後，公會角色漸形重要，會員醫師對於健保的需求日益增高。2001 年 4 月，第七屆理事長由曾任 4 屆審查醫師南區審查組組長陳建志接棒。其任內，不僅著重於健保事務之推廣及改革，並致力於公會制度化之建立和提昇牙醫師之形象，做為其努力的目標；並計畫與嘉義市政府共同推動「低收入、老人全口假牙」之計畫。（圖 12-141）

2007 年許文曉接任第九屆理事長。2010 年第十屆理事長由林忠毅擔任。

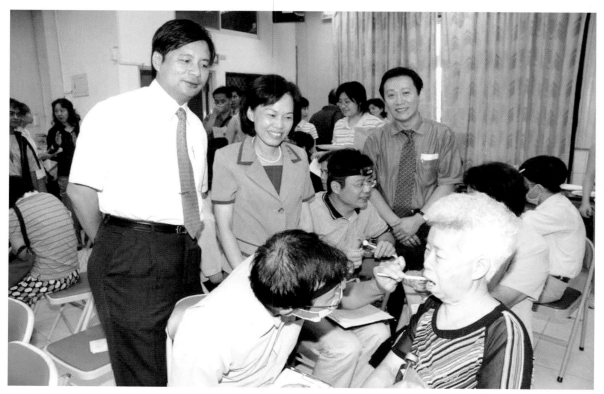

▲圖 12-141　陳建志（左）
嘉義市牙醫師公會第七及八屆理事長。2005 年（民國 94 年）9 月 9 日，嘉義市牙醫師公會在長青學苑進行銀髮族口腔健康選拔活動，將從中選出 4 位 65 歲以上的優勝者，分組參加 10 月由國民健康局舉辦的全國性競賽，藉以瞭解全國銀髮族們的口腔健康情況。嘉義市市長陳麗貞（中）撥空到現場，向參賽的銀髮族致意。
（照片來源：嘉義市政府）

第十五節　臺南縣牙醫師公會

日據時期，臺南州分割為小縣制，設立臺南縣。臺南縣牙醫師公會誕生於 1947 年（民國 36 年）5 月 20 日，並於同年 5 月 30 日，召開成立大會；翌年 6 月 5 日，以字第零八六號證書立案。該公會之會徽如圖 12-142，歷屆理事長（圖 12-143~145）如表 12-12。

2010 年，臺南縣、市合併升格後，原臺南市牙醫師公會與原臺南縣牙醫師公會已合併為「臺南市牙醫師公會」。

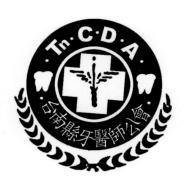

◀圖 12-142　臺南縣牙醫師公會會徽。
（圖片來源：臺南縣牙醫師公會）

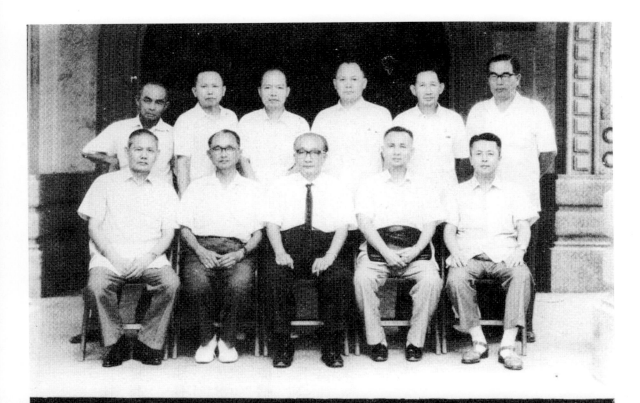

▲圖 12-143　領導臺南縣牙醫師公會近 20 年的牙醫前輩。後排左起：陳崧波、陳世泰、林　清、葉秋源、沈乃任、邱主生。前排左起：劉清藤、
林火生（第八、十、十一屆理事長）、黃鶴壽（第九屆理事長）、林榮森（第四、五、六屆理事長）、張水源。
（照片來源：臺南縣牙醫師公會）

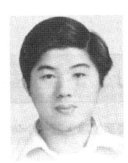

◀圖 12-144　劉豐年
臺南縣牙醫師公會第十四屆理事長。
（照片來源：中華民國牙醫師公會全國聯合會）

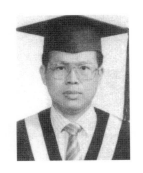

▶圖 12-145　王坤燦
臺南縣牙醫師公會第十五屆理事長。
（照片來源：中華民國牙醫師公會全國聯合會）

表 12-12　臺南縣牙醫師公會歷屆理事長

屆別	姓名	區域	任期
1~3	黃重嘉	鹽水鎮	1947 年起
4~6	林榮森	新營市	不可考
7	蔡士凱	新化鎮	1961~1964
8	林火生	善化鎮	1964~1967
9	黃鶴壽	麻豆鎮	1967~1970
10~11	林火生	善化鎮	1970~1976
12	劉　坤	新營市	1976~1979
13	林火生	善化鎮	1979~1982
14	劉豐年	新營市	1982~1985
15	王坤燦	關廟鄉	1985~1988
16	李志銳	新營市	1988~1991
17	盧勝一	新化鎮	1991~1994
18	柯宗煒	鹽水鎮	1994~1997
19	盧勝一	新化鎮	1997~2000
20	鄭光雄	仁德鄉	2000~2003
21	盧勝一	新化鎮	2003~2006
22	初昌傑	永康市	2006~2009
23	徐邦賢	永康市	2009 年至縣市合併

資料來源：臺南縣牙醫師公會

第十六節　臺南市牙醫師公會

　　臺灣社會之現代化始於日據時期（**自 1895 年至 1945 年間**）[1]，現代醫學亦隨之興起，醫科、牙科（**當時稱為齒科**）、護理、藥學逐漸壁壘分明[2]。日據初期，本無牙科醫師[3]，至 1901 年只有 3 人[4]，至 1945 年，則增為 738 人，其中臺籍佔 493 人[5]。彼時，在臺灣並未施行牙科教育，而牙科醫師人數增加的原因是來自於日籍牙醫師來臺灣執業與臺灣人到日本齒科醫學專門學校修業後回臺執業，以及在臺灣的醫學專門學校中，醫學生選擇專攻牙科者，在限定的時間及區域執業等[6]。

---

1. 如牙刷及牙膏的普遍化及大量的文字記載，就從日治時代開始，並明定 6 月 4 日為「預防蛀牙日」。另外在《台灣民報》昭和 4 年 12 月 22 日新聞，出現齲齒的衛教報導，新聞中並提及長臉的人較圓臉的人容易蛀牙、咀嚼力較弱，混血人種也較易蛀牙等研究。見陳柔縉，《台灣西方文明初體驗》，臺北：麥田，2005，頁 50~54；鄭志敏輯錄，《日治時期〈台灣民報〉醫藥衛生史料輯錄》，臺北：國立中國醫藥研究所，2004，頁 324~325。
2. 侯茵綺、徐聖惠，〈高雄醫療發展概述〉，《高雄醫療史》，高雄：高雄市醫師公會，1998，頁 79。
3. 日本統治初期，民間拔牙方法一般有三：用粗帶子拉下、拿剪刀頭挖、牙師牙匠用鉗子或小鋏子拔牙。馬階傳教士來臺，初期也用尖木片拔牙，後來才使用紐約打造的精密拔牙器械。牙痛則以中藥「六味丸」止痛，拔牙時也會使用「離骨散」。當時部分的臺灣原住民如布農族及排灣族，使用生薑根部來治療牙痛。資料引自陳柔縉，前註 1 引書；許木柱，〈無形與有形—台灣原住民的兩大療法〉，《台灣醫療 400 年》，臺北：經典雜誌，2006，頁 20~25。
4. 張苙雲，《醫療與社會—醫療社會學的探索》，臺北：巨流圖書，2002，頁 179。
5. 張雍敏、韓良俊，〈台灣牙醫醫療衛生發展大事記〉，《台灣史料研究》，第 8 號，頁 44~48。
6. 此為「限地開業醫」，指「限於該地方無現行開業之有資格醫師者、離該地日里三里以內無現行開業之有資格醫師者、三年以內無有資格醫師開業之可期待者、一期以三年為限。」限地醫的產生為未受過完整牙科教育人士提供一進入牙科行業之管道，因現代醫療人員不足而產生的策略性措施。另一方面，在日治時期的《台灣新民報》報導中，得知當時的「限地開業醫」存廢，在臺灣齒科醫師會總會中引起很大的爭議與分裂。昭和 5 年 11 月 15 日的報導提到，臺灣當時齒科開業有 150 多家，其中僅 12 家為限地醫，依《台灣新民報》觀點，由於部分開業醫主張廢除限地醫制度，因臺日限地醫人數不同，影響也不同，存廢問題成為二民族之角力。見張苙雲，前註 4 引書；鄭志敏輯錄，前註 1 引書，頁 77、504~505、550、559、560。

臺灣光復後，1946 年（民國 35 年）省衛生局辦理衛生人員登記，並發給牙醫師臨時證書，或許因為日本人的撤離和政治氛圍的轉換，當時登記的牙醫師人數僅 98 人。之後，隨著國防醫學院遷臺，以及臺大、高雄、中山、臺北、陽明、中國等牙醫學系的開辦，和各大型公私立醫療院所的增設，各種保險制度的開辦，至 2012 年，在臺灣執業的牙醫師已高達 12,281 人，其中臺南市佔有 491 人[7]。

　　根據史料記載：1919 年（大正 8 年），林得恩從日本大阪齒科專門學校畢業，返鄉開業，為最早的牙醫師開業紀載[8]；1930 年（昭和 5 年）執業牙醫師人數已 15 人，然而當時並無成立地方性的公會組織。依據 1959 年（民國 48 年）《臺南市志稿卷三・政事志・社會篇》記載，直到 1946 年 3 月 3 日，臺灣光復後，方由蔡清塗登記為負責人，成立「臺南市齒科醫師公會」，會址設在臺南市中山路 61 號，登記會員 26 人[9]。至 1968 年 8 月，公會始向臺南市社會局立案登記，會員人數 50 人[10]。1976 年，更名為「臺南市牙醫師公會」；1996 年，購置會館，並向臺南市地方法院登記為「社團法人臺南市牙醫師公會」，至 2007 年，會員人數已達 463 人。

　　該公會於改制後，歷任理事長皆處於牙醫界轉戾的歷史時刻，由於早年史料保全不易，多所佚散，無所稽考。茲就其可考者，將其任內事蹟與奉獻，略述其後：

　　該公會歷經第一、二、四、五、六（1956 年）屆何瑞麟（見圖 11-12）、第三屆蔡清塗、第七屆（1959 年）、第八屆（1963 年）鄭壽、第九屆（1965 年）、第十屆（1967 年）城映雪（圖 12-146）、第十一屆（1968 年）劉清、第十二屆（1970 年）曾鎮藩、第十三屆（1973 年）劉森然等理事長的辛苦經營後，適逢改制，開始進入另一嶄新的紀元。

　　1976 年（民國 65 年），蔡高山（圖 12-147）接任第十四屆理事長，斯時，醫師法修正案開始施行（圖 12-148~12-150），密醫林立，曾提報 48 位無照密醫，並多次至地方法院說明。同時於任內，全力配合臺灣省牙醫師公會之工作計畫，於臺南市偏遠安平區成立仁愛診所，由方德政駐診。

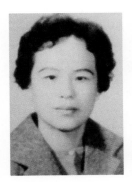

▲圖 12-146　城映雪
臺南市牙醫師公會第十屆理事長，是臺南市第一位女性理事長。
（圖片來源：臺灣省牙醫師會史誌）

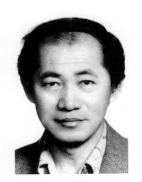

▲圖 12-147　蔡高山
臺南市牙醫師公會改制後第一任理事長。
（照片來源：臺南市牙醫師公會）

　　1979 年，蔡明道任第十五屆理事長，此時會員人數已達 100 人。曾於臺南遠東百貨公司辦理多場牙科展覽活動，並開始致力學術教育，提昇牙醫師素養，並帶領技工人員赴德國見習。

　　1982 年，陳昭南接任第十六屆理事長後，開始聘任兼職人員，服務會員醫師，提升會務。在會員大會裡，安排牙材展。自此以後，每屆皆有牙材展提供，優惠於會員醫師。

---

7. 中華民國牙醫師公會全國聯合會 2012 會員名錄。
8. 林得恩畢業於臺南長老教會中學，曾任基層公務人員，後就讀齒科專門學校，畢業返鄉執業。轉引自陳柔縉，《台灣西方文明初體驗》。
9. 見臺南市政府，《台南市志稿卷三・政事志・社會篇》，1959 年及 1992 年續修資料。
10. 詳見附件一。

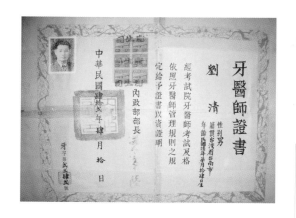

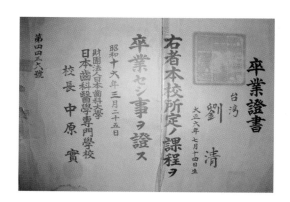

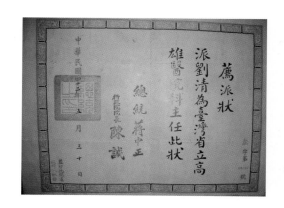

▲圖 12-148　1950 年代之牙醫師證書,其中載明管理牙醫師者非「醫師法」,而是「牙醫師管理規則」。
(照片來源:臺南市牙醫師公會)

▼圖 12-149(左)　劉清於 1931 年(昭和 16 年)領自日本齒科醫學專門學校之畢業證書。
(照片來源:臺南市牙醫師公會)

▼圖 12-150(右)　劉清於 1953 年受當時總統蔣中正派任省立高雄醫院牙科主任之薦派狀,其中尚須行政院院長之副署。
(照片來源:臺南市牙醫師公會)

　　1985 年,由陳永亨與林福春擔任理事長,除了積極爭取勞保全面開放,並向衛生署、中華牙醫學會爭取公會、學會成為有發放學分證資格單位,讓牙醫師普及化接受學術教育,提升專業知識。是時,中華民國牙醫師公會全國聯合會成立,由臺北市牙醫師公會、臺灣省牙醫師公會、高雄市牙醫師公會組成,各推 7 名全聯會代表,理事長陳永亨為當時臺灣省代表;其任內,另一項重要任務是積極籌劃購置會館。

　　1988 年,鄭楓木接任第十八屆理事長,適逢成大醫院開辦(**牙科主任為洪朝和**)及臺南市立醫院公辦民營(**牙科主任為黎永康**)。二大醫院加入臺南市的醫療服務,對於該市醫療品質的提升有很大的幫助。此外,開始聘任專職會務人員,加強服務會員醫師。

　　1991 年,顏國安接任第十九屆理事長,全面性擴大辦理口衛工作,以提昇牙醫師公益形象;並協助中華牙醫學會,首度在臺南舉辦會員大會暨學術研討會。

　　1994 年,方鎮鴻接任第二十屆理事長,初逢公保開放及牙醫總額草創試辦,另成立服務委員會,由陳茂隆擔任主委,擴大為會員醫師服務的機會,並為購置會館,除向牙材商募款外,並捐出 20 萬元,凝聚會員共識捐,貸款給公會,以為購置會館之用。

　　1997 年,李景陽接任第二十一屆理事長,致力於環保工作,偕同吳國平多方奔走,成立全國牙醫師公會第一個「環保廢棄物清運處理工作隊」,減輕會員醫師環保處理費用。此時南區總額委員會正式上路,並擔任牙醫總額南區分區委員會主任委員。常務理事汪振宗極力向臺南市政府教育局爭取經費,推展臺南市國小學童口腔檢查,不遺餘力,嘉惠全市學童。

2000 年，何世章接任第二十二屆理事長，致力於健保軟體、資訊工作，使得牙醫總額委員南區分會控管點值得當，嘉惠會員，厥功至偉。

2003 年，黎永康任第二十三屆理事長，正逢「嚴重急性呼吸徵候群」（SARS）流行，帶領理監事奔走，取得抗煞物資，協助會員醫師防疫。另外，行政院衛生署醫事人員繼續教育 6 年需取得 180 學分換證及全聯會牙科助理認證制度，責請學術委員會協助，邀請知名講師及首創學術夜總會舉辦多場學術演講，提供會員醫師多元性專業進修，並辦理系列助理課程讓診所助理人員進修，取得認證。任內積極規劃清償該會會館借款，於 2005 年，結清醫師借款，至此該會債務清償完畢。黎永康於任職期間，尚兼中華民國牙髓病學會理事長，實屬無限光榮。

2006 年，嚴鴻鈞接任第二十四屆理事長，以「站起來・走出去・寫歷史」為號召，共同為全體會員醫師謀福利，列為其任內重要努力目標。其中該會於 10 年前所購置之會館，因會員人數已激增至 450 人，且由於會務之需而不敷使用，於 96 年會員大會通過購置新會館案，而積極展開購置新會館之籌劃。任職期間亦受聘為高雄醫學大學口腔醫學院顧問。

第十四屆至二十四屆理事長見圖 12-151。

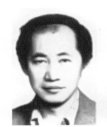
第十四屆
蔡高山理事長

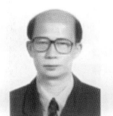
第十五屆
蔡明道理事長

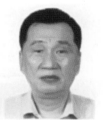
第十六屆
陳昭南理事長

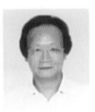
第十七屆
陳永亨理事長

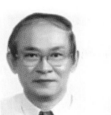
第十七屆
林福春理事長

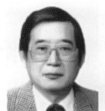
第十八屆
鄭楓木理事長

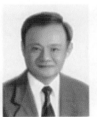
第十九屆
顏國安理事長

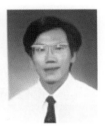
第二十屆
方鎮鴻理事長

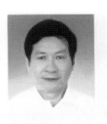
第二十一屆
李景陽理事長

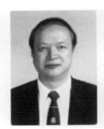
第二十二屆
何世章理事長

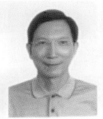
第二十三屆
黎永康理事長

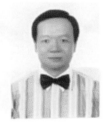
第二十四屆
嚴鴻鈞理事長

2009 年，陳博明接任第二十五屆理事長，嗣後，由石鎮銘賡續迄今。

2010 年，臺南縣市合併升格後，原臺南市牙醫師公會與臺南縣牙醫師公會遂合併為「臺南市牙醫師公會」，「臺南縣牙醫師公會」一詞隨之走入歷史。

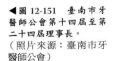
◀圖 12-151　臺南市牙醫師公會第十四屆至第二十四屆理事長。
（照片來源：臺南市牙醫師公會）

第十七節 高雄縣牙醫師公會

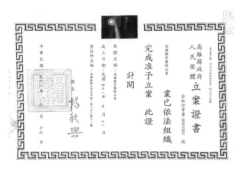

▲圖 12-152 高雄縣牙醫師公會之會史資料僅存此一立案證書。根據證書中之記載：該公會成立於 1952 年（民國 41 年）5 月 21 日，但是立案登記於 1986 年 12 月 15 日，亦即該公會正式成立運作之時。
（照片來源：高雄縣牙醫師公會）

高雄縣牙醫師公會之會史資料由於保存不善，致使完全散佚。1986 年（民國 75 年）以前的檔案，均已無可稽考。在現有的資料中，僅存者為該公會於 1986 年 12 月 15 日立案時的一張證書（圖 12-152）。

在 1986 年（民國 75 年），陳進明（圖 12-153）接任第十屆理事長以前的會務資料，已不復可稽，甚至於連理事長姓名亦無由知曉。在公會資料尚未電子化整理以前，幾無保存。目前已知陳進明續任第十一屆理事長。嗣後繼任之理事長有盧文國（圖 12-154）（第十二和十三屆）、陳邦良（第十四屆）、陳榮傑（圖 12-155）（第十五屆）、莊茂松（第十六屆）、劉明郎（第十七和十八屆）、林明崧（第十九屆）、范銘顯（第二十屆）、蔡竣基（第二十一屆）以及楊宗恭（第二十二屆）等。

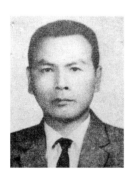

▲圖 12-153 陳進明
高雄縣牙醫師公會第十、十一屆理事長。
（照片來源：臺灣省牙醫師公會）

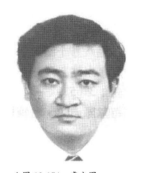

▲圖 12-154 盧文國
高雄縣牙醫師公會第十二、十三屆理事長。
（照片來源：中華民國牙醫師公會全國聯合會）

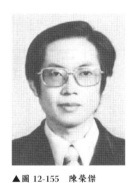

▲圖 12-155 陳榮傑
高雄縣牙醫師公會第十五屆理事長。
（照片來源：中華民國牙醫師公會全國聯合會）

因高雄縣 6 個山地鄉：田寮、六龜、甲仙、那瑪夏、桃源和茂林等鄉，地處偏遠，幅遠廣大，人口外流嚴重，青壯年大多在外地謀生，老弱婦孺居多數，且加入健保者少，所以暫無牙醫診所執業。現有高雄醫學大學校友會，每星期定期一天上午至衛生所看診服務。另杉林鄉、田寮鄉雖位處平地鄉鎮，但因多為務農，商工不興，且與鄰近鄉鎮交通便利，看診多到鄰近鄉鎮，所以也無診所執業，衛生所內也無牙科治療椅的設備，現況是無任何牙醫人力資源。

2010 年，高雄縣、市合併升格後，原高雄市牙醫師公會與高雄縣牙醫師公會遂合併為「高雄市牙醫師公會」，2009 年接任的楊宗恭成為末代理事長，「高雄縣牙醫師公會」一詞隨之走入歷史。

高雄縣牙醫師公會會徽見圖 12-156。

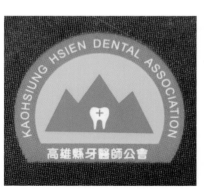

▲圖 12-156 高雄縣牙醫師公會會徽。
（圖片來源：高屏澎牙醫師公會聯合會刊）

第十八節　高雄市牙醫師公會

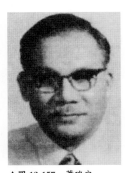

▲圖 12-157　蕭瑞安
改制前高雄市齒科醫師公會
創會理事長。
（圖片來源：《臺灣省牙醫師
公會史誌》）

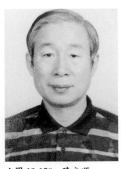

▲圖 12-158　陳文順
高雄市牙醫師公會改制後第
一屆理事長。
（照片來源：高雄市牙醫師
公會）

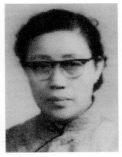

▲圖 12-159　游美
改制前高雄市牙醫師公會第
九屆理事長，亦是高雄市唯
一之女性理事長。
（圖片來源：《臺灣省牙醫師
公會史誌》）

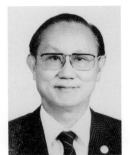

◀圖 12-160　許國雄
改制前高雄市牙醫師公會第
四至八屆及第十二屆理事
長，素有高雄市牙醫師公會
「鎮會之寶」之稱，親自規
劃高雄市自來水氟化計畫。
（照片來源：高雄市牙醫師
公會）

「高雄市牙醫師公會」之前身為日據時期由日本人創設之「高雄市齒科醫師會」。1945 年（民國 34 年）8 月 15 日，蕭瑞安（圖 12-157）代表臺籍牙醫師從日本人手中接辦，並完成重組，同時更名為「高雄市齒科醫師公會」，並擔任第一至三屆理事長。1949 年 6 月 16 日，「高雄市齒科醫師公會」依法改成「高雄市牙醫師公會」。當時的立案證書已不可考。1988 年 3 月 8 日，人民團體立案證書重新換發時，其證書號碼為高市社一字第 765 號，載明成立日期為 1949 年 6 月 16 日。高雄市牙醫師公會原隸屬於臺灣省牙醫師公會，1978 年高雄市升格為院轄市，該會依法於 1979 年 11 月，成立高雄市改制後第一屆高雄市牙醫師公會，陳文順（圖 12-158）當選為第一屆理事長。倘自 1945 年 8 月 15 日，蕭瑞安當選高雄市齒科醫師公會首屆理事長算起，迄今已有 66 年之歷史。其中改制前之第九屆理事長游美為唯一之女性理事長。（圖 12-159）

1957 年許國雄（圖 12-160）繼任第四屆理事長，嗣後又連任第五至八及十二屆。期間曾於 1950 年，與楊朝楚（見圖 11-4）代表我國出席於馬尼拉舉行之「第一屆亞洲牙科會議（Asian Dental Congress, A.D.C.）」，此為臺灣光復後，首次在亞洲舉行之國際性會議，我國代表之能參與盛會頗具歷史意義。1953 年，創辦「高雄市第一屆美齒小姐健康比賽」，期以喚起社會大眾對牙齒健康之重視。結果由黃婉香奪得后冠，並被封為「美齒小姐」。此活動不但轟動國內，更蜚聲國際，日本即法而傚之，並於 1954 年，在東京舉辦「日本美齒女王」選拔。1954 年，成立「高雄市自來水氟化促進委員會」，高雄市遂於 1959 年起，實施自來水氟化防齲工作，在我國亦屬牙科史上之創舉，頗受國際社會之矚目。1955 年，許國雄於理事長任內，代表我國出席在日本東京召開之「亞洲太平洋區牙科聯盟」（Asian Pacific Dental Association, A.P.D.A.）。

改制前，有關公會智慧財之保存不甚完善，諸如文書資料與活動歷史紀錄，不知何緣故，全部下落不明（**第五屆理事長莊銘旭語**），相關歷史遂無可稽考。

1979 年 11 月，陳文順當選改制後第一屆高雄市牙醫師公會理事長時，正值牙科密醫猖獗時期，危及當時牙科醫療環境，因此，反擊密醫威脅乃成為當時牙醫界共同努力的目標。其任

內，除了舉行「中日親善齒科學術研討會」外，尚推動旗津區牙科醫療保健和舉辦「口腔衛生宣傳週」，免費為貧民患者義診。

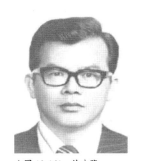
▲圖 12-161　林永隆
改制前高雄市牙醫師公會第十四屆理事長、改制後第二任理事長。
（照片來源：中華民國牙醫師公會全國聯合會）

1982 年 2 月，曾任改制前第十四屆理事長的林永隆（圖 12-161）接任改制後的第二任理事長，將取締牙科密醫推向另一個巔峰，成為牙醫界的全民運動。由於取締行動如火如荼，加上青壯派牙醫師的加入行列，引起牙科密醫的惱羞成怒，致使其診所被 100 餘位暴力密醫包圍，人身安全倍受威脅。同時間，基隆市理事長趙鴻賓被人毆傷，臺北市牙醫師公會理事長李英祥診所被放毒蛇。此諸多暴力事件寫下了前輩先賢與牙科密醫鬥爭的斑斑血淚史。當時推出一項嶄新的作法是為了和密醫作區別，凡是開業的診所都以牙醫師自己全名登錄。

1982 年，時值中華民國牙醫師公會全國聯合會成立之際，為會費之平均分配與理事長之輪流擔任，折衝其間。另外，為配合政府實施牙醫總額預算制度，成立高高屏澎 4 縣市之「分區籌備委員會」，任主任委員，調和鼎鼐，使其順利施行，厥功至偉。

1984 年 2 月，黃志安（圖 12-162）獲選為第三屆理事長，致力於新會館之購置，遂於同年 12 月 23 日，購置新會館於自強路（圖 12-163）。並促成該會與日本青森縣齒科醫師會締結姊妹會。其間亦舉辦「牙醫師語言訓練班」，以增強牙醫師外國語言能力，可謂創舉。

1986 年 1 月，梅遂傑（圖 12-164）接任第四屆理事長，正式成立「學術研討會」，以高醫

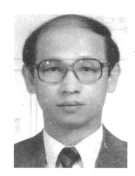
◀圖 12-162　黃志安
高雄市牙醫師公會改制後第三屆理事長。
（照片來源：中華民國牙醫師公會全國聯合會）

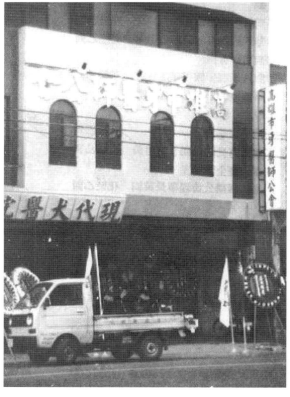
▶圖 12-163　1984 年（民國 73 年）12 月 23 日，高雄市牙醫師公會會館落成，位於高雄市自強路。
（照片來源：高雄市牙醫師公會）

教授蔡吉政為主任委員，時為 1986 年 9 月。「美齒小姐」、「美齒小公主」與「美齒小王子」的選拔喚醒社會大眾對口腔健康的認識和重視，曾引起極大的迴響。首度促成與執政黨有關部會官員，就牙醫界所面臨的諸如牙醫師人力供需和促使公勞保全面開放等問題，與牙醫界面對面溝通，時高雄市黨部已允諾協助辦理，此一思維與做法確屬務實與創舉，惜因蔣經國總統驟逝，功敗垂成。

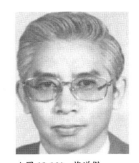

　　1988 年 1 月，莊銘旭膺選為第五屆理事長。就任之初，即檢視公會財產，赫然發現該公會自改制前第一屆至第十三屆之相關文書與照片資料等，不翼而飛，下落不明。並自立案證書始知該會成立於 1949 年 6 月 16 日，40 年間乏人問津，不勝感慨，遂萌出版「40 週年紀念特刊」（圖 12-165~166）之念頭，欲以彌補歷史的殘缺，苦心孤詣，倍極艱辛。其間得力於黃純德、陳建弘與嚴鴻鈞之鼎力襄助，終抵於成，為該會文獻之蒐羅與保存，貢獻良多，亦為牙醫界重視牙醫史豎立新的典範。1990 年與日本川崎市齒科醫師會締結姊妹會。另外，與市政府合作設立多處齒科保健中心，由會員醫師輪值，在休假日為口腔急診病患服務；同時，中心內分設有專為身心障礙者特別門診的治療檯椅，服務弱勢團體，不遺餘力。

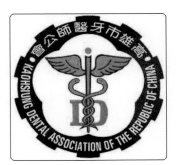

▲圖 12-165　高雄市牙醫師公會會徽。
（圖片來源：高雄市牙醫師公會）

▶圖 12-166　《高雄市牙醫師公會 40 周年紀念特刊》之封面，此刊物乃是為了彌補該公會殘缺的歷史，於四十周年時所出版。
（圖片來源：高雄市牙醫師公會）

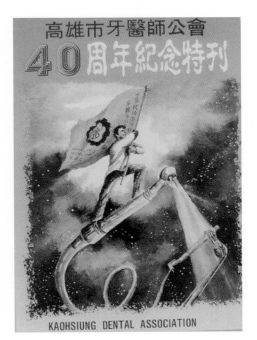

　　1990 年 2 月，葉天華（圖 12-167）接任第六屆理事長，為加強推廣口腔醫療保健宣導，藉以教育社會大眾，舉辦「美齒護牙宣導小姐」選拔，並編印《口腔保健教學手冊》，分送各國小、國中作為教學依據。

　　1992 年 1 月，許庭禎（圖 12-168）在驚濤駭浪中，接任第七屆理事長，歷經折衝，建

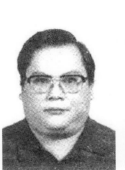

▲圖 12-167　葉天華
高雄市牙醫師公會改制後第
六屆理事長。
（照片來源：中華民國牙醫
師公會全國聯合會）

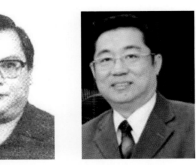

▲圖 12-168　許庭禎
高雄市牙醫師公會改制後第
七屆理事長。
（照片來源：臺灣牙醫植體
醫學會）

立了公會健全的生態環境，營造校際間的和諧，為一大貢獻。在其任內，除了迅速成立「高雄市牙醫師公會播種研習營」，以延續口腔保健工作計畫外，亦舉辦「會員所屬診所護士」、「會員本人」、「校醫」、「校護」、「幼稚園教師」、「四年級導師」、「四年級優選學童」之講習，散播無數潔牙種子於高雄市各角落，深植口腔衛生教育的根基。嗣後積極推行「學童餐後潔牙活動」，並舉辦「高雄市國小學童潔牙比賽」，將口腔衛教的落實於學齡兒童的紮根，不失為正本清源之道。

1994 年 2 月，孫銘隆獲選為第八屆理事長，隨即積極爭取公保門診之開放，在當時市長吳敦義與前全聯會理事長高資彬的協助下，終於在 1994 年 10 月，高雄市首次全面開放公保門診。該公會亦於 1995 年 10 月 22 日，遷入一心路新會館辦公。為提高牙科醫療總額與保障牙醫醫療費用的穩定性，其任內傾全力與北市公會、全聯會與臺灣省公會推動總額預算制度。

1997 年 2 月，徐文俊接任第九屆理事長，時值 50 周年慶，為賡續歷史之傳承，乃出版《高雄市牙醫師公會五十週年慶紀念特刊》，另編印《口腔臨床圖譜》，藉以在臨床診療上與患者之溝通，嘉惠會員醫師。創辦「高屏澎牙醫師公會聯合會刊」以團結南部 4 縣市牙醫師，並能廣泛且迅速傳遞健保資訊。在口腔保健方面，除了全力配合政府執行國小學童含氟漱口水計畫，更成功主辦「全國國小潔牙比賽」，深獲各界肯定與讚許。

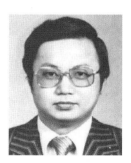

▲圖 12-169　康昭男
高雄市牙醫師公會改制後第
十屆理事長。
（照片來源：中華民國牙醫
師公會全國聯合會）

2000 年 1 月，康昭男（圖 12-169）接任第十屆理事長，除了延續歷來之口腔衛生教育之推廣與社會服務外，亦建構完成高雄市牙醫師公會全球資訊網站，配合全聯會邀會員參加 525 澎湖華航空難遺體相驗。隨後為因應重大災難事故應變能力，舉辦「牙科法醫人才培訓」之教育訓練課程。

2003 年 1 月，何彬彬接任第十一屆理事長。承辦高雄市國小學童潔牙觀摩比賽，並協助於 94 年度由教育部主辦，該公會承辦「第十二屆全國國小學童潔牙觀賽暨第二屆牙齒成年禮」活動和「2005 第三屆亞洲國小學童口腔保健推擴大會」。編印《牙科助理教戰手冊》，建構高雄市牙醫師公會全球資訊網站，為因應重大災難事故應變能力，舉辦「法醫人身鑑定新知及實際鑑定流程演練」學術講座。

2006 年 1 月，陳建宏擔任十二屆理事長。舉辦各年度牙科助理學分班、基礎班和進階班等課程。舉辦「孕婦免掛號費口腔保健活動」，協助辦理高雄市社會局無障礙之家成立「身心障礙者口腔醫療保健中心」。承辦「97 年度身心障礙者口腔預防保健服務計畫」6 區志工培訓課程營：身心障礙教養機構人員、衛生局與社會局相關人員、牙醫師，以及「95 至 97 年度國小學童含氟水漱口防齲二年計畫」第 2 年高雄市口腔衛教教師研習會和 97 年度身心障礙者口腔預防保健服務計畫（初階推展）—高雄市新興啟能照護中心機構內服務人員受訓。

2009 年 1 月，張肇森出任第十三屆理事長。

因高雄縣、市已於 2010 年合併改制，高雄縣牙醫師公會亦隨之併入高雄市牙醫師公會，

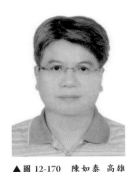

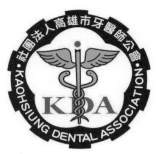

▲圖 12-170 陳如泰 高雄市與高雄縣牙醫師公會合併改制後第一屆理事長。（照片來源：高雄市牙醫師公會）

▲圖 12-171 新的高雄市牙醫師公會會徽。（圖片來源：高雄市牙醫師公會）

2012 年 2 月 19 日，第一屆第一次會員大會選出陳如泰（圖 12-170）為合併後首任理事長。合併改制後之新會徽見圖 12-171，有關該會歷屆理事長任期如表 12-13。

表 12-13　高雄市牙醫師公會歷任理事長

改制前			改制後		
屆次	姓名	任期	屆次	姓名	任期
1	蕭瑞安	1951~1953	1	陳文順	1979.11~1982.02
2	蕭瑞安	1953~1955	2	林永隆	1982.02~1984.01
3	蕭瑞安	1955~1957	3	黃志安	1984.01~1986.01
4	許國雄	1957~1958	4	梅遂傑	1986.01~1988.01
5	許國雄	1959~1961	5	莊銘旭	1988.01~1990.01
6	許國雄	1961~1963	6	葉天華	1990.02~1992.01
7	許國雄	1963~1965	7	許庭禎	1992.01~1994.01
8	許國雄	1965~1967	8	孫隆銘	1994.01~1997.01
9	游　美	1967~1969	9	徐文俊	1997.01~2000.01
10	浦潛光	1969~1971	10	康昭男	2000.01~2003.01
11	浦潛光	1971~1973	11	何彬彬	2003.01~2006.01
12	許國雄	1973~1975	12	陳建宏	2006.01~2009.01
13	胡俊雄	1975~1977	13	張肇森	2009.01~2011.01
14	林永隆	1977~1979			

資料來源：高雄市牙醫師公會，《高雄市牙醫師公會五十週年慶紀念特刊》，1999 年 6 月 16 日。

第十九節 屏東縣牙醫師公會

「屏東縣牙醫師公會」成立於 1957 年（民國 46 年）1 月 11 日，迄今已近半個世紀。期間經歷了簡金鐘（圖 12-172）、劉天財、柯文進（圖 12-173）、張武雄（圖 12-174）、藍光毅、

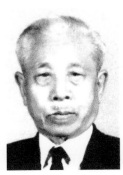

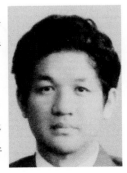

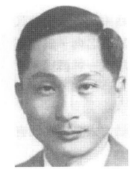

◀圖 12-172 簡金鐘 屏東縣牙醫師公會首任理事長。（圖片來源：《臺灣省牙醫師公會史誌》）

▶圖 12-173 柯文進 屏東縣牙醫師公會第十一、十二屆理事長。（圖片來源：《臺灣省牙醫師公會史誌》）

◀圖 12-174 張武雄 屏東縣牙醫師公會第十三、十四屆理事長。（照片來源：中華民國牙醫師公會全國聯合會）

張道瑜、葉君宇、鍾尚衡、黃福傳、邱健鈞及現任趙文琛等理事長，這段發展史也見證了臺灣牙科發展的滄桑史。在 1985 以前的會員，除了屏東縣牙醫師外，仍涵蓋臺東縣境內牙醫師（**因臺東縣牙醫師人數過少之故**），但總數亦不過為 30 位左右。

在早期的時空背景，牙醫師要面臨極大的生存壓力，除了來自密醫的挑釁外，最遺憾的是社會大眾、抑或政府公務部門的漠視，咸認為牙醫不是醫師，只是醫治牙痛的「嘴齒獅」或「補嘴齒獅」，且密醫數目竟超過正牌醫師有 10 倍之多。許多密醫之規模不僅龐大，且佔盡地理最顯目之位置，許多民眾尚以擁有那些大牌密醫所製的假牙為傲。早期的理事長多有經歷遭受密醫包圍、恐嚇的經驗。

在溯源訪談公會歷史時，理事長柯文進以前的史料均已付之闕如，其原因不外環境惡劣、社會認同不足、未有固定會址等因素。時至今日，年輕的牙醫師有良好的執業環境、優渥的收入，誠應感念前人之辛苦耕耘與犧牲奉獻。

理事長柯文進（第十一、十二屆）接任後的 1975 年，「醫師法修正案」公布實施時，牙醫師執業才有法律的保障，但與密醫間之衝突仍持續 10 餘年之久。

1979 年，張武雄接任理事長（第十三、十四屆）（見圖 12-174），除藉學術研討會及專題演講逐步拉近與衛生局及教育局之間的距離外，並著手建立公會內文書系統，如建立公會全體會員會籍卡及公文往來建檔、建立公會會員常年會費及入會員等項目、歲入歲出會計制度、推動屏東縣市各級學校口腔衛生保健工作向下紮根，及積極與省公會、全聯會聯繫，推展業務並協調醫療糾紛。

1985 年，藍光毅（第十五、十六屆）接任時，行政部門向密醫索賄，以換取不取締的傳聞不斷。當時公會的因應之道為由公會聘請兩位法律顧問，並發給會員二位律師證書，請會員將之懸掛於診所。1986 年，開始舉辦學術活動，聘請高醫主治醫師及教授至該縣上課，讓會員減少花費，得以進修，所需費用爭取由屏東醫療網支付。透過民意代表及全聯會，向省衛生處及行政院衛生署爭取經費，在各鄉鎮衛生所設置牙科診療設備，以鼓勵年輕醫師下鄉服務。而對於衛生局長期漠視密醫橫行，對民眾健康造成傷害，藍光毅帶領全體理監事向縣長蘇貞昌抗議衛生局之作為，迫使縣政府各局部門不再對牙醫師公會敷衍漠視。捍衛牙醫尊嚴與權力的鬥爭仍持續進行。其中以電話簿事件與扶輪社事件最為有名。電信局於 1987 年以前，在電話簿分類欄內，將許多密醫混在牙醫師裡，自 1985 年起，公會開始行文交通部，終於在交通部長連戰任內，下令將密醫全面移出牙醫師欄位。此外，1988 年，屏東南區扶輪社引進牙科密醫，進佔牙醫類名額，經公會行文後，未獲改善。公會則全面退出扶輪社，並行文內政部及扶輪社總會，表達抗議，終獲得解決。

1991 年張道瑜接任理事長（第十七、十八屆）。為使公會能更上軌道，擁有固定的會務人員、避免理事長公館即會館的不便，始有固定會址之商議，終於在 1994 年 1 月 15 日，會館落成啟用。張道瑜任內，積極在全縣中小學推展口腔衛生教育，1995 年，於森山花園農場舉辦第三屆全國學童潔牙觀摩賽，該會動用 138 位人員參與，場面空前，深獲得肯定與讚許。

1997 年葉君宇接任第八任理事長（第十九屆），翌年，再次承辦第七屆全國學童潔牙觀摩

賽。同年底，牙醫界生態局勢丕變，為求能在保障牙科收入的前提下，接辦總額支付制度，高屏分區因城鄉差距及醫病比例差異，在審查尺度與願景部分，和其他縣市公會常有意見相左發生。在偏遠山地醫療服務方面，並配合政府做山地醫療認養，由藍英哲擔任團長，緩解了原住民口腔醫療問題。

2000 年 3 月，鍾尚衡接任第九任理事長（第二十、二十一屆），牙醫界生態已由論件計酬轉為總額支付制度的第 2 年，在點值維持及維護會員最大利益前提下，公會希望能尊重總額支付制度原始之規劃精神，以期地處偏遠且醫病比例較為懸殊的屏東，可獲得較多資源。屏東地處臺灣最南端，境內 22 個鄉鎮中，共有 8 個山地鄉及一離島。這些偏遠地區之口腔照護並未隨著健保開辦而有立即性的改善，長期來，一直處於無醫療資源的窘況；為解決此一困境，公會籌辦山地巡迴醫療，以定時定點醫療方式來解決，同時募集治療椅及器械，捐贈於山地偏遠地區，受惠的有青葉國小及武潭國小。2001 年，吳凱勳（**全民健康保險醫療費用協定委員會主委**）蒞臨屏東視察健保業務，除嘉許山地醫療服務貢獻外，再次強調此項醫療服務點值已從總額支付源頭分離，牙醫師應多從社會服務觀點，多盡一份社會責任，也印證了屏東縣牙醫師公會先前努力與遠見。

2002 年會館擴建完成，並於是年會員大會時落成啟用。

2006 年邱健鈞接任理事長（第二十二、二十三屆）。2009 年 8 月 8 日，莫拉克颱風無情侵臺，帶來巨大的雨量重創南臺灣，尤其林邊、佳冬地區，屏東縣牙醫師公會本著人溺已溺的精神，自行前往幫忙。也特別召開理監事會，結合大家的力量，給予災區民眾更大的協助。8 月 11 日，林邊鄉陳錦超聯絡該會緊急購置 15,000 個大飼料袋，捐贈給屏東縣府社會處統籌發放，以利協助災民清除汙泥；27 日，理事長邱健鈞、公關主委林揚昇與屏縣其他醫事團體，聯合採購外傷急救包 500 個，口腔清潔用品如漱口水、牙膏、牙刷等物資，送至林邊鄉永信牙醫診所陳錦超、協福牙醫診所洪瑞宏 2 處，配合相關單位統籌處理，發放

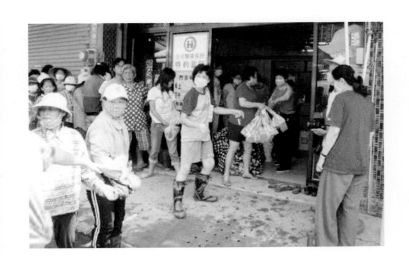

◀圖 12-175　2009 年（民國 98 年）8 月 8 日，莫拉克颱風侵臺，夾帶豐沛的雨量，重創了南臺灣，尤其林邊、佳冬地區。屏東縣牙醫師公會採購外傷急救包，加上口腔清潔用品，如漱口水、牙膏、牙刷等物資，利用牙醫診所為中心，於 8 月 27 日，將物資發放給災民。
（照片來源：廖銘瑞，e2 壹凸新聞）

給災民（圖 12-175）。理監事會中，也特別決議將結合牙醫師全聯會及會員捐贈善款、物質，配合縣府「88 水災‧人間有愛」行動，並發動會員家屬、親友加入志工，協助清理環境，能盡上一點棉薄之力。更特別請會員如有就業機會，能優先提供給災區中低收入戶民眾，大家攜手度過難關。

2012 年趙文琛接任理事長（第二十四屆）。（圖 12-176）

該公會之會徽如圖 12-177。

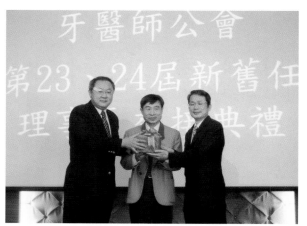

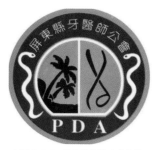

◀圖 12-176　2012 年（民國 101 年）2 月 29 日，屏東縣牙醫公會第二十四屆理事長交接典禮，新任理事長趙文琛（左），在常務監事劉振聲（中）監交下，自前理事長邱健鈞（右）手中接下印信。
（照片來源：屏東縣牙醫公會）

▲圖 12-177　屏東縣牙醫公會會徽。
（圖片來源：屏東縣牙醫公會）

第二十節 臺東縣牙醫師公會

「臺東縣牙醫師公會」原先屬於屏東縣牙醫師公會，後又改屬於花蓮縣牙醫師公會，直至 1983 年（民國 72 年）12 月 10 日，方於臺東市怡園餐廳舉行成立大會，此獨立之舉，范以智任第一屆理事長（圖 12-178）。當時所選出的第一屆理事有張聞彬與李勝賢，監事為吳菊英[1]。當時花蓮縣牙醫師公會理事長葉步賢亦於會中祝賀該會成立外，並將原屬於花蓮縣牙醫師公會之臺東縣轄內會員會籍資料移交臺東縣牙醫師公會（12-179）。該會成立之初，兵馬倥傯，經

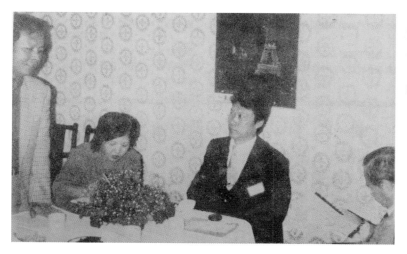

◀圖 12-178　1983 年（民國 72 年）12 月 10 日，臺東縣牙醫師公會召開成立大會。中座者為理事長范以智，左立者為花蓮縣牙醫師公會理事長葉步賢。
（圖片來源：中華民國牙醫師公會全國聯合會，《牙醫界》3 卷 1 期，臺北市：中華民國牙醫師公會全國聯合會會刊社，民 73〔1984〕）

---

1. 此引《牙醫界》第 3 卷第 1 期，中華民國牙醫師公會全國聯合會，頁 61~62。

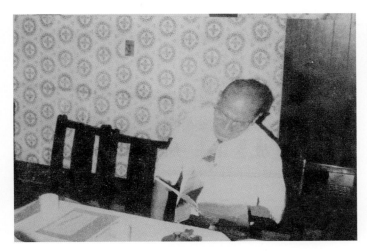

費拮据，加上年代久遠，公會辦公室隨理事長更迭遷移，致使公會文件散逸，故自成立以來之相關資料均無可稽（訪第八任理事長林景澤）。有關該會之歷屆理事長見圖 12-180~187 及表 12-14。

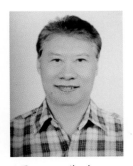

▲圖 12-180 范以智
臺東縣牙醫師公會第一屆理事長。
（照片來源：臺東縣牙醫師公會）

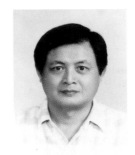

▲圖 12-181 詹德淡
臺東縣牙醫師公會第二屆理事長。
（照片來源：臺東縣牙醫師公會）

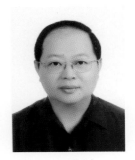

▲圖 12-182 劉聰志
臺東縣牙醫師公會第三屆理事長。
（照片來源：臺東縣牙醫師公會）

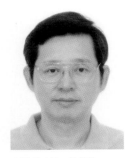

▲圖 12-183 杜汪俊
臺東縣牙醫師公會第四屆理事長。
（照片來源：臺東縣牙醫師公會）

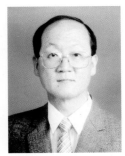

▲圖 12-184 張抗生
臺東縣牙醫師公會第五屆理事長。
（照片來源：臺東縣牙醫師公會）

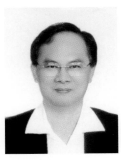

▲圖 12-185 許正德
臺東縣牙醫師公會第六、七屆理事長。
（照片來源：臺東縣牙醫師公會）

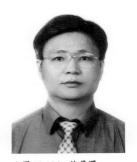

▲圖 12-186 林景澤
臺東縣牙醫師公會第八、九屆理事長。
（照片來源：臺東縣牙醫師公會）

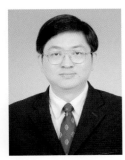

▲圖 12-187 邱宏正
臺東縣牙醫師公會第十屆理事長。
（照片來源：臺東縣牙醫師公會）

表 12-14　臺東縣牙醫師公會歷任理事長

屆次	姓名	重大事蹟
第一屆 （1979~1982）	范以智	結合臺東在地牙醫師與空軍志航基地牙科軍醫官，脫離花蓮縣牙醫師公會，創立臺東縣牙醫師公會。 備註：接任第三屆理事長（1985），交接劉聰志續任；1991 年遷居至臺南縣新營市執業。
第二屆 （1982~1985）	詹德淡	成立山地醫療服務團
第三屆 （1985~1988）	劉聰志	接續范以智遺缺。
第四屆 （1988~1991）	杜汪俊	全縣國小口腔衛生教育即刷牙與牙線使用教育推廣。
第五屆 （1991~1994）	張抗生	1. 山地偏遠地區巡迴醫療口腔健檢。 2. 全縣國小校護口腔檢查講習。 3. 開始辦理牙醫師繼續教育。 備註：2003~2006 年任花蓮縣牙醫師公會第十七屆理事長。
第六屆 （1994~1997） 第七屆 （1997~2000）	許正德	1. 全民健保制度推展 2. 總額預算制度建立 3. 全縣潔牙觀摩比賽 4. 含氟漱口水福利推展
第八屆 （2000~2003） 第九屆 （2003~2006）	林景澤	1. 全縣潔牙觀摩比賽 2. 含氟漱口水福利推展 3. 醫療廢棄物處理管道建立 4. 醫療院所健保輔導 5. 無牙醫鄉之巡迴醫療服務 6. 醫療糾紛協調 7. 會員福利制度建立 8. 國小學童口腔義診
第十屆 （2006~2009）	邱宏正	1. 95 年度配合內政部補助，設立臺東縣救星教養院身心障礙牙科醫療設備，成立身心障礙牙科醫療服務團。 2. 辦理 95 年度教保員研習營。 3. 辦理「95、96 年度國小學童氟水漱口防齲二年計畫」口腔衛教教師研習會。 4. 96 年與臺灣癌症臨床研究發展基金會辦理國民健康局補助「臺東縣口腔檳榔癌防治計畫」。 5. 「96 年度癌症防治人員品質提升訓練計畫～口腔癌防治深耕計畫」之防治種子人員研習。 6. 96 年 7 月 3 日與中華民國防癌協會合辦口腔檳榔癌防治原住民教會介入模式之種子人員培訓。 7. 97 學年度於國立臺東大學開設「口腔醫學」通識教育課程。 8. 97 年參加臺東縣政府第二屆縣政諮詢委員會大二次大會。環保醫療組提案規劃廢牙冠與廢顯定影液回收。口腔檳榔癌防治計畫。 9. 97 年度與臺東縣學生家長協會舉辦：「口腔衛生教育校園深耕計畫」，改善學童齲齒高罹患率；推展屆時檳榔運動。
第十一屆 （2009~2012）	許堂錫	

資料來源：臺東縣牙醫師公會

第二十一節　花蓮縣牙醫師公會

　　花蓮縣牙醫師公會成立於 1953 年（民國 41 年）2 月。臺灣光復初期，花蓮縣牙醫師人數僅有 6 人，公會尚未正式獨立，乃依附在醫師公會中運作。由於當時牙醫師人數少，且不一定會加入公會，因此會務之推動端賴幾位熱心前輩的努力，才得以維繫；而公會之龍頭則由幾位會員互相推舉出常務理事（即現今之理事長）來帶領會員推動會務，其間經歷了張石賜'（第一屆）、黃正巳（第二、四屆，圖 12-188）、黃蘭英（第三屆）、呂世明（懷陵）（第五、六、八、九屆，圖 12-189）、陳瑞璋（第七屆）等諸位「常務理事」。有感於牙醫師在社會上力量之薄弱，

---

1. 據《臺灣省牙醫師公會史誌》記載：當臺灣省牙醫師公會成立之際，張石賜代表花蓮縣參與該公會之創立。

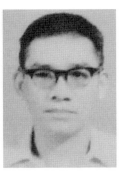

▲圖 12-188　黃正巳

花蓮縣牙醫師公會第二與第四屆「常務理事」（相當於今之理事長，因依附於醫師公會之下，故只能以此頭銜運作）。曾任臺灣省牙醫師公會第四屆理事。

（照片來源：臺灣省牙醫師公會）

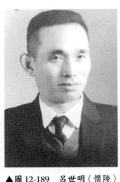

▲圖 12-189　呂世明（懷陵）

曾擔任 4 任花蓮縣牙醫師公會（第五、六、八、九屆）之「常務理事」，熱心公會事務，對於該公會早期的發展，貢獻最大。

（照片來源：花蓮縣牙醫師公會）

遂有成立公會之念頭，待其會員登錄人數逾 15 人之法定人數時，即進行籌備事宜，經過多年奔走，至 1985 年籌備完成，花蓮縣牙醫師公會正式成立（圖 12-190），葉步賢（圖 12-191）擔任第十屆理事長（即脫離醫師公會後，獨立成會後之第一屆），時會員人數約 30 人。由於公會的成立以及花蓮各醫院的建立及擴大（如佛教慈濟綜合醫院、基督教門諾醫院、省立花蓮醫院及國軍花蓮總醫院），會員人數逐漸增加。在全民健保實施前，會員人數到達約 60，10 年間增加 1 倍。1994 年，全民健保開辦，歷經 10 年後，會員人數又增加了 1 倍，有 120 位以上的牙醫師進駐花蓮，為後山地區的口腔衛生，努力奉獻。

早期公會會務資料，均以手抄名冊方式（圖 12-192）來登記，對於資料的整理與保存，並無完善的措施。在葉步賢接任理事長（十、十一屆）後，才開始有系統的整理會籍及會務資

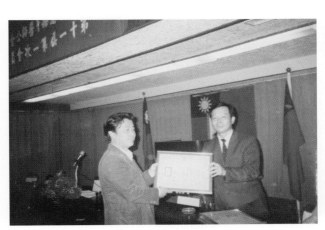

◀圖 12-190　花蓮縣牙醫師公會依附於醫師公會 33 年後，於 1985 年（民國 74 年）3 月 24 日，正式獨立創會。葉步賢（右）出任第十一任（實際上是第一任）理事長，嗣後蟬聯 1 任。

（照片來源：花蓮縣牙醫師公會）

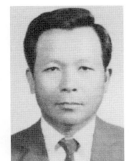

▶圖 12-191　葉步賢

花蓮縣牙醫師公會正式獨立創會理事長，曾任臺灣省牙醫師公會第十五屆理事。

（照片來源：臺灣省牙醫師公會）

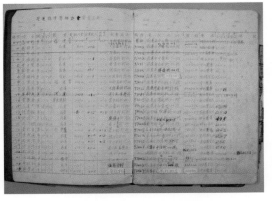

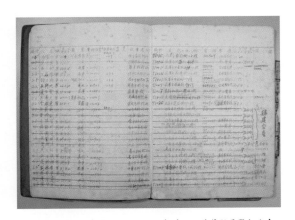

▲圖 12-192　花蓮縣牙醫師公會早期公會會務資料。名冊中，可以看到臺東地區的牙醫師早期因會員人數不足，也暫時加入花蓮縣牙醫師公會，待 1979 年（68 年）正式獨立成會後，才陸續歸建。

（照片來源：花蓮縣牙醫師公會）

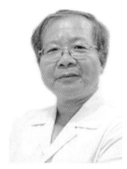

▲圖 12-193　徐正隆
花蓮縣牙醫師公會第十二、
十三及十六屆理事長。
（照片來源：衛生署署立花
蓮醫院）

料，並聘請當時醫師公會幹事孫仰新兼行牙醫師公會幹事，該公會目前所有之書面資料，即幹事孫仰新在當時所建立的；而在前輩醫師逐漸凋零之際，要追溯過去的歷史，重建昔日情景，實是難為。幸賴當時理事長建立之資料，方能拼湊出其大略與梗概。在第十二、十三屆徐正隆（圖12-193）接任後，更完整地建立會務及會籍資料的登記，今日會務的建全實恩澤於當時幾任理事長的努力與睿智。

1995 年 3 月，全民健保實施，在十四屆理事長陳瑞祥的推展下，花蓮健保業務得以順利進行。由於健保業務的實施，許多醫院之服務牙醫師紛紛轉為開業，使得診所家數急速增加。1998 年，牙科總額制度實施，健保總額委員會花東分會於是成立，在身兼健保總額委員會花東分會主任委員的劉德榮（第十五屆理事長）本著「愛心、關心、良心」的觀念下，積極輔導花蓮地區牙科醫師，使得在總額給付的制度下，花東地區的點值能夠維持在一點以上。

回鍋接任的第十六屆理事長徐正隆，曾擔任第十二和十三屆理事長，由於自身使命感的強烈，在其任內，除配合牙醫健保及政府各項業務之外，並同時推動縣內各項口腔保健及醫療措施，諸如成立山地鄉醫療服務團，並同時執行無牙醫鄉鎮之巡迴醫療服務，嘉惠山地鄉及偏遠地區學童及民眾；配合政府推行國小學童含氟漱口水之政策，同時也推廣全縣國小學童飯後潔牙觀念，教育學童牙刷及牙線之使用，讓縣內國小學童口腔衛生狀況能夠全面提升。

第十七屆理事長張抗生（見圖 12-184）（2003~2006 年）曾任臺東縣牙醫師公會第四任理事長，是唯一同時曾任兩個不同縣市理事長的牙醫師，在其任內，積極推動醫療院所輔導以及健保 IC 卡業務。

公會成立初期，僅有少數零星的學術活動，後山牙醫師經常要坐 3 至 4 個小時的火車或搭乘飛機前往臺北，才能夠吸收到醫學新知，相當不便。1997 年，劉德榮到任理事長後，編列學術活動預算，才開始較有系統的舉行學術活動；再加上花蓮慈濟醫院牙科資源的逐步挹注，使得花蓮地區的學術活動日益蓬勃。在第十八屆理事長黃銘傑任內（2006~2009 年），更邀請花蓮慈濟醫院牙科教學中心主任黃志浩擔任學術組主委；花蓮地區，每月均至少舉辦一次以上的學術活動，提供了寶貴的再教育幾會。2007 年，該公會更舉辦牙科助理研習營，對提升花蓮地區助理水準以及病患服務品質有著莫大之貢獻。

創會之初，會議都是借用醫師公會場地舉行。牙醫師公會正式成立後，曾搬至花蓮縣衛生局所借用之醫事團體聯合辦公室，但因會員人數不斷增加，向衛生局借用之場地，早已不敷使用，於是在黃銘傑任內完成了延宕多年的會館購置案，2007 年，花蓮縣牙醫師公會正式遷入新會館。嗣後廖文雄於 2009 年出任第十九屆理事長，賡續規章運作迄今。花蓮縣牙醫師公會會徽見圖12-194。

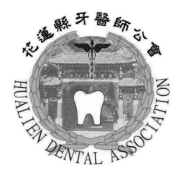

▲圖 12-194　花蓮縣牙醫師公會會徽。
（圖片來源：花蓮縣牙醫師公會）

第二十二節　宜蘭縣牙醫師公會

由於光復初期，宜蘭尚未設縣，蘭陽3郡仍隸屬臺北縣管轄，當時宜蘭地區之牙醫師均屬臺北縣牙醫師公會。1950年（民國39年），宜蘭縣成立，次年原屬臺北縣牙醫師公會，出身於宜蘭市之理事陳喬岳（圖12-195），發起創設「宜蘭縣牙醫師公會」，並膺任首屆理事長。當時縣內牙醫師僅15位，尚不足成立公會的法定人數，因此不得已邀請縣內5位甄訓的鑲牙生，以準會員資格加入，公會始得成立。該會自1951年4月1日成立迄今，凡61年，歷經陳喬岳、陳成陽（圖12-196）、藍堂燦（圖12-197）、李後興（圖12-198）、林桂慶（圖12-199）、雷永川（圖12-200）、蕭春苑（圖12-201）、陳為楷（圖12-

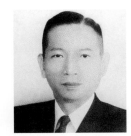

▲圖 12-195　陳喬岳
宜蘭縣牙醫師公會創會理事長。
（照片來源：宜蘭縣牙醫師公會）

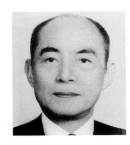

◀圖 12-196　陳成陽
宜蘭縣牙醫師公會第三、四屆理事長，被譽為「一位臺灣早期公共衛生工作者」。其先祖九代行醫，先高祖謙遜公總理羅東堡，人稱「陳總理」，素有清望。陳成陽弱冠之年，負笈東瀛，學成歸國，懸壺濟世於羅東鎮中正路，名為「成陽齒科診所」。時承當時縣長盧讚祥之邀，任衛生局（時名衛院）第二課課長，致力於推行學童預防注射、口腔保健；並倡議建立羅東之「歪阿歪棼化廠」。公職期間，得識於當時農復會主委蔣夢麟，合作倡導節育觀念，推行家庭計劃，又嘗兼宜蘭地方法院之約聘法醫。1958年，獲世界衛生組織選紐西蘭留學，以一鄉下沒沒無聞之牙醫師，無政黨之奧援之筆，而獲此殊榮，良有以也。1950至1960年間，協助天主教靈醫會於羅東創「聖母醫院」，復於1964年，設「聖母護校」。
（資料來源：聖母護校校長陳明惠　照片來源：宜蘭縣牙醫師公會）

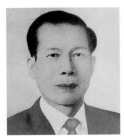

◀圖 12-197　藍堂燦
宜蘭縣牙醫師公會第五和十屆理事長。旅居日本，更名為竹田充邦。1963年至1964年間，至日本神奈川縣，後至青森縣之無醫村行醫，或為本省牙醫師最早至日本無醫村行醫者。旅日期間，不耐寒凍，遂罹氣喘，現移居美國。
（資料來源：張武彥　照片來源：宜蘭縣牙醫師公會）

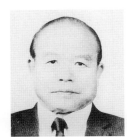

◀圖 12-198　李後興
宜蘭縣牙醫師公會第六和七屆理事長。1914年，生於宜蘭冬山鄉珍珠村。宜蘭農林學校畢業後，任職冬山鄉公所。逾2年，入日本醫科大學，行醫於日本7年餘，感於臺灣缺乏專業醫師，遂返臺，執業於三星鄉。光復後，轉於蘇澳開業，名為「長安齒科醫院」。1995年4月逝世，享年82歲。
（照片來源：宜蘭縣牙醫師公會）

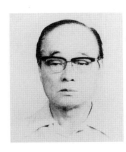

▲圖 12-199　林桂慶
宜蘭縣牙醫師公會第八屆理事長，生於1920年；少時與堂兄弟赴日求學，入大阪齒科專門學校（今大阪齒科大學）。光復後，返臺，任職省立宜蘭醫院，再返羅東開業。時值密醫猖獗，惡紫奪朱，遂轉任宜蘭縣衛生局第一課課長，從事公職。1977年，應聘至日本，從事牙醫，先於北海道服務2年，後至大阪附近之福井縣，前後10年。因拒入日籍，返鄉終老。1995年辭世，享年70又6。
（照片來源：宜蘭縣牙醫師公會）

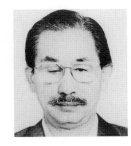

▲圖 12-200　雷永川
宜蘭縣牙醫師公會第九屆理事長，生於1921年，為蘇澳名門之後。日據時期，入日本大學齒科專門學校，終戰前（昭和18-19年）歸國。先服務於臺北州赤十字病院，後返蘇澳開業，達10餘年。亦曾於臺北市博愛路開業，達3至4年。1968年，重渡東瀛，服務於日本茨城縣那珂村旁之無醫村，近20年。
（照片來源：宜蘭縣牙醫師公會）

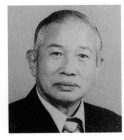

◀圖 12-201　蕭春苑
宜蘭縣牙醫師公會第十一、十二屆理事長，1918年2月15日，生於宜蘭市，宜蘭公學校高等科畢業。1933年，見習於宜蘭市中和齒科醫院；1936年，於南京參加第一次全國牙醫師甄試，年方19。翌年返臺，仍服務於中和齒科醫院，並涉獵它科醫學不輟，輒以未能接受完全教育為憾。1940年，入宜蘭醫院眼科與耳鼻喉科實習；1942年，應聘於該院，任內科主任早川滿雄助理，從事內科與小兒科醫療研究，再從院長佐川實習外科醫療實務。1950年，於礁溪開設「達生醫院」。曾任宜蘭縣醫師公會與牙醫師公會理事長，堪為臺灣牙醫界之異數。1981年4月9日，因車禍不幸逝世，得年64歲。
（照片來源：宜蘭縣牙醫師公會）

202)、張紹金（圖 12-203）、許重雄（圖 12-204）、吳燦亮（圖 12-205）、林保山（圖 12-206）、林茂長（圖 12-207）、黃敏雄（圖 12-208）、陳致舟（圖 12-209）及現任理事長李懷德（圖 12-210）等共 16 位理事長，至今第二十三屆即將屆滿，為一歷史悠久之公會。

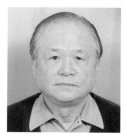

▲圖 12-202 陳為楷
宜蘭縣牙醫師公會第十三和十四屆理事長。
（照片來源：宜蘭縣牙醫師公會）

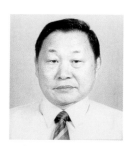

▲圖 12-203 張紹金
宜蘭縣牙醫師公會第十五和十六屆理事長。
（照片來源：宜蘭縣牙醫師公會）

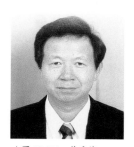

▲圖 12-204 許重雄
宜蘭縣牙醫師公會第十七屆理事長。
（照片來源：宜蘭縣牙醫師公會）

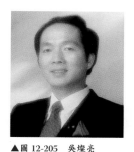

▲圖 12-205 吳燦亮
宜蘭縣牙醫師公會第十八屆理事長。
（照片來源：宜蘭縣牙醫師公會）

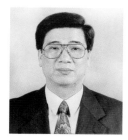

▲圖 12-206 林保山
宜蘭縣牙醫師公會第十九屆理事長。
（照片來源：宜蘭縣牙醫師公會）

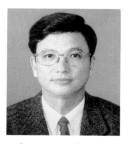

▲圖 12-207 林茂長
宜蘭縣牙醫師公會第二十屆理事長。
（照片來源：宜蘭縣牙醫師公會）

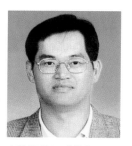

▲圖 12-208 黃敏雄
宜蘭縣牙醫師公會第二十一屆理事長。
（照片來源：宜蘭縣牙醫師公會）

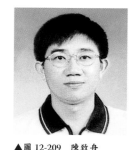

▲圖 12-209 陳致舟
宜蘭縣牙醫師公會第二十二屆理事長。
（照片來源：宜蘭縣牙醫師公會）

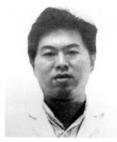

▲圖 12-210 李懷德 宜蘭縣牙醫師公會第二十三屆理事長。
（照片來源：宜蘭縣牙醫師公會）

早期牙醫生涯極為清苦，當時縣內無照牙醫充斥，比有照牙醫師甚有 6 倍之譜。一般社會大眾因經濟環境不佳，又大多缺乏正確醫學常識，甚至將牙醫師與無照密醫統稱為「創喙齒仔」（臺語），殊不知牙醫師乃是經過正規醫學教育及嚴格訓練出來的專業醫事人員，實屬無奈。由於民眾的認知不足與政府對猖獗密醫橫行之取締不力，以致造成牙醫執業環境極端惡劣，比起一般西醫，牙醫在經濟收入與社會地位始終居於劣勢，難望其項背。

待 1975 年 9 月 11 日，「醫師法修正案」頒布實施，前述困境始見改善，一般民眾逐漸能夠區別牙醫師與無照密醫；再者，隨著社會經濟的改善，生活品質也跟著提昇，民眾逐漸重視口腔衛生。但由於宜蘭縣地處窮鄉僻壤，交通不便，願意投身於此地的牙醫師如鳳毛麟角，以致於到 1982 年，該會會員人數僅有 27 名。歷經漫長 31 年歲月的努力，也才增加 12 名，因此當時牙醫醫療環境的困頓可見一斑。1980 年代以後，臺灣經濟高度發展，民智漸開，政府陸續開放勞保與公保，並於 1995 年，開辦全民健保，因此之故，醫療衛生方面的城鄉差距也才逐漸縮短，該會會員逐年攀升，從 1982 年的

27名，增加到目前的132名，牙醫診所87家，但大都集中於宜蘭市與羅東鎮。（圖12-211）

在早期惡劣的醫療環境下，公會會務也難以運作與發揮。當時的窘況宛如「乞食婆做月內」（臺語），要啥沒啥，無專職人員、沒有會館，會務皆由前總幹事黃景雲公餘暫兼；1991年，黃景雲由縣政府退休，始聘為專職，辦公處則設於理事長診

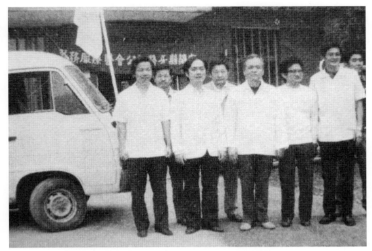

▲圖 12-211　1984 年（民國 73 年）10 月，理事長陳為楷（前排中）帶領醫療服務隊，至無牙醫村：大同鄉四季村及南澳鄉南澳村等地，進行醫療服務。
（圖片來源：中華民國牙醫師公會全國聯合會，《牙醫界》4 卷 1 期，臺北市：中華民國牙醫師公會全國聯合會會刊社，民 72〔1983〕）

所，隨著理事長交接而遷徙。是年，第十七屆許重雄上任理事長，有感於無會館之苦，於是發起購置會館之議，獲得熱烈響應，於是在 1992 年初的第十七屆第二次會員大會通過，委令理事會組織「興建會館執行委員會」，積極擘畫籌建事宜，歷經奔走集資、精心策劃，終在該年 12 月，落成啟用（圖 12-212）。

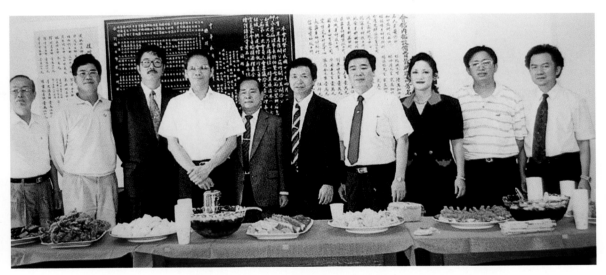

▲圖 12-212　1992 年（民國 81 年）12 月，宜蘭縣牙醫師公會會館落成，宜蘭縣長游錫堃（左四），親臨致賀，與會貴賓及理監事們在建館誌（黑色大理石碑）前合影留念；右五為理事長許重雄。
（照片來源：宜蘭縣牙醫師公會）

宜蘭縣面積 2,137 平方公里，人口 46 萬餘，現有執業牙醫師 132 位。該公會目前除了配合全聯會與行政院衛生署辦理「國小學童含氟漱口水防齲計劃」外，也積極配合宜蘭縣政府衛生局所辦理的各種社區、老人及學齡前兒童等口腔健診活動；更有部分會員長期配合慈濟功德會，

辦理山地口腔醫療，他們犧牲奉獻的精神，令人敬佩。 1988
年，林保山旅日歸國，鑒於國人口腔衛生習慣不佳，亟需推
展口衛教育，但如單從社區民眾著手，恐怕事倍功半，於是，
他利用人脈，遊說縣府相關官員，編列預算，辦理「國小學
童口腔健康檢查」，雖限於縣府財政問題，僅健檢一、四年
級，但總算為口衛教育往下紮根邁出了一大步。

有關該會之會徽如圖 12-213，其歷屆理事長任期如表 12-
15。

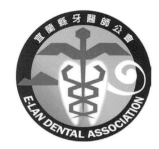

▲圖 12-213　宜蘭縣牙醫師公會
會徽。
（圖片來源：宜蘭縣牙醫師公會）

表 12-15　宜蘭縣牙醫師公會歷任理事長

屆次	姓名	任期	屆次	姓名	任期
1	陳喬岳	1951~1954	13	陳為楷	1981~1983
2	陳喬岳	1954~1957	14	陳為楷	1983~1985
3	陳成陽	1957~1960	15	張紹金	1985~1988
4	陳成陽	1960~1963	16	張紹金	1988~1991
5	藍堂燦	1963~1966	17	許重雄	1991~1994
6	李後興	1966~1969	18	吳燦亮	1994~1997
7	李後興	1969~1971	19	林保山	1997~2000
8	林桂慶	1971~1973	20	林茂長	2000~2003
9	雷永川	1973~1975	21	黃敏雄	2003~2006
10	藍堂燦	1975~1977	22	陳致舟	2006~2009
11	蕭春苑	1977~1979	23	李懷德	2009 迄今
12	蕭春苑	1979~1981	24		

附註：1981 年 4 月蕭春苑亡故，同年 8 月改選，陳為楷獲選繼任。
（資料來源：宜蘭縣牙醫師公會）

第二十三節　澎湖縣牙醫師公會

澎湖群島位處臺灣海峽要衝，為早期唐山先民橫渡黑水溝必經之地，其開發早於臺灣約
400 年之久。甲午戰爭以前，該地居民的健康唯有仰賴傳自中國大陸的漢醫；1896 年 6 月（明
治 29 年），日本佔據後，創立「澎湖島病院」，隸屬澎湖廳，是為西醫傳入之始。越 2 年，更
名為「臺灣總督府澎湖醫院」，改隸「臺灣總督府」，益增其重要性。

1911 年，日人後藤萬七於今之寶華大飯店正門處，開設「後藤齒科醫院」，而為澎湖現代
牙科之濫觴。隨後，其子後藤萬六於 1920 年，加入執業；筒中勝次亦於 1925 年，於今馬公
市保安街陳大約故居相繼開業。而澎湖籍牙醫師則以西嶼垵人陳丁癸自日本大學齒科畢業後，
1934 年（昭和 9 年，民國 23 年），於今馬公市重慶街得山五金行處，開設「昭和齒科」為最早。
3 年後，亦自日本大學齒科畢業的馬公人許等成，自 1937 年至 1989 年，執業於今馬公市中山
路 42 號舊址，凡 52 年，堪稱是澎湖牙醫界的長青樹。

根據文獻紀載[1]：澎湖於日據時期，牙醫師僅有 8 人（除前述者外，尚有盧主恩、張金水和尾形。），皆自行開業。光復後，人數才逐漸增多。1949 年 2 月，澎湖醫院始增設牙科門診部；7 月，海軍醫院牙科門診部亦開始作業，頗增民眾就醫之便。至 2013 年 2 月 20 日止，澎湖縣境內牙醫總人數為 39 人，其中開業有 25 人，服務者 14 人。

「澎湖縣牙醫師公會」成立於 1994 年（民國 83 年）11 月 27 日，成立時會員僅有 16 人，開業診所 8 人、服務 8 人。籌組澎湖縣牙醫師公會原因是因為澎湖縣在行政區域上，不隸屬於高雄縣、市而有所不便，因此激發澎湖縣牙醫師籌組公會與參與社會團體的信心，復蒙省公會鼎力協助，始有籌組公會之決心。

1994 年 10 月底，境內牙醫師簽名連署，經澎湖縣政府民政課核准召開第一次籌備會，推選吳振發、鄭紹銘（圖 12-214）、陳立堅、何鴻明、楊博文、黃天保、楊東敏、周廉、王永文、阮議賢、林安得等計 12 醫師，負責籌備成立公會各項事宜。幸得民政課從旁指導及省公會熱心協助，遂於 11 月 27 日，正式成立，王永文出任首任理事長，澎湖縣牙醫師公會會徽見圖 12-215。有關該公會歷任理事長，請見表 12-16。

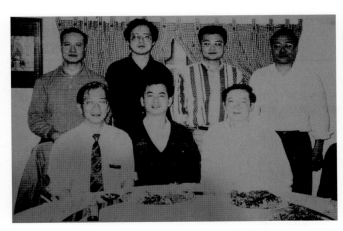

◀ 圖 12-214　澎湖縣牙醫師公會第一屆理監事。後排左起鄭紹銘、阮議賢、陳立堅和周廉。前排左起為王永文、楊東敏和沈政昌。（照片來源：鄭紹銘）

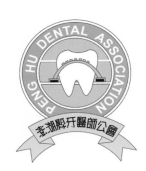

▲ 圖 12-215　澎湖縣牙醫師公會會徽。（圖片來源：高屏澎牙醫師公會聯合會刊）

表 12-16　澎湖縣牙醫師公會歷任理事長

屆次	姓名	任期	屆次	姓名	任期
1	王永文	83.11.27~86.11.26	5	阮議賢	95.10.22~98.10.21
2	鄭紹銘	86.11.29~89.11.28	6	陳立堅	98.06.28~101.06.27
3	楊博文	89.10.22~92.10.21	7	阮議賢	101.03.25 迄今
4	阮議賢	92.11.02~95.11.01			

資料來源：鄭紹銘

---

1. 《西瀛風物》第一期《澎湖地區牙科醫療記事》，鄭紹銘，頁 80~91，民國 86 年 1 月，澎湖采風文化學會。

第二十四節 金門縣牙醫師公會

　　金門位處離島，屬封閉性區域，當地的軍民只能在金門就診，無法特地搭飛機至臺灣看診，交通不便且天候不佳，後送困難。在生活環境及相關資源不足的情況下，造成牙醫師到金門開業或執業的意願極低，形成了牙科醫療資源嚴重短缺的區域。在供給面不足，需求面殷切的情況下，開業診所門診業務量都相對提高。

　　2002 年以前，金門縣的牙科門診僅有縣立醫院及 3 家診所，小金門民眾只能搭船到大金門看診，就醫相當不便；2003 年後，開業診所增加至 9 家，牙醫師有 12 位，在金門縣衛生局鼓勵及金門縣政府社會局的指導下，始有「金門縣牙醫師公會」之籌組。終於 2004 年 2 月 22 日，正式成立，是為國內最年輕的公會，翁建中出任首屆理事長。

　　該公會成立以後，積極推動事項國小學童含氟水漱口防齲計畫，國中、小學與社區口腔衛教之推廣，建立國中、小學（**含幼稚園**）「校牙醫」制度（**圖 12-216**），烈嶼鄉及監獄牙科義診，配合縣政府實施 65 歲以上老人假牙免費製作以及舉辦牙醫師繼續教育訓練及牙科助理認證課程。在此偏遠的離島上，為民眾的口腔健康做出最大的貢獻。

　　依據金門縣屬牙醫師公會的統計：至 2007 年 10 月止，該現總人口數為 80,636 人，而牙醫師有 17 位，呈現 4743：1 的比例，從此比例可以見得，金門實屬牙醫師不足之地區，對於牙科醫療資源及普遍性，實有殷切之需求。

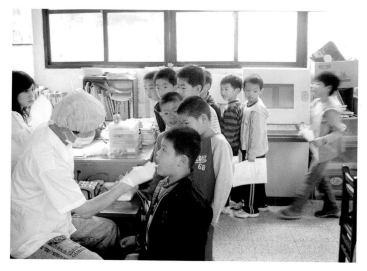

◀圖 12-216　2006 年，烈嶼卓環國小校牙醫之口腔檢查。
（照片來源：金門縣牙醫師公會）

第十三章　中華民國牙醫師公會全國聯合會

第一節 中華民國牙醫師公會全國聯合會之創立

　　中華民國牙醫師公會全國聯合會簡稱「全聯會」。在全聯會成立以前，牙醫界的組織架構為臺灣省牙醫師公會及北、高兩市牙醫師公會，而臺灣省牙醫師公會統一管理屬下21個地方公會[1]。早期的牙醫師公會只有省公會，雖屬全國性的公會，但是在與政府主管機關的對口時，只能到省級的省政府衛生處，而非內政部衛生司，故如有關中央衛生事務之陳情或辦理，則必須先送達省衛生處，再呈內政部衛生司，極其不便，效率不彰。1967年（民國56年）7月1日，臺北市升格為院轄市，脫離省公會獨立公會，此時如有欲向中央陳情之事宜，則需要兩會聯合發函。1979年（民國68年）7月1日，高雄市亦獨立成會，此時更須三會聯合行動，議決事務極為不便。按當時醫師法第三十五條規定：「全國醫師公會聯合會之設置應由省或直轄市醫師公會七個以上之發起及全體過半數之同意組織之。」基於此法，全國聯合會之成立絕無可能，乃與醫師公會聯合敦促立法院修法，最後立法修正通過[2]。1981年6月12日，總統明令修正條文，並於7月10日施行。臺灣省及北、高兩市牙醫師公會依據醫師法第三十一條及第三十五條之規定，於1981年7月24日，聯名函請內政部申請籌組「中華民國牙醫師公會全國聯合會」。內政部於1981年9月4日，正式核准成立，並指示應立即召開發起人會議，正式成立籌備會。籌備期間，因須與政府機關頻繁接洽，時任臺北市牙醫師公會理事長的王國陽（圖13-1）就地利之便，遂被全國聯合會發起人會議公推為籌備委員會主任委員，林英世（圖13-2）與陳文順（圖13-3）分任副主任委員，於3個月內完成籌備工作，並召開成立大會。1982年1月10日，於臺北圓山大飯店舉行成立大會，並選舉理監事（圖13-4）。

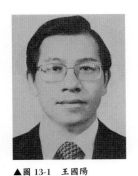

▲圖 13-1　王國陽
1981 年 9 月全聯會成立之際，擔任發起人、會議召集人及籌備委員會主任委員；臺北市牙醫師公會第六屆理事長，時亦任臺北市立仁愛醫院牙科主任。
（照片來源：中華民國牙醫師公會全國聯合會）

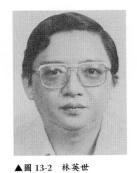

▲圖 13-2　林英世
1981 年 9 月，全聯會成立時，擔任籌備委員會副主任委員，曾任臺中市牙醫師公會與臺灣省牙醫師公會理事長。
（照片來源：中華民國牙醫師公會全國聯合會）

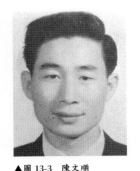

▲圖 13-3　陳文順
1981 年 9 月，全聯會成立時，擔任籌備委員會副主任委員，曾任高雄市牙醫師公會理事長。
（照片來源：中華民國牙醫師公會全國聯合會）

---

1. 21 個地方公會為基隆市、臺北縣、宜蘭縣、新竹市、新竹縣、桃園縣、苗栗縣、臺中市、臺中縣、彰化縣、南投縣、嘉義縣、嘉義市、雲林縣、臺南市、臺南縣、高雄縣、屏東縣、花蓮縣、臺東縣及澎湖縣牙醫師公會。《牙醫來時路—台灣牙醫近代史首部曲》，中華民國牙醫師公會全國聯合會，頁 79。
2. 《中華民國牙醫師公會全國聯合會成立大會暨第一屆第一次會員代表大會手冊》，頁 6~10。

1月17日，李英祥（圖13-5）膺選為首任理事長，王國陽、陳信甫（圖13-6）、趙鴻濱（圖13-7）、林澤民（圖13-8）、蔡銘道（圖13-9）、林永隆（圖13-10）、賴海元（圖13-11）、黃志安（圖13-12）為常務理事，林英世為常務監事。牙醫師之全國性組織「中華民國牙醫師公會全國聯合會」，宣告成立（圖13-13）。期間彼此默契約定，由臺北市、臺灣省和高雄市三個單位輪流派人擔任理事長。創會歷程頗為順利，此乃當時

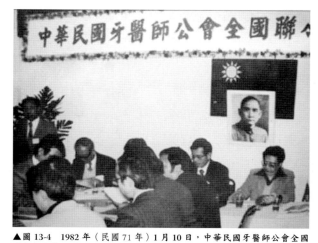

▲圖13-4　1982年（民國71年）1月10日，中華民國牙醫師公會全國聯合會於臺北圓山大飯店舉行成立大會，並選舉理監事。
（圖片來源：臺灣省牙醫師公會，《牙醫師》6卷4期，臺中市：臺灣省牙醫師公會，民66〔1977〕）

主其事者皆為新世代，團結合諧，不為己爭，有以致之。至此，牙醫師已能以全聯會與中央衛生署互為對口單位，完全取代了早期的省公會。

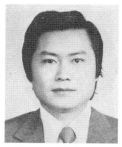

▲圖13-5　李英祥
中華民國牙醫師公會全國聯合會首任理事長，曾任臺北市牙醫師公會第四屆理事長。
（照片來源：中華民國牙醫師公會全國聯合會）

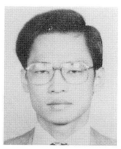

▲圖13-6　陳信甫
中華民國牙醫師公會全國聯合會首屆理事之一，曾任臺北市牙醫師公會第五屆理事長。
（照片來源：中華民國牙醫師公會全國聯合會）

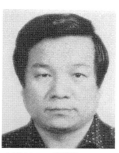

▲圖13-7　趙鴻濱
中華民國牙醫師公會全國聯合會首屆理事之一，曾任基隆市牙醫師公會理事長。
（照片來源：中華民國牙醫師公會全國聯合會）

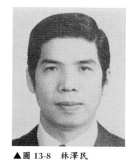

▲圖13-8　林澤民
中華民國牙醫師公會全國聯合會首屆理事之一，曾任桃園縣與臺灣省牙醫師公會理事長。
（照片來源：中華民國牙醫師公會全國聯合會）

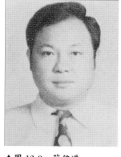

▲圖13-9　蔡銘道
中華民國牙醫師公會全國聯合會首屆理事之一，曾任嘉義市牙醫師公會第一屆與第二屆理事長及臺灣省牙醫師公會第十六屆監事與第十七屆常務理事。
（照片來源：中華民國牙醫師公會全國聯合會）

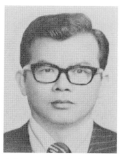

▲圖13-10　林永隆
中華民國牙醫師公會全國聯合會首屆理事之一，曾任高雄市牙醫師公會改制前第十四屆及改制後第二屆理事長。
（照片來源：中華民國牙醫師公會全國聯合會）

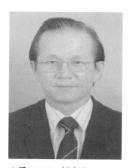

▲圖13-11　賴海元
中華民國牙醫師公會全國聯合會首屆理事之一。
（照片來源：中華民國牙醫師公會全國聯合會）

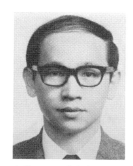

▲圖13-12　黃志安
中華民國牙醫師公會全國聯合會首屆理事之一，曾任改制後高雄市牙醫師公會第三屆理事長，亦任中華民國牙醫師公會全國聯合會第三屆理事長。
（照片來源：中華民國牙醫師公會全國聯合會）

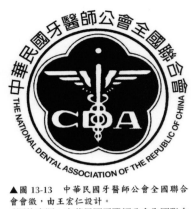

▲圖 13-13 中華民國牙醫師公會全國聯合會會徽，由王宏仁設計。
（圖片來源：中華民國牙醫師公會全國聯合會）

全聯會為牙醫人通上達下之樞紐，乃牙醫界公共事務之重心，對內則配合政府宣導政令，歸納全國牙醫師之意見，針對牙醫師之需要，以爭取牙科醫療環境之改善與醫療品質之提升。對外方面，為配合政府外交政策，因應國際牙科醫療民間團體邀請或參與之需要，發揮國民外交功能，爭取國際牙科醫療組織之席位，加強國際牙科醫療學術交流，以引進最新牙科醫療科技，提高牙科醫療技術品質水準，貢獻國人，進而以我國牙科醫療高度進步實況，透過國際牙科組織，宣示於全世界。對內方面，過去以來，全聯會為了落實國民口腔健康政策的執行，提升牙醫師形象，設立「口腔醫學委員會」專業單位。為使牙醫界自給自足財務責任制度，降低消費者與供應者利益衝突，導正醫療行為降低醫療浪費，爭取實施牙醫總額支付制度。為使口腔衛生教育向下紮根，以實施校內餐後潔牙的方式，推動學童口腔保健，並舉辦全國潔牙觀摩。在齲齒防治方面，則選擇以國民小學學童為主要對象的含氟水漱口之防齲。至 2001 年，有 94% 學童參與，2002 年，則以達全面實施，迎頭趕上世界衛生組織（WHO）之 2003 年口腔健康指標。在臺灣牙醫界的發展進程中，全聯會始終居於關鍵的地位，舉凡政府重大政策的實施，全聯會皆扮演著舉足輕重的角色，例如 1994 年，全民健康保險之施行，1998 年牙科總額支付制度之實施，2003 年，全民健康保險 IC 卡制度之推行等。當全聯會成為牙醫界與政府唯一的對口單位以後，更按期召開會議推展會務，嚴密管理會籍，杜絕證照出租，促請政府取締偽密醫，落實醫師法。並積極草擬「口腔健康法」，促其立法，以增進包括弱勢族群在內之民眾的口腔健康。

第二節 第一屆理事長李英祥

1982 年，全聯會成立之初，在第一屆理事長李英祥的帶領下，面對著的是一個嶄新的局面，亦是臺灣牙醫界的多事之秋，全體理監事致力於制度與各項法規的建立。是時，正值臺灣密醫氾濫時期，全聯會不斷呼籲政府貫徹醫師法，嚴格取締偽醫與密醫，並建請有關主管機關，轉請交通部電信管理局，於發行新電話簿時，有關醫院診所一覽必須具備有醫師執照或開業執照者方能刊登，以杜絕密偽醫藉機混入，導致急診病患，找錯密醫診治，延誤治療時效[3]。另一方面，促請政府廢止鑲牙生考試及鑲牙生制度及早日製定「齒模製造技工法」，並嚴禁准許齒模技術員從事鑲牙補齒等醫療業務，以及籲請政府明令解散各級齒模承造業職業工會組織。在社會服務方面，促請省市公會鼓勵會員對清寒民眾求診給予優待和舉辦各項義診活動。推行國小學童口腔衛生工作，協助政府推行醫療平均政策，輔助牙醫師下鄉服務。繼續爭取公勞保的全面開放。

3.《中華民國牙醫師公會全國聯合會成立大會暨第一屆第一次會員代表大會手冊》，頁 33。

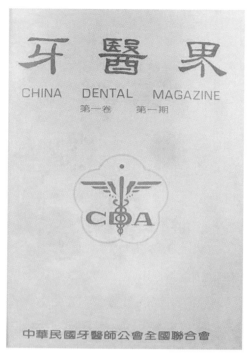

▲圖 13-14　1982 年（民國 71 年）7 月 20 日出版之《牙醫界》（China Dental Magazine）第 1 卷第 1 期封面。原《牙醫界》之名稱依第六屆第三次會員大會及第七屆第一次會員代表大會決議自第 18 卷第 8 期（1999 年〔民國 88 年〕8 月 20 日）起，更名為《台灣牙醫界》，賡續發行。
（圖片來源：中華民國牙醫師公會全國聯合會）

為有效管理全國牙醫師動態，自全聯會成立伊始，即積極建立會員「會籍卡」。有關廢止鑲牙生制度方面，行政院衛生署函覆同意於 1983 年全面廢止該項考試。然於解散各級齒模承造業職業工會組織方面，內政部已 72.8.8 台內勞字第一七一七六四號函不與撤銷[4]。

1983 年 9 月 25 日，為針對各級牙醫師公會理監事之新陳代謝，及增進新科理監事對「如何開好一個會」發揮議事效果、促進公會功能，在高雄醫學院舉辦了「會議規範講習」，讓大家對「民權初步」有更進一步的認識。

全聯會並於 1982 年 7 月 20 日，創刊《牙醫界》（China Dental Magazine）（圖 13-14），發行刊物。此為牙醫界的一大盛事，象徵著全國牙醫界團結進步的里程碑。自翌年起，開始印製《牙醫師手冊》，發行於全國牙醫師。並函請內政部通知有關單位於 5 月 4 日之日曆、月曆、年曆中，印製「牙醫師節」[5]字樣，亦獲內政部同意辦理。

第三節　第二屆理事長林英世

1984 年，林英世繼李英祥之後，擔任第二屆理事長。時值「醫療法」研議中，全聯會為維護牙醫師權益，深入涉獵其中。自 1985 年起，在維護醫師法方面，採取了二種作法，第一是整理牙科偽密醫判決書判例，以及有關牙科醫療法令規章資料，專案寄送臺灣高等法院，副本寄送各級地方法院和地檢處，以供辦理牙科偽密醫刑案偵查判決之參考。第二是整理取締牙科偽密醫非法市招之法令規章資料，分函省市衛生主管機關，副本送各縣市衛生局，以供取締非法市招之參考。此外，為建立牙科醫療制度方面，積極籲請衛生署，制定「齒模製造技術師管理辦法」，以因應中臺醫專牙體技術科畢業生納入管理。衛生署有意於 1986 年，直接進行「齒

4.《中華民國牙醫師公會全國聯合會成立大會暨第一屆第三次會員代表大會手冊》，頁 9。
5. 前臺灣省牙醫師公會理事長許國雄於 1973 年 6 月 30 日在高雄召開第十三屆第一次會員代表大會時，深感於當時牙科醫療制度之混亂及牙醫師地位之低落，乃提案建議中央政府訂定 5 月 4 日為「牙醫師節」，以發揮「五四」新生活運動之精神，推動牙科醫療制度之改進，以提高牙醫師之社會地位。此案不久幸蒙內政部核定，經於 1974 年（民國 63 年）5 月 4 日聯合臺北市牙醫師公會假臺北市林務局大禮堂，盛大舉行「第一屆牙醫師節慶祝大會」，從此牙醫師終於有了屬於自己的節日。（依醫師法之規定，醫師之類別包括醫師、中醫師與牙醫師。醫師已以 11 月 12 日為醫師節，中醫師亦已定 3 月 17 日為國醫節。）此引《牙醫界》第 8 卷第 4 期，頁 211。

模製造技工法」立法程序，全聯會除函請衛生署要求，應邀請牙科學者及該會成員之參與外，亦祭以該會研擬之「齒模製造技工法」草案因應，期冀早日建立牙科醫療制度[6]。1986 年 10 月 13 日，專案建議衛生署，表明洗牙工作屬醫療行為，應由牙醫師親自執行。衛生署則於同年 11 月 11 日，通函衛生機關，謂「『洗牙』乃醫療行為，應屬牙醫師業務範圍，應由牙醫師親自為之。」

自 1985 年起，決議在會刊增闢會史專欄，以徵信為目的，備供連載，以鼓勵省市及各縣市牙醫師公會編撰會史。其中，法制委員會議決議編撰歷屆牙醫師公會暨牙醫先進對牙科醫療法令制度之奮鬥歷程史，公推蔡啟中、張國忠（圖 13-15）、陳光榮負責臺灣省之資料蒐集，王永哲、王國陽、王宏仁負責臺北市，黃志安、林永隆、莊銘旭負責高雄市。

時至 1985 年，全聯會雖負有整合全國牙醫師動態之責，但公會中尚無電腦之設置，故初期乃委由簡秀雄（圖 13-16）以私人電腦處理之。至 1989 年 1 月，全省會員資料才全部納入電腦管理。

林英世接任理事長後，因個人蝟務故，故請辭理事長一職，旋由王國陽代理理事長一職，後辭代理職，再由賴達雄（圖 13-17）代理至任期結束[7]。

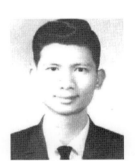

▲圖 13-15　張國忠
曾任中華民國牙醫師公會全國聯合會理事、臺南縣牙醫師公會理事；為《牙醫界》月刊撰寫「牙醫界簡訊」專欄，長達 20 餘年，2007 年（民國 96 年）6 月，因病辭世。
（照片來源：中華民國牙醫師公會全國聯合會）

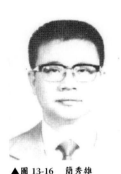

▲圖 13-16　簡秀雄
中華民國牙醫師公會全國聯合會第二屆理事之一，熟悉電腦程式，對全聯會及臺北市牙醫師公會早期電腦運作的建立，貢獻卓著。
（照片來源：中華民國牙醫師公會全國聯合會）

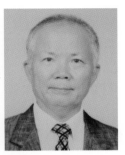

▲圖 13-17　賴達雄
中華民國牙醫師公會全國聯合會第二屆代理理事長。
（照片來源：中華民國牙醫師公會全國聯合會）

第四節　第三屆理事長黃志安

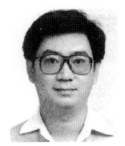

▲圖 13-18　楊一木
中華民國牙醫師公會全國聯合會第三屆理監事會秘書長。
（照片來源：中華民國牙醫師公會全國聯合會）

1988 年，黃志安接任第三屆理事長，1989 年初，牙科密醫取締問題甚囂塵上，牙醫界籲請衛生主管機關嚴屬取締之聲，如火如荼，由於衛生單位「礙於法令不周全」，造成取締不力之後，引起牙醫界不滿，甚至醞釀走上街頭，充分暴露我國牙科醫政的嚴重缺失。全聯會為喚醒全國民眾對口腔健康的重視，於同年 4 月 30 日，舉辦「第一屆牙醫師盃為全民口腔健康而跑路跑競賽」，由當時公關主委高資彬負責總籌劃，秘書長楊一木（圖 13-18）擔任執行長，計有近 5,000 人參與，為

6.《中華民國牙醫師公會全國聯合會成立大會暨第二屆第二次會員代表大會手冊》，頁 5。
7. 陳銘助親訪王國陽醫師。

牙醫界踏出引導國人重視牙病的第一步[8]（圖 13-19）。鑑於政府各及衛生行政單位均無口腔衛生專職機構，有關牙科醫療管理極為混亂，且多年以來，以外行管理內行，導致牙科醫療環境日趨惡劣，「密醫問題」與「勞保開放」一直是懸宕於牙醫界的二大問題，以全聯會為首的牙醫界被迫以請願遊行的方式，以突顯問題的嚴重性，向執政當局提出改善方案，以期建立健全的牙科醫療環境。1989 年 5 月 4 日，該會於「臺灣省牙醫師公會」的誕生地—臺北市中山堂舉行牙醫師節慶祝大會後，由理事長率領各級牙醫師公會代表，走上街頭，以遊行請願的抗爭方式至立法院、教育部和衛生署，以「（1）建議行政院衛生署設置牙醫政處，（2）建議修訂臺閩地區勞工保險特約醫療院所特約及管理辦法，（3）建議醫學院牙醫學系減半招生及（4）建議設立牙醫學院。」為訴求主題[9]。此為臺灣牙醫界前所未有的團結之舉，對於日後牙醫界的發展與牙科醫療環境之改善有著極為深遠的影響（圖 13-20~22）。同年 12 月 8 日，行政院勞委會修訂「臺閩地區勞工保險特約醫療院所特約及其管理辦法」之際，理事長黃志安、常務理事

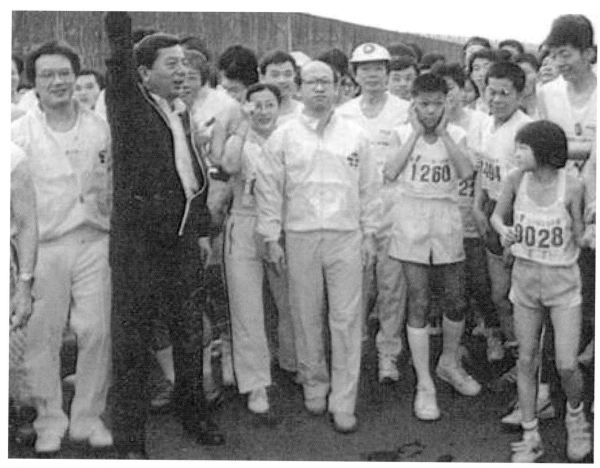

▲圖 13-19　1989 年（民國 78 年）4 月 30 日，中華民國牙醫師公會全國聯合會舉辦「第一屆牙醫師盃為全民口腔健康而跑路跑競賽」，起跑的時刻；圖中中央穿橘黃色大會夾克者為理事長黃志安，左一為活動總籌劃—公關主委高資彬，左二正要鳴槍的是臺灣省政府委員黃大洲。
（圖片來源：中華民國牙醫師公會全國聯合會，《牙醫界》8 卷 5 期，臺北市：中華民國牙醫師公會全國聯合會會刊社，民 78〔1989〕）

---

8. 此引《牙醫界》第 8 卷第 4 期與第 5 期。
9. 此引《牙醫界》第 8 卷第 5 期，頁 269~273，313~316。

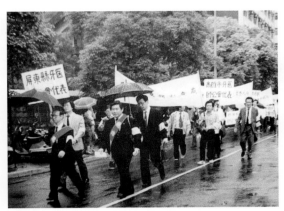

▲圖 13-20

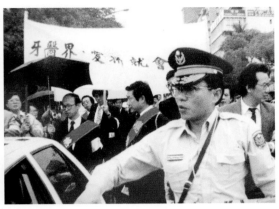

▲圖 13-21

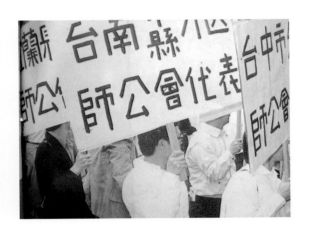

◀圖 13-22

圖 13-20~22　1989 年（民國 78 年）5 月 4 日，為改善牙科醫療環境，在全聯會理事長黃志安的帶領下，牙醫師走上街頭。
（圖片來源：中華民國牙醫師公會全國聯合會，《牙醫界》8 卷 5 期，臺北市：中華民國牙醫師公會全國聯合會會刊社，民 78〔1989〕）

高資彬及秘書長楊一木與會力爭，獲得「（一）醫師 2 名改減為 1 名。（二）（1）院省縣轄市負責醫師經歷，須於當地開業滿 6 個月，連同其他醫療院所開執業年資滿 3 年 6 個月以上者。（2）鎮、鄉則無開業年資設限。」此外，原本不定期開放改為每 2 年定期開放一次，為爭取勞保之全面開放又向前邁出了一大步。

在促使衛生署成立牙醫專責機構方面，衛生署終於在 1990 年 6 月，成立了「國民衛生諮詢委員會牙醫醫療小組」，而教育部亦同意自 77 學年度減招 30 名學生，78 年度起停止招收轉學生和成立牙醫學院。

第五節　第四屆理事長高資彬

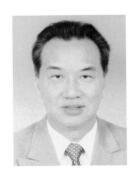

1991 年，高資彬（圖 13-23）接任第四屆理事長，致力於爭取勞保全面開放的努力，歷經其調和鼎鼐，戮力折衝，大幅降低牙科勞保的特約設限。只要合乎資格者皆可隨時向勞保局提出申請，經勞保局

◀圖 13-23　高資彬
中華民國牙醫師公會全國聯合會第四屆理事長，在勞保全面開放的過程中，對牙醫界貢獻極大。任內多方奔走，首次為該會購置會館。1994 年（民國 83 年）3 月 13 日，創立「中華口腔醫學交流協會」，並任創會會長。
（照片來源：中華民國牙醫師公會全國聯合會）

審核通過後，則立即簽約生效。至此，牙科勞保已全面開放，理事長及全聯會會員的努力與奉獻，為臺灣牙醫界所有目共睹。

是時，行政院衛生署進行額外牙科住院醫師培育計畫[10]，全聯會極力爭取更多的名額，由原25名增至100名。並建議衛生署於執行此計劃時，為更具公信力，應委託大醫院統籌辦理公開招考事宜，及將代訓醫師之執業執照登錄於受訓醫院，此項建議為衛生署牙醫醫療小組採納，並列入紀錄。為了對身心障礙者的關懷，1992年牙醫師節，特別舉辦一項名為「一人一愛心，為殘障同胞而跑」的活動，屬牙醫師盃第四屆，參賽選手多達4,000餘人。復蒙各校友會推薦各愛心義診診所共捐出3,000張義診券（**每張價值1,000元**），該會隨即將所有義診券全數捐予中華民國殘障福利基金會、陽光福利基金會、臺北啟聰、啟明、啟智學校等單位，充分表現出牙醫界對身心障礙者的關懷（圖13-24）。

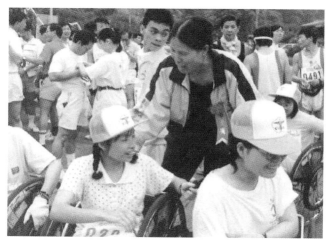

▲圖13-24　1992年（民國81年）5月4日牙醫師節，中華民國牙醫師公會全國聯合會特別舉辦一項名為「一人一愛心，為殘障同胞而跑」的活動，屬牙醫師盃第四屆，參賽選手多達4,000餘人。活動當日，紀政特別到場，為參加比賽的殘障朋友加油。
（圖片來源：中華民國牙醫師公會全國聯合會，《牙醫界》11卷5期，臺北市：中華民國牙醫師公會全國聯合會刊社，民78〔1989〕）

為了爭取公保比照勞保全面開放，1992年7月10日，由理事長率同爭取牙科公保特約醫療院所全面開放小組，至中央信託局公保處，當面遞交「中華民國牙醫師公會全國聯合會爭取公保醫療院所比照勞保全面開放建議書」，並於11月7日，參加由立法院厚生會舉辦之「全國牙科醫療服務現況之探討及未來展望」公聽會，公聽會由立法院厚生會蔡奮鬥主持。

為了促進海峽兩岸之學術交流，1992年7月29日至8月5日，邀請了北京醫科大學口腔醫學院院長張震康及朱希濤與傅民魁等2位教授來臺訪問；並邀請中華牙醫學會、中華民國口腔顎面外科學會與中華民國齒顎矯正學會共襄盛舉。

隨著社會經濟發展，生活水準提升，政府及民眾逐漸意識到健康的重要性，注重口腔健康保健，全聯會業務也隨之拓展，以服務大眾。因此，第四屆理監事會決議購買公會會館。在苦無經費著落下，理事長與全體理監事及牙醫師前輩，四處奔走，動員全國熱心且有遠見的牙醫師及牙材公司樂捐，集腋成裘。1992年，購買位於臺北市忠孝東路三段100號5樓的會館，對於會務的推動，俾益甚著（圖13-25~26）。全聯會成立之初，公會之辦公處所僅居於臺北市牙醫師公會逃生樓梯間一隅，處境困窘，可見一斑（圖13-27）。

---

10. 該計畫是由衛生署提供經費，各教學醫院以編制外名額接受住院醫師訓練，受訓完畢後可至衛生所或衛生署指定之醫療機構服務，不但增加牙醫師的受訓場所，提供整套培育計畫，又增加了牙醫師的服務機會，且可改善偏遠地區牙醫師人力不足之窘況。此引《中華民國牙醫師公會全國聯合會成立大會暨第四屆第二次會員代表大會手冊》，頁3。

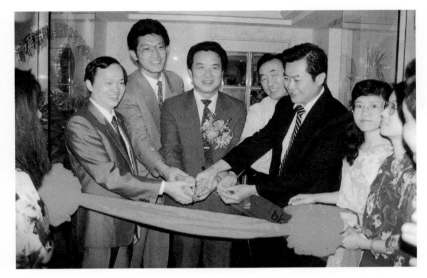

◀圖 13-25　1992 年（民國 81 年）7 月 12 日，中華民國牙醫師公會全國聯合會，會館落成剪綵；圖中左起：葉金川、內政部代表、高資彬、詹兆祥、李英祥。
（圖片來源：中華民國牙醫師公會全國聯合會，《牙醫界》11 卷 7 期，臺北市：中華民國牙醫師公會全國聯合會會刊社，民 81〔1992〕）

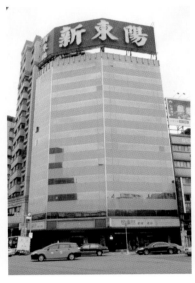

◀圖 13-26　中華民國牙醫師公會全國聯合會於 1992 年首次購置的會館，位於臺北市忠孝東路三段 100 號（建國南路口）圖中大樓的的 5 樓，對於會務的推動，俾益甚著。
（照片來源：莊世昌）

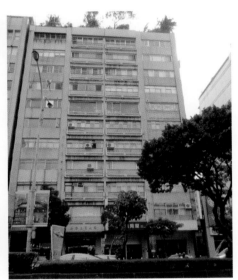

▶圖 13-27　臺北市牙醫師公會會館，位於臺北市忠孝東路二段 120 號圖中建築之 7 樓。全聯會成立之初，公會之辦公處所僅居於臺北市牙醫師公會逃生樓梯間一隅，處境困窘，可見一斑。
（照片來源：莊世昌）

第六節　第五屆理事長蔡啟中

　　1993 年 3 月，蔡啟中（圖 13-28）接任第五屆理事長。1993 年 5 月 2 日，經過一年的策劃與推動，由各地方公會主辦初賽，選出代表隊伍，「中華民國第一屆全國學童潔牙比賽」，在臺北市辛亥路國際青年活動中心舉行。來自臺灣各地的 13 支代表隊伍，在老師、校護與各地方公會的協同帶領之下，報到參加比賽。全聯會派出 17 位醫師擔任裁判，經過激烈的競爭，由臺北市大理國小

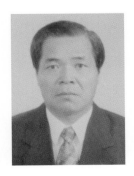

◀圖 13-28　蔡啟中
中華民國牙醫師公會全國聯合會第五屆理事長，曾任臺中市與臺灣省牙醫師公會理事長。
（照片來源：中華民國牙醫師公會全國聯合會）

獲得優勝（**圖 13-29**）。全國學童潔牙比賽的成功舉辦，為國小學童的口腔衛生教育奠定良好的基礎。

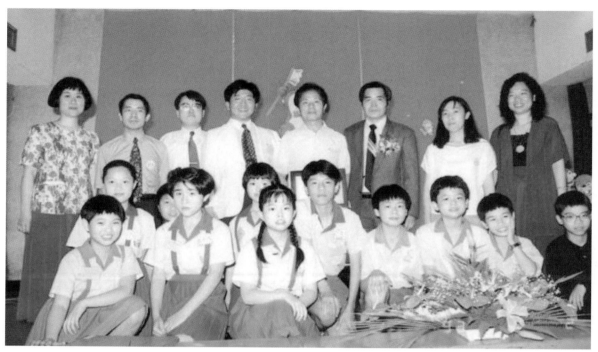

▲圖 13-29 「中華民國第一屆全國學童潔牙比賽」，冠軍隊伍臺北市大理國小合影；後排，右一：林秀鳳（校護）、右三：蔡啟中（理事長）、右四：陳智育（校長）、左二起：周建堂（校醫）、許訓銘（裁判）、陳時中（裁判）。
（圖片來源：中華民國牙醫師公會全國聯合會，《牙醫界》12 卷 5 期，臺北市：中華民國牙醫師公會全國聯合會會刊社，民 82〔 1993 〕）

　　1993 年 7 月 30 日，獲中央信託局公務人員保險處來函（（82）中公政（醫）075903 號），表明辦理特約牙科醫療機購採部分開放與擬採抽籤方式處理。鑒於爭取勞保全面過程，殷鑒不遠，牙醫界持反對立場，隨即由全聯會常務理事率三會公會理事長與牙醫出身的立法委員柯建銘和魏曜乾，與銓敘部和公保處官員進行磋商談判。歷經 9 月 14 日、9 月 23 日和 10 月 13 日的 3 回合談判後，在該公會強力爭取下，建請如不能全面性開放，即請公保處對牙科公保特約暫緩實施。銓敘部和公保處在政務次長謝瑞智的指示下，終於與該公會達成 2 點協議。第一：為因應中華民國牙醫師公會全國聯合會及 3 個會員公會的要求，決將申請截止日延長半年。第二：診療項目全面開放之可行性及特約開放家數應避免限制等問題，由公保處再進一步研究處理[11]。10 月 19 日，銓敘部亦來函謂已指示公保處，關於辦理特約牙科醫療機構事項，請依協商會結論辦理，終獲圓滿解決。

　　1994 年 5 月 16 日，公保處去函全聯會，表示已於該日起，刊登各大報關於「開放牙科公保特約業務事宜，將延至全民健保開辦為止」公告。5 月 21 日，高雄市牙醫師公會謂已去函銓敘部，強烈表達公保應於高雄市全面開放之要求。1994 年 8 月 1 日，銓敘部與公保處行文同意於 10 月 1 日起，開放高雄市牙科公保特約業務。9 月 24 日，臺北市及臺灣省 2 公會行文銓敘

---

11. 此引《中華民國牙醫師公會全國聯合會第五屆第二次會員代表大會手冊》，頁 4~7。

部與公保處要求比照高雄市辦理。10 月 8 日，同意開放北市及臺灣省牙科公保特約業務。至此努力爭取多年之牙科公保門診，正式全面開放。

在「牙位表示法」方面，臺灣牙醫界各醫療單位習用自己一套方法，各行其事，造成彼此間病歷無法溝通，也造成轉診困難，易生誤會。當時勞保局對申請採象限表示法，造成電腦輸入統計困難。因此 1995 年 4 月 23 日，全聯會第五屆第三次會員代表大會做出決議，採用「FDI 牙位表示法」，通令全國牙醫師採用。

1993 年 9 月 15 日，衛生署要求全聯會推薦第二屆牙醫諮詢委員會委員，經 9 月 26 日臨時理事會決議：「（一）委員名額由全聯會與三會員公會均分。（二）由常務理事擔任委員，其任期為一年，第一年除各公會理事長外，各公會分配一名（臺灣省為蕭正川、臺北市為杜瑞煜、高雄市為黃純德），第二和三年之名單另議。」因 1994 年（83 年度）全民健保實施係為重點工作，杜瑞煜（圖 13-30）以「保險業務諮詢小組」執行長身分獲得推薦。蓋全聯會常務理事共計 9 名，扣除理事長為當然諮詢委員，餘額為 8 名，若以每人任期 1 年，每年有 3 個名額，則有一缺額，此缺額由理事長推薦杜瑞煜，獲全體出席之常務理事贊同而任命之。自 1992 年 8 月 1 日起，連續舉辦了無數場次的公聽會、說明會和研討會。杜瑞煜以「保險業務諮詢小組」執行長全程參與，為全民健保典章制度的立下了汗馬功勞[12]。在既有的勞保與公保基礎上，全民健保終於在 1984 年（民國 83 年）3 月 1 日，正式開辦實施。臺灣牙科醫療的發展進入了一個嶄新紀元。自此而後，全聯會成為牙醫界與健保局之間溝通的重要橋樑，為解決全民健保實施後所衍生層出不窮的錯綜複雜問題，去蕪存菁，改進缺失，做出了最偉大的貢獻。

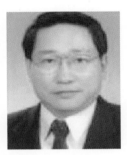

▲圖 13-30　杜瑞煜
臺北醫學院牙醫學系畢業，1987 年任北醫牙科校友會會長時，創刊《牙橋雜誌》。全民健保實施前，親身參與牙科醫療給付規劃，為我牙醫界爭取最大的權益與最合理的醫療給付，不遺餘力，功在牙醫。
（照片來源：杜瑞煜）

第七節　第六屆理事長陳時中

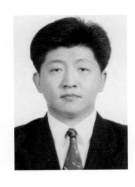

1996 年 4 月，陳時中（圖 13-31）接任第六屆理事長。為使全民健保更能永續經營，並照顧到全國牙醫師權益，臺灣牙醫界在其領導下，全程參與衛生署密切磋商，研擬「牙醫總額支付制度」[13]實施細節，其內容經緯萬端，其關係錯綜複雜[14]，新制度之實施，牙醫

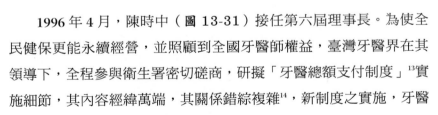

◀圖 13-31　陳時中
臺北醫學大學牙醫學系畢業，中華民國牙醫師公會全國聯合會第六屆理事長。任職期間，戮力於牙醫總額支付制度之實施，功在牙醫。卸任後，曾任總統府顧問，2005 年 6 月，復擢昇為衛生署副署長，為牙醫師從事公職職位最高者，誠為牙醫界之殊榮。
（照片來源：中華民國牙醫師公會全國聯合會）

---

12. 同前註，頁 22。
13. 《中華民國牙醫師公會全國聯合會第六屆第一次臨時會員代表大會大會手冊》，頁 1~59。
14. 《牙醫界》第 17 卷第 3 期，《牙醫總額支付制度特刊》頁 20~78，1998 年 3 月。

界反對於前，衛生署刁難於後，歷經無數的折衝與協調，1998 年 1 月 11 日，全聯會第六屆第一次會員代表大會表決接受「全民健康保險牙醫總額支付制度試辦計畫」，旋於同年 7 月 1 日起，正式實施，牙醫界並發表「牙醫總額預算宣言」[15]。1997 年，為響應臺灣醫界發起之「臺灣加入世界衛生組織」，推舉該會理事陳瑞坤代表全聯會出席 5 月 5 日於日內瓦之宣達團[16]（圖 13-32）。

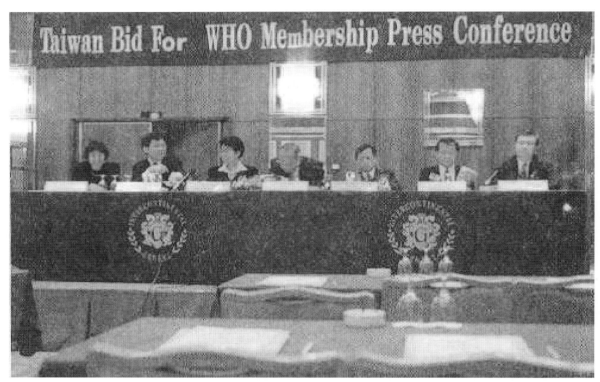

▲圖 13-32　1997 年（民國 86 年）5 月 7 日，「臺灣加入世界衛生組織」宣達團，於日內瓦舉行國際記者會。
（圖片來源：中華民國牙醫師公會全國聯合會，《牙醫界》16 卷 8 期，臺北市：中華民國牙醫師公會全國聯合會出版委員會，民 86〔1997〕）

　　1998 年 2 月 16 日，華航 676 航班客機於桃園大園鄉不幸墜毀，數百人罹難。客機爆炸後，罹難者遺體支離破碎，辨識極為困難。我牙醫界主動積極參與鑑識工作[17]，奉獻專業，其無私無我之精神足為牙醫界之楷模，且深獲社會一致好評。李敬勇並於《牙醫界》第 17 卷第 4 期中，撰文〈第一次接觸〉，以記其實。由於在此次空難鑑識中，突顯了牙科法醫學的重要性。同年 6 月 20 日，全聯會於臺北晶華酒店舉辦一場名為「空難事件研討會」，會中由日本名古屋市齒科醫學會長丹羽太一、楊全斌與陳一清主講。翌日，媒體大幅報導全聯會此一創舉，確曾引起社會各界的注意，亦使一般民眾對牙醫師在法醫學上能做的貢獻，有了更進一步的認識。會後臺大教授韓良俊隨即撰寫一篇題為〈牙科法醫學簡介〉，刊於《牙醫界》第 17 卷第 9 期。

15.《牙醫界》第 17 卷第 7 期，頁 17。
16.《牙醫界》第 16 卷第 8 期，頁 42~47。
17.當時支援華航空難齒模鑑識工作的牙醫師有黃亦昇、陳時中、陳怡仁、王誠良、楊全斌、辰敷元、蘇明弘、王培坤、陳一清、邱奕彬、杜瑞煙、許榮仁、邱清華、戴溪炎、蔡鵬飛、李塘埭、蔡基益、馬隆祥、葉聖威、羅文良、郭尚倫、賴弘明、楊子彰、黃維勳、廖敏焌、林芝蕙、曾雍威、李敬勇、黃湧豐、黃建文、許訓銘、黃純德、吳早勝、蔡爾輝、詹勳政、洪介文、許世明、蘇鴻輝、潘渭祥、陳啟山及藍萬烘等四十一位。此引見《牙醫界》第 17 卷第 5 期，頁 46~47。

自 1998 年開始，對於牙醫界貢獻卓著的牙醫師頒予特殊貢獻獎。依「特殊貢獻獎章叙獎辦法」[18]規定，獎章分 3 等級為金質獎、銀質獎與銅質獎，審其對該會貢獻程度由遴選委員會投票產生。首屆計有金質獎 11 名、銀質獎 2 名及銅質獎 7 名[19]，於該年 5 月 3 日之牙醫師節慶祝大會上頒予。

第八節 第七屆理事長黃純德

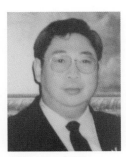

▲圖 13-33　黃純德
中華民國牙醫師公會全國聯合會第七屆理事長。（其經歷請參閱第八章第五節醫療奉獻獎之章）
（照片來源：中華民國牙醫師公會全國聯合會）

1999 年 6 月，黃純德（圖 13-33）接任第七屆理事長。在該屆會員代表大會中，依例表揚特殊貢獻獎得獎醫師，此次計有金質獎 4 名、銀質獎有 7 名及銅質獎 18 名[20]。

1999 年 7 月 25 日，第七屆第一次臨時理事會通過成立「購置會館小組」，由理事長、秘書長、財務主委（**劉學運**）、會員福利主委（**戴溪炎**）、詹勳政、陳一清與陳世文等 7 位組成，積極規劃處理。是年 9 月 21 日，發生震驚中外的「921 大地震」，重創中臺灣。全聯會呼籲全國牙醫師發揮人溺己溺之精神，共同支持該會第七屆第二次臨時理事會決議，由該年度牙醫總額支付暫付款項中，提撥新臺幣 5,000 萬元，做為賑災之用。

原《牙醫界》之名稱依第六屆第三次會員大會及第七屆第一次會員代表大會決議自第 18 卷第 8 期（1999 年 8 月 20 日）起，更名為《台灣牙醫界》，賡續發行（圖 13-34）。

1999 年（民國 88 年）10 月 28 日，行政院衛生署為因應政府於 2001 年 1 月 1 日，即將實施「行政程序法」，為使以往頒布之行政命令有法源依據，擬將「鑲牙生」與「齒模製造技術員」納入醫師法修正草案。此舉將嚴重影響全體牙醫

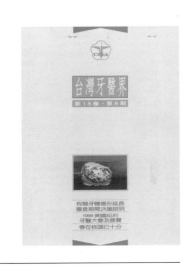

▶圖 13-34　《牙醫界》自第 18 卷第 8 期（1999 年 8 月 20 日）起，更名為《台灣牙醫界》，賡續發行。
（圖片來源：中華民國牙醫師公會全國聯合會，《台灣牙醫界》18 卷 8 期，臺北市：中華民國牙醫師公會全國聯合會出版委員會，民 88〔1999〕）

18.《牙醫界》第 17 卷第 5 期，頁 39~40。
19.1998 年 5 月 3 日牙醫師節慶祝大會中獲頒特殊貢獻獎者計有金質獎十一名，分別為詹兆祥（000001）、蔡吉政（000002）、魏耀乾（000003）、柯建銘（000004）、林耀興（000005）、張溫鷹（000006）、蔡啟中（000007）、許龍俊（000008）、高光承（000009）、邱奕彬（000010）及呂軒東（000011）。銀質獎二名，分別為魏賢治（000001）及蕭正川（000002）。銅質獎七名，分別為李塘堿（000001）、黃淳豐（000002）、賴弘明（000003）、林鴻津（000004）、簡秀雄（000005）、林光南（000006）及王永文（000007）。此引見《牙醫界》第 17 卷第 5 期，頁 36~39。
20.此屆獲金質獎者有關學婉（000012）、張哲壽（000013）、陳信甫（000014）、林益世（000015）。銀質獎有楊俊杰（000003）、王誠良（000004）、孫銘隆（000005）、陳鴻榮（000006）、許庭禎（000007）、莊銘旭（000008）、葉天華（000009）。銅質獎有邱曜章（000008）、吳輝龍（000009）、顏東傑（000010）、洪清暉（000011）、蕭棟銓（000012）、李敬勇（000013）、張雷鳴（000014）、林俊彥（000015）、賴清松（000016）、邱雲泉（000017）、周振才（000018）、陳世文（000019）、陳瑞祥（000020）、黃亦昇（000021）、蔡鵬飛（000022）、杜瑞煙（000023）、陳慶忠（000024）及林欽法（000025）等。此引見《牙醫界》第 18 卷第 7 期，頁 20~25。

師權益，引起牙醫界一片譁然。首先由臺灣省牙醫師公會及各縣市公會理事長具名，於 10 月 25 日，在各大報刊登抗議聲明。並於 10 月 27 日，在立法院召開「牙醫師的怒吼」記者會[21]（圖 13-35~37），席間共有 23 位立法委員前往聲援，同聲譴責衛生署此一開衛生法規倒車之荒唐行徑。翌日，全聯會，由理事長黃純德率李塘埰、蔡鵬飛、王誠良、陳義聰及黃天昭等對此記者會做出結論聲明：

「醫師法部分條文修正草案第四十三條之三，有關鑲牙生、齒模製造技術員等二類人員之業務範圍及其存續期限相關規定，牙醫師公會堅決反對，認為第四十三條之三並非行政程序法所稱之授權條款，鑲牙生及齒模製造技術員之過渡條款，且不當擴大其業務範圍，故予以刪除，並同意將來協助中央衛生主管機關釐清鑲牙生及齒模製造技術員之業務範圍。」[22]

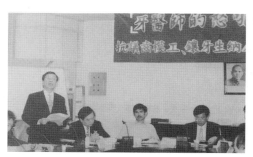 ◀圖 13-35

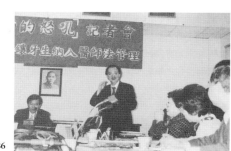 ▶圖 13-36

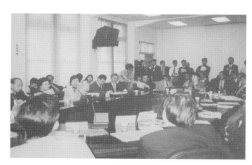 ◀圖 13-37

圖 13-35~37　1999 年（民國 88 年）10 月 27 日在立法院召開的記者會場面。牙醫界的領導精英傾巢而出，在 23 位立法委員的聲援下，為了捍衛牙醫的專業完整，發出「牙醫師的怒吼」，牙醫界得免於一場前所未有的浩劫，使牙醫學的發展得以步上正軌。
（圖片來源：中華民國牙醫師公會全國聯合會，《台灣牙醫界》19 卷 1、2 期，臺北市：中華民國牙醫師公會全國聯合會出版委員會，民 89〔2000〕）

同日，另經牙醫師出身的立法委員林益世以立院益字第 144 號行文衛生署「有關齒模工、鑲牙生不當納入醫師法規範問題」。於 11 月 18 日，獲衛生署衛署醫字第八八○六八六二八號覆函，其說明之第四點為：

「為因應行政程序法之施行，本署研究將該三類人員納入醫師法附則章，明定其法律授權依據，且並未擴大其業務範圍。惟案經邀集各界代表及專家學者多次研議後，尊重中華民國牙醫師公會全國聯合會之意見，決議不予納入醫師法規範。」

至此震撼牙醫界的此一紛擾，終獲平和落幕。

21.《台灣牙醫界》第 19 卷第 1、2 期，頁 14~19。
22.《台灣牙醫界》第 19 卷第 1、2 期，頁 15。

2000 年 5 月 7 日，於高雄舉行第七屆第二次會員代表大會暨五四牙醫師節慶祝大會之際，頒予特殊貢獻獎章。計有金質獎 3 位、銀質獎 9 位及銅質獎 20 位[23]。會中亦決議購置新會館，以因應實務之所需。

　　為了健全牙醫醫政體制，使牙醫學得以獨立正常發展，在牙醫界企盼成立「牙醫委員會」的共識下，2001 年 2 月 5 日，理事長率同全國牙醫師代表前往總統府，晉見總統陳水扁，獲其當場允諾於衛生署下設「牙醫委員會」，為牙醫獨立自主的目標，立下重要的里程碑[24]。

　　第七屆第三次會員代表大會於 2001 年 5 月 4 日牙醫師節舉行，會中亦對於長期奉獻牙醫界的賢者頒予特殊貢獻獎章，此次獲獎者計有金質獎 5 位、銀質獎 5 位及銅質獎 23 位[25]。

　　為了促進海峽四地牙醫學術的交流，提升華人牙醫學的水平，全聯會於 2001 年 11 月 24 至 25 日，於臺北市圓山大飯店，舉行「第一屆兩岸四地牙醫業務教育學術研討會」，誠屬空前之創舉。會中，以醫療組織與架構、牙醫教育與研究、口腔衛生與保健、牙醫醫療與管理及牙醫保險與市場等 5 大主題為主軸，特地邀請來自中國大陸的張震康（**北京大學口腔醫學院名譽院長**）、馬緒臣（**北京大學口腔醫學院副院長**）、石四箴（**上海同濟大學口腔醫學院副院長**）、張志願（**上海第二醫科大學口腔醫學院院長**）、陳寧（**南京醫科大學口腔醫學院院長**）、周學東（**四川大學華西口腔醫學院院長**）及樊明文（**武漢大學醫學院院長**）。來自香港的黎應華（**香港牙醫學會會長**）、韋漢賢（**香港大學牙醫學榮譽教授**）及來自澳門的葉頌聲（**澳門牙醫學會會長**），齊聚一堂，共襄盛舉，打開了海峽兩岸隔絕 50 餘年的隔閡，正式開啟兩岸四地牙醫學術交流的大門（**圖 13-38**）。

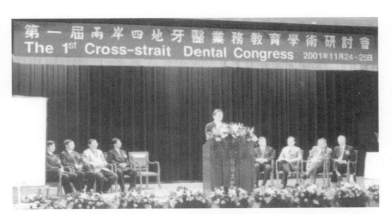

▲圖 13-38　2001 年 11 月 24 至 25 日，中華民國牙醫師公會全國聯合會於臺北市圓山大飯店，舉行「第一屆兩岸四地牙醫業務教育學術研討會」。11 月 24 日上午九點，由大會會長鄭信忠主持開幕典禮，本次大會，共吸引大陸六十位、港澳二十位及臺灣一百五十位專家學者參加。
（圖片來源：中華民國牙醫師公會全國聯合會，《台灣牙醫界》20 卷 12 期，臺北市：中華民國牙醫師公會全國聯合會出版委員會，民 90〔2001〕）

---

23. 本屆大會獲金質獎者有陳時中（000016）、洪鈺卿（000017）及韓良俊（000018）。銀質獎有徐文俊（000010）、陳文順（000011）、彭志剛（000012）、林子淮（000013）、郭敏光（000014）、林澤民（000015）、蕭裕源（000016）、郭英雄（000017）及王敦正（000018）。銅質獎有吳義森（000026）、黃坤泰（000027）、劉德榮（000028）、盧貞祥（000029）、郭長熀（000030）、林其茂（000031）、葉君宇（000032）、劉明郎（000033）、林保三（000034）、盧勝一（000035）、許獻忠（000036）、張明遠（000037）、林慶金（000038）、余明美（000039）、王培坤（000040）、張國偉（000041）、林德明（000042）、許正德（000043）、李景陽（000044）及蘇隆顯（000045）。此引見《台灣牙醫界》第 19 卷第 7 期，頁 16~24。
24. 此引見《台灣牙醫界》第 20 卷第 3 期，頁 8~10。
25. 本屆大會獲金質獎者有黃志安（000019）、藍萬烘（000020）、陳坤智（000021）、許國雄（000022）及杜福貴（000023）。銀質獎有王天美（000019）、黃景勝（000020）、周明勇（000021）、陳光琛（000022）及賴海元（000023）。銅質獎有蔡嘉倫（000046）、劉坤（000047）、劉豐年（000048）、李志銳（000049）、盧勝一（000050）、柯宗煒（000051）、葉振源（000052）、葉振漢（000053）、李炳輝（000053）、巫容圖（000054）、陳長泰（000055）、陳為楷（000056）、張紹金（000057）、許重雄（000058）、沈顯堂（000059）、陳雅光（000060）、馬隆祥（000061）、林雅士（000062）、蔡明道（000063）、何宗英（000064）、張樹福（000065）、王燕翔（000066）及鄭宗和（000066）。此引見《台灣牙醫界》第 20 卷第 5 期，頁 9~17。

第九節 第八屆理事長黃亦昇

2002 年 5 月，第八屆第一次會員代表大會後，黃亦昇（圖 13-39）獲選為第八屆理事長。會中，亦依例頒予牙醫界的最高榮耀－特殊貢獻獎章。計有金質獎 8 位、銀質獎有 1 位及銅質獎 21 位[26]。

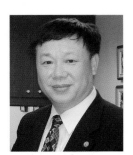

▲圖 13-39 黃亦昇
中華民國牙醫師公會全國聯合會第八屆理事長。
（照片來源：中華民國牙醫師公會全國聯合會）

當此之時，全聯會基於責任與義務所在，正緊鑼密鼓的進行研擬「國民口腔衛生促進法草案」，藉由立法機關的努力，展現民眾的意志，協同行政機關共同促進全民口腔健康[27]。2003 年（民國 92 年）4 月 29 日，終獲立法院三讀通過，名為「口腔健康法」，全文共 12 條，冀為政府、民眾及牙醫師共創三贏的契機。此外，牙醫界爭取多年的「牙醫委員會」（後更名為口腔醫學委員會，簡稱口委會）亦由總統陳水扁於「五四牙醫師節暨中華民國牙醫師公會全國聯合會二十週年慶暨第八屆第二次會員代表大會」致賀詞中，宣布成立[28]。衛生署旋於 2003 年 10 月 14 日，訂定發布「行政院衛生署口腔醫學委員會組織要點」[29]。特殊貢獻獎亦依例於會中頒發[30]。

2003 年 3 月初，當臺灣出現第一個「嚴重急性呼吸道症候群（SARS）」的勤姓夫婦病例報告時，全聯會隨即於 3 月 19 日，以急件將該疾病相關訊息寄發全國所屬各地方公會，提早因應。隨著疫情逐漸升溫之際，為使處於高危險群的牙醫師們更清楚牙科感染控制之法，於 4 月 3 日，將「中華民國牙醫師公會全國聯合會之叮嚀與提醒—牙醫師對 SARS 應有的防治之道」發函各地方公會，未雨綢繆，事先防範。但是，隨著當時香港疫情的持續擴大，4 月 16 日，港府衛生署向全港牙醫院所建議，停止使用超音波洗牙機與高速磨牙機等會引起懸浮粒飛沫氣霧之器械，造成當地牙醫作業幾乎停擺；此消息經媒體披露後，震撼臺灣牙醫界。隔天下午，全聯會假臺大醫院召開「緊急常務理事會」，邀請衛生署醫政處譚處長、疾病管制局官員及臺大感染科主任張上淳和口腔病理科主任江俊斌，會商因應措施。再次發函全國牙醫師謹慎防範。

當臺北市立和平醫院爆發院內感染後，國內疫情幾乎一發不可收拾，重創臺灣醫療體系。4 月 29 日，全聯會委託鄭信忠（圖 13-40）編寫「牙醫院所防制 SARS 感染控制檢查表（check list）」，作為全國牙醫院所

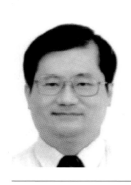

◀圖 13-40 鄭信忠
曾任中華民國家庭牙醫學會第五屆與六屆理事長及臺北醫學大學附設醫院副院長，現任臺北醫學大學牙醫學系系主任。
（照片來源：中華民國家庭牙醫學會）

---

26. 此引見《台灣牙醫界》第 21 卷第 6 期，頁 14~17。
27. 此引見《台灣牙醫界》第 21 卷第 6 期，頁 25~35。
28. 此引見《台灣牙醫界》第 22 卷第 5 期，頁 12。
29. 此引見《台灣牙醫界》第 22 卷第 11 期，頁 50。
30. 此次獲頒金質獎者共有 4 名，分別為何世章、郭敏光、費筱宗及黃純德。銀質獎有 2 位，分別為康昭南與蘇鴻輝。銅質獎共 18 位，分別為林茂長、張慶壽、潘肇陽、陳一清、李碩夫、楊衍彪、黃明燦、蔡國明、陳和明、鄭信忠、周世永、洪昭民、羅文智、陳亮光、賴學成、陳光榮、廖立民與黃尊欽。此引見《台灣牙醫界》第 22 卷第 5 期，頁 51。

執行感染控制防護與措施之依據標準[31]。2003 年 5 月 8 日,當疫情嚴重肆虐臺灣之際,理事長召開緊急會議,並成立「中華民國牙醫師公會全國聯合會防制 SARS 緊急應變中心」,並擔任召集人,鄭信忠任執行長,陳時中為發言人,並責成各地方公會,成立相對「緊急應變中心」,共同投入「抗煞行列」。

為了持續加強與行政和立法部門的互動,為了強化會務工作的需求,全聯會在會員大會的授權與同意下,購置了位於臺北市復興北路 420 號 10 樓保富商業大樓內之新會館(圖 13-41),並於 2004 年 3 月,正式啟用,理事長黃亦昇曾為之撰寫「建館誌」如下:

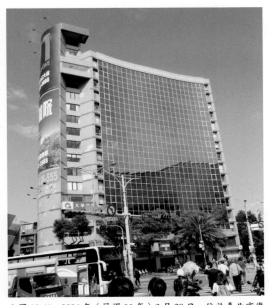

▲圖 13-41　2004 年(民國 93 年)3 月 29 日,位於臺北市復興北路 420 號保富商業大樓(圖中建築)10 樓之中華民國牙醫師公會全國聯合會新會館,正式啟用。
(照片來源:莊世昌)

「本會新會館喜於 93 年 3 月 29 日正式落成啟用。回顧以往,民國 71 年本會創立初始,曾暫棲臺北市牙醫師公會,後於民國 81 年遷出而獨置。不數年,更因全民健保之總額預算,經本會先輩同仁們多年累積之努力,於醫界中脫穎而首獲健保局委託執行,以致本會業務與工作人員急速增加。為因應日益膨脹的壓力與會務之順利推展,方有重購空間更理想的新館之決議與達成。以傳承的角度看待新會館之成立,首應感謝所有牙醫同仁們之信賴與慷慨資助,再而要感謝歷屆全聯會理監事們多年的克盡其責,才能讓全聯會之會館購置小組完成艱鉅的任務。展望未來,面對醫療環境內外紛陳的諸多事務,以我輩牙醫師同仁中濟濟之人才,與素具之團隊精神,更能眾志成城,繼往開來戮力於開創更好的牙醫之醫療環境。薪火不熄,我們傳承且以愈放光明自許,照亮明日更遠的路。」[32]

2000 年(民國 89 年),行政院衛生署開始進行「牙體技術師法草案」之制訂,遂於同年 9 月 15 日,召開會議,全聯會由第七屆理事長黃純德率同陳時中、蔡鵬飛、李塘埭、杜瑞煙、黃天昭、蘇鴻輝、江永言等人出席。席間,提出全聯會版草案,惜因分歧過大,無法達成共識。然衛生署卻不顧該會之反對,於 12 月,遞送行政院會及立法院審議。因適逢翌年立法委員改選,該草案遭立法院退回。2002 年 6 月,衛生署亦在未知會全聯會下,企圖再闖關,復遭駁回。衛生署欲將草案提交 2005 年 5 月 26 日之行政院院會時,引起牙醫界的反彈。經第八屆理事長黃亦昇與法制主委蕭正川之努力運作,於院會開議前及時抽回。並就衛生署偷渡法案一事,表

31. 此引見《台灣牙醫界》第 22 卷第 5 期,頁 18~19。
32. 此引見《台灣牙醫界》第 23 卷第 9 期,頁 8。

達強烈抗議。5 月 30 日，前往拜會立法委員柯建銘，尋求支持；柯建銘除表達對牙醫界的全力支持外，另對全聯會關於修法的訴求亦深表贊同[33]。

第十節 第九屆理事長詹勳政

2005 年（94 年）7 月，詹勳政（圖 13-42）接任第九屆理事長。在第九屆第一次會員代表大會中，除了援照往例頒發金質獎、銀質獎與銅質獎外，尚有醫療外交獎、輔弼功弘獎和特別獎之頒予[34]。由於在此次大會的激烈選舉中，發現些許瑕疵，因此，理事長於上任後，積極尋求改善之道。首先為弭平選舉過程中產生的嫌隙與展現民主的風範，以「內舉不避親，外舉不避仇」的作法，拔擢葛建甫為社會運動基金管理委員會執行長[35]。另於 2005 年 11 月 13 日，召開「修改全聯會選舉辦法」座談會；會中，對於理、監事任期與其席次之分配，充分溝通，異中求同[36]。

2005 年，隨著禽流感之疫情陸續在世界各地爆發，各國之衛生單位亦皆嚴陣以待。所幸當時全球除極少數「禽傳人」的病例外，尚未發生「人傳人」的傳播事件。在臺灣，疾病管制局也針對禽流感疫情做出萬全的備戰計畫與因應措施。全聯會為因應政府防疫措施，於 11 月 4 日，成立「中華民國牙醫師公會全國聯合會防禽流感應變中心」[37]，防患於未然，避免重蹈 2003 年 3 月「嚴重急性呼吸道症候群（SARS）」之覆轍（圖 13-43）。

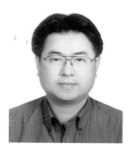

▲圖 13-42　詹勳政
中華民國牙醫師公會全國聯合會第九屆理事長。
（照片來源：中華民國牙醫師公會全國聯合會）

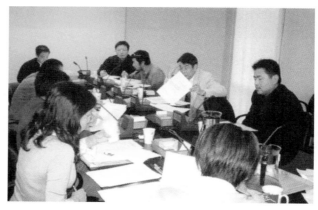

◀圖 13-43　2005 年（民國 94 年）11 月 4 日，為因應禽流感的威脅及配合政府的防疫措施，中華民國牙醫師公會全國聯合會成立「中華民國牙醫師公會全國聯合會防禽流感應變中心」，並召開第一次會議，由理事長詹勳政（右一）擔任召集人。
（圖片來源：中華民國牙醫師公會全國聯合會，《台灣牙醫界》24 卷 11 期，臺北市：中華民國牙醫師公會全國聯合會出版委員會，民 94〔2005〕）

---

33. 此引見《台灣牙醫界》第 24 卷第 8 期，頁 12~13。
34. 在金質獎方面有郭英雄與王誠良等 2 位。銀質獎有林俊彬、鍾國雄、許明倫與陳世文等 4 位。銅質獎：黃福傳、林雅青與屏東縣牙醫師公會。此外另增設 3 個獎項，即醫療外交獎、輔弼功弘獎與特別獎。在醫療外交獎方面有黃廷芳、錢奕明、莊明觀、楊如寬、蔡美華、陳永俊、陳錦松、林利香、林鴻津、黃淳豐、胡鴻達、吳阿榮、吳昭蓮、張政捷、許世明、孫曼漪、彭維信、龍蜀榮、邱耀章、朱建興、賴弘明、黃耀慧、楊忠和、陳俊志、蕭思郁、呂佳霖、戴怡佳、蔡桂雄、曾麗娥、孫茂彬、蔡嘉倫、林瑩澤、林立民、蘇振泰、董倫賢、江惠蘭、楊佩瑛、陳玉彩、劉昱亨、陳進來與王學勤等 41 位。在輔弼功弘獎方面有鄭信忠、蕭正川、巫容圖、陳時中、黃純德、黃廷芳、邱耀章、王誠良、陳瑞祥、王培坤、林芝英、黃敏雄、黃尊欽、吳棋祥、朱子文、江紘宇、黃明燦、洪清暉、馮茂倉、蔡銘華、呂毓修、林德明、林義城、陳信祥、詹勳政、陳彥廷、陳中鼎、許崇智、蘇鴻輝、潘渭祥、康昭男、楊宗邦、吳寧國、黃溫恭、吳國禎、陳一清、謝尚廷、陳永亨、李碩夫、羅界山、廖立民、林錦賜、陳仁惠、林志聰與許忠明等 45 位。另為發揚牙醫界的榮耀，特設特別獎頒與內政部政務次長張溫鷹與衛生署副署長陳時中。此引見《台灣牙醫界》第 24 卷第 7 期，頁 48。
35. 此引見《台灣牙醫界》第 24 卷第 12 期，頁 7~8。
36. 此引見《台灣牙醫界》第 24 卷第 12 期，頁 59~63。
37. 此引見《台灣牙醫界》第 24 卷第 11 期，頁 13~16。

第十一節 第十屆理事長蘇鴻輝

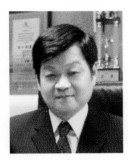

2008 年（民國 97 年）7 月，蘇鴻輝（圖 13-44）接任第十屆理事長。繼任之初，即積極推動醫事人力的管控作業，與教育部和衛生署溝通牙醫學系招生人數限制，以穩定牙醫人力發展及訂定外來人力的合理規範。為使牙醫醫療得以永續正常發展，籲請政府有關單位設立牙醫專責機構。於政府組織改造過程中，爭取於衛生福利部設置常設性任務編組，即「口腔健康會」，並在組織法掌理事項中，增加口腔健康業務。在全民健保的醫療給付方面，全聯會嚴格把關，以確保牙醫總額永續經營且持續成長。另一方面，二代健保實施在即，全聯會在理事長領軍下，亦積極參與二代健保立法，以確保牙醫醫療給付之合理。

▲圖 13-44　蘇鴻輝
中華民國牙醫師公會全國聯合會第十屆理事長。
（照片來源：中華民國牙醫師公會全國聯合會）

2009 年 8 月 8 日，熱帶氣旋莫拉克來襲，重創南臺灣。全聯會投入相當多的人力與物力，參與救災，協助災區居民盡速重建家園（圖 13-45）。

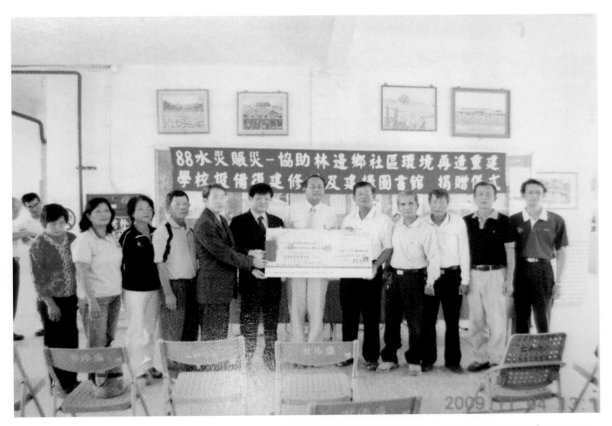

▲圖 13-45　2009 年（民國 98 年）11 月 5 日，中華民國牙醫師公會全國聯合會與屏東縣牙醫師公會，於林邊鄉仁和國小舉行「88 水災賑災－協助林邊鄉社區環境再造重建學校設備復建修繕及建構圖書館捐贈儀式」，成員有：屏東縣長曹啟鴻（中）、全聯會理事長蘇鴻輝（中左一）、屏東縣牙醫師公會理事長邱健鈞（中左二）、林邊鄉鄉長、林邊鄉十村村長及受災學校校長。
（圖片來源：中華民國牙醫師公會全國聯合會，《台灣牙醫界》29 卷 4 期，臺北市：中華民國牙醫師公會全國聯合會出版委員會，民 99〔2010〕）

第十二節 第十一屆理事長黃建文

2011 年（民國 100 年）7 月，黃建文（圖 13-46）接任第十一屆理事長。現階段仍持續爭取完成牙醫專責機構及推動牙醫師人力規劃採總量管制。對內則致力於強化內部共識、縮短城鄉差距，整合政治及健保資源，並發揮醫學倫理委員會的功能。

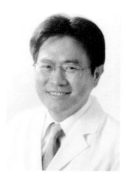

▲圖 13-46　黃建文
中華民國牙醫師公會全國聯
合會第十一屆理事長。
（照片來源：中華民國牙醫
師公會全國聯合會）

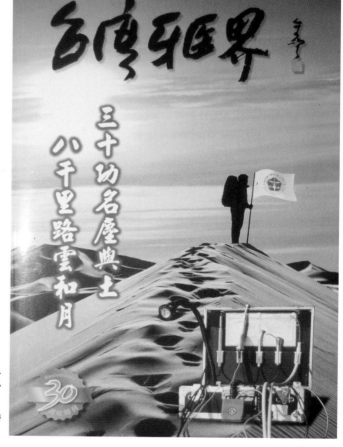

▶ 圖 13-47　2012 年，中華民國牙醫師公會全國聯合會成立
屆滿 30 年，《台灣牙醫界》31 卷 10 期，以三十週年特刊型式
出版，詳實回顧該會的過去、現在與未來。
（圖片來源：中華民國牙醫師公會全國聯合會，《台灣牙醫界》
31 卷 10 期，臺北市：中華民國牙醫師公會全國聯合會出版委
員會，民 101〔2012〕）

第肆篇

各專科學會之創立與貢獻

第十四章　中華牙醫學會

　　全國性牙醫專業學術組織「中華牙醫學會」（Association for Denatl Sciences of the Republic of China, ADS-ROC）籌組之理想肇始於國防醫學院牙醫學系前系主任黃子濂。1950年（民國39年），先於其系內設立「牙醫學會」，推動全系之課外牙醫學術活動。續以漸進方式，自1956年起，多次邀請校內外牙科學者推動籌備工作，然皆因人數不足而遭擱置，實因當時在臺灣的牙醫界裡，教育師資嚴重匱乏，執業牙醫師經營最慘淡之年代。在彼年代中，牙科資訊不足，早期畢業生所學有限，加以開業醫師也渴望有再教育的機會，故早期前輩先賢即思有成立學會之必要。資料可考可溯至1959年（民國48年）10月25日，臺灣省牙醫師公會第七屆第七次理監事及各縣市理事長聯席會議即有提案，謂「本省牙科醫學會有迅速成立之必要，如何籌組請公決案。」其決議為「請總幹事草擬牙醫學會章程，並依規定發起籌組，且呈主管官署核備。」此案因無學界之配合，無疾而終。

　　新醫師法之實施賦予牙醫師法律地位，牙醫界受到社會轉型期的衝擊，許多年輕有抱負、有遠見的牙醫師深感提升牙醫師學術知識與社會地位之重要，因而戮力整合，積極推動創立；加上當時國防、臺大、北醫、高醫和中山等5院校歷屆畢業之牙醫師人數逐漸增多，同時各地方之牙醫師公會亦由年輕一代接掌重任。各方咸有鑒於學會設立之必要性，乃積極奔走籌組。直至1975年6月28日，省市公會與學界聯合於臺北市「臺灣省教育會」召開發起人會議。公推許國雄（見圖11-13）、葉信、洪鈺卿（圖14-1）、卜茂源、惠慶元（圖14-2）、周汝南（圖14-3）、徐水木（圖14-4）、林允深等9人為籌備委員，前2者為省市理事長，其餘為各校代表，

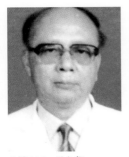 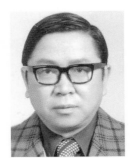 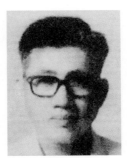 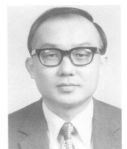

▲圖14-1　洪鈺卿　　　▲圖14-2　惠慶元　　　▲圖14-3　周汝南　　　▲圖14-4　徐水木
圖14-1~4　1975年6月28日為催生「中華牙醫學會」而召開發起人會議的幾位牙醫前輩。
（照片來源：中華牙醫學會、臺灣省牙醫師公會、臺大醫學院牙醫學系）

並以許國雄為召集人。於是於中央日報刊登廣告，招募會員，然效果不彰，始終人數難齊。至9月28日，勉強湊足成立大會之人數，其中有內政部備案者，亦有臨時參加尚未備案者，然主管官署皆准予投票。選舉結果，國防醫學院教授徐奎望眾望所歸，當選為理事長（圖14-5）。

　　然據載許國雄先生曾託人向徐奎望遊說，讓渡理事長一職，他以理事會選任為由，加以拒絕。頃之，即有南部會員具文向內政部舉發選舉違法，籌備會召集人去函說明，內政部隨即於1976年1月，下令撤銷「中華牙醫學會」之成立，牙醫界企盼已久之組織，終成泡影。

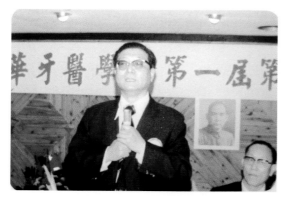

▲圖 14-5　中華牙醫學會成立，第一屆理事長徐奎望致詞。（圖右下為許國雄）
（圖片來源：翁青梧總編輯，《中華牙醫學會三十週年慶特刊》，臺北市：中華牙醫學會，民 98〔2009〕）

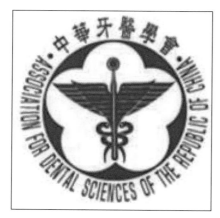

◀圖 14-6　中華牙醫學會會徽
（根據醫學史的記載，希臘醫神阿斯克勒毗俄斯（Asclepius）手持之蛇杖（Wand），應為一條蛇纏繞其上，象徵治癒與重生。而雙蛇纏繞者為希臘傳令神賀梅斯（Hermes）之「使者權杖」（Caduceus），此雙蛇乃於賀梅斯欲將人之靈魂帶至陰間的自身奔馳旅程中，讓其平安，並無治療疾病之義。設計此圖案者或無醫學史之正確觀念，以出此謬。）
（圖片來源：中華牙醫學會）

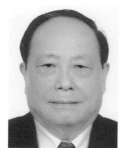

◀圖 14-7　趙崇福
曾任中華民國口腔顎面外科學會理事長，對臺灣口腔顎面外科學的發展貢獻極大，詳見國防醫學院及中華民國口腔顎面外科學會等章節。
（照片來源：中華牙醫學會）

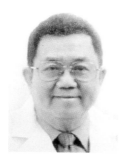

◀圖 14-8　周肇茂
高雄醫學大學牙醫學系教授。
（照片來源：高雄醫學大學牙醫學系）

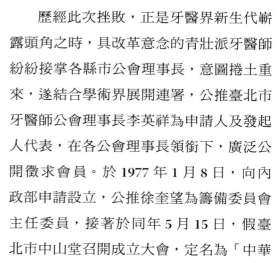

　　歷經此次挫敗，正是牙醫界新生代嶄露頭角之時，具改革意念的青壯派牙醫師紛紛接掌各縣市公會理事長，意圖捲土重來，遂結合學術界展開連署，公推臺北市牙醫師公會理事長李英祥為申請人及發起人代表，在各公會理事長領銜下，廣泛公開徵求會員。於 1977 年 1 月 8 日，向內政部申請設立，公推徐奎望為籌備委員會主任委員，接著於同年 5 月 15 日，假臺北市中山堂召開成立大會，定名為「中華牙醫學會」（圖 14-6），為我國最早成立及最具代表性之牙醫專業學術組織。徐奎望獲選為首任理事長，常務理事有惠慶元、杜福貴、洪鈺卿、李英祥、趙崇福（圖 14-7）、林英世、周肇茂（圖 14-8）、鍾龍興等。除林英世為省公會理事長外，其餘皆任教於牙醫學界，皆為當代學術之菁英，這是臺灣牙醫界有史以來第一個成立之全國性學術性學會，對於提升我國牙醫學術水準，並與世界接軌，皆居於領導的關鍵地位。同年 10 月，發行《口腔醫學》雜誌。

　　學會之成立確為牙醫界帶來一股暖流活水，除本身舉辦許多學術演講外，亦不時巡迴各縣市舉辦學術活動，確實帶給了各地的牙醫師們一個再學習、再教育的機會，讓全國牙醫師在學術上提升不少，也由於學會的成立，帶動了各次專科學會如雨後春筍般的成立，更重要的是與國際牙醫團體的接軌，不管是「國際牙醫聯盟」（FDI）或其他單科學會，亦有與國際積極互動，開創了臺灣牙醫界前所未有的新天地。

　　1982 年（民國 71 年）12 月，學會出版發行學術性刊物《中華牙醫學會雜誌》，起初以半年刊方式發行，後因從事牙醫學研究之學者日增，乃於

1987 年，改為季刊，並自 2005 年起，新增英文版。為會務推動與聯誼之需要，亦於 1987 年，發行《中華牙醫學會訊》（圖 14-9）。1984 年 12 月，編印《中華牙醫學辭彙》，使牙醫學中文用語歸於統一，並於 2005 年，發行光碟版。

中華牙醫學會除了每年舉辦一次全國性學術研討會外，亦於 2001 年 4 月 7 日至 11 日，假臺北國際會議中心主辦第二十三屆亞太牙醫聯盟年會（The 23rd Asia Pacific Dental Congress），來自逾 20 個會員國之會議代表及國內與會者近 5,000 人次，共襄盛舉，堪稱牙醫界一大盛事（圖 14-10）。

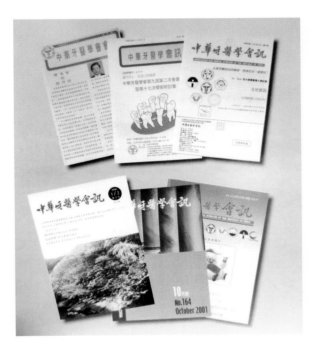

◀圖 14-9 《中華牙醫學會訊》
（圖片來源：翁青梧總編輯，《中華牙醫學會三十週年慶特刊》，臺北市：中華牙醫學會，民 98〔2009〕）

▼圖 14-10 2001 年（民國 90 年）4 月 7 日至 11 日，中華牙醫學會假臺北國際會議中心主辦第二十三屆亞太牙醫聯盟年會（The 23rd Asia Pacific Dental Congress），來自逾 20 個會員國之會議代表及國內與會者近 5,000 人次，共襄盛舉，這是臺灣首次主辦此類盛會，意義非凡。
（圖片來源：翁青梧總編輯，《中華牙醫學會三十週年慶特刊》，臺北市：中華牙醫學會，民 98〔2009〕）

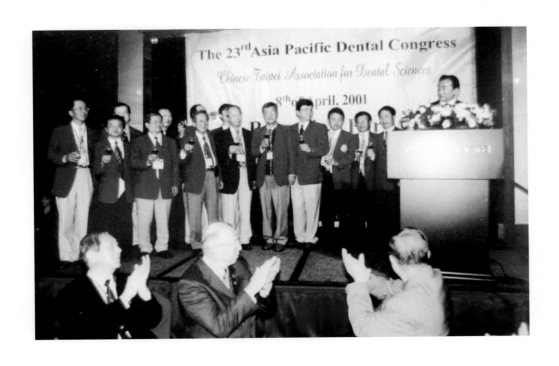

2012 年 6 月 14 日至 18 日，假臺北國際會議中心及世界貿易中心展覽一館 A 區主辦第三十四屆亞太牙醫聯盟年會（The 34th Asia Pacific Dental Congress），李稚健榮任亞太牙醫聯盟（APDF/APRO）理事長（圖 14-11）。

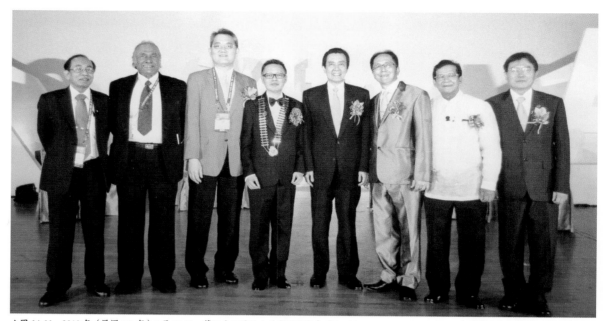

▲圖 14-11　2012 年（民國 101 年）6 月 14 日，第三十四屆亞太牙醫聯盟年會（The 34th Asia Pacific Dental Congress）開幕，總统馬英九（右四）親臨開幕典禮致辭祝賀，並與新任亞太牙醫聯盟（APDF/APRO）理事長李稚健（左四）及台上重要貴賓合影留念。右一：黃建文（中華民國牙醫師公會全國聯合會理事長）、右二：賀摩珍妮絲・維拉利爾（Dr. Hermogenes Villareal）（前任亞太牙醫聯盟（APDF/APRO）理事長）、右三：楊俊杰（大會會長）、左三：傅立志（中華牙醫學會理事長）。
（圖片來源：中華牙醫學會，《中華牙醫學會會訊》228 期，臺北市：社團法人中華牙醫學會，民 101〔2012〕）

歷任中華牙醫學會理事長見圖 14-12~27 及表 14-1：

表 14-1　中華牙醫學會歷任理事長

屆次	姓名	任期	屆次	姓名	任期
1	徐奎望	1977~1979	11	葉慶林	1997~1999
2	杜福貴	1979~1981	12	蕭裕源	1999~2001
3&4	詹兆祥	1981~1985	13	張哲壽	2001~2003
5&6	陳坤智	1985~1989	14	藍萬烘	2003~2005
7	溫俊廣	1989~1991	15	李勝揚	2005~2007
8	蔡吉政	1991~1993	16	謝天渝	2007~2009
9	李英祥	1993~1995	17	廖保鑫	2009~2012
10	林哲堂	1995~1997	18	傅立志	2012~

資料來源：中華牙醫學會《臺灣省牙醫師公會會誌》

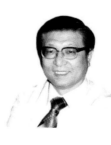

◀圖 14-12　徐奎望
國防醫學院教授。歷經波折後再度當選中華牙醫學會首任理事長。
（圖片來源：全聯會）

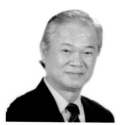

▶圖 14-13　杜福貴
臺大牙醫系畢業，曾任臺大醫學院、陽明醫學院與臺北醫學院教授。1976 年任長庚醫院牙科主任，1978 年任中華牙醫學會第二屆理事長，1983 年任敏盛醫院牙科主任，翌年出任臺大牙醫學系校友會長。
（圖片來源：中華牙醫學會）

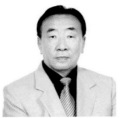

▲圖 14-14　詹兆祥
國防醫學院牙醫學系，曾任陽明大學牙醫學院籌備處主任、臺北榮民總醫院牙科部主任、衛生署牙醫諮詢委員會主委與 APDF/APRO 2001 年會長。1981 年至 1985 年間擔任中華牙醫學會第三～四屆理事長。
（圖片來源：中華牙醫學會）

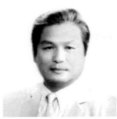

▲圖 14-15　陳坤智
齒學博士，曾任臺大牙醫學系系主任兼任牙科部主任，第五～六屆中華牙醫學會理事長，並於 1995 年至 1997 年間擔任中華民國齒顎矯正學會第四屆理事長。
（圖片來源：中華牙醫學會）

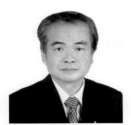

▲圖 14-16　溫俊廣
日本齒科大學齒學博士，曾任中山醫學大學教授兼牙醫學系主任與中華民國贋復牙科學會第五屆理事長。1989 年至 1991 年間擔任中華牙醫學會第七屆理事長。
（圖片來源：中華牙醫學會）

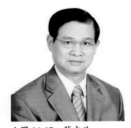

▲圖 14-17　蔡吉政
多倫多大學免疫病理學博士，歷任高雄醫學大學牙醫學系教授兼系主任、牙科所所長、牙科部主任及口腔醫學院院長。亦曾擔任美國賓州大學牙醫學院副教授。1991 年至 1993 年間擔任中華牙醫學會第八屆理事長。
（圖片來源：中華牙醫學會）

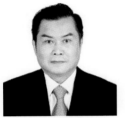

▲圖 14-18　李英祥
中華民國牙醫師公會全國聯合會首任理事長。1993 年接任中華牙醫學會第九屆理事長。
（圖片來源：全聯會）

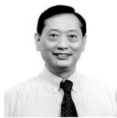

▲圖 14-19　林哲堂
日本東京醫科齒科大學齒學部博士，曾任台北醫學大學牙醫學系教授系主任、研究所所長及學務長，口腔醫學院院長。1995 年至 1997 年出任中華牙醫學會第十屆理事長。
（圖片來源：中華牙醫學會）

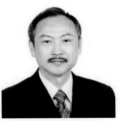

▲圖 14-20　葉慶林
美國密西根大學牙醫學院碩士，曾任國防醫學院牙醫學系主任暨三軍總醫院牙科部主任。1997 年至 1999 年擔任中華牙醫學會第十一屆理事長。
（圖片來源：中華牙醫學會）

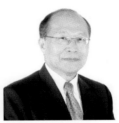

▲圖 14-21　蕭裕源
美國密西根大學碩士，曾任臺大牙醫學系教授兼牙醫學系主任、口腔生物科學研究所所長暨臺大醫學院學務分處主任。1999 年至 2001 年任中華牙醫學會第十二屆理事長。
（圖片來源：中華牙醫學會）

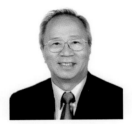

▲圖 14-22　張哲壽
美國阿拉巴馬大學牙醫學院碩士，曾任陽明大學牙醫學院牙醫學系教授兼任系主任、牙醫科學研究所所長及臺北榮民總醫院牙科部主任。2001 年至 2003 年任中華牙醫學會第十三屆理事長。
（圖片來源：中華牙醫學會）

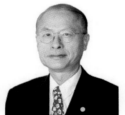

▲圖 14-23　藍萬烘
日本國立東京醫科齒科大學博士，曾任臺大牙醫學系主任、臺大醫院牙科部主任、臨床牙醫學研究所所長、中華民國牙髓病學會首任理事長及中華民國醫院牙科協會理事長。2003 年至 2005 年間任中華牙醫學會第十四屆理事長。
（圖片來源：中華牙醫學會）

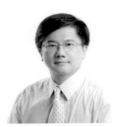

▲圖 14-24　李勝揚
美國西北大學生物材料科學博士，臺北醫學大學牙醫學系教授兼系主任、口腔醫學研究所所長及臺灣口腔矯正醫學會第四、五屆理事長。2005 年至 2007 年擔任中華牙醫學會第十五屆理事長。
（圖片來源：中華牙醫學會）

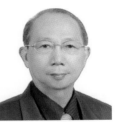

▲圖 14-25　謝天渝
日本愛知學院大學齒學博士，高雄醫學大學口腔醫學院牙醫學系教授，曾任高雄醫學大學口腔衛生科學研究所所長、高雄醫學大學口腔醫學院院長。2007 年至 2009 年擔任中華牙醫學會第十六屆理事長。
（圖片來源：中華牙醫學會）

◀圖 14-26　廖保鑫
中山醫學大學醫學博士，中山醫學大學口腔醫學院牙醫學系副教授、中山醫學大學口腔醫學院牙醫學兼任系主任。2009 年至 2012 年擔任中華牙醫學會第十七屆理事長。
（圖片來源：中華牙醫學會）

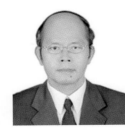

▶圖 14-27　傅立志
美國德州貝勒大學生物醫學博士，中國醫藥大學醫學院牙醫學系主任、中國醫藥大學附設醫院牙醫部贋復牙科主任。2012 年起擔任中華牙醫學會第十八屆理事長。
（圖片來源：中華牙醫學會）

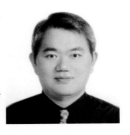

第十五章 各次專科學會之創立

第一節 中華民國顎咬合學會

「顎咬合學」（Gnathology）乃是研究整個顎部、顏面和口腔系統之複合體之間如何互相影響的科學。諸如顎關節的傾斜角與肌肉筋帶的運動如何影響齒列與個別牙齒的解剖形態和功能，藉由精密的紀錄和診斷才得以建立個人化的機能咬合；且經由前牙導引與犬牙導引的建立，個人化精密咬合才得以確立，以行完全自由、無干擾的顎運動，可同時避免牙齒、牙周和肌肉承受過度壓力，得確保長期安定舒適的咬合。而這所有精密紀錄和診斷經驗的學習，主要還是經由「研究會」（Study group）的形式而成，藉由實地操作與生涯學習，知識、技術和經驗才得趨於成熟。

在 1924 年以前，牙科的醫療範疇不外乎齲齒之填補、缺齒之修復、牙周病之處理和簡易之矯正與齲齒之預防等，彼此間關聯不大。當時在洛杉磯一位誠實、嚴謹又敬業的開業牙醫師麥卡倫（Beverly B. McCollum）（圖 15-1）將這些知識融會貫通，認為牙科之治療應將整個口腔構造視為一個機能單位，上顎、下顎、顎關節、牙齒、牙周組織及神經肌肉彼此都是互相影響的[1]。1924 年，他發現了紀錄樞紐軸（Hinge Axis）的方法，而確立「顎咬合學」研究之基礎，被尊稱為「顎咬合學之父」，並於 1926 年，創立「顎咬合學會」（Gnathological Society）於美國南加州大學（U.S.C.）。此時一位博學的開業矯正醫師史達勒（Dr. Harvey Stallard）（圖 15-2）甚表認同此一觀點，隨即加入其臨床與基礎研究，並提出「顎咬合學」（Gnathology）一詞。（「Gnathos」意即「顎」，「ology」即「學問」。）

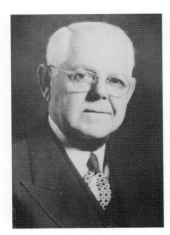

◀圖 15-1　比佛利·麥卡倫（Beverly B. McCollum）
顎咬合學之父。
（圖片來源：*The History of Gnathology*）

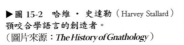

▶圖 15-2　哈維·史達勒（Harvey Stallard）
顎咬合學語言的創造者。
（圖片來源：*The History of Gnathology*）

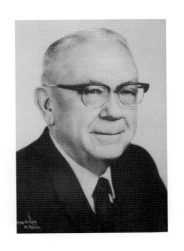

同年，麥卡倫（Beverly B. McCollum）即定義「Gnathology」為治療生物性咀嚼系統的科學，涵蓋口腔系統之形態、解剖、組織、生理、病理和醫療，特別是上顎、下顎與牙齒和體內其他器官生態上的關連。1924 年，遂將這門科學命名為「顎咬合學」（Gnathology）[2]。1927 年，

---

1. C. E. Stuart, I. B. Golden. *The History of Gnathology*. Memorial Edition, 1984.
2. 同前註，P. 2。

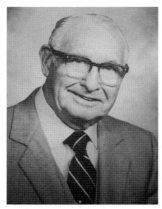

▲圖 15-3　查理斯・史都華
（Charles E. Stuart）集發現者、發明者
與教師榮耀於一身。
（圖片來源：*The History of Gnathology*）

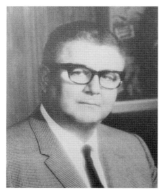

◀圖 15-4　彼得・湯姆斯
（Peter K. Thomas）畢生致力將顎咬
合學宣揚於海外各地，被譽為「卓
越牙科大使」（Ambassador of Excellent
Dentistry）。
（圖片來源：*The History of Gnathology*）

他指出牙齒之相互關係可以誘導開合時的下顎位置。一位機械奇才的牙科畢業生史都華（Charles E. Stuart）（圖 15-3）躬逢其盛，亦加入該行列，規劃了實驗器材，集發現者、發明者與教師等榮耀於一身。至 1925 年，此不到 20 位的牙醫師組織組成了「顎咬合學會」（Gnathological Society）之研究會[3]。他們對顎咬合學的最大貢獻是研究證實並發現了樞紐軸（Hinge Axis）、下顎運動軌跡（Pantograph Tracing）、咬頭與咬窩之相對關係、上顎與下顎咬合（Occlusion）和咬合分離（Disclusion）之現象，並於 1930 年，史都華（Charles Stuart）和麥卡倫（B.B. McCollum）共同開發出半調節咬合器（semiadjustable articular）；1933 年，史都華（Charles Stuart）開發出記錄下顎運動記錄之裝置—「顳顎運動立體描軌器」（Pantograph）；1934 年，他們正式發表下顎限界運動（Mandibular border movement）之記錄器。後來歐洲的波沙爾特（Posselt）稱之為「運動界圖」（Envelope of Motion）。1935 年，史都華開發出可記錄下顎運動軌跡的裝置，並將之轉移至咬合器上。1939 年，研究會成員培恩（Everitt Payne）和洛德（Good Lord）開發出「咬頭對咬窩之柱形雕蠟技術」（cusp to fossa cone technique wax-up）；隨後，湯姆斯（Peter K. Thomas）（圖 15-4）也開發出「PKT 雕蠟工具組」（PKT waxing instruments）。

在 1955 年代末期，史都華設計發明了一套高精密度的全調節咬合器和下顎運動紀錄器，並在研究會內，教導咬合理論和實際操作[4]。語言學的奇葩史達勒為顎咬合學中使用的名詞，下了嚴謹完整的定義[5]。經過了史都華（Charles Stuart）和湯姆斯（P.K. Thomas）在美國各地和海外不停地演講和示範，此嚴謹且高品質的牙科醫療作業方式終於成為全世界牙科教育之基本觀念和內容。1960 到 1980 年代，由於史都華的學生湯姆斯繼麥卡倫、史達勒及史都華之後，在顎咬合學的領域中，作出了最偉大的傑出貢獻[6]，把「顎咬合學」（Gnathology）之理論和臨床操作推廣到世界各地，而被稱為「卓越牙科大使」（Ambassador of Excellent Dentistry）。顎咬合學幾成顯學，成為開業牙醫師繼續進修的最佳學習標竿。在對其先驅研究的肯定中，莫過於最富紀念性的半身銅像了，此銅像以最莊嚴的儀式，在 1972 年，樹立於其母校南加州大學牙醫學院的「牙科名人堂」（Dental Hall of Fame）[7]（圖 15-5）。

3. 同前註，P. 33~35。
4. 同前註，P.123。
5. 同前註，P.X。
6. 同前註，P. 147~151。
7. 同前註，P.15。

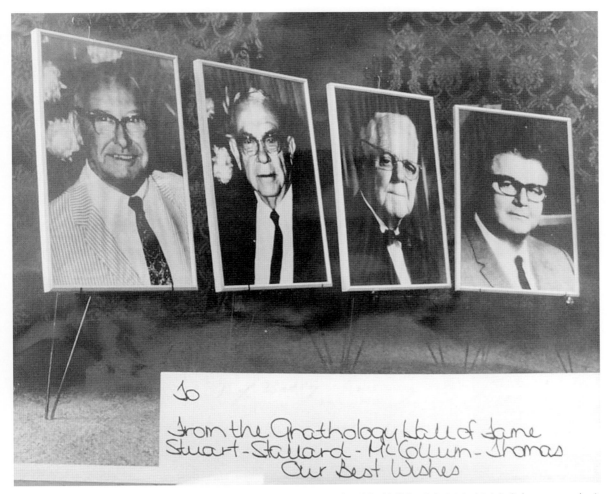

▲圖 15-5 陳列於美國南加州大學「牙科名人堂」中，顎咬合學先驅者的肖像，象徵著榮耀與權威。自左至右分別為史都華（Charles E. Stuart）、史達勒（Harvey Stallard）、麥卡倫（Beverly B. McCollum）以及湯姆斯（P. K. Thomas）。
（圖片來源：林崇民）

「國際顎咬合學會」（International Academy of Gnathology）則是在 1964 年 4 月，於墨西哥市（Mexico City）成立，主要是因為當地之大學最先將「顎咬合學」（Gnathology）

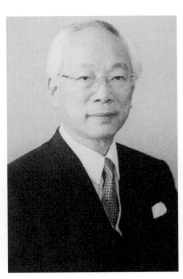

◀圖 15-6　保母須彌也（Hobo Sumiya）顎咬合學史上，一位非常重要的大師級人物，他將源自美國南加大的顎咬合學引進日本，且大放異彩，成為日本規模最大，也是最精緻之臨床牙醫學會。會員已逾 6,260 人。迄今已逾 30 週年，畢生著作汗牛充棟，享譽國際。2007年，逝世於東京。
（圖片來源：日本顎咬合學會二十五周年慶）

納入大學之正式教育課程。當時有 10 個大型的研究會（study group）分散於全美；同時除「美國部會」（American Section）外，「歐洲部會」（European Section）也於 1971 年成立。1979 年，保母須彌也（Hobo Sumiya）（圖 15-6）發起在日本成立「顎咬合學會亞洲部會」，1982 年成立「日本顎咬合學會」迄今，會員已逾 6,260 人，成為日本最大、也最精緻之臨床牙醫學會。

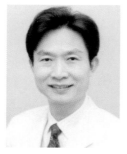

▲15-7 林崇民
手創「中華民國顎咬合學會」。
（照片來源：林崇民）

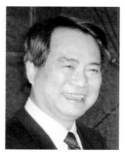

▲圖 15-8 林明杰
將顎咬合學引進臺灣。
（照片來源：林明杰）

1970 年代早期，林崇民（圖 15-7）和林明杰（圖 15-8）留日期間，由於保母須彌也和上村恭弘（Kamimura Yasuhiko）從美國南加州帶回咬合學的理論與實務（know how），在東京與松濤設立「國際牙醫學院」（International Dental Academy, I.D.A.），展開了一系列有計畫的牙醫師與牙科技工師實作（hand-on）再教育課程，也數度邀請咬合學大使湯姆斯（Peter K. Thomas）前來日本，

闡明顎咬合學，蔚風氣於一時；歐美名師往返日本，不絕於途，也進一步奠定日本牙科醫療急速現代化的基礎。在此因緣際會下，林崇民與林明杰也接觸了很多有關咬合、顎關節症、贋復、矯正、根管治療、牙周等新知。1979 年，完成湯姆斯（P. K. Thomas）之咬合學課程後返臺；同年 12 月，保母須彌也（Dr. Hobo）首度帶領上村恭弘、河原英雄（圖 15-9）、糸瀬正通（圖 15-10）、下川公一、增原清水、河津寬（圖 15-11）、荒牧純次、矢沢一浩來臺，在臺北醫學院進行一系列的演講（圖 15-12），涵括牙科臨床各領域，由林崇民全程翻譯，首創精緻牙科演講之典範，也為臺灣牙科帶來現代化的曙光和嶄新的方向。

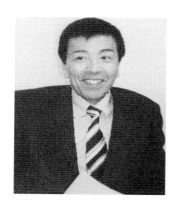

▲圖 15-9 河原英雄

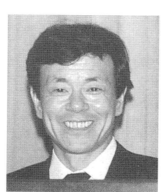

▲圖 15-10 糸瀬正通

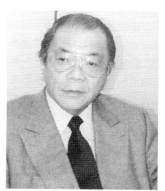

▲圖 15-11 河津寬

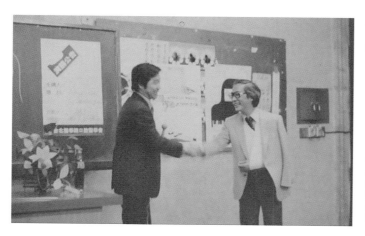

▲圖 15-9~11 協助將顎咬合學引進臺灣的日本「顎友」們。
（圖片來源：中華民國顎咬合學會 日本顎咬合學會二十五周年慶）

◀圖 15-12 1979 年（民國 68 年）12 月，時任國際顎咬合學會亞洲部會會長的保母須彌也（Dr. Hobo）率 9 位日本頂尖的牙科臨床專家來臺，在臺北醫學院演講。圖為演講後，時任國際顎咬合學會中華民國總會會長的王敦正趨前向保母（Dr. Hobo）致謝。
（照片來源：林崇民）

1980 年 7 月，林崇民自日歸國，執業於臺北市長春路。期間發現國內牙科醫療與國際間存在著一段相當的落差。自從接觸顎咬合學以來，林崇民與林明杰兩人不約而同地萌生一個共同的理想，那就是希望能將顎咬合學和卓越的臨床知識與技術引進臺灣，因此於 1981 年 1 月，在臺北南京東路木村咖啡店，和 10 名同好共組「臺北顎咬合研究會」（圖 15-13~14），成員有王敦正、林崇民、官宏道、張歐俊邦、賴文福、陳宏聖、張聖賢、丁勝宗、賴金文和李德麟。每月定期休診一週，在林崇民牙醫診所進行為期一週的上課、實作與研討（圖 15-15~16）。

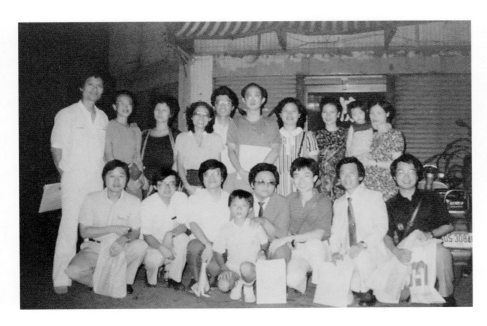

◀圖 15-13　1981 年（民國 70 年）1 月，臺灣第一個讀書會（Study Group）—「臺北顎咬合研究會」正式成立。圖為該研究會成立後，與其眷屬之合影。後排左一：官宏道、左五：陳宏聖、左六：張歐俊邦。前排左一：王敦正、左二：賴金文、左三：張聖賢、左五：李德麟、左六：林崇民、左七：賴文福、左八：林明杰。（其中另一成員丁勝宗不在場）（照片來源：林崇民）

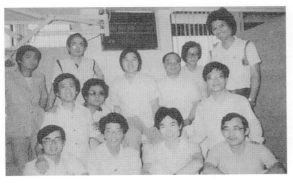

◀圖 15-14　「臺北顎咬合研究會」成立時之合影。（照片來源：中華民國顎咬合學會）

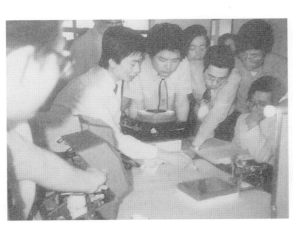

◀圖 15-15

▶圖 15-16

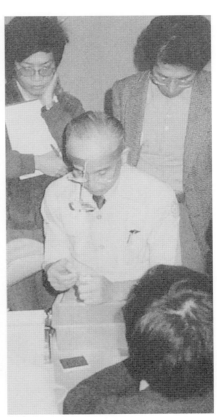

圖 15-15~16　讀書會上課之情形。在當年牙醫師進修管道極少的情況下，能有國際級的大師親臨指導，應是福澤雙報。（照片來源：中華民國顎咬合學會）

講員乃是透過林明杰，推薦歐、美、日著名牙科臨床大師來臺，有時講師1至3人，有時連牙科技工師與口腔衛生士等12至13人，不遠千里而來，前後持續約6年，從未間斷。來臺講師純然是友情支援，不計講師費之多寡，充分反映出國內外研究會同好間極其珍貴之友誼，完全是知識、技術和經驗的分享，互相勉勵與扶持。來臺講員中，包括有美國前總統雷根（Ronald Regan）的牙醫師湯姆斯（Peter K. Thomas）（圖15-17）、保母須彌也、大津晴弘（圖15-18）、阿部晴彥（圖15-19）、上村恭弘（圖15-20）、本田正明、河津寬、河原英雄、糸瀨正通、下川公一、增田純一、清野尚、清水義之、雷蒙·金（Reymond L. Kim）、森克榮、龔應生、關山洋一、岩田健男與無數記不得大名的朋友們。

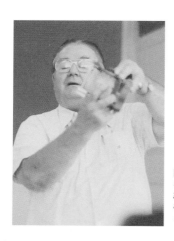

◀圖15-17　1980年，湯姆斯（Peter K. Thomas）在臺北市圓山大飯店，作咬合學的演講與咬合器操作之示範。
（照片來源：林崇民）

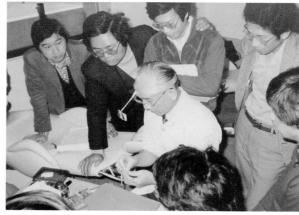

▶圖15-18　1982年（民國71年），大津晴弘於臺北市長春路崇民牙醫診所為「顎咬合學研究會」做實作示範和實習。
（照片來源：林崇民）

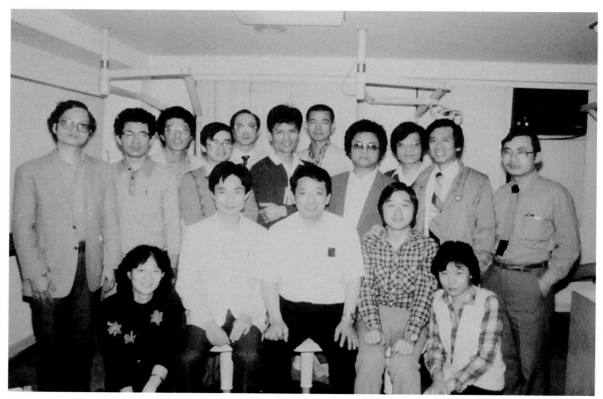

▲圖15-19　日本牙醫界全口假牙的名師阿部晴彥於臺北市長春路崇民牙醫診所為「顎咬合學研究會」演講一系列的全口假牙之實作示範和實習。座排右起王敦正、阿部晴彥和林崇民。
（照片來源：林崇民）

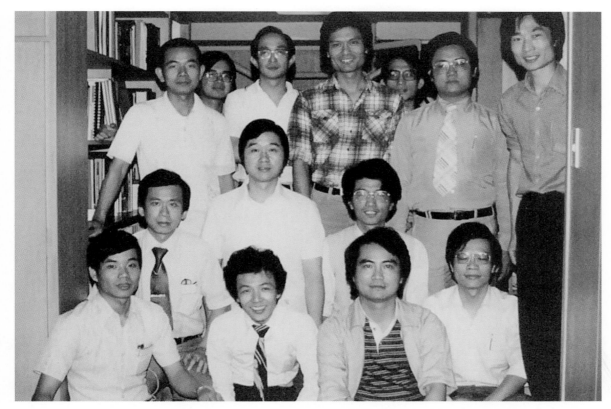

▲圖 15-20　上村恭弘於臺北市長春路崇民牙醫診所，為「顎咬合學研究會」成員作 咬合調整和史都華全調節咬合器和下顎運動紀錄（Stuart Full Adjustable articulator& Pantograph）之示範和實習。
（照片來源：林崇民）

　　上課主軸為「綜合診斷、整體治療」，內容包括了咬合學理論、下顎運動紀錄（pantograph）之操作、史都華全調節咬合器之操作、各式半調節咬合器之操作、牙齒修磨、蠟型雕刻、海菜膠印模（Hydroclloid Impression）與矽化物印模法、咬合調整、口內與顏面規格化照相記錄、暫用贋復物之製作、嵌體與陶瓷牙冠之製作、全口活動假牙、局部活動假牙、植牙、四手操作、洗牙與牙根整平術等等。

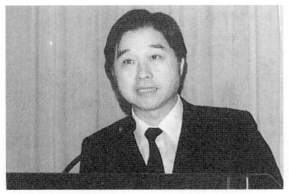

▲圖 15-21　王敦正
中華民國顎咬合學會創始會員之一，曾於 1982 年擔任國際顎咬合學會中華民國總會會長，1988 年任中華民國顎咬合學會第三屆理事長，繼於 1994 年擔任中華民國口腔顎面外科學會第五屆理事長。
（照片來源：中華民國顎咬合學會）

　　臺北顎咬合研究會成立後，由於成效顯著，乃受國際顎咬合學會亞洲部會之邀請，於 1982 年成立「國際顎咬合學會中華民國總會」，由王敦正（圖 15-21）擔任會長；唯此會不為內政部所認定，遂於 1983 年，正式提出申請成立學會。翌年，始獲內政部正式核准，1984 年 4 月 22 日，「中華民國顎咬合學會」正式成立，為臺灣第一個牙科分科專科學會，林崇民擔任創會會長，會員 121 人。成立大會時，衛生署署長許子秋、亞洲部會會長保母須彌

也、內政部長林金生皆親臨指導。接著於 1986 年 11 月 23 日，爭取到亞洲部會雙年會在臺北舉行（圖 15-22~23），有來自 10 個國家之 600 餘位貴賓參與，盛況空前，堪稱是該會史上最輝煌的一頁。

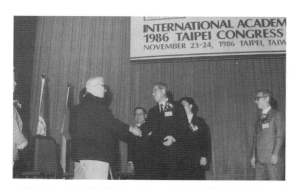

▲圖 15-22　1986 年（民國 75 年）11 月的亞洲雙年會典禮中，湯姆斯（P. K. Thomas）與前總統李登輝（時為副總統）握手致敬，旁立者（左起）：日本前會長村岡博、前考試院長林金生、林崇民與保母須彌也（Hobo）。
（照片來源：中華民國顎咬合學會）

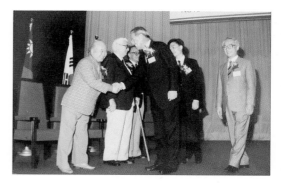

▲圖 15-23　1986 年（民國 75 年）11 月 23 日，國際顎咬合學會亞洲部會雙年會在臺北舉行，當時副總統李登輝於大會致詞後，向與會貴賓一一致意。左起：日本顎咬合學會會長村岡（Muraoka）、湯姆斯（Peter K. Thomas）、韓國顎咬合學會崔會長（Choi）、李副總統、中華民國顎咬合學會會長林崇民及亞洲部會長保母。
（照片來源：林崇民）

　　1983 年，經由本田正明（圖 15-24）之介紹，雷蒙・金（Raymond L Kim）（圖 15-25）來臺推出「南加州大學牙醫學院延展課程」（USC Dental School Extension Program）系列，包括牙周探測器之操作、規格化放射線攝影資料收集與判讀、綜合診斷、整體治療，並強調暫用贋復物、暫用贋復期、再評估、完成期以及維護期之重要性。雷蒙・金於 60 年代初期，畢業於美國印第安那大學（Indiana University），專攻牙周贋復學（Perio-prosthesis），強調暫用贋復期之重要性，並於 1970 年，在南加大牙醫學院成立「綜合診斷中心」（Multidisciplinary Diagnostic Center），所有初診病人皆先收集資料，經「綜合診斷、整體治療」的治療規畫後，再分配給各專科進行治療。

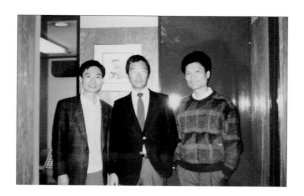

▲圖 15-24　1988 年（民國 77 年）4 月 8 日，林崇民與官宏道前往日本大阪拜訪本田正明。圖中左起林崇民、本田正明和官宏道。
（照片來源：林崇民）

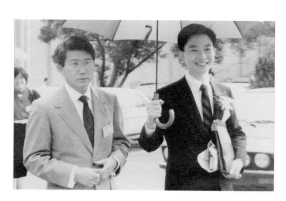

▲圖 15-25　雷蒙・金（Raymond L Kim）（左）與創會會長林崇民（右）。
（照片來源：中華民國顎咬合學會）

1983 年，研究會有鑒於牙科技師作業品質管控上的落差，造成理論無法落實在實際臨床，乃共同成立「尖端齒科」，獲得牙科技師林福生的認同，邀請日本和加拿大頂級的牙科技工師尤給（Mr. Yuge）（圖 15-26）與中村（Nakamura）攜家帶眷來臺，旅居 6 年，培訓我們本土的技工師，也提升了往後臨床上和國際學會上病例報告之品質。經過國內外頻繁的交流，順利爭取到 1986 年國際顎咬合學會亞洲部會雙年會在臺北舉行，為國內第一次舉辦之國際牙科會議，貴賓來自 10 個國家，共 600 餘人，主題演講大師雲集，盛況空前。除建立了國內外交流的平台，同時也拓展了與會者之視野和國際觀，時副總統李登輝、內政部長林金生蒞臨，倍增榮耀。同年，林崇民以在遠東地區推展顎咬合學會之重大貢

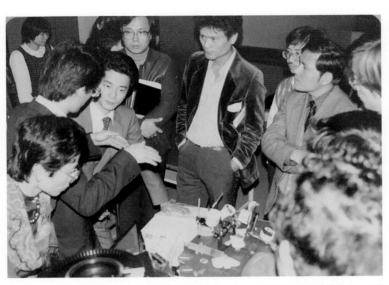

▲圖 15-26　在中華牙醫學會上發表或實作示範，均為臺北顎咬合學研究會的活動之一。圖中左二為講者陳宏聖，左三為首席技工師尤给（Mr. Yuge）。
（照片來源：林崇民）

獻，獲頒國際顎咬合學會最高學譽之「湯姆斯獎」（Peter K. Thomas Award）。隨後林崇民、羅金才、何復文等人分別於 1986 年、1988 年、1990 年相繼獲得顎咬合學界臨床全口復健之最高成就—「顎咬合學大師獎」（Master of Gnathology）。迄今，國內會員有 38 人獲選為日本顎咬合學會之專科醫師，且有多人獲選為日本顎咬合學會之指導醫師。

　　該學會至今尚標榜著：

　　「顎咬合學是一種藝術和科學，也是牙科醫學中一種綜合診斷、整體治療的方式，涵蓋牙齒與牙周支持組織（牙周膜、齒槽骨、牙齦）、顎關節和頭頸部的肌肉神經系統；其所追求之目標乃是完美與合諧的顎顏面口腔系統，不應只是機能的恢復，而且應該是重建健康、美觀、明朗和完整的人格，它也不應只是修補被破壞的組織，而且更強調長期優越的預後。」

　　已經不再被質疑，且落實在每日的臨床上的共識是：「1. 臨床不再堅持 point centric，而可接受 0.2-0.5 毫米更生理性的 Buffer Zone。2. Hinge axis 也少用，而趨向全運動軸。3. 全調節咬合器漸被半調節咬合器所取代。4. 暫用贗復期之重要性，已經在每日臨床治療上被肯定。5. Multidisciplinary practice 已超越成 interdisciplinary practice。」

　　該學會自 1984 年（民國 73 年）4 月 22 日創立以來，歷經王敦正、徐振東、朱劍南、林

保瑩（圖 15-27）、何復文、趙公亮、張淵源、朱建興、謝佳晃、林明杰至現任理事長鄭鴻麟，一脈傳承，已有 29 年的歷史。為了提升牙周病學的醫療水準與新知，自 2000 年起，特別邀請任職於美國密西根大學牙周病學研究所所長的王鴻烈（圖 15-28）回臺，開辦一系列牙周病學的演講與實作課程，並帶來當今最先進的牙周病學的知識與觀念，對提升我國內牙周病的水準與增進開業牙醫師牙周醫療能力，功不可沒。

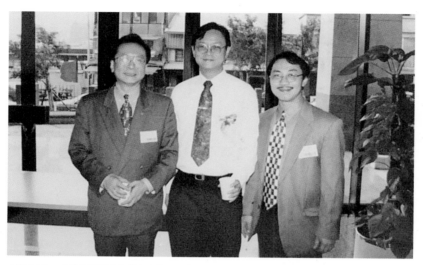

▲圖 15-27　中華民國顎咬合學會之歷任理事長。左起徐振東（第四屆）、朱劍南（第五至七屆）和林保瑩（第八屆）。
（照片來源：中華民國顎咬合學會）

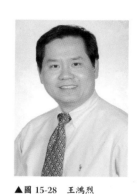

▲圖 15-28　王鴻烈
北醫牙醫系第十八屆，1985年赴美凱斯西方儲備大學獲牙醫學碩士，旋任密西根大學牙周病學研究所主任迄今，為史上最年輕者。他是第一位將膠原蛋白膜（collagen membrane）引入牙周病治療的第一人。
（照片來源：中華民國顎咬合學會）

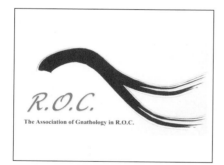

▲圖 15-29　由咬合的鳥爪理論所衍生之顎咬合學會會徽。
（圖片來源：中華民國顎咬合學會）

2007 年，更邀請了日本牙周病學泰斗佐滕直志（Dr. Sato）來臺，以其 30 餘年之牙周臨床經驗為主題，做了一場前所未有的特別演講，深獲好評。2010 年，林明杰接任第十四屆理事長後，積極推出「臨床一百招」之系列演講，著眼於開業醫師每日臨床診療之再教育，為新生代牙醫後輩提供最扎實訓練，亦為資深臨床醫師提供最佳的溫故知新，深受佳評。

中華民國顎咬合學會會徽見圖 15-29，中華民國顎咬合學會歷任理事長見表 15-1。

表 15-1　中華民國顎咬合學會歷任理事長

屆次	姓名	任期	屆次	姓名	任期	屆次	姓名	任期
1	林崇民	1984~1986	6	朱劍南	1994~1996	11	張淵源	2004~2006
2	林崇民	1986~1988	7	朱劍南	1996~1998	12	朱建興	2006~2008
3	王敦正	1988~1990	8	林保瑩	1998~2000	13	謝佳晃	2008~2010
4	徐振東	1990~1992	9	何復文	2000~2002	14	林明杰	2010~2012
5	朱劍南	1992~1994	10	趙公亮	2002~2004	15	鄭鴻麟	2012迄今

資料來源：中華民國顎咬合學會

第二節 中華民國口腔顎面外科學會

「中華民國口腔顎面外科學會」（Association of Oral and Maxillofacial Surgeons, R.O.C.）成立於 1987 年（民國 76 年）3 月 1 日。該會成立之宗旨乃為訓練合格之牙醫師或醫師，以現代牙醫學及醫學為基礎，共同發揮醫療功能，並發展專業研究以協助完成口腔顎面外科專科醫師之訓練，進而促進國內外彼此之學術交流，以樹立及維護此一領域之專業標準及權益。（其會徽見圖 15-30）

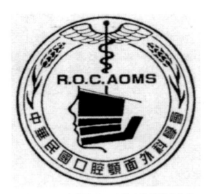

▲圖 15-30　中華民國口腔顎面外科學會會徽。
（圖片來源：中華民國口腔顎面外科學會）

口腔顎面外科學乃是牙醫學中，公認最獨特的專科領域，其範疇涵蓋醫學與牙醫學：

「主要針對口腔及顎顏面區域之軟硬組織病變、功能及美觀上的問題、外傷或者缺陷，進行診斷手術或其他輔助性治療。其治療的項目包括有：拔牙手術、口腔及顎顏面部之齒源性或非齒源性感染之處理、補綴前手術、人工植牙、各種齒顎畸形之矯正手術、口腔及顎顏面部外傷及骨折之處理、口腔及顎顏面部各種良惡性腫瘤手術及其相關治療、口腔及顎顏面部之各種重建手術、顳顎關節疾病之手術、口腔及顎顏面區域疼痛之處理及唾液腺疾病等。」[1]（圖 15-31）

有關「口腔顎面外科」一詞，可追溯到 1972 年（民國 61 年），當時任職臺大的韓良俊（圖 15-32）在參與教育部大學課程修訂會議時，建議將「口腔外科學」的課程名稱正式改為「口腔顎面外科學」，並且把「牙科麻醉學」由口腔顎面外科學獨立出來，自成一個新的科目[2]。此建議獲得當時與會各校牙醫系主任和委員們的同意通過，除了對口腔顎面外科學和牙科麻醉學

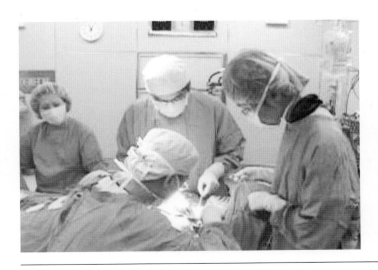

◀圖 15-31　口腔顎面外科開刀房手術的情景。
（照片來源：中華民國口腔顎面外科學會）

▶圖 15-32　韓良俊
中華民國口腔顎面外科學會籌備會主任委員，第二屆理事長。
（照片來源：中華民國口腔顎面外科學會）

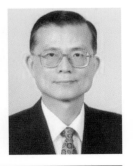

1.《臺灣口腔顎面外科先驅－韓良駿教授榮退專輯》，國立臺灣大學醫學院，民 93，頁 118。
2. 同前註，頁 118~119。

雙方面的課程增加了實質上的重要性外，也為日後成立口外學會時，為新學會的正式名稱預埋了有利的伏筆，此一「正名」的成功，時具有相當重要的歷史意義。此一正名之舉比美國早了 6 年[3]。

1950 至 1960 年代的臺灣，口腔顎面外科尚依附在牙科醫療中，尚未獨立出來，雖然已有許多門診的手術在進行，但須全身麻醉，住院的病人則較少。1966 年，三軍總醫院趙崇福（圖 15-33）於回國後擔任首任的口腔顎面外科主任，將原本以口腔外科門診工作為之型態，發展成中、大型手術，並以美國醫院之運作模式建立起臺灣口腔顎面外科病房工作之雛型。至 1971 年，當時三總口腔外科已蓬勃發展，計有李斌、鍾龍興、林醒余、嚴嘉成及張哲壽（圖 15-34）（當時為住院醫師）等在科內任職，當時牙科部已擁有口腔外科專用床位，業務涵蓋囊腫、顏面外傷、及口腔良惡性腫瘤手術等。

臺大醫院牙科正式有病房是在 1970 年 10 月，位在十東，只有 10 床（二等 4 床、三等 6 床），與耳鼻喉科毗鄰，治療椅一台 Spaceline，放在對面的十治（ENT）病房。1972 年，韓良俊在參與教育部大學課程修訂會議時，建議將「口腔外科學」的課程名稱改為「口腔顎面外科學」，並把「牙科麻醉學」由口腔顎面外科學獨立出來，自成一新課程。臺大醫院牙科部於 1982 年 11 月起，在「口腔外科」門診正式掛出「口腔顎面外科」招牌。

高醫口腔顎面外科，自 1963 年，呂清寬由日本學成歸國，開啟了口腔外科學的教學與臨床工作，所收的第一個學生即是高醫牙科第一屆的陳鴻榮（圖 15-35），後來因各種因素，呂清寬、陳鴻榮離開高醫，口腔外科曾中斷了一段時間。1971 年，殷念德（圖 15-36）至高醫教授口腔外科學的課程，賴聖宗（圖 15-37）也回高醫擔任住院醫師兼助教。1973 年，陳鴻榮再度回到高醫擔任講師兼主治醫師。此階段高醫雖已有口腔外科，開刀房和病房，但都還未具規模（圖 15-38）。1977 年，陳鴻榮代理牙科主任，有感於牙科發展的必要性，各學門必須培養出自己的師資，故開始了全國第一的牙科分科，共分有口腔外科、牙周病科、保存科、矯正科、兒童牙科、口腔病理診斷及初診科、補綴科，共 7 科，而口腔顎面外科才有了專屬病房與開刀房。

1976 年，臺北榮總獲准擁有五床口腔外科專用床位，業務初期，以中、大型囊腫顎面外傷及少數口腔腫瘤手術為主。

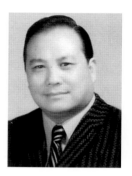

▲圖 15-33 趙崇福
中華民國口腔顎面外科學會第一屆理事長。
（照片來源：中華民國口腔顎面外科學會）

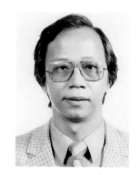

▲圖 15-34 張哲壽
1991 年（民國 80 年）接任中華民國口腔顎面外科學會第三屆理事長。
（照片來源：中華民國口腔顎面外科學會）

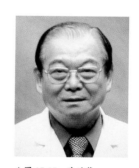

▲圖 15-35 陳鴻榮
1993 年（民國 82 年）接任中華民國口腔顎面外科學會第四屆理事長。
（照片來源：中華民國口腔顎面外科學會）

3.「在美國，口腔外科普遍被認為是牙科專科之一，是無庸置疑的。但遲至 1918 年，口腔外科醫生才成立正式組織，他們正式的刊物是《口腔外科期刊》（*Journal of Oral Surgery*），但也到了 1942 年才出版。其「考試委員會」也在 1978 年由「美國口腔外科委員會」（American Board of Oral Surgery）更名為「美國口腔顎面外科醫師委員會」（American Board of Oral and Maxillofacial Surgeons）。」《牙齒的故事－圖說牙醫學史》，馬文・林格 著，陳銘助 譯，頁 302~303。

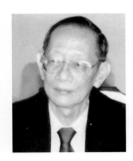

◀圖 15-36 殷念德 臺灣口腔顎面外科 發展的重要推手。 （照片來源：中華民 國口腔顎面外科學 會）

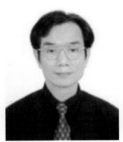

◀圖 15-37 賴聖宗 2001 年（民國 90 年） 任中華民國口腔顎 面外科學會第八屆 理事長。 （照片來源：中華民 國口腔顎面外科學 會）

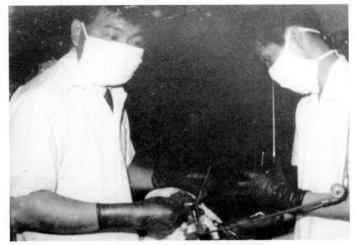

▲圖 15-38 1970 年代早期，高醫口腔外科門診手術的情形，手術醫師為陳鴻榮 （左），使用的器械為電動纜線傳動鑽孔機。 （圖片來源：黃逸岳總編輯，《高醫牙醫的領航者—陳鴻榮教授榮退紀念專輯》，高 雄市：陳鴻榮教授榮退專輯編輯委員會，民 96〔2007〕）

　　三總趙崇福有鑒於臺灣並無其他口腔外科訓練醫院，甫回國，便開始積極推動學術及臨床 病例聯合討論會，除每週三晚上於小南門院區的聯合病例討論會之外，並不定期向國科會或國 防部爭取經費，邀請世界各地知名的口腔顎面外科學者和醫師來臺演講，時間至少數周至數月。 以上討論會皆採開放式，只要有興趣的醫界同仁皆可參加，為國內口腔顎面外科的聯合病例討 論會奠下堅實的基礎。終於在 1986 年元月（**正值籌備口腔顎面外科學會期間**），由各院校會商 議，籌辦每月定期之臺灣區口腔顎面外科病例聯合討論會，由臺大、榮總（**臺北及臺中**）、三總、 高醫、長庚及馬偕等 7 所教學醫院之口腔顎面外科輪流主辦，從此展開了學會往後發展學術會 議之先聲，並且累積豐碩的成果（**圖 15-39**）。

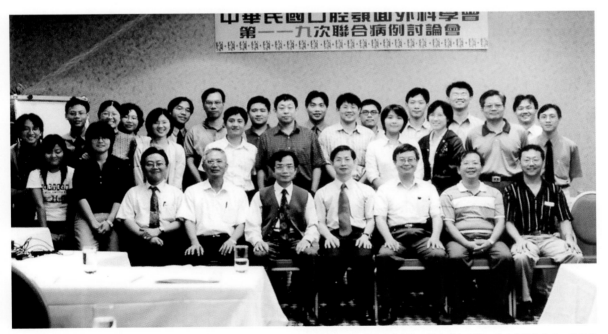

▲圖 15-39 2001 年（民國 90 年）9 月 15 日，納莉風災前夕，第 119 次聯合病例討論會在臺東舉行，與會醫師合影。此次會議的成功，為日後 的口腔顎面外科學會秋季學術討論會的舉辦，奠下基礎。前排右起：楊昌學、徐正隆、莊世昌（時任秘書長）、葉欽志、賴聖宗（時為理事長）、 張朝珍、楊家福。 （照片來源：中華民國口腔顎面外科學會）

1982 年（民國 71 年）冬，在一個偶然的機會，幾位從事口腔顎面外科之專科醫師聚集在一起，談起應該成立一個屬於自己的專科學會，因為當時大家認為在國內口腔顎面外科之醫療已由點而面的發展，成立專科學會勢在必行，俾能藉此發揮專業化醫療功能，以造福社會。1983 年初，各大教學醫院口腔顎面外科之領導人率先共同發起成立專科學會之簽名，包括口腔顎面外科前輩談毓琳、殷念德、韓良俊、趙崇福、陳鴻榮、張哲壽、杜家寧（圖 15-40）、楊博正（圖 15-41）、郭英雄（圖 15-42）、賴聖宗、王敦正（圖 15-43）等共同發起，並由當時擔任臺北榮總口腔顎面外科主任的張哲壽負責聯絡及寄發發起人簽名冊，結果參加人數相當踴躍，由北而南截至是年秋天，共有 57 位志同道合、熱愛口腔顎面外科之牙科醫師簽名發起。此時眼見時機成熟，乃訂於 1983 年 2 月 7 日，召集所有發起人聚會，草擬中華民國口腔顎面外科學會章程草案，會中擬共同推舉當時國防醫學院副院長談毓琳為發起人之總負責人，但當時副院長以公務繁忙為由推辭，由他推荐而選出臺大醫學院口腔顎面外科韓良俊擔任負責人。此後曾召開 3 次非正式之籌備會，逐條仔細討論章程草案。但後來由於大家工作忙碌，而使籌備工作停頓近兩年。

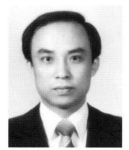

▲圖 15-40　杜家寧
1997 年（民國 86 年）任中華民國口腔顎面外科學會第六屆理事長。
（照片來源：中華民國口腔顎面外科學會）

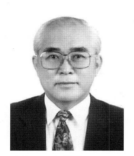

▲圖 15-41　楊博正
臺灣大學牙醫學系教授。
（照片來源：中華民國口腔顎面外科學會）

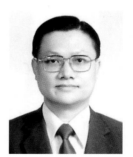

▲圖 15-42　郭英雄
1999 年（民國 88 年）任中華民國口腔顎面外科學會第七屆理事長。
（照片來源：中華民國口腔顎面外科學會）

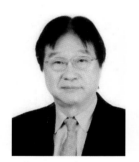

▲圖 15-43　王敦正
1995 年（民國 84 年）任中華民國口腔顎面外科學會第五屆理事長。
（照片來源：中華民國口腔顎面外科學會）

　　1985 年，由於殷念德敦促早日成立專科學會的急迫性，乃由負責人韓良俊開始積極著手籌備工作事宜，當時由張哲壽及韓良俊受命進行草擬申請書，並向內政部衛生署提出申請，拜會當時署長王金茂，當面向他說明口腔顎面外科學會成立的必要性，因為這個專業領域是介於醫學及牙醫學的醫療作業，應該被認定為衛生署下的專科之一，獲王金茂首肯，希望從醫政處循正常管道申請，並再向內政部提出申請後，會衛生署，再徵詢相關單位意見，如整形外科學會、牙醫學會或公會等。經努力奔波協調，一切大致就緒，此時談毓琳因公務繁忙辭去籌備會主委職務，並推薦臺大醫學院韓良俊繼續推動，隨即召集籌備會，定訂章程。

　　1986 年 9 月 22 日，內政部正式核准籌組「中華民國口腔顎面外科學會」。同年 11 月 22 日，召開發起人會及第一次籌備會，由內政部社會司科長陳榮盛列席指導。會中選出籌備委員 15 名，幹事 5 名，（內有二人由籌備委員兼），共 18 人組成正式之籌備會，並推選韓良俊為籌備會主任委員。同時繼續修訂章程草案，並於 1986 年 12 月 17 日，登報招收會員。另決定 1987

年 2 月 22 日，舉行成立大會，並分配籌備大會工作事宜，訂定年度工作計劃、預算及修改章程。同時，由籌備委員審查新加入會員。2 月 8 日，又於臺大牙醫學系召開臨時籌備會議，確定成立大會地點及時間（改為 3 月 1 日），製成會員名冊（審查結果共有一般及相關會員計 148 人），理監事候選人名單及章程草案。2 月 11 日，正式具函內政部申請成立大會。期間由韓良俊及張哲壽共同奔走於內政部、衛生署及各有關之學會，說明並協調籌備事宜。

1987 年 3 月 1 日，口腔顎面外科學會終於在臺北市辛亥路三軍總醫院研究大樓電化教室正式成立。第一屆理事長為趙崇福。邀請當時衛生署署長施純仁蒞臨致詞道賀，是為牙醫界經衛生署核定許可成立之第一個專科學會（圖 15-44）。

由於有這些口腔顎面外科界前輩的無私奉獻與奔走，專科學會的成立終於水到渠成，其時正值「醫療法」公布之時，學會之適時成立，實具有深遠的意義。

1989 年 3 月，30 多位學會專科醫師，到菲律賓馬尼拉首府參加亞洲第一屆口腔顎面外科學會之成立大會及學術研討會，每位同仁都提出論文報告，籌備會主任委員菲律賓大學牙醫學教授納沙里諾（Prof. Ensebio Nazareno）及祕書長兼學術組主委雷文特納辛（Dr. Ranindranathan）兩人兩年來穿梭於亞洲各國，奔波連絡協商，終於如願籌開第一屆成立大會，亞洲各國參加代表踴躍，計有 600 多位牙醫師齊聚一堂，並有歐、美、紐、澳代表參加，另有組織執行委員會，研商日後大會之發展，並推選日籍教授吉田（Prof. YasunobuUchida）為首任會長，趙崇福為第一位副會長，韓國首爾大學教授金宗源為第二副會長，香港大學教授迪特曼（Prof. H. Tideman）為第三副會長，且於委員會中，爭取到第二屆大會在臺北召開（圖 15-45）。

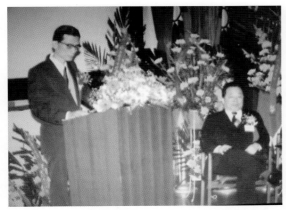

▲圖 15-44　1987 年（民國 76 年）3 月 1 日，口腔顎面外科學會正式成立。圖中致詞者為籌備主委韓良俊，右坐貴賓為衛生署署長施純仁。
（照片來源：中華民國口腔顎面外科學會）

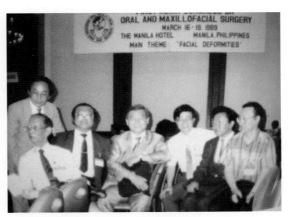

▲圖 15-45　1989 年（民國 78 年）3 月，第一屆亞洲口腔顎面外科學會議在菲律賓馬尼拉舉行。我國與會的部分醫師成員合影。（左起：〔前坐〕殷念德、〔後立〕賴德榮、沈也雄、陳鴻榮、莊世昌、楊家福）
（圖片來源：黃逸岳總編輯，《高醫牙醫的領航者─陳鴻榮教授榮退紀念專輯》，高雄市：陳鴻榮教授榮退專輯編輯委員會，民 96〔2007〕）

1993 年 3 月 25 至 29 日，第二屆亞洲口腔顎面外科學會議，假圓山大飯店如期舉行，趙崇福擔任大會會長，邀聘美國阿拉巴馬牙醫學院院長麥克倫（Charles A Mc Callum D.M.D.,M.D.）為榮譽會長，承蒙他不遠千里而來親臨主持，共有各國代表 700 餘人，情況空前，邀聘歐、美、

澳、紐及亞洲多國客座教授 33 位專題演講，大會提供來回機票及圓山飯店 5 天免費住宿，大會論文 240 篇，壁報、桌面示範展覽、廠商攤位展，創國內牙醫界首度召開國際會議之先例。共租用了圓山大飯店大廳的周邊小房間當作臨床圓桌會議（Round Table Clinic）討論室，一樓則為報到、註冊及壁報貼示論文報告（Poster Presentation），十樓有兩大房間作為全體會員出席會議（Plenary）及自由投稿論文（Free Paper）口頭報告用，十二樓的宴會廳（Convention Hall）用在開幕式、歡迎酒會、中餐、再見晚會、結幕式等場合，旁邊小房間天空休息室（Sky Lounge）則為討論室，自由投稿論文（Free Paper）口頭報告或顧問會議用，真是國內罕見的大型學術會議，發表的語言一律使用英文，給臺灣牙醫界或口腔顎面外科界有一次不用出國即能參加的國際學會。擔任學術主委的郭英雄，安排科學議程規畫（Scientific programme），歷經很多次籌備會，在臺灣錫安國際會議顧問公司（Taiwan Conference Management Co., Ltd., TCM）協助下，圓滿達成任務。會後收到諸多貴賓學者專家來函，表達讚譽與感謝。（圖 15-46~48）

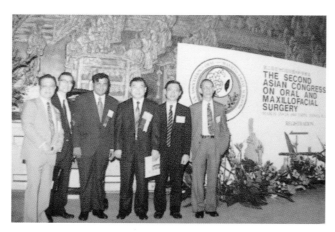

◀圖 15-46　1993 年（民國 82 年）3 月 25 至 29 日，第二屆亞洲口腔顎面外科學會議在臺北圓山飯店舉行；圖為國內教授與外賓在會場入口前合影，左起：郭英雄、韓良俊、外賓、陳鴻榮、外賓、殷念德。
（圖片來源：黃逸岳總編輯，《高醫牙醫的領航者—陳鴻榮教授榮退紀念專輯》，高雄市：陳鴻榮教授榮退專輯編輯委員會，民 96〔2007〕）

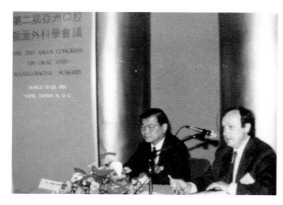

◀圖 15-47　在臺北圓山飯店舉行的第二屆亞洲口腔顎面外科學會議，第二天議程，主題：唇顎裂之外科手術（Cleft Lip & Palate Surgery），主持人：Dr. Ulrich Joos（德國籍）（右），共同主持人：陳鴻榮，正在主持會議。
（圖片來源：黃逸岳總編輯，《高醫牙醫的領航者—陳鴻榮教授榮退紀念專輯》，高雄市：陳鴻榮教授榮退專輯編輯委員會，民 96〔2007〕）

▼圖 15-48　第二屆亞洲口腔顎面外科學會議論文集。
（照片來源：莊世昌）

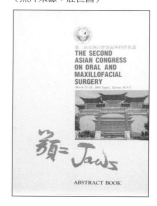

　　1993 至 1994 年間，第四屆理事長陳鴻榮接掌會務，賴聖宗擔任秘書長，在任期間，學會首度購置電腦，以利各類資料的建檔；確定專科醫師甄審委員會名單，由張哲壽任專審會主委，並於 1994 年 3 月 5 日，舉辦第一次的專科醫師資格考試；考慮學會日益擴大與會務日趨繁重，亟需一個永久之會館，以立學會百年根基，經幾尋覓、評估、商議，1995 年 1 月 14 日，理監

事會議決議購置，委託由莊世昌負責接洽，秘書長賴聖宗負責會館規劃，並在全體會員努力的贊助捐款下，購置目前所在之會館。

1990 年 3 月，學會雜誌第 1 卷第 1 期創刊，雜誌每半年出版一期，年度大會時另出版學術演講特刊，並規定學會會員要取得專科醫師或訓練機構的資格，一定要有發表於學會雜誌的論文，以維持雜誌論文的質與量。（圖 15-49）

口腔顎面外科之執業範圍於傳統認定之西醫師及牙醫師間之重疊模糊板塊中，加上

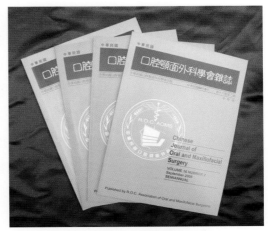

▲圖 15-49 《中華民國口腔顎面外科學會雜誌》。
（照片來源：莊世昌）

病患權益高漲、醫療糾紛頻傳，其專科醫師執業必須有法律保障之。國內該科前輩深感口腔顎面外科醫療之專業訓練必須和醫科同受法令規定；唯有如此，口腔顎面外科醫療專業才能受法律保障其醫療範圍，社會民眾才能瞭解其專業之重要性。基於口腔顎面外科之特殊性及迫切性，極力推動衛生署口腔顎面外科專科醫師制度，其專科醫師取得法律保護亦是當時成立專科醫學會主要目的之一。

學會正式成立後，1990 年 12 月，雖然開始通過了所培育的第一批年輕醫師成為學會的「專科醫師」，但終非衛生署正式認定、公告的專科醫師。其後 8 年之間，口腔顎面外科能成為衛生署認定的第 22 個專科，有兩個重要因素，其一是韓良俊和學會同仁分頭努力，在韓良俊擔任牙醫諮詢委員會主任委員期間，在該委員會內至少提案 3 次，正式建請衛生署公告口腔顎面外科為衛生署公告在案的專科。其二是 1997 年，衛生署署長由奇美醫院院長詹啟賢繼任，劉巡宇（圖 15-50）當時正服務於奇美醫院，被署長重用，擔任其參事兼機要秘書，劉巡宇向署長建議牙科醫療應在衛生署認定下建立口腔顎面外科專科醫師。由於劉巡宇在奇美負責口腔顎面外科醫療工作的表現深獲署長認同，乃欣然答應，因此就在醫政處鄭聰明視察指導下，修訂

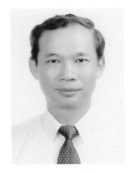

◀圖 15-50 劉巡宇
2005 年，任中華民國口腔顎面外科學會第十屆理事長。
（照片來源：中華民國口腔顎面外科學會）

原有的專科醫師甄審辦法，並在 1998 年最後一次牙醫諮詢委員會，由韓良俊提案通過後，在程序及實體上達到完備，終獲衛生署採行。

1998 年 8 月 3 日，衛生署公告口腔顎面外科為衛生署承認之第 22 個專科醫師，亦是牙醫界的第 1 個專科醫師。依據公告之口腔顎面外科之專科醫師甄審委員會之設置要點，由衛生署指定專科醫師甄審委員，成立「口腔顎面外科專科醫師甄審委員會」，隸屬衛生署，從此開始運作，並建立專科醫師制度。

1999 年 5 月 14 日，行政院衛生署公告口腔顎面外科醫師訓練醫院認定標準，訓練課程綱要及甄審原則，並依相關規定經衛生署審查後，1999 年 12 月 27 日，公告通過第一批正式合格的口腔顎面外科醫師，共 174 人，自此中華民國口腔顎面外科正式成為隸屬衛生

署下認定的專科。甄審委員會每年辦理一次新進專科醫師甄審,至 2005 年底,計增加 68 位口腔顎面外科專科醫師,同時衛生署亦核准 17 家專科醫師訓練醫療機構。

2003 年,黃穰基接任第九屆理事長(圖 15-51),承辦行政院衛生署「檳榔健康危害防制方案建議書編撰計畫」,為口腔癌的防治邁出腳步。如今,口腔顎面外科學會已是我國推廣口腔癌的防治工作中,最為重要的角色。

2005 年後,歷任理事長為劉巡宇(2005~2007)、陳中和(圖 15-52)(2007~2009)、王東堯(圖 15-53)(2009~2011)、高壽延(圖 15-54)(2011 迄今)。歷任理事長見表 15-2。

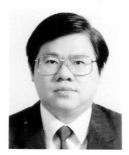
▲圖 15-51 黃穰基
2003 年,任中華民國口腔顎面外科學會第九屆理事長。
(照片來源:中華民國口腔顎面外科學會)

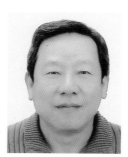
▲圖 15-52 陳中和
2007 年,任中華民國口腔顎面外科學會第十一屆理事長。
(照片來源:中華民國口腔顎面外科學會)

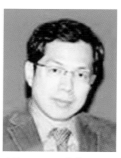
▲圖 15-53 王東堯
2009 年,任中華民國口腔顎面外科學會第十二屆理事長。
(照片來源:中華民國口腔顎面外科學會)

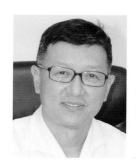
▲圖 15-54 高壽延
2011 年,任中華民國口腔顎面外科學會第十三屆理事長。
(照片來源:中華民國口腔顎面外科學會)

表 15-2 中華民國口腔顎面外科學會歷任理事長

屆次	理事長	期間	屆次	理事長	期間
1	趙崇福	1987-1989	8	賴聖宗	2001-2003
2	韓良俊	1989-1991	9	黃穰基	2003-2005
3	張哲壽	1991-1993	10	劉巡宇	2005-2007
4	陳鴻榮	1993-1995	11	陳中和	2007-2009
5	王敦正	1995-1997	12	王東堯	2009-2011
6	杜家寧	1997-1999	13	高壽延	2011-
7	郭英雄	1999-2001			

資料來源:中華民國口腔顎面外科學會

第三節 臺灣牙周病醫學會

1987 年(民國 76 年),時任臺大牙醫學系牙周病科主任的張文魁(圖 15-55)有鑑於我國牙周病學之教育與牙周治療層級有提升之必要,遂倡議成立牙周病學會。1987 年 9 月 15 日,內政部核准學會成立,遂於同年 11 月 15 日,召開發起人會議暨第一次籌備會,並選出籌備會委員,委員包括有何全成、呂炫堃、侯連團、凌莉珍、徐曉峰、張文魁、張迺旭、陳柏堅、陳

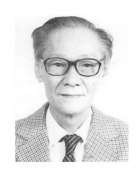

◀圖 15-55　張文魁
彰化縣和美鎮人，1941 年，以 19 歲之齡，考進韓國京城齒科大學（即今之漢城大學），1945 年畢業，再轉往日本；1949 年，自日返臺開業。1957 年 8 月，至臺大附設醫院牙科擔任助理醫師；1969 年 10 月，再至日本大阪齒科大學為研究員，接受牙周病訓練，並習咬合學。1971 年 3 月，學成返國；當年 8 月升任講師，負責牙周病教學與門診工作。於 1987 年，實值 65 歲之年，推動籌設中華民國牙周病學會，並於次年擔任創會理事長；1988 年底，自臺大醫學院牙醫系榮退；並以 77 歲高齡，成立「財團法人牙周病防治學術基金會」出任董事長。2003 年 2 月 26 日，病逝於臺大醫院，享年 82 歲，對臺灣牙周病防治教育奉獻終身。
（圖片來源：臺灣牙周病醫學會）

朝寶、彭志綱、黃景勝、惠慶元、傅鍔、趙天牧、蔡吉政、`蔡光雄、賴弘明等 17 位醫師，同時推選張文魁為籌備會主任委員，聘請臺大牙周病科侯連團為秘書。11 月 29 日，召開第二次籌備會，審查會員資格，合乎一般會員者 94 人，合乎相關會員者 14 人。

12 月 20 日，假臺大醫院景福會館召開成立大會，比起「美國牙周病學會（American Academy of Periodontology）足足晚了 73 年[1]。會中，並邀請東京大學齒科大學教授石川烈特別演講，並選舉第一屆理監事，同時通過侯桂林提案，建議大會輪流在北、中、南舉行。當時學會名稱為「中華民國牙周病學會」，會址設於臺北市忠孝東路二段 120 號 7 樓，中華牙醫學會之辦公室內。

第一任理事為凌莉珍、蔡吉政、何全成、呂炫堃、侯連團、張迺旭、黃景勝、陳朝寶、傅鍔、趙天牧等，監事為彭志綱、蔡光雄、賴弘明等。1988 年（民國 77 年）1 月 9 日，召開第一屆第一次理監事聯席會議，選出 3 位常務理事為張文魁、蔡吉政、凌莉珍，常務監事為國泰醫院牙科主任蔡光雄，張文魁獲選為創會理事長，以侯連團為秘書長。

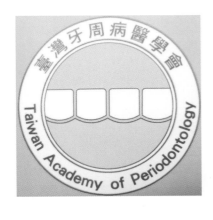

該學會名稱於 1994 年（民國 83 年）10 月 25 日，第四屆第二次會員大會通過由當時理事長張迺旭之提議，更名為「中華民國牙周病醫學會」。2007 年 11 月 24 日，第十一屆第一次會員大會通過，再更名為「臺灣牙周病醫學會」（Taiwan Academy of Periodontology, ATP）（其會徽見圖 15-56）。

◀圖 15-56　「臺灣牙周病醫學會」（Taiwan Academy of Periodontology, ATP）會徽。
（圖片來源：臺灣牙周病醫學會）

1.「牙周病學的源頭要溯自約翰・里格斯（John M. Riggs）的研究。我們都還記得，他在豪雷斯・威爾斯（Horace Wells）的麻醉下，拔除了第一顆牙齒。1881 年，里格斯在倫敦的國際醫學會議上（International Medical Congress）介紹了牙周病治療的技術，此病爾後被稱為里格斯氏病（Riggs's Disease）。在牙周病學方面，其第一本權威性的書籍《臨床牙周病教科書》（A Textbook of Clinical Periodontia）於 1922 年，由紐約市的保羅・斯蒂爾曼（Dr. Paul Stillman）和約翰・歐比・麥克卡爾（Dr. John Oppie McCall）共同出版。在 1914 年，斯蒂爾曼和麥克卡爾與底特律的葛麗斯・羅傑斯・斯保爾汀（Dr. Grace Rogers Spaulding）及俄亥俄州哥倫布市的吉利特・海頓（Dr. Gillette Hayden）共同催生，發起成立「美國牙周病學會」（American Academy of Periodontology）。」《牙齒的故事－圖說牙醫學史》，馬文・林格 著，陳銘助 譯，頁 303。

該學會成立至今，逾 25 年，歷任 13 屆理事長，現有會員 500 餘位，11 個工作委員會，推行各項工作計畫及任務。

　　該學會於 1991 年 10 月，建立專科醫師制度，由凌莉珍擔任由第一屆專科醫師甄審會主委，並於 1995 年 3 月，舉辦第一次專科醫師口試甄審。現有專科醫師共 168 位，該學會並訂有專科醫師繼續教育學分辦法，每 6 年換證一次。為提升牙周病學訓練機構之臨床訓練及培訓品質，該會制定「牙周病學訓練機構審查辦法」，並於 2000 年，成立「牙周病學臨床訓練機構審核委員會」，由蔡吉政擔任第一任主委。經實際赴訓練機構訪查評鑑，通過後方發給訓練機構合格證書。目前為學會認可之專科醫師訓練機構共有 17 所。

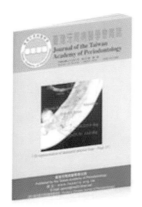

▲圖 15-57　《臺灣牙周病醫學會雜誌》。
（圖片來源：臺灣牙周病醫學會）

　　在出版方面，該學會於 1988 年 8 月，發行《臺灣牙周病醫學會雜誌》（圖 15-57）第一卷第一期會訊，採雙月刊發行，發行人為理事長張文魁，以彭志綱為總編輯，內容包括學會活動，牙周新知，會員病例報告等。1996 年 9 月，改變發行，名稱為「中華民國牙周病醫學會雜誌」，採季刊發行。發行人為理事長蔡吉政，總編輯為曾春祺。內容則專注於牙周病學之基礎或臨床著作，亦有牙周新知之報導，並於 1997 年 3 月，獲得申請國際標準期刊號碼。

　　該學會除了出版會訊，雜誌之外，為對牙周病學常用之名詞，予以適當中文註解，以利牙周病學知識之討論與傳播，更在 1991 年 11 月，在理事長凌莉珍，出版委員會主委陳朝寶領導下，出版《中華牙周病學詞彙》一書。1992 年，由時任牙周病資訊委員會主委的賴弘明，發行『牙周病學現況系列』，內容包括臨床牙周病及植牙治療各種項目。近年來該學會也發行各種單張宣傳品，以利民眾了解牙周病及牙周病各種防治方法（圖 15-58）；2007 年，出版了《牙周與植牙問答面面觀》一書，目標在於教育民眾，希望民眾能得到正確的口腔衛生觀念，了解牙周病防治的知識及技術（圖 15-59）。畢竟預防重於治療，唯有加重你我的預防觀念，才是最經濟的治療。

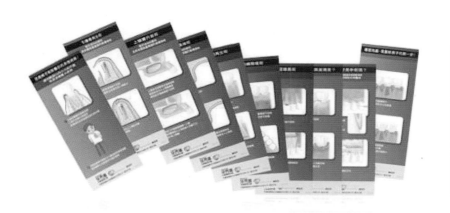

▲圖 15-58　臺灣牙周病醫學會發行之「牙周病學現況系列」單張宣傳品，內容包括臨床牙周病及植牙治療各種項目。
（圖片來源：臺灣牙周病醫學會）

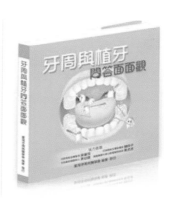

▲圖 15-59　臺灣牙周病醫學會發行之《牙周與植牙問答面面觀》一書，目標在於教育民眾，希望民眾能得到正確的口腔衛生觀念，了解牙周病防治的知識及技術。
（圖片來源：臺灣牙周病醫學會）

在第九屆理事長侯連團及國際公關委員會主委林保瑩的積極連絡下，2005 年，第十屆第一次大會與日本臨床齒周病學會訂結姊妹會，開啟國際交流的一大步，當時日本學會的會長為船越榮次。之後每年在對方大會期間均派團互訪，並作口頭論文發表及壁報貼示報告。

2006 年，美國牙周病學會大會在美國聖地牙哥（San Diego）舉行，該學會更在外交部及衛生署贊助之下，林保瑩主委策劃並舉辦「臺灣之夜」聯誼交流，深得國際醫師及旅美臺籍醫師好評。

臺灣牙周病醫學會歷任理事長見表 15-3：

表 15-3　臺灣牙周病醫學會歷任理事長

屆次	姓名	任期	屆次	姓名	任期
1	張文魁	1987.12.20~1989.11	8	陳朝寶	2001.11~2003.11
2	凌莉珍	1989.11~1991.11	9	侯連團	2003.11~2005.11
3	傅鍔	1991.11~1993.11	10	陳柏堅	2005.11~2007.11
4	張迺旭	1993.11~1995.11	11	沈一慶	2007.11~2009.11
5	蔡吉政	1995.11~1997.11	12	何坤炎	2009.11~2011.11
6	彭志綱	1997.11~1999.11	13	林保瑩	2011.11 迄今
7	呂炫堃	1999.11~2001.11			

資料來源：臺灣牙周病學醫學會

第四節　中華民國齒顎矯正學會

「中華民國齒顎矯正學會」（Association of Orthodontists of the Republic of China）成立於 1988 年（民國 77 年）1 月 24 日，由費筱宗出任創會理事長，（學會會徽見圖 15-60）。

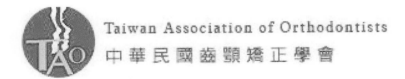

◀圖 15-60　中華民國齒顎矯正學會會徽。
（圖片來源：中華民國齒顎矯正學會）

1977 年，當徐水木率團赴美考察美國齒顎矯正學會之時，當時由於國內尚未成立齒顎矯正學會，徐水木一行人不能代表國家人民團體，僅能以個人身份參與盛會，而深感遺憾。時任國防醫學院牙醫學系系主任的費筱宗，因經常出國考察，對此情形亦有相同體驗。礙於當時國內齒顎矯正學方面的人才有限，故尚無籌設學會之計畫。時至 1985 年，日本東京齒顎矯正學會曾邀請韓國與我國協議召開亞太地區齒顎矯正學大會事宜，惜因國內無相對等之齒顎矯正學會組織與之對應，終致坐失良機。因此國內之齒顎矯正專科醫師們對學會成立之期望，更為殷切[1]。

1.《中華民國齒顎矯正學會籌備經過》，《中華民國齒顎矯正學會成立大會手冊》，中華民國齒顎矯正學會，民 77，頁 5。

美國齒顎矯正學會成立於 1901 年[2]，日本齒顎矯正學會成立於 1926 年[3]，彼此間之交流往來，皆以此為媒介，當時國內的齒顎矯正學界有鑑於此，深感惶恐與遺憾，更希望將國內齒顎矯正學的臨床醫療與基礎研究，提升至世界一流的水準。因此，齒顎矯正學界的有志之士，集思廣益，共同籌畫，發起成立學會。當時的發起人計有王福隆、王蔚南、王樹榮、杜國興、林明勇、林崇民、林錦榮、吳碧礽、吳楷銘、洪榮銘、莊森源、黃慧如、陳坤智、陳惠林、陳欽福、許必靈、張心涪、張宏博、曾應魁、舒瓊明、滕起民、楊俊杰、潘萬彬、劉心陽、賴海元、蔡惠美、費筱宗、鄭文韶、蘇志鵬和譚宙聲等 30 位醫師[4]。1987 年（**民國 76 年**），獲內政部社會司核准成立，籌備處設於長庚紀念醫院牙科辦公室。

1988 年 1 月 24 日，於臺北市國賓大飯店十二樓摘星閣舉行成立大會，費筱宗出任第一屆理事長。同年 4 月 9 日，會議審定榮譽會員資格，通過福原達郎博士、達爾（Dr. Jack G. Dale）、葛雷伯（Dr. T.M. Graber）、三浦不二夫和麥克納馬拉（Dr. James McNamara）等 5 位國際知名的齒顎矯正學專家學者為該會榮譽會員，並於 5 月 19 日，由理事長費筱宗與陳坤智於臺大第八講堂，頒予福原博士第 001 號榮譽會員證書，由福原博士親自受領[5]。7 月 15 日，發行

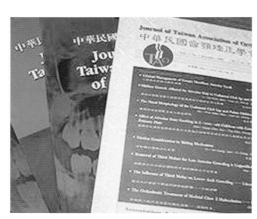

▲圖 15-61 《中華民國齒顎矯正學會雜誌》。
（圖片來源：中華民國齒顎矯正學會）

《中華民國齒顎矯正學會會刊》；1997 年 4 月 30 日，更名為《中華民國齒顎矯正學會雜誌》[6]（**圖 15-61**）。1994 年，制定「中華民國齒顎矯正學會專科醫師甄審辦法」[7]，1996 年，通過「實施細則」[8]，開始肩負我國甄審齒顎矯正專科醫師的重責大任。

1994 年（**民國 83 年**），申請加入「世界矯正聯盟」（Word Federation of Orthodontists, WFO），決議將英文名稱更改為「Taiwan Association of Orthodontists」，簡稱「TAO」[9]。1995 年 5 月，「世界矯正聯盟」（WFO）於美國舊金山宣告成立，德科克（Dr. Dekock）獲選為首任會長，臺灣成為 69 個創始會員之一[10]，德科克亦於 1996 年，來臺訪問[11]，顯示對我創始會員

2. 1901 年，愛德華‧哈特利‧安格（Edward Hartley Angle, 1855~1930）與矯正學界的名醫及他的一些學生研討磋商，共同成立「美國矯正專科醫師協會」（American Society of Orthodontists），安格獲選為第一任會長。該協會的第一篇論文即大膽地宣示要讓牙科矯正科學成為繼眼科之後的第 2 個治療藝術之專業。《牙齒的故事—圖說牙醫學史》，馬文‧林格 著，陳銘助 譯，頁 299。
3. 〈創刊詞〉，《中華民國齒顎矯正學會會刊第一期》，中華民國齒顎矯正學會，民 77，頁 1。
4. 〈中華民國齒顎矯正學會籌備經過〉，《中華民國齒顎矯正學會成立大會手冊》，中華民國齒顎矯正學會，民 77，頁 8。
5. 《中華民國齒顎矯正學會會刊第一期》，中華民國齒顎矯正學會，民 77，頁 3。
6. 《中華民國齒顎矯正學會第五屆第二次會員大會手冊》，中華民國齒顎矯正學會，民 86，頁 22。
7. 《中華民國齒顎矯正學會第四屆第一次會員大會手冊》，中華民國齒顎矯正學會，民 83，頁 38~39。
8. 《中華民國齒顎矯正學會第四屆第二次會員大會手冊》，中華民國齒顎矯正學會，民 85，頁 38~45。
9. 《中華民國齒顎矯正學會第四屆第一次會員大會手冊》，中華民國齒顎矯正學會，民 83，頁 11~12。
10. 曾應魁，《繼往，開來！第三屆 APOC 會前會紀實》，《中華民國齒顎矯正學會第六屆第二次會員大會手冊》，中華民國齒顎矯正學會，民 88，頁 7。
11. 楊俊杰，〈世界矯正醫師聯合會（WFO）首任會長 Dr. Dekock 及 WFO 理事 Dr. Kim 訪華報導〉，《中華民國齒顎矯正學會第五屆第一次會員大會手冊》，中華民國齒顎矯正學會，民 86，頁 12~13。

之重視。1998 年 11 月 21 至 24 日，負責承辦召開第三屆亞太地區齒顎矯正學大會（APOC），於臺北國際會議廳舉行，圓滿成功。但是 2001 年 10 月，在日本東京成立的「亞太齒顎矯正學會」（Asian Pacific Orthodontics Society, APOS）中，臺灣卻被排除於創始會員之外[12]，殊屬遺憾。但是該學會仍本諸世界上齒顎矯正學界的一分子，積極參與國際學術交流，期與世界潮流同步前進。

2005 年（民國 94 年）3 月 28 日，第八任理事長蘇明圳為了讓「世界矯正聯盟」了解我國齒顎矯正界的實況，力邀該聯盟執行委員會（WFO Executive Committee）來臺訪問，成員包括「世界矯正聯盟」（WFO）現任理事長美國籍的葛雷柏（Dr. Lee W. Graber）、下屆理事長希臘籍的雅典納席歐（Dr. A.E. Athanasiou）、亞洲區代表理事日本籍的 Dr. Hideo Mitani、韓國籍的 Dr. Jae Chan Kim 以及中東區非洲代表理事埃及籍的阿巴斯・查爾（Dr. Abbas R. Zaher）等，並於 3 月 29 日，舉行中華民國矯正學會與「世界矯正聯盟」（WFO）會議，目的是為了確認由亞太矯正學會（APOC）理事長日籍的 Dr. Mitani 及韓籍的 Dr. Kim 所提出，為了要讓中國正畸學會進入「世界矯正聯盟」（WFO），而希望臺灣方面更改名稱的提議。席間我國代表極力闡述我國嚴正之立場，並表明中華民國矯正學會絕對歡迎中國正畸學會的加入，期共同創造雙贏之強烈意願。會後各國與會理事們也深刻體認到對我國絕不妥協的堅定立場，再一次展現我捍衛學會尊嚴的決心[13]（圖 15-62）。

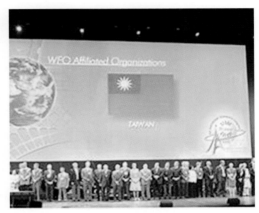

▲圖 15-62　2005 年（民國 94 年）9 月 10 至 14 日，第六屆世界矯正學年度大會於法國巴黎舉行，中華民國齒顎矯正學會組團參加，展現積極參與國際學術交流，期與世界潮流同步前進的決心。
（圖片來源：中華民國齒顎矯正學會）

2010 年 6 月 9 日，衛生署修訂專科醫師甄審辦法，正式將齒顎矯正科列為衛生署承認之專科醫師。

2011 年（民國 100 年）7 月，中華民國齒顎矯正學會重返「亞太齒顎矯正學會」（Asian Pacific Orthodontics Society, APOS）。2012 年（民國 101 年）11 月 29 日至 12 月 3 日，第八屆亞太地區齒顎矯正學大會（APOC），於印度新德里舉行。為了加強與 APOS 各會員國之間的友誼及學術交流，中華民國齒顎矯正學會由國際主委劉人文醫師組團參加，藉以提升該會在亞太地區的學術交流及國際能見度（圖 15-63）。

中華民國齒顎矯正學會歷任理事長（圖 15-64）見表 15-4：

---

12. 林錦榮，《忘卻 APOS，把握 WFO》，《理事長的話》。http://www.dentalshow.com.tw/tao
13.〈千石靜水的漣漪，3 月 29 日 TAO 與 WFO 之會議紀實〉，《中華民國齒顎矯正學會會訊第 47 期》，蘇志鵬，中華民國齒顎矯正學會，2005 年 4 月。

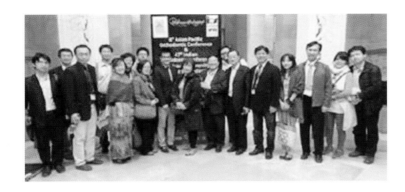

◀ 圖 15-63　2012 年（民國 101 年）11 月 29 日
至 12 月 3 日，第八屆亞太地區齒顎矯正學大會
（APOC），於印度新德里舉行，中華民國齒顎矯正
學會臺北團成員在大會會場門口合影。
（圖片來源：中華民國齒顎矯正學會，《中華民國
齒顎矯正學會會訊》133 期，臺北市：中華民國齒
顎矯正學會，民 101〔2012〕12 月）

▶ 圖 15-64　2007 年（民國 96 年）12
月 21 日，中華民國齒顎矯正學會歷屆
理事長於會議中合照。前排左起：曾應
魁、高嘉澤、費筱宗、鄭文韶；後排左
起：張心涪、蘇明圳、林錦榮、蘇志鵬、
蔡甯輝（第十屆秘書長）。
（照片來源：中華民國齒顎矯正學會）

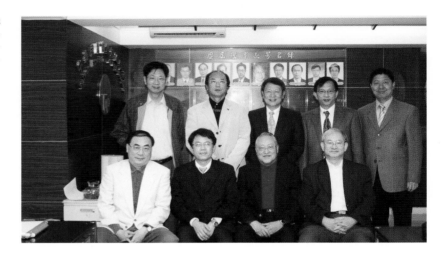

表 15-4　中華民國齒顎矯正學會歷任理事長

屆次	姓名	任期	屆次	姓名	任期
1	費筱宗	1988~1989	7	林錦榮	2001~2002
2	鄭文韶	1990~1991	8	蘇明圳	2003~2004
3	曾應魁	1992~1994	9	蘇志鵬	2005~2006
4	陳坤智	1995~1996	10	高嘉澤	2007~2008
5	張心涪	1997~1998	11	洪清輝	2009~2010
6	黃炯興	1999~2000	12	許為勇	2011 迄今

資料來源：中華民國齒顎矯正學會

第五節　中華民國贗復牙科學會

「中華民國贗復牙科學會」（The Academy of Prosthetic Dentistry, R.O.C.）成立於
1989 年（民國 78 年）4 月 30 日，詹兆祥（圖 15-65）出任創會理事長。

　　回顧臺灣的歷史，由傳統的農業社會，成功地轉型為工商社會，由保守趨向開放，加上資訊
的蓬勃發展，更刺激了追求新知的慾望。在此背景下，當時各大教學醫院贗復牙科醫師及一些由
美國、日本等地留學回國的贗復牙科專家，在臺北榮民總醫院牙科部主任詹兆祥的發起之下，成
立了「中華民國贗復牙科學會」，（贗復牙科學會會徽見圖 15-66）。其宗旨為聯合贗復牙科學之

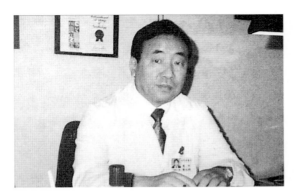

▲圖 15-65　詹兆祥
中華民國贋復牙科學會創會理事長，曾任陽明醫學院牙醫學系系主任、陽明大學牙醫學院院長與中華牙醫學會第三與第四屆理事長。
（照片來源：中華民國贋復牙科學會）

專家學者，共同以進步之現代牙醫學為基礎，推展贋復牙科學之研究，提昇我國贋復牙科教學及醫療水準[1]。1990 年 3 月，發行《中華民國贋復牙科學會會訊》雜誌，1992 年 10 月 17 日，成立「專科醫師甄審委員會」，負責該科專科醫師之甄審，1997 年 7 月 30 日，選定林口長庚醫院、高雄醫學院附設醫院、中山醫學院附設醫院、臺中榮民總醫院、三軍總醫院、臺大醫學院附設醫院、臺北長庚醫院、新光醫院、

臺北醫學院附設醫院、臺北榮民總醫院等牙科部為贋復牙科專科醫師訓練機構。1998 年 7 月，馬偕醫院臺北院區牙科部亦加入訓練機構之列[2]，台南奇美醫學中心緊接著也成為訓練機構。截至目前為止，已有 177 位專科醫師通過考核。[3]

贋復　中華民國贋復牙科學會

◀圖 15-66　中華民國贋復牙科學會會徽。
（照片來源：中華民國贋復牙科學會）

表 15-5　中華民國贋復牙科學會歷任理事長

屆次	姓名	任期	屆次	姓名	任期
1&2	詹兆祥	1989~1992	8	王若松	2002~2004
3	林子淮	1992~1994	9	葉聖威	2004~2006
4	蕭裕源	1994~1996	10	洪純正	2006~2008
5	溫俊廣	1996~1998	11	許榮仁	2008~2010
6	洪昭民	1998~2000	12	沈裕福	2010 迄今
7	林哲堂	2000~2002			

資料來源：中華民國贋復牙科學會

第六節　中華民國口腔病理學會

　　口腔病理學為牙醫學主要學科之一。鑑於科學的進步與時代潮流之所趨，1980 年代，當口腔顎面外科學會、牙周病學學會、齒顎矯正學會相繼成立之後，當時從事口腔診斷學和病理學教學、研究的專家學者們，有感於專業化的醫療服務已成為未來醫學發展的必然趨勢，加上醫療法的實施，專科化的醫療是其訴求的重點之一。另一方面，在推動口腔病理學之研究、教學

1.《創會十周年誌慶》，溫俊廣，中華民國贋復牙科學會，1999，頁 1。
2.《創會十周年特刊》，中華民國贋復牙科學會，1999，頁 21~24。
3. 中華民國贋復牙科學會網站。

及醫療等工作，更需要有學會組織的運作。1988 年（民國 77 年）11 月 26 日，在林立民的力邀下，有成立「口腔病理學會」之議。幾經討論，達成共識，由關學婉與徐奎望擔任籌備會召集人，號召同好，成立專業組織。1988 年 12 月 10 日，由關學婉等 63 位專家學者發起[1]，1989 年 10 月 10 日，「中華民國口腔病理學會」（The Academy of Oral Pathology，Republic of China, AOP-ROC）於臺大景福會館，宣告成立（中華民國口腔病理學會會徽見圖 15-67。），關學婉（圖 15-68）出任首任理事長。1989 年 12 月 9 日起，實施「口腔病理切片交流觀摩」，以提升口腔病理學之研究。1990 年 9 月 30 日，通過「中華民國口腔病理專科醫師甄審辦法」，實施口腔病理專科醫師制度。

1992 年 7 月，開始發行《中華民國口腔病理學會會訊》[2]。1998 年 12 月 6、20 日及 1999 年 1 月 31 日，承辦法務部法醫研究所牙科法醫學研討會，分別於臺北國際會議中心、臺中全國飯店和花蓮美崙飯店舉行。[3] 1998 年 8 月 3 日，與口腔顎面外科同時成為衛生署所承認之專科醫師。

中華民國口腔病理學會歷屆理事長見表 15-6。

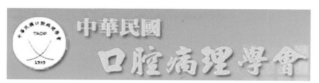

▲圖 15-67　中華民國口腔病理學會會徽。
（圖片來源：中華民國口腔病理學會）

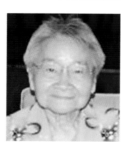

▶圖 15-68　關學婉
中華民國口腔病理學會首任理事長，臺灣大學牙醫專業學院名譽教授。
（照片來源：臺灣大學牙醫專業學院）

表 15-6　中華民國口腔病理學會歷任理事長

屆次	姓名	任期	屆次	姓名	任期
1	關學婉	1989.10.~1991.10	7	張龍昌	2001.12~2003.12
2	林立民	1991.10~1993.10	8	張國威	2003.12~2005.11
3	孟慶樑	1993.11~1995.11	9	江俊斌	2005.12~2008.11
4	江俊斌	1995.11~1997.11	10	蔡崇弘	2008.12~2011.11
5	靳應臺	1997.11~1999.11	11	盧心玉	2011.12 迄今
6	林正仲	1999.11~2001.11			

資料來源：中華民國口腔病理學會

---

1. 發起人名單如下：王拯宗、王淑玲、王慧姬、江俊斌、朴芳瑀、印憶恆、沈也雄、李淑惠、吳木榮、吳虹影、林立民、林正仲、林永和、林宏志、林忠孝、林思洸、林偉隆、林欽塘、林榮祥、周明哲、孫安迪、孟慶樑、胡國良、徐奎望、徐華文、陳玉昆、陳妙卿、陳仁杰、陳振漢、陳坤智、陳鴻榮、郭英雄、郭倍榮、許振東、許哲豪、黃娟娟、黃桂華、黃逸越、黃雪棟、黃景勝、黃湧灃、連熙隆、莊銘旭、彭志綱、張龍昌、張國威、楊博正、萬曉晴、靳應臺、趙德彰、鄭文韶、蔡吉政、蔡崇弘、盧心玉、謝天渝、劉步遠、劉景勳、賴德榮、聶鑫、韓良俊、藍萬烘、蕭裕源、關學婉。《中華民國口腔病理學會成立大會手冊》，中華民國口腔病理學會，民 78，頁 4。
2. 《中華民國口腔病理學會八十一年度會員大會暨學術研討會》，中華民國口腔病理學會，民 81，頁 6。
3. 《中華民國口腔病理學會八十八年度會員大會暨學術研討會十週年紀念文集》，中華民國口腔病理學會，民 88，頁 7。

第七節 中華民國牙髓病學會

臺灣牙髓病學界自 1989 年（民國 78 年）9 月 17 日起，由藍萬烘、阮榮泰、杜博仁、林泰政、周宜台、吳長奇、馬正誠、黃重佑、楊如蕚、漆承勇和闕玲惠等 11 位醫師，開始發起並舉辦一連串的「牙髓病學聯合討論會」，藉由牙髓病專科醫師的定期學術討論與交換治療心得，以提升牙髓病學之醫療水準與國內根管治療的品質。一年 4 次，足跡遍部北、中、南。在歷經 8 次的聯合討論會的洗禮後，普遍認為成立學會的時機已經成熟，遂由范萬鈞等 48 位醫師[1]發起成立「中華民國牙髓病學會」（The Academy of Endodontology, R.O.C.）（其會徽見圖 15-69），以聯繫國內外人士交流新知觀念，提升牙髓病學水準，促進牙髓病學醫療及訓練暨研究發展為努力的目標，1991 年 3 月，獲內政部核准，同年 9 月 1 日，於臺大醫院第七講堂正式成立，藍萬烘（圖 15-70）獲選為創會理事長。11 月 1 日，出版《中華民國牙髓病學會會訊》。牙髓病學會創會後，對臺灣牙醫界最大的貢獻是 1993 年之全民健保的籌備作業。有鑒於以往勞保對「根管治療」給付偏低，導致牙髓病學領域日益萎縮，醫療水準不易提升，特別以前瞻性的眼光，由杜博仁、闕玲惠和林思洸成立成本分析小組，確實計算出包括臺大、榮總、長庚、馬偕、成大、新光等等醫院的各項根管治療合理的給付價格；整體而言，給付額度較以往勞保的金額提高了 2 至 2.5 倍[2]。同年 7 月 31 日，通過「中華民國牙髓病學會專科醫師甄審辦法草案」[3]，正式揭開牙髓病專科醫師制度的序幕，截至 2012 年止，該學會已審核通過 156 位專科醫師[4]。同時，對於每年 4 次的牙醫師繼續教育的巡迴學術演講，特別著眼於提升偏遠地區牙醫師根管治療的水平[5]，縮短城鄉差距，貢獻良多。

中華民國牙髓病學會歷任理事長見表 15-7：

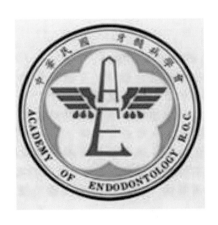

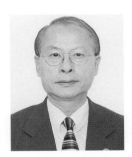

◀圖 15-70 藍萬烘
中華民國牙髓病學會創會理事長。曾任臺大牙醫學系第八任系主任與中華牙醫學會第十四屆理事長等職。
（照片來源：中華民國牙髓病學會）

◀圖 15-69 中華民國牙髓病學會會徽。
（圖片來源：中華民國牙髓病學會）

---

1. 發起人名單：藍萬烘、阮榮泰、杜博仁、林泰政、周宜台、吳長奇、馬正誠、黃重佑、楊如蕚、漆承勇、闕玲惠、范萬鈞、簡秀雄、陳瑞松、羅文智、洪景明、劉添財、胡雅萍、黃自剴、葉江林、林伶紅、黃尚志、張煥功、陳錦松、林俊彬、翁紹海、刁名豪、吳祚慶、陳錦、陳雅惠、黎永康、許堂錫、陳正慧、林凱瑞、陳敏慧、鄭惠文、吳雪津、楊淑芬、裘薇藝、林佳蓉、鄭發興、儲伯勤、陳清輝、吳建綱、鄭紹銘、王淑惠、陳德泉、洪清隆。《中華民國牙髓病學會成立大會手冊》，中華民國牙髓病學會，民 80，頁 4。
2. 藍萬烘，《回顧與展望》，《中華民國牙髓病學會第二屆第二次大會手冊》，中華民國牙髓病學會，民 83，頁 1。
3. 同前註，頁 18~20。
4. 中華民國牙髓病學會網站。
5. 藍萬烘，《感謝與期望》，《中華民國牙髓病學會第三屆第一次大會手冊》，中華民國牙髓病學會，民 84，頁 1。

表 15-7　中華民國牙髓病學會歷任理事長

屆次	姓名	任期	屆次	姓名	任期
1&2	藍萬烘	1991~1995	8	黎永康	2005~2007
3	阮榮泰	1995~1997	9	黎永康	2007~2009
4&5	林俊彬	1997~2001	10	楊淑芬	2009~2011
6&7	陳　錦	2001~2005	11	鄭景暉	2011 迄今

資料來源：中華民國牙髓病學會

第八節　中華民國兒童牙科醫學會

　　「中華民國兒童牙科醫學會」（Academy of Pediatric Dentistry, R.O.C.）（其會徽見圖 15-71）的前身是「兒童牙科聯誼會」，此情形與「美國兒童牙科協會」（American Society of Dentistry for Children）的誕生情形非常類似[1]。1989 年（民國 78 年）初，一群熱心兒童牙科的醫師組成「兒童牙科聯誼會」，1990 年 4 月 28 日，更名為「兒童牙科學術討論會」。之後，在國內有於志兒童牙科醫學領域之人士，歷經 2 年籌備，於 1992 年 6 月 21 日，「中華民國兒童牙科醫學會」於三軍總醫院的十字大樓正式成立（圖 15-72），臺大教授郭敏光（圖 15-73）為第一屆理事長。初期的會員不到 100 人，現在則已有近 400 人之多，學會的英文名稱為（Taiwan Academy Pediatric Dentistry, TAPD）。目前努力的目標是積極推動兒童牙科專科醫師相關法條之建立，以提昇國內兒童牙科醫學之水準。

　　該學會發行過簡訊、會訊、《中華民國兒童牙科醫學會會刊》、《中華民國兒童牙科醫學會雜誌》，目前更名為《臺灣兒童牙醫學雜誌》（圖 15-74）。此外，受衛生署委託發行三冊口腔

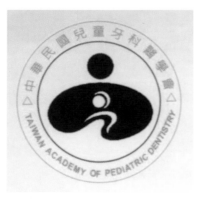

◀圖 15-71　中華民國兒童牙科醫學會會徽。
（圖片來源：中華民國兒童牙科醫學會）

▶ 圖 15-72　1992 年（民國 81 年）6 月 21 日，「中華民國兒童牙科醫學會」於三軍總醫院的十字大樓，舉行成立大會。
（圖片來源：中華民國兒童牙科醫學會）

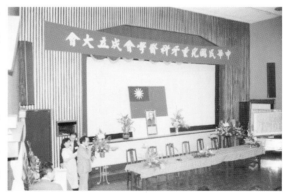

1. 「1923 年，來自底特律的 14 位牙醫師，由華特・馬克布萊德（Walter McBride）領銜成立『兒童牙科讀書會』（Pedodontic Study Club），藉以改進兒童牙科方面的技術及知識。1925 年加入的山繆・哈里斯醫師（Dr. Samuel Harris）敦促該讀書會成立一個全國性的組織。兩年之後成立了『美國兒童牙科促進協會』（American Society for the Promotion of Children's Dentistry）。馬克布萊德為會長，哈里斯為秘書。其目標有二：促進對兒童牙科有興趣的人士間資訊的交流，喚醒一般大眾及牙醫師對兒童提供更多更好的牙科的需求之認知。在該讀書會於 1928 年，於明尼阿波利斯（Minneapolis）所舉行的第一次年會中，提出了正式出版刊物的問題，結果誕生了今日的《兒童牙科期刊》（*Journal of Dentistry for Children*）。1940 年，該組織更名為『美國兒童牙科協會』（American Society of Dentistry for Children）。其第一次兒童牙科考試委員會（Examination of the Board of Pedodontics）於 1949 年 2 月在西北大學舉行。」《牙齒的故事－圖說牙醫學史》，馬文・林格 著，陳銘助 譯，頁 303。

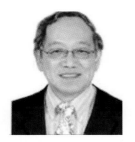

▲圖 15-73　郭敏光
中華民國兒童牙科醫學會首
任理事長，臺灣大學牙醫專
業學院名譽教授。
（圖片來源：中華民國兒童
牙科醫學會）

▶圖 15-74　《臺灣兒童牙
醫學雜誌》
（圖片來源：中華民國兒童
牙科醫學會）

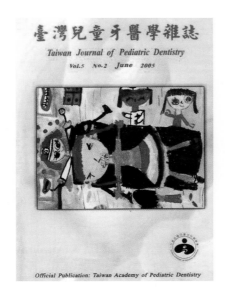

醫療保健專刊，協助臺灣省政府衛生處設計兒童牙科保健及預防宣導的計劃，製作兒童牙科保健及預防宣導小冊子、文宣小單張、及宣導影片，來普及正確牙齒預防觀念。

　　該學會最重要的研究計畫是辦理衛生署委託「國小學童含氟漱口水研究計畫」，進行了 5 年之久（至 1997 年），得到顯著的成效，蛀牙率相較於對照組有 36% 的改善，再將此寶貴的研究成果交由牙醫師公會全國聯合會來繼續進行推廣工作。1996 年，該學會主持了當時省衛生處委託的山地離島偏遠地區居民及學童的口腔醫療保健預防計畫中，國小學童的含氟漱口水及第一大臼齒的裂溝封填劑計畫，將學童的口腔保健工作落實到醫療缺乏的山地與離島地區。

　　自 1997 年開始，該學會以「臺灣兒童牙科醫學會」之名義加入在國際兒童牙科醫學會（IAPD）—「歐洲兒童牙科醫學會」，並與亞洲各國合組「亞洲兒童牙科醫學會（PDAA）」。復於 2006 年，舉辦「第五屆亞洲兒童牙科醫學會大會」。

　　該會會員人數由創始之 90 餘人已增至 328 人，目前該會已積極推動兒童牙科專科醫師相關法條之建立，以提昇國內兒童牙科醫學之水準。在其會員中，已受過兒童牙醫學訓練者有 283 人，兒童牙科專科醫師人數 168 人。在其出版的刊物中，計有《口腔保健專輯》（一套三冊）：第一集：《學齡前幼兒口腔保健專輯—口腔保健做得好，牙齒健康沒煩惱》；第二集：《學齡孩童口腔保健專輯—口腔衛生多注意，牙齒健康又美麗》；第三集：《口腔暨牙齒衛生保健—口腔問題不輕忽，牙齒健康永享福》。

　　中華民國兒童牙科學會歷屆理事長見表 15-8：

表 15-8　中華民國兒童牙科學會歷任理事長

屆次	理事長	時間
1&2	郭敏光	1992~1996
3&4	黃純德	1996~1999
4&5	蔡宗平	1999~2002
6&7	詹嘉一	2002~2006
8	趙文煊	2006~2010
9&10	劉正芬	2010 年迄今

資料來源：中華民國兒童牙科學會

第九節 中華審美牙醫學會

近年來，牙醫學雖然朝著次專科分科的方向發展，但是綜合診斷、整體治療已成共識，單求疼痛去除與功能恢復將成歷史。講求顏面外貌和器官組織之平衡、和諧與美觀將成為明日之風範。審美牙科正因應這個需求，企求對整體治療目標作一極臻完美的規劃與診治，涵括臨床上，顳顏肌肉關節、根管治療、牙周組織、矯正、植體、牙體復形、贋復與整體之造形。此觀念最早源於 1983 年代，南加州大學綜合診斷中心主任雷蒙・金（Dr. Raymond L. Kim）（圖見本章第一節 15-25）之各分科間應密切配合之治療要求，也就是「多重科別」（Multidisciplinary）和「跨科治療計畫」（Interdisciplinary Treatment planning）的先進觀念。[1]

「美國審美齒科學會」成立於 1963 年，目前已成為牙科臨床最高層次的表徵。「歐洲審美齒科學會」、「亞洲審美齒科學會」起步於 1987 年[2]，臺灣牙醫學的發展蓬勃興盛於 1980 年代以後，在審美牙科的發展已趨世界各國的水準，為了與世界接軌，同步發展，遂於 1994 年（民國 83 年）12 月 18 日，成立「中華審美牙醫學會」（Chinese Academy of Aesthetic Dentistry）（其會徽見圖 15-75），林崇民（見本章第一節圖 15-7）是為創會理事長。有關歷任理事長詳見表 15-9[3]。

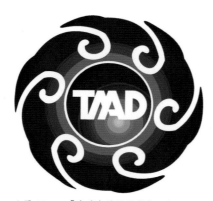

▲圖 15-75 「中華審美牙醫學會」會徽。約 4,000 多年前，中國人觀察天體之運轉，創造出最早之「天象圖」，成為最原始之「太極圖象」。中央順時針方向自轉之球體帶動著 6 股氣流，象徵和諧之宇宙，充滿著生氣，自強不息，也意謂著牙科臨床和基礎醫學最高極限的實踐，成就了完美平衡的實踐，成就了完美平衡的顳顏面、口腔系統；也滿足了整體健康、形態、機能的和諧，進而開創樂觀進取之人生觀，這正也是「審美牙醫學努力之目標」。
（圖片來源：中華審美牙醫學會）

表 15-9　中華審美牙醫學會歷任理事長

屆次	姓名	任期	屆次	姓名	任期
1	林崇民	1995~1997	6	林保瑩	2005~2007
2	蔣邦正	1997~1999	7	李志如	2007~2009
3	廖文銘	1999~2001	8	吳錫堯	2009~2011
4	陳柏堅	2001~2003	9	胡兆仁	2011 迄今
5	許榮仁	2003~2005			

資料來源：中華審美牙醫學會

---

1. 〈懷念恩師和兄長 Dr. Raymond L. Kim，1930.3.20~2003.8.7〉，《顎友》Vol.11，No.4，林崇民，頁 3。
2. 《中華審美牙醫學會成立大會暨第一屆第一次會員大會手冊》，民 83 年 12 月 18 日，頁 3。
3. 中華審美牙醫學會。

第十節　中華民國口腔植體學會

早年國防醫學院教授彭志綱即邀同幾位植牙前輩，發起成立有關類似植體學會的組織，但是當時主管機關內政部要求必須照會其他相關友會，而被否決，未能成立。後來政府的規定較開放，在不必照會其他友會的情形下，方得以成立全國性的組織。

1986 年（民國 75 年）4 月，當「1986 年大阪國際植體研討會」（International Implant Symposium, Osaka'86）在日本舉行時，臺大郭英雄（圖 15-76）應邀參加，並於會中演講有關植體的實驗研究報告，是為與國際植體組織接觸之始。會中，各國商定每兩年舉行一次，故有「'88 Seoul International Implant Symposium」於韓國首爾舉行，郭英雄亦代表臺灣參加。當時日本與韓國代表催促他在臺灣舉辦第三屆國際種植體學術研討會，但他因個人忙碌，加上無財力與學術團體奧援諸因素而作罷，故 1990 年之第三屆「International Implant Symposium」方於日本名古屋舉行。由於上海第二醫科大學口腔醫學院的積極爭取，所以「The 4th International Implant Symposium」於 1992 年 5 月，在上海舉行，郭英雄與洪志遠皆出席會議，並發表演講。當 1994 年 9 月，「The 5th International Implant Symposium」在印度臥亞（Goa）舉行時，郭英雄認為時機成熟，即答應第六屆國際種植體學術研討會在臺灣舉行。回國後隨即與彭志綱、盧貞祥、郭生興等商議，盡速成立全國性組織，歷經兩年籌備，終於 1995 年 4 月 30 日，成立「中華民國口腔植體學會」（Academy of Oral Implantology, Republic of China），其會徽見圖 15-77，並出任創會會長[1]。

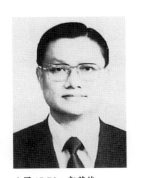

▲圖 15-76　郭英雄
臺大牙醫學系教授，1995
年（民國 84 年）4 月 30 日，
出任中華民國口腔植體學會
首任理事長。
（照片來源：中華民國口腔
植體學會）

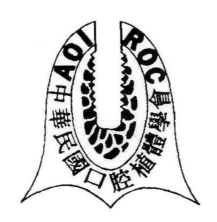

▲圖 15-77　中華民國口腔植體學會會徽。
（圖片來源：中華民國口腔植體學會）

臺灣的人工植牙於 1980 年代，即有許多開業牙醫師及中小型醫院牙科零星地開始進行，1990 年代以後，醫學中心級的醫院也陸續加入人工植牙的領域。現今植牙於臺灣的牙醫界已是廣受肯定的一種牙科醫療技術，近年的蓬勃發展，已成顯學，而各相關學會也經常以植牙為主題舉辦學術研討會，顯示植牙是牙科跨科

際的一門學問，也需要各種不同的專科來密切合作，以期更符合病患需求的境界。中華民國口腔植體學會設有專科醫師甄審委員會，負責會員之升等甄審考試，頒發口腔植體學會專科醫師證書。亦自 1996 年 11 月起，發行《中華民國口腔植體學會會訊》雙月刊，迄今共發行 96 期。有關歷任理事長見表 15-10[2]。

1.〈專訪本會創會會長 郭英雄教授〉，《中華民國口腔植體學會會訊》，No.56，民 95 年 4 月，頁 8~10。
2. 中華民國口腔植體學會網站，http://www.dentalimplant.org.tw

表 15-10　中華民國口腔植體學會歷任理事長

屆次	姓名	任期	屆次	姓名	任期
1	郭英雄	1995~1997	6	戴悅生	2005~2007
2	林立德	1997~1999	7	曾育弘	2007~2009
3	彭志綱	1999~2001	8	呂炫堃	2009~2011
4	盧貞祥	2001~2003	9	何擇榮	2011 迄今
5	吳成才	2003~2005			

資料來源：中華民國口腔植體學會

第十一節　中華民國牙體復形學會

「中華民國牙體復形學會」（The Academy of Operative Dentistry, R.O.C.）成立於 1995 年（民國 84 年）5 月 7 日，陳瑞松（圖 15-78）任創會理事長。該學會成立之構想是因為牙醫界已開始重視次專科分科，臺大醫院而言，已有 10 個次專科的成立，而牙體復形學會屬於較年輕且成立較晚的學會，主要的原因是因為牙體復形在牙科是屬於最早、最基礎的學科，可以說在學校裏必須具備最基本的常識，在學生的訓練過程中，牙體復形學必須是非常扎實的，而且是將來在臨床上必須運用的科目。身為牙醫師，可謂是必備之基本技能，故似乎沒有成立專科的必要。但在學校裡，當初 7 院校負責教導牙體復形學的教師在參與了其他的專科之後，發現了牙體復形範疇中一項很大的危機，那就是每個人都應會的牙體復形，卻大多學藝不精，品質低落；基此，遂有「中華民國牙體復形學會」之成立，其會徽見圖 15-79。當初的基本成員包括各院校及各醫學中心及醫院的教授，牙體復形學學科或從事牙體復形學臨床方面及真正對牙體復形學有興趣的醫師。

中華民國牙體復形學會歷任理事長見表 15-11：

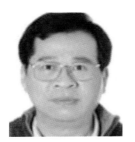

▲圖 15-78　陳瑞松
中華民國牙體復形學會創會理事長，臺灣大學牙醫專業學院兼任副教授。
（照片來源：臺灣大學牙醫專業學院）

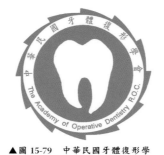

▲圖 15-79　中華民國牙體復形學會會徽。
（圖片來源：中華民國牙體復形學會）

表 15-11　中華民國牙體復形學會歷任理事長

屆次	姓名	任期	屆次	姓名	任期
1	陳瑞松	1995~1997	5	廖峰聘	2003~2005
2	陳瑞松	1997~1999	6	陳敏慧	2005~2007
3	林光勳	1999~2001	7	張晏祥	2007~2009
4	林光勳	2001~2003	8	陳克恭	2009~2011

資料來源：中華民國牙體復形學會

第十二節 臺北市牙科植體學學會

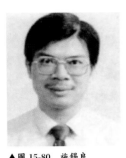

▲圖 15-80　施錫良
「植體讀書會」創始人。
（照片來源：臺北醫學大學
牙科校友會）

「臺北市牙科植體學學會」的前身是施錫良（圖 15-80）於 1989年（民國 78 年）11 月，於忠孝東路四段 319 號 3 樓之 1 所成立的「植體讀書會」，由 6 人小組開始，1990 年元月，增加為 9 人，每週一次研討讀書會；同年 3 月，因屬大樓出入較不便，故遷至和平東路三段 46-4 號 2 樓，而此時則劇增至 23 人之多。

　　同年 4 月，因人數增加而開始有成立「臺北牙科植體研討會」之構想，冀能成為有組織之植體研討會。4 月 18 日，始由江文正、施錫良、蘇嘉俊、何文晉、張正興、蕭煥嘉、彭春源、吳秀全、葉政夫、沈民偉、陳蒼誠等人成立創會籌備會，5 月 2 日，正式舉行會員大會，由施錫良擔任「植體讀書會」創會會長。至 12 月，總人數增至 37 人，研討會會址位處診所，不敷利用，故決定洽商臺北市牙醫師公會會館會議室，此時因組織略具規模，借用較大之場所，勢在必行，故於 1991年元月，遷至忠孝東路二段 120 號 7 樓之臺北市牙醫師公會會議室，順利發展。同年 3 月 3 日，於三軍總醫院舉行第一屆牙科植體材料展，因首屆活動而備受矚目，極為轟動。5 月 22 日，舉行第一次年會及第二屆幹部選舉，選出蘇嘉俊擔任第二屆會長（此時會員人數已增至 64 人）。是時，執行長何文晉則提出將研討會發展改變為學會之構想，乃希望日後在邀請海外學人及國外名師來臺演講及舉辦各類學術活動時，有個適當的對應窗口，故於 5 月 29 日，召開第二屆第一次幹部會議，與會幹部咸認為應該儘早成立「植體學會」，以推廣牙科植體學之醫療及研究，以造福社會。6 月中旬，邀請海外學人王乃輝假臺大醫學院舉行植體學術演講，轟動一時。12 月，因臺北市牙醫師公會會館翻修而再度遷往新生南路三段 52 號 4 樓之中華牙醫學會。

　　1992 年，第一次學術研討會於 3 月 22 日舉行，會中邀請國際口腔植體專科醫師學會理事長朱帝（Dr. Judy）來華演講。在此次受邀訪華演講的過程中，目睹該研討會對牙科之學術活動及牙科種植推廣發展之熱心，返美後，即於 4 月中，親下聘書予蘇嘉俊，聘任為「國際口腔植體專科醫師學會」副會長，負責主管亞太地區之口腔植體學會事務，此乃華人無上之光榮。4 月 15 日，會長蘇嘉俊召開第二次幹部會議，共同商討成立學會事宜。1992 年 5 月 8 日，召開發起人第一次會議，填寫發起人名冊，首推選何文晉為總幹事，並選出代表共 7 人，以對章程草案作進一步修改及討論。經討論後，由何文晉代表正式向臺北市政府社會局提出成立之申請。5 月 19 日，市政府來函，正式核准籌組「臺北市牙科植體學學會」；5 月 27 日，召開發起人會議及第一次籌備會議，並一致推舉蘇嘉俊為籌備會主任委員，並提名通過籌備會總幹事為何文晉，籌備處設於中華牙醫學會。6 月 6 至 7 日，邀請美國種植體大師偉斯（Dr. Weiss）來台演講。6 月 24 日，於中華牙醫學會舉行第二次籌備會議，審查正式會員共 71 人。7 月 18 至 19 日，邀請國際補骨大師美佛特（Dr. Meffert）來華。10 月 18 日，舉行成立大會（圖 15-81），正式定名為「臺北市牙科植體學學會」（Taipei Congress of Oral Implantologists, R.O.C）（其會徽見圖 15-82），盧貞祥出任首任理事長（圖 15-83），為我國未來牙科植體學之發展，踏出最重要的一步。

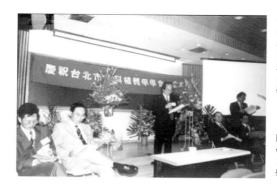

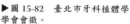

◀圖 15-81　1992 年（民國 81 年）10 月 18 日，「臺北市牙科植體學學會」舉行成立大會，圖中主持者為籌備會主任委員蘇嘉俊。
（照片來源：臺北市牙科植體學學會）

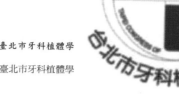

▶圖 15-82　臺北市牙科植體學學會會徽。
（圖片來源：臺北市牙科植體學學會）

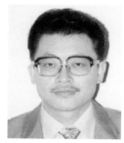

▲圖 15-83　盧貞祥
臺北市牙科植體學學會首任理事長。
（照片來源：臺北縣牙醫師公會）

1995 年 11 月，學會集合當時國內植體相關研究論文，出版一本以牙科植體論著為主的專集《牙科植體論文專集》，開創臺灣植體研究出版品之先驅；1999 年 6 月，並由呂國富擔任總編輯，出版圖文並茂的《臨床口腔植體學》，這是臺灣牙科史上第一本全方位的中文植體專書，意義非凡（參見圖 7-69）。為了讓會員從國外直接學習最新的植牙技術，同年與美國紐約大學牙醫學院合作，開辦美國紐約大學牙醫學院植牙專科研究班，共招收 4 期。2001 年 1 月，於圓山大飯店舉辦「第一屆國際人工植牙學術研討會」，首度讓臺灣植牙界與國際植牙醫師面對面交流。2003 年 1 月 17 至 19 日，舉行「國際口腔種植專科醫師學會第七屆亞太區年會暨臺北市牙科植體學學會第二屆國際年會」；同時匯整國內各類植體系統出版《牙科植體暨相關器材指引系列之一「植體系統」》，同年亦開辦「第一屆植牙基礎班」課程，頗受好評。2005 年再版《牙科植體暨相關器材指引系列之二「2005 植體系統」》收錄當年最新的植體系統資訊（圖 15-84）。

2005 年，該會從創會以來，行之有年之週三專題讀書會因參與人數踴躍，故場地更換至福華國際文教會館，擴大舉行，成為臺灣目前參與人數最多，定期舉辦的植牙進修活動。2005 年 10 月 22 至 23 日，邀請旅美哥倫比亞大學教授王大源（臺北醫學大學牙醫學系畢業）回臺，進行一場精彩的學術饗宴。2006 年 1 月 14 至 15 日，邀請密西根大學教授王鴻烈回臺演講。2006

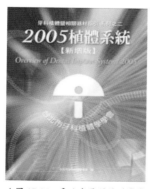

▲圖 15-84　臺北市牙科植體學會出版之《牙科植體暨相關器材指引系列之二「2005 植體系統」》，收錄了當年最新的植體系統資訊。
（圖片來源：臺北市牙科植體學學會）

年 10 月 18 至 22 日，於臺灣舉辦的國際植體總會（ICOI）第二十四屆世界年會及第十屆亞太區會議，臺北市牙科植體學學會亦是重要的協辦單位，成功的將臺灣推向植牙的國際舞臺。

2007 年，出版《牙科植體暨相關器材指引系列之三「補骨材料與人工骨膜之介紹暨臨床應用」》，學會此時已邁向第 15 個年頭，特邀集來自不同城市包括哥倫比亞大學植牙心主任王大源、香港、上海、福州、成都及臺北市的植牙界華人精英，舉辦「第一屆植牙華人城市論壇」，分享學術交流，並達到互相聯繫情誼之目的。

臺北市牙科植體學會歷屆理事長見表 15-12。

表 15-12　臺北市牙科植體學學會歷任理事長

屆次	姓名	任期	屆次	姓名	任期
1	盧貞祥	1992~1993	10	廖敏熒	2001~2002
2	何文晉	1993~1994	11	梁榮洲	2002-2003
3	戴悅生	1994~1995	12	何擇榮	2003~2004
4	周建堂	1995~1996	13	徐建成	2004~2005
5	江文正	1996~1997	14	劉仲哲	2005~2006
6	呂國富	1997~1998	15	黃建文	2006~2007
7	扶炳元	1998~1999	16	徐信文	2007~2009
8	曾育弘	1999~2000	17	潘同益	2009~2011
9	林佐文	2000~2001	18	劉典章	2011 迄今

附註：讀書會時期（1989~1990 年），由施錫良與蘇嘉俊分任第一及第二任會長。
資料來源：臺北市牙科植體學學會

第十三節　臺灣口腔矯正醫學會

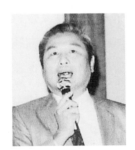

▲圖 15-85　陳坤智
前臺大教授，曾任臺大牙醫學系系主任。
（圖片來源：國立臺灣大學醫學院牙醫學系，《創系五十週年特刊》，臺北市：國立臺灣大學醫學院牙醫學系，民94〔2005〕）

　　當中華民國齒顎矯正學會成立時，由於該會對於會員入會以及專科醫師甄試資格訂立得十分嚴苛，致使一般有志於齒顎矯正之醫師大多被拒於門外。前臺大教授陳坤智（圖 15-85）曾對此一現象提出反省與批判說：

　　「就本會一般會員入會資格及專科醫師甄審制度之建立一事來說，自始即抱持崇高之理想，但與現實嚴重脫節而不自知。1988 年行政院衛生署發佈『專科醫師分科及甄審辦法』，首先訂定醫師之專科分科、訓練、甄審、認證等各項辦法。推行之初，在該辦法之後段有一附則，以較寬鬆之條件允許在該辦法開始施行三年之內，免試申請專科醫師甄審。本會一開始就不但未察覺或忽略衛生署這項寬容的精神，反而採取美國 ABO（American Board of Orthodontists）非常高規格之標準來制定本會一般會員的入會資格及專科醫師的甄審辦法。實際上台灣有不少留美經正規訓練回國者，但通過 ABO 筆試者寥寥無幾，只有一位也通過口試，絕大部份的人一畢業即束裝回國，根本連嘗試都沒有嘗試去考。但有人卻打算以連自己都達不到的標準來要求別人，當然更不認定國內專科住院醫師的訓練資歷，認為只有研究所畢業者始具一般會員的入會資格，我當然認為這種主張不合理，雖據理力陳但仍有一段時間無法扭轉過來，個人甚至為此遭受匿名誣告到法院。ABO 之資格可說是一項榮譽，在美國執業的專科醫師並未被強制要求一定要去考 Board。

　　本會創會伊始對申請一般會員資格採取較為寬鬆之要求，隨之不久即開始區隔國內、外受訓者，國外一律免試，國內除非具有在教學醫院主治醫師一年以上之資歷，否則需提報病例參加口試通過始得成為一般會員。1993 年通過專科醫師甄審辦法，至 1995 年甄審細則出爐，且無條件讓全數 186 名一般會員成為專科醫師以後，即以近似 ABO 嚴苛之條件限制入會及專科

醫師。自此外界甚至國內結訓者對本會之不滿不斷湧現，門檻之高，之不合理可由至1999年四年間僅勉強通過一名第187號專科醫師一事獲得驗證。此等不合理的限制甚至延伸到國外結訓歸國者，有碩士學位或certificate外加具有PhD學位者仍然無法取得專科醫師資格。對國內、外正式接受專科教育訓練結訓者限定必須提出大部份親自完成之病例報考，始賦予專科醫師資格。唯對一般會員之入會資格則逐漸鬆綁至較為不嚴苛之條件，但仍未達所謂的寬容的境界，可以說是嚴謹有餘寬容不足，說難聽的話，無自知之明（這句話也罵我自己）。

在如此背景之下，有一般會員資格但無專科醫師資格之人數逐漸上升，怨言、指責自是有增無減。在整個過程之中，有識之士不斷的反省、檢討，因而在近年來有數次對入會辦法及甄審規則之檢視、改進。在齒顎矯正科尚未獲得衛生署認可的今天，孤芳自賞的心態必須改變。最大的原則是廣開國內正規的進修門路，使多數有意學習齒顎矯正科的牙醫師能找到進修的機會。也就是說積極鼓勵所有教學醫院包括醫學中心、區域醫院、甚至地區教學醫院設立齒顎矯正科的訓練機構，讓衛生署在開始對本專科認證以後有正常且足夠的訓練管道，在能滿足多數有意此道者的情況之下，才有可能水到渠成，同時獲得公會方面之認同及衛生署方面的正式認證。本會最近一次（2003年4月）的修訂專科醫師甄審細則即是秉持此一最大原則，希望能對齒顎矯正科專科醫師制度的推動，不但能除去各方疑慮且更能積極進行紮根工作，推廣齒顎矯正科專科訓練的正規教育（不是開補習班，不僅是開演講會），為二十一世紀台灣人民口腔衛生保健水準之提昇有所貢獻。」[1]

但是在該學會尚未改善其嚴苛入會條件以前，會外的齒顎矯正醫師即在林祥建（圖15-86）的號召下，另立門戶，於1997年（民國86年）5月13日，在鄭榮川、杜志仁、陳以文等同好努力奔走下，成立「中華民國臨床口腔矯正醫學會」，其會徽見圖15-87，並出任創會理事長。學會立會宗旨揭示：「學會的成立宗旨，是針對對口腔矯正學有興趣的牙醫師，皆是學會要凝聚的對象。學會將本著平實的作風，引導會員一同從矯正入門、進階矯正，以至進入矯正專科醫師的訓練領域；循序漸進地完成矯正專科領域所需之學術理論、臨床技術的專科訓練。大家請別忘了告訴大家，本學會沒有門檻、沒有碉堡，更沒有護城河。我們所欲建立的是一個平易、樸實、本土化的三合院，其架構

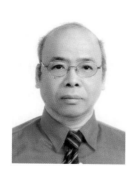

▲圖15-86　林祥建
臺灣口腔矯正醫學會首任理事長，為口腔矯正交流，另闢一片天地。
（照片來源：臺灣口腔矯正醫學會）

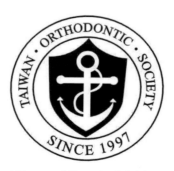

▲圖15-87　臺灣口腔矯正醫學會會徽。
（圖片來源：臺灣口腔矯正醫學會）

---

1. 陳坤智，《序言》，專科醫師甄試條例

建立於牙醫師的自尊及驕傲,這將成為學會往後所延續不斷的傳承。」

2003 年 8 月,基於臺灣自主意識的抬頭,更名為「臺灣口腔矯正醫學會」。更於次年,於矯正界首創出版《Super Smile 牙齒矯正》一書,提供社會大眾對齒顎矯正的常識,並獲七大院校牙醫學系主任一致推薦,深獲大眾好評。並基於對後進同儕能更容易汲取矯正的正確知識,更以學會名義,2006 年出版了臺灣牙醫界有史以來,第一本矯正專書(**非翻譯**)《臨床齒顎矯正治療手冊》;翌年(**2007 年**)更推出了《臨床矯正治療圖譜》,則是以準教科書的型式提供專業知識,希望能帶動矯正界出版風潮,除推廣新知,提高臨床水準之外,也為本土病例與經驗留下歷史的見證。對於深耕本土牙醫界,有相當的貢獻,更契合了當初創會的初衷。

臺灣口腔矯正醫學會歷任理事長見表 15-13。

表 15-13　臺灣口腔矯正醫學會歷任理事長

屆次	姓名	任期	屆次	姓名	任期
1	林祥建	1997~1999	5	李勝揚	2005~2007
2	杜志仁	1999~2001	6	陳信光	2007~2009
3	李文正	2001~2003	7	陳以文	2009~2011
4	李勝揚	2003~2005	8	蔣金玉	2011 迄今

資料來源:臺灣口腔矯正醫學會

第十四節　臺灣口腔醫務管理學會

「臺灣口腔醫務管理學會」創立於 1997 年(**民國 86 年**),原名稱為「中華民國口腔醫療及管理協會」(**其會徽見圖 15-88**),簡秀雄(**圖 15-89**)出任創會理事長,2003 年,更名為「臺灣口腔醫務管理學會」(Taiwan Association of Oral Healthcare Management),由鄭信忠繼任理事長,展開另一階段之任務與使命。此學會為臺灣首次以促進口腔醫療品質及推展牙醫醫療院所經營管理之理念為出發點而成立的學會。該學會之任務不以訓練專科醫師為要務,而是以研究發展口腔醫務管理,創造優質醫療環境,提升工作效率,增進醫療品質,讓牙醫師在本職學能基礎下,共同學習成長,使成為病患心中的好牙醫師,診所與醫院的優秀經營管理者;同時也讓投入牙醫診所與醫院之非牙醫相關人員,各執所司,扮好稱職有效率的角色為其終極目標。2007 年,在理事長許獻忠領銜下,

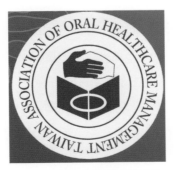

▲圖 15-88　臺灣口腔醫務管理學會會徽。
(圖片來源:臺灣口腔醫務管理學會)

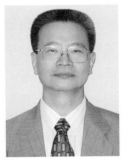

▲圖 15-89　簡秀雄
臺灣口腔醫務管理學會創會理事長。
(照片來源:簡秀雄,親親牙醫診所)

促使牙醫診所由量變為質變，推行牙醫診所的整併聯合及牙醫行政經理人，使牙醫師在事業和生活休閒取得平衡點，來提昇牙醫師的生活品質和健康。其歷屆理事長見表 15-14。

表 15-14　臺灣口腔醫務管理學會歷任理事長

屆次	姓名	任期	屆次	姓名	任期
1	簡秀雄	1997~1999	5	陳義聰	2005~2007
2	王本華	1999~2001	6	許獻忠	2007~2009
3	曾育弘	2001~2003	7	劉南佑	2009~2011
4	鄭信忠	2003~2005			

資料來源：臺灣口腔醫務管理學會

第十五節　中華口腔醫學交流協會

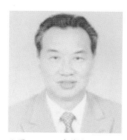

▲圖 15-90　高資彬
中華口腔醫學交流協會創會
會長。
（照片來源：中華民國牙醫
師公會全國聯合會）

「中華口腔醫學交流協會」創立於 1994 年（民國 83 年）3 月 13 日，創會會長為高資彬（圖 15-90）。當時他甫自全聯會理事長卸任，本將專心於牙醫師專業工作，懸壺以濟世；但適逢全民健保開辦在即，牙醫面臨可能被屏除健保體系之虞，加上繼任全聯會之理事長並不熟悉牙醫保險業務，亦缺乏與政府交涉經驗，在眾多牙醫同仁勸進下，著手創立該會，期冀開拓臺灣牙醫師更開闊與優質的執業環境。

回溯七〇年代，臺灣牙醫師執業環境，雖有新醫師法實施，讓牙醫師獲有社會地位，但在密醫侵蝕下，事實上，牙醫師生活過得並不理想。此時高資彬甫自日本回國，除回母校臺北醫學院任教外，並積極透過其家族良好之政治人脈，遊說當時臺灣唯一全民健保體系－勞保，能將牙醫納入保險範圍。他認為在當時特殊的環境下，要擺脫密醫糾纏與威脅，讓牙醫師全面加入勞保制度是一個非常好的抉擇！因此，他也進入勞保局，草創臺灣牙醫保險體系，並促成牙科勞保與公保診所全面特約，一方面造福更廣大的民眾，另一方面讓牙醫師在臺灣全民健康保險體系更臻於不能或缺的地位。

同樣地，面臨全民健保即將開辦，不僅政府有意將牙醫排除在外，甚至牙醫內部也有此雜音，高資彬旅日期間，即深入研究社會健康保險，加上在勞保時期，親自耕耘，體會臺灣政經環境，感到十分憂心，且當時要創立社團來團結牙醫師，以向政府爭取權益誠屬不容易，甚至會有坐牢的隱憂。然而，在其堅持與牙醫同仁努力下，創立了當時除全聯會與中華牙醫學會外，第一個政府立案之全國性非職業團體牙醫社團－中華口腔醫學交流協會。該協會創設目的是為國人口腔衛生努力。首先積極舉辦「八〇二〇口腔健康百分活動」，希望藉著活動跟媒體報導，引起政府當局對國人口腔健康之重視，並藉由活動的舉辦，讓社會大眾體會口腔健康之重要；最重要是要讓牙醫維持在全民健保體系的發展。

全民健保開辦後，即獲得政府延攬，進入健保局服務。在其努力下，十幾年來，該協會更

蒐集和研究全世界各國健保審查制度。尤其在總額預算與健保經費拮据下，為維持健保永續發展與醫護人員的支持，唯有將健保醫審制度建立在「公正、合理」上，營造臺灣醫療正常發展將是該協會未來研究努力的方向。

　　該協會自成立以來，皆由高資彬擔任理事長迄今。

第十六節　中華民國家庭牙醫學會

　　中華民國家庭牙醫學會（其會徽見圖 15-91）成立於 1998 年（民國 87 年）2 月 22 日，歷經張進順（圖 15-92）（第一、二屆）、姚振華（見圖 15-93）（第三、四屆）、鄭信忠（圖 15-94）（第五、六屆）及現任理事長賴向華（圖 15-95）迄今。截至 2012 年 2 月為止，共有一般會員 1,106 名，準會員 206 名，專科醫師 672 名，合格之專科醫師訓練機構共 24 所，為國內重要之專科學會。為因應政府於 2009 年（民國 98 年），實施「牙醫系畢業後兩年一般牙科訓練制度（PGY system），發揮「全人照顧」（Total patient care）之訓練，該學會全力配合，並參與訓練課程之規劃設計，同時調整專科醫師之訓練課程與「牙科 PGY 制度」一致，預備作為 PGY 畢業後，申請成為該會專科醫師之資格條件。

　　該學會成立之宗旨是以促進家庭牙醫學的研究與發展，推行家庭牙醫師專科制度，加強與國際性相關學術團體之交流與聯繫，並提高國內基層醫療水準為宗旨。最重要的努力目標是辦

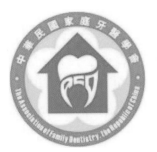

▲圖 15-91　中華民國家庭牙醫
會會徽。
（圖片來源：中華民國家庭牙醫學
會）

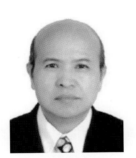

▲圖 15-92　張進順
中華民國家庭牙醫學會第
一、二屆理事長。
（照片來源：中華民國家庭
牙醫學會）

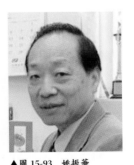

▲圖 15-93　姚振華
中華民國家庭牙醫學會第三
與四屆理事長。
（照片來源：陳日生總編輯，
《臺灣牙科公共衛生開拓
者—姚振華教授榮退紀念專
輯》，臺北市：中華民國源
遠牙醫學會、國防醫學院牙
醫學系，民 96〔2007〕）

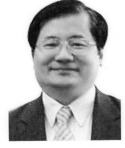

◀圖 15-94
鄭信忠
中華民國家庭牙醫學會第
五、六屆理事長。
（照片來源：中華民國家庭
牙醫學會）

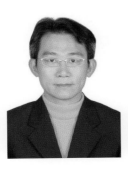

◀圖 15-95
賴向華
中華民國家庭牙醫學會第七、八屆理事長。
（照片來源：中華民國家庭牙醫學會）

理有關家庭牙醫學專科醫師資格甄審及訓練，宣導民眾對口腔與牙齒保健知識，並導正不良口腔衛生習慣；培養牙醫師具有「全人照顧」的概念，進行全方位整合性口腔照護，結合臨床、家庭及社區牙醫之預防保健體系，推展相關計劃與活動。推動全方位整合性口腔照護，結合臨床、家庭、學校及社區牙醫預防保健體系，推展口腔健診、衛教推廣、疾病偵測等相關計劃與活動，發展長期之口腔照護，提供身心障礙者、老年人口、低社經地位者、原住民與偏遠地區民眾等弱勢族群之口腔醫療照護及預防保健等。

在專科醫師訓練機構認定方面，分四個階段進行，即第一階段有臺北榮民總醫院、臺北醫學大學附設醫院、中山醫學大學附設醫院、中國醫藥學院附設醫院、國軍臺中總醫院等 5 院所。第二階段有三軍總醫院、高雄長庚醫院、高雄醫學大學附設中和紀念醫院、屏東基督教醫院、臺大醫院等 5 院所。第三階段有新店天主教耕莘醫院、臺北馬偕醫院等 2 院所。第四階段為新光醫院、彰化秀傳醫院，另外尚有臺南市立醫院、高雄榮民總醫院、署立雙和醫院、國軍桃園總醫院、臺北國泰綜合醫院、嘉義長庚醫院、彰化基督教醫院、花蓮慈濟醫院和高雄市立小港醫院等，總共 24 所。

該學會自從成立以來，一直致力於推廣牙醫師學術再教育，進行研究創新產能，提升醫療品質，造福牙科病患；除定期舉辦學術演講外，每月舉行學術夜總會，讓忙碌的牙醫師能利用吃宵夜的時間做知識的補給，同時該會亦發行《臨床牙醫學雜誌》季刊，提供最新相關牙醫知識與研究；在研究產能方面，接受衛生署、國建局及臺北市衛生局的委託研究計畫 10 餘件，如進行托兒所齲齒調查，山地離島地區口腔教育模式，原住民口腔宣導計畫，多媒體口腔保健輔助教學軟體計劃，牙醫師供需問題實證研究計畫，長期照護口腔保健與生活品質研究，青少年牙周病防範策略探討，學童含氟漱口水相關研究，臺灣口腔健康促進網研究計畫，臺灣口腔衛生指標成效分析，身心障礙學童氟漆對齲齒預防效果評估等，成果豐碩，並有多篇論文發表在國際知名學會。

該學會亦出版多種刊物與雜誌，分民眾閱讀版及牙醫師學術期刊版兩大類，並多次獲獎，2002 年 11 月 27 日，榮獲行政院衛生署國民健康局九十一年度優良健康讀物推介獎。出版刊物有《社區口腔健康照護與發展》、《黑皮與白牙》健康雜誌（圖 15-96）、榮獲九十一年度國民健康局優良健康讀物推薦獎的《口腔衛生宣導手冊—伶牙麗齒談保健》（圖 15-97）、廿一世紀口腔衛生掛圖、《廿一世紀口腔衛生保健系列》、廿一世紀口腔保健運動幻燈片、廿一世紀口腔衛生錄影帶、《廿一世紀口腔保健教師手冊—快樂美牙族》、榮獲九十一年度國民健康局優良健康讀物推薦獎的口腔保健漫畫書《快樂美牙族》（圖 15-98）以及《臨床家庭牙醫學期刊》等，對於口腔衛生教育之宣導與推廣，貢獻卓著。

中華民國家庭牙醫學會歷任理事長見表 15-15。

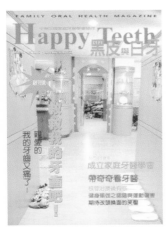

▲圖 15-96 《黑皮與白牙》健康雜誌。
（圖片來源：中華民國家庭牙醫學會）

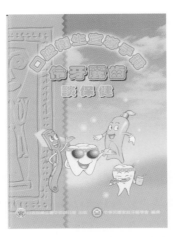

▲圖 15-97 榮獲九十一年度國民健康
局優良健康讀物推薦獎的《口腔衛生宣
導手冊—伶牙麗齒談保健》。
（圖片來源：中華民國家庭牙醫學會）

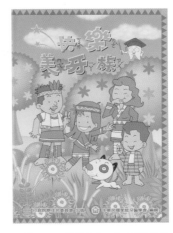

▲圖 15-98 榮獲九十一年度國民健康
局優良健康讀物推薦獎的口腔保健漫畫
書《快樂美牙族》。
（圖片來源：中華民國家庭牙醫學會）

表 15-15 中華民國家庭牙醫學會歷任理事長

屆次	姓名	任期
1&2	張進順	1998~2000
3&4	姚振華	2002~2004
5&6	鄭信忠	2006~2008
7&8	賴向華	2010 迄今

資料來源：中華民國家庭牙醫學會

第十七節　臺灣口腔衛生學會

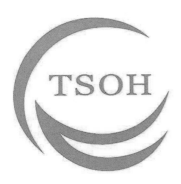

▲圖 15-99 臺灣口腔衛生學會（前中
華民國社區牙醫學會）會徽。
（圖片來源：臺灣口腔衛生學會）

　　「臺灣口腔衛生學會」前身為「中華民國社區牙醫學會」，成立於 1994 年（民國 83 年）6 月 18 日，由姚振華（見本章第十六節圖 15-93）出任創會理事長，係以社區為目標、公共衛生為手段、預防牙醫為訴求之牙醫專科學會。主動走入各社區，積極參與有關口衛推廣、流行病調查、預防矯治、諮詢義診、定期篩檢、健康計畫等，是為該會的方針與特色。從任務與宗旨而言，該學會以示範性、研究性之活動為優先考量之工作，並結合各專業團體、友會、社團、廠家、媒體、醫療院所、社區發展機構、以及政府有關組織，共同針對該社區之需求，進行不同方式與內容的合作計畫，以改善社區民眾的口腔狀況。至第六屆時更名為「臺灣口腔衛生學會」（其會徽見圖 15-99），並於 2005 年 3 月 8 日，經內政部核准。更名後學術涵蓋層面更廣，包括預防牙醫學、牙科公共衛生學及社區牙醫學等領域，也使得從事口

腔衛生業務的公衛護理人員，及非牙醫師背景的口腔衛生專家得以加入，並以研究有關公共衛生之原理及方法、調查各種口腔疾病之流行病學、推廣預防保健工作、落實社區口腔保健及促進國際社區牙醫學術之交流為宗旨繼續努力。該學會設有「社區牙醫學科專科醫師」及「口腔保健師」甄審制度，由甄審委員會負責審查及認定。

該學會自成立以來，即接受政府相關單位，委託辦理有關預防嬰幼兒奶瓶性齲齒宣導月擴大活動計劃、臺北市 85 至 89 學年度與 93 學年度立案幼稚園托兒所口腔檢查研究計劃、基隆市中山區和慶里社區口腔醫療服務計劃、臺灣地區口腔健康五年計劃、牙醫人力之探討－職業安全與衛生之初探研究計劃、臺北市 94 學年度立案幼稚園托兒所口腔檢查研究計劃、學齡前兒童口腔檢查資料分析、糖尿病共同照護網口腔健康照護二年計劃、長期照護機構－住民口腔衛生照護研習會計劃等。

1995 年，出版《齲齒檢查標準化訓練手冊》，為牙醫界提供一套檢查標準；1996 年，出版「基層醫療繼續教育」錄影帶，提供牙醫師繼續教育。1997 年，出版《社區牙醫》會訊，成為第一本牙醫界進入社區之先鋒；同年錄製「空中牙醫診所」錄影帶，並於真相衛星電視台正式開播，服務廣大民眾。2000 年，錄製「口腔疾病與保健」錄影帶、編輯《口腔疾病與保健》教科書，並於空中大學開辦授課，成為當時最受歡迎、登記註冊入學人數最熱門的課程；該會對於口腔衛生教育之宣導與推廣，不遺餘力，貢獻良多。

臺灣口腔衛生學會歷任理事長見表 15-16。

表 15-16　臺灣口腔衛生學會（中華民國社區牙醫學會）歷任理事長

屆次	姓名	任期	屆次	姓名	任期
1	姚振華	1994~1996	5	王宜斌	2002~2004
2	姚振華	1996~1998	6	張進順	2004~2006
3	邱清華	1998~2000	7	張進順	2006~2009
4	謝天渝	2000~2002	8	王國華	2009~2012

第十八節　中華民國源遠牙醫學會

「中華民國源遠牙醫學會」是由國防醫學院教授彭志綱（圖 15-100）發起籌組，並於 2001 年 3 月 25 日，於臺北市正式成立（圖 15-101），許海風（圖 15-102）擔任首屆理事長。為落實成立之宗旨，該會利用會員之捐款，提供國防醫學院牙醫系在校優秀學生獎學金，每年亦針對學術研究有優良表現之住院醫師發給獎勵金。同時鼓勵開業牙醫師參加國內外之學術研討會，並給予適當的補助。該會不定期舉辦繼續教育，提供會員最新牙科知識，以提升服務品質。

該學會為應業務需要，在北、中、南、東各設有分會，並鼓勵各分會舉辦學術及聯誼活動。各分會之會長，在理監事會時，受邀提供建議，以加強總會與各分會之聯繫，現有會員人數

293名，其中永久會員人數126名。其會刊為雙月刊，內容包括學術專欄、會員動態及會務報導。另開闢會友園地，讓會友有發表個人意見之機會。

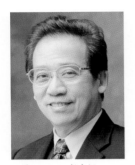

▲圖 15-100　彭志綱
中華民國源遠牙醫學會發起人，國防醫學院牙醫學系校友聯誼會第八屆會長，國防醫學院牙醫學系教授。
（照片來源：中華民國源遠牙醫學會）

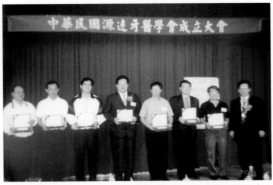

▲圖 15-101　2001 年（民國 90 年）3 月 25 日，中華民國源遠牙醫學會成立大會。
（圖片來源：李曉屏總編輯，《國防醫學院牙醫學系七十周年系慶特刊》，臺北市：中華民國源遠牙醫學會、國防醫學院牙醫學系，民 100〔2011〕）

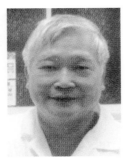

▲圖 15-102　許海風
中華民國源遠牙醫學會首屆理事長。
（圖片來源：李曉屏總編輯，《國防醫學院牙醫學系七十周年系慶特刊》，臺北市：中華民國源遠牙醫學會、國防醫學院牙醫學系，民 100〔2011〕）

　　中華民國源遠牙醫學會歷任理事長見表 15-17。

表 15-17　中華民國源遠牙醫學會歷任理事長

屆次	姓名	任期	屆次	姓名	任期
1	許海風	2001-2003	4	吳寧國	2007-2009
2	張友龍	2003-2005	5	夏德仁	2009-2011
3	王宜斌	2005-2007	6	蔡桂雄	2011 迄今

資料來源：中華民國源遠牙醫學會

第十九節　臺北市口腔重建醫學會

　　自 1997 年（民國 86 年）起，美國南加州大學牙周病研究所主任諾扎里（Dr. Nowzari）和他當時唯一一位來自亞洲地區的畢業學生段茂琦，兩人在臺灣地區開始展開了一連串的牙醫教育行動。經過數年不間斷的耕耘，並回應來自牙醫界的呼籲，段茂琦於 2004 年，創建了「臺北市口腔重建醫學會」（Taipei Academy of Reconstructive Dentistry, TARD）（圖 15-103），潘渭祥（圖 15-104）任首屆理事長。自成立以來，該學會和美國學術界建立了強而有

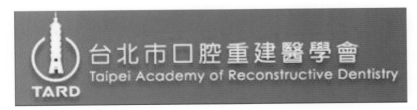

▲圖 15-103　臺北市口腔重建醫學會會徽。
（圖片來源：臺北市口腔重建醫學會）

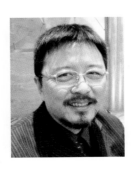

▶圖 15-104　潘渭祥
臺北市口腔重建醫學會首屆理事長。
（照片來源：潘渭祥）

力的合作關係，整合了多元化的牙醫再教育訓練課程，以期達到為亞洲地區從事口腔醫療工作人員，提供最廣泛的學術交流平臺之目的。

「臺北市口腔重建醫學會」希望藉由牙醫教育訓練，致力於終身的學習與不斷的技術與知識追求，以增進口腔健康為理想目標。於是該學會提供了口腔醫療從業人員優質的學術教育課程；且這些課程是和美國以及歐洲一流大學研究機構，共同設計而成。自創會以來，該學會共邀請了美國南加州大學牙周病研究所主任諾扎里（Dr. Nowzari）（圖 15-105）、贋復研究所暨植牙研究所主任齊（Dr. Chee）和贋復研究所教授謝志淵作專題演講；更於 2005 年和 2007 年，舉辦「第一屆泛太平洋口腔重建醫學會」及「第二屆泛太平洋口腔重建醫學會」（1st And 2nd Pan Pacific Reconstructive Meeting），分別請到美國最負盛名的牙周植牙再生學者貝克（Dr. Becker）和瑞典哥森堡（Gothenburg）大學牙周病主任，當代牙周病學之父珍‧林地（Dr. Jan Lindhe），為包括臺灣、香港、日本、及韓國等泛太平洋地區之牙醫師做面對面的學術交流；在 2007 年的大會，甚至有遠從西班牙、義大利、瑞士、哥倫比亞及美國等國家的醫師參加。

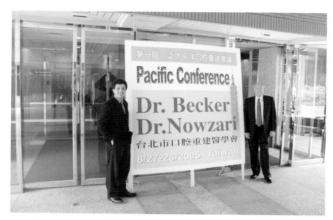

▲圖 15-105　2005 年（民國 94 年）8 月 27 至 28 日，美國南加州大學牙周病研究所主任諾扎里（Dr. Nowzari）（左）與美國最負盛名的牙周植牙再生學者威廉‧貝克（Dr. William Becker）（右）來臺，參加第一屆泛太平洋口腔重建會議。
（照片來源：臺北市口腔重建醫學會）

第二十節　中華民國口腔雷射醫學會

「中華民國口腔雷射醫學會」的前身是由當時任教於中山醫學大學微生物免疫學科的錢佑，與一群曾經遠赴中國科學院安徽精密機械研究所進修取得博士及碩士學位的雷射醫學熱愛者所發起的。經過二年的籌備，終於於 2000 年（民國 89 年）12 月 22 日，正式成立，名為「中華民國口腔雷射醫學會」（TALD　Taiwan Academy of Laser in Dentistry）（其會徽見圖 15-106），由呂國富（圖 15-107）擔任首屆理事長（任期為自 2000 年 11 月 12 日起至 2003 年 9 月 21 日止），並敦聘臺大教授藍萬烘為榮譽理事長，致力於促進雷射在口腔醫學領域應用上之發展與研究。呂國富接任理事長之際，即積極促進兩岸學術交流互訪，積極與工研院學術交流，並研製雷射新機型，邀募會員參與學術活動，並發行雷射醫學會期刊—《中華民國口腔雷射醫學會雜誌》。

2003 年 9 月，陳佲糝接任第二屆理事長（任期自 2003 年 9 月 21 日起至 2006 年 5 月 28

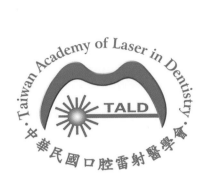

◀圖 15-106　中華民國口腔雷射醫學會會徽。
（圖片來源：中華民國口腔雷射醫學會）

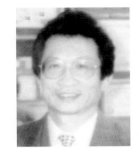

▶圖 15-107　呂國富 中華民國口腔雷射醫學會首屆理事長。
（照片來源：臺北市牙科植體學學會）

日止），積極與廠商合作，推廣雷射臨床醫學教育運用，確立專科醫師甄審制度，並完成首屆專科醫師選拔。

2006 年 5 月，黃尊欽接任第三屆理事長。在其任內完成該學會網站之設立，會員資格納入具有西醫師及中醫師申請資格者，擴大雷射應用領域。並積極提倡雷射應用之安全法規，以減少患者與醫護人員之傷害，也開始重視雷射臨床使用所延伸出之法律問題歸屬，以減少醫療法律訴訟。

隨後，王宏仁接任第四屆，彭志綱接任第五屆理事長，蘇俊銘於 2012 年 5 月，接任第六屆理事長迄今。

第二十一節　臺灣牙醫植體醫學會

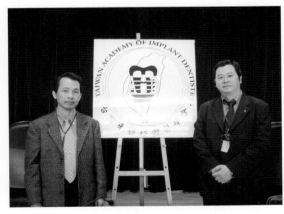

▲圖 15-108　「臺灣牙醫植體醫學會」於創會時所設計的會徽。圖中右者為曾育弘，左者為創會理事長周建堂。
（照片來源：臺灣牙醫植體醫學會）

「臺灣牙醫植體醫學會」（Taiwan Academyof Implant Dentistry, TAID）創於 2005 年。回顧該醫學會之誕生，原係由臺北市牙科植體學會理監事會提案，為擴大服務會員而催生。歷經多年的討論與醞釀，終於在 2004 年，由廖敏熒組織籌備會，並在 2005 年 1 月 8 日，正式成立，周建堂當選了第一屆理事長（圖 15-108）。

歷經數十年的驗證，當今人工植體治療的成功，可謂顛覆和改變了許多牙科傳統治療的觀念及選項。涵蓋牙科植體治療的領域包括：口腔顎面外科、牙周病科、補綴學科（固定假牙及活動假牙）、齒顎矯正科。在牙科的臨床治療中，除了兒童牙科、牙體復形科外，涉及口腔植體相關的專業知識所佔的份量正與日俱增中。以一般開業醫最常見的處置「牙冠牙橋」為例，因為植牙成功的可預測性與可信賴度，常給一般開業醫師帶來患者要求更好治療的壓力，而被迫必須從事植牙的治療選項，此乃時勢之所趨，亦為當代牙醫治療之主流。接受並採用牙

科治療的全新專業選項，除了扎實的基本訓練外，知識經驗的傳承與累積是成功的關鍵。該會秉持此一創會的理念：以臺北市牙科植體學會10多年來服務會員、提升牙醫植體專業教育的成果及經驗為基礎，擴大服務會員於全臺灣，期盼有志之士或有心於植牙領域者，群聚切磋，共求精進。該會服務的層面深入全臺各地區，除了原屬臺北市牙科植體學會會員之外，中臺灣與南臺灣口腔植體學會亦納為其會員，另外尚有正在組織的東臺灣及桃、竹、苗等地區之分會。

該會為「國際口腔植體專科醫師學會」（International Congress of Oral Implantologists）（簡稱ICOI）在遠東地區的唯一直屬體（Component）。「國際口腔植體專科醫師學會」是全世界最大的口腔植體專科醫師學會，該會創立於1972年，擁有超過兩萬多名的會員，分佈於全世界75個國家中；在世界各地則有62個相關分會（Affiliate）。該會的主要宗旨是整合國際間口腔植體相關的資源，包括基礎理論的研究、臨床實作及專業知識、植體技工技術等課題，積極的提供及推動植體相關的進階教育。每年推選世界各地傑出優秀的講師，定期舉行學術教育課程或大型研討會。2006年，臺灣牙醫植體醫學會（TAID）有幸獲得其總會授權，於當年10月主辦第二十四屆國際口腔植體專科醫師學會世界學術研討會（World Congress）（圖15-109），此國際級的研討會是30年來，第一次在遠東地區舉辦。在眾多友會與醫師的共襄盛舉之下，順利圓滿落幕，不啻是臺灣牙醫植體醫學會的驕傲，也是堅實印證臺灣植體醫學水準已與世界並駕齊驅，同步接軌。

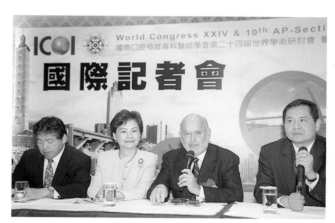

▲圖15-109 「國際口腔植體專科醫師學會」（International Congress of Oral Implantologists, ICOI）於2006年10月，授權「臺灣牙醫植體醫學會」（TAID）主辦第二十四屆國際口腔植體專科醫師學會世界學術研討會，為三十年來第一次在遠東地區舉辦之國際級研討會。圖中自左至右分別日本ICOI代表Dr.Okudera、顧問張溫鷹、美國國際口腔植體專科醫師學會主席肯斯‧朱帝（Kennth Judy）及密西根大學牙周病研究所所長王鴻烈。
（照片來源：臺灣牙醫植體醫學會）

第二十二節 臺灣假牙牙醫學會

1989年，陳明時（圖15-110）自美國歸國，發現臺灣的牙醫師欠缺假牙學的正確知識及臨床操作技術，而舉辦數場演講，並開班授課。10年後，有感於在當時的環境下，開業牙醫師缺乏假牙學進修的管道與溝通的平台，遂於2000年10月14日，號召110位牙醫師、2位學生會員與3位技師，在台北市六福皇宮，共同發起成立了「臺灣假牙牙醫學會」（Academy of Advanced Prosthodontists in Taiwan, APT）（圖15-111），陳明時出任第一屆理事長。此學會成立之目的乃在為廣大的開業牙醫師開啟一扇門，增加視野，以免常居斗室而淪為井底之

蛙，同時，提供一個進修管道，以提昇自我。

　　該學會為以嚴謹出版的《假牙牙醫學期刊》（The Journal of Prosthetic Dentistry）全球組織部門中的臺灣分支部，在其成立大會時，亦同時「專科醫師資格考試」，特聘美國贋復學專家古切特（Dr. Guichet）親自考審，最大的意義是在於「樹立了所有專科醫師認審的標準程序」。

　　2004 年，衛生署發布「醫事人員更換執業執照須修滿一定額度繼續教育學分」之規定，並委由中華牙醫學會及全聯會，接受各牙醫相關團體舉辦繼續教育的學分認證工作。本欲向牙醫師收取行政事務登錄費用，一學分 30 元，引起牙醫界廣泛討論。該學會瞭解其違法性，遂花了近百萬元的律師費用，為全體牙醫師的荷包，向高等法院提出「行政訴訟」[1]，要求停徵，才讓衛生署廢棄此一規定[2]，這是該學會對牙醫界付出最大的貢獻。

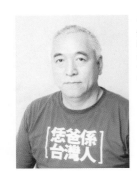
◀圖 15-110　陳明時
臺北醫學大學牙醫學畢業，美國俄亥俄州立大學碩士。歷任美國俄亥俄州立大學口腔癌復健科主任暨假牙研究所副教授、加州州立大學假牙系專任副教授、臺北醫學大學臨床教授及臺灣假牙牙醫學會第一、二及七屆會長。
（圖片來源：臺灣假牙牙醫學會）

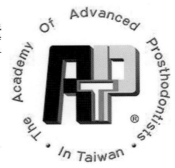
▶ 圖 15-111　臺灣假牙牙醫學會會徽。
（圖片來源：臺灣假牙牙醫學會）

表 15-18　臺灣假牙牙醫學會歷任會長

屆次	姓名	任期	屆次	姓名	任期
1	陳明時	2001～2002	5	王茂生	2009～2010
2	陳明時	2003～2004	6	簡旭燦	2011～2012
3	白裕仁	2005～2006	7	陳明時	2013～2014
4	張鴻政	2007～2008			

資料來源：臺灣假牙牙醫學會

第二十三節　中華牙醫學會與各專科學會的貢獻

　　次專科醫學會的成立乃是為專科醫師制度的實施鋪路。當牙科次專科分工愈細膩時，代表著牙醫學的發展更趨於精緻成熟，此時意謂著彼此之間的合作就要更加緊密，否則牙醫學的發展將步入歧途，流於各自為政，牙科醫療將顯得支離破碎。因為病患的本身是一個機能主體，實不容許牙醫師無限制的分割。牙醫師們在執行口腔醫療的同時，治療計劃中必須保持著「各次專科間無法分割」的哲理，如此才不會失去次專科分科發展的真正意義。

---

1. 此引臺北高等行政法院：94 年度訴字第 00428 號法院判決書。
2. 此引最高行政法院：95 年度裁字第 01933 號法院判決書。

1984 年（民國 73 年），當中華民國顎咬合學會成立時，其主要的目的在於提供開業牙醫師一個再教育、再進修的管道，其基本精神是要將牙科診療中的每一個項目都能提升，達到專科醫師的水準，以遂行「綜合診斷、整體治療」的醫療哲學，這也是牙科醫療的終極目標。

　　臺大黃思誠與謝季全兩位教授在談論到醫學教育與醫療服務的關係時說：

　　「醫學始於為病人服務，若無醫療服務，則醫學教育及研究將流於空泛，且醫療服務也往往影響及主導醫學教育和研究的發展。直到現在，醫院先發展出新部門，醫學院再跟進的情況，時而有之。所以體制上，醫院和醫學院似有從屬關係，但事實上，兩者乃相輔相成，不分軒輕。」[1]

　　此語之涵義是說明若是無法對病人提供完善的醫療服務，則此醫學教育和研究將失去任何意義，甚至對病人的每一項醫療間，若無法統籌協調，以達恢復病人健康的要求時，則此醫療亦屬枉然，故牙醫師對於牙科次專科的發展固然欣喜，但不容陷於「分而不合」的迷思。因此，儘管牙科次專科學會的發展，在其專長領域中，各自獨領風騷，但是最終還是要以病人口腔健康為依歸，這也顯示病患的口腔健康將得到更完善的醫療照顧，這是牙科各次專科學會蓬勃發展的最終精神與標的。

　　目前臺灣牙醫師全國性的組織可分為學術性與公共事務性兩大類，屬於學術性的有中華牙醫學會以及其所轄的各專科醫學會；屬於公共事務性的有中華民國牙醫師公會全國聯合會和北、高兩市及各縣市牙醫師公會。中華牙醫學會的重要會務在於舉辦全國性的學術活動，每年約有數百篇有關專題討論和論文的發表。其繼續教育課程中，除了牙醫師的繼續教育課程外，還有牙科助理與齒模製造技術員的繼續教育課程，此有意將以往「師徒傳授」方式的齒模製造技術，企圖導入於有學術理論基礎根據的技工範疇。在各專科醫學會方面，當各擁有特殊領域或性質的學會紛紛成立，各領風騷時，象徵著牙科已朝多元化的方向發展，代表我國牙醫學的長足進步。所有學會存在的目的就是要提升牙醫師的專業技能，引進最新的醫療觀念、技術與材料，改善醫療品質，增進與病人的和諧關係，對病人提供最好的牙科醫療服務。因此，我們樂見各專科學會的蓬勃發展，但是我們也始終不要忘記的就是在面對治療時，病人的口腔是不可以無限分割的，它是一個整體考量的功能單位，任何一項先進的治療，皆應符合整體口腔功能的完美發揮，包括咀嚼、言語、美學和長久健康的需求，也就是「綜合診斷、整體治療」的黃金準則。

　　中華民國各主要專科學會之創立見表 15-19。

1.《台大醫學院百年院史（中）光復後（一九四五──一九九七年）》，臺北：臺大醫學院，1997，初版，頁 74。

表 15-19　中華民國各主要專科學會之創立

	組織名稱	成立沿革	出版刊物
1	中華牙醫學會	1977 年 5 月 15 日成立，創會理事長為徐奎望。	《中華牙醫學會雜誌》，1987 年 4 月 1 日創刊。
2	中華民國顎咬合學會	1984 年 4 月 22 日成立，創會理事長為林崇民。為國內最早成立之牙科學會。	《顎友雜誌》，1988 年 7 月 25 日創刊。
3	中華民國口腔顎面外科學會	1987 年 3 月 1 日成立。創會理事長為趙崇福。為國內第一個成立之專科醫學會。	《中華民國口腔顎面外科學會雜誌》，1990 年 3 月創刊。
4	臺灣牙周病醫學會	1987 年 12 月 20 日創立，創會理事長為張文魁，原名稱為「中華民國牙周病學會」，1996 年更為現名。	《中華民國牙周病醫學會雜誌》，1996 年 9 月創刊，迄今已發行至第 8 卷第 4 期。
5	中華民國齒顎矯正學會	1988 年 1 月 24 日成立，創會理事長為費筱宗。	《中華民國齒顎矯正學雜誌》1988 年 7 月創刊。第 1 卷第 1 期（1988 年 7 月）至第 8 卷第 4 期（民 1997 年）刊名為：《中華民國齒顎矯正學會會刊》；第 9 卷第 1 期（1997 年 5 月）至第 12 卷第 4 期（2000 年 12 月）刊名為：《中華民國齒顎矯正學會雜誌》；第 13 卷第 1 期（2001 年 4 月）起刊名為：《中華民國齒顎矯正學雜誌》，卷期繼續。
6	中華民國贋復學會	1989 年 4 月 30 日成立，創會會長為詹兆祥。	
7	中華民國口腔病理學會	1989 年 10 月 14 日成立，創會會長為關學婉。	
8	中華民國牙髓病學會	1991 年 9 月 1 日成立，創會會長為藍萬烘。	創刊於 1991 年 11 月，《中華民國牙髓病學會會訊》
9	臺北市牙科植體學學會	1992 年 10 月 18 日成立，創會會長為盧貞祥。	
10	中華民國兒童牙科醫學會	1992 年 6 月 21 日成立，首任及第二屆理事長為台大教授郭敏光。本會前身為兒童牙科學術研討會。	《臺灣兒童牙醫學雜誌》1997 年 3 月 1 日創刊。原刊名為《中華民國兒童牙科醫學會會刊》發行至第 4 卷第 1 期（2000 年 6 月）止；自 2001 年 2 月起改刊名為《中華民國兒童牙科醫學會雜誌》，卷期另起；自第 2 卷第 4 期（2002 年 12 月）起再改為現刊名，卷期繼續。 《口腔保健專輯》（一套三冊） 第一集：學齡前幼兒口腔保健專輯—口腔保健做得好，牙齒健康沒煩惱。 第二集：學齡孩童口腔保健專輯—口腔衛生多注意，牙齒健康又美麗。 第三集：口腔暨牙齒衛生保健—口腔問題不輕忽，牙齒健康永享福。
11	臺灣口腔衛生學會	1994 年 6 月 18 日成立。其前身為「中華民國社區牙醫學會」，創會會長為姚振華。	
12	中華審美牙醫學會	成立於 1994 年 12 月 18 日，創會會長為林崇民。	
13	中華民國口腔植體學會	1995 年 4 月 30 日創會，創會理事長為郭英雄。	《中華民口腔植體會訊》
14	中華民國牙體復形學會	1995 年 5 月 7 日成立，創會會長為陳瑞松。	
15	中華民國牙醫學研究會	1995 年 5 月 19 日成立	
16	臺灣口腔矯正醫學會	1997 年 5 月 13 日成立。創會會長為林祥建。	
17	臺灣口腔衛生學會	1994 年 6 月 18 日成立，由原來的「臺灣齒科醫學會」更名。	《臺灣齒科醫學會雜誌》1978 年 10 月創刊。本刊發行 7 卷後停刊，於 1985 年 10 月復刊為第 8 卷第 1 期，自第 13 卷第 1 期（1997）改刊名為《臺灣口腔醫學會雜誌》；自第 18 卷第 1 期（2002 年 10 月）起再改刊名為 "Taiwan Journal of Oral Medicine & Health Sciences"《臺灣口腔醫學衛生科學雜誌》，卷期繼續。由高雄醫學大學口腔衛生科學研究所出版。
18	中華民國家庭牙醫學會	1998 年 2 月 22 日成立，創會理事長為張進順。	《中華民國家庭牙醫學》，《臨床家庭牙醫》
19	中華口腔醫學交流協會	1994 年 3 月 13 日成立，創會會長為高資彬。	
20	臺灣假牙牙醫學會	2000 年 10 月 14 日成立，創會理事長為陳明時。	
21	臺灣口腔醫務管理學會	1997 年 12 月 15 日成立創會理事長為簡秀雄，原名稱為「中華民國口腔醫療及管理協會」，2003 年更為現名。	
22	中華民國牙橋學會	1995 年 6 月 25 日成立。	《牙橋雜誌》
23	中華民國口腔顎面放射線學會	2000 年 6 月 25 日成立。	

24	中華民國兒童青少年及身心障礙者口腔保健暨矯正學會	2003 年 3 月 23 日成立。	
25	中華民國醫院牙科協會	2005 年 7 月 22 日成立。創會理事長林子淮。	《中華民國醫院牙科協會月刊電子報》
26	中華民國口腔雷射學會	2000 年 11 月 12 日成立，創會理事長呂國富。	《中華民國口腔雷射醫學雜誌》（季刊，2002 年 07 月創刊）
27	中華民國源遠牙醫學會	2001 年 3 月 25 日成立。	
28	臺灣牙醫植體醫學會	2005 年 1 月 8 日成立。	
29	臺灣牙周補綴學會	2005 年 5 月 1 日成立。	
30	臺北市口腔重建醫學會	2004 年，創會理事長段茂琦。	

附錄一

牙醫界為何反對將齒模製造技術員納入醫師法？

黃天昭

中華民國六十四年九月九日行政院衛生署以醫字第七八四八六號令訂定發布之「齒模製造技術員管理辦法」〔法規命令〕，共 11 條，其中涉及工作範圍者有三條：

第三條：「本辦法所稱齒模技術員，係指從事齒模製造、並依牙醫師或鑲牙生指示得從事助理鑲牙之人員。」

第九條：「齒模技術員不得施行口腔內外科或治療牙病，以及與口腔衛生有關之醫療業務。」

第十條：「齒模技術員違反前條之規定者，依醫師法第二十八條之規定處罰，並撤銷其登記。」

從第三條及第九條的規定，很明顯的可以看出相互矛盾。適用時會有嚴重的疑義，需要主管機關或司法上的解釋。

「齒模製造技術員管理辦法」的訂定，雖然沒有法律授權，但在當時法律環境，這是行政權太過於擴張的通病，很難單獨苛責行政院衛生署。該辦法的十一個條文中，除了上述條文上的矛盾外，尚無太大的問題。但長久以來，衛生署關於「齒模製造技術員管理辦法」的解釋，卻忽視醫師法的存在，作了很多違反醫師法的解釋，甚至有的解釋還違反了憲法。換句話說，行政院衛生署在執行醫師法及「齒模製造技術員管理辦法」時，反將「齒模製造技術員管理辦法」當作醫師法的「特別法」來執行。對於「齒模製造技術員」違反醫師法的個案，甚少以醫師法或該管理辦法的第九條及第十條來處理；相反的，卻常常以第三條後段：「依牙醫師或鑲牙生指示得從事助理鑲牙」為依據，不斷對「助理鑲牙」作擴大的解釋，把「齒模製造技術員」當作另一種牙醫師或鑲牙生看待。從醫師法的觀點來看，衛生署對「齒模製造技術員」的行政管理，是違法的，違法了 20 餘年！

對「指示」一再作擴大解釋

「齒模製造技術員管理辦法」第三條規定：「本辦法所稱齒模技術員，係指從事齒模製造、並依牙醫師或鑲牙生指示得從事助理鑲牙之人員。」其中所稱「指示」為：

1.「由牙醫師視工作情況自行斟酌指示方式。」（**64.11.8** 衛署醫字第八〇五〇一號）

2.「可由牙醫師自行斟酌指示方式，不單限於臨床指示一項。」（**66.4.7** 衛署醫字第一四五三三號）

3.「指示係雙方協議行為不具法定強制性質。」（**67.11.15** 衛署醫字第二一二一〇八號）

4.「可由牙醫師視工作情況自行斟酌指示方式，不單限於臨床指示，齒模製造技術員承製假牙時，不須牙醫師在場，但不得為患者裝置假牙。」（**74.9.5** 衛署醫字第五五三三九一號）

有關「指示」的解釋本應逐案為具體的指示才是，然而衛生署卻一再擴張解釋，不但由具

體的指示擴張為概括的指示，進而將「指示」再擴張為「雙方協議行為」、「不單限於臨床指示」、「不須牙醫師在場」，簡直將「指示」解釋為「授權」，造成「齒模製造技術員」幾乎可以單獨執業的情況。

齒模製造技術員不得設置治療檯

行政院衛生署 66.3.14 衛署字第一四二七五四號函：「齒模製造技術員為人整修假牙，應係就假牙本身部分，至清除齒垢如不使用醫療器械及藥品不適用醫師法第二十八條之規定。純粹為執行醫療業務所需要之醫療器材如治療檯（整套）等齒模製造技術員不得設置。」反觀事實上的情況，主管機關有無怠於管理，不辯即明。

「清除齒垢」的抗辯

行政院衛生署 66.3.21 衛署醫字第一三三四四六號函：「齒模技術員為人整修假牙及清除齒垢如不使用醫療器械及藥品，不適用醫師法第二十八條之規定。」司法機關於處理牙科方面違反醫師法的案件時，常常行文要求說明：某種行為是否屬於「清除齒垢」的行為？還是屬於醫師法第二十八條的醫療行為？當然這些案件的被告或犯罪嫌疑人並不限於「齒模製造技術員」，而是包括所有的牙醫無照行醫個案。

從「尚非經由考試法所定程序取得專門職業資格之人員」
變成「專門職業人員」

憲法第八十六條規定：「左列資格，應經考試院依法考選銓定之：一、公務人員任用資格。二、專門職業及技術人員執業資格。」讓我們看看下列兩則解釋：

一、案經准行政院衛生署 67.12.22 衛署醫字第二一五一五一號函復意見略以：「齒模製造技術員係依民國六十四年九月十一日發布之『齒模製造技術員管理辦法第四條』登記之人員，尚非經由考試法所定程序取得專門職業資格之人員，該辦法第三條已明定其從業範圍，其從業場所依規定得標示『齒模製造技術員○○○』，視同自由職業之一種，衛生主管機關以其個人為管理對象。」（按齒模製造技術員管理辦法第一條、第四條及第五條等，對請領齒模製造技術員登記證者，係以民國 61 年 10 月 1 日前取得臺灣省鑲牙齒模承造業職業工會聯合會，或臺北市鑲牙齒模承造業職業工會會員證，經查證屬實者為限。）復准該署 68.1.17 衛署醫字第二一七四三七號函：「『鑲牙』為牙醫師或鑲牙生所從事之業務；從事該項業務之場所，牙醫師為牙科診所，鑲牙生為鑲牙所，均非公司或行號，是『鑲牙』要難認為公司或行號之所營事業。」（經濟部 68.1.26 商字第○二八○四號）

二、79.11.7 衛署醫字第九○五五九九號函

主旨：有齒模製造技術員是否屬於醫師法第二十八條第一項但書第二款所稱之其他醫事人員乙案，復請查照。

說明：1. 依據行政院秘書處七十九年十月四日臺 (79) 衛移字第五○一七二號移文單辦理，兼復貴會等七十九年九月二十四日省金齒技雄字第○九九號函。2. 查醫師法第二十八條第一項但書第二款，係規定在醫療機構於醫師指導下之護士、助產士或其他醫事人員執行醫療輔助業務，得不受醫師法第二十八條規定之限制。而所稱護士、助產士或其他醫事人員，乃係指經醫事人員考試及格，並依各該醫事專門職業法規規定領有證書之人員。至於齒模製造技術員，乃係民國 64 年修正醫師法施行之際，由本署訂定齒模製造技術員管理辦法，將在 61 年 10 月 1 日前取得鑲牙齒模製造業職業工會會員，予以納入登記管理，其依該管理辦法第三條規定，從事齒模製造並依牙醫師或鑲牙生指示從事助理鑲牙工作，自亦得不受醫師法第二十八條規定之限制。

前者（經濟部 68.1.26 商字第○二八○四號）雖然是經濟部的解釋，但從函釋文中可以看出行政院衛生署曾以 67.12.22 衛署醫字第二一五一五一號函，回復經濟部，認為：「齒模製造技術員……尚非經由考試法所定程序取得專門職業資格之人員……」；但是 79.11.7 衛署醫字第九○五五九九號函卻認為：「醫師法第二十八條第一項但書第二款，係規定在醫療機構於醫師指導下之護士、助產士或其他醫事人員執行醫療輔助業務，得不受醫師法第二十八條規定之限制。而所稱護士、助產士或其他醫事人員，乃係指經醫事人員考試及格，並依各該醫事專門職業法規規定領有證書之人員」「至於齒模製造技術員……自亦得不受醫師法第二十八條規定之限制。」不是等於說：「齒模製造技術員」也是專門職業人員嗎？所以我們認為這一則解釋是違憲且違反醫師法的。

將「違法行政」就地合法為「醫師法中法條間的矛盾」？

嚴格而言，雖然「齒模製造技術員管理辦法」的訂定沒有法律授權的依據，是不合法的。但是，在當時行政權獨大的法律環境裡，我們也不便苛責行政院衛生署。可議的是，在執行「齒模製造技術員」的管理，適用「齒模製造技術員管理辦法」時，由於第三條及第九條的規定，很明顯的可以看出相互矛盾。適用時發生疑義，主管機關的解釋，長期以來忽視醫師法的規定，適用時將「齒模製造技術員管理辦法」當作醫師法的「特別法」。二十年來行政上的偏頗，造成「齒模製造技術員」普遍公然設置治療檯執行醫療業務的事實。上述所例示的解釋，只是一部分而已，其他相關解釋的合法性也值得仔細加以研究，在此不擬贅述。

民國 91 年 1 月 16 日修正公布的醫師法，在修法期間，行政院衛生署有鑑於「鑲牙生管理規則」及「齒模製造技術員管理辦法」欠缺法律的授權依據，不符合行政程序法相關規定為理由，欲將「鑲牙生管理規則」及「齒模製造技術員」納入醫師法附則，作為授權依據。過去牙醫界對鑲牙生及「齒模製造技術員」的存在早有意見，只是接受衛生署「不再發照」的說明，體諒主管機關的困難，隱忍不發。此次欲將鑲牙生及「齒模製造技術員」納入醫師法附則，無異將違反醫師法的「鑲牙生管理規則」及「齒模製造技術員管理辦法」從違法的法規命令，轉換為「醫師法中法條間的矛盾」。加上歷年來相關違反醫師法的解釋，一併沿用，牙醫師豈非依業務範圍可分為：牙醫師、「鑲牙生」及「齒模製造技術員」？如果沒有這個企圖，不是醫

師為什麼要在醫師法中訂定「授權條款」讓他們執行醫療業務呢？牙醫師這次修法會有較激烈的反彈，其實只有一個理由：在隱忍了 20 餘年後，違法的事實轉變為合法。

齒模相關法令彙編──黃天昭

時間	內容	說明
64.09.15	齒模製造技術員管理辦法 【公布日期】64.09.09 【公布機關】行政院衛生署 中華民國六十四年九月九日行政院衛生署醫字第七八四八六號令訂定發布全文十一條。 第 一 條　為管理現有從業齒模製造技術員，特訂定本辦法。 第 二 條　齒模製造技術員（以下簡稱齒模技術員）之管理，除法律令有規定外，依本辦法之規定。 第 三 條　本辦法所稱齒模技術員，係指從事齒模製造、並依牙醫師或鑲牙生指示得從事助理鑲牙之人員。 第 四 條　民國六十一年十月一日前取得臺灣省鑲牙齒模承造業職業工會聯合會或臺北市鑲牙齒模承造業職業工會會員證經查證屬實者，得依本辦法之規定向行政院衛生署申請登記，並請領齒模製造技術員登記證。 第 五 條　前條之登記，以自本辦法發布日起三個月內申請者為限，逾期概不受理。 第 六 條　齒模技術員應持憑登記證，向所在地直轄市或縣（市）政府繳驗申請發給從業執照。 第 七 條　齒模技術員死亡時，應於十日內由其最近親屬向所在地衛生主管機關報告，並繳銷從業執照及登記證。 第 八 條　齒模技術員非加入所在地公會不得從業。 第 九 條　齒模技術員不得施行口腔內外科或治療牙病，以及與口腔衛生有關之醫療業務。 第 十 條　齒模技術員違反前條之規定者，依醫師法第二十八條之規定處罰，並撤銷其登記。 第 十一 條　本辦法自發布日施行。	1. 齒模製造技術員的誕生。 2. 第三條與第九條矛盾。 3. 主管機關解釋法令完全沒有援引第九條，也常忽略了醫師法第二十八條。
64.11.08	△「齒模製造技術員管理辦法」及「國術損傷接骨技術員管理辦法」第三條所稱之「指示」，由牙醫師或鑲牙生及中醫師視工作情況自行斟酌的指示方式。（64.11.8 衛署醫字第八〇五〇一號）	「指示」的解釋過於寬鬆，其結果是，除非牙醫師或鑲牙生及中醫師否認曾經「指示」，否則莫不成立。
64.11.29	△凡合於左列規定之一者，得比照齒模製造技術員管理辦法第四條之規定向本署申請齒模製造技術員登記。 1. 現在公立醫院從事牙科佐理工作持有醫院證明屬實者。 2. 曾在公立醫院從事牙科佐理工作滿三年以上，經醫院證明屬實者。（64.11.29 衛署醫字第八一一四六八號）	管理辦法才施行 2 個月，主管機關對自己所訂之行政規則，即作出違法的解釋。 此一「解釋」完全違反管理辦法第四條之規定，已逾越「解釋」之射程，等於是管理辦法第四條之修訂。但卻不須經行政院核定。
64.12.10	△依據國術損傷接骨齒模製造技術員管理辦法第五條之規定，該項技術員登記期限至本（十二）月十日止（即辦法發布日起三個月內申請者為限）茲為顧及偏遠地區交通不便因而失去機會起見，其登記期間，決定延長至本（十二）月三十一日止。（64.12.10 衛署醫字第八一九五五號）	此一解釋亦違背管理法第五條之規定，形同修訂第五條，且不須經行政院核定。
65.06.13	△查部分國民持有六十一年十月一日以前之鑲牙齒模承造業職業工會會員證，及五十六年六月二日以前之國術會會員證者，未及時辦理技術員登記證者，迭接獲申請准予補辦，本署茲顧及實際情況需要，自即日起至本（六十五）年七月底止，准向衛生署申請補辦上述二項技術員登記證。（65.6.18 衛署醫字第一一六一一二號）	放寬資格、延長期限猶不足，再違法准予「申請補辦」，自己訂定管理辦法（須經行政院核定），自己違法解釋形同修改管理辦法（勿須經行政院核定）。
65.09.23	△各地鑲牙齒模承造業職業工會會員，仍應依照規定以民國六十一年十月一日以前取得臺灣省各縣市及臺北市之鑲牙齒模承造業職業工會會員資格者為限。（65.9.23 臺內勞字第六九九〇六號）	1. 創造出「清除齒垢」的不確定概念，是密醫最常用之辯解。 2. 多年來齒模製造技術員，沒有治療權恐是少數。
66.03.03	△齒模製造技術員自行設址從業或於牙科醫院診所內服務均無不可，其從業執照性別右方，應加註「姓名」，出生年月日、左方應加註「從業住址」。其市招得懸掛為「齒模製造技術員某某人」。（66.3.3 衛署醫字第一四三一〇六號）	
66.03.14	△齒模製造技術員為人整修假牙，應係就假牙本身部分至清除齒垢如不使用醫療器械及藥品物不適用醫師法第二十八條之規定。純粹為執行醫療業務所需要之醫療器材如治療椅（整套）等齒模製造技術員不得設置。（66.3.14 衛署醫字第一四二七五四號）	
66.03.21	△齒模技術員為人整修假牙及清除齒垢如不使用醫療器械及藥品，不適用醫師法第二十八條之規定。（66.3.21 衛署醫字第一三三四〇六號）	再強調「整修假牙」「清除齒垢」無罪。
66.03.21	△齒模製造技術員其從業執照申請書，不必劃設指示牙醫師或鑲牙生姓名或認許章一欄。（66.3.21 衛署醫字第一四四六一三號）	「指示」方式自行斟酌「指示」之人亦可不特定。
66.03.21	△齒模製造技術員其從業地址無須與牙醫師或鑲牙生之開業地址相同，其從事助理鑲牙時，牙醫師或鑲牙生不必親自在場指示。（66.3.21 衛署醫字第一四四六一三號）	「指示」也不必親自在場，可用電話、郵寄或 e-mail……

時間	內容	說明
66.03.23	△齒模製造技術員之從業： 1. 整修假牙係以假牙二字為主，在口腔外之整修假牙不受醫師法第二十八條之限制。 2. 清除齒垢，不可使用醫療器材及藥品，不可與牙肉組織直接接觸。 3. 無牙醫師即無齒模製造技術員之養成，二方須互相合作，牙科醫院、診所之齒模，除牙醫師外應由齒模技術員承製，牙醫師不得另聘其他助手或學徒。 4. 新開業之牙科診所應聘齒模技術員方准開業，首由勞保、公保醫院開始實施。(66.3.23 衛署醫字第一四二六九八號)	1. 再強調「整修假牙」、「清除齒垢」。 2. 齒模製造技術員「反撲」? (1) 牙醫師不得承製齒模乎? (2) 強制牙醫師僱用齒模製造技術員?
66.04.07	△齒模製造技術員管理辦法第三條所稱之「指示」，可由牙醫師或鑲牙生自行斟酌指示方式，不單限於臨床指示一項。(66.4.7 衛署醫字第一四五三三號)	「指示」方式自行斟酌；「指示」不必親自在場，再加上「不限於臨床指示」。快變成「不必指示」了。
66.04.07	△齒模製造技術員之工作範圍，依照齒模製造技術員管理辦法第三條之規定可從事齒模製造，並依牙醫師或鑲牙生之指示得從事助理鑲牙業務，不得為人拔除牙齒。(66.4.7 衛署醫字第一四六一九三號)	模糊的工作範圍，但拔牙是不可以的，可以整修假牙、清除齒垢，但不可拔牙。
67.04.26	△補牙為醫療行為，須有醫師（牙醫師）資格者充當；但依「醫師法施行細則」第二十一條及「鑲牙生管理規則」規定，鑲牙生亦得執業鑲補牙。非醫師又非鑲牙生，為補牙行為應依醫師法處罰；鑲牙生為補牙行為既為法令所允許，宜應依鑲牙生管理規則處辦。(67.4.26 衛署醫字第一八九九九一號)	鑲牙生可補牙，齒模製造技術員不可補牙。
67.08.12	△無牙醫師資格而為人裝修假牙係屬醫療行為，但具有齒模製造技術員資格者在牙醫師或鑲牙生指示下為人裝修假牙，則不在此限。(67.8.12 衛署醫字第二〇一九四三號)。	裝修假牙既然屬醫療行為，此一解釋即違反醫師法第二十八條。
67.08.18	△齒模製造技術員所懸市招應限於「齒模製造技術員某某人」為範圍，臺北市齒模製造技術員公會會員市招統一懸掛「某某鑲牙所」，與前項規定不合，應依照本署辦理。(67.8.18 衛署醫字第二〇二三一八號)	集體轉型?
67.11.15	△齒模製造技術員管理辦法第三條所謂之「指示」係雙方協議行為不具法定強制性質。(67.11.15 衛署醫字第二一二一〇八號)	單方指示變為雙方協議行為。指示已名存實亡。
68.01.17	68.1.17 衛署醫字第二一七四三七號函 主旨：「鑲牙」為牙醫師或鑲牙生所從事之業務；從事該項業務之場所，牙醫師為牙科診所，鑲牙生為鑲牙所，均非公司或行號，是以「鑲牙」要難認為公司或行號之所營事業，覆請卓參。 說明：復 貴部 68.1.9 經（六八）商〇〇六四二號函。	
68.01.26	△本案經准行政院衛生署 67.12.22 衛署醫字第二一五一五一號函復見略以：「齒模製造技術員係依民國六十四年九月十一日發布之『齒模製造技術員管理辦法第四條』登記之人員，尚非經由考試法所定程序取得專門職業資格之人員，該辦法第三條已明定其從業範圍，其從業場所依規定得標示『齒模製造技術員〇〇〇』，視同自由職業之一種，衛生主管機關以其個人為管理對象。」（按齒模製造技術員管理辦法第一條、第四條及第五條等，對請領領齒模製造技術員登記證者，係以民國六十一年十月一日前取得臺灣省鑲牙齒模承造業職業工會聯合會或臺北市鑲牙齒模承造業職業工會會員證經查證屬實者為限。）復准該署 68.1.17 衛署醫字第二一七四三七號函：「『鑲牙』為牙醫師或鑲牙生所從事之業務；從事該項業務之場所，牙醫師為牙科診所，鑲牙生為鑲牙所，均非公司或行號，是『鑲牙』要難認為公司或行號之所營事業。」（經濟部 68.1.26 商字第〇二八〇四號）	齒模製造技術員「尚非」專門職業技術人員；但嗣後於 79 年就變成醫事人員了。
68.02.22	△縣齒模製造技術員公會，因會務需要，需聘請顧問，其對象應以在該縣執業之牙醫師為原則。(69.2.22 衛署醫字第二六七六〇五號)	後來「顧問」專供「指示」之用。
70.03.17	70.3.17 衛署醫字第三一六四六七號函 主旨：貴部擬自本 (70) 年起於專門職業及技術人員普通考試中設置鑲牙生類科一案，本署敬表同意繼續舉辦三年，即自七十年至七十二年止，報考人仍以於修正醫師法施行之際經檢定考試及格之二十二人為限，其他人不得援例，得請查照。	
70.04.08	△為確保齒模技術員之權益，請協調牙醫界專門從事醫療業務，有關齒模製造之工作應盡量僱請齒模技術員辦理，或委由齒模技術員辦理。(70.4.8 衛署醫字第三二二一三四號)	想剝奪牙醫師齒模製造之工作權?
70.06.26	70.6.26 衛署醫字第三三二八七三號函 主旨：助產士、接骨技術員、齒模技術員等申請領得開（從）業執照後，其實際開（從）業地址與原申請登記之開（從）業地址不符，應依何法條予以處理一案，復如說明段，請查照。 說明：1. 復貴處 70.6.17 七〇衛一字第三五九九〇號函。 2. 依助產士法施行細則第五條之規定，助產士歇業復業或移轉時，不依助產士法第七條規定報告者，該管官署得繳銷其開業執照，或予以停業處分。 3. 接骨技術員、齒模技術員其實際從業地址，與原申請登記之從業地址不同，顯已形成不實事項，該主管機關應先書面通知限期變更登記，逾期未向該主管機關申辦者，得依行政執行法予以處理。	
	△問題 甲係齒模製造技術員，未取得合法醫師資格，又非依牙醫師或鑲牙生指示，擅自為乙製造齒模，並以牙醫師所用之診療機為乙磨平牙齒後，為之鑲齒三顆，此行為是否為醫療行為。(本例經函衛生署解釋是否屬於口腔衛生有關之醫療業務。覆函僅稱請逕依事實認定)。	

時間	內容	說明
73.03.28	討論意見 甲說：齒模製造技術員管理辦法第三條規定「本辦法所稱齒模技術員。係指從事齒模製造，並依牙醫師或鑲牙生指示，得從事助理鑲牙之人員」同辦法第九條「齒模技術員不得施……及與口腔衛生有關之醫療業務。甲係齒模技術員，雖得製造齒模，但僅得在牙醫師或鑲牙生指示下，助理鑲牙。今違反此規定，擅自為乙磨平牙鑲牙，自屬係施行口腔衛生有關之醫療業務。」 乙說：甲雖違反齒模技術員管理辦法第三條規定，擅自為乙鑲牙，但該辦法，僅依行政命令，且鑲牙既未開刀或打針，性質上並非醫療業務。 審查意見 1. 依衛生署六十六年三月廿三日衛署醫字第一四二六九八號函覆高院：(1) 整修假牙在口腔外為之，不受醫師法第二十八條之限制；(2) 清除齒垢不可使用醫療器材藥品，不可與牙肉組織直接接觸。 2. 擬採甲說。 研究結果：照審查意見通過。 法務部檢察司研究意見：同意研究結果。 發文字號：73.3.28 法 (73) 檢字第三四三〇號。 座談機關：臺灣高等法院檢察處暨所屬各級法院檢察處（七十二年度法律問題座談會）（錄自《臺灣高等法院檢察處法律問題彙編》特別法）	
72.11.21	△鑲牙美齒、牙科假牙設計、牙科復健、鑲牙補齒均涉及醫療業務，未具牙醫師資格不得執行，其懸掛該類市招，應依醫師法第二十八條之一規定論處。至其有無違反醫師法第二十八條規定，應視其個案事實之業務行為而認定。齒模製造技術員依齒模製造技術員管理辦法第三條規定，從事齒模製造，並依牙醫師或鑲牙生指示得從事助理鑲牙；至於可否執行「鑲牙美齒」、「牙科假牙設計」、「牙科復健」、「鑲牙補齒」，應視其業務內容有無逾越該辦法之規定。（72.11.21 衛署醫字第四五二八一六、四五七〇八七號）	既已涉及醫療業務，應依醫師法第二十八條辦理，主管機關卻還要「視其業務內容有無逾越該辦法之規定」，沒有法律位階觀念。
72.12.05	△依照齒模製造技術員管理辦法第六條規定，齒模技術員應持憑登記證，向所在地直轄市或縣（市）政府繳驗申請發給從業執照。同辦法第八條規定，齒模技術員非加入所在地公會，不得從業。故本案「齒模製造技術員」應以持憑地方衛生主管機關發給之「齒模製造技術員從業執照」辦理職業登記。（72.12.5 衛署醫字第四五七八四〇號）	
73.01.23	73.1.23 衛署醫字第四五〇七三四號函 主旨：關於貴部擬繼續舉辦「專門職業及技術人員普通考試鑲牙生類科考試」乙案，復請查照。 說明：1. 復貴部 72.10.6(72) 選二字第三九〇八號函。 　　　2. 有關「專門職業及技術人員普通考試鑲牙生類科考試」，貴部於民國六十四年醫師法修正公布施行後，即同時配合停止舉辦該類科考試。嗣後維護以前經普檢鑲牙生考試及格人員（二十二人）之權益，貴部乃先後兩次經徵詢本署同意並報經考試院核准繼續舉辦該類科考試，每次以舉辦三年為限，第一次自六十七年至六十九年止、第二次自七十年至七十二年止，合計已連續舉辦六年，雖尚有十一人未能及格，惟為貫徹政令之推行及維持鑲牙生之素質，不宜漫無限期，再繼續舉辦該類考試，以符合醫師法施行細則第二十二條「……但自本法施行之日起，停止發給鑲牙生證書」之規定。	
73.05.07	△齒模製造技術員如領有從業執照，未加入所在地公會而從業者，應依行政執行法處分。（73.5.7 衛署醫字第四八〇六二〇號）	
73.06.09	△ 1. 齒模係製作義齒時使用之醫療器材，依現行規定此類醫療器材尚無須辦理查驗登記，申領醫療器材製造或輸入之許可證，僅經營醫療器材製造或販賣之業者，亦可免向地方衛生主管機關申請藥商許可執照。 　　2. 至於本署 64.9.11 發布之齒模製造技術員管理辦法，係對齒模製造從業人員所為之管理，僅經營齒模製造業務之公司負責人或營利事業負責人（即藥物藥商管理法施行細則所稱藥商負責人），尚無積極之資格限制。（73.6.9 衛署藥字第四八三四二五號）	
73.06.15	△鑲牙應由牙醫師或鑲牙生為之，齒模製造技術員依牙醫師或鑲牙生指示，得從事助理鑲牙；鑲牙應屬醫療行為，未具一定資格，為人鑲牙，應屬違反醫師法第二十八條刑責範圍。（73.6.15 衛署醫字第四五〇〇二號）	鑲牙應屬醫療行為，鑲牙生未取得合法醫師資格，已違反醫師法第二十八條規定。
73.09.12	△按齒模製造技術員管理辦法第三條規定：「本辦法所稱齒模技術員，係指從事齒模製造，並依牙醫師或鑲牙生指示，從事助理鑲牙之人員。」故齒模技術員懸掛「齒模」廣告市招一節，尚未逾越「齒模製造」業務範圍，應無不可；惟是類技術員既限於牙醫師或鑲牙生指示，始得從事「助理鑲牙」工作，自不得以齒模製造技術員身分懸掛「鑲牙」市招或設置鑲牙場所。（73.9.12 衛署醫字第四九四九八一號）	齒模製造技術員想轉型為鑲牙生。
73.09.13	△齒模製造技術員如領有從業執照，未加入所在地公會而從業者，應依行政執行法處分，至部分因與公會章程規定不符而無法加入公會者，應暫不適用，另案由本署協調中央社政主管機關辦理。（73.9.13 衛署醫字第四九四五二七號）	
73.12.17	△鑲牙生於執業期間，為患者拔除下牙床小臼齒，並交付患者消炎劑服用，應屬執行醫師法第二十八條第一項之醫療業務。（73.12.17 衛署醫字第五〇八六七九號）	鑲牙生不得拔牙。
	△按「未取得合法醫師資格為醫療廣告者，由衛生主管機關處以五千元以上五萬元以下罰鍰。」醫師法第二十八條之一定有明文。本件原告為鑲牙生，並未取得合法之牙醫師資格，擅自變更市招內容，分別在臺中市北屯區大鵬路十八巷十號懸掛「詹齒科」，並標示服務項目為：「……牙週病防治、齲齒防治」及	鑲牙生想轉型為牙醫師，此案嗣後還聲請大法官會議解釋。

時間	內容	說明
74.01.25	在同市中清路一〇一之三十六號懸掛「詹齒科牙科」超越服務範圍之醫務廣告之事實，為原告所不否認，且有市招影本附卷可稽、事證明確。查鑲牙生，依照鑲牙生管理規則第七條規定，不得施行口腔外科，及治療牙病。原告既非牙醫師，擅自懸掛「詹齒科」及於服務項目內載明「牙周病防治」、「齲齒防治」，顯已違反首揭法條之規定，於法並無違誤。訴願、再訴願決定遞予維持，再訴願決定機關並為姑念初犯，予以變更原處分，從輕改處五千元罰鍰，亦無不合。原告起訴意旨以其為經國家專門職業人員普考及格之合法牙科醫療業務開、執業人員鑲牙生，自可從事醫療廣告云云為主張，其見解實對法律有所誤會。(74.1.25 七十四年判字第九三號)（錄自：《行政院裁判要旨彙編》第五輯第一〇一二頁）	
74.01.25	△按未取得合法醫師資格為醫療廣告者，由衛生主管機關以五千元以上五萬元以下罰鍰，醫師法第二十八條之一定有明文。又「牙科」或「齒科」乃合法牙醫師施行口腔外科及治療牙病之處所，核與不得施行口腔外科及治療牙病之鑲牙生所執業之處所名曰「牙科鑲牙所」或「齒科鑲牙所」者完全不同，自不得由鑲牙生擅自單純使用「牙科」或「齒科」名稱倖圖影射，以招徠口腔外科及治療牙病醫療業務。又鑲牙生刊登以鑲牙或補牙為目的之廣告，固非醫療廣告，惟其刊登內容，如載有能影響人類身體結構、生理機能的行為，及能影響人類生理機能的病變或缺陷之消除行為者，仍不失為醫療廣告之範圍。良以單純鑲牙補牙，依法固屬鑲牙生業務範疇，惟醫師法第二十八條之一所指醫療廣告，並不以對於人體有構成危害之虞之廣告，亦即利用化學方法或機械方法所為診察治療人體疾病行為之廣告，諸如對於人體某種疾病之打針施藥之廣告為限，即利用適當之矯正力之齒列矯正之醫療行為，亦在禁止之列。本件原告未取得合法醫師資格，竟利用其取得鑲牙生資格，並奉准遷移新址之便，擅自散發單純載有：「牙科」及「齒列矯正」等涉及能愈人身生理機能的病變或缺陷之消除之醫療廣告事項，於七十三年一月二十三日經臺灣省牙醫師公會查覺之事實，有該廣告傳單影本及該公會函影本，附於原處分卷可稽。被告機關因以原告有違反醫師法第二十八條之一規定為由，科處原告罰鍰一萬元（折合新臺幣三萬元），按諸首開說明，原處分並無違誤。(74.1.25 七十四年判字第一〇二號)（錄自：《行政法院裁判要旨彙編》第五輯，第一〇一三頁）	鑲牙生想轉型為牙醫師。
74.03.14	△鑲牙生執行業務擅自為人治療牙痛、拔除小臼齒等，其行政罰部分，應依鑲牙生管理規則第八條規定予以撤銷開、執業執照，至其期間定為一年以上，三年以下。(74.3.14 衛署醫字第五一七九〇一號)	鑲牙生不得拔牙。
74.05.17	△臺北市齒模製造技術員公會函請准予在其會銜上冠以「牙科」二字乙案，查與「齒模製造技術員管理辦法」所定之專業資格名稱不符，應予免議。(74.5.17 衛署醫字第五三一四八八號)	齒模製造技術員想轉型為牙醫師。
74.09.05	△齒模製造技術員管理辦法第三條所稱之「指示」，可由牙醫師或鑲牙生視工作情況自行斟酌的指示方式，不單限於臨床指示，齒模製造技術員承製假牙時，不須牙醫師在場，但不得為患者裝置假牙。(74.9.5 衛署醫字第五五三三九一號)	1. 可自行「承製」。 2. 不得為患者裝置假牙。
74.11.06	△有關齒模製造技術員從業問題，本署曾於民國六十六年三月十二日邀請有關單位代表會商獲致四項結論（註：見 66.3.23 衛署醫字第一四二六九八號），至本署六十五年三月四日衛署醫字第八七六七九號函，指齒模製造技術員在牙醫師指示下可以直接替病人印模或試裝假牙一節，因印模或試裝假牙皆屬製作假牙過程之一，自應受上述會議結論之限制。(74.11.6 衛署醫字第五六〇二三一號)	1. 看不出 4 項結論有何與「印模」與「試裝假牙」之關聯。 2.「裝置假牙」不准；「試裝假牙」不明？
75.01.27	△按齒模製造技術員為人整修假牙，應係就假牙本身部分，在口腔外為整修工作，始不受醫師法第二十八條之限制，早經本署六十六年三月二十三日衛署醫字第一四二六九八號函規定在案，是以齒模製造技術員，擅自為患者裝置假牙，應認屬醫師法第二十八條所稱之擅自執行醫療業務。(75.1.27 衛署醫字第五七六四三二號)	「整修假牙」？「試裝假牙」？「裝置假牙」？「清除齒垢」？……「白馬非馬」？公孫龍子解釋法令？
75.01.29	△鑲牙生在鑲牙過程中，若為達鑲牙目的，其原牙周病患洗牙，應無不可，否則仍應受「鑲牙生管理規則」第七條所定「鑲牙生不得施行口腔外科及治療牙病」之約束。(75.1.29 衛署醫字第五七五六〇五號)	法律是規範「行為」的，而非規範「目的」；為「目的」不擇「手段」乎？
75.03.15	△鑲牙生管理規則第八條其擅自為人治療牙痛，拔除小臼齒之行為，是否可視為鑲牙生之不正當行為亦經本署於七十四年三月十四日以衛署醫字第五一七九〇一號函釋示：「鑲牙生執行業務擅自為人治療牙痛，拔除小臼齒等，其行政罰部分，應依鑲牙生管理規則第八條規定予以撤銷開、執業執照，至其期間定為一年以上，三年以下。」有案。原處分機關據以處分再訴願人撤銷開、執業執照一年，於法並無不當。至再訴願人訴稱：鑲牙生管理規則係行政命令，不能對人民權利義務有所剝奪，且同時受刑事判決及行政罰變重處分，顯不適當，請撤銷原處分等語，查查「鑲牙生管理規則」與前述本署釋示，係衛生主管機關依中央法規標準法第七條規定，依其法定職權所訂或補充解釋之有效行政命令，自屬適法。次查再訴願人取得鑲牙生開、執業執照，乃源自「鑲牙生管理規則」（第四條），茲主管機關撤銷其開、執業執照，亦源於該規則（第八條），同一規則對權利、義務之取得或喪失，均記載甚明，原處分機關依該規則所為行政處分，自難罪為違法或偏頗之行為。(75.3.15 衛署訴字第五六三〇二八號)	鑲牙生不可拔牙。
75.11.08	△「洗牙」乃醫療行為，屬牙醫師業務範圍，應由牙醫師親自執行。(75.11.8 衛署醫字第六二六〇六二號)	牙醫師應親自洗牙。
	77.2.2 衛署醫字第七〇八一五五號函 主旨：有關鑲牙生業務範圍疑義，復請查照。 說明：1. 復貴會與臺北市鑲牙生公會臺灣省鑲牙生公會七十六年十一月十	鑲牙生為達「鑲牙補齒」除拔牙、矯正外幾乎無所不能。主管機關完全忘了醫師法的存在。

時間	內容	說明
77.02.02	日、十二月二十三日 (76) 省市鑲牙生聯衛字第○○一、○○二號聯合陳情書。 2. 依鑲牙生管理規則，鑲牙生之業務範圍以鑲牙補齒為限，其為達鑲牙補齒目的，執行鑲牙生補齒過程中所必須包括之醫療行為，如口腔及牙齒診斷、橋基牙（支臺齒）之復健、牙齒的切削成形（常須清除齒垢及上局部麻醉）、印取模型測量設計（設計基於診斷）、牙冠牙橋或假牙的製作、試戴（咬合修整）、裝戴使用等。除此以外之行為，應受鑲牙生管理規則第七條所定「鑲牙生不得施行口腔外科及治療牙病」之約束。	
77.02.09	△所詢有關兒童剪舌繫帶或下頜骨骨折病人手術，係屬醫師或牙醫師之醫療業務疑義乙案，按教科書中頭頸部之醫療範圍，耳鼻喉科、重建整形外科、口腔顎面外科均有重疊領域，甚難劃分，醫師及牙醫師均應具備其基本相同訓練及相關醫療技能，始可使醫療工作達於完美。(77.2.9 衛署醫字第七○九三七五號)	只須這個解釋，口腔顎面外科已無業務範圍之疑義。與口腔顎面外科是否為專科醫師無關，因為牙醫專科醫師業務範圍仍不會超過牙醫師之業務範圍。
77.10.29	△至訴願人所訴，本署註銷其所領有齒模製造技術員登記證，顯然一罪兩罰等語，惟查本件訴願人因違反醫師法案件，既經司法機關判決確定，本署依據判決事實及齒模製造技術員管理辦法之規定，據以撤銷訴願人之齒模製造技術員登記證，並無不當，何況法並未不允許司法與行政分別處罰規定，是以訴願人所訴，不足採納。(77.10.29 衛署訴字第七四七六九號)	
79.01.23	79.1.23 衛署醫字第八四五二八一號函 主旨：有關齒模製造，係依牙醫師處分並經取模後交付製作，其對象特定，非屬一般醫療器材，毋需辦理藥商登記，復請查照。 說明：復貴處 78.11.27 七八衛一字第○五八九八號函。	
79.03.01	79.1.23 衛署醫字第八四五二八一號函 主旨：中華民國齒模製造技術員協會贊助會員是否得為患者拔牙、治療及裝置義齒等行為乙案，因未明其贊助會員之資格為何？惟如未具牙醫師資格者，應不得為患者拔牙、治療及裝置義齒等醫療行為，復請查照。 說明：復貴署 79.2.15 雲檢勇仁字第一五五五號函。	製造出「顧問」來「指示」後，又創造「贊助會員」，而且是做「拔牙、治療及裝置義齒」。
79.10.15	79.10.15 衛署醫字第九○三四六六號函 主旨：貴署七十九年九月十四日中檢順達字第二五七一一號函對於葉孫玄違反醫師法案，所詢事項，復如說明段，請查照。 說明：1. 按齒模製造技術員之工作範圍，依齒模製造技術員管理辦法第三條規定，係以從事齒模製造並依牙醫師或鑲牙生指示，得從事助理鑲牙工作。又所稱：「指示」，得由牙醫師或鑲牙生自行斟酌的指示方式。本案葉孫玄具齒模製造技術員資格，其有無逾越範圍違反醫師法規定，仍請逕依其實際執行狀況之事實認定。 2. 檢還貴署七十九年度偵字第七二七九號卷宗壹宗。	法條文義不明，檢察官來文要求解釋，主管機關仍解釋不清楚，說：「您看著辦吧！」
79.11.07	79.11.7 衛署醫字第九○五五九九號函 主旨：有齒模製造技術員是否屬於醫師法第二十八條第一項但書第二款所稱之其他醫事人員乙案，復請查照。 說明：1. 依據行政院秘書處七十九年十月四日台 (79) 衛移字第五○一七二號移文單辦理，兼復貴會等七十九年九月二十四日省金齒技雄字第○九九號函。 2. 查醫師法第二十八條第一項但書第二款，係規定在醫療機構於醫師指導下之護士、助產士或其他醫事人員執行醫療輔助業務，得不受醫師法第二十八條規定之限制。而所稱護士、助產士或其他醫事人員，乃係指經醫事人員考試及格，並依各該醫事專門職業法規定領有證書之人員。至於齒模製造技術員，乃係民國六十四年修正醫師法施行之際，由本署訂定齒模製造技術員管理辦法，將在六十一年十月一日前取得鑲牙齒模製造業職業工會會員，予以納入登記管理，其依該管理辦法第三條規定，從事齒模製造並依牙醫師或鑲牙生指示從事助理鑲牙工作，自亦得不受醫師法第二十八條規定之限制。	67.12.22「尚非」專門職業資格人員；79.11.7 已升格為「醫師法第二十八條第一項但書第二款所稱之其他醫事人員」，憲法規定專門職業及技術人員經考試取得資格，主管機關此一解釋恐與憲法不符。
78.12.13	78.12.13 衛署醫字第八四五五五八號函 主旨：齒模製造技術員管理辦法第三條所稱之「指示」，可由牙醫師或鑲牙生視工作情況自行斟酌的指示方式，復請查照。 說明：復貴院 78.11.29 基院仰刑和字第一八三四○號函。	法院也看不懂「指示」是什麼意思
80.02.27	80.2.27 衛署醫字第九二二八八四號函 主旨：貴會建議對於齒模製造技術員於業務上觸犯醫師法第二十八條規定，經判決確定而予緩刑者，免予撤銷其登記證乙案，查與齒模製造技術員管理辦法第十條規定不合，復請查照。 說明：1. 復貴全八十年一月二日省全齒技術字第○○一號函。 2. 另建議將齒模製造技術員管理辦法第十條後段所定「並撤銷其登記」之規定予以修正刪除乙案，留供參考。	
80	*依鑲牙生管理規則，鑲牙生之業務範圍以鑲牙補齒為限，其為達鑲牙補齒之目的，執行鑲牙補齒過程中所必須包括之醫療行為，如口腔及牙齒診斷、橋基牙（支臺齒）之復健、牙齒的切削成形（常須清除齒垢及上局部麻醉）、印取模型測量設計（設計基於診斷）、牙冠牙橋或假牙的製作、試戴（咬合修整）、裝戴使用等，除此以外之行為，應受鑲牙生管理規則第七條所定「鑲牙生不得施行口腔外科及治療牙病」之約束。(臺八十訴字第一八○五六號)	鑲牙生除拔牙、矯正外幾乎無所不能，醫師法形同虛設。

時間	內容	說明
81.08.11	△按醫療行為係指凡治療、矯正或預防人體疾病、傷害、殘缺為目的，所為的診察、診斷及治療；或基於診察、診斷結果，以治療為目的，所為之處方、用藥、施術或處置等行為的全部或一部的總稱。為病人洗牙、拔牙及蛀牙之磨牙、填補等應屬醫師法第二十八條所稱之「醫療業務」。（81.8.11 衛署醫字第八一五六五一四號）	
81.02.26	81.2.26 衛署醫字第九八八一八二號函 主旨：營利事業登記經營「牙架、鎳冠、黃金冠、瓷牙等加工製造買賣業」，尚有不宜，復請查照。 說明：1. 復貴部八十年十一月十一日經（八〇）高二二七二一八號函。 　　　2. 按牙架、牙冠製造，須配合牙醫師治療病患之需要，由牙醫師或齒模製造人員依照牙醫師取自病患之「齒模」為之，該成品有其特定之提供對象。且齒模製作人員之資格及其業務範圍，刻正由本署研擬草案，擬予立法管理，為免衍生將來管理上之困擾，仍以本署八十年十月九日衛署醫字第九七九六二六號函釋「不宜營利事業登記經營」為妥。至於牙醫材料買賣業者，其人員資格及販售對象與前者有別，並無特殊限制，依藥物藥商管理法之規定，申請藥商許可登記，即可為之。	
81.08.22	△洗牙應屬醫師法第二十八條第一項所稱之醫療行為。（81.8.22 衛署醫字第八一五九〇八一號）	再一次解釋，牙醫師應親自洗牙。
86.02.01	86.2.1 衛署醫字第八六〇〇二一二〇號書函 1. 貴院八十六年一月十日新院文刑群八五易二九九四字第一四八〇號函，收悉。 2. 按印模為鑲牙之過程，依據七十三年六月十五日衛署醫字第四八五〇〇二號函釋，鑲牙應由牙醫師或鑲牙生為之，齒模製造技術員依牙醫師或鑲牙生指示，得從事助理鑲牙；鑲牙應屬醫療行為，未具一定資格，為人鑲牙，應屬違反醫師法第二十八條規定。 3. 又依據本署七十五年十一月八日衛署醫字第六二六〇六二號函釋，洗牙（包括清除牙結石、牙縫清洗）乃醫療行為，屬牙醫師業務範圍，應由牙醫師親自執行。 4. 復請查照。	5年後又強調一次，牙醫師應親自洗牙。
87.05.06	87.5.6 衛署醫字第八七〇一二一八號 主旨：有關經營「齒模製造業」是否可登記為公司、行號經營之所營事業乙案，復請查照。 說明：1. 復貴部八十七年二月二十日經（八七）商字第八七二〇一七一三號函。 　　　2.「鑲牙」係屬牙醫師或鑲牙生專業範圍，未具有牙醫師或鑲牙生資格者，不得為之。「齒模製造」，經由牙醫師或鑲牙生印取模後，依齒模製造技術管理辦法規定，得由齒模製造技術員從事齒模製造。是以「鑲牙」、「齒模製造」，均屬專業服務範圍，仍不宜登記為公司、行號經營之所營事業。	
87.09.05	87.9.5 衛署醫字第八七〇五二〇〇一號 主旨：牙醫診所內未取得合法醫師資格之助理人員，是否得在醫師指揮監督下從事為病患裝拆矯正器鋼線或洗牙之行為，又於診療過程中幫病人吸口水及教導病患綁橡皮筋是否為執行醫療業務乙案，復請查照。 說明：1. 復貴院八十七年六月八月十八廿一日北院義刑西八七易一八九三字一九二一二二八六五一號函。 　　　2. 牙醫診所內未取得合法醫師資格之助理人員，在牙醫師診療過程中幫病人吸口水及教導病患綁橡皮筋，尚難認屬違反醫師法第二十八條之規定。為病患裝拆矯正鋼線或洗牙之行為，屬醫療行為，應由牙醫師親自執行，未取得合法醫師資格之助理人員從事上開行為，應受醫師法第二十八條之約束。	

附錄二

臺灣地區牙科公共衛生之發展

姚振華

臺灣地區牙科公共衛生之發展，與牙醫人力培養、社會經濟條件及民眾需求有密切的關係，光復之初牙醫人力頗為不足，除少數接受日本醫學教育培訓之牙醫師外，主要是由上海江灣國防醫學院部分遷臺之牙醫學系畢業師生擔任臨床與教學工作，僅能部分滿足都會區及軍中同仁的需求。至民國44年（公元1955年）臺灣大學醫學院牙醫學系成立，始有臺灣地區牙醫教育之訓練機構出現，之後高雄醫學院、中山醫學院（原以牙科為主設立醫專）、臺北醫學院等相繼籌設並開始招生，至50年代初才有各院校畢業牙醫師投入牙醫醫療市場，逐漸充實牙醫人力之不足。

臺灣於50年代末、60年代初由於政局逐步穩定、各種民生政策奏效、教育程度提昇與普及，促成社會經濟的成長與繁榮，使牙醫學之發展有了深耕的機會，民眾對牙醫醫療的需求雖仍有如櫥窗中的奢侈品，口腔衛生僅限於個人層次的清潔訴求，但仍不乏先驅者以苦行僧的方式，投入口腔衛生墾荒的行列，以開風氣之先，至今在諸前賢的不斷參與投入下，已匯集成一股堅韌的社會力量，不但為吾牙醫界之形象立下汗馬功勞，更受到政府與民眾的支持與肯定，今願就其發展過程簡述如下：

一、光復初期（民國36年至50年）：

臺灣光復之初由於政局不穩，接著韓戰爆發，政府一切作為皆以鞏固臺灣優先，民間節衣縮食共渡艱困歲月，因此如齲齒與牙周病等慢性口腔疾病，並未受到重視未來形成流行病學上之問題及困擾，此時期牙醫師的角色與社會地位無法與醫師相提並論，遑論口腔保健推廣之回饋行為。此階段除前述國防醫學院遷臺繼續招生培養現代化牙醫師、臺大醫學院、高雄醫學院、臺北醫學院及中山醫專分別成立外，頗值得提出者包括：1945年10月臺灣齒科醫師公會正式成立，以及1950年10月國防醫學院發行大眾月刊，始建立牙科公會行政體系，並對民眾推行醫學保健教育。

二、耕耘播種期（民國51年至64年）：

此階段由於美國協防臺灣及美援物資的提供，政經趨於平順，而聯合國兒童福利基金會(UNICEF)對技術及設備之提供，於部份國民小學設立口腔衛生室，以試辦方式進行口腔檢查、塗氟及簡易治療工作，至此臺灣在齲齒與牙科公共衛生推展上有了起步。當時國小學童齲齒盛行率大約介於50%~70%之間，隱然已成為公共衛生上的問題。聯合國兒童福利基金會建議以學童第一大臼齒為矯治重點，以減緩日益增高的盛行率。其後臺灣省教育廳、臺北市教育局與高雄市教育局均成立學校衛生教育委員會並展開工作，即循此模式進行，如制定國民中小學生口

腔衛生保健計劃、編印出版學校口腔衛生工作指引、國中小學口腔定期檢查、口腔衛生健康教育介入等措施。

另一項重要的牙科公共衛生措施，即是臺灣飲水加氟計劃（Water fluoridation project），該計劃乃經世界衛生組織第 22 次大會通過之「加強推行各會員國家之自來水加氟案」，隨即成立臺灣地區飲水加氟專家工作小組，由李悌元處長擔任召集人，聘請臺大醫學院、臺北醫學院、高雄醫學院、省公共工程局、省環境衛生實驗所等單位參與，籌設中特邀請 Dr. Knutson 來臺指導。決議以高雄市及中興新村為加氟示範區，加氟濃度分別以 0.5ppm 及 0.6ppm 為原則，高雄市自民國 60 年 12 月起實施（*不久由於經費不足而停止*），中興新村自民國 61 年 3 月起實施；為監測評價其成效，委託臺灣大學牙醫學系每三年進行一次口腔調查，完成四次 12 年評估調查後，發現恆牙之齲齒降低率（caries reduction rate）為 64%、乳牙則為 47%，本可依據其結果而作全省進一步推廣（*臺北市已規劃完成*），不幸由於反氟人士的非理性阻擾，致使計劃胎死腹中，更波及中興新村氟水加氟工作亦提前結束。

民國 59 年由國防醫學院牙醫學系所創辦之《牙醫學刊》（*The Bulletin of Department of Dentistry NDMC*）正式發行，為牙醫學術研究與口腔疾病流行病學調查，提供一良好園地；教育部與衛生司亦分別於民國 55 年及 59 年委託國防醫學院生化系及臺大醫學院牙醫學系，進行全省性與口腔疾病之調查，希建立臺灣地區民眾營養與口腔疾病流行病學之基本資料。

三、整合期（民國 65 年至 75 年）：

自民國 65 年始，臺北市與臺灣省牙醫師公會全面改選，由五院校（國防、臺大、高醫、北醫、中山之畢業校友）為主之新生代牙醫師獲壓倒性支持，正式接掌公會系統之運作。次年，中華牙醫學會成立，共同匯集成一股以改善醫療環境、提昇口腔保健為主軸的社會改革力量。首先由中華牙醫學會擬定口腔衛生推廣計劃，包括：

1. 推廣全民口腔保健，出版各式宣導品，並與媒體合作結合社會資源，進行各種社區運動，以提昇民眾對口腔健康之認知；如臺北市國民小學齲齒矯治計劃（66 年 5 月）、臺北市教育局訂定每年 4 月為口腔保健月（67 年 3 月）、華視製作「刷牙體操」節目（68 年 3 月）、舉辦口腔衛生海報設計展（68 年 9 月）、口腔保健巡迴特展（69 年 9 月）、舉辦「睡前刷牙好處多」口腔衛生歌舞短劇聯歡晚會（71 年 3 月）、交通部發行「口腔衛生」郵票一式三張（71 年 5 月）、與青商總會、扶輪社、獅子會、展望會等機構舉辦口腔衛生宣導、潔牙比賽、美齒公主選拔等活動（65 年至 75 年）。

2. 中興新村飲水加氟計劃繼續委託臺灣大學牙醫學系執行此項社區實驗計劃。國防醫學院接受臺北市政府衛生局委託，進行臺北市國民中小學齲齒及口腔健康狀況調查，以建立口腔疾病流行病學調查之基本資料。其他如高雄醫學院、中山醫學院、中國醫藥學院、臺北醫學院及陽明醫學院等學術機構，皆有類似之國中小學學童或社區民眾口腔健康狀況調查。

3. 臺灣省牙醫師公會為協助政府醫療資源平均分配政策，推行偏遠地區無牙醫師鄉鎮醫療服務，配合小康仁愛計劃以照顧低收入患者，於以下各無牙醫師鄉鎮設立仁愛醫療站：包括彰

化縣埔心鄉（65 年 11 月 12 日）、臺中市西屯區（65 年 12 月 5 日）、臺北縣金山鄉（66 年 1 月 19 日）、新竹縣新埔鄉（66 年 4 月 22 日）、南投縣鹿谷鄉（66 年 6 月 27 日）、臺南市安平區（66 年 8 月 28 日）、苗栗縣卓蘭鎮（67 年 9 月 24 日）、彰化縣二水鄉（67 年 10 月 8 日）、臺北縣蘆州鄉（68 年 9 月 2 日）、新竹縣關西鎮（68 年 12 月 2 日）、臺南縣仁德鄉（69 年 5 月 24 日）、新竹縣新豐鄉（69 年 10 月 19 日）、臺北縣五股鄉（70 年 2 月 15 日）、新竹縣香山鄉（70 年 3 月 18 日）、臺南縣新市鄉（70 年 5 月 10 日）、臺中縣梨山鄉（72 年 5 月 6 日）等 16 站，此主動提供無牙醫鄉鎮之醫療保健措施，為口腔衛生推廣之另一里程碑。

　　此階段口腔衛生推展之特色是「風起雲湧」，在不斷的互動中，整合社會人力與資源，學習回饋社區，同時從社區活動經驗中獲得成長，民眾對牙醫與口腔保健之認知已逐漸提升，奠定下一階段專業性口腔保健工作推廣之基礎。

四、專業計劃期（民國 76 年迄今）

　　民國 60 年行政院衛生司改建制為衛生署之初，由於經費之短絀而無法對口腔保健作全盤性之規劃與推動，直至民國 79 年醫療網第二期計劃，才將口腔保健列為施政重點，並正式編列足夠之經費運用。所列重點包括：1. 建立口腔衛生工作體系、2. 充實臺灣省基層醫療之牙科器材，並加強偏遠地區牙科醫療保健工作、3. 培訓口腔衛生有關人員、4. 協調教育局及牙醫師公會合作，辦理國中小及幼稚園學童衛教與口檢工作、5. 健全醫院牙科提供衛教與醫療服務、6. 委託學術機構進行口腔疾病之流行病學調查等。

　　同時，臺北市政府衛生局於改制後，各區衛生所增設牙醫師一名，負責牙科公共衛生推動，並分批購置牙科椅加強校牙醫之口檢與一般診療，自民國 79 年起，辦理立案幼稚園、托兒所口腔檢查與指導，民國 84 年製作奶瓶性齲齒預防及老人口腔保健幻燈片分送各區衛生所運用。高雄市政府衛生局於民國 69 年訂定「高雄市政府推行學童口腔衛生工作計劃」、79 年修訂之、80 年再訂定「高雄市提昇衛生所牙醫師角色功能工作計劃」，希落實學童及社區民眾對口腔保健及矯治口腔疾病工作。

　　臺灣省政府衛生處則配合醫療網計劃之執行，民國 82 年辦理衛生所牙醫師口腔保健業務研習會，並增設各縣市衛生所牙科門診作業。臺灣省衛生處為對山地離島及偏遠地區民眾之口腔健康作一積極性突破性之思孜，結合產、官、學、社之有效整合，作一全方位的整體規劃，於民國 87 年推出「台灣地區加強山地離島偏遠地區口腔醫療服務暨預防保健計劃」，以各地巡迴式口腔診療服務方式，以因應缺乏醫療資源之地區與弱勢族群之需求。除省屬各縣市衛生局所全力配合外，臺灣省牙醫師公會對牙醫師人力之支援、以及自發性團體如慈濟人醫會（北、東區）、自強牙醫師服務團、埔里基督教醫院、嘉義縣、市牙醫師公會、高雄醫學院口衛所、中山醫學院牙醫系、臺南縣、市公會、屏東縣牙醫師公會、臺中市牙醫師公會、省立臺東醫院、桃園縣牙醫師公會、世界展望會佳山醫療團等 15 單位、11 個服務團 400 餘牙醫師，分別支援各山地鄉進行醫療服務與預防牙醫（包括含氟漱口水、牙面裂溝封填、口腔衛教等）。巡迴車計 14 輛，皆由中華汽車捐贈並負責維修，車內設備全套由省衛生處專案專款購置；牙科專科

（業）部分由中華民國兒童牙科醫學會負責指導與訓練；衛教資料（**包括社區口腔健康照顧與發展、掛圖、幻燈片、衛教單張、教師教學手冊、衛教手冊及教學潔牙工具箱等**）及計劃評價計劃，則委由中華民國家庭牙醫學會執行。設計劃原為期 3 年，試辦結束將由 13 山地鄉擴大為全省 39 山地鄉實施，但由於凍省（1999 年 10 月）而致停頓而令人扼腕，而省衛生處全體同仁之臨危不亂，堅持到底之精神令人敬佩。

另一項由行政院衛生署核准、中華民國牙醫師公會全國聯合會主辦之全省國中小學潔牙觀摩示範計劃，民國 79 年 7 月口腔保健工作計劃納入醫療網，在預算充裕下全聯會接受委託，初期（民 81 年）以「訓練訓練者」（trainning trainer）分兩階段訓練播種牙醫師，並透過各地方公會徵選各學校自願參加，經公開評審選出潔牙優良之個人及學校，以達相互觀摩之目的。之後陸續加入含氟漱口水計劃、牙周病預防計劃、檳榔危害及預防口腔癌計劃、校牙醫培訓及校園口腔衛生社團服務等。自民國 83 年起分別編撰「新口腔時代」與「國民口腔保健」等叢書以作宣導推廣之需。

臺灣地區由於飲水加氟計劃遭到反氟人士的阻擾而中挫，嚴重影響防齲工作的推動，而致使 WHO 希望 12 歲學童於公元 2000 年 DMFT 指數不超過 3 的標準落空，為因應此變局衛生署與牙醫界幾經深度研商後，提出修正策略以達既定的口腔保健目標；包括：1. 將齲齒預防之年齡（**目標群**）提前到幼稚園與托兒所幼兒時期；2. 氟化物使用採多元化，如含氟漱口水、含氟牙膏及氟錠等途徑；3. 於社區中推動先驅性示範性之齲齒預防計劃（**含口腔衛教、潔牙訓練、含氟漱口水及牙面裂溝封填等**）；4. 藉各媒體作口腔疾病主題宣導。依以上共識行政院衛生署釋出以下推展計劃，包括：含氟漱口水對兒童齲齒預防效果計劃、預防嬰幼兒奶瓶性齲齒宣導活動計劃、牙周病防制計劃、檳榔危害及口腔癌防制計劃等。茲簡述如下：1. 含氟漱口水對兒童齲齒預防效果計劃，係委託中華民國兒童牙科醫學會負責執行，自民國 81 年到 86 年分北、中、南及花東四區實施，共計 17,000 餘學童，每週一次以 0.2% 及 0.05% 劑量給予實驗組與對照組，其結果為齲齒降低率（caries reduction rate）為 36% 與 28%。2. 預防嬰幼兒奶瓶性齲齒宣導活動計劃，除衛生署擔任主辦單位外，委託中華民國社區牙醫學會、自由時報共同執行，於民國 83 年假國父紀念館舉行，包括在健康醫藥版刊登專欄、有獎徵答、名人座談、電台現場及園遊會方式進行。民國 84 年另委託臺北市牙醫師公會及中華民國兒童牙科醫學會，負責奶瓶性齲齒定義及檢查標準化，並製作相關宣導品以供醫療院所及褓姆訓練機構使用。3. 牙周病防制計劃，係委託中華民國牙周病學會及中華民國牙醫師公會全國聯合會負責，自民國 80 年起委託研究計劃與推展宣導性計劃，包括：孕婦牙周狀況及其影響因素之研究、臺灣地區中老年人口腔健康調查、牙周病衛生教育系統之建立等課題；高雄醫學大學亦接受委託進行台灣地區（**中、南、北及花東地區**）中老年人口腔健康狀況調查，對牙周狀況列為調查重點。4. 檳榔危害—口腔癌防制計劃；口腔癌自民國 81 年起，已躍昇為國人十大癌症死因之一，而嚼食檳榔地區有較高之口腔癌發生率與口腔癌前期組織變化，目前嚼食檳榔人口約 280 萬人口，並有年輕化、非勞動人口特質與普及性之變化趨勢。民國 83 年行政院第 15 次科技顧問會議決議成立跨部會之檳榔問題防制會報，並訂定相關防制措施，由行政院衛生署成立為期 4 年（84~88）之檳榔

危害防制計劃。計劃主要內容包括：1. 蒐集相關資料並進行研究調查；2. 加強醫事人員之檳榔防制功能；3. 進行口腔癌篩檢；4. 加強拒嚼檳榔宣導活動；5. 校園防制檳榔及預防口腔癌宣導活動等。各院校皆有對口腔癌與檳榔相關課題之研究，且受到 WHO 之重視。

對於臺灣地區齲齒狀況之調查，以全國性為主者包括：民國 59 年由 WHO 專家 D. Knutson 指導完成、民國 70 年由藍忠孚等人完成、民國 79 年由蕭裕源等人完成、民國 90 年由蔡蔭玲等人完成，大約每 10 年進行一次，唯各年齡層及各口腔健康狀況之完整資料，仍有待牙醫界的努力。

於此期間內不論是整合各種資源，或推動各種計劃，基本上需要專業的參與及介入，方能突破牙科公共衛生以及預防牙醫學推行上的瓶頸，因此各醫學院校專家學者之積極投入，中華民國社區牙醫學會的適時成立，邀請各先進國家與世界衛生組織知名學者指導或心得交換，皆提昇了臺灣地區牙科預防工作的品質及成效。

民國 76 年後與此有關之重要國際性會議包括：

1. 中美齲齒防治研討會：於民國 79 年 10 月舉行，由中華牙醫學會、國防醫學院、行政院衛生署及國科會共同主辦。

2. 兒童口腔保健國際研討會：於民國 82 年 5 月舉行，由行政院衛生署召開。邀請美、日、澳、新加坡、香港等地學者參加。

3. 世界口腔保健年記者會：WHO 訂定 1994 年 4 月 7 日為世界衛生日，並宣布當年為世界口腔保健年。

4. 國際口腔衛生研討會：於民國 88 年 6 月於臺北圓山大飯店舉行，由中華牙醫學會及亞太牙醫聯盟（APDF）共同籌辦。

5. 國際口腔保健研討會：於民國 88 年 6 月於高雄醫學院舉行，由高醫口腔衛生研究所與行政院衛生署中部辦公室合辦，邀請 WHO 專家來臺並參訪南庄鄉巡迴醫療計劃。

6. 亞太牙醫聯盟 (APDC) 第 23 屆大會：於民國 90 年 (2001)4 月假臺北國際會議中心舉行，我國為主辦國，共計 40 餘國及地區參加，廣泛討論牙（口腔）醫學教育訓練、臨床醫療、預防牙醫及國際交流等課題。

其他對牙科公共衛生發展與開拓之重要工作，包括對高齡化社會來臨有關老人及長期照護之口腔照護訓練課題，並積極協助長期照護專業團體之人員培訓工作，以及旅遊醫學口腔照顧等。

牙醫學教育對牙科公共衛生專業人才的培訓，是一切社區口腔保健活動與計劃成功的基礎，但很難令人相信的，是在 6 年養成教育中，牙科公共衛生學僅佔一學分的比重，這對國家在預防牙醫學及社區牙醫學領域之照顧與發展，是十分不利的。但值得慶幸的是高雄醫學大學口腔衛生研究所的設立（1991），以及中華民國社區牙醫學會的成立（1998），使在 Postgraduate trainning 及學術發展上有了著力點。今（2002）年臺北醫學大學牙醫學院亦設立口腔衛生學系，是十方值得肯定的。另外，在教科書出版方面，國立編譯館於公元 2001 年 9 月始出版《牙科公共衛生學》，輔助教材則由中華民國牙醫師公會全國聯合會出版《國民口腔

保健》（1995）、中華民國家庭牙醫學會出版《社區口腔健康照顧與發展》（1998）。

　　由上述有關口腔保健推廣不同時期之屬性與特色中發現，本土性之牙科公共衛生工作自民國 65 年（1976）起，已逐漸萌芽並具強韌的生命活力，牙醫界參與人數雖然偏低，但所凝聚之共識與社會條件成熟，促使預防牙醫與社區牙醫之推展，有欲罷不能之態勢；自民國 76 年（1987）起，牙科公共衛生已朝計劃性、專業性之方向邁進，誠屬可喜現象，在此期盼能再加強團隊合作（team work）以及資訊化（information）之整合效果，為未來免於疾病恐懼之預防醫學年代，提供更佳的環境。

參考文獻

1. 行政院衛生署，臺灣地區公共衛生發展史 (四)，行政院衛生署，p.811-822，民國 86 年。

2. 行政院衛生署，衛生白皮書，行政院衛生署，1993。

3. 行政院衛生署，衛生白皮書，行政院衛生署，1995。

4. 行政院衛生署，衛生白皮書，行政院衛生署，1996。

5. 行政院衛生署，中華民國公共衛生概況，行政院衛生署，1996。

6. 姚振華等，牙科公共衛生學，國立編譯館，P.10-13, 2001。

7. 口腔衛生委員會，口腔衛生回顧與展望。中華牙醫學會，P.9-34, 1983。

8. 中華民國牙醫師公會全國聯合會，「推展口腔保健之過去、現在與未來（I, II）」座談會，牙醫界，P.13（10-11）: 34-43, 34-48, 1994。

附錄三

戰前臺灣齒科醫史概略

周振英

　　臺灣於 1895 年，由滿清政府根據馬關條約割讓給日本，正是日本的明治 28 年，當年日本政府立即成立臺灣總督府，在總督官房下開設衛生事務所，掌管衛生業務，其後移交民政內務部警保課管理。翌年獨立設置衛生課並在臺北、臺中、臺南設置官立醫院，並公布公醫制度，當然是由日本人擔任，到 32 年發布臺灣總督府醫學校官制，開始養成本島人醫師，其訓練期間為公學校畢業後預科一年，本科四年，到明治 43 年共畢業 9 屆 149 人，因此 43 年底的公醫人數有日本內地人 68 人、臺灣本島人 12 人。當時的醫療人員統計有三項，一為醫師；二為齒科醫師，都是必須醫學校畢業後取得資格。另一項稱為「醫生」，即今日的中醫師，在明治 29 年以地方長官通達的形式，把日本政府統治前已經在臺灣執行醫療的人員（即漢醫，大都以草藥或跌打治療）在明治 34 年 12 月 31 止提出申請，給予資格，當時人數為 1,928 人，其後這種「醫生」因死亡或喪失資格而逐年減少，在明治 43 年已減到 1,266 人。

　　臺灣有正式齒科醫師（以下稱牙醫師）記載的是在明治 45 年 3 月 10 日臺灣總督府首次發行的「臺灣統計要覽」，但其中醫藥衛生項尚無牙醫師人數統計，在大正二年（明治 45 年即大正元年）版始有載明臺灣的牙醫師人數，在明治 41 年以前未統計（可能併入醫師人數），在 42 年有 4 人，43 年有 8 人，44 年同樣 8 人，45 年（即大正元年）有 9 人，這些人可能都是日本人也可能都集中在臺北。到了大正 5 年 10 月「臺灣統計要覽」改刊為臺灣總督府—「臺灣事情」版後，其第四版（即大正 8 年）才有更詳細牙醫師統計，當時共 36 人，其詳細如下：

地區	臺北	宜蘭	桃園	新竹	臺中	南投	嘉義	臺南	阿猴	臺東	花蓮	澎湖	合計
人數	11	2	1	1	5	2	3	7	2	0	2	0	36

　　到了大正 15 年（即昭和元年），牙醫師人數共 93 人，其中官衙奉職即醫療行政職 4 人，公立醫院 0 人，開業醫師 89 人。

地區	臺北	新竹	臺中	臺南	高雄	臺東	花蓮	合計
人數	29	4	13	23	18	1	1	89

　　在大正時代初期，日本養成齒科醫師 4 機關，只有東京齒科大學的前身高山醫學院，及日本大學齒學部的前身東洋齒科醫學校。依筆者手上資料，日本大學齒學部會員名簿（一九五六年版，包括東洋齒科學校、東洋齒科醫學專門學校、日本大學齒科醫學校、日本大學專門部齒

科或稱齒科專門部，日本大學齒學部），臺灣最早畢業生為齒科專門部時代第三屆楊阿壽（基隆），接著第四屆林加德（高雄）以後人數漸漸增多，另外同時期畢業的有東京齒科大學前身如東京齒科專門學校的陳漢周（基隆），其他不詳，但至目前，尚未聞有更早期者，因此大正15年的統計（15年之前統計），達89人應全數為日本人。

在日本統治時期，特別是進入昭和時代，臺灣人醫師大多經由臺灣大學醫學院前身的臺北醫專及臺北帝國大學醫學部養成，其他醫師及全部齒科醫師則進入日本本土之國公立、私立醫專或帝大醫學部留學養成，昭和15年的「臺灣事情」有更詳細的記述。

公私立病院醫師	公醫	開業醫師	公立醫院醫師	齒科醫師	標榜齒科專門醫師	醫生（漢醫）	產婆	官立藥劑師	開業藥劑師
284	297	1,328	411	407	17	141	1,813	81	170

昭和18年的統計有醫師2,464人，齒科醫師481人，人口比例為2,500人有1人之醫師，病院即今日有床醫院，官立14、公立21、私立263共298家。

總之，在日本統治時代，日本政府在臺灣已建立起有系統的醫療體系，而反在50年後的臺灣竟然尚有密醫、偽醫之存在，今後如何建立法治國家的架構，是今日臺灣進入現代化國家的重要課題。

附錄四

1996 年至 2012 年臺灣地區各鄉鎮牙醫師人數分布統計

縣/市	地區名稱	1996	2002	2005	2009	2011
臺北市	松山區	249	240	268	299	306
	大安區	368	398	426	511	538
	大同區	97	86	114	101	102
	中山區	253	246	251	275	299
	內湖區	91	164	185	202	214
	南港區	38	49	39	45	52
	士林區	187	203	212	216	231
	北投區	132	154	152	170	188
	信義區	140	173	199	210	215
	中正區	289	207	235	232	252
	萬華區	88	85	93	107	121
	文山區	95	117	134	150	169
	小計	2,027	2,122	2,305	2,518	2,687

縣/市	地區名稱	1996	2002	2005	2009	2011
臺北縣	板橋區	188	278	305	350	377
	三重區	114	155	181	213	220
	永和區	110	160	181	195	204
	中和區	117	163	177	241	275
	新店區	97	123	167	179	182
	新莊區	121	145	170	210	210
	樹林區	33	43	43	57	70
	鶯歌區	13	15	20	17	19
	三峽區	16	20	23	25	33
	淡水區	38	63	64	67	74
	汐止區	36	45	45	52	70
	瑞芳區	10	7	7	9	9
	土城區	53	78	83	93	92
	蘆洲區	35	53	64	102	103
	五股區	12	20	21	15	15
	泰山區	15	17	21	16	15
	林口區	6	8	14	16	19
	深坑區	5	8	5	5	5
	石碇區	-	1	1	-	-
	坪林區	1	1	1	1	1
	三芝區	4	3	5	4	4
	石門區	-	1	1	1	1
	八里區	4	4	4	5	4
	平溪區	-	1	1	1	1
	雙溪區	2	1	1	1	1
	貢寮區	-	1	1	-	-
	金山區	4	3	3	5	4
	萬里區	1	1	1	1	1
	烏來區	1	1	1	2	2
	小計	1,036	1,419	1611	1,883	2,011

縣 / 市	地區名稱	1996	2002	2005	2009	2011
基隆市	中正區	19	21	22	20	17
	七堵區	9	10	12	13	13
	暖暖區	8	7	6	6	7
	仁愛區	30	37	36	41	42
	中山區	12	18	21	16	15
	安樂區	15	17	21	24	28
	信義區	17	22	19	15	15
	小計	110	132	137	135	137

縣 / 市	地區名稱	1996	2002	2005	2009	2011
桃園縣	桃園市	117	168	191	230	240
	中壢市	97	151	164	192	206
	大溪鎮	10	22	19	22	19
	楊梅鎮	25	26	42	35	43
	蘆竹鄉	15	35	49	51	52
	大園鄉	10	19	16	21	27
	龜山鄉	38	78	91	121	120
	八德市	19	29	31	34	34
	龍潭鄉	30	35	49	44	44
	平鎮市	24	35	38	53	54
	新屋鄉	5	5	11	6	5
	觀音鄉	3	10	6	10	12
	復興鄉	-	1	-	1	1
	小計	393	614	707	820	857

縣 / 市	地區名稱	1996	2002	2005	2009	2011
新竹市	東　區	117	168	191	230	240
	北　區	97	151	164	192	206
	香山區	10	22	19	22	19
	小計	25	26	42	35	43

縣 / 市	地區名稱	1996	2002	2005	2009	2011
新竹縣	關西鎮	4	7	9	7	7
	新埔鎮	7	5	5	4	5
	竹東鎮	18	17	25	28	27
	竹北市	21	35	40	73	94
	湖口鄉	9	18	14	18	18
	橫山鄉	-	1	1	-	-
	新豐鄉	5	7	12	13	15
	芎林鄉	2	2	2	2	2
	寶山鄉	1	2	3	1	1
	北埔鄉	1	-	1	1	1
	峨眉鄉	1	-	1	-	-
	尖石鄉	1	1	-	1	1
	五峰鄉	1	1	-	-	-
	小計	71	96	113	148	171

縣／市	地區名稱	1996	2002	2005	2009	2011
苗栗縣	苗栗市	41	39	39	44	41
	苑裡鎮	5	6	10	13	15
	通霄鎮	8	3	7	8	8
	竹南鎮	16	14	18	18	22
	頭份鎮	18	21	28	32	30
	後龍鎮	6	7	5	10	7
	卓蘭鎮	2	3	5	4	4
	大湖鄉	1	2	4	2	2
	公館鄉	3	4	5	6	6
	銅鑼鄉	1	2	2	2	2
	南庄鄉	-	-	-	1	1
	頭屋鄉	1	-	1	1	1
	三義鄉	2	1	3	2	2
	西湖鄉	-	-	1	1	1
	造橋鄉	-	1	1	1	1
	三灣鄉	-	-	1	1	1
	獅潭鄉	-	-	-	-	-
	泰安鄉	-	-	1	-	1
	小計	104	103	131	146	145

縣／市	地區名稱	1996	2002	2005	2009	2011
臺中市	中　區	38	21	19	14	14
	東　區	26	31	25	32	42
	西　區	141	141	143	156	150
	南　區	51	105	115	144	159
	北　區	141	168	161	164	169
	西屯區	131	170	175	198	217
	南屯區	55	135	94	122	139
	北屯區	81	90	119	145	160
	小計	664	861	851	975	1050

縣／市	地區名稱	1996	2002	2005	2009	2011
臺中縣	豐原區	72	81	91	95	100
	東勢區	13	11	15	18	19
	大甲區	21	27	28	32	30
	清水區	22	22	28	27	26
	沙鹿區	20	25	36	52	44
	梧棲區	6	13	15	14	15
	后里區	11	14	14	13	12
	神岡區	14	19	14	18	18
	潭子區	29	40	39	34	46
	大雅區	18	26	26	34	44
	新社區	4	4	4	3	2
	石岡區	1	1	1	-	-
	外埔區	3	4	4	2	1
	大安區	1	1	2	2	2
	烏日區	17	23	23	25	25
	大肚區	11	11	12	13	13

	地區名稱				
	龍井區	15	19	19	21	25
	霧峰區	13	25	29	24	22
	太平區	56	75	79	75	78
	大里區	67	81	82	92	98
	和平區	-	-	2	3	2
	小計	414	522	563	597	622

縣 / 市	地區名稱	1996	2002	2005	2009	2011
彰化縣	彰化市	133	181	180	202	217
	鹿港鎮	18	25	28	38	40
	和美鎮	13	15	29	26	23
	北斗鎮	9	12	7	10	11
	員林鎮	45	54	66	77	78
	溪湖鎮	14	13	28	18	18
	田中鎮	8	10	7	10	11
	二林鎮	14	16	17	14	16
	線西鄉	1	1	1	1	1
	伸港鄉	2	6	4	7	6
	福興鄉	1	3	4	3	3
	秀水鄉	6	10	10	13	13
	花壇鄉	6	10	9	10	9
	芬園鄉	2	5	10	5	4
	大村鄉	3	6	7	8	5
	埔鹽鄉	1	2	2	2	2
	埔心鄉	2	7	10	6	6
	永靖鄉	4	6	4	6	6
	社頭鄉	7	9	10	8	8
	二水鄉	1	1	2	2	2
	田尾鄉	-	2	2	1	1
	埤頭鄉	2	3	3	3	3
	芳苑鄉	1	-	1	1	1
	大城鄉	1	1	1	1	1
	竹塘鄉	1	1	1	1	-
	溪州鄉	3	2	2	2	2
	小計	298	401	445	475	487

縣 / 市	地區名稱	1996	2002	2005	2009	2011
南投縣	南投市	27	33	26	33	37
	埔里鎮	27	31	29	36	30
	草屯鎮	36	40	44	50	56
	竹山鎮	15	15	19	18	17
	集集鎮	1	2	1	3	1
	名間鄉	4	6	11	3	3
	鹿谷鄉	2	2	2	2	2
	中寮鄉	-	1	1	-	-
	魚池鄉	1	2	2	2	2
	國姓鄉	1	2	2	2	2
	水里鄉	3	4	5	6	6
	信義鄉	1	1	1	1	1
	仁愛鄉	3	1	1	1	1
	小計	121	140	144	157	158

縣／市	地區名稱	1996	2002	2005	2009	2011
雲林縣	斗六市	30	34	44	53	57
	斗南鎮	8	9	9	11	9
	虎尾鎮	21	25	28	27	30
	西螺鎮	10	13	13	11	11
	土庫鎮	3	2	3	4	4
	北港鎮	15	15	16	17	16
	古坑鄉	2	2	4	2	2
	大埤鄉	1	4	2	4	5
	莿桐鄉	3	3	3	3	3
	林內鄉	2	2	3	2	2
	二崙鄉	-	1	1	1	1
	崙背鄉	4	4	4	4	4
	麥寮鄉	3	5	5	4	4
	東勢鄉	1	1	2	2	2
	褒忠鄉	3	3	2	4	4
	臺西鄉	1	1	1	1	1
	元長鄉	1	1	1	1	1
	四湖鄉	2	2	3	2	2
	口湖鄉	1	1	1	1	1
	水林鄉	1	1	1	1	1
	小計	112	129	146	155	160

縣／市	地區名稱	1996	2002	2005	2009	2011
嘉義市	東　區	89	85	89	99	117
	西　區	50	67	73	79	78
	小計	139	152	162	178	195

縣／市	地區名稱	1996	2002	2005	2009	2011
嘉義縣	朴子市	13	20	20	26	30
	布袋鎮	2	3	5	2	2
	大林鎮	5	11	13	13	13
	民雄鄉	6	10	10	13	12
	溪口鄉	2	2	1	1	1
	新港鄉	4	3	4	6	6
	六腳鄉	-	1	-	-	1
	東石鄉	-	-	-	-	-
	義竹鄉	3	4	3	5	5
	鹿草鄉	1	2	2	2	2
	太保市	6	6	10	6	6
	水上鄉	3	3	4	6	6
	中埔鄉	1	7	4	6	5
	竹崎鄉	4	2	5	5	5
	梅山鄉	2	3	4	3	3
	番路鄉	-	-	-	1	1
	大埔鄉	-	-	-	-	-
	阿里山	-	-	-	-	-
	小計	52	77	85	95	98

縣／市	地區名稱	1996	2002	2005	2009	2011
臺南市	東　區	91	130	151	182	176
	南　區	41	41	45	51	55
	北　區	73	85	92	126	136
	安南區	32	34	35	39	35
	安平區	8	14	17	24	28
	中西區	86	81	99	83	89
	小計	331	385	439	505	519

縣／市	地區名稱	1996	2002	2005	2009	2011
臺南縣	新營區	28	33	35	36	39
	鹽水區	7	5	6	7	6
	白河區	4	5	6	4	4
	麻豆區	6	10	11	14	15
	佳里區	12	16	18	23	27
	新化區	7	8	9	10	8
	善化區	9	10	14	13	14
	學甲區	4	3	4	5	5
	柳營區	-	2	9	20	17
	後壁區	1	1	1	1	1
	東山區	1	1	4	2	2
	下營區	4	4	3	4	4
	六甲區	3	3	5	3	4
	官田區	1	2	3	1	1
	大內區	-	1	1	1	1
	西港區	2	4	2	2	2
	七股區	1	-	1	1	1
	將軍區	-	-	1	2	2
	北門區	-	1	2	1	1
	新市區	5	7	8	10	10
	安定區	-	1	1	1	1
	山上區	-	1	3	2	2
	玉井區	3	2	2	2	3
	楠西區	1	2	2	2	1
	南化區	1	-	2	-	-
	左鎮區	-	1	1	-	-
	仁德區	8	10	9	9	12
	歸仁區	8	13	12	20	24
	關廟區	4	3	3	2	3
	龍崎區	-	-	-	-	-
	永康區	69	100	111	120	140
	小計	189	249	289	318	350

縣／市	地區名稱	1996	2002	2005	2009	2011
高雄市	鹽埕區	18	18	20	18	18
	鼓山區	24	40	50	69	76
	左營區	65	98	121	160	163
	楠梓區	37	44	44	61	72

	地區名稱				
	三民區	229	247	252	277	288
	新興區	68	79	87	97	96
	前金區	48	45	51	60	65
	苓雅區	153	144	150	152	159
	前鎮區	56	55	66	81	72
	旗津區	2	4	5	3	3
	小港區	25	37	40	40	43
	小計	725	811	886	1,018	1055

縣／市	地區名稱	1996	2002	2005	2009	2011
高雄縣	鳳山區	109	128	167	194	196
	岡山區	30	39	35	47	50
	旗山區	7	12	17	10	11
	美濃區	3	8	6	9	8
	林園區	10	14	10	11	11
	大寮區	14	16	19	22	20
	大樹區	5	5	8	7	5
	仁武區	5	13	10	15	21
	大社區	6	7	17	11	17
	鳥松區	24	33	31	37	45
	橋頭區	5	8	8	8	8
	燕巢區	3	3	13	13	19
	田寮區	-	-	-	-	-
	阿蓮區	4	4	5	4	4
	路竹區	9	10	13	17	18
	湖內區	3	2	9	2	2
	茄萣區	4	5	4	6	7
	永安區	1	1	1	1	1
	彌陀區	3	2	3	2	2
	梓官區	8	10	10	7	6
	六龜區	1	1	1	-	-
	甲仙區	-	1	-	-	-
	杉林區	-	-	-	1	1
	內門區	-	1	2	1	1
	茂林區	-	-	-	-	-
	桃源區					
	那瑪夏區	-	-	-	-	-
	小計	254	323	389	425	453

縣／市	地區名稱	1996	2002	2005	2009	2011
屏東縣	屏東市	69	81	84	87	88
	潮州鎮	16	15	16	19	19
	東港鎮	10	17	15	17	19
	恆春鎮	5	6	4	10	9
	萬丹鄉	5	8	8	10	13
	長治鄉	1	6	6	5	5
	麟洛鄉	2	2	3	2	2
	九如鄉	2	4	3	3	2
	里港鄉	3	3	3	3	3

	地區名稱	1996	2002	2005	2009	2011
	鹽埔鄉	1	4	3	2	2
	高樹鄉	3	3	3	3	3
	萬巒鄉	1	2	3	2	3
	內埔鄉	9	11	11	10	12
	竹田鄉	-	-	-	-	-
	新埤鄉	-	1	1	-	1
	枋寮鄉	4	6	6	6	6
	新園鄉	3	4	4	4	4
	崁頂鄉	-	-	-	-	-
	林邊鄉	3	5	3	5	5
	南州鄉	1	1	2	2	2
	佳冬鄉	1	1	2	-	-
	琉球鄉	-	1	2	1	2
	車城鄉	1	1	1	1	1
	滿州鄉	-	-	1	-	-
	枋山鄉	-	-	-	-	-
	三地鄉	-	-	-	-	-
	霧臺鄉	-	1	1	1	-
	瑪家鄉	-	-	-	-	1
	泰武鄉	-	1	1	-	-
	來義鄉	-	-	-	1	1
	春日鄉	-	-	-	-	-
	獅子鄉	-	-	-	-	-
	牡丹鄉	-	-	-	-	-
	小計	140	184	186	194	203

縣 / 市	地區名稱	1996	2002	2005	2009	2011
	臺東市	33	42	42	49	43
	成功鎮	-	3	3	2	3
	關山鎮	2	4	4	2	2
	卑南鄉	-	-	-	-	-
	大武鄉	-	-	-	1	1
	太麻里鄉	-	1	1	1	1
	東河鄉	-	1	1	-	-
	長濱鄉	-	1	1	1	1
臺東縣	鹿野鄉	1	-	-	-	-
	池上鄉	1	2	2	2	2
	綠島鄉	1	-	-	1	1
	延平鄉	-	-	-	-	1
	海端鄉	-	1	1	1	1
	達仁鄉	-	-	-	-	-
	金峰鄉	-	1	1	1	1
	蘭嶼鄉	2	1	1	1	1
	小計	40	57	57	62	58

縣 / 市	地區名稱	1996	2002	2005	2009	2011
	花蓮市	65	81	81	79	78
花蓮縣	鳳林鎮	3	4	4	4	2
	玉里鎮	4	10	10	7	7

地區名稱	1996	2002	2005	2009	2011
新城鄉	-	1	1	7	5
吉安鄉	10	19	19	22	22
壽豐鄉	1	2	2	1	2
光復鄉	1	1	1	2	2
豐濱鄉	1	-	-	-	-
瑞穗鄉	-	2	2	1	1
富里鄉	-	1	1	1	1
秀林鄉	-	3	3	1	1
萬榮鄉	-	-	-	-	-
卓溪鄉	-	2	2	-	-
小計	85	126	126	125	121

縣／市	地區名稱	1996	2002	2005	2009	2011
宜蘭縣	宜蘭市	30	32	35	43	46
	羅東鎮	35	44	53	53	56
	蘇澳鎮	6	6	6	7	7
	頭城鎮	4	5	5	6	7
	礁溪鄉	4	5	7	5	5
	壯圍鄉	1	2	2	2	2
	員山鄉	1	1	1	2	1
	冬山鄉	3	3	3	3	3
	五結鄉	1	3	3	2	2
	三星鄉	2	2	2	2	2
	大同鄉	1	2	1	1	-
	南澳鄉	-	1	1	-	1
	小計	88	106	119	126	132

縣／市	地區名稱	1996	2002	2005	2009	2011
澎湖縣	馬公市	18	20	20	27	29
	湖西鄉	1	1	1	1	1
	白沙鄉	-	3	3	-	1
	西嶼鄉	1	1	1	1	1
	望安鄉	-	1	1	1	1
	七美鄉	1	1	1	1	1
	小計	21	27	27	31	34

縣／市	地區名稱	1996	2002	2005	2009	2011
金門縣	金城鎮	4	8	8	11	9
	金沙鎮	-	1	1	3	2
	金湖鎮	3	5	5	7	6
	金寧鎮	-	-	-	3	1
	烈嶼鄉	-	2	2	-	-
	烏坵鄉	-	-	-	-	-
	小計	7	16	16	24	18

縣／市	地區名稱	1996	2002	2005	2009	2011
連江縣	南竿鄉	1	3	3	4	2
	北竿鄉	-	-	-	-	-
	莒光鄉	-	-	-	2	2
	東引鄉	-	-	-	1	1
	小計	1	3	3	7	5
	總計	7,573	9,231	10,140	11,351	11,992

附錄五

臺灣牙醫史序

感歷史，是記載著人類社會過去的事件與活動，以及對這些事件行為做有系統的紀錄，詮釋與研究，讓後人們可以瞭解前人們奮鬥的目標與軌跡。中華民國牙醫師公會全國聯合會所編著「台灣牙醫史」，係從西元 1873 年以前的「民俗醫療時期」描述至今，其中分為「臺灣牙科醫療之發展」、「臺灣牙醫學教育之發展」與「牙醫公會組織的發展與貢獻」以及「各專科學會之創立與貢獻」等四大篇。全書以時代變遷與社會環境為背景，以組織發展理念及各類組織活動作經緯，清楚呈現當時牙醫前輩們共同追求的目標、過程與成果。

本書編列嚴謹有序、條理分明，即使分篇閱讀，也可清楚地瞭解牙醫整體發展的歷程。從「醫師法」、「醫療法」及「口腔健康法」，奠定了牙科發展的法源依據，將牙科醫療從治療提升至預防的層次；從公會活動的足跡及各類學會成立的宗旨，不乏看出牙醫各類組織在學術醫療與公共事務的奉獻，提升牙醫學的專業研究和牙醫師團結的力量。在牙醫人才培育方面，因應時代需要，強化學校教育與牙醫師繼續教育的內涵與功能，納入現代科技，結合技術與知識，與國際接軌。

臺灣牙醫史可謂是牙科醫療發展的當代史或思想史，從修正「醫師法」的催生，賦予牙醫師法律地位，健全牙科醫療環境，建立牙醫專業的尊嚴與完整；從「勞保與公保特約全面開放」至「全民健康保險制度」，奠定牙醫醫療服務的良性競爭，提升醫療品質，嘉惠民眾；並經「口腔健康法」的通過，展開牙科預防的新紀元，從促進國民口腔健康與加強口腔健康教育的推廣，並著眼於口腔疾病的防治與宣導，展現政府對照顧國民口腔健康的重視與決心，對牙醫師而言，預防重於治療乃為牙科醫學最高的理想目標，賦予牙醫師更多的責任與任務，不論在醫學教育、研究或執業。

偏遠地區口腔醫療與保健以及弱勢族群（如身心障礙病患）的照顧，更為牙醫界近年來努力的重點，除透過現行全民健保制度以及公共衛生政策的推展外，未來亦將結合社政單位或民間社會的力量，以弱勢優先，共同提升社會的公平性。

綜觀整部牙醫史，從牙醫執業環境的安全、牙科醫學教育的穩定以及牙科醫療體系的發展，一步一腳印，持續朝理想邁進。未來，仍應持續因應人口需要與醫療環境的變遷，創造更多的希望與機會，讓牙科醫學的每一份子，能秉持「立足臺灣、放眼世界、專精技術、團結一致、實用為先、利他為重」的理念，貢獻更多的心力，共同為人類口腔健康而努力。共勉之～

衛生署副署長
陳時中

臺灣牙醫的足跡

　　臺灣於西元 1906 年於「臺北醫院」開啟了牙醫醫療，而正規的牙醫學教育於西元 1953 年倉促設立，並於西元 1955 年開始招生，算起來牙醫醫療迄今有 100 多年，而牙醫教育迄今亦有 50 多年的歷史，形成「先有牙科醫療，後有牙醫學教育」的形態。

　　有感於牙醫資料正逐漸凋零，為免日後因資料的缺漏，使得足跡更難以拼圖，於本屆次特規劃編製「臺灣牙醫史」，此書共規劃為肆篇：第壹篇為臺灣牙科醫療之發展，其內容從民俗醫療時期、傳教時期、日本人據臺時期、醫師法的沿革、西方文明的初體驗、牙科醫療的進步到榮耀；第貳篇為臺灣牙醫學教育之發展，其內容從各大醫學院牙醫學系創立開始，到現今牙醫學教育的進步；第參篇為牙醫公會組織的發展與貢獻，其內容包含臺灣省牙醫師公會、各縣市牙醫師公會以及本會的演進；第肆篇為各專科學會之創立與貢獻，其內容包含中華牙醫學會及各次專科學會的演進。

　　感謝諸公、公會及學會等各方資料的踴躍提供，使得本書之進展得以快速蒐集，內容豐富精闢，且趨於完備，終於使得牙醫歷史得以留下足跡。

　　期望藉由此書之出版，喚起牙醫同仁們的和諧，珍惜這份得來不易的緣份及情意，共同為牙醫界打拼。讓牙醫在臺灣的歷史中留根傳承，讓全球牙醫史因臺灣的加入而更加完備，亦期望後續的腳步繼續留下寶貴的足跡～

理事長
詹勳政

臺灣牙醫史監修序

臺灣牙醫史：一幅尚待完成的拼圖－兼為台灣牙醫博物館暨口腔衛教館催生

　　2007 年 5 月，在全聯會的會員代表大會上，全聯會潘秘書長，要我幫全聯會編輯出版一本《台灣牙醫史》，且要在 2008 年的會員代表大會前出書，我報以苦笑。

　　想要整理台灣牙醫的歷史，念頭已經存在很久了。在剛考進牙醫學系時，就對台灣社會對醫牙之間所存在的差別待遇，感到好奇與不解。踏入臨床之後，因為有機會與國外的牙醫學界直接接觸，體認到台灣的牙醫學教育和環境，以及台灣社會對牙科醫學的認知，是存在著一些問題，雖然不知道問題出在哪裡，但隱約的感覺到絕對與台灣牙科歷史的發展有所關連。因此，開始留意與台灣牙科歷史發展有關的事物，當然這只是止於興趣而已，要把這些資料整理發表，還得有一股衝勁與傻勁，可惜這兩方面我都有所欠缺。

　　其實許多年來，陸陸續續有不少的前輩先進們，發表過有關台灣牙科歷史發展的文章。諸如：台大的韓良俊教授、蕭裕源教授，陽明的張哲壽教授，國防的姚振華教授，以及在高雄縣執業的吳日勝醫師。但這些文章或史料，基本上都屬於簡史或概要性質。1990 年前後，在我擔任全聯會會刊《牙醫界》總編輯的時候，曾不止一次的計畫要製作台灣牙醫歷史相關的專題，但是在那個大家全心在關切勞、公保門診開放以及迎接全民健保來臨的時代，大家既無心也無力。

　　2003 年 1 月 30 日，高雄市牙醫師公會協助高雄市衛生局台灣醫療史文物中心，成立了牙醫史料室，是牙醫界對台灣牙醫史料文物有系統的一次整理與保存，難能可貴。然而可能由於高雄市政府的經費有限，維護不易，目前已停止運作展示，但仍有數位博物館的資料可尋，十分重要。

　　2003 年 5 月，全聯會在許訓銘醫師的主持下，出版了《牙醫來時路－台灣牙醫近代史首部曲》，是有關台灣牙醫歷史的第一本專書。雖然不算完備，但已經為台灣牙醫歷史的保存與記錄，走出了重要的一步。

　　台灣有文字可載的歷史雖然不算長，但是變動劇烈而且發展多元，若要仔細整理，其實相當困難，尤其像牙科這種早期根本不受重視的題材，歷史文獻和文物的保存及蒐集，極端不易。好在一直都有人默默的在從事這樣的工作。陳銘助醫師就是這樣的一個人。陳銘助醫師是我北醫刊物社團的學弟，熱愛文學，也鍾情於歷史。因為喜愛文學，他在淡水開業之後，仍抽空前往淡大中文系旁聽。因為有心於歷史，進入母校北醫的研究所，並以《台灣牙醫史》為題，完成他的碩士論文。有感於台灣牙科歷史的特殊，認知到要了解台灣牙醫史，必先知道世界牙醫史，陳醫師又花了兩年不眠不休的時間，翻譯出版了《牙齒的故事－圖說牙醫學史》。我看過他的論文，知道他的論文內容分量已足夠出版成為一本專書。因此，當潘秘書長要我幫忙的時候，我只有一個條件，就是要陳銘助醫師來負責文字的內容。果真，陳醫師同意了，也才有今天這本書的出版。

和銘助兄見面，很快的決定了整本書的架構。以銘助兄的論文為基底，以醫療、教育及組織三個主題為主軸，透過全聯會組織力量的協助，盡可能的補充資料與圖片，充實整本書的內容。由於這是第一本有系統整理台灣牙科歷史發展的書籍，因此我們著重的是創建與歷程，對於現況，或是未來的展望，我們不做過多的描述，就留給未來十年或二十年以後的後進們來努力吧！

　　整理台灣牙醫史，就像在拼湊一幅拼圖，儘管我們努力拼出了一個大樣，有許多拼圖的小塊，依舊不知下落，有些我們還可能擺錯了位置，尚待高人指正。我們希望這本書的出版，能夠發揮拋磚引玉的效果，讓我們找到更多拼圖小塊的下落，來完成我們的歷史拼圖。

　　未來，我希望能有一個固定的場所，能夠收集整理這些逐漸流失的歲月。高雄市曾經有過開始，我們可不可以用牙醫界全體的力量將它繼續完成，來成立一座台灣牙醫博物館。更進一步的，我們也可以利用這個博物館作為口腔衛生教育的基地，讓全國的小朋友有機會來此接受校外教學，厚實口腔衛教的基礎，也提升牙醫科學的地位。不知這個願望，有沒有可能實現？

　　無論如何，能夠幫銘助兄完成這本書，也幫我的同學－全聯會詹理事長完成一個心願，頗感欣慰。謝謝我親愛的老婆及兒子在電腦作業上的協助，讓工作能順利完成，拿筆跟敲鍵盤還是有些不同的。

　　隨著書籍的完成，慢慢的發現，自己也變成了歷史當中的人物了。但願走過的足跡，能夠對後人有所幫助。

　　祝福牙醫界光明的未來！

謹誌於芝山岩

2008.3.31.

編撰者序

臺灣自有現代牙科醫療以來，迄今已有一百年的歷史；溯自第一所牙醫學專門教育機構之設置亦逾半世紀之久，但始終不見有牙醫史專書之問世，遂有編撰斯籍之念頭。

2005 年（民國 94 年）筆者已將美國牙醫師馬文‧林格（Malivin Ring）所著《牙醫學：圖說的歷史》（Dentistry：An Illustrated History）以《牙齒的故事：圖說牙醫史》由邊城出版社出版，使我牙醫界對西方牙醫學之發展得以一窺其堂奧。然臺灣牙醫之發展歷史至今尚付諸闕如，誠為我牙醫界之缺憾。筆者於 2002 年在臺北醫學大學口腔復建醫學研究所李勝揚教授的協助下，致力於臺灣牙醫發展之研究。歷五年時間，搜羅臺灣牙醫發展之相關文獻，編撰《臺灣牙醫史》，冀將寶貴之牙醫歷史文獻做一有系統之整理，俾使我牙醫後生晚輩能夠了解先賢前輩之蓽路藍縷，經營斯土之斑斑血淚，以締造今日之牙醫環境，庇蔭牙醫界，厥功至偉。

歷史學家雅各‧布哈特說：「經驗所給予我們的不是一時的機靈，而是永遠的聰明。」了解臺灣牙科過去的種種，將有助於我們規劃未來的發展。筆者認為我們研究歷史有二個目的：一是不要重蹈歷史，二是要創造歷史。

回顧臺灣牙科發展之歷程，一般人所津津樂道的是馬偕的拔牙。馬偕本身並非牙醫師出身，而是神學家，只因於多倫多與紐約習得些許現代醫學知識，且非一開始即以拔牙遂行傳教之目的。而是在一次因緣際會下，於竹塹（今新竹）為一士兵拔除疼痛之牙後，內心有所感觸，方決定寓拔牙於傳教。1895 年臺灣割讓日本後，臺灣總督府以馬偕無照行醫為由，禁止其拔牙。1906 年因應來臺日人人數增多之需要，首先於總督府臺北醫院外科部成立「齒科治療室」，開啟臺灣正規牙科醫療之先河。1910 年齒科治療室擴編為齒科部，然大多數病患為日本人，嘉惠我臺灣民眾者少之又少。直到留學日本內地的臺籍齒科醫師歸國，投入牙科醫療的行列後，居民的口腔健康才獲得較好的照顧，但人數畢竟不多。其中最主要的因素是日本殖民政府統治臺灣的五十年間，並沒有「齒科醫學專門學校」的設置，無法在島內大量培植齒科醫師所致，可謂「錯失牙科發展黃金五十年」。源自日本牙醫學教育系統的牙醫師主導了臺灣早期得牙科發展，自 1960 年代以降，本土牙醫教育出身的牙醫師遠渡重洋，自歐美學成歸國後，始由日本系統導向歐美系統，形成美日系統並存的體系。然光復之際，臺灣大學在劉瑞恆主導下，以美式「學分制」取代了日式的「講座制」已為全盤西化立下里程碑。

政府遷臺之際，百廢待舉，法令殘缺，因循苟且，導致牙科密醫猖獗，混亂醫療體系，迫使接受日式教育的牙醫師遠赴日本無醫村，賡續醫途，造成臺灣牙醫人才大量流失，實為我牙醫界一大斲傷。此段歷史始終難見天日，而為人們所遺忘。日本政府亦刻意漠視，甚至避之不談。幸賴我牙醫前輩張武彥（小島武彥）鍥而不捨，以「不容青史盡成灰」的使命感，欲其重見天日，唯我牙醫同業，永記弗忘。在密醫的天堂裏，正規牙醫的生存可謂備極艱辛，對於無法遠走他鄉者，只有選擇留下對抗一途，臺灣牙醫界與牙科密醫一連串之鬥爭，於焉展開。先賢前被前仆後繼，誓不妥協，不計個人毀譽，得保今日之牙醫，吾輩今日面對臺灣牙醫史，實應誠惶誠恐，謙卑以對。筆者嘗於北醫授課，對牙醫學系學生講述臺灣牙醫史時，告誡年輕學

生說：你們今天會捨棄醫科，就讀牙醫，並非你們的聰明才智而是牙醫前輩為你們打造一個吸引你們前來就讀的牙醫環境。所謂「飲水思源頭」，良有以也。是時捍衛牙醫神聖園地者，唯有公會組織。早年的臺灣省牙醫師公會苦撐待變，待中華民國牙醫師公會全國聯合會成立，團結各方，力挽狂瀾。至勞保與健保之相繼實施，始扭轉頹勢，將牙科密醫拋進歷史的灰燼中。當此之時，牙醫師自我惕勵，與時俱進，提升自我，造福病患，重溯牙醫新形象，再造牙醫新天地，贏得民眾肯定，改善醫病關係。因此之故，各次專科學會相繼成立，期待以專業提升牙醫界，是為牙醫界之重大進步，可喜可賀。筆者更以為牙醫學欲朝更健全之方向發展，非有更完善之法令規範不可。因此如何制訂更完善且有利於我牙醫界健全發展之法律規章應是我牙醫界思考之方向。

　　近二十年來，臺灣牙醫學之發展，突飛猛進。但筆者以為歷史之覆轍不容重蹈。如今面對「牙體技術師法」之立法關鍵時刻，臺灣牙醫界又面臨一次嚴苛的挑戰，揆諸歷史軌跡，應曉因應之道，雖時空環境丕變，更知所進退矣。

　　適逢本書出版之際，筆者嘔心瀝血之餘，聊書數語，尚祈牙醫先進不吝指教。筆者有歷史之嗜，而無歷史之長。然執著於歷史之使命感，期以為成，克盡斯責，感恩係之矣。感恩於全聯會詹勳政理事長、潘渭祥秘書長、前臺大徐水木教授、今仁愛醫院牙科王國陽主任、我敬愛的學長莊世昌，以及牙醫界的同仁們，由於你們的熱心協助，此書得以完成。但是掛一漏萬，在所難免，倘書中有所誤謬，或有闕漏，亦祈不吝指正，是所至幸。此書之付梓猶如野人之獻曝，冀拋磚以引玉，欲其欲臻完備者，更待於後世之有志於斯者。

陳銘助

謹誌於淡水

2008.03.22

參考書目

A: 中文參考書目

1. 馬文・林格 著，陳銘助 譯，《牙齒的故事——圖說牙醫學史》，臺北市：邊城出版社 2005，一版。

2. 杜聰明，《中西醫學史略》，臺大醫學院圖書館藏 0752260 1959，初版。

3. 金鋐主修，《康熙福建通志臺灣府台灣府志》，臺北市：文建會 2004，一版。

4. 臺灣史料集成編輯委員會，《重修臺灣府志（上）》，臺北市：遠流出版 2005，初版。

5. 臺灣史料集成編輯委員會，《重修福建臺灣府志》，臺北市：遠流出版 2005，初版。

6. 連橫，《臺灣通史》，臺灣銀行經濟研究室編 眾文圖書股份有限 公司 1979。

7. 周婉窈，《臺灣歷史圖說（史前至一九四五年）》，臺北市：聯經 1998，二版。

8. 王詩琅著 張良澤編，《王詩琅選集第六集臺灣人物誌》，臺北市：海峽學術 2003，初版。

9. 王詩琅著 張良澤編，《王詩琅選集第七集臺灣人物表論》，臺北市：海峽學術 2003，初版。

10. 林再復，《臺灣開發史》，臺北市：三民書局 1991，三版。

11. 黃秀政、張勝彥、吳文星，《臺灣史》，臺北市：五南 1992，初版。

12. 郭峯松、李筱峯，《臺灣歷史閱覽》，臺北市：自立晚報 1998，一版。

13. 遠流臺灣館，《台灣史小事典》，臺北：遠流出版社 2000，初版。

14. 許極燉，《臺灣近代發展史》，臺北：前衛出版社，1996，初版。

15. 張德水，《台灣政治種族地名沿革》，臺北市：前衛 1996，初版。

16. 許雪姬總策劃，《臺灣歷史辭典》，臺北市：行政院文化建設委員會 2004，一版。

17. 蘇文魁等，《馬偕博士在淡水—宣教、醫療、教育》，淡水鎮：淡水鄉土研究會 2001。

18. 詹姆士・惠勒・達維遜（James Weeler Davidson），《臺灣島之過去與現在》（*The Island of Formosa, Past and Present*），London, MacMillan & Company, 1903. Reprinted by SMC 1988。

19. 郭和烈，《宣教師偕叡理牧師傳：包括三百餘年前西班牙與荷蘭來臺佈教簡史》，郭和烈出版，1971，初版。

20. 陳美玲，《蘭大衛醫生與百年醫療宣教史》，《百年彰基院史文物史料紀錄》，彰化市：財團法人彰化基督教醫院院史文物館 2000。

21. 曹永洋，《寧毀不銹－馬偕博士的故事》，臺北市：文經社 2001，第一版。

22. 鄧柏揚，《愛在福爾摩沙》，臺中市：晨星發行 2003，初版。

23. 陳俊宏，《重新現馬偕傳》，臺北市：前衛出版社 2000，初版。

24. 莊永明，《台灣醫療史：以臺大醫院為主軸》，臺北市：遠流 1998，初版。

25. 小田俊郎著 洪有錫譯，《台灣醫學五十年》，臺北：前衛出版社，1995，初版。

26. 林吉崇，《台大醫學院百年院史(上)日治時期（一八九七一一九四五年）》，臺北市：臺大醫學院 1997。

27. 臺大醫學院百年院史(中冊)編輯小組，《台大醫學院百年院史(中)光復後（一九四五一一九九七年）》，臺北：臺大醫學院，1998，初版。

28. 臺大醫學院百年院史（下冊）編輯小組，《台大醫學院百年院史（下）系科所史》，臺北市：臺大醫學院 1999。

29. 種村保三郎著，譚繼山譯，《台灣小史》，臺北：武陵出版社 2000。

30. 黃昭堂著 黃英哲譯，《臺灣總督府》，臺北市：前衛出版社 2002，修一版。

31. 白榮熙，《重修臺灣省通志卷七政治志衛生篇（第一冊）》，南投市：臺灣省文獻會 1995。

32. 白榮熙，《重修台灣省通志卷七政治志衛生篇（第二冊）》，南投市：臺灣省文獻會 1995。

33. 臺灣總督府警察官及司獄官訓練所，《臺灣衛生行政法要論》，臺北市：昭和五年（1930）。

34. 《顏裕庭，臺灣醫學教育的軌跡與走向》，臺北市：藝軒 1998。

35. 謝博生，《現代醫學在臺灣—臺灣醫學會百年見證》，臺北市：臺大醫學院 2001，初版。

36. 洪鈺卿，《馳騁牙醫界四十載》，臺北市：著者印行 1997。

37. 杜聰明，《回憶錄》，臺北：杜聰明博士獎學基金會，再版，1982。

38. 楊碧川，《後藤新平傳：臺灣現代化的奠基者》，臺北市：一橋 1995，一版。

39. 施茂林，《醫療衛生法規》，臺南市：世一文化 2003，初版。

40. 洪永木，《最新六法全書》，臺北市：雷鼓出版社 1987，修訂版。

41. 《牙醫來時路—台灣牙醫近代史首部曲》，臺北市：中華民國牙醫師公會全國聯合會， 2003。

42. 羅澤霖等，《國防醫學院院史》，臺北市：國防醫學院 1984。

50. 陳永興，《台灣醫療發展史》，臺北市：月旦出版社 1997，一版。

51. 熊秉真、江東亮，《魏火曜先生訪問紀錄》，臺北市：中央研究院近代史研究所 1990。

53. 何弘能等，《醫學人文饗宴》，臺北市：臺大醫學院 2001，初版。

54. 蔡篤堅，《實踐醫學人文的可能》，臺北市：唐山出版社 2001，初版。

55. 謝博生，《醫學人文教育》，臺北市：臺大醫學院 1999，初版。

56. 范純甫，《台灣傳奇原住民風情（上）》，臺北市：華嚴出版社 1996，一版。

57. 范純甫，《台灣傳奇原住民風情（下）》，臺北市：華嚴出版社 1996，一版。

58. 國立臺灣大學醫學院，《楓城四十年—國立臺灣大學醫學院四十週年紀念特刊》。

59. 謝森展、松本曉美，《臺灣懷舊》，臺北市：創意力文化 1990，初版。

60. 張雍敏，韓良俊，《台灣史料研究第八期》，吳三連文教基金會，1996 年 8 月，臺北市。

61. 鄭志敏，《杜聰明與臺灣醫療史之研究》，臺北市：國立中國醫藥研究所，民 94，一版。

62. 《臺灣口腔顎面外科先驅—韓良駿教授榮退專輯》，國立臺灣大學醫學院，民 93。

63. 吳瀛濤，《臺灣民俗》，臺北市：眾文圖書 民 81，一版。

64. 葉曙，《病理卅三年》，傳記文學叢刊之十六。

65. 陳勝崑，《醫學 . 心理 . 民俗》，臺北市：橘井文化，民 82，初版。

66. 謝獻臣，《醫學倫理》，臺北市：偉華書局 1996，初版。

67. 白榮熙，《臺灣地區公共衛生發展史大事》，臺北市：衛生署，民 88，初版。

68. 國立臺灣大學醫學院附設醫院，《臺大醫院壹百年》1995 年 6 月，一版。

69. 國立臺灣大學醫學院附設醫院，《臺大醫院百年懷舊》1995 年 6 月，一版。

70. 國立臺灣大學醫學院牙醫學系，《創系四十週年紀念專刊》，民 84。

71. 謝獻臣，《臺灣醫學教育之發展與現況》，1994。

72. 國立臺灣大學，《國立臺灣大學校史稿 (一九二八～二〇〇四)》，民 94。

73. 應大偉，《一百年前的台灣寫真》，臺北市：圓神 民 84，初版。

74. 臺灣史料集成編輯委員會，《重纂福建通志》，臺北市：遠流出版 2005，初版。

75. 《采訪錄、一般志書與輿圖 / 廈門志 / 正文卷十五風俗記 / 俗尚》。

76. 「高雄縣牙醫師公會網站」之《牙醫史大事紀》。

77. 謝博生，《醫學人文饗宴》，臺北：臺大醫學院 2000，初版。

78. 矢內原忠雄著，周憲文譯，《日本帝國主義下之臺灣》，臺北市：海峽出版社，1999。

79. 杜聰明，《杜聰明言論集 第 1 輯》，臺大醫學院。

80.《中華民國齒顎矯正學會會刊》第二卷第二期，民 79。

81. 國防醫學大學網站。

82. 私立高雄醫學大學網站。

83. 中山醫學大學全球資訊網。

84. 臺北醫學大學網站。

85. 臺北市牙醫師公會網站。

86. 高雄市牙醫師公會網站。

87. 林崇民，《顎友》第三屆第一期，臺北市：中華民國顎咬合學會 民 77。

88.《顎友》，Vol.11 No.4，林崇民，臺北市：中華民國顎咬合學會 2003。

89. 中華民國口腔顎面外科學會網站

90.《中華民國齒顎矯正學會成立大會手冊》，中華民國齒顎矯正學會，民 77。

91.《中華民國齒顎矯正學會會刊第一期》，中華民國齒顎矯正學會，民 77。

92.《中華民國齒顎矯正學會第五屆第二次會員大會手冊》，中華民國齒顎矯正學會，民 86。

93.《中華民國齒顎矯正學會第四屆第一次會員大會手冊》，中華民國齒顎矯正學會，民 83。

94.《中華民國齒顎矯正學會第四屆第二次會員大會手冊》，中華民國齒顎矯正學會，民 85。

95.《中華民國齒顎矯正學會第六屆第二次會員大會手冊》，中華民國齒顎矯正學會，民 88。

96.《中華民國齒顎矯正學會第五屆第一次會員大會手冊》，中華民國齒顎矯正學會，民 86。

97.《中華民國齒顎矯正學會會訊》第 47 期，中華民國齒顎矯正學會，2005 年 4 月。

98. 溫俊廣，《創會十周年誌慶》，中華民國贗復牙科學會 1999。

99.《創會十周年特刊》，中華民國贗復牙科學會 1999。

100.《中華民國口腔病理學會成立大會手冊》，中華民國口腔病理學會，民 78。

101.《中華民國口腔病理學會八十一年度會員大會暨學術研討會》，中華民國口腔病理學會，民 81。

102.《中華民國口腔病理學會八十八年度會員大會暨學術研討會十週年紀念文集》，中華民國口腔病理學會，民 88。

103.《中華民國牙髓病學會成立大會手冊》，中華民國牙髓病學會，民 80。

104.《中華民國牙髓病學會第二屆第二次大會手冊》，中華民國牙髓病學會，民 83。

105.《中華民國牙髓病學會第三屆第一次大會手冊》，中華民國牙髓病學會，民 84。

106. 中華民國兒童牙科學會網站

107.《中華審美牙醫學會成立大會暨第一屆第一次會員大會手冊》，民 83 年 12 月 18 日。

108. 中華審美牙醫學會網站。

109.《中華民國口腔植體學會會訊》，No.56，民 95 年 4 月。

110. 中華民國口腔植體學會網站

111.《臨床陶齒植體種植術》，平野建二 系賴正通 井川宗太郎 河原英雄 原著；王敦正 林明杰 編譯，臺北市：中華民國顎咬合學會，民 73。

112.《校史—台北醫學大學 1958-2007》，林佳靜，臺北醫學大學，2008。

113. 仲摩照久，《日本地理風俗大系》，V.15，東京市‧新光社，昭和 4-7〔1929-1932〕。

114. 森丑之助，《臺灣蕃族圖譜：森丑之助調查編修》，臺北市：臨時臺灣舊慣調查會，大正 4-7〔1915-1918〕。

115. 中村道太郎，《日本地理風俗大系》v.8，東京市：誠文堂新光社，昭和 11-14〔1936-1939〕

116. 伊能嘉矩，《臺灣蕃人事情》，臺北：臺灣總督府民政部文書課，明治 33〔1900〕

117. 鳥居龍藏，《鳥居龍藏全集》，東京：朝日新聞社，昭和 50-51〔1975-1976〕，初版

118. 鳥居龍藏，《東京大學總合研究資料館所藏鳥居龍藏博士攝影寫真資料カタログ》，鳥居龍藏寫真資料研究
會編，ID:7114〔1991〕

119. 臺灣總督府官房文書課，《臺灣寫真帖》，臺北市：臺灣總督府官房文書課，明治 41〔1908〕

120. 千千岩助太郎，《臺灣高砂族住家の研究》，臺北市：臺灣建築會，昭和 12-18〔1937-1943〕

121. 伊能嘉矩，《臺灣志》V.1，東京市：文學社，明治 35〔1902〕

122. 臺灣慣習研究會，《臺灣慣習記事》第二卷第十號，臺北市：臺灣慣習研究會，明治 35 年 10 月 23 日〔1902〕

123. 臺北市文獻委員會，《臺北市史畫集》，臺北市：臺北市文獻委員會，民 69〔1980〕

124. 伊能嘉矩，《臺灣文化志》V.2，東京市：刀江書院，昭和 3〔1928〕

125. The English Presbyterian Church／英國長老教會，《Presbyter Messenger/ 英國使信月刊》，倫敦：英國長老
教會總會〔1850-1947〕

126. 李玉瑾，《2008 館藏台灣學研究書展專輯：從瘴癘之地到清潔之島—館藏日治時期醫療衛生類書展》，臺
北縣：中和市，國立中央圖書館臺灣分館，民 97〔2008〕

127. 近世名士寫真頒布會，《近世名士寫真》V.2，大阪：近世名士寫真頒布會〔1934-1935〕

128. 臺灣總督府，《台灣寫真帖》，臺北市：臺灣總督府官房文書課，明治 41〔1908〕

129. 《臺北市京町改築紀念寫真帖》，臺北：京町建築信用購買利用組合，昭和 6〔1931〕

130. 王崇禮，《日治時期的台灣醫學教育》，健康醫學學習館：健康醫學學習網，教育部

131. 羅月瑛，《臺灣醫療四百年／經典雜誌社編著》p.93，臺北市：經典雜誌，民 95〔2006〕

132. 《田健治郎傳》，東京市：田健治郎傳記編纂會，昭和 7〔1932〕

133. 勝山寫真館，《臺北醫院玄關口》風景明信片，臺北：勝山寫真館，〔1925~1938〕

134. 莊永明，《臺北老街》，臺北市：時報文化，民 80〔1991〕

135. 楊思標，《楓城四十年／楊思標總編輯》，臺北市：國立臺灣大學醫學院臺大景福基金會，民 74〔1985〕

136. 《預防接種：臺灣衛生博物館‧歷史映像》，臺灣省婦幼衛生研究所，行政院衛生署

137. 劉似錦，《劉瑞恆博士與中國醫藥及衛生事業》，臺北市：臺灣商務印書館，民 78。

138. 劉秀俐、張有庸，《牙醫臉譜：十七位牙醫師的心路視野》，屏東市：高屏澎牙醫師公會聯合會刊，民 95
〔2006〕

139. 林四海，《衛生法規概論》，臺北市：行政院衛生署，民 70〔1981〕

140. 中華民國現行法律彙編編訂委員會，《中華民國法律彙編》V.1，臺北市：第一屆立法院秘書處，民 47〔1958〕

141. 臺灣省牙醫師公會，《牙醫師》卷 1~ 卷 6，臺中市：臺灣省牙醫師公會，民 66~71〔1977~1982〕

142. 《牙醫界（台灣牙醫界）》卷 1~ 卷 32，中華民國牙醫師公會全國聯合會 民 71~101〔1982~2012〕

143. 行政院衛生署，《醫療衛生主要法規》，臺北市：行政院衛生署，民 84〔1995〕

144. 張武彥，《張武彥日本齒學博士—與紐約、新澤西鄉親有約》，臺灣海外網，2011

145. 《國防醫學院牙醫學系七十周年系慶特刊》，臺北市：中華民國源遠牙醫學會、國防醫學院牙醫學系，民
100〔2011〕

146. 《高雄醫學大學口腔醫學院牙醫學系 50 周年特刊》，高雄市：高雄醫學大學，民 96〔2007〕

147. 熊秉真，《中國近代的軍醫發展—楊文達先生訪問記錄》，臺北市：中研院近史所，民 80〔1991〕

148. 黃逸岳，《高醫牙醫的領航者—陳鴻榮教授榮退紀念專輯》，高雄市：陳鴻榮教授榮退專輯編輯委員會，民

96〔2007〕。

149. 黃大森，《臺北醫學大學牙科校友總會三十週年暨牙橋雜誌二十週年特刊：回顧傳承與展望》，臺北市：牙橋學會，民 100〔2011〕。

150. 陳日生，《臺灣牙科公共衛生開拓者—姚振華教授榮退紀念專輯》，臺北市：中華民國源遠牙醫學會、國防醫學院牙醫學系，民 96〔2007〕。

151. 徐玉玲，《新竹市牙醫師公會 30 週年紀念專刊》，新竹市：新竹市牙醫師公會，民 101〔2012〕。

152. 翁青梧，《中華牙醫學會三十週年慶特刊》，臺北市：中華牙醫學會，民 98〔2009〕。

153. 《創系五十週年特刊》，臺北市：國立台灣大學醫學院牙醫學系，民 94〔2005〕。

154. 《臺灣牙醫界—三十周年特刊》，臺北市：中華民國牙醫師公會全國聯合會出版委員會，民 101〔2012〕。

155. 《臺灣醫療四百年》，臺北市：經典雜誌 2006，初版。

B: 外文參考書目

1. Geo. L. Mackay. *From Far Formosa* . 3rd ed, 南天書局, 臺北市 , 1991.

2. Malvin E. Ring. *Dentistry：An Illustrated History* . 1st ed, The C.V. Mosby Company ,New York, 1986.

3. Shafer, Hine, Levy. *A Textbook of Oral Pathology* . 4th Ed, W.B. Saunders Company,Philadelphia, 1983.

4. C. E. Stuart, I. B. Golden. *The History of Gnathology* . Memorial Edition, 1984.

5. Sumiya Hobo, Eiji Ichida, Kiky T.Gracia. *Osseointergration and Occlusal Rehabilitation* . Quitessence,1989.

6. D. Buser, C. Dahlin, R. K. Schenk. *Guided Bone Regeneration in Implant Dentistry* . Quintessence,1994.

7. Gustav O. Kruger. *Textbook of Oral And Maxillofacial Surgery* . The G.V. Mosby Company, 1979.

8. Brånemark P-I, Breine U, Adell R, Hansson Bo, Lindstrom J, Olsson A. *Intraosseous anchorage of dental prostheses. I,Experimental studies* . Scand J Plast Reconstru surg 1969;3.

9. Dahlin C, Linde A,Gottlow J, Nyman S, *Healing of bone defects by guided tissue regeneration* . Plast Reconstr Surg 1988;81.

10. Hurley LA, Stinchfield FE,Bassett ACL,Lyon WH, *The role of soft tissue in osteogenesis* . J Bone Joint Surg 1959;41a.

11. Boyne PJ. *Regeneration of alveolar bone beneath cellulose acetate filter implants* , Dent Res 1964;43.

12. Kahnberg K-E, *Restoration of mandibular jaw defects in the rabbit by subperiosteal implanted Teflon mantle leaf* . Int J Oral surg 1979;8.

13. Campbell JB, Bassett CAL. *The Surgical application of monomolecular filters(Millipore) to bridge gaps in peripheral nerves and to prevent neuroma formation* . Surg. Forum 1956;7.

14. Hurley AL, Stinchfield FE, Bassett CAL, Lyon WH. *The role of soft tissue in osteogenesis* . J Bone Joint Surg 1959;41A.

15. Murray G, Holden R, Roachlau W. *Experimental and clinical study of new growth of bonein a cavity* . Am J Surg 1957;93.

16. Melcher AH, Dryer CJ, *Protection of the blood clot in healing circumscribed bone defects* . J Bone Joint Surg 1962;44B.

17. Boyne PJ,Cole MD, Stringer D, et al. *A technique for osseous restoration of deficient edentulous maxillary ridges* .

J Oral Maxillofac Surg 1985;45.

18. Tatum H. *Maxillary and sinus implant reconstruction* . Dent Clin North Am 1986;30.

19. Ole T. Jensen. *The Sinus Bone Graft* . Qintessence,1999.

20. Tatum H. Jr. *Maxillary and sinus reconstructions* . Den Clin North Am 1986;30.

21. Boyne PJ, James RA. *Grafting of the maxillary sinus floor with autogenous marrow and bone* . J Oral Surg 1980.

22. Eduardo Anitua. *Implant surgery and prosthesis : A new perspective*. 1996.

23. Schroeder A. *A brief history of implantology* . In: Schroeder A, Sutter F, Krekeler G（eds）.Oral Implantology. Stuttgart: Thieme,1991.

24. Brånemark P-I, Breine U, Adell R, Hansson Bo, Lindstrom J, Olsson A. *Intraosseous anchorage of dental prostheses* . I, Experimental studies. Scand J Plast Reconstru surg 1969.

25. Linkow L. *Maxillary and Mandibular Implants; A Dynamic Approach to Oral Implantology* . New Haven,CT:Glarus,1979.

26. Stephen L.G. Rothman. *Dental Application of Computerized Tomography, Surgical Planning for Implant Placement* . Quitessence,1998.

27. Knighton DR, Silver IA, Hunt TK. *Regulation of wound-healing angiogenesis:Effect of oxygen gradients and inspired oxygen concentration* . Surgery 1981;90.

28. Hunt TK. *The physiology of wound healing* . Ann Emerg Med 1988;17.

29. Marx RE,Ehler WJ.Tayapongsak PT, Pierce LW. *Relationship of oxygen dose to angiogenesis induction in irradiated tissue* . Am J Surg 1990;160.

30. Robert E. Marx, Arun K. Garg. *Dental and Craniofacial Applications of Platelet-Rich Plasma* . Quitessence,2005, .

31. William Campbell, *Sketches from Formosa / by William Campbell* , London : Marshall,〔 1915 〕

臺灣牙醫及醫療衛生發展大事記

整理　莊世昌

公元 1661 年	明永曆 15 年 清順治 18 年	⊙鄭成功登臺，引入漢醫醫術。
公元 1673 年	明永曆 27 年 清康熙 12 年	⊙「臺灣第一文人」沈光文避居目加留灣社（今臺南善化），垂帳教學，「不足則濟以醫」。
公元 1684 年	康熙 23 年	⊙知縣沈朝聘建臺灣養濟院、諸羅知縣季麟光建嘉義養濟堂、鳳山知縣楊芳聲建鳳山養濟院等，是早期的公立社會救濟事業機構。
公元 1736 年	乾隆元年	⊙彰化知縣秦士望建彰化養濟院，收養瘋癲殘疾約 40 人。
公元 1746 年	乾隆 11 年	⊙臺灣縣知縣李閶權建普濟堂一所，計 20 間，內有藥王廟、棲流所。
公元 1764 年	乾隆 29 年	⊙知縣胡邦翰建留養局，收養窮民 100 名。竹塹城內設淡水留養局以收養窮民。
公元 1797 年	嘉慶 2 年	⊙有「開蘭第一人」之稱的吳沙侵墾宜蘭平原多年，屢遭原住民抵拒，本年宜蘭地區「番社」患痘（天花），吳沙「出方施藥，全治甚眾」，使得原住民感激不已，日後開發益順。
公元 1826 年	道光 6 年	⊙通判蔣鏞籌建澎湖普濟堂。
公元 1854 年	咸豐 4 年	⊙富戶石時榮自捐家屋，倡建臺灣育嬰堂。
公元 1865 年	同治 4 年	⊙6 月 16 日　蘇格蘭宣教士馬雅各（Dr. James. L. Maxell）一行人，在臺灣府城大西門外看西街開始傳教與施療行醫，惟因暴民滋事，被迫關閉。史學家稱馬雅各來臺開始行醫「啟開了臺灣西洋醫學之黎明期」。 ⊙中國海關聘萬巴德（Dr. Patrick Manson）為醫員，從事診療外籍人士及擔任氣象報告。
公元 1866 年	同治 5 年	⊙9 月　馬雅各於旗後（今高雄旗津）新建禮拜堂的對面開設一所可容 8 名患者的醫館，有謂此為臺灣西式醫院的濫觴。
公元 1868 年	同治 7 年	⊙嘉義育嬰堂在縣治城隍廟內設立，係紳商合設。
公元 1870 年	同治 9 年	⊙艋舺學海書院後建「淡水育嬰堂」，由官紳合設。
公元 1871 年	同治 10 年	⊙2 月 10 日　英國醫療傳教士德馬太醫生（Dr. Matthew Dickson）來臺，進駐臺灣府。 ⊙12 月 10 日　英國傳教士甘為霖牧師（Rev. William Campbell）來臺，由打狗（高雄）登岸，翌日由水路到安平港，轉駐臺灣府城。
公元 1872 年	同治 11 年	⊙3 月 9 日　馬偕（Rev. George L. Mackay）抵滬尾（淡水），開使以臺灣北部做為他的教區，從事宣教與醫療工作。 ⊙馬偕博士（28 歲）自臺灣南部乘「海龍號」來到滬尾，開使其宣教及醫療的工作。他在臺服務的 29 年期間，一手拿聖經，一手執拔牙鉗，成為其最著名的標誌，對臺灣最早期的牙科醫療貢獻極大，可尊稱其為「臺灣口腔外科醫療第一人」。他的助手嚴清華先生亦可算是「臺灣首位牙科學生（徒）」。

公元 1873 年　同治 12 年	⊙5月5日　馬偕租用民宅為醫館，稱為「滬尾醫館」，位於「衙仔街」（今淡水鎮三民路口與馬偕街的「角店」）。
公元 1875 年　光緒元年	⊙1月29日　加拿大基督長老教會母會派宣教士華雅各醫師（Rev. J.B. Fraser M.D.）來淡水協助馬偕。
公元 1878 年　光緒 4 年	⊙滬尾醫館醫師林格（Dr. L. F. Ringer）解剖一位求診不治的葡萄牙人，發現「肺蛭蟲」，此為全世界第一次在人體內發現此種寄生蟲。
公元 1879 年　光緒 5 年	⊙1月14日　英國基督長老教會醫療傳教士安彼得生（Dr. Peter Anderson）到達臺灣府。 ⊙9月14日　馬偕博士在淡水創辦「滬尾偕醫館」，是由美國底特律一位夫人為紀念逝世不久的丈夫—馬偕船長，捐贈美金 3,000 元所建造。
公元 1880 年　光緒 6 年	⊙梅醫生（Dr. W. Myers）於 1879 至 1886 年間，擔任中國海關駐打狗（高雄）醫員（Medical Officer），於任內設立「萬大衛紀念醫院」（David Manson Memorial Hospital，即「慕德醫院」），慕德醫院附設醫學課程，是臺灣西式醫學教育的發端。
公元 1885 年　光緒 11 年	⊙11月12日　英國長老教會母會醫療傳教士萊約翰（Dr. John Lang）來臺，到達臺灣府。
公元 1886 年　光緒 12 年	⊙臺灣首任巡撫劉銘傳創設官醫局、官藥局、臺北病院於臺灣城內考棚，聘挪威籍醫師韓先為醫官，醫療兵勇和百姓，此為臺灣有公立西式醫院之始。
公元 1888 年　光緒 14 年	⊙英國基督教海外宣教會派盧嘉敏醫師（Dr. Gavin Russell）來臺傳教行醫。
公元 1890 年　光緒 16 年	⊙盧嘉敏醫師於大社（今臺中縣豐原附近）創設大社教會，並附設有約 30 床的醫館，為該地區的醫療傳道中心。2 年後，蒙主寵召。
公元 1891 年　光緒 17 年	⊙劉銘傳創設之官醫局、官藥局等設施，因緊縮財政支出而廢除。
公元 1892 年　光緒 18 年	⊙2月19日　女醫師宋牧師娘伊莉莎白・克里斯提（Elizabeth Christie）由香港到達臺灣府。
公元 1895 年　光緒 21 年 　　　　　　　明治 28 年	⊙4月17日　清廷於中日甲午戰爭戰敗，雙方簽署「馬關條約」，割讓臺澎給日本政府。 ⊙6月9日　侵臺日軍設置基隆避病院。 ⊙6月20日　「大日本臺灣病院」創設於臺北大稻埕千秋街，由濱野昇出任院長，設有醫師 10 人、藥劑師 9 人、護士 20 人，此即今日「國立臺灣大學醫學院附設醫院」之前身。 ⊙6月　日本赤十字社派吉川元雄率救護員來臺，並召募若干會員，是日本在臺開辦紅十字會事業之濫觴。 ⊙11月17日　「臺灣居民刑罰令」明文規定嚴禁鴉片。 ⊙12月18日　英國長老教會海外宣道會派醫療傳道士蘭大衛（Dr. David Landsborough）、梅監霧（Rev. Campbell N. Moody）和廉德烈（Rev. A. B. Nielson）牧師來臺，抵臺南。
公元 1896 年　明治 29 年	⊙5月27日　在臺北、臺中、臺南等 3 縣設立醫院。 ⊙5月28日　制定「臺灣醫業規則」，規定執業醫師皆須領取開業執照，對山地及偏遠地區則限地開業。「臺灣醫業規則」的公布，是日本管理臺灣醫業的開始。 ⊙5月　臺南安平地區流行黑死病（鼠疫），年底蔓延到臺北，

公元 1896 年　明治 29 年	災情嚴重，軍醫和臺北病院的醫師全力對此流行病做防疫工作。 ⊙ 6 月 10 日　「藥劑師、藥材局、製藥者取締規則」公布。 ⊙ 6 月 10 日　「公醫規則」公布，以「公醫代替傳教師」之口號，從事診療與懷柔政策，由日本本土高薪聘請醫師配置各地，同月底配置 93 人，是日據臺灣實施公醫制度的濫觴。 ⊙ 6 月　淡水、基隆、宜蘭、鹿港、苗栗、雲林、埔里、嘉義、鳳山、澎湖等地設立醫院；恆春、臺東設診療所。 ⊙ 6 月　臺灣總督府製藥（鴉片）廠完成。 ⊙ 7 月 10 日　「臺灣醫藥規則」正式施行。 ⊙ 10 月 15 日　「傳染病預防規則」公布。 ⊙ 10 月 27 日　臺北城內發生疑似鼠疫患者 3 人，再度來臺任職臺北病院的崛內次雄診斷為真性患者；臺北病院艋舺八甲庄隔離室改為避病院，以收容患者，稱為「臺北縣避病院」，是為臺灣傳染病院之濫觴。 ⊙ 11 月 29 日　梅監霧牧師與蘭大衛醫師以彰化教會禮拜堂為診療所，開始醫療與傳道，是日為彰化基督教醫院創設紀念日。 ⊙澎湖病院創設，稱之「澎湖島病院」，由澎湖廳管轄。
公元 1897 年　明治 30 年	⊙ 3 月 17 日　「臺灣中央衛生會規則」公布，作為總督有關公共衛生、保健醫療問題的最高諮詢機關，會長由民政長官兼任。 ⊙ 4 月 12 日　千秋街臺北病院內設立「醫學講習所」（臺灣土人醫師養成所），此乃臺灣公設近代醫學教育之濫觴。 ⊙ 5 月 27 日　「臺灣總督府醫院官制」公布。 ⊙ 9 月　臺北病院制定護士（稱為「看護婦」）養成內規，並開始召募實習護士，施以講習。 ⊙ 10 月 27 日　「鼠疫預防法」實施。 ⊙安彼得醫師著手興建新醫院即今臺南新樓醫院之前身，於公元 1900 年落成，有診療室、診療所、開刀房、藥局等設施。 ⊙英籍熱帶醫學研究者羅斯（Ronald Rose）確認瘧疾由瘧蚊傳播，在此之前均採信瘴氣說，認為是由地面產生毒氣而發病。 ⊙「臺灣鴉片令」公布，實行鴉片公賣制，經醫師判定有鴉片癮者，仍准許其吸食。
公元 1898 年　明治 31 年	⊙ 3 月 28 日　兒玉源太郎出任第四任臺灣總督。曾任日本內務省衛生局長和臺灣總督府衛生顧問的後藤新平，隨之來臺擔任民政局長，6 月，改稱民政長官。 ⊙ 3 月　淡水自來水工程完成，為臺灣自來水的嚆矢。各病院改隸臺灣總督府直轄。 ⊙ 4 月　「臺灣總督府醫學校」成立，5 月 1 日正式開課。 ⊙ 7 月　臺北病院從大稻埕千秋街遷移到城內（後稱明石町，今常德街一號。）開始醫療工作，此時新工程尚未全部完竣。原大稻埕千秋街之創始病院成為本院分室，設置內、外、眼科，專為本島人（臺灣人）及外來患者之診療醫院。臺北病院產婦人科獨立設科，川添正道擔任首任主任。原產科、婦人科係置於外科部內。此為臺灣「產婦人科」的開始。 ⊙ 10 月　鼠疫蔓延全省，成立臨時鼠疫預防委員會。
公元 1901 年　明治 34 年	⊙ 1 月 1 日　總督府下令對捕鼠給予獎勵，並注意獎鼠的處理。 ⊙ 1 月 17 日　宋忠堅牧師娘（Drs. Mrs. D. Ferguson）在臺 9 年，因罹病不治，以 34 歲之年病逝於臺南，原擬由她主持的臺南女醫院（Tainan Women's Hospital）之計劃因此中止。 ⊙ 2 月 14 日　馬雅各二世醫生夫婦來臺，秉承父親志業，在新建醫館服務。 ⊙ 6 月 20 日　加拿大籍傳教士馬偕蒙主召歸，得年 58 歲。

	⊙ 7 月 23 日　「臺灣醫生免許規格（許可規則）」公布，加強漢方醫生管理。嚴令全臺從事漢醫及草藥仙等醫藥行為者，限於同年 12 月底前應向警察機關登記，未依限登記，嚴格取締（當時登記漢醫共為 1,928 人）。而後採取自然淘汰制；登記後的臺籍漢醫被稱為「醫生」，與西醫的「醫師」有所分別，需接受警察管轄。 ⊙ 10 月　廢止臺北醫院大稻埕分室，臺北醫院之千秋街創始醫院從此成了歷史名詞。
公元 1902 年　明治 35 年	⊙ 1 月 22 日　臺北醫院耳鼻咽喉科原屬外科，今起獨立為一科，由岸一太出任耳鼻咽喉科部長；此為臺灣耳鼻咽喉科之開始。 ⊙ 1 月 31 日　臺南廳於臺南、安平兩市實施「捕鼠買收規則」，臺北廳亦仿傚之。 ⊙ 5 月 11 日　臺灣總督府醫學校舉行第一屆畢業典禮。畢業生僅 3 人：黃瑤琨、蔡章勝、蔡章德，民政長官後藤新平親臨致詞。 ⊙ 5 月 16 日　制定「看護婦養成規定」以及「產婆養成規定」。
公元 1903 年　明治 36 年	⊙ 臺北醫院合併外科第一部、第二部，組成外科皮膚病黴毒科，命長野純藏為該科部長，此為臺灣皮膚科之首創。 ⊙ 8 月 1 日　臺灣地方病傳染病調查委員宮島幹之助，藉來臺機會，召開瘧疾研討會。臺灣因瘧疾死亡者今年高達 13,544 人。 ⊙ 10 月　總督府訓令於警察本署內設臨時防疫課，掌理鼠疫檢疫與預防，並進行驅除鼠類。 ⊙ 11 月　總督府發令「鼠族驅除規則」，指示各地方廳籌措共同衛生費，收購鼠類或依保甲規約義務，驅除鼠類，以防治鼠疫。
公元 1904 年　明治 37 年	⊙ 12 月 31 日　本年度鼠疫患者有 4,440 人，其中死亡 3,330 人。
公元 1905 年　明治 38 年	⊙ 2 月 20 日　赤十字社臺灣支部病院設立，做為醫學校的實習醫院。 ⊙ 7 月 15 日　日本赤十字社臺灣支部病院舉行啟用典禮，時人稱「日赤醫院」，為醫學校第一所教學醫院。 ⊙「大清潔法施行規則」公布，分春秋兩次獎勵實施，除一般掃除外，並注意下水溝的清理、住宅的蟻害、鼠洞的填塞和整修廚房、修理住宅破漏等。
公元 1906 年　明治 39 年	⊙「臺灣種痘規則」公布。 ⊙ 1 月　臺北醫院增設小兒科部，係臺灣地區小兒科自原屬內科部分科獨立診療之開始。任臼杵才化為小兒科部第一任部長。外科部設「齒科治療室」，任富澤正美為主任，開始治療患者。
公元 1907 年　明治 40 年	⊙「臺灣公醫規則」公布。
公元 1908 年　明治 41 年	⊙ 2 月 17 日　臺北流行天花。 ⊙ 2 月　「臺灣鼠疫預防組合規則」公布。
公元 1909 年　明治 42 年	⊙ 3 月　南志信畢業於臺灣總督府醫學校第八屆，是為臺灣第一位學習醫學教育的原住民。 ⊙ 4 月　總督府研究所成立，高木友枝兼任所長。 ⊙ 7 月 11 日　臺北下水道（排水溝）工事告竣。 ⊙ 10 月 21 日　板橋林本源家族在臺北大稻埕成立博愛醫院，專為貧苦病人服務，醫藥費用分為免費、半價及醫藥成本三種。 ⊙ 11 月 30 日　廢止臺灣人慣用之太陰曆（農曆），一律改用陽曆。

公元 1910 年　明治 43 年	⊙1 月　臺北自來水廠竣工，此由英人巴爾頓（W. K. Burton）著手之北市衛生建設，乃為全臺食用水衛生工程之開始。 ⊙2 月　花蓮港醫院竣工，診療開始。 ⊙4 月　因應原住民生活的發展，在番務本署內新設「理番衛生部」。 ⊙4 月 19 日　「臺灣小學校兒童身體檢查規則」公布，為本島小學生正規身體檢查之濫觴。 ⊙9 月 1 日　臺北醫院原屬外科部之齒科獨立設科，任富澤正美為齒科部長。此為齒科之濫觴。
公元 1912 年　大正元年	⊙12 月 26 日　馬偕紀念醫院於臺北市雙連（今中山北路與民生西路口）舉行落成典禮。 ⊙木造之臺北醫院院舍開始改建成目前之西址磚造院舍，於 1925 年完工。
公元 1914 年　大正 3 年	⊙4 月 10 日　安澤要任臺北醫院囑託醫務兼齒科部長。 ⊙5 月 2 日　「臺灣傳染病預防令」公布施行。 ⊙10 月 25 日，「檢疫委員會設置規格」、「船舶檢疫規則」、「火車檢疫規則」、「傳染病預防令施行規則」及「清潔消毒方法」公布。
公元 1915 年　大正 4 年	⊙3 月 26 日　結核療養所「錫口養生院」落成，設於臺北七星區內湖庄內，為臺灣第一所結核專門醫院。 ⊙5 月　日本赤十字社在各地設置結核療養所。
公元 1916 年　大正 5 年	⊙1 月 13 日　「臺灣醫師令」、「臺灣齒科醫師令」公布。 ⊙蔣渭水在臺北市太平町（今延平北路）開設「大安醫院」，其醫院後來成了「非武裝抗日民族運動」的大本營。
公元 1918 年　大正 7 年	⊙2 月 26 日　舉行鼠疫平息慶祝會。全臺鼠疫施虐長達 22 年，其間發生患者 30,000 餘人，死亡 24,000 餘人。 ⊙6 月　世界性流行性感冒由基隆侵入全臺，迅速猖獗蔓延，延至 12 月 15 日止，統計罹患者數 779,523 人，其中死亡者 25,394 人。 ⊙7 月　「臺灣齒科醫師令施行規則」公布。
公元 1919 年　大正 8 年	⊙7 月 7 日　澎湖廳風櫃尾發生霍亂病例，翌日，基隆又傳病例。不久，臺南廳鳳山支廳紅毛港也有霍亂患者，此後由此三地蔓延全臺。 ⊙8 月 9 日　日本內務省宣布臺灣為霍亂流行地區。凡航向日本船舶均需在門司、神戶兩港碇留所停靠，旅客一律接受糞便檢查。 ⊙12 月　霍亂大流行，蔓延臺北、臺南、澎湖諸島各地；據 12 月末調查患者 3,836 人，死者 2,693 人，死亡率 70.2%；尤以臺北廳最嚴重。
公元 1920 年　大正 9 年	⊙9 月　高敬遠創設「高產婦人科醫院」於臺北市大稻埕，是為臺灣第一所私立婦產科醫院。 ⊙11 月 13 日　蔡阿信畢業於東京女子醫學專門學校，成為臺灣第一位女醫師。
公元 1921 年　大正 10 年	⊙8 月　山口謹爾發表《臺灣毒蛇毒素之血清學的比較研究》，奠定臺灣免疫學之基礎。
公元 1922 年　大正 11 年	⊙6 月 28 日　小林靜夫任臺北醫院齒科長心得（代理）。 ⊙10 月　「臺灣產婆規則」公布，對助產士管理予以統一。 ⊙12 月 16 日　杜聰明獲得日本京都帝國大學醫學博士，此項殊榮是「臺灣第一位醫學博士」，也是「臺灣第一位博士」，

	亦為日本明治維新以來第九五五號醫學博士，且是「授予外國人醫學博士」的第一人。
公元 1923 年　大正 12 年	⊙5月21日　安澤要任醫學專門學校教授並兼臺北醫院齒科長。 ⊙12月19日　臺北市大和町（今中華路）發現天花，有 4 名患者，衛生當局即予隔離防治。 ⊙設置臺灣總督府臺北醫院看護婦助產婦講習所。
公元 1924 年　大正 13 年	⊙3月　「健康保菌者收容所」設立，給予生活補助。
公元 1925 年　大正 14 年	⊙2月6日　王受祿獲德國魯茲大學醫學博士學位，為臺灣第一位留歐醫學博士。
公元 1926 年　昭和元年	⊙6月　「清信醫院」在臺中市大正町開業，由蔡阿信主持，2 年後創設「產婆講習所」。 ⊙劉清風畢業於美國印第安那大學醫學院，是臺灣第一位留美醫師。
公元 1927 年　昭和 2 年	⊙10月8日　戴仁壽在以「倫敦癩病救治會」之援助購買的雙連舊禮拜堂開始診療癩病患者。
公元 1928 年　昭和 3 年	⊙8月17日　青木森吾郎任臺北醫院齒科長。 ⊙9月　蘭大衛醫師割下其夫人右大腿四片肉，移補給腿部潰瘍的 13 歲學生周金耀。 ⊙12月20日　日本齒科醫專教授大橋平治郎任臺北醫專教授。 ⊙臺南新樓醫院醫師周東憐（ Dr. Percival Cheal ）設立肺結核病房，開啟臺灣防治肺結核的醫療。
公元 1929 年　昭和 4 年	⊙3月11日　韓石泉於臺南市創設「韓內科醫院」，係標示專科診治的先驅醫院之一。 ⊙4月26日　私立養浩堂醫院開業，為臺灣精神病專科創始醫院，由前臺北醫專精神科教授中村讓創設於臺北市，不幸於 1930 年被燒毀。 ⊙4月　總督府中央研究所內設置「瘧疾治療研究所」。
公元 1930 年　昭和 5 年	⊙2月1日　狂犬病流行，是日起開始在臺北市捕殺野狗。 ⊙10月15日　總督府立癩瘋療養所樂生院舉行開辦典禮；12月 22日，開始收容病患。
公元 1931 年　昭和 6 年	⊙杜聰明發表第一篇鴉片癮者調查統計報告於《臺灣醫學會雜誌》。
公元 1933 年　昭和 8 年	⊙6月　設立「臺灣癩瘋預防協會」，定每年 6 月 25 日為「癩瘋淨化宣傳日」。
公元 1934 年　昭和 9 年	⊙3月　淡水郡八里庄設立病床 80 人的私立樂山園癩瘋療養院。 ⊙5月　「齒科診療所取締規則」公布。 ⊙6月2日　臺北帝國大學通過籌設醫學部案。 ⊙10月1日　「癩瘋預防法」公布。
公元 1936 年　昭和 11 年	⊙1月7日　制定臺北帝國大學部規定。「臺灣總督府臺北醫學專門學校」改制成為「臺北帝國大學附屬醫學專門部」，臺北帝大並設立第三個學部：醫學部。 ⊙3月1日　英籍牧師蘭大衛退休返國，蘭醫師在臺行醫 40 年，蘭大衛伉儷返英後，將「蘭醫館」捐贈教會，即今「彰化基督教醫院」。
公元 1938 年　昭和 13 年	⊙3月1日　「結核病預防法」公布。 ⊙10月16日　「臺北州齒科醫院公會」成立；宣布禁止鑲用

	金牙齒；之前臺灣銀行代日本政府以低價強制收購民間黃金與飾金。
公元 1939 年　昭和 14 年	⊙ 4 月 27 日　是日訂為「結核病中心日」，前後三日間為結核病預防日，實施各項宣導，藉以普及民眾預防結核病知識。 ⊙ 6 月 21 日　許世賢獲得九州帝國大學醫學博士，成為「臺灣第一位女博士」，也是「臺灣第一位女醫學博士」。 ⊙ 7 月 18 日　臺北赤十字醫院興建於泉町，1941 年 4 月 11 日落成（即今臺北市立聯合醫院中興院區）。
公元 1940 年　昭和 15 年	⊙ 3 月 23 日　臺北帝大醫學部第一屆畢業典禮，畢業生計 37 人。
公元 1941 年　昭和 16 年	⊙ 8 月 28 日　「臺灣醫師考試規則」公布。 ⊙ 10 月　「臺灣保健協會」設立「臺灣保健館」，為附近居民實施健康檢查及保健指導、健康門診及保健人員培訓。
公元 1943 年　昭和 18 年	⊙ 2 月 26 日，「臺灣醫師會令」及「臺灣齒科醫師會令」公布。
公元 1945 年　昭和 20 年 民國 34 年	⊙ 8 月 15 日　日本宣布無條件投降。 ⊙ 10 月 18 日　臺北市醫師公會成立，翌年 4 月，奉准登記，為戰後第一個成立的人民團體，第一屆理事長為林清月。 ⊙ 10 月 21 日　臺灣齒科醫師公會成立，首屆理事長張善。 ⊙ 11 月 15 日　衛生機關接收完成，預定實施公醫制度。在臺灣省行政長官公署民政處之下設衛生局，局長為經利彬。 ⊙ 11 月　接收樂生院，改稱臺灣省立樂生療養院，首任院長賴尚和。 ⊙ 12 月 1 日　行政長官公署公布「禁絕鴉片辦法」。
公元 1946 年　民國 35 年	⊙ 2 月　軍政部臺灣特派員公署派軍醫吳國興上校接收前「日本臺灣陸軍病院南門病室」（今臺北市立聯合醫院和平院區一帶），改編為「臺灣陸軍醫院」，此為三軍總醫院之前身。 ⊙ 4 月　宜蘭發生天花。 ⊙ 5 月 1 日　臺灣省衛生試驗所成立，隸屬臺灣省行政長官公署，掌理臺灣省衛生醫療檢驗業務。 ⊙ 5 月 3 日　臺南發生霍亂，7 月蔓延至宜蘭，8 月至臺北地區，11 月流行於臺北市。 ⊙ 5 月 21 日　「臺北保健館」正式成立，隸屬臺灣省行政長官公署，係接收日治時代之臺北保健館而成，為戰後第一個負責公共衛生之機構。 ⊙ 7 月 7 日　臺灣齒科醫師公會成立，首屆理事長張善。(8 月 9 日，奉令改名為「臺灣省牙科醫師公會」，1947 年 10 月再改名為「臺灣省牙醫師公會」。) ⊙ 8 月 9 日　奉臺灣省行政長官公署令，「臺灣齒科醫師公會」更名為「臺灣省牙科醫師公會」，為戰後最先立案的省級人民團體，獲頒第一號立案證書。 ⊙ 9 月 25 日　新竹縣尖石鄉惡性瘧疾流行，患者約 2,500 人。 ⊙ 11 月　美國洛克菲勒基金會於屏東潮州成立瘧疾研究中心，乃臺灣省瘧疾研究所前身。並分別於水里、基隆設立瘧疾野外研究站。
公元 1947 年　民國 36 年	⊙ 1 月 9 日　臺中、高雄各地流行天花，16 日，屏東、嘉義各地天花蔓延。4 月 14 日至潮州，4 月 16 日枋寮也流行天花；5 月 3 日，臺東流行天花，患者 183 人，死亡 29 人。 ⊙ 5 月 16 日　臺灣省政改制，長官公署改組成為「臺灣省政府」，設衛生處直隸省政府。 ⊙ 5 月 27 日　行政院與考試院公布「醫事人員甄訓辦法」，為救濟未具法定資格而以執行醫事業務有年者。 ⊙ 5 月　衛生處命令各縣市成立衛生所。 ⊙ 6 月 1 日　陸軍軍醫學校改稱國防醫學院。

公元 1948 年　民國 37 年	⊙ 4 月 1 日　臺灣省瘧疾研究所於臺北市成立，隸屬臺灣省衛生處，防瘧工作正式納入政府體制。 ⊙ 7 月 30 日　省衛生處為改善臺北市環境衛生，特設 DDT 噴射服務隊。 ⊙ 9 月 1 日　世界衛生組織（WHO）正式成立，中華民國為發起國家之一，亦為當然會員國。 ⊙ 10 月，臺中狂犬病猖獗，11 月流行於臺北縣市，市衛生院撲殺野狗。 ⊙ 12 月 28 日　「醫師法」修正公布，後稱為「舊醫師法」。 ⊙ 12 月　省衛生處撥款趕製牛痘疫苗，預防本省天花蔓延。 ⊙美國門諾海外救濟總會派遣專業醫護教士組成「山地巡迴醫療工作隊」，以花蓮為基地，在臺灣各個原住民部落做定期巡迴醫療服務，是「門諾醫院」的前身。
公元 1949 年　民國 38 年	⊙ 3 月 4 日　大甲、嘉義等地流行天花。 ⊙ 5 月 4 日　國防醫學院分三批由大陸遷臺，最後一批於今日抵臺北市水源路。 ⊙ 9 月　中國農村復興聯合會（農復會）分批遷臺，利用美援加強醫療保健服務、急性傳染病防治、婦幼衛生、家庭計劃與人口分析等，此會於 1979 年因美援停止而終止。
公元 1950 年　民國 39 年	⊙ 1 月 20 日　省政府通過實施勞工保險，並於 3 月 1 日開始實施。 ⊙ 5 月　臺灣省立松山療養院改組為臺灣省立結核病防治院，旋再改為臺灣省立臺北結核病防治院。
公元 1951 年　民國 40 年	⊙臺灣省開始卡介苗（BCG）預防接種。 ⊙家庭計劃觀念開始傳入我國。 ⊙ 1 月，臺大醫院各科主任由總區行政會議通過，郭水兼代牙科主任。
公元 1952 年　民國 41 年	⊙ 1 月　臺灣省政府與國立臺灣大學合作成立臺灣血清疫苗製造所。 ⊙ 4 月 23 日　臺灣省政府訂頒「臺灣省各縣（市）衛生機關組織規程」，作為各縣市設立各級衛生機關之準則。 ⊙ 5 月 12 日　世界衛生組織、美國共同安全總署中國分屬、中國農村復興委員會及臺灣省政府，合作實施撲滅全省瘧疾四年計劃。 ⊙ 8 月 4 日　「臺灣省防癆協會」正式成立。
公元 1953 年　民國 42 年	⊙ 1 月 25 日　臺北市衛生院全面實施種痘以撲滅天花。 ⊙ 8 月　臺大醫學院正式成立牙醫學系，臺灣牙醫學教育踏出了第一步。 ⊙臺灣省政府衛生處設置公共衛生訓練班，以培養公共衛生護理人才。
公元 1954 年　民國 43 年	⊙ 8 月 17 日　中國家庭計劃協會成立，倡導家庭計劃。 ⊙ 9 月 4 日　鑲牙齒模技工非法從事之「齒科診所」，命令改名「鑲牙所」，旋又飭令改稱「鑲牙技工所」。 ⊙ 10 月 16 日　高雄醫學院正式開學，60 名學生係借用愛國國民學校禮堂舉行開學典禮，院長杜聰明。 ⊙臺灣省政府推行癩病防治改善計劃。
公元 1955 年　民國 44 年	⊙ 8 月　臺大醫學院六年制牙醫學系正式招生，此為臺灣第一個牙醫系，牙醫學的研究自此納入正統醫學。 ⊙臺灣地區開始普遍實施白喉、百日咳、破傷風三種混合疫苗預防注射，注射對象為出生後 6 個月至 12 個月之嬰兒。

公元 1956 年　民國 45 年	⊙ 6 月 3 日　臺灣從零時起開始戶口普查；10 月 31 日，發表初步統計，總人口數為 9,874,450 人。 ⊙ 6 月 6 日　榮民總醫院開工破土。 ⊙ 8 月 15 日　私立高雄醫學院奉教育部（四五）第九二二〇號令，准予立案。
公元 1957 年　民國 46 年	⊙ 6 月 15 日　教育部核准私立中山牙醫專科學校立案 (1960 年才開始招生）。 ⊙ 6 月 16 日　高雄醫學院附設醫院成立，邱賢添擔任院長。 ⊙ 臺灣省政府普遍在全省 21 縣市局（澎湖縣因無狂犬病病例發生除外）實施畜犬狂犬病疫苗免費注射，並督促縣市衛生單位應於每月中旬，會同警察單位，舉行撲殺野犬一次。 ⊙ 臺灣省開始辦理開放性肺結核病人登記管理及免費居家化學藥物治療。
公元 1958 年　民國 47 年	⊙ 1 月 26 日　內政部令齒模承造人之營業所為「鑲牙齒模承造所」並得組織職業工會，依法加入工會。 ⊙ 2 月 28 日　中美簽訂撲滅臺灣省結核病協定。省政府積極進行瘧疾監視工作，各縣市分期噴射 DDT。 ⊙ 6 月 23 日　省勞工保險管理委員會為便利勞工就診，在全省各地試辦勞保指定醫院。 ⊙ 6 月，私立中國醫藥學院在臺中成立。 ⊙ 8 月 1 日　「公務人員保險法」開始實施。 ⊙ 9 月 1 日　臺北榮民總醫院正式成立，首任院長盧致德。
公元 1959 年　民國 48 年	⊙ 8 月 7 日　「八七水災」，臺灣中南部受災人數達 18 萬人以上。 ⊙ 10 月　臺灣省政府為積極推行癩病防治工作，在衛生處下設置臺灣省癩病防治委員會。 ⊙ 11 月 1 日　榮民總醫院啟用營運，並核定為國防醫學院教學醫院。 ⊙ 臺灣地區將白喉、百日咳、破傷風三種混合疫苗預防接種改為白喉、百日咳兩種混合疫苗（DP）預防接種。
公元 1960 年　民國 49 年	⊙ 4 月 16 日　省政府開始實施「勞工保險條例」，並成立臺灣省勞工保險局。 ⊙ 6 月 1 日　私立臺北醫學院經教育部核准立案，首任院長為徐千田，首任董事長為胡水旺。 ⊙ 11 月 12 日　中山牙醫專科學校在臺中成立，為臺灣第一所牙醫專科學校。 ⊙ 臺灣省政府衛生處成立公共衛生輔導團。
公元 1961 年　民國 50 年	⊙ 1 月 24 日　「癩病防治規則」由省政府通過。 ⊙ 3 月 3 日　公務人員保險全面實施，開始辦理免費體檢。 ⊙ 8 月 25 日　臺北市衛生院改制昇格為衛生局，舉行成立典禮。
公元 1962 年　民國 51 年	⊙ 7 月 1 日　中央信託局公保處自辦門診醫療。 ⊙ 7 月 17 日　省政府宣布嘉義、雲林地方發現副霍亂病例，全省列為副霍亂戒備區，當日即成立「臺灣省霍亂防治中心」。 ⊙ 8 月 17 日　臺灣省霍亂預防接種即日起強制執行，同時普遍檢查注射證。 ⊙ 9 月 18 日　全省霍亂疫區解除。 ⊙ 9 月 21 日　世界衛生組織正式宣布臺灣是霍亂「無疫區」。 ⊙ 中山牙醫專科學校改制為中山醫學專科學校，是中山醫學院的前身。

公元 1963 年　民國 52 年	⊙ 8 月 26 日　臺大牙醫學系畢業生王尚義因癌症病逝，捐出軀體給臺大醫院供醫學研究。他的捐獻遺體是醫學院學生的第一位。王尚義也是著名的散文家，著有《野鴿子的黃昏》等著作。 ⊙ 9 月 2 日　日本 B 型腦炎在臺灣流行，患者 166 人，有 21 人死亡。 ⊙ 9 月 3 日　「山地行政改進方案」由臺灣省政府訂頒。內規定調整山地衛生所編制員額，養成山地醫護人員、加強山地衛生教育及改進山地衛生。
公元 1964 年　民國 53 年	⊙ 10 月　「臺灣省衛生處家庭衛生委員會」成立，推動家庭計劃工作。 ⊙ 11 月 12 日　「醫師公約」正式公布，各縣市區醫師公會全體會員宣誓共守公約。 ⊙ 11 月 16 日　省政府指定省立醫院全部列為勞工保險醫院。
公元 1965 年　民國 54 年	⊙ 2 月 23 日　「臺灣省小兒麻痺預防接種計劃」頒訂，規定凡出生不滿 1 歲之嬰兒，均應接受小兒麻痺症口服疫苗之接種。 ⊙ 4 月 8 日　聯合國《人口年鑑》顯示，臺灣的出生率及一般生育率居世界首位。 ⊙ 6 月 30 日　美國終止對臺經濟援助。 ⊙ 11 月 10 日　世界衛生組織正式宣布臺灣瘧疾完全撲滅，並於 12 月 4 日頒予證書。
公元 1966 年　民國 55 年	⊙ 2 月 7 日　嘉義市首次發現烏腳病。 ⊙ 7 月 1 日　臺灣全面開始實施食鹽加碘，以預防甲狀腺腫症；其後四年間，兒童的甲狀腺腫症由 21.6% 降為 4.3%。 ⊙ 8 月 17 日　私立中山醫學專科學校附設醫院成立。 ⊙ 8 月　日本腦炎於全省流行。 ⊙ 9 月 12 日　「臺灣省加強防癆四年計劃」公布實施。
公元 1967 年　民國 56 年	⊙ 1 月 20 日　開始推廣避孕藥。 ⊙ 5 月 19 日　「醫師法修正案」經立法院通過；此法案係修正民國 32 年制定頒行之「醫師法」；全文六章四十三條，次月 2 日由總統公布，惟因第四十三條規定：「本法施行日期，由行政院以命令定之」，基於國軍退除役醫事人員執業資格問題，行政單位並未將完成立法之「新醫師法」即時實行。 ⊙ 7 月 1 日　臺北市改制院轄市。三軍總醫院成立。 ⊙ 8 月 18 日　「臺灣省防癆局」由行政院核准設立，12 月 1 日，正式成立。
公元 1968 年　民國 57 年	⊙ 4 月　考試院舉辦第一次牙醫師檢覈考試。 ⊙ 5 月 17 日　「臺灣地區家庭計劃實施辦法」由行政院公布。 ⊙ 12 月 12 日　勞保局開始徵求勞保指定醫院。
公元 1969 年　民國 58 年	⊙ 4 月 19 日　「中華民國人口政策綱領」由行政院令公布。 ⊙ 9 月 18 日　行政院通過設立衛生署，掌管全國衛生行政事務。 ⊙ 11 月 13 日　內政部禁用家庭用 DDT。 ⊙ 12 月 9 日　內政部公布實施指定勞保醫院辦法。
公元 1970 年　民國 59 年	⊙ 1 月 1 日　勞保門診診療計劃開始實施。 ⊙ 8 月 9 日　臺灣省勞工保險局正式改制為「臺閩地區勞工保險局」
公元 1971 年　民國 60 年	⊙ 2 月 19 日　國立陽明醫學院經行政院核准設立，1975 年 6 月 30 日，正式成立。

	⊙ 3 月 17 日　行政院衛生署成立。 ⊙ 6 月 16 日　「兩個孩子恰恰好」口號,由臺灣省家庭計劃委員會推出。 ⊙ 6 月 23 日　衛生署決定全面禁用 DDT。 ⊙ 10 月 25 日　中華民國退出聯合國,影響所及被聯合國相關組織中除名,其中包括世界衛生組織。
公元 1972 年　民國 61 年	⊙ 5 月 2 日　省政府宣布在臺南縣北門鄉成立「烏腳病防治中心」。 ⊙ 8 月 1 日　臺大醫學院由李鎮源任醫學院院長;魏炳炎任臺大醫院院長;洪鈺卿新任牙科主任。 ⊙ 10 月 17 日　「勞保指定診所醫院辦法」由內政部公布實施。
公元 1973 年　民國 62 年	⊙ 10 月 19 日　基督教芥菜種會北門烏腳疾患別館正式成立使用,為臺灣第一所也是唯一的烏腳病醫院。
公元 1974 年　民國 63 年	⊙ 4 月 19 日　中華民國捐血運動協會成立,首任理事長蔡培火,同年 8 月,成立捐血中心。
公元 1975 年　民國 64 年	⊙ 5 月 24 日　「一九六七年六月二日修正公布之醫師法自一九七五年九月十一日起施行」,由行政院發布命令。 ⊙ 6 月 30 日　國立陽明醫學院正式成立,首任院長韓偉。 ⊙ 9 月 9 日　「齒模製造技術員管理辦法」公布。 ⊙ 9 月 11 日　新「醫師法施行細則」公布實施。此法係 1967 年完成立法;惟以顧及國軍退除役醫事人員取得執業資格問題,被擱置 8 年之久才開始實施。 ⊙ 9 月 17 日　省衛生處擬定五年計劃,將運用 1 億 4,000 萬元消除烏腳病。
公元 1976 年　民國 65 年	⊙ 5 月 2 日　行政院衛生署發布資料指出,我國最具危險性的霍亂、鼠疫等 9 種傳染病已經絕跡。 ⊙ 8 月 1 日　臺北醫學院附設醫院正式開幕,首任院長江萬煊。 ⊙ 12 月 1 日　財團法人長庚紀念醫院臺北門診中心正式開放門診。
公元 1977 年 民國 66 年	⊙ 1 月 1 日　臺大醫院兒童牙科獨立作業,由牙科門診分出,專人負責,使兒童牙科病患得到妥善照顧,同時亦教導民眾對兒童口腔健康的重視。 ⊙ 2 月 15 日　財團法人國泰綜合醫院於臺北市開幕。 ⊙ 5 月 15 日　中華牙醫學學會成立。 ⊙ 11 月 1 日　省政府正式公告設置烏腳病防治小組,訂立「臺灣省立臺南醫院烏腳病防治中心組織規程」。「私立中山醫學專科學校」改制為「私立中山醫學院」。
公元 1978 年　民國 67 年	⊙ 4 月 11 日　臺灣省烏腳病防治中心於臺南縣北門鄉落成啟用。 ⊙ 8 月 1 日　彭明聰任臺大醫學院院長;楊思標任臺大醫院院長;新任主任:牙科陳坤智。 ⊙ 12 月 1 日　林口長庚醫學中心開幕。 ⊙ 12 月 23 日　衛生署宣布臺灣自明年起不再接種牛痘。
公元 1979 年　民國 68 年	⊙ 7 月　證嚴法師正式發起籌建「佛教慈濟綜合醫院」。 ⊙ 10 月 6 日　中部地區發生米糠油多氯聯苯中毒事件,受害人數達 2,000 餘人。 ⊙ 11 月 25 日　中華民國防癆協會正式成立。
公元 1980 年　民國 69 年	⊙ 8 月　中國醫藥學院牙醫學系招收第一屆學生。 ⊙ 10 月 1 日　行政院成立 B 型肝炎防治委員會。 ⊙ 11 月 16 日　中國醫藥學院附設醫院(臺灣第一座中西醫綜

	合醫院）在臺中揭幕。
公元 1981 年　民國 70 年	⊙ 2 月 17 日　衛生署核准肝炎疫苗在臺灣地區接種。 ⊙ 8 月 13 日　成功大學增設醫學院，係教育部於本日函轉行政院民國 70 年 7 月 31 日函核准。 ⊙ 中臺醫專（現名中臺科技大學）成立「牙體技術科」。
公元 1982 年　民國 71 年	⊙ 1 月 10 日　中華民國牙醫師公會全國聯合會成立。 ⊙ 2 月 29 日　「衛生署環境保護局」正式成立。 ⊙ 7 月 19 日　「眼角膜移植條例」公布施行，為我國器官移植之立法，開創先例。 ⊙ 7 月 24 日　臺灣小兒麻痺大流行，本年統計患病數 1,042 人，死亡 98 人。
公元 1983 年　民國 72 年	⊙ 6 月 5 日　勞工保險單位決全面開放辦理勞保特約醫療院所。 ⊙ 7 月 1 日　三軍總醫院徹底編併於國防醫學院，成為教學醫院。
公元 1984 年　民國 73 年	⊙ 4 月 22 日　「中華民國顎咬合學會」成立。 ⊙ 6 月 29 日　立法院通過「優生保健法」，有條件允許合法人工流產。 ⊙ 8 月 1 日　孫震任臺大校長；臺大醫院新任主任：牙科關學婉。 ⊙ 11 月 4 日　臺灣地區醫療網的架構，由行政院衛生署劃定，將臺灣地區劃分為 18 個醫療區域，每個區域各建立起自成一體的三級醫療單位，服務民眾。
公元 1985 年　民國 74 年	⊙ 3 月 8 日　臺灣發表第一名愛滋（AIDS）病例；患者係一位過境旅客。 ⊙ 4 月 16 日　臺灣第一位試管嬰兒在榮民總醫院誕生。榮總自 1980 年，成立精子銀行，引領臺灣的不孕者生育技術。試管嬰兒解決不孕問題，卻衍生倫理、法律問題。 ⊙ 6 月 15 日　愛滋病正式列為衛生署「應報告傳染病」。 ⊙ 10 月 25 日　農民健康保險自今日起開始試辦。 ⊙ 臺灣第一家細胞銀行（即細胞庫，CELL BANK）由國科會贊助下，在榮民總醫院成立。
公元 1986 年　民國 75 年	⊙ 2 月 27 日　衛生署愛滋病防治小組證實國內出現本土第一個愛滋病例。 ⊙ 7 月 1 日　新生兒全面免費 B 型肝炎預防注射計劃正式開始。 ⊙ 8 月 17 日　佛教慈濟綜合醫院舉行啟業典禮。 ⊙ 8 月 29 日　衛生署決定取消醫院保證金制度。 ⊙ 11 月 24 日　「醫療法」公布施行。
公元 1987 年　民國 76 年	⊙ 2 月 18 日　衛生署成立「全國 B 型肝炎預防注射推動小組」，以提高注射率，期使 B 型肝炎今後 10 至 20 年，在國內絕跡。 ⊙ 3 月 1 日　「中華民國口腔顎面外科學會」成立，為臺灣第一個牙科專科學會。籌備主委為韓良俊，首任理事長為趙崇福。 ⊙ 6 月 19 日　「人體器官移植條例」公布施行，確定可以依腦死判定器官捐贈。 ⊙ 8 月 22 日　「行政院環保署」成立。 ⊙ 12 月 20 日　「中華民國牙周病學會」於臺大景福會館舉行成立大會，由張文魁任第一屆理事長。
公元 1988 年　民國 77 年	⊙ 1 月 1 日　衛生署實施醫療院所全面禁菸。 ⊙ 1 月 24 日　「中華民國齒顎矯正學會」成立。 ⊙ 5 月 26 日　衛生署正式實施國產製藥 GMP 制度。 ⊙ 6 月 24 日　成功大學醫學院附設醫院開幕，由戴東原擔任首任院長。

		⊙ 8 月 1 日　臺大醫院新任主任：牙科韓良俊。 ⊙ 10 月 25 日　農民保險在臺灣地區全面試辦。 ⊙ 12 月，臺大醫院「牙科鎮靜麻醉小組」成立，由韓良俊延攬蘇宣銘為兼任主治醫師，開始殘障牙科與鎮靜麻醉方面的醫療工作。
公元 1989 年	民國 78 年	⊙ 4 月 30 日　「中華民國贋復牙科學會」成立。 ⊙ 10 月 14 日　「中華民國口腔病理學會」成立，關學婉當選第一屆理事長。 ⊙ 12 月　教育部指示成立「提昇醫學教育品質專案委員會」，其下設有「牙醫學教育專案小組」，由韓良俊擔任「牙醫學教育改進計劃書」主持人。
公元 1990 年	民國 79 年	⊙ 6 月 1 日　醫藥分業制度預定 1995 年實施。 ⊙ 12 月 7 日　「精神衛生法」公布實施，為臺灣精神疾病防治與心理保健工作跨出一大步。 ⊙ 12 月 17 日　「後天免疫缺乏症候群防治條例」公布，愛滋病列入法定傳染病。
公元 1991 年	民國 80 年	⊙ 1 月　衛生署為健保各醫院牙科住院醫師訓練制度，提昇教學訓練品質，1991 年度起，補助醫院辦理「加強辦理牙科住院醫師訓練計畫」。 ⊙ 4 月 28 日　長庚醫院成立國內第一個器官捐贈中心。 ⊙ 7 月　衛生署開始對全省藥局進行評鑑，為全民健保醫藥分業制度鋪路。 ⊙ 9 月 1 日　「中華民國牙髓病學會」成立，理事長藍萬烘。
公元 1992 年	民國 81 年	⊙ 5 月 19 日　「臺北市牙科植體學會」成立。 ⊙ 6 月 21 日　「中華民國兒童牙科醫學會」成立，郭敏光擔任首任理事長。 ⊙ 9 月 2 日　新光吳火獅紀念醫院於臺北市士林開幕。 ⊙ 9 月 15 日　衛生署具名發行器官捐贈卡，以帶動國人器官捐贈風氣；並修正「器官移植條例」，放寬骨髓移植三等親限制。
公元 1993 年	民國 82 年	⊙ 8 月 13 日　臺大醫院為 2 名白血病患徵求捐贈骨髓，骨髓捐贈首開風氣，近 3,000 人響應。 ⊙ 8 月 29 日　「器官捐贈協會」於籌備 25 年後，終於成立。 ⊙ 8 月 29 日　臺大醫院發起國內第一次骨髓捐贈活動，奠定國內骨髓捐贈庫基礎。 ⊙ 10 月　慈濟基金會臺灣地區骨髓捐贈資料中心成立。 ⊙ 10 月　行政院衛生署國民衛生諮詢委員會牙醫醫療小組昇格為牙醫諮詢委員會，自 1989 年起，即擔任召集人的韓良俊續任主任委員。 ⊙衛生署統計本年底臺灣地區 65 歲以上人口，估計已佔總人口 7.2%；依聯合國定義，一個地區 65 歲以上人口達 7% 以上時，就列入「高齡化社會」。
公元 1994 年	民國 83 年	⊙ 2 月 17 日　佛教慈濟醫學院成立。 ⊙ 5 月 14 日　行政院衛生署從本日起 1 週內辦理臺灣地區 6 歲以下幼兒「全國小兒痲痺疫苗口服活動」，以遏止此症的流行。 ⊙ 6 月 18 日　「中華民國社區牙醫學會」成立。 ⊙ 8 月 1 日　臺大醫院新任主任：牙科謝季全。 ⊙ 8 月 9 日　「全民健康保險法」經總統華總義字第四七○五號令公布。 ⊙ 12 月 18 日　「中華審美牙醫學會」成立。
公元 1995 年	民國 84 年	⊙ 1 月 1 日　「中央健康保險局」成立。

	⊙ 2月24日　臺大醫學院牙醫科學研究所新開「檳榔學導論」，催生臺灣之檳榔學研究與教學，專力於檳榔產生口腔癌病變之研究，頗受社會各界矚目。 ⊙ 3月1日　全民健康保險開辦。 ⊙ 4月30日　「中華民國口腔植體學會」成立，郭英雄當選首任理事長。 ⊙ 5月7日　「中華民國牙體復形學會」成立，陳瑞松當選首任理事長。 ⊙ 12月17日　亞洲最大骨髓資料中心在慈濟醫院成立。
公元 1996 年　民國 85 年	⊙ 1月　國家衛生研究院成立。
公元 1997 年　民國 86 年	⊙ 3月1日　北、高兩市開始實施醫藥分業。 ⊙ 6月　華裔何大一博士發表「雞尾酒療法」，治療愛滋病。
公元 1998 年　民國 87 年	⊙ 8月3日　衛生署公告，口腔顎面外科、口腔病理科，為衛生署承認之第 22、23 個專科醫師。
公元 1999 年　民國 88 年	⊙ 9月21日　臺灣中部發生七點三級「九二一集集大地震」，死亡人數近 3,000 人。
公元 2000 年　民國 89 年	⊙ 6月26日　人類基因圖譜（G-enomes）公布，18 國科學家共同參與，解開 97% 密碼，其中 85% 定序完成，為醫學開啟全新時代。
公元 2001 年　民國 90 年	⊙臺北醫學大學口腔衛生學系成立。
公元 2002 年　民國 91 年	⊙ 8月　高雄醫學大學口腔衛生學系成立。
公元 2003 年　民國 92 年	⊙「嚴重急性呼吸症候群」（SARS）侵臺，對臺灣社會造成莫大衝擊。 ⊙ 8月　中國醫藥大學口腔衛生學系成立。
公元 2004 年　民國 93 年	⊙衛生署公告「新型流行性感冒」為法定傳染病。
公元 2005 年　民國 94 年	⊙ 1月10日　「邱小妹醫療人球事件」引起社會對於轉診制度及醫師醫德養成問題的關注。
公元 2006 年　民國 95 年	⊙ 8月　樹人醫護管理專科學校成立牙體技術科。
公元 2007 年　民國 96 年	⊙臺北醫學大學成立牙體技術學系。
公元 2008 年　民國 97 年	⊙敏惠醫護管理專科學校成立牙體技術科。
公元 2009 年　民國 98 年	⊙ 1月23日　「牙體技術師法」，經總統令華總一義字第 09800018521 號公布施行。
公元 2010 年　民國 99 年	⊙ 1月　食品藥物管理局成立。 ⊙ 6月9日　衛生署修訂專科醫師甄審辦法，正式將齒顎矯正科列為衛生署承認之專科醫師。 ⊙ 10月1日　衛生署公告「二年期牙醫師畢業後一般醫學訓練計畫」（PGY）。 ⊙ 12月23日　衛生署公告，醫療機溝實施「人工牙根植入術」、「單純齒切術」、「複雜齒切術」，應依醫療法第六十三條規定辦理，填寫手術麻醉同意書。
公元 2011 年　民國 100 年	⊙ 3月　日本發生「東北大震災」，地震引起海嘯及福島核災變，中華民國牙醫師公會全國聯合會組成醫療團，前往災區協助口腔醫療服務。

資料來源：1. 《台灣醫療史：以臺大醫院為主軸》，莊永明，臺北市：遠流 1998，初版。
2. 《臺灣醫療四百年》，臺北市：經典雜誌 2006，初版。
3. 《牙醫來時路—台灣牙醫近代史首部曲》，臺北市：中華民國牙醫師公會全國聯合會，2003。
4. 《台灣醫療發展史》，陳永興，臺北市：月旦出版社 1997，一版。
5. 《臺灣牙醫醫療發展大事記 / 台灣史料研究第八期》，張雍敏，韓良俊，吳三連文教基金會，臺北市，1996 年 8 月。
6. 臺灣醫療史料文化館。
7. 行政院衛生署。
8. 中華民國牙醫師公會全國聯合會。

【索　引】

七　劃

十三劃

國家圖書館出版品預行編目（CIP）資料

臺灣口腔醫學史 / 莊世昌監修 , 陳銘助編撰 .
-- 初版 . -- 臺北市 : 臺北醫學大學口腔醫學院 ,
2014.07　面；　公分
ISBN 978-986-6128-09-7(精裝)
1. 口腔 2. 牙科 3. 歷史 4. 臺灣

416.90933　　　　　　　　　　102024288

臺灣口腔醫學史

發行人　　歐耿良

監修　　　莊世昌

編撰　　　陳銘助

設計承印　五南圖書出版股份有限公司

發行所　　財團法人臺北醫學大學口腔醫學院

發行地址　11031 臺北市信義區吳興街 250 號

電話　　　02-27361661（代表號）

網址　　　www.tmu.edu.tw

出版日期　2014 年 7 月 初版一刷

定價　　　新臺幣 3000 元